U0393753

视频登录码

请妥善保存此码，观看视频不支持并发（即同一个码不支持2人或2人以上同时登录）

Nerve Surgery
周围神经外科

主　编　［美］Susan E. Mackinnon
主　审　田光磊　劳　杰　顾立强
主　译　易传军　朱庆棠　陈山林
　　　　王树峰　赵　新

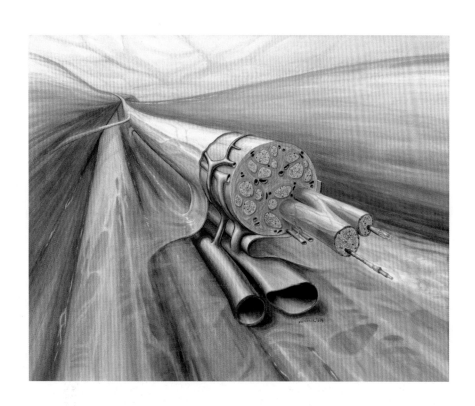

◎ 山东科学技术出版社
·济南·

图书在版编目（CIP）数据

周围神经外科 /（美）苏珊·E.麦金农（Susan E. Mackinnon）主编；易传军等主译 .—济南：山东科学技术出版社，2021.7
　　ISBN 978-7-5723-0215-2

　　Ⅰ.①周… Ⅱ.①苏… ②易… Ⅲ.①周围神经系统疾病 – 神经外科学 Ⅳ.① R651.3

中国版本图书馆 CIP 数据核字 (2020) 第 015203 号

Copyright © 2015 of the original English language edition by Thieme Medical Publishers, Inc., New York, USA.
Original title: Nerve Surgery by Susan E. Mackinnon
Simplified Chinese translation edition © 2021 by Shandong Science and Technology Press Co., Ltd.
版权登记号：图字 15-2016-187

周围神经外科
ZHOUWEI SHENJING WAIKE

责任编辑：李志坚
装帧设计：孙非羽

主管单位：山东出版传媒股份有限公司
出 版 者：山东科学技术出版社
　　　　　　地址：济南市市中区英雄山路 189 号
　　　　　　邮编：250002　电话：（0531）82098088
　　　　　　网址：www.lkj.com.cn
　　　　　　电子邮件：sdkj@sdcbcm.com
发 行 者：山东科学技术出版社
　　　　　　地址：济南市市中区英雄山路 189 号
　　　　　　邮编：250002　电话：（0531）82098071
印 刷 者：山东彩峰印刷股份有限公司
　　　　　　地址：潍坊市福寿西街 99 号
　　　　　　邮编：261031　电话：（0536）8216157

规格：16 开（210mm×285mm）
印张：46.25　字数：1 140 千
版次：2021 年 7 月第 1 版　2021 年 7 月第 1 次印刷
定价：490.00 元

视频目录

（视频由美国圣路易斯华盛顿大学提供，亦可见 Thieme 出版社 MediaCenter）

主　编

Susan E. Mackinnon, MD, FACS, FRCS(C)

Sydney M. Shoenberg Jr. and Robert H. Shoenberg
　Professor of Surgery

Chief, Division of Plastic and Reconstructive Surgery

Washington University School of Medicine

St. Louis, Missouri

特约编辑

Andrew Yee, BSc

Senior Research Assistant

Division of Plastic and Reconstructive Surgery

Washington University School of Medicine

St. Louis, Missouri

编　者

John R. Barbour, MD

Assistant Professor of Plastic Surgery

Department of Plastic Surgery

Georgetown University School of Medicine

Washington, DC

Gregory H. Borschel, MD, FACS, FAAP

Associate Professor

Division of Plastic and Reconstructive Surgery

University of Toronto and the Hospital for Sick Children

Toronto, Ontario, Canada

Kirsty U. Boyd, MD, FRCS(C)

Assistant Professor, Division of Plastic Surgery

Department of Surgery

University of Ottawa

The Ottawa Hospital-Civic Campus

Ottawa, Ontario, Canada

Martin I. Boyer, MD, MSc, FRCS(C)

Carol B. and Jerome T. Loeb Professor of Orthopedic
　Surgery

Department of Orthopedic Surgery

Washington University School of Medicine

Saint Louis, Missouri

Justin M. Brown, MD

Director, Neurosurgery Peripheral Nerve Program

Associate Professor Of Neurosurgery

University of California, San Diego

La Jolla, California

Steven H. Colbert, MD

Assistant Professor of Plastic Surgery

Head, Hand and Microsurgery

University of Missouri

Columbia, Missouri

Kristen M. Davidge, MD, FRCS(C)

Fellow

Division of Plastic and Reconstructive Surgery

University of Toronto and the Hospital for Sick Children

Toronto, Ontario, Canada

Ivica Ducic, MD, PhD

Professor of Plastic Surgery & Neurosurgery

Director, Peripheral Nerve Surgery Institute

Georgetown University Hospital

Washington, DC

Linda Dvali, MD

Assistant Professor

Division of Plastic and Reconstructive Surgery

Toronto Western Hospital

University of Toronto

Toronto, Ontario, Canada

Mark A. Ferrante, MD

Professor of Neurology

University of Tennessee Health Science Center

Director, EMG Laboratory, VAMC

Memphis, Tennessee

Ida K. Fox, MD

Assistant Professor of Plastic and Reconstructive Surgery

Division of Plastic and Reconstructive Surgery

Washington University School of Medicine

St. Louis, Missouri

Charles A. Goldfarb, MD

Associate Professor of Orthopaedic Surgery

Co-Chief, Hand Surgery Service

Washington University School of Medicine

St. Louis, MO

Tessa A. Hadlock, MD

Associate Professor of Otology and Laryngology

Harvard Medical School

Director, Division of Facial Plastic and Reconstructive
    Surgery

Massachusetts Eye and Ear Infirmary

Boston, MA

Philip J. Johnson, PhD

Division of Plastic and Reconstructive Surgery

Washington University School of Medicine

St. Louis, Missouri

Susan E. Mackinnon, MD, FACS, FRCS(C)

Sydney M. Shoenberg Jr. and Robert H. Shoenberg Professor
    of Surgery

Chief, Division of Plastic and Reconstructive Surgery

Washington University School of Medicine

St. Louis, Missouri

Amy M. Moore

Assistant Professor of Plastic and Reconstructive Surgery

Division of Plastic and Reconstructive Surgery

Washington University School of Medicine

St. Louis, Missouri

Terence M. Myckatyn, MD

Associate Professor of Plastic and Reconstructive Surgery

Division of Plastic and Reconstructive Surgery

Director, Cosmetic and Breast Plastic Surgery

Washington University School of Medicine

St. Louis, Missouri

Christine B. Novak, PT, PhD

Associate Professor

Division of Plastic and Reconstructive Surgery

University of Toronto

Toronto, Ontario, Canada

J. Megan Patterson, MD

Assistant Professor

Department of orthopaedics

University of North Carolina

Chapel Hill, North Carolina

Brendan M. Patterson

Resident, Department of Orthopaedics

University of North Carolina

Chapel Hill, North Carolina

Wilson Z. Ray

Assistant Professor

Department of Neurological Surgery

Washington University School of Medicine

St. Louis, Missouri

Douglas M. Sammer, MD

Assistant Professor of Plastic Surgery

University of Texas Southwestern Medical Center at Dallas

Program Director Hand Surgery Fellowship

Chief of Plastic Surgery, Parkland Hospital

Dallas, Texas

Alison Snyder-Warwick, MD

Assistant Professor of Plastic and Reconstructive Surgery

Division of Plastic and Reconstructive Surgery

Director, Facial Nerve Institute

Washington University School of Medicine

St. Louis, Missouri

Thomas H.H. Tung, MD

Associate Professor of Plastic and Reconstructive Surgery

Division of Plastic and Reconstructive Surgery

Washington University School Of Medicine

St. Louis, Missouri

Renata V. Weber, MD

Department of Plastic Surgery

Montefiore Medical Center

Bronx, New York

Asa J. Wilbourn, MD[†]

Matthew D. Wood, PhD

Assistant Professor

Division of Plastic and Reconstructive Surgery

Washington University School of Medicine

St. Louis, Missouri

Andrew Yee, BSc

Senior Research Assistant

Division of Plastic and Reconstructive Surgery

Washington University School of Medicine

St. Louis, Missouri

[†] Deceased

主　审　田光磊　劳　杰　顾立强

主　译　易传军　朱庆棠　陈山林　王树峰　赵　新

译　者（按姓氏笔画排序）

丁　伟　上海交通大学医学院附属第九人民医院（整复外科）

王文进　上海交通大学医学院附属第九人民医院（整复外科）

王　立　河北医科大学第三医院（手外科）

王　欣　宁波市第六医院（手外科）

王　炜　上海交通大学医学院附属第九人民医院（整复外科）

王　珑　浙江温州医科大学附属第二医院（手外科）

王　娆　北京积水潭医院（肌电图室）

王　健　温州医科大学附属第一医院（手外科·周围神经外科）

王树峰　北京积水潭医院（手外科）

王继宏　内蒙古医科大学第二附属医院（手足显微二科）

孔令松　云南省红河州弥勒第一医院（骨科）

朱庆棠　中山大学附属第一医院（显微创伤手外科）

刘建全　深圳大学第一附属医院（手足外科）

江　烨　复旦大学附属华山医院（手外科）

许光跃　南京鼓楼医院（手外科）

孙鸿斌　吉林大学中日联谊医院（手外科）

劳　杰　复旦大学附属华山医院（手外科）

杜永平　云南省红河州弥勒市中医医院（骨科）

杨　辰　北京积水潭医院（手外科）

杨　昀　北京积水潭医院（肌电图室）

李　峰　北京积水潭医院（手外科）

李文军　北京积水潭医院（手外科）

李学渊　宁波市第六医院（手外科）

李晓林　武警宁夏总队医院（手外科）

邱　帅　中山大学附属第一医院（显微创伤手外科）

郇　飞　首都医科大学附属北京天坛医院（神经外科）

陈　宏　宁波市第六医院（手外科）

陈山林　北京积水潭医院（手外科）

陈星隆　浙江温州医科大学附属第二医院（手外科）

易传军　北京积水潭医院（手外科）

赵　刚　苏州大学附属无锡市第九人民医院（手外科）

赵　新　复旦大学附属华山医院（手外科）

赵　睿　空军军医大学西京医院（手外科）

胡　苇　武警宁夏总队医院（手外科）

姜振民　吉林大学第一医院（手外科）

宫　旭　吉林大学第一医院（手外科）

姚　执　中山大学附属第一医院（显微创伤手外科）

顾立强　中山大学附属第一医院（显微创伤手外科）

诸　寅　北京积水潭医院（手外科）

温树正　内蒙古医科大学第二附属医院（手足显微二科）

糜菁熠　苏州大学附属无锡市第九人民医院（手外科）

我的丈夫 Alec Patterson，美国华盛顿大学医学院心胸外科主任，是我最坚强的后盾。正是有了他的坚定支持，我才能在过去的 40 多年中全身心地投入周围神经外科的研究。我将这本书献给 Alec，以表达我的爱和感谢。

序

1970 年，我在加拿大金斯敦皇后大学与 Alec Patterson 陷入爱河，同时也与周围神经外科结缘。40 年后的今天，我仍然深爱着他们。在职业生涯中，我有幸见证了周围神经外科领域两大模式转变：从神经直接缝合到神经移植，从神经移植到神经移位。这种神经损伤治疗的重大转变有力地诠释了 Thomas Kuhn 关于科学发展的法则，即在尊重传统下的跳跃式发展。他强调，在模式转变前，需要意识到现有的认识和方法存在问题、冲突甚至失败。在回顾这些模式转变时，他还强调，在发生过程中，永远存在争议、讨论甚至激烈争论。在我们进行神经移位的初期，遇到了不同程度的怀疑；同样，根据神经移植最早的倡导者之一的 Hanno Millesi 的回忆，在 1960~1970 年间从神经直接缝合向神经移植的转变过程中也有相似的异议，Sydney Sunderland 爵士和 Leonard Goldner 就是神经直接缝合的强力支持者。Hanno Millesi 和 Algis Narakas 将神经移植推广，在从神经直接缝合向神经移植转变的过程中，他们也发生过激烈争论。Hanno Millesi 回忆道：

"1963 年，我在美国见到了 James Smith。彼时，他已经开始用显微镜缝合神经。我回到维也纳后也开始进行显微镜下神经缝合的实验，结果显示，只有神经缝合处完全无张力存在者方可获得良好恢复。也就是在那时，放大镜的优势方才凸显。存在神经缺损时，获得无张力缝合的唯一方法就是神经移植。在改变修复技术后，我开始将其用于临床，效果之佳出乎意料。我与 Eric Moberg 医生进行了讨论，他建议进行一次技术展示。他和英国著名外科医生 Donald Brooks 爵士访问了维也纳。Donald Brooks 曾与 Herbert Seddon 一同进行电缆式移植手术，效果不佳，因此后来他强烈反对该技术。在该次访问之后，Moberg 和 Brooks 迅速明白了神经移植的优势，并开始支持我的工作。而在美国，此时对于神经移植仍存有偏见。Sterling Bunnell 和 Joseph Boyes 医生采用电缆式移植完成了若干病例，但是与 Seddon 爵士一样，效果不佳。Leonard Marmor，一位来自洛杉矶的医生，开始使用放射处理的同种异体神经。据我所知，其中的多数移植神经后来都被切除，而使得神经移植"声名狼藉"。1978 年，在北卡罗来纳州达拉谟的专题研讨会上，事情出现了转机：虽然 Leonard Goldner 仍然强调神经直接缝合，甚至对长段缺损也是如此，他报告了对一例 10 cm 的桡神经缺损通过切除 10 cm 的肱骨干进行修复；同一时间，Raymond Curtis 报告了对 25 例桡神经长段缺损采用我的方法进行神经移植治疗，取得了非常好的结果。"

20世纪七八十年代，在无法直接无张力缝合的情况下，显微外科技术和神经移植技术的普及改善了手术效果。到90年代，人工神经鞘管对于短段、小口径的感觉神经缺损有一定效果，而神经同种异体移植对于严重的、无法修复的神经损伤有一定作用。在随后的十余年，周围神经外科的发展停滞不前。随着人们对神经再生和肌肉再神经化的理解加深，又经过了近10年的基础研究，才出现了向神经移位的转变。

我于1991年4月开展了骨间前神经—尺神经深支移位和胸内侧神经—肌皮神经移位，用于治疗高位尺神经损伤和上臂丛神经损伤。20年后，神经移位术式越来越繁杂，人们对于主要神经损伤的功能恢复的期望值也越来越高。新的神经移位术式不断涌现，神经移位的理念成为主流，改变了神经损伤的治疗策略，也成为治疗周围神经损伤的重要手段。编写这本《周围神经外科》的初衷就是为这个神经损伤治疗新世纪的到来做准备。

加拿大多伦多大学和美国圣路易斯华盛顿大学医学院浓厚的神经科学基础研究氛围，并让我有机会与才华横溢的医生共事。我们的实验室最初由加拿大医学研究委员会提供资助，现在则由（美国）国立卫生研究院资助，这使我们可以针对临床提出并解决问题，直接将实验室结果转化为临床实践。神经移位说来并不是新的理念，但是早期的神经移位临床转化并不成功，是因为缺乏"无限可能的"显微外科和神经松解技术，以及对周围神经内部解剖结构和排列的深入了解。在大约15年里，我的研究重心是同种异体移植，虽然并没有为神经损伤提供"治愈"方案，却为复合功能性组织移植提供了神经平台；更重要的是提供了实验研究技术，可用于研究神经损伤的类型和修复方案，研究神经移位的各种细节。还有一点也很重要，我们实验室发展了特殊的转基因大鼠，使我们可以"实时"、准确地观察神经移位模型。

本书适用于所有治疗周围神经损伤的医生，包括整形外科医生、骨科医生、手外科医生和普通外科医生。即使简单的指神经损伤，如在张力下修复也可导致疼痛，会不可逆地影响患者的生活。过去的10年反恐战争中带来了各种既往不曾见过的肢体神经损伤。据估计，约54%战伤为肢体损伤。而截至目前，仍在进行的军事行动带来了超过52 000例战伤。目前，每年在美国会进行超过360 000例神经修复术。

在本书中，第一章为神经解剖和生理学，以强调实验室工作在推动临床神经损伤治疗的重要性。然后介绍经典的神经损伤患者的评估，包括与主要神经损伤相应的组织的评估。绝大多数神经移位均在本书中有详细介绍。2010年5月，我们首次对C7四肢瘫患者行神经移位以恢复部分重要手部功能。Martin Robson带着他的一位瘫痪朋友来到我们的门诊，希望"进行神经移位以获得一定手功能"。四肢瘫的神经移位这一章引入了令人兴奋的新的研究和治疗成果。对于神经损伤疼痛后遗症，我也始终予以关注，并在这个改变生活的问题上不断取得进展，书中专门有一章来讨论这个问题。在我的书柜中一直有一本 1974 年出版的《Hand Clinics》（肌腱移位专刊），至今我仍然时常翻阅。因此，我将这本书也列入了肌腱移位章节的参考文献。这种方法也有适应证，尤其是晚期神经损伤病例，还常用做神经重建的辅助术式。此外，还有章节专门讨论了面神经损伤、手术治疗头痛、周围神经肿瘤，也包括对臂丛神经损伤的处理。

最后，我在美国圣路易斯华盛顿大学整形和重建外科的同事 Ida Fox 和 Andrew Yee 经过多年努力开发了一个网站（nervesurgery. wustl. edu），我们会持续在该网站更新术式，并将该网站作为一个临床病例展示和相关临床问题讨论的论坛，欢迎广大同道访问。

致　谢

Thieme 出版社的编辑团队堪称职业楷模，他们耐心等了 10 年才将该书付梓。随着本书涉猎范围的改变，J. Owen Zurhellen 精心组织并管理作者和章节的更替，执行编辑 Kay Conerly 和主管编辑 Judith Tomat 对本书来说必不可少，甚至帮助我们在付印前最后一个月更新内容。感谢艺术家 Terry Watkinson 的素描创作。同样感谢 Alexandra 和 David Baker 两位天才医学艺术家，感谢他们清晰而准确的绘图。特别要感谢我的主编助理 Andrew Yee，他提供了部分术中照片、视频和插图，他对周围神经外科的热情成就了本书。周围神经外科实验室的资深科学家 Dan Hunter 以及其他过去 30 年到访的研究者的艰辛探索与研究，才最终促进了复杂神经损伤处理方法的改变，这些也将在书中予以讨论。James F. Murrray 和 Alan R. Hudson 多年前在手外科和神经外科方面对我进行训练，他们在肌腱移位和臂丛神经移植方面的专业知识为神经移位的发展播下了种子。我的密友兼理疗科同事 Christine Novak 博士，在过去 30 年中与我一同潜心研究神经损伤的治疗与康复。特别感谢我的部门主席 Timothy Eberlein 对周围神经外科研究的支持。感谢我在美国圣路易斯华盛顿大学整形外科的同事和朋友，他们大都也是本书的作者，感谢他们对周围神经损伤的治疗始终保持热情。本书的大部分作者都是才华横溢的医生、临床工作者和科学家，他们最初在我这里接受训练，现在是我可爱的同行。对于他们的成就，我引以为傲，感谢他们在本书编写、修改、编辑、再编辑、再修改的过程中一直保持耐心，这才使本书尽可能更新、更完善。

最后，感谢我的丈夫 Alec，我们的孩子 Lachlan、Negan、Brendan 和 Caitlan，他们的家人 Cristin、Ganesh、Jenny 和 Thomas，以及他们的孩子 Lydia、Kiran、Noah、Emilia、Liliana、Rowan 和 Julian 的爱和支持，使得本书的出版成为可能。

中译序一

在此，我衷心感谢易传军医生出色地完成了《周围神经外科》中译本的翻译出版工作并表示祝贺。

易传军医生自 2003 年就开始从事周围神经损伤的相关研究，并在 2004 年开始应用神经移位技术。为了更好地推进和探索复杂神经损伤的治疗，他远赴瑞典隆德大学马尔摩医院手外科，师从 Lars B. Dahlin 教授进行周围神经损伤的基础研究和临床治疗工作。在 Dahlin 教授的指导下，他完成了关于周围神经损伤修复的基础研究。2014 年，易传军医生来到我所在的美国圣路易斯华盛顿大学医学院神经中心访问，我们一见如故并且志同道合。能够遇到一位来自世界另一端并对治疗周围神经损伤怀有同样激情的同行，对我来说意义非凡。自此，我们开始密切合作，直到现在。2016 年，我的神经团队（包括 Andrew Yee、Amy Moore 和 Emily Krause）与易医生一起在北京合作开展了周围神经损伤治疗的培训课程。

在这个不断变化的世界里，为患者提供最好的治疗是外科医生唯一不变的准则。这一点，无须讨论，没有异议，无可妥协，更没有争议！作为神经外科医生，我们深信，我们的使命就是尽己所能让神经损伤患者获得最大可能的恢复。当此成为我们的共同目标，任何困难都不在话下，相信所有阅读本书的读者都能够深深体会到这一点。我们应该感恩，我们有幸被赋予这助人的重任！

Susan E. Mackinnon, M.D.

华盛顿大学整形重建外科主任 / 勋伯格荣誉教授

中译序二

经过不懈努力，这本周围神经外科领域的大作的中译本终于出版了！

Susan Mackinnon 教授是周围神经外科领域的大师，在过去 40 多年一直致力于周围神经损伤的诊断与治疗，成绩斐然。她，以及她带领的团队，从基础和临床两方面着手，在神经束解剖、神经功能检查、卡压性神经病的诊断和治疗、神经修复、同种异体神经、神经移位以及神经损伤相关疼痛等方面，都取得了令人瞩目的成就。尤其是神经移位，作为倡导者和引领者之一，她与其他同道一起将神经移位重新引入周围神经损伤的治疗，发展了多种新的神经移位术式和方法，倡导远端神经移位并在世界范围内成功推广，从而使该技术成为臂丛神经和其他周围神经损伤治疗的常规选择之一，有的甚至成为首选术式。同时，她对神经缝合方式进行探讨，对于运动神经和感觉神经端—侧缝合进行了研究并应用于临床，向着改善供区的感觉障碍和预防疼痛形成迈出了坚实的一大步；将反向"超高压"端—侧缝合应用于运动神经功能的恢复，未来应用前景一片光明。十年磨一剑，本书就是 Susan Mackinnon 教授及其团队在周围神经方面多年知识、研究和经验的总结，也包括对未来治疗和研究的一些设想。

本书对周围神经诊治的介绍几乎面面俱到，对于相关知识、理念和技术的讲解深入浅出，描写详细处几乎到了"絮叨"的程度，这对于初学者学习和掌握周围神经相关知识无疑帮助巨大。同时，书中涉及的理念和技术都更新到书稿完成之时，为此写作中数易其稿，在作者自我知识的基础上又尽可能多地纳入了其他研究结果，因此其理念和技术既新颖又前沿，即使对神经损伤诊治经验丰富的高年资骨科、手外科和整形外科医生也兼具实用性和启发性。本书图文并茂，技术要点几乎一步一图，内容形象生动，完全没有枯燥感；插图精美新颖，出自天才医学艺术家之手，使得读书变成一种艺术享受。在此基础上，本书还特别附带视频，是作者精心挑选的手术、查体和讲课内容，与本书文本内容配套使用将使学习效果事半功倍。

特别要说明的是，在英文版原书中，本书的视频需要在 Thieme 出版社网站（MediaCenter）登录后方可观看。考虑到目前国内医生使用不便，我们与 Mackinnon 医生商议，希望能同时引进这些视频分享给中国同行。Mackinnon 医生欣然同意。通过 Mackinnon 教授和 Andrew Yee 助理的不断努力，美国圣路易斯华盛顿大学最终同意并授权本书中译本在保护版权的情况下将视频内容提供给中国医生。在此，感谢 Mackinnon 医生团队的理解和支持！

2014年，在美国手外科年会期间小聚时，Mackinnon教授表示希望我能把她即将完成的这本书翻译为中文，考虑到翻译工作的繁重当时我并没有答应。其后，Mackinnon教授又数次来信谈及此事并发来样章，样章图文并茂、娓娓道来，令我想起韦加宁主任的《手外科手术图谱》，其中竟有许多相似之处，于是，我欣然接受。令人欣慰的是，翻译工作有幸邀请到了全国主要手外科中心从事周围神经临床和研究的青年才俊，各位译者亲自操刀，在翻译的基础上，再相互审校，力争做到信、达、雅。需要特别说明的是，三位主审田光磊、劳杰和顾立强教授积极指导翻译工作，甚至亲自翻译和校对，也充分保证了本书翻译的质量。在此，衷心感谢各位主审和译者为本书的辛勤付出！

　　最后，衷心感谢所有参与本书翻译出版的工作人员，是你们的辛勤工作使得本书最终得以成功推出。

易传军

目 录

1　周围神经外科解剖学和生理学

著者：Matthew D. Wood，Philip J. Johnson，Terence M. Myckatyn

翻译：姚执　朱庆棠　　审校：易传军　顾立强

1.1　介绍

周围神经的大体解剖已经得到广泛的研究和阐述，神经移位术的发展也使得人们对部分神经的神经束排列有了新的认识。人们在亚细胞水平上对神经解剖和生理学的认知显著增长，对神经变性和神经再生机制有了深入认识，治疗手段也不断得到更新。

1.2　神经纤维的解剖

正常的外周神经由无髓或有髓神经纤维的成熟轴突构成（图 1.1），轴突为施万细胞所包绕。

数根无髓纤维的轴突由来自一个施万细胞的双层基膜所包绕，而每一根有髓纤维则被单个施万细胞形成的富含层粘连蛋白的多板层状髓鞘所包绕。轴突随即被薄层胶原纤维形成的神经内膜

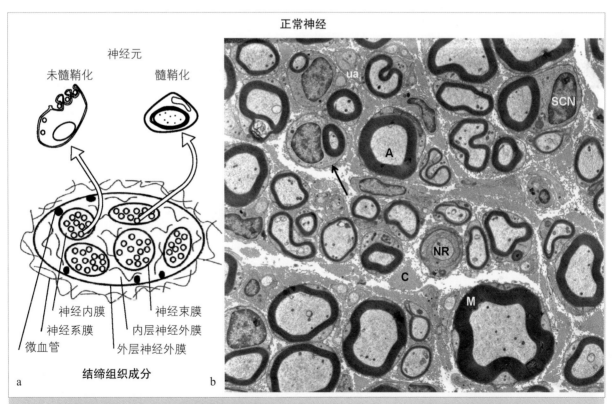

图 1.1　周围神经形态。（a）正常周围神经由神经组织和结缔组织构成，神经纤维有或无髓鞘包裹。（b）可见有髓神经纤维和无髓神经纤维。施万细胞的基底膜仅在电子显微镜下才可分辨出是双层的基底膜（箭头所示）。A，轴突；C，神经内膜胶原；M，髓鞘；NR，郎飞结；SCN，施万细胞核；ua，无髓轴突（乙酸铀酰，×4 075）

1

包绕，并进一步集合成神经束，而神经束被称为神经束膜的结缔组织鞘包绕。神经束间是内层神经外膜；包绕所有神经束成为一条神经的结缔组织鞘更厚，称为外层神经外膜。由于神经外膜、网状结缔组织、神经系膜及脂肪组织的包裹、保护作用，神经在肢体伸屈活动时可以伸长或缩短。当肢体不能全范围活动时，患者发生神经牵拉和卡压的风险更高（图1.2）。随着肥胖化、少运动化和老龄化，这种现象越发普遍。

1.2.1 神经束解剖

在肢体近端，神经是单束的。但即使在这个水平，运动纤维和感觉纤维在空间上也是成组排列的。在肢体近端，神经束之间相互交错形成丛状结构；而在肢体远端，神经丛状交错变少，形成多束状结构。但即使是在近端，神经束已经分为特定的运动或感觉成分[1-3]。在神经近端需要根据神经内部空间分布鉴别运动与感觉纤维，而这些知识主要来源于术中对正常神经的刺激以确

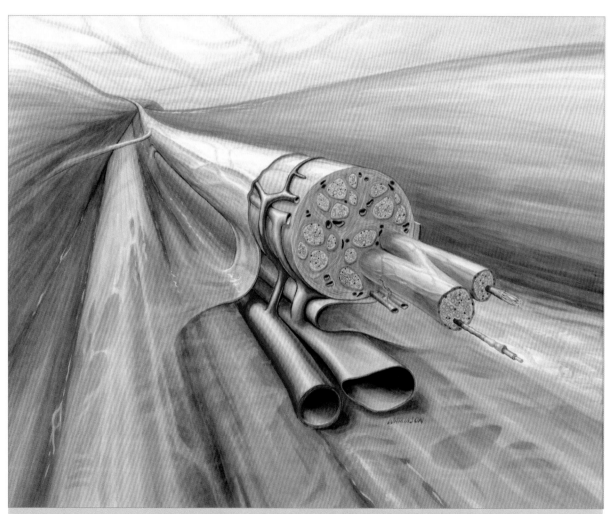

图1.2 周围神经轴突的解剖结构。图右侧所显示的小纤维（黄色）为轴突，可为有髓鞘或无髓鞘的轴突。有髓轴突与单个施万细胞相连；而无髓轴突细小，多根无髓轴突与一个施万细胞相连。多条单根轴突随即为薄层胶原纤维所形成的神经内膜包裹，进一步汇聚成神经束，神经束则被称为神经束膜（绿色）的独立结缔组织鞘包裹。神经束之间是内层神经外膜（深黄色）。外层神经外膜是更厚的结缔组织鞘，将所有神经束包裹形成神经鞘。神经包裹在神经外膜内，有网状结缔组织、神经系膜的约束，也有保护性脂肪组织的包裹，因此可适应肢体伸屈活动时神经的缩短和拉长（引自 Mackinnon SE, Dellon AL, eds.Surgery of the Peripheral Nerve. New York, NY: Thieme; 1988:21.）

定运动纤维和感觉纤维的空间分布[3, 6]。采用术中电刺激技术，我们可观察到刺激单一神经束所诱发的特定的运动反应。

对周围神经内部空间分布的正确认识能指导神经修复时正确对合神经束，以达到神经再生时纤维类型匹配和功能匹配的最优化。例如，尺神经在前臂中、远段分为手背感觉束、手掌感觉束和运动束（图1.3）。在前臂中段，尺神经运动束走行于尺背侧感觉束和桡掌侧感觉束之间。背侧感觉支在腕以近约8 cm处自尺神经主干分出。其运动束仍走行于掌侧感觉束的尺侧，直到进入Guyon管后才向走向背侧、桡侧，成为支配手内肌的尺神经深支（运动支）。在此水平，尺神经主干中运动束与感觉束的大小比例约为2∶3。

正中神经的内部结构更为复杂，因为它包含更多束支（图1.4）。在前臂，骨间前神经作为一条独立的束支位于正中神经的桡侧或后侧。正中神经远端内部结构与其大体解剖相近，支配大鱼际肌的运动束位于桡侧，而支配第三指蹼间感觉束位于尺侧。

在小腿，腓神经跨过膝关节之后突然转向绕经腓骨头，支配胫前肌的运动纤维位于腓神经的内侧区域。腓神经的运动束位于上方，而细一些的感觉束位则位于下方。在过去20多年里，通过术中直接刺激正常或已恢复的神经，我们明确了各条神经内部运动/感觉神经的独立的、恒定的空间分布和走向，具体内容在本文及所附视频中有详细介绍。

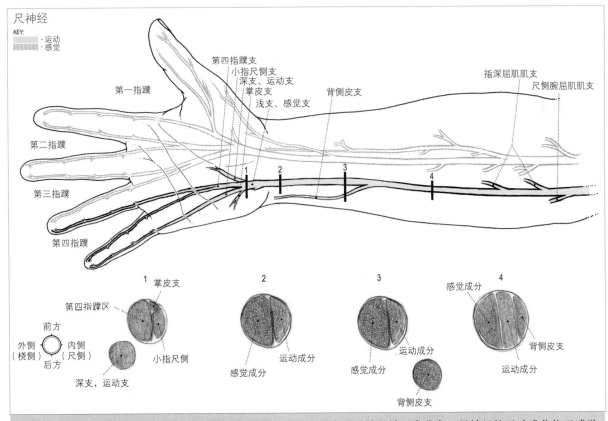

图1.3　尺神经内部解剖。尺神经从前臂向远端到手部的行程中有独特的神经束分布。尺神经的运动成分位于感觉支和手背皮神经束之间。在手背皮神经分支点的远端，运动支位于尺神经的内侧，从尺神经内侧/尺侧分出深部运动支，再潜行至小鱼际肌的起始缘，绕过钩骨并支配手内肌。尺神经的感觉成分是较运动成分粗大的神经束组，支配环指尺侧、小指和第四指蹼区

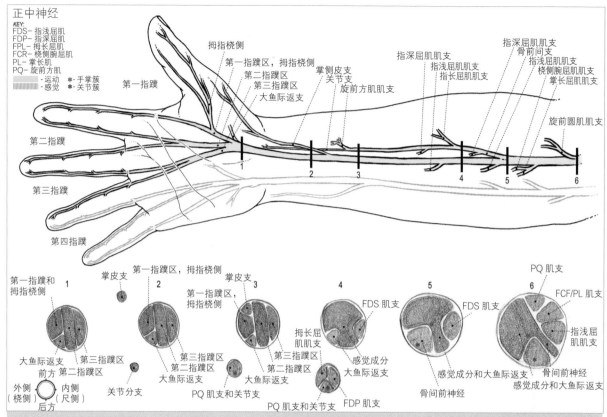

图 1.4 正中神经内部解剖。前臂近端：正中神经由若干运动束和感觉束组成。在前臂近端，支配旋前圆肌的神经束位于最前方，然后是位于内侧的桡侧腕屈肌（FCR）肌支和掌长肌（PL）肌支；再向远端，在内侧可见指浅屈肌（FDS）肌支。该神经束组通常为两支，分别对应支配 FDS 的两条分支。骨间前神经束最初位于正中神经的后方，向远端到达分支点之前转向外侧/桡侧。该束神经包含一条到达腕关节的细小的关节感觉分支。很重要一点是要认识在感觉成分中存在支配大鱼际肌的运动成分。前臂远端：骨间前神经包含 3 条神经束——拇长屈肌（FPL）肌支、指深屈肌（FDP）肌支、旋前方肌（PQ）肌支和关节神经束。FPL 肌支和 FDP 肌支比 PQ 肌支更粗大且更靠近前方。正中神经主干内的鱼际返支位于其后外方。随着正中神经向远端行走，感觉神经束分为三大组——支配第一指蹼区（拇–示指相对侧）和拇指桡侧、第二指蹼区和第三指蹼区，这三组神经束分别在外侧、中间和内侧走行。掌皮支在正中神经的前外侧发出。手部：大鱼际返支从正中神经后外侧发出，支配大鱼际肌。由正中神经发出的三条感觉神经束组支配相应区域的感觉。外侧支在到其分支点前则包含支配第一指蹼区和拇指桡侧的神经束

在 Sunderland 的研究发表后[3-5]，人们认为运动和感觉纤维是弥散分布的，在不同神经束之间穿行，呈丛状弯曲延伸，直到在肢体远端才最终分为特异性的运动束和感觉束。但最近的研究反驳了该理论，研究表明支配某一特定区域的神经纤维在神经近端已形成特定的神经束[1,7]。Brushart 在非人灵长类动物中采用逆行标记技术研究了正中神经内部结构，从拇、示、中指桡侧指神经每隔 1 cm 向近端取材，直到臂丛远端[8]。Brushart 发现即使是在上臂段，指神经的轴突仍保持在独立区域，这部分神经占了正中神经总直径的 1/6~1/3。此外，这种分布状态在左、右肢体间以及不同动物间也是一样的。我们曾发现在腋部分出的单一根神经束可支配手部单一的特定运动。尽管在神经近端神经纤维分布具有一定的区域划分，但神经内空间分布比先前所想象的更特异、更恒定。这使得周围神经外科医生必须深刻理解这种解剖特点，才能在神经修复后获得更好功能恢复。

1.3　神经损伤的基础知识

周围神经损伤后的恢复是以损伤部位近、远端特异性改变为特征的，受损伤部位与胞体的相对距离影响（图 1.5a）[9]。在损伤近端，轴突回缩一段距离，并经历一个短暂的潜伏期。在这期间启动了由损伤诱导的分子信号级联反应，在轴突再生单元形成前开始神经营养因子（neurotrophic factors，NFs）的转运（图 1.5b）[10]。

延伸的再生单元形似九头蛇：一根轴突可发出多根轴芽（图 1.5c）[11]。有髓神经纤维的轴突在称为郎飞结的髓鞘间隙发出，走行至其对应的感觉或运动靶组织（图 1.5d）。

一旦再生单元发出的轴芽形成有功能性突触，其余的轴芽会被"修剪"，从而在神经元与靶器官之间形成"一对一"的对应关系。在神经远端，神经碎屑被吞噬。与此同时，施万细胞、成纤维细胞、肌细胞和损伤的轴突会在不同时间

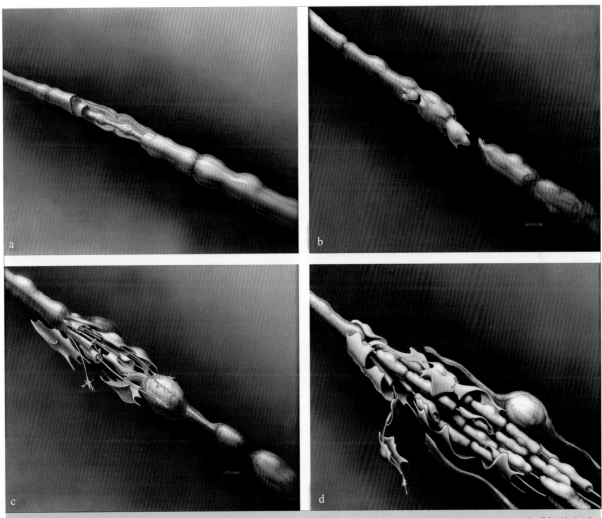

图 1.5　周围神经再生。不像中枢神经系统，周围神经轴突损伤后周围神经有内在的再生能力。（a）未受损的有髓轴突示意图。（b）损伤后轴突缩回至郎飞结，神经元发生变构，变为再生表型。远端的施万细胞去分化成促进再生的吞噬细胞表型。这些激活的施万细胞同巨噬细胞一起，为来自近断端的再生轴突准备好远端，这一过程称为 Wallerian 变性。（c）再生轴突从郎飞结处发芽，像九头蛇一样向靶器官再生。（d）随着轴突逐渐向远端再生，施万细胞开始对靠近损伤处的轴突进行髓鞘化（引自 Mackinnon SE, Dellon AL, eds.Surgery of the Peripheral Nerve. New York, NY: Thieme; 1988:21-23.）

表达不同浓度的各种神经营养因子，这个过程被称为 Wallerian 变性[12~18]。施万细胞转化为促进再生的表型，促进再生轴突髓鞘化，并引导再生轴突沿着神经内膜管（Bungner 带）正确地向靶组织生长[19~25]。

神经营养，是指以自分泌或旁分泌方式分泌神经营养因子，以促进神经纤维生长和成熟的能力。损伤神经的恢复取决于与相应运动终板和感觉受体正确匹配的运动和感觉纤维的数量。再生神经纤维同时还具有神经趋向性，或称为靶器官特异性，即使得神经纤维能朝向终末靶器官生长并接受可防止神经元死亡的因子[26, 27]。神经损伤修复后，阻断神经与终端靶器官的连接会引起再生神经的明显减少，说明在神经再生中神经趋向性的重要作用[28, 29]。胶质细胞源神经营养因子（glial cell line-derived neurotrophic factor, GDNF）在损伤神经远断端和失神经肌肉中短暂表达，采用基因修饰的方法使神经持续表达该因子，可产生强烈的神经趋向性，轴突发生缠绕而不能令靶器官再神经化，这很好地诠释了神经营养性与神经趋向性的差别[30]。

结合有关周围神经损伤机制、部位和时间的准确病史以及正确的体格检查，可判断神经损伤的水平和程度，并可对神经恢复和重建的可能进行预测。测定肌肉力量、萎缩及功能丧失程度，可确定运动神经损伤的程度。动态和静态两点辨别觉测试可评价感觉靶器官再神经化的神经纤维密度和数量。移动轻触觉测定可评估粗大的 Aβ 神经纤维支配情况，可采用有效、可靠的"10分测试法"进行快速筛查[31]。在这项测试中，让患者用0~10分对患指和健侧对应指的感觉进行评分。振动器和 Semmes-Weinstein 单丝也被用于阈值测试，以评估神经纤维的功能水平，常用于慢性神经卡压的评估。测试应在神经修复后进行，以评估效果和监测恢复情况。这些内容将在第二、第三章中详细介绍。

1.3.1 神经损伤的机制

损伤水平

神经元对损伤的反应不仅取决于损伤的机制，也取决于其发生在成人、儿童或新生儿，以及损伤部位距离胞体的远近。损伤越大，范围越广，越靠近胞体，胞体死亡的可能性越高。神经损伤修复后，儿童比成年人或新生儿的功能恢复更好。调控神经元损伤后胞体的反应、轴突的延伸和终末分支形成的机制至少有部分是发生在局部的。因而，近端神经受累不一定意味着更远处神经段的消亡。这个由 Gillingwater 和 Ribchester[32] 命名的所谓"神经变性"的区段观点，在此处用于总结周围神经损伤后多个水平的反应。

运动神经元损伤，不管是撕脱、直接损伤或近端轴突损伤，都是毁灭性的，尤其是在新生儿中[33, 34]。在啮齿类动物模型中发现，60%~70% 受累运动神经元死亡[35, 36, 38~42]。目前，对于这些近端损伤、细胞体可能已死亡，或近断端毁损无法重建，或长时间失神经后失去对远端靶器官再神经化能力者，常采用远端神经移位的方法来重建。

1.3.2 神经损伤分类

Seddon[36,37] 和 Sunderland[3,4]（表1.1，表1.2）分别于 1947 年和 1951 年提出了相应的分类系统，至今仍对神经损伤患者的处理有临床指导意义。这些分类提示了预计恢复的时间和重建策略，下面将详细叙述。有趣的是，在 Seddon 原始的分类系统（神经失用、轴突断裂、神经断裂）中，Seddon 确实描述了轴突断裂可完全恢复（Sunderland Ⅱ度）或不完全恢复（Sunderland Ⅲ度）。此外，Seddon 指出，神经断裂伤可以是连续性存在的（Sunderland Ⅳ度）或完全横断的（Sunderland Ⅴ度）（图1.6）。

神经失用（1 度损伤）是一种缺血性损伤，可以有节段性脱髓鞘，但没有轴突或结缔组织连续性中断。这种损伤会出现神经的局部传导阻滞，但由于轴突没有受损，并不需要轴突再生和再髓鞘化，至多 12 周便可看到恢复征象。止血带麻痹是典型急性传导阻滞，可在 12 周内恢复。在慢性神经卡压或放射性神经炎，可能出现永久性传导阻滞。如果损伤位于已知的神经卡压处，慢性传导阻滞会持续存在，对神经压迫进行手术松解可使其得到改善，如牵引、膝关节手术中的压迫，或长期卧床引起的足下垂。

轴突断裂（2 度）的特点是轴突中断但结缔组织鞘完整。在损伤远端的轴突发生 Wallerian 变性；同时，近端神经纤维以约每月

1 英寸（2.5 cm）的速度再生。在该类损伤中，结缔组织层仍保持连续。由于部分未受损的轴突可在远端运动终板处发出侧支以营养、保护（"保姆"）靶肌肉［在肌电图上表现为运动单位电位（MUPs）］，直到原来的轴突（母亲）最终到达靶肌肉（在肌电图上表现为新生电位），因此这种损伤可完全恢复[43]。神经再生的进程可通过 Tinel 征来判断。基于可靠的动物实验结果和丰富的临床经验[44]，对 1 度或 2 度损伤主要采用保守治疗。临床上出现的促髓鞘化或神经再生疗法，对于已延误的近端损伤、治疗需求更高的患者来说是合理的；至于 3 度损伤患者，由于有用的运动终板随着时间推移不断丧失，因此效果更差。

3 度损伤的特别之处在于，神经内膜纤维化使部分受损轴突无法顺利再生，导致靶器官再神经化不完全或不匹配。如果损伤位于易引起卡压的部位，手术减压对神经恢复有所帮助，效果比神经修复或移植都要好，除非患者伴有严重灼性神经痛。在这种罕见的情况下，可将其作为 4 度损伤来治疗，以控制灼性神经痛。我们最近对高位的 2 度或 3 度运动神经损伤，采用（远端运动神经）反向端侧神经移位（RETS）来加强、保护或超压远端肌肉，直到原来的轴突再生到达靶器官[45, 46]。我们也注意到，轴突再生常在某些神经易卡压的部位会"慢下来"，可通过划痕试验或强的 Tinel 征来判断。在这些情况下，手术减压可增强和 / 或加速功能恢复。

表 1.1 神经损伤分类

Seddon	Sunderland（分度）	恢复性	恢复速度
神经失用	I	+	快
轴突断裂	II	+	慢
	III	+	较慢
	IV	−	−
神经断裂	V	−	−
	VI（Sunderland I–V 度的混合）	+/−	+/−

表 1.2 神经损伤分类

损伤分度	组织病理学改变					Tinel 征	
	髓鞘	轴突	神经内膜	神经束膜	神经外膜	存在与否	向远端进展
I（神经失用）	+/−					−	
II（轴突断裂）	+	+				+	+
III	+	+	+			+	+
IV	+	+	+	+		+	+
V（神经断裂）	+	+	+	+	+	+	−
VI	各种神经纤维和神经束表现出各种病理变化					+	+/−

4度损伤是指连续性存在的神经瘤，由于全部再生轴突都被瘢痕阻挡而没有自然恢复的可能，需要切除神经瘤行神经移植修复。

神经断裂（5度）是指神经纤维，包括轴突和所有结缔组织成分均完全断裂。这种情况必须手术修复。

Mackinnon[54]提出6度损伤的概念来描述在同一损伤平面正常神经束与两种或更多损伤类型神经束并存的情况。以往对于这种损伤的描述不是很清晰，直到在临床上能够安全地进行神经松解，可在神经内将主要部分分成各自独立的神经束。详细的临床检查能区分一条神经中不同部分的功能情况，以及显微器械与技术的进步，才使得6度损伤能得到广泛认识。处理这种类型的损伤最具挑战性，因为需要区分不同神经束的损伤程度并进行针对性治疗。这种复杂的重建方法需要高超的判断水平和手术技巧，以保护正常或有可能恢复的神经束免受影响，同时切除4度和5度损伤部分并进行重建[55]。

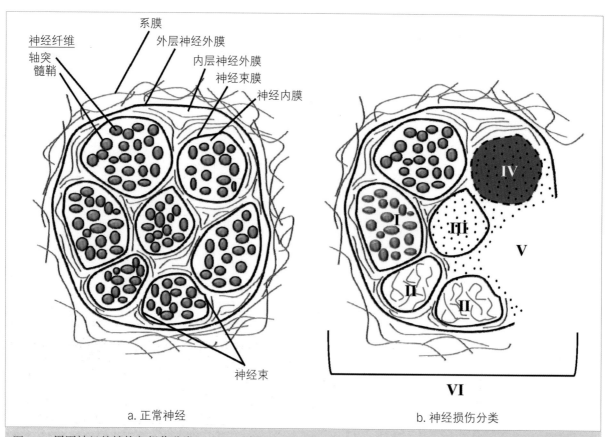

a. 正常神经   b. 神经损伤分类

图1.6 周围神经的结构与损伤分类。（a）正常周围神经横截面示意图，显示结缔组织和神经组织成分。（b）周围神经横截面显示混合的或6种不同程度的神经损伤模式。左上方神经束是正常的。按逆时针方向移动，神经束Ⅰ为伴节段性脱髓鞘的1度损伤（神经失用）。神经束Ⅱ为2度损伤（轴突断裂），累及轴突和髓鞘，神经内膜未受损。神经束Ⅲ为3度损伤，包括轴突、髓鞘和神经内膜均损伤，神经束膜完好、正常。神经束Ⅳ为4度损伤，包括轴突、髓鞘、神经内膜和神经束膜均有损伤，神经束被瘢痕组织贯穿，只有神经外膜完好。神经束Ⅴ为5度损伤，神经断裂、不连续。外科医生必须区分需要神经束重建的4、5度损伤与有正常神经束的1、2、3度损伤（后者至多只需神经松解）。引自Mackinnon SE, Dellon AL, eds. Surgery of the Peripheral Nerve. New York, NY: Thieme; 1988:36.）

1.4　注射性神经损伤

一种特殊类型的神经损伤是由针刺入神经并将化学药物注入神经束内/外引起的。注射局麻药广泛用于各种操作和疼痛综合征的治疗。针头本身可损伤神经；此外，多种药物，包括局麻药，都有毒性，可激活引起细胞凋亡的信号级联反应和应激诱导的 DNA 损伤，从而对神经造成损害[47~51]。在一项回顾性研究中，与注射局麻药相关的周围神经损伤的发生率估计为 1%[52]，而一项前瞻性研究表明其发生率为 10%~15%[53]。

Faber 等[54]采用组织学技术重新评估了目前使用的局麻药对大鼠坐骨神经的影响（图 1.7a）。在整个神经横断面中分别注入 8 μL 布比卡因、利多卡因、罗哌卡因和生理盐水（药量不足以产生广泛的化学毒性），通过测量神经纤维平均数量、纤维密度、损伤面积和神经百分比，显示各组受累轴突的近似数量（图 1.7b）。然而，研究结果显示，注入 50 μL 任一种局麻药都会导致严重损伤，表现为粗大有髓纤维全部丧失和广泛的纤维化。

无论使用何种药物，损伤严重区域的神经纤维数量、百分比和面积均比非损伤区减少，而注射生理盐水的对照组并未见到严重的神经损伤区。这些结果表明，局麻药能造成 6 度损伤，在严重损伤区域内可见神经束膜断裂。此外，刺入针头本身也会引起少量 5 度或 6 度损伤[54]。

1.5　神经变性的机制

神经损伤后，轴突、施万细胞、巨噬细胞、成纤维细胞和其他类型的细胞都会发生显著变化。如上所述，神经元的不同部分对损伤产生不同的反应，提示这是一个区域性变化的过程[14, 32]。撕脱伤和近端的轴突损伤引起细胞死亡，胞体及其所有突起均消失。若轴突损伤位置距离胞体较远，胞体仍存活并保留了再生潜能[56]。Waller[57]在 1850 年首次描述轴突断裂后出现的顺行性变性，被命名为 Wallerian 变性（Wallerian degeneration）（图 1.8，图 1.9）[58]。轴突连续性中断表现为细胞完整性受损，胞内成分丢失以及去极化轴突电位传导障碍。神经肌肉突触变性

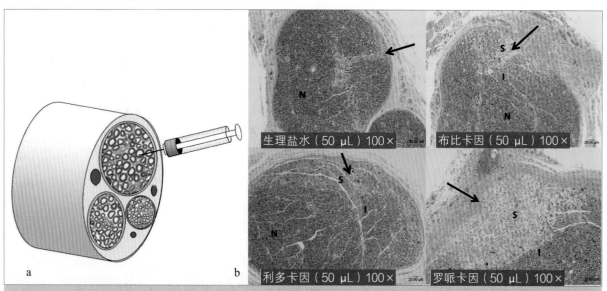

图 1.7　注射性神经损伤。（a）神经束内注射局麻药引起的损伤可归因于注射针造成轴突物理性损伤，以及有毒化学物质对神经的损害。（b）在神经内注射大剂量麻药可造成严重的区域性损伤（黑箭头所指示的位置），是由药物本身的毒性所致的［引自 Farber SF, Saheb-Al-Zamani M,et al. Peripheral nerve injury after local anesthetic injection. Anesth Analg 2013;117(3):731-739.］

比 Wallerian 变性早几个小时发生[59~63]，目前认为其不依赖于 Wallerian 变性[32, 64]，由此进一步证明了周围神经损伤区域性变化的观点。施万细胞与神经元关系紧密，在神经损伤后施万细胞仍保持完好，不过表型发生改变[22, 23, 25, 65~68]；同时血管内皮通透性的改变和巨噬细胞的募集，使得 Wallerian 变性的产物得以被清除[69~72]。

神经元胞体损伤是最近端和最严重的神经损伤类型，无恢复的可能。临床上在撕脱伤中最常见，并且已在实验中复制出这种损伤。这种损伤也可见于胞体受到直接的机械损伤或血供障碍，抑或是极高位的周围神经断裂伤[33, 56]。

对 Wallerian 变性机制的深入认识得益于偶然建立起的 Wld（s）鼠系和随后的检测[15, 26]。Wld（s）鼠系是牛津大学常用的 C57B1/6 鼠群偶然自发突变而产生的品系[73~75]，其外在表型没有改变，但电生理和解剖学测定均发现其 Wallerian 变性延迟了 10 倍[14]。为揭示神经变性延迟的分子机制，明确后续抗神经变性的治疗靶点，人们对 Wld（s）鼠系的突变进行了详尽、深入的研究[1, 2]。有人推测，蛋白的泛素化和去泛素化在分子水平对 Wallerian 变性的速度进行调控。泛素作为一种大分子标签，可标识被 26S 蛋白酶体降解的蛋白。蛋白泛素化

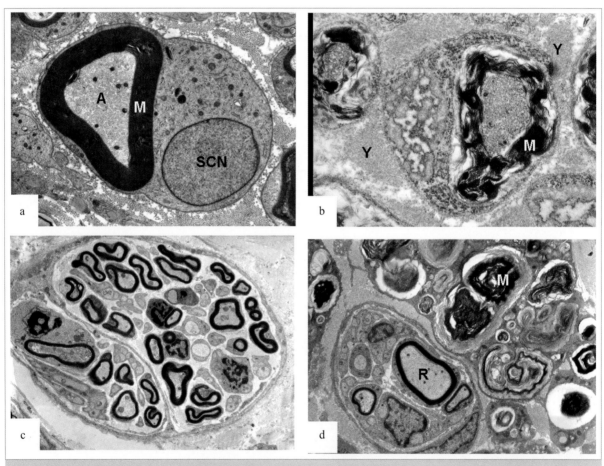

图 1.8　神经横切面电镜图。（a）正常有髓神经纤维（A，轴突；M，髓鞘；SCN，施万细胞）（醋酸铀—柠檬酸铅，×13 000）。（b）神经损伤后发生 Wallerian 变性。施万细胞增殖并变为吞噬细胞。可见髓鞘和轴突变性，以及清晰的早期髓鞘变性区域（M，早期髓鞘变性；Y，神经内膜）（醋酸铀—柠檬酸铅，×20 000）。（c）经典的再生单元，包含被神经束膜包裹的有髓和无髓神经纤维。（d）在远端，再生和变性的进程同时发生。左侧可见再生单元，而右侧可见 Wallerian 变性和髓鞘碎片（M，变性的髓鞘碎片；R，再生单元）（图 1.8c 引自 Mackinnon SE Dellon AL, eds. Surgery of the Peripheral Nerve. New York, NY: Thieme; 1988:18.）

的方式和程度调控着特定蛋白在细胞内的降解过程。如果与特定蛋白结合的泛素亚单位少于4个，那么将促进另一种蛋白的翻译后修饰，而不是被 26S 蛋白酶体降解。因此，泛素化有助于蛋白酶体定位并快速降解细胞内的特定蛋白，而去泛素化则影响基因转录。抑制泛素化与 Wallerian 变性延迟相关。Wld（s）基因由包含泛素化因子 E4B（Ube4b）和烟酰胺单核苷酸腺苷转移酶（nicotinamide mononucleotide adenylyltransferase-1，Nmnat-1）的片段构成（图1.10a）。最初研究认为 Ube4b 功能区域在 Wld（s）突变系中赋予神经保护表型[76]。然而，Araki 等[12]的一系列出色研究表明，在 Wld（s）鼠系中，Nmnat-1 作为烟酰胺腺嘌呤二核苷酸（nicotinamide adenine dinucleotide，NAD）通路中催化生成核内 NAD 的一种酶，对轴突有保护

作用（图 1.10b）。Sertuin-1（SIRT-1）是核内 NAD 升高的下游效应分子，发挥组蛋白或其他蛋白的脱乙酰酶的功能，被认为可调控保护损伤轴突的基因程序（图 1.10c）。

对 Wallerian 变性进行观察发现，轴突成分开始降解即很快引发非神经细胞的募集和激活，这对再生起关键作用。这个过程包括施万细胞的去分化、增殖和迁移，伴随神经束膜内巨噬细胞的激活，以及募集外周补体免疫细胞[74, 77~80]。在神经损伤修复反应过程中，这些细胞可清除髓鞘碎片和其他抑制再生的因子，为神经再生准备好远端神经段[81~84]。

最近的研究提示，Toll 样受体（TLR）家族部分参与了损伤后施万细胞的激活过程[85~87]。TLRs 是天然免疫应答的基本成分，可与特定的肽片段结合，这种肽片段存在于微生物以及由坏

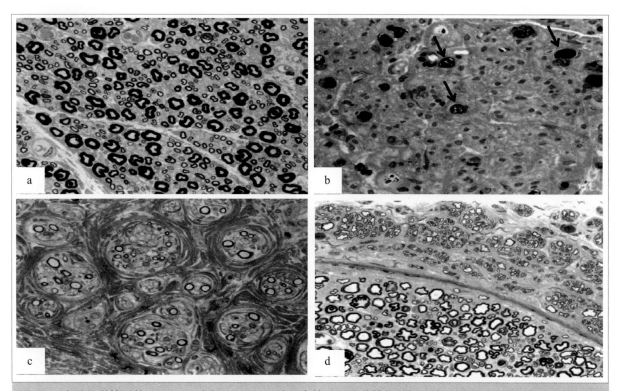

图 1.9 光学显微镜下的 Wallerian 变性。（a）近端正常神经可见髓鞘化良好的神经纤维（甲苯胺蓝，×400）。（b）切断神经后，神经远端发生 Wallerian 变性，在一群细胞中可看到髓鞘碎片（箭头所指），经电镜判断这些细胞为施万细胞（甲苯胺蓝，×400）。（c）每根神经纤维都会"发芽"形成一个再生单元。此图显示了再生单元区域。（d）在紧邻神经修复部位的远端，神经内可见髓鞘化良好的纤维（左下）。在神经外膜外区域（右上）可见再生单元，代表无功能且可能产生疼痛的缝线部位神经瘤（甲苯胺蓝，×400）

死细胞、损伤轴突和细胞外基质的内源性配体中。在体外，用变性神经组织刺激施万细胞，可部分通过 TLR-2、-3[87]、-4[86]介导活化产生单核细胞趋化蛋白 -1（MCP-1）。体内实验表明，TLR-2/4 和适配器蛋白髓样分化初始反应基因（MyD88）缺陷小鼠在坐骨神经损伤后，其远端神经段白介素 -1β（IL-1β）表达下降，而 MyD88 缺陷小鼠在神经损伤后 MCP-1 表达也下降[85]。这两种变化同时伴有巨噬细胞募集减少，Wallerian 变性减轻。然而，吞噬细胞募集和 Wallerian 变性并未被完全抑制，说明在整个愈合反应的动员中，天然免疫应答仅起部分作用。

施万细胞和巨噬细胞的募集还与其他几种独特的促炎症细胞因子和趋化因子的分泌有关[88~93]。在坐骨神经损伤后早期，施万细胞表达肿瘤坏死因子α（Tumor necrosis factorα，TNF-α）和 IL-1α，随后表达 IL-1β，提示这些因子均参与早期的损伤反应[9, 10, 94, 95, 100]。这些促炎症因子的分泌进一步刺激了来自外周的巨噬细胞和具有免疫作用的细胞的募集[90, 92]。巨噬细胞在聚集和激活后，貌似通过表达 TNF-α、IL-1α 和 IL-1β 来保持这种激活状态[94, 95]。

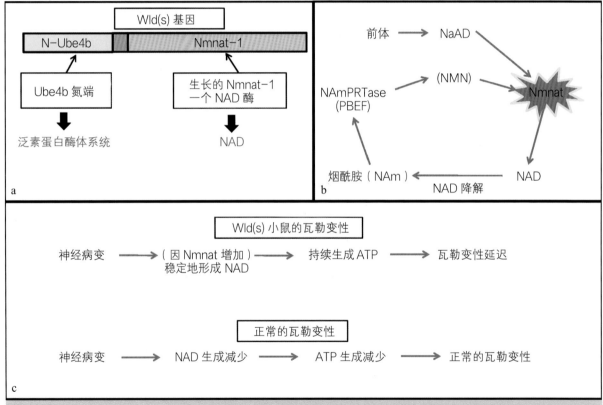

图 1.10　Wld（s）嵌合基因的构成。（a）Wld（s）基因包含一个短片段的泛素组装蛋白 Ube4b 和全长的烟酰胺腺嘌呤二核苷酸（nicotinamide adenine dinucleotide，NAD）合成酶烟酰胺单核苷酸腺苷转移酶（nicotinamide mononucleotide adenylyltransferase-1，Nmnat-1）。（b）哺乳动物 NAD 合成途径。在哺乳动物细胞中，NAD 可以从三个不同的前体合成——色氨酸（从头合成），以及从烟酰胺或烟酸合成（补救合成）。Nmnat-1 是必不可少的酶，控制 NAD 从头合成和补救合成途径的最后一步。烟酰胺是多数哺乳动物细胞 NAD 的主要来源，包括神经元，也是被 NAD$^+$ 消耗性蛋白分解的 NAD$^+$ 水解产物。（c）Wld（s）小鼠和正常小鼠的轴突变性分子途径

1.6 神经再生的转录调控

神经对损伤的反应受神经元内在和外在过程的影响。神经元通过独特且可能是相互协同的分子过程感知轴突损伤，该过程所涉及的三类信号已得到确认[96, 97]。首先，一些来自逆行运输的激酶的正性信号，如促分裂原活化蛋白激酶（mitogen-activated protein kinases，MAPKs），从损伤部位运送到胞体[96, 98, 99]。这些正性信号激活与之相关的 MAPK 转录因子，引起再生相关基因的上调[96, 99]。其次，轴突损伤导致动作电位中断，产生大量的钙离子内流和去极化电位，钙离子内流激活了胞体内的蛋白激酶 C（protein kinase C，PKC），并使胞核将一种再生相关基因的抑制因子——组蛋白脱乙酰化酶 5（histone deacetylase 5，HDAC5）运送出去[99]。第三，因来自终末器官的营养因子和轴突生长负性调控因子逆行运输中断，导致再生相关基因上调[96, 97]。目前关于这一途径的描述还很少，作用机制仍在探索之中。

此外，这些周围神经损伤的信号也导致受损神经元内源性环磷酸腺苷（cyclic adenosine monophosphate，cAMP）水平升高[101, 102]，由此通过转录依赖性过程激活了蛋白激酶 A（protein kinase，PKA），使 Rho 相关激酶失活而轴突延伸（图 1.11）[103~106]。

目前，关于神经元内在再生能力的研究集中于细胞骨架组装与阻断髓鞘的抑制效应两者的相互作用。Rho 家族中的鸟嘌呤核苷酸三磷酸鸟苷（guanine nucleotide guanosine triphosphate，GTP）酶控制肌动蛋白的聚合、细胞生长和运动、细胞分裂、物质交换和细胞骨架的构筑。抑制 Rho 相关激酶（Rho-associated kinases，ROCKS）可抑制细胞骨架的组装，可以通过拮抗髓鞘相关抑制性分子的信号介质来实现。例如，髓鞘相关糖蛋白（myelin-associated glycoprotein，MAG）或髓鞘与神经突起生长抑制因子（Nogo）受体结合，可激活 Rho 和 ROCK[103]，从而阐明了髓鞘抑制神经再生的分子机制。提高细胞内 cAMP 水平不仅可以拮抗 Rho 本身，也可以拮抗髓鞘相关抑制分子对 Rho 的活化作用。cAMP 反应元件结合蛋白（cAMP response element-binding protein，CREB）是一种与神经元内在再生能力密切相关的转录因子。

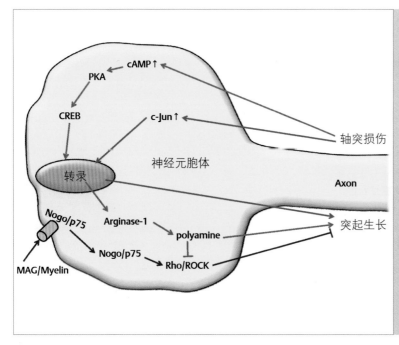

图 1.11 周围神经损伤后内源性生长能力的激活。周围神经损伤后，细胞内的环磷酸腺苷（cyclic adenosine monophosphate，cAMP）水平升高，进一步激活蛋白激酶 A（protein kinase A，PKA）。PKA 通过 cAMP 反应元件结合蛋白（cAMP response element binding protein，CREB）触发基因表达，使再生相关基因如精氨酸酶-1 的转录上调。精氨酸酶-1 促进多胺的合成，可直接调节细胞骨架的组装或进一步诱导再生所需基因的表达。激活多胺也抑制 Rho 拮抗性 MAG 或髓鞘诱导性 Rho 对神经突起生长的抑制。周围神经损伤还诱导 c-Jun 转录因子依赖的再生相关基因的表达。内源性生长能力的激活主要在转录水平调节

CREB 也能刺激再生神经元克服髓鞘的抑制作用[107]。CREB 磷酸化可通过上调精氨酸酶 -1 调节的多胺合成来发挥其再生作用[101, 108]。多胺本身可促进轴突延长，也可以通过诱导其他基因的表达来促进细胞骨架合成，从而以另一种机制阻断 Rho 对细胞骨架组装的抑制作用（图 1.12）[108]。

c-Jun 是转录因子异源二聚体激活蛋白 -1（AP-1）的一个组成部分，神经损伤可显著诱导其产生[109]，并且在细胞死亡和神经元再生中有双重作用[110]。c-Jun 的活化涉及生长因子依赖性神经元凋亡，因为抑制 c-Jun 的表达可阻断缺乏神经营养因子所致的细胞死亡[111, 112]。另一方面，有数据表明 c-Jun 的活化参与了神经保护和再生。切断视神经并用周围神经移植修复后，

视网膜神经节细胞在数周内可共表达 c-Jun 和生长相关蛋白 -43（growth-associated protein，GAP-43）[113, 114]。在特异性敲除中枢神经系统 c-Jun 基因的小鼠中，分析其受损的运动神经元可得到更多有关 c-Jun 参与神经再生的直接证据。在这里，有效的轴突再生需要 c-Jun 信号[115]。此外，抑制 c-Jun 磷酸化可使成年鼠感觉神经元长出的轴突显著减少[116]。c-Jun 的核转位和随后的基因转录需要 c-Jun-N- 末端激酶（CJun-N-terminalkinases，JNKs）的激酶活性，JNKs 也是在轴突切断后与 c-Jun 同时被激活[106]。这意味着 JNKs 参与了启动轴突对神经损伤的反应，它们也可以通过与驱动蛋白家族的运动蛋白结合，沿轴突通过微管运输[117, 118]。因此，JNK/c-Jun 途径是感知和触发轴突损伤反应的可能

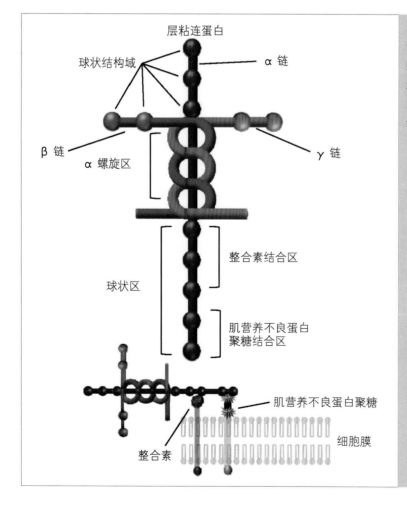

图 1.12　层粘连蛋白一般构型示意图。该蛋白含有多个球状结构域和一个卷曲螺旋的区域，其中层粘连蛋白的三条链通过若干二硫键共价相连。球状结构域的不同部分与细胞表面整合素和肌萎缩蛋白受体结合，以强化轴突生长

途径[119]。

c-Jun 介导了两条不同的途径，一方面使轴突切断后的神经元易于发生凋亡，另一方面又可促进神经元存活和再生，表明必定有其他信号通路调节其活动。活化转录因子（activating transcription factor，ATF）/CREB 转录因子家族的成员可能在不同的 c-Jun 途径的选择中起关键作用。这个家族中的两个成员，ATF2 和 ATF3，可以作为同源二聚体，但也可以与 c-Jun 形成活化的异源二聚体[110, 120]。控制轴突再生可能需要 CREB 和 AP-1 转录因子调控基因的协调表达。ATF2 和 ATF3 对神经元损伤的应答有所不同。ATF3 在正常组织不表达，但在一些应激的组织中表达，运动神经元和感觉神经元轴突断裂后其表达显著上调[121, 122]。在嗜铬细胞瘤（PC）12 细胞和颈交感神经节神经元中，AFT3 的过表达可抑制 JNK 诱发的细胞死亡并诱导神经突延长[123, 124]。ATF2 起神经元保护作用，但与 ATF3 相比，其在成人轴突断裂神经元中的表达下调。这种抑制现象与 c-Jun 的上调平行发生[110]。共定位研究表明，c-Jun、ATF3 和 ATF2 在损伤后不同时期协同表达，并且 c-Jun 可以与 ATF2 或 ATF3 结合成不同的异源二聚体[125, 126]。ATF3 同源二聚体对于多数靶基因如 gadd153/Chop10[127] 而言是转录阻遏因子[120]，而 ATF3 异源二聚体（如与 c-Jun 结合）则是转录激活因子。但 gadd153 反过来可结合 ATF3 形成无功能的异源二聚体，从而负向调节 ATF3 的功能（图 1.11）[128]。

1.7 周围神经损伤中基于施万细胞的信号途径

在周围神经系统中，施万细胞是神经再生的首要外源性介质。与中枢神经系统中胶质细胞引起瘢痕形成和持续产生基于髓鞘的抑制性蛋白不同，施万细胞能吞噬髓鞘碎片，并且去分化变成可迁移、增殖性、非髓鞘化的表型[129~131]。在神经损伤后和发育的早期，施万细胞为去分化、增殖性表型，其特征是表达 p75 神经营养素受体［p75 neurotrophin receptor，p75NTR］[132]、L1 细胞黏附分子和神经细胞黏附分子（neural cell adhesion molecule，NCAM）[133, 134] 等标志物。在亚细胞水平，选择性激活细胞外信号调节激酶（extracellular signal-regulated kinase，Erk）通路和特异性激活 p38 丝裂原激活蛋白激酶（mitogen-activated protein kinase，MAPK）途径可阻碍施万细胞成熟和髓鞘形成[66-68, 132, 135]。施万细胞成熟后，可为非髓鞘化表型或髓鞘化表型，前者的特征是持续表达 L1 细胞黏附分子、NCAM 和胶质纤维酸性蛋白（glial fibrillary-acidic protein，GFAP），后者的特征是施万细胞与轴突的比例关系为 1 : 1[136, 137]。施万细胞由非髓鞘化表型向髓鞘化表型的转变可能依赖于一系列细胞内事件。Akt 选择性磷酸化[135] 和细胞周期调节核因子 κβ（cell cycle-regulator nuclear factor κβ，NF-κβ）的激活[138] 均有助于髓鞘化，而选择性抑制任一过程则可会削弱髓鞘化。作为来自轴突的信号，Ⅲ型神经调节因子 1 在轴突形成包鞘，以及与轴突直径无关的迁移后施万细胞髓鞘化过程中扮演着重要的角色，这与磷酸肌醇（phosphoinositide，PI）3 激酶的活化和可诱导 cAMP 的抑制性 POU（suppressed cAMP-inducible POU，SCIP）的出现有关[139]。SCIP 作为一种转录因子，是髓鞘化施万细胞前体细胞的标志，受上游 NF-κβ 活性影响[138]。在 SCIP 下游，锌指蛋白转录分子 Egr2 是髓鞘化施万细胞的标志物[140, 141]，受神经生长因子抑制剂 -A（nerve-growth-factor inhibitory-A，NGFI）结合（Nab）蛋白 Nab-1 和 Nab-2 调节，Nab-1 和 Nab-2 对于施万细胞成熟和上调髓鞘化基因有重要作用[142]。Egr2 突变可导致一系列髓鞘病，Egr2 与转录分子 Sox2［SRY（性别决定区域 Y）- 区段 2］的相互作用可抑制髓鞘化[137]。

对在发育中的施万细胞迁移的研究最为广泛，因为神经损伤后施万细胞无须迁移很长距离，除非用异体神经或神经导管来修复[80]。目前尚不清楚施万细胞在迁移前是否需要去分化。在体外，通过鸟嘌呤核苷酸交换因子（guanine-nucleotide exchange factor，GEF）激活 Rho GTP 酶 Rac1 和 Cdc42，从而使神经营养因子 3（neurotrophin-3，NT-3）酪氨酸激酶受体（tyrosine kinase receptor，TrkC）活化，而非作为去分化施万细胞标记的广泛存在的神经营养因子受体 p75[143]。随后，这些小 GTP 酶激活下游 JNK 并调控肌动蛋白细胞骨架的形成，这可能引起施万细胞的移动[106, 144]。有证据表明，施万细胞迁移受神经调节因子（neuregulins，Nrg）与位于施万细胞上的 ErbB 受体相互作用的影响[104, 119]。在斑马鱼模型中，非增殖性施万细胞可以迁移[131]。下一步研究需要检测 ErbB-Nrg 相互作用是否赋予了施万细胞迁移的能力或直接引起迁移。施万细胞迁移也依赖细胞外基质成分，包括层粘连蛋白、纤连蛋白、黏蛋白与整合素的相互作用。整合素是施万细胞上的一组异源二聚体，可能作为调节胞内信号转导的受体[145~147]。

当施万细胞因对神经损伤产生反应而增殖、迁移时，它们也与堆积在神经损伤处的成纤维细胞直接接触。研究表明，成纤维细胞可主动组织施万细胞的分布，以促进神经有序再生。这个过程通过细胞表面的肝配蛋白 B 和 EphB 的相互作用，以及随后的下游 Sox2 的激活来介导施万细胞索的形成[148]。阻断该信号过程将导致施万细胞迁移紊乱和不规则的轴突再生。

为了使施万细胞在增殖和迁移后能整齐分布并且建立合适的髓鞘化和非髓鞘化施万细胞—轴突关系，冗余或错置的施万细胞很可能将凋亡。乳鼠从出生到生后第 3 天，施万细胞大量增殖，远远超过轴突的数量，与轴突完全无接触的施万细胞会凋亡[149]，这可能受选择性抑制 NF-κβ 的调控[150]。最近培育出一种转基因小鼠，其施万细胞能持续表达绿色荧光蛋白（green fluorescent protein，GFP）；结合在体荧光显像，可研究施万细胞迁移至同种异体周围神经移植物的过程[151]。在无荧光的异体神经移植物中，可追踪到来自这种同源纯合子宿主的 GFP 标记施万细胞。对轴突持续表达发色团的转基因小鼠的系列显像，为研究周围神经再生提供了独特的机会[25, 65, 152~154]。通过这些方法，现已发现在去细胞同种异体神经移植物或神经导管内，施万细胞在轴突发芽前已开始迁移，而且在远断端的增殖更为活跃[155]。

在周围神经损伤和重建后，再生神经到达靶肌肉所需的时间是预测功能恢复可能性的主要因素。再生时期，失神经肌肉开始萎缩，导致显著的、不可逆的肌肉损害和纤维化，表现为功能恢复差[89, 156~160]。短时间失神经支配的肌肉在再神经化后恢复良好，但是长期失神经支配（人类为 12~18 个月，大鼠为 4~7 个月[157, 161]）会使肌肉有效的再神经化十分有限。除了肌肉的影响以外，远端神经的施万细胞对再生轴突的支持作用也减弱[162, 163]。当再生轴突未能在远端与施万细胞接触，施万细胞数将逐渐减少[164]，并且保留下来的施万细胞开始下调营养因子的表达，而这些因子对于支持再生轴突是必需的[165]。慢性失神经支配使到达已变性肌肉的再生轴突变得更少，因此功能恢复更差。

1.8 神经再生中的细胞外基质分子

一种称为层粘连蛋白的细胞外基质及其受体——整合素和肌营养不良蛋白聚糖，在外源性神经再生中起关键作用（图 1.12）。已知层粘连蛋白有 15 个亚型，其中很多在受损和未受损的神经中都有表达。现认为层粘连蛋白通过调节施万细胞的表型以及为再生轴突提供引导微环境和基质来促进神经再生[166]。周围神经损伤后，神经内膜中层粘连蛋白 2（$\alpha_2\beta_1\gamma_1$）和 8（$\alpha_4\beta_1\gamma_1$）的表达上调[167, 168]。在条件性基因敲除和抗体实验中发现，层粘连蛋白 α_2 或 γ_1 链的表达被削弱后，轴突再生受影响[169]。相似的实验发现，敲除内源性整合素受体基因后，轴突再生减少，但可通过诱导外源性整合素受体的表达来提升[170]。层粘连蛋白调节轴突再生的机制尚未清楚，可能是由整合蛋白介导的，也可能涉及 Akt 的磷酸化[171]。当轴突再生和层粘连蛋白贴近时，轴突的 PI-3 被激活并可以使 Akt 磷酸化。磷酸化 Akt 是一种已知的糖原合成酶激酶 3β（glycogen synthase kinase 3β，GSK-3β）的抑制剂。GSK-3β 活性降低使细胞骨架伸长，因而可促进轴突再生[172]。

层粘连蛋白及其受体也参与调控施万细胞—轴突的相互关系。层粘连蛋白是施万细胞基底膜的构成成分，有助于准确包绕轴突和形成髓鞘。在 Wallerian 变性中，当施万细胞和轴突不能接触时，层粘连蛋白的表达下调。层粘连蛋白的上调与施万细胞成熟为分化的、髓鞘化表型的程度相一致。β_1 整合素和营养不良聚糖是施万细胞源性层粘连蛋白受体中最有可能促进轴突归类排序和编排髓鞘折叠的受体。髓鞘化前体施万细胞表达的 β_1 整合素可能是轴突排序的关键分子，而营养不良聚糖[173]随后调节和维持髓鞘折叠[174]。

在周围神经手术中，有些医生用纤维蛋白胶代替缝线来黏合神经。然而，纤维蛋白是一种已知的髓鞘化抑制剂，在再生轴突的再髓鞘化过程中，施万细胞溶解纤维蛋白是一个重要的步骤[175]。纤维蛋白通过诱导细胞外调节激酶1和2，以及 p75 神经生长因子（nerve growth factor，NGF）的低亲和力受体的活性来维持施万细胞在去分化状态[132]。神经损伤后施万细胞分泌的纤维蛋白酶原激活剂增多，从而促使纤维蛋白酶原转变成纤维蛋白酶。由纤维蛋白酶原激活剂介导的纤维蛋白溶解，可清除作为损伤反应一部分的浸润周围神经的纤维蛋白，从而使施万细胞能够迁移和再髓鞘化。

上述关于施万细胞和胞外基质重要性的讨论，有助于认识自体神经移植物（施万细胞和胞外基质层粘连蛋白）、去细胞同种异体神经移植物（仅有细胞外基质）和空导管（没有施万细胞和基质）的相对优点。与此一致的是，实验室研究表明，这三种临床疗法的差异对神经再生和功能效果有重要影响[176, 177]。忽视这些差异会导致手术效果变差[178]。

1.9 神经再生中的神经营养素和神经营养因子

神经营养素和神经营养因子是各不相同的两组分支，各有特异的受体亲和性和表达谱，参与调节轴突再生和施万细胞的行为。神经营养素家族 4 个成员对 p75^NTR 复合受体均有广泛的亲和力，而对 Trk 受体酪氨酸激酶亲和力则各不相同。NGF 选择性与 TrkA 结合，脑源性神经营养因子（brain-derived neurotrophic factor，BDNF）和 NT4/5（NT 即 neurotrophic factor，神经营养因子）与 TrkB 结合，而 NT3 则与 TrkC 结合[179]。周围神经损伤后远端的施万细胞 p75^NTR 受体和 BDNF 的信使 RNA（mRNA）水平升高，而 NT-3 mRNA 水平则下降，直到 2 周后才恢复正常[79, 180]。神经营养素不仅调控神经元的存活和分化，还能调控髓鞘化[181]。BDNF 通过与 p75^NTR 的相互作用可上调髓鞘化，而 NT3 通过与 TrkC 的相互作用下调髓鞘化（图 1.13）。

GDNF 首次被发现时被认为是中脑多巴胺能神经元强有力的存活因子[182]，后来作为治疗神经变性疾病的药物对其进行了研究[183, 184]。目前已发现了 3 种 GDNF 相关蛋白，包括：neurturin（NRTN），一种交感神经元存活因子[185]；artemin（ARTN）和 persephin（PSPN），后两者是在序列同源性的基础上发现的[186, 187]。

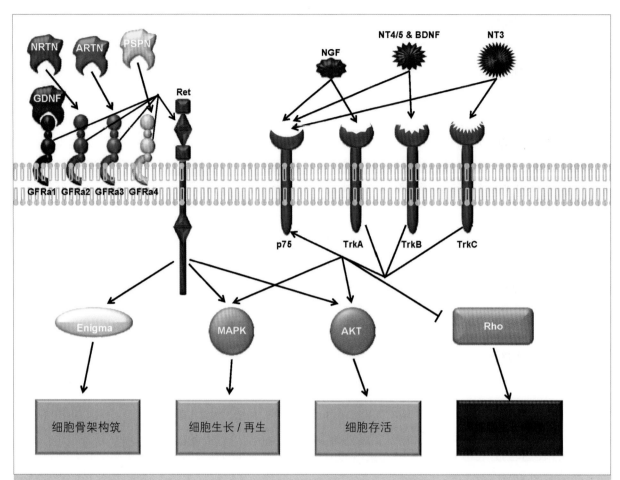

图 1.13　生长因子增强和介导周围神经再生。神经营养因子 NGF（神经生长因子）、NT4/5、BDNF（脑源性神经营养因子）和 NT3 均与 p75^NTR 受体有亲和性，与酪氨酸激酶受体（tyrosine kinase receptors，Trks）的亲和性则不同。NGF 选择性结合 TrkA，NT4 / 5 和 BDNF 与 TrkB 结合，NT3 与 TrkC 结合。它们与特异性 Trk 受体和普遍性 p75 受体的相互作用刺激下游效应分子，从而增强细胞生长 / 再生［通过丝裂原活化蛋白激酶（mitogen-activated protein kinase，MAPK）通路］和细胞存活（通过 Akt 通路），并抑制细胞生长停滞［抑制 Rho 相关激酶（Rho-associated kinase，Rock）］。生长因子中的胶质细胞源性神经营养因子（glial-derived neurotrophic factor，GDNF）家族对 4 种 GDNF 家族受体 α（GDNF-family receptor α，GFRα）有选择性亲和性。每个 GDNF 家族生长因子与其相应的 GFR α 受体，以及随后的与 Ret 酪氨酸激酶受体结合，可以加强细胞骨架构筑（未知的通路）、细胞生长 / 再生（MAPK 通路）和细胞存活（Akt 通路）

GDNF 家族成员的受体复合体由一个跨膜的 Ret 酪氨酸激酶信号部分[188~192]，和连接糖基化磷脂酰肌醇（glycosylphosphatidylinositol，GPI）的 4 种高亲和力配体（GFRα1-GFRα4）中的一种组成。每一个 GDNF 家族成员都有其偏好的结合受体。GDNF 主要通过结合 Ret 和 GFRα1 受体并介导其信号[193]，NRTN193[193~199]、PSPN[200~205]、ARTN[206~208] 则分别通过与

GFRα2、GFRα4 和 GFRα3 结合来介导信号。在体外实验中，尽管每个 GDNF 家族成员与其偏好的一种 GFRα 受体结合，但复合受体在其与配体结合的亲和性以及激活 Ret 方面则特异性不高[209, 210]。

GDNF 和 GDNF 家族其他成员的配体，是对中枢和外周神经元包括运动神经元的发育、存活及数量维持有重要作用的神经营养因子[210]。

体外和体内实验都证实，GDNF 可促进胚胎运动神经元存活[211, 212]。在该模型中，其作用是 BDNF、睫状节神经细胞营养因子（ciliary neurotrophic factor，CNTF）或胰岛素样生长因子 –2（insulin–like growth factor–2，IGF–2）[211] 的 70 倍。在新生啮齿类动物中，于神经断端局部应用 GDNF、NRTN 和 PSPN，可有效预防轴索切断诱发的运动神经元死亡[187, 212~214]。在发育时期，这三种因子均在运动神经元的靶组织（如骨骼肌）中表达[215~218]。

新生儿和成人周围神经损伤后，GDNF 及其受体复合体的表达调控有所不同。胚胎期和成年期的运动神经元不表达 GDNF[218~221]，切断轴索后运动神经元的 GDNF 水平并没有上调[222]。GDNF 在周围神经中表达，坐骨神经损伤后，神经远端[223, 224]和肌肉[223, 224]中 GDNF 的表达显著上调，但神经近端[222, 225]则非常少。在新生儿，轴突断裂后 GFRα1 受体表达下调，而 RET 的表达轻度上调[226, 227]。相反，这两种 GDNF 受体在成人的受损运动神经元中均显著上调[216, 222, 223]。GFRα1 mRNA 在正常的周围神经神经中表达，神经断裂后在断裂远端神经中表达急剧上调，但在近端却没看到这种变化。重要的是，这种上调在神经更远端的部分最为明显，由此产生 GDNF 和 GFRα1 的表达向远端递升的梯度[223, 224]。基于这些发现，人们提出 GFRα1 可捕获和递呈可溶性 GDNF，对表达 RET 的再生运动神经元来说，是锚定在细胞膜上的营养信号[223, 224]；抑或是施万细胞分泌的可溶性 GFRα1 与 GDNF 结合，形成可激活运动神经轴突再生的复合体。综上所述，这些结果提示 GNDF 在神经损伤后运动神经元轴突再生中扮演了重要角色（图 1.13）。

在体内，GDNF 的神经再生效应与其所处的部位密切相关。在新生大鼠面神经挤压伤模型中，当 GDNF 被整合到腺病毒内并注入邻近面部肌肉时，可观察到其神经再生效应；但被注射

到远离神经损伤部位的下肢肌肉时，则看不到这种效应[38]。与对侧对照组比较，GDNF 的神经再生效应表现为面神经核内存活的运动神经元数量增加，面神经颊支髓鞘轴突更多；与仅用安慰剂处理的神经损伤动物相比，能更快恢复正常的胡须运动（Whisker movement）。在成年小鼠模型中，转染 GDNF 的肌纤维在其支配神经被切断后，在损伤附近有大量轴突发芽[224]。在成年鼠完好的神经中观察不到这种效应。用负载缓释 GDNF 的神经导管修复横断的坐骨神经，比用空导管或负载 NGF 的导管修复，轴突再生效果要好得多[228]。其他研究者发现 GDNF 可加速感觉功能的恢复[229]，其神经再生效应在陈旧性损伤比急性损伤更显著[165, 230]。这提示周围神经陈旧性损伤模型中 GDNF 表达水平低是神经损伤后延迟修复比早期修复效果差的原因[10, 165, 230]。

1.10 运动优先再支配

当进入运动神经通道和感觉神经通道的机会均等时，再生运动轴突优先选择再生到运动神经通道并再支配靶肌肉，再生运动轴突的这种能力被称为运动优先再支配（preferential motor reinnervation，PMR）[231, 232]，这在小鼠、大鼠和灵长类动物身上已被证实[233~235]。股神经是研究 PMR 的理想神经，因为在神经远端，进入隐神经的感觉支和进入股四头肌的运动支在神经干内的分布规律；但在近端，运动纤维和感觉纤维的分布则不规律[26, 231, 232, 236~239]。在一系列研究中，Brushart、Madison 等发现，即使故意错误匹配感觉束支与运动束支[231, 232, 238]，再生运动轴突包括肌梭的传入纤维也会优先再生到股四头肌的运动神经通道[238]。他们假设运动和感觉通道中的内源性营养因子可引导轴突长到特定的靶组织，这可在背根神经节被毁损的小鼠中进一步证实，因为此时能做到仅检测运动轴突[250]。

不过，失去传入神经会影响运动神经元的功能[251]，而且缺少了感觉纤维，产生了一个使运动轴突无须与感觉轴突竞争相同神经内膜管的人工环境。

虽然一些研究者坚信再生通道中的内源性因子引导了PMR[250]，但其他研究表明与PMR关系最密切的是从所连接的肌肉（即靶器官源）获得营养支持[29, 252]。在股神经模型中，切断股四头肌与其运动支的联系，运动轴突会优先占据皮神经通路，大概是因为皮支比相应的运动支的营养作用更持久且更强。此外，只要保持终末器官的连接，即使清除远端神经中的细胞成分并不影响PMR[29]。从这些研究中可得出如下结论，靶组织来源的营养支持比再生通道来源的营养支持对PMR的影响更大。

Mackinnon等进行了许多实验来研究PMR的机制到底是通道来源的还是靶器官来源的[253~257]。初步研究发现，在大鼠胫神经修复模型中，运动神经移植物支持神经再生的效果明显优于感觉神经移植物[253, 254]。这些研究全部完成后，其他结果显示施万细胞分为运动神经表型和感觉神经表型，可能有助于PMR[24]。Mackinnon团队通过分离神经导管中被捣碎的运动和感觉神经组织[251]，以及采用脱细胞方法清除运动神经和感觉神经中的细胞成分，检测神经移植物中细胞组分的作用[257]。这些研究表明，移植物中的细胞成分对神经再生没有重要影响，但运动神经细胞外基质管尺寸的不同促进了神经再生（图1.14）。

最后一项研究是在股神经纯运动和纯感觉模型中开展的。这项研究评价了移植物类型匹配和错配的效果（匹配是指股神经运动性移植物接到股神经运动支，错配是指股神经感觉性移植物接到股神经运动支）。研究者得出结论，在纯运动或感觉神经中，匹配性对神经再生没有影响[255]。人们推断，在混合神经中，终端器官的信号也是混合性的，轴突通过神经内部粗大的通道来强化神经再生。相反，在纯运动或感觉神经中，单一的终端器官信号掩盖了神经内部构造的作用。临床上修复人类运动神经损伤时，采用运动神经移位比用感觉神经移植物来修复的功能效果更好（图1.15）[258~262]。

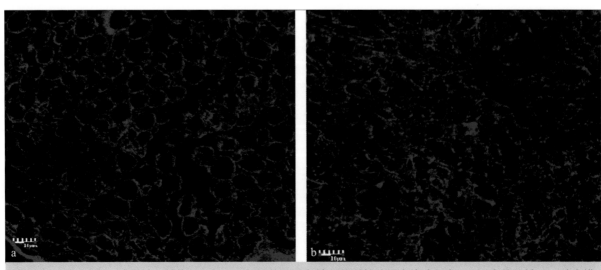

图1.14 纯运动和纯感觉神经结构的差异。两幅图均显示鼠神经的层粘连蛋白染成红色。a图中的股神经运动支横截面显示的神经内膜管较b图中的股神经感觉支的神经内膜管更粗大，边界更清晰。这两幅图显示了运动和感觉神经之间的结构差异，可能是用其重建混合神经发现神经再生有差别的原因

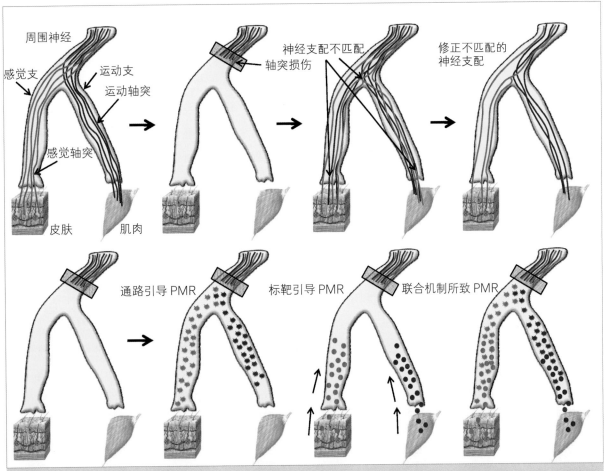

图 1.15　运动神经的优先选择再支配。运动和感觉混合神经受伤后，再生的轴突会优先沿着类型匹配的终端通路再生。一小部分再生轴突会错误地支配与之不匹配的感觉或肌肉标靶。然而，随着时间的推移，这些不正确的连接被修剪，只留下与终末器官连接正确者。这种特异性是通过"通路""标靶"或联合信号进行介导的

1.11　轴突运输

　　一些必需的分子如神经递质和细胞器必须在神经元（包括轴突）内部转运。轴突无论多长，都存在轴突运输以维持正常的细胞功能和突触通讯。运输沿着轴突双向发生：从胞体到轴突远端（顺行），如神经递质从细胞核运输到轴突远端；从轴突远端到胞体（逆行），如靶组织产生的生长因子经过胞吞后的运输。轴突运输通常是以快、慢两种不同的速度进行的。此外，慢速运输又进一步分为两种不同的速度，在本节将进一步阐述。

　　轴突里的微管是运输的基础结构。许多不同的细胞成分在这些"轴突内的高速公路"中移动，

包括膜蛋白、细胞器如线粒体和包裹神经递质的囊泡，以及营养因子。Dahlström 等早期通过抑制微管组装，发现了事实上是微管决定了顺行方向上的轴突运输[263]。在轴突内，微管按照正电荷端朝向远端终末器官的方向排列。人们发现微管可以支持两个方向的运输，ATP 酶动力蛋白提供逆行方向的动力，而 ATP 酶驱动蛋白则提供顺行方向的动力（朝向正电荷端）[264]。驱动蛋白有许多种类型，均由两条重链和多条轻链构成。重链提供运输动力，轻链则作为连接运送物的附着点。通过三磷腺苷（adenosine triphosphate, ATP）向二磷腺苷（adenosine diphosphate, ADP）的转化，载有运送物分子的驱动蛋白发生

变构,使其沿着微管向远端移动[265]。Ochs用猫坐骨神经模型显示顺行轴突运输的速率约为400 mm/d[266],动力蛋白的运输速率大概是100 mm/d[267]。以"快速"模式运输的物质包括线粒体、包裹神经递质的囊泡、溶酶体、其他细胞器、膜蛋白和营养因子。

对轴突运输的进一步研究发现有两种"慢速"运输[268]。这两种慢速运输的组分分别被标记为A(SCa)和B(SCb),A组包含神经丝三联蛋白和微管蛋白,B组主要由肌动蛋白构成。两组的运输速度不同,其中A组(SCa)为0.1~1.0 mm/d,B组(SCb)为5~10 mm/d。A组利用微管/神经丝网络进行运输,而B组利用微丝网络运输大部分肽类和可溶性蛋白。

快速和慢速轴突运输的速率均会随着年龄的增长而降低。有几项研究用大鼠周围神经模型说明了此现象。一项研究观察到运输速率下降超过50%[269]。现已知快速轴突运输是一个能量依赖性过程,对运输速度下降的一个可能解释是随着年龄的增长能量供应会减少。慢速轴突运输的速率同样会下降。在一项利用放射性标记细胞骨架蛋白的研究中,老年大鼠SCa和SCb的运输速率下降了约40%[270]。另一项观察大鼠微管蛋白运输的研究也得到类似结果[271]。正是这种轴突运输的改变,可能导致随年龄增长而出现神经生长、神经再支配和突触传递方面的障碍。

1.12 神经的血供

周围神经的血供来源于主干动脉向神经外膜(外部的)、神经束膜和神经内膜发出的小血管[240]。正常神经主要依赖神经束膜和内膜血管提供的内部血供,这使得即使是粗大神经也可以长距离游离,如肘管手术时尺神经向前转位。这些神经内部的血管与其他大血管相似,除了其内皮细胞有紧密连接,没有裂隙,并且具有协助复

合物扩散和排出的受体[240, 241]。神经束膜最内层的细胞层能阻止大分子和蛋白扩散到内膜,被称为血—神经屏障或血—神经界面[241~243]。排列于该屏障的内皮细胞通过控制渗透压,阻断毒性代谢产物,以及利用其独特的超微结构和受体与间质相关分子整合而维持稳态[241]。在神经再生过程中,内部血供起关键作用,因为神经损伤后数天内,血—神经屏障全线崩溃,使得大分子如生长因子和免疫细胞进入内膜区域[244~248]。在再生过程中,血—神经屏障逐渐完全复原,可限制蛋白和外来分子的供应以保护神经免受可能具有毒性的物质的影响并恢复稳态[241, 249]。

对周围神经内部和外部血供的评估得益于活体光学显微镜技术。Lundborg[272]发现,若仅由一根外部血管供血,能维持神经内正常微环境的长度与直径的比例为45∶1。Maki等[273]在Lundborg的基础上用放射性微球研究兔坐骨神经,发现在近端内部供血完好的情况下,长度与直径比最大可达到63∶1;而仅有单根外部血管完好者,该比例为45∶1。此外,在母羊腓神经模型中,荧光血管追踪和组织形态测量技术显示大口径神经移植物再血管化不完全,但小口径的标准神经移植物则不会[274]。临床上,Taylor和Ham报道了首例带血管神经移植,他们切除了一段带桡动脉的桡神经浅支来重建22 cm的正中神经缺损[275]。自此,带血管神经移植被用于促进移植物在瘢痕化基床处的神经再生,减轻粗大神经移植物的中央缺血,以及作为非血管化神经移植物的血管化载体。

大量动物研究已证实了血管化神经移植的优势。血管化神经移植可减少浸润的成纤维细胞的聚集,并且促进髓鞘化、神经纤维直径增大和功能恢复[276, 277]。基于理论上血管化神经移植的优势和一些肯定的动物研究结果,人们已探寻出人类周围神经的血供模式以及备选的人类血管化周围神经移植物。Breidenbach和Terzis建立了

首个分类系统，根据血管模式分为3类：没有主要血管蒂，有一个主要血管蒂和有多个主要血管蒂[278]。最近，el-Berrany等根据有没有主要血管蒂对桡神经浅支、尺神经、腓肠神经、隐神经、腓深神经和腓浅神经的血供进行了分类[279]，明确了在人类可用的带血管的神经移植物，使其在临床上可成功用于修复上下肢超过20 cm的神经缺损[280, 281]。目前，带血管的神经移植仅适用于需要使用粗大的神经移植物时，如尺神经[6]；但如使用细小的移植物如腓肠神经，则不需要。

1.13 加快神经再生与FK-506（他克莫西）

周围神经损伤并重建后，神经再生所需的时间是导致运动功能恢复不良的主要因素。在神经再生过程中，失神经支配的肌肉开始萎缩，造成严重的、不可逆的肌肉损害，功能恢复差[89, 156~158]。因此，加快神经再生可提高周围神经损伤后功能恢复更佳的可能性。

因此，发现并研究加快神经再生的治疗策略，对于推动周围神经损伤治疗来说是必需的。一种策略是使用免疫抑制剂FK-506（他克莫西）。FK-506是1984年从日本筑波市含链球菌的土壤标本中分离得到的[282, 283]，主要作为一种免疫抑制剂用于实体器官移植。随后，偶然发现FK-506能增强神经损伤后神经的再生和功能恢复[284, 285]。之后的研究发现，FK-506在多种类型周围神经损伤中都有同样的效果（图1.16）[286~293]。

FK-506的促神经再生效果是一种剂量依赖性反应，即使在亚免疫抑制剂量时也很显著[291]。治疗剂量的FK-506联合共刺激阻断剂（costimulatory blockade，CSB）（另一种免疫抑制法），FK-506促神经再生活性会消失。相反，亚治疗剂量的FK-506与CSB联合使用，则能强化神经再生。这说明联合免疫调节方案可影响神经再生[292]。FK-506给药时机会影响其促神经再生活性，与损伤时给药相比，在神经损伤前1~3天给药促神经再生效果更佳（图1.17）[286, 289, 293]。

尽管FK-506具有正性神经再生作用，但其全身免疫抑制作用使其不可长时间应用。因此，FK-506促进神经再生的特性只用于治疗同种异体神经移植和肢体移植患者，此时需要FK-506的免疫抑制效应来抑制排斥反应。因而，目前的研究方向是将FK-506的促神经再生特性与免疫抑制特性分离。

FK-506通过结合热休克蛋白90（heat shock protein 90，Hsp-90）和干扰类固醇受体复合体直接作用于神经元，从而促进轴突再生[294]。干扰类固醇受体复合体导致p23解离，细胞外信号调节激酶1/2（extracellular signal-regulated kinase 1/2，erk1/2）的磷酸化增加[295]，最终通过表达生长相关蛋白[43]（growth-associated protein 43，GAP43）mRNA来加速损伤轴突的生长[296]。其他一些与Hsp-90结合的非免疫抑制剂在体外也能促进神经元培养体系中神经突的延长[297-299]。这些与Hsp-90结合的药物在体内促进周围神经再生的能力仍有待深入评估，尽管已有些研究正在进行中。其他类似FK-506的非免疫抑制物在体外实验中表现出良好的促进神经再生的能力，但在体内实验中则几乎没有[297]。

有趣的是，钙调蛋白磷酸酶（在体内被FK-506所抑制）水平升高可减少激活周围神经损伤后的大然免疫应答[300]。正如之前在关于神经变性机制的讨论中所描述的那样，抑制天然免疫应答会下调Wallerian变性。神经远端Wallerian变性延迟对神经再生产生负性作用[77]，提示FK-506也可能是通过抑制钙调磷酸酶，从而增强天然免疫应答在Wallerian变性中的作用，进而刺激神经再生的。

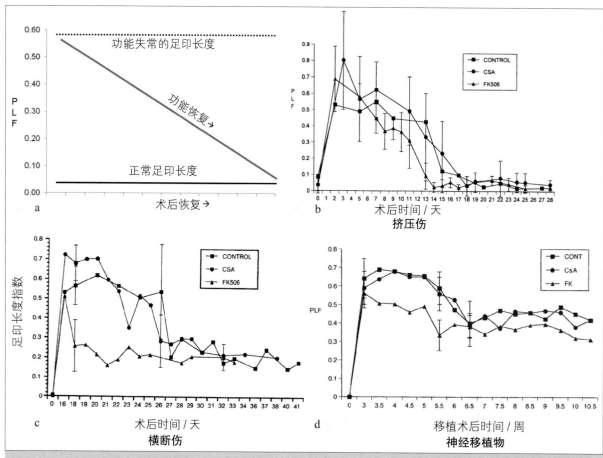

图1.16　FK-506加速各种程度神经损伤的神经再生。（a）啮齿类动物行走足迹分析和足印长度系数（print length factor, PLF）测量，是评价神经损伤后功能恢复情况的现成方法。PLF与神经功能的恢复成反比。FK-506促进（b）神经挤压伤、（c）断裂伤和（d）神经移植后功能的恢复［引自 Muscle Nerve 2000;23(4): 633-640. 图1.16c 引自 Jost SC, et al. Acceleration of peripheral nerve regeneration following FK506 administration. Restor Neurol Neurosci 2000;17(1):39-44. 图1.16d 引自 Doolabh VB, et al. FK506 accelerates functional recovery following nerve grafting in a rat model. Plast Reconstr Surg 1999;103(7):1928-1936.］

1.14　电刺激与神经再生

电刺激作为一种加速或增强神经损伤后功能恢复的手段已被研究了很长时间。它作为一种治疗策略源于 Hoffman 的开创性研究。Hoffman 发现切断坐骨神经后，在腰髓腹侧给予电刺激能促进坐骨神经近断端轴突发芽[301]，推测这种效应是激活了位于脊髓的运动神经的结果。在这些初始研究的基础上，后来又观察了直接刺激损伤神经的效果。Nix 和 Hopf 首次报道电刺激兔夹伤后的比目鱼肌神经支可加速肌肉功能恢复[302]。这些早期研究说明电刺激有促进功能恢复的潜力，因为轴突去极化激发了双向动作电位，进一步说明它的效应是通过电激活脊髓运动神经元介导的。

不同于 FK-506，电刺激对神经再生的作用短暂。Gordon 等发现电刺激明显增加损伤后运动神经元的数量，但加速作用是由于加快了神经轴突通过神经修复部位而不是加快了轴突再生[303, 304]。因此，电刺激只在神经损伤后的早

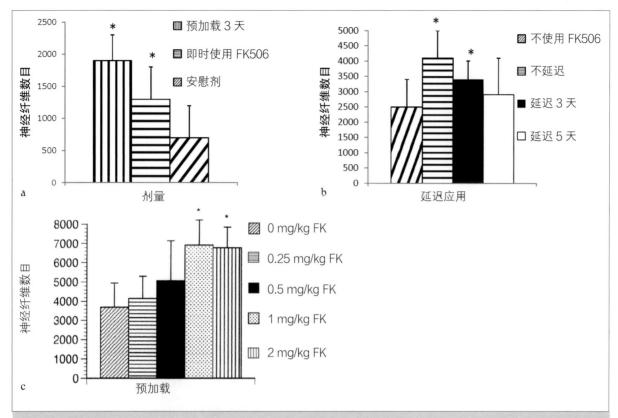

图 1.17　对 FK-506 的研究确定了它促进神经再生作用的参数。如图中所示，比较不同使用参数的 FK-506 的再生神经纤维计数。（a）与损伤后即刻应用 FK-506 和不用 FK-506 的对照组相比，神经损伤前 3 天应用 FK-506 可促进神经再生。（b）神经损伤后延迟应用 FK-506，其促神经再生的效果减弱。（c）FK-506 的应用存在量效关系，即时在亚免疫抑制水平也显示出促神经再生作用［图 1.17a 引自 Snyder AK, et al. Neuroregenerative effects of preinjury FK-506 administration. Plast Reconstr Surg 2006;118(2):360–367. 图 1.17b 引自 Sobol JB, et al. Effects of delaying FK-506 administration on neuroregeneration in a rodent model. J Recon Micro 2003;19:113–118. 图 1.17c 引自 Yang RK, et al. Dose-dependent effects of FK-506 on neuroregeneration in a rat model. Plast Recon Surg 2003;112:1832–1840.］

期发挥作用。这些发现后来在分子水平得到证实。采用定量反转录聚合酶链反应（quantitative reverse transcription polymerase chain reaction，qRT-PCR）技术，观察到电刺激可在伤后约 2 天内短暂促进再生神经元神经再生基因的表达，如 GAP[43]、β-微管蛋白和 BDNF[305, 306]。2 天的时间足以增强轴突通过损伤部位的能力。正是由于这个原因，电刺激加速功能恢复的能力仅限于缩短轴突通过损伤处的时间。这个时间在挤压伤是最小的，而在横断伤则可长达 1 个月。这种局限性也许能解释为什么在神经再生相对较短

的模型中，如啮齿类动物面神经，电刺激可加速生长[307]，但对功能恢复没有益处[309]。因此，电刺激最大的好处可能是促进神经元长出轴突，但对于陈旧性轴突断裂、失神经[308] 或神经移植有多个缝合部位者，其加速轴突延伸的能力有限。

电刺激与其他疗法联合使用具有辅助作用。神经损伤后，电刺激结合运动锻炼与两者中的单独任一种相比，可提升功能恢复效果[310]。性腺类固醇联合电刺激也有类似作用。有趣的是，运动锻炼或性腺类固醇单一疗法可促使功能恢复到与单一电刺激类似的水平[311]，提示在临床其他

常规的非侵入性治疗如物理治疗对功能恢复的好处可能已达到与电刺激这种侵入性治疗相同的水平；而且，这也许能解释为什么在临床使用电刺激治疗，采用敏感的神经电生理检测显示功能有改善，但对患者而言功能没有实质性进步[312]。

在神经损伤早期，电刺激通过增加神经营养因子的生成和上调酪氨酸激酶（tyrosine kinase，Trk）受体的表达来促进神经再生[313]。研究人员应用转基因动物发现，电刺激的强化神经作用依赖神经元表面 TrkB 的激活，而 TrkB 则被来自运动神经元本身的配体（BDNF、NT-4 和 NT-5）激活[314]。因此，现有数据提示电刺激有部分是通过运动神经元介导的自分泌样机制起作用。除了作用于运动神经元外，电刺激也能增强神经损伤后施万细胞的再生活性。它通过增强 BDNF 信号[315]，引起钙依赖性的施万细胞释放生长因子，从而促进周围神经再生后髓鞘的成熟[316]。尽管关于电刺激对施万细胞的作用很少受到关注，但这在电刺激强化神经的作用中似乎扮演着重要角色。

正如前面在运动优先再支配部分所提及的，再生轴突能否准确地再支配合适的终端器官是功能恢复的主要障碍。一些研究者提出，神经损伤后给予电刺激可增强运动神经元发出的轴突对肌肉的优先再支配。Brushart 等采用 PMR 股神经模型，发现 1 小时电刺激足以增强肌肉正常的再神经化过程，原本支配受损肌肉的神经元又再生出轴突支配相应肌肉的比例，由没有电刺激的 40% 增加到电刺激后的 75%[317]。尽管其他研究者用相同模型发现了电刺激对功能恢复的益处，但是他们没有观察到运动神经元对肌肉的优先再支配作用比对皮肤的更强[318]。Hamilton 等观察到急性电刺激可促进已强化的轴突再生，但这样会降低肌肉再神经化的准确性，并且增加了同一运动神经元对多个肌肉靶点的再神经化。他们发现功能恢复既没改善也没变差，提示支配运动的脊髓环路输入的代偿性改变可能掩盖了外周

再生轴突的错长[319]。电刺激优先引导轴突到达合适的终端器官的能力仍有待确定，其造成轴突异常发芽和不恰当再神经化的可能值得进一步探索。

电刺激在神经损伤后的另一应用是针对失神经支配肌肉的。一些研究已表明，肌肉电刺激可增强周围神经损伤后功能恢复[320]。然而，其他研究显示刺激肌肉减少了再神经化运动终板的数量，也不能降低再支配多个运动终板的比例[321]，肌肉纤维直径变小，加重了肌肉萎缩[322]，因而影响了功能恢复。总而言之，电刺激作为一种神经损伤后增强功能的可能策略已表现出某些肯定的结果，但在大规模临床应用前需要更深入的实验室研究。

1.15 端侧神经移位与反向端侧神经移位

端侧（End-to-side, ETS）神经移位，即把离断神经的远断端缝合到完好的供体神经的侧方从而获得再神经化。19 世纪初首次描述了这种技术，随后在 20 世纪 90 年代初又开始重新引入[323]。大量结果相互矛盾的研究，使得端侧移位成为周围神经外科最有争议的领域之一。随着研究的深入[324~328]，有些证据表明端侧重建可使感觉神经发出侧芽。这种现象在感觉神经移植患者每天都能见到，随着时间推移，神经供区可恢复部分感觉。然而，我们已经确切地发现运动轴突只有在受损后才会发芽。舌下神经—面神经移位的临床经验，使我们再次看到了这种现象。端端修复得到的力量过强，因而被舌下神经—面神经端侧修复所取代，但这样重建的力量又不够。一个折中的方法，就是切断舌下神经一细小束支，这样可分出足够数量的轴突到面神经远断端，使靶肌肉恢复恰当的力量。关于这种技术的研究包括量化端侧修复所募集的轴突数量和供体神经的功能受损情况[329]。有些人认为，轴突侧

支发芽可以重新填充远端，没有造成轴突断裂或功能损害，这种自发现象归因于神经营养的影响[330, 331]。另一些人则认为，切开神经外膜或束膜，暴露但又不损伤供体轴突，有助于自发的侧支出芽[332]。其他研究者发现，应刻意切断部分轴突，引导部分从末端发出的枝芽沿受体神经通道再生，而不是原来供体神经的通道[326]。有趣的是，即使需要切断供体神经，但可能对功能没有明显影响，这与供体神经运动终板神经支配的冗余性和可塑性有关[328, 333~338]。

我们已经利用转基因小鼠模型与高分辨率体内共焦成像两者结合的优势，清晰地判断轴突切断是否是有效的端侧修复所必需的(图1.18)[328]。

荧光鼠模型的作用在该项研究中得以清楚显示。在传统的啮齿类动物模型中，同一研究者用相同的修复技术得出的结论是，未受损的运动轴突可自发发芽[339]。在表达荧光蛋白的小鼠中，用这些技术可以清楚地显示轴突损伤是发芽的前提条件，实时成像、共聚焦显微镜、电子显微镜、经皮成像、Western印迹分析髓鞘蛋白和促再生转录因子染色等证实了上述发现。具体来讲，我们的数据清楚表明，需要制造神经损伤才能获得明显的神经再生、运动终板和皮肤再支配的形态学证据，以及神经再支配的分子标记。当从神经科学原则来考虑这个问题时就不会显得奇怪了，特别是在发育时期，单个神经元可发出很多轴突突起，这些突起对局部的引导性物质反应各不同，但当突触被清除后，神经元与运动单位就会建立起一对一的关系[340, 341]。

不管这些结果如何，在没有其他神经重建方法可用的特殊情况下，如需恢复手部非重要区域的感觉时，神经端侧缝合仍可作为一种备选方案。在这种情况下，端侧缝合实际上是神经移位的一种形式，只不过轴突是从供区神经单一神经束适度切断处分出来，而不是来自整个神经束。限制神经切断的尺寸可避免供区并发症，但也需要对供体神经造成足够大的损伤以刺激足够的轴突发

芽。就此而言，神经端侧缝合只不过是端端修复的一种形式，神经元与其标靶最终保持一对一的对应关系。

在临床上，适用神经端侧缝合的另一种情况是切取感觉神经作为供体后。我们认为在切取感觉神经后，将供体神经远断端缝合到邻近的未受损感觉神经，可以使供区神经支配区再神经化，从而恢复感觉并减轻供区疼痛[342]。与运动神经轴突仅在切断后才发芽（创伤性发芽）不同，感觉神经轴突即使没有损伤也会自发出芽[328]。

在反向端侧神经（RETS）转移中，在远端切断可牺牲的供体神经，在靠近靶器官的地方缝合到损伤神经侧方。这有别于一般的端侧缝合，后者是损伤神经远断端转移到完好的供体神经的侧方。理论上来说，反向端侧神经转移可以提供额外的运动轴突来"超压"再生神经，而且还能使肌肉更早再神经化，以"照料"靶肌肉，直到从肌肉原来的运动神经再生出天然的轴突。

已发表的关于反向端侧神经转移的资料相对匮乏。2005年，Isaacs等发现只要受体神经受损、肌肉失神经支配，供体的运动神经轴突就可以生长通过RETS部位，并成功使靶肌肉恢复神经支配[343]。Fujiwara等随后进行了一系列实验，尝试在一期修复时用逆行端侧神经转移来加强所修复的神经。在RETS移位模型中，将左侧坐骨神经反向端侧转移到右侧坐骨神经。他们观察到，反向端侧神经转移强化后感觉和运动功能恢复均比仅切断修复而没有强化的好[344]。最后，Isaacs等又发表了一项关于反向端侧神经修复的研究，该研究对神经切断一期修复与切断后一期修复加反向端侧神经转移进行了比较。通过在不同水平切断胫神经和腓神经（从而优先引导电刺激）同时测定肌肉力量，他们确定胫神经和腓神经的轴突都实现了显著的靶肌肉再神经支配[345]。

Mackinnon等在啮齿类动物建立了一个综合评估手术技术的RETS神经移位模型。该模型用受损的胫神经作为受体，切断的腓神经作为供体。

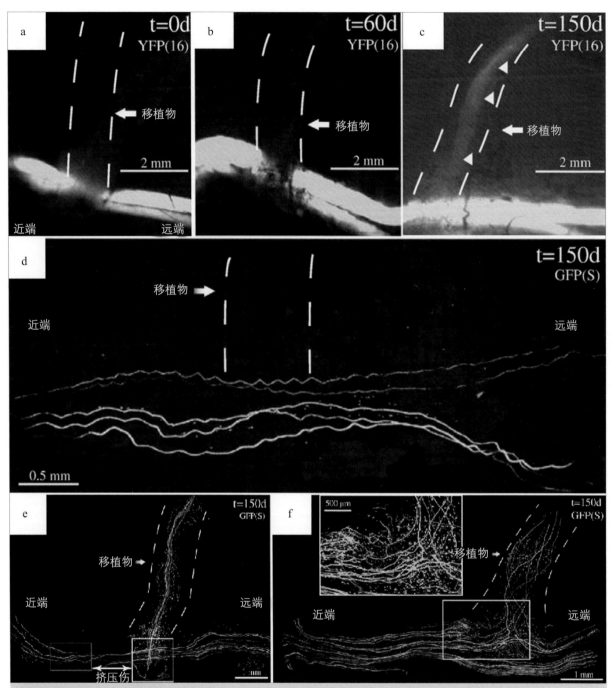

图1.18 端侧修复需要神经损伤以启动移植物再神经化。在 Hayashi 等的研究中，Mackinnon 小组研究了神经端侧修复周围的参数。（a~c）这些图显示的是神经损伤模型，将转基因 Thy-1 YF 小鼠腓神经的远端缝合到胫神经侧方，这种小鼠的轴突表达荧光蛋白，使研究人员能够直观地监测轴突再生。（d）图示为在未受损神经上进行端侧缝合，轴突未能长入移植的腓神经。（e，f）相反，在端侧移植近端的挤压伤可让再生轴突长入移植的腓神经［引自 Hayashi A, et al. Axotomy or compression is required for axonal sprouting following end-to-side neurorrhaphy. Exp Neurol 2008;211(2):539-550.］

它包括了真正的陈旧性失神经阴性对照组，胫神经近端被双重结扎、烧灼，以防止近端神经再生造成"沾染"[346]；还包括神经端端缝合（ETE）这一真正的阳性对照组，以测定来自腓神经的最大轴突输入。该模型可综合评价反向端侧神经转移的效率和成功性。测定结果显示，端端缝合与反向端侧缝合的动物，在统计学上两组再生神经纤维的数目近似（ETE 和 RETS），而陈旧性失神经阴性对照组则没有再生神经[46]。ETE 组和 RETS 组保留的肌肉体积相似，明显比阴性对照组好。此外，在轴突表达绿色荧光蛋白的转基因大鼠（THY-1 GFP）[347] 可观察到再生的轴突，证实了大量轴突再生通过了 Thy1-GFP 大鼠的反向神经端侧缝合口。据我们所知，该研究结果是第一份提示 RETS 可获得与标准的 ETE 缝合数量相当的供体运动神经轴突的资料。如果在临床上证明真的是这样，那么在原有轴突再生机会十分渺茫的情况下，RETS 可取代 ETE 神经移位[45]。

1.16 神经肌肉的解剖和生理

在正常生理条件下，一小部分神经肌肉接头由于突触不稳定或轴突丢失而处于失神经状态，但很快可再神经化[348]。成人乙酰胆碱受体在基线水平所表现的动态变化程度也是惊人的。成人乙酰胆碱受体在分子和结构上经历了从含 γ 亚单位的 $\alpha_2\beta\delta\gamma$ 的新生儿型到含 ε 亚单位的 $\alpha_2\beta\delta\varepsilon$ 同源组分的转变，不仅对钙离子的通透性发生改变，也表现出对解聚更有抵抗力[349~351]。而且，在成年小鼠中，每天有 9%（或 0.4%/h）的乙酰胆碱受体损失并得到迅速补充，因而在成年活跃的肌肉中保持了受体数量的平衡[350]。荧光漂白恢复实验进一步证实了乙酰胆碱受体的活动性，研究表明分散的乙酰胆碱受体在同一个地方最少停留 8 小时；而只要存在神经肌肉活动，聚集成簇的乙酰胆碱受体则不能移动并固定于细胞骨架[350, 351]。

这种动态的、基本的过程并不是病理性的，因为受神经支配的运动终板和功能性受体的净数量是稳定的。然而，在轴突断裂或神经细胞死亡后，失神经运动终板的数量会急剧上升，导致肌纤维的生理变化与神经再生同时发生。失神经后，虽然肌纤维仍然存在，但一系列受泛素—蛋白酶体通路调控的、由蛋白酶介导的流程，导致肌球蛋白和肌动蛋白纤维的解体，肌原纤维被吸收，肌细胞萎缩，扩大了的细胞外空间被胶原充填。肌原纤维持续缺失是肌细胞死亡的信号，导致永久性的肌肉功能丧失，单纯恢复神经支配不能挽救[159]。

在受体水平也可以观察到失神经支配引起的变化。失神经支配的乙酰胆碱受体返回发育状态，重新表达 γ 亚单位而非 ε 亚单位。失神经支配伴随电活动丧失，对乙酰胆碱受体的存在、分布和聚集成簇都造成有害影响。有正常电活动的话，乙酰胆碱受体以每小时 0.4% 的速率损失并迅速得到补充；药物阻断神经传导后，乙酰胆碱受体损失的速率加快到每小时 4%，并且在突触后褶皱嵴处无法得到补充[350]。成簇分布于突触后褶皱嵴处的乙酰胆碱受体迁移到突触周围区域，在那里被肌细胞内吞而再循环或被降解[352]。

重要的是，小鼠实验证据显示成年鼠突触后装置比新生鼠更为稳定。成年鼠在肌细胞萎缩时，乙酰胆碱受体簇状结构仍能维持很多周；而新生鼠失神经支配后，乙酰胆碱受体簇迅速解聚[353, 354]。

这种差别显然与上面讲过的失神经配时乙酰胆碱受体的组成返回胚胎时的形式无关，可能涉及成年鼠和新生鼠在基底膜、细胞骨架及其相互连接的差别。在这方面，肌萎缩蛋白—糖蛋白复合体是一个关键因素，因为不管是人还是实验动物，基底膜上的层粘连蛋白、细胞膜上的肌聚糖和细胞骨架上的肌萎缩蛋白的突变，都与肌肉萎缩的发生密切相关[352, 355]。

失神经支配不仅使肌细胞萎缩，而且肌纤

维的组成也发生变化。正常情况下，肌细胞包含Ⅰ类（慢收缩）和Ⅱ类（快收缩）肌球蛋白重链（myosin heavy chains，MHCs）。失神经支配1周，肌细胞明显地向Ⅱ类MHCs转变，就肌质网内钙调节、收缩性和易疲劳性而言，其在生理学上与Ⅱ类纤维一样[356]。而且还观察到一种特异性反映失神经支配的特殊Ⅱ类MHC异形体，提示肌细胞MHCs转变为预设的失神经表型，这种表型有所区别地受运动神经元再神经化调控[357]。

再神经化的功能恢复既依靠中枢神经系统重塑能力，也有有赖于肌肉内的重塑。一个运动单位定义为由单个运动神经元及其由多条终末支轴突支配的神经肌肉区域。然而，一个运动单位可以扩大到原来的5倍大小，因而具有代偿能力，即使运动神经元损失高达80%，肌肉收缩力也不下降[358]。在肌肉内，一个运动单位的终末器官肌细胞在空间上是分散的，因此同属一个运动单位的两个肌细胞罕有直接接触。发生神经挤压伤后，完好无损的神经内膜管和被动引导的微环境使运动单位再神经化的有效率在95%以上[43]。然而，无论如何精确修复，神经断裂伤导致无序的再神经化，邻近的肌细胞被同一轴突再支配，而不是像原来的运动单位那样肌细胞相距较远。分散的肌细胞被聚集起来，不自主地转为表达MHC的异形体。最终，属于同一运动单位、表达相似MHC异构体的相邻肌细胞组（也称为肌纤维类型分组）取代了更具异质性的正常解剖。这种改变使神经再支配后出现一个潜伏期，在肌纤维类型恢复使肌肉能恰当收缩后，肌肉收缩力才逐渐恢复[359]。

长期失神经支配会使肌肉的血流减少。肌肉失神经18个月，毛细血管密度下降了约90%，几乎处于无血管状态[360, 361]。坏死区和肌原纤维紊乱区为沉积的胶原取代，令每单位面积肌肉组织产生力量的能力下降，从而导致肌力下降[362]。

长时间失神经支配后功能恢复相对差，部分原因也许是因为再生轴突和失神经肌细胞之间的

亲和力进行性下降。在受伤之后的头两个月，失神经的肌细胞上调了肌细胞生成素，如肌细胞生成因子4（myogenenic factor 4，MRF4）、成肌细胞决定蛋白（myoblast determination protein，MyoD）、肌原细胞因子5（myogenic factor 5，Myf-5）和DNA结合蛋白阻断剂ID-1（DNA-binding protein inhibitor，ID-1）等转录因子的表达[334, 363~366]。随后，这些转录因子导致细胞表型变得像胚胎时的状态，如神经细胞黏附分子和乙酰胆碱受体等表面分子的形式和分布发生变化[366]。然而，如果失神经持续超过2个月的"庇佑"期，失神经肌肉的表型变回成年时的状态，尽管存在再生的轴突，神经肌肉突触的形成也会发生障碍。当肌肉收缩没有及时重新建立，胶原堆积、纤维化和低血运状态等结构性改变加重，因此肌肉功能障碍既是自身结构改变的结果，也是与周围神经系统联系不足的结果。

1.16.1 压迫性神经病变的病理生理

最近，细胞和亚细胞水平的研究数据支持了早期的发现，即慢性神经压迫是一种进行性病变，开始是血—神经屏障的变化，接着是神经束膜下水肿和纤维化，以及缺血最严重区域的轴突局限性脱髓鞘，然后变为弥漫性脱髓鞘，最终发生神经变性[367~369]。例如，慢性神经压迫不会导致Wallerian变性，至少在早期不会；它对施万细胞的影响比对轴突更显著[370]。临床上，压迫性神经病变更常见于压迫反复出现的情形，这会造成缺血和神经内膜下水肿[371]。正中神经周围静水压异常增高的患者诊断为腕管综合征，这是因为水肿限制了神经内微血管血流，导致局部性缺血。起初是滑膜的水肿，也可以变为纤维化，但与来自健康个体对照样本相比，在活检标本中几乎没有急性炎症的证据[372, 373]。也有可能是受累神经被瘢痕组织所束缚，神经滑动受限，营养血管总数减少，或在休息时血管直径变小，或运动时神经出现折角，因而发生缺血[374~376]。

总之，像屈肌支持带、肌肉腱性边缘等结构在关节部位跨过神经而产生的局部机械性压迫，可导致散在的局限性神经压迫（图1.19）[377]。

位置和姿势改变所致的神经张力增加会显著影响神经周围的压力，导致慢性神经压迫。例如在腕管，伸腕可使腕管压力升高到40 mmHg，捏力达到1.2 kg也有同样的影响。姿势改变超过10 min造成的效果还没被研究，但是在有限的时间窗内，还没找出什么机制去缓解这些可能造成损伤的压力[378~382]。即使压力低至20 mmHg，也会引起静脉回流减少。在大鼠坐骨神经上施加30 mmHg压力达2小时，可观察到迟发性神经损伤[383,384]。屈肘、伸膝和踝关节旋前，可分别增加尺神经、腓神经和胫骨神经的张力。

神经压迫的持续时间和程度的不同，导致了从急性神经挤压到慢性神经压迫的一系列病理生理过程（图1.20）。因此，关于更慢性神经损伤的研究结果不适用于急性神经损伤。

20~30 mmHg的压力会干扰静脉回流，而压力在35~50 mmHg之间则会使毛细血管血流减少。因为没有淋巴回流这样的机制来缓解压力，低至30 mmHg的压力持续4个小时，也会造成至少24小时的神经内膜水肿[383~387]。这个水平的损伤会影响微循环，而70 mmHg的压力持续4小时则会导致完全缺血[388,389]。用可充气袖带在大鼠坐骨神经上分别施加30 mmHg或80 mmHg的压力达2小时，也可检测到不同的变化[383,384]。在神经损伤4小时之内形成的神经水肿至

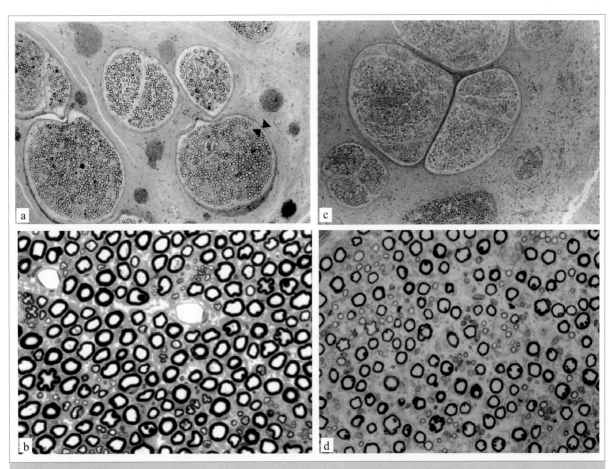

图1.19　灵长类动物正中神经横切面（甲苯胺蓝）。（a）正常正中神经横切面。神经束膜薄，外观健康（箭头所示）（×100）。（b）在更高倍放大镜下，可以看到正常的神经纤维（×400）。（c）神经卡压12个月后，可见内层神经外膜和神经束膜增厚（×100）。（d）在更高倍放大镜下，可见神经纤维的髓鞘变薄（×400）

少持续28天，并且伴有早期炎症和纤维素沉积。在急性反应的数天内，紧接着出现神经内膜成纤维细胞和毛细血管内皮细胞增生，提示血管生成[383，384]。

建立更精确的模拟人神经压迫的动物模型，有助于我们深入理解其病理生理学。例如，有些研究者批判之前使用袖带的啮齿（类）动物模型，因为压迫性压力的程度不可控制，也不易量化[390]。为了克服这个缺点，在兔的腕管内置入可在体外调节的球囊导管，由此可以评估施加40~80 mmHg 压力所引起的神经病变[388，389]。兔模型同样可以用于研究反复压迫造成的累积性

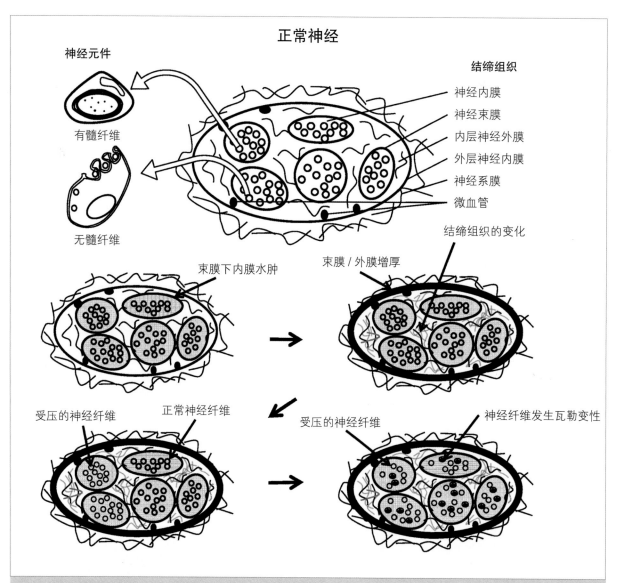

图1.20 慢性神经压迫发病机制示意图。（a）正常神经作为对比。（b）慢性神经压迫后发生的变化。最初的变化涉及血—神经屏障的变化：与神经内膜静水压增加有关的神经内膜和神经束膜下水肿。接下来的组织学改变涉及结缔组织层，神经束膜和神经外膜增厚。然后局部神经纤维发生变化。有些神经束完全正常，而有些粗大神经纤维则出现应力性节段性脱髓鞘。这些脱髓鞘神经纤维表现神经再生的征象，新出现小部分非常细小的无髓神经纤维。位于中央的神经束或在某一神经束中央的神经纤维通常可幸免。随着神经压迫程度加重或压迫时间的延长，所有神经束内可见弥漫性神经纤维变化，有髓和无髓神经纤维均出现明显变性

损伤的效应。兔的腕管内有屈肌支持带包裹的 4 条指深屈肌腱和正中神经。因此，指深屈肌腱收缩速率和力量对腕管精确刺激的影响可用一个负荷小室来控制。给予最大强直收缩力的 15% 的负荷，以 1 Hz 的频率维持 2 小时，每周 3 天，共 7 周，40 小时的负荷会导致运动潜伏期明显延长[391]。

关于慢性神经压迫的研究不能仅依赖大动物模型的数据，因为在实验研究中使用这些大动物受到管理部门的限制。此外，用于研究分子机制的主要技术和工具已被优化，可用于小鼠或大鼠。在神经压迫的动物模型中，将短段硅胶管松松地套在大鼠坐骨神经或腓肠神经上可能是最常用的方法[367, 392]。这些研究的关键性结果是，套裹 1~3 个月后出现了疼痛和组织学变化，其组织病理改变与人压迫性神经病变标本的变化很相似。总的来说，这些研究显示神经受损几天内，神经束膜水肿，血神经屏障瓦解，接着是巨噬细胞募集、I 型胶原纤维沉积、神经束膜下纤维化，然后是神经束内纤维化。损伤后 14~28 天，发生局灶性脱髓鞘，随后是再髓鞘化。神经纤维变性被认为是慢性压迫性神经病的晚期结局。硅胶套袖模型能产生在人类慢性神经压迫标本中可辨认的改变，这很难得。其中一个重要的发现是这是一个缓慢进展的过程，从仅有血神经屏障变化，到局灶性脱髓鞘，接着是弥漫性神经变性和轴突损伤。一些正常的神经束紧邻其他有病变者，这种局灶性的病理特性解释了患者临床表现的多样性。例如，腕管综合征患者表现为中、环指麻木，后来是示指和拇指不适。桡神经感觉支压迫患者无髓神经电子显微镜观察显示，无髓纤维先于有髓纤维发生变化。相似的是，病理变化发生在脱髓鞘和轴突损伤之前，这与患者有症状但电生理测定正常相契合。采用硅胶套袖模型可以研究神经松解术的作用。移除硅胶管可以逆转绝大部分组织学改变，神经内松解不会引起损伤，但也不能改善单纯移除硅胶套袖后的恢复效果。

Gupta 等一系列精美的研究为慢性压迫性神经病的病理生理学带来了新气象，是由轴突介导转变到由施万细胞介导的代表性范例。为了研究这个假说，Gupta 等用一个内径 1.3 mm、外径 2.0 mm、长 1 cm 的套袖卡在年龄大小匹配的 SD 大鼠的坐骨神经上[369, 393]。这个模型用于模拟剪切应力、压力和纵向拉伸力，这些应力在慢性神经压迫中都起作用（图 1.21）。神经受压后，在第 3 个月开始出现神经传导速度大幅降低，到 6 个月时降到无损伤对照组的 65%，证实了这种损伤是慢性的。

Gupta 等用该慢性神经压迫模型，反驳了长期以来所假设的慢性神经压迫会发生 Wallerian 变性。到 1 个月时，可见髓鞘厚度和周围神经截面直径缩小；8 个月时，髓鞘厚度总共缩小了 63%，这与其电生理数据相契合。即使是从压迫病变中恢复过来，髓鞘厚度和结间距也不能恢复损伤前的水平，使得神经传导速率减慢。结间距是指两个郎飞结之间的距离，或者说是髓鞘轴膜去极化、跳跃性传导的间隔距离。结间距缩短意味着沿某一轴突传递动作电位所必需的去极化次数增多，会导致传导速度减慢[394]。事实上，在敲除轴周蛋白的小鼠身上，结间距缩短而髓鞘厚度和轴突直径正常，其神经传导速率下降了 50%[395]。这提示与慢性神经压迫性损伤相关的神经传导速率降低，可能是新表型施万细胞的出现所致，这些施万细胞所形成的髓鞘结间距缩短。虽然髓鞘厚度缩小，但轴突的总体数量并没有什么不同，这也支持了 Wallerian 变性不是慢性神经压迫的结果这一论断[395]。与髓鞘厚度同时发生的是，髓鞘相关糖蛋白（myelin-associated glycoprotein，MAG）表达的抑制，以及巨噬细胞募集、施万细胞凋亡、增生和血管内皮生长因子（vascular endothelial growth factor，VEGF）表达的增加[370, 396-400]。

MAG 通过抑制 CREB 介导的信号来减少轴突发芽[401, 402]，施万细胞对所受到的剪切应力产生反应而下调 MAG 的表达[400]。施万细胞表型的变化并不依赖神经元信号。巨噬细胞募集的延迟，也许是由 VEGF 信号激活的[399]。诱导性一氧化氮合成酶（inducible nitric oxide synthase，iNOS）是很多生物系统中常见的自由基气体信使。它是一种巨噬细胞产物，主要位于神经横截面中深部的神经束膜[403]。在周围神经横截面外周没有 iNOS，说明缺血是驱动其诱导过程的因素，因为它的表达是在最可能受血流减少影响的神经中心分水岭区启动的。该研究的发现特别提示神经压迫后 1 个月，巨噬细胞的增加仅局限于神经的外周三分之一；在接下来的几个月内，巨噬细胞的分布变得更均匀。损伤前 3 个月，在压迫部位近端神经横断面上，神经束膜的 iNOS 水平即升高，压迫 5 个月后 iNOS 水平升高到与受压区域相当，9 个月时达到峰值。相反，急性神经损伤引起以巨噬细胞迅速升高为特征的 Wallerian 变性，iNOS 水平在 24~96 个小时之内急剧升高，并在 14 天时达到峰值，21 天后下降。

巨噬细胞的募集和神经受压处的血管生成也许受 VEGF 信号调控[399]。用 VEGF 核酸探针行原位杂交试验，发现 VEGF mRNA 转录子共定位于施万细胞核，提示施万细胞是周围神经系统中 VEGF 的主要来源。在神经慢性压迫的前 2 周，VEGF 的表达显著升高，1 个月时达到顶峰，2 个月后下降。尽管 VEGF 表达已从峰值下降，

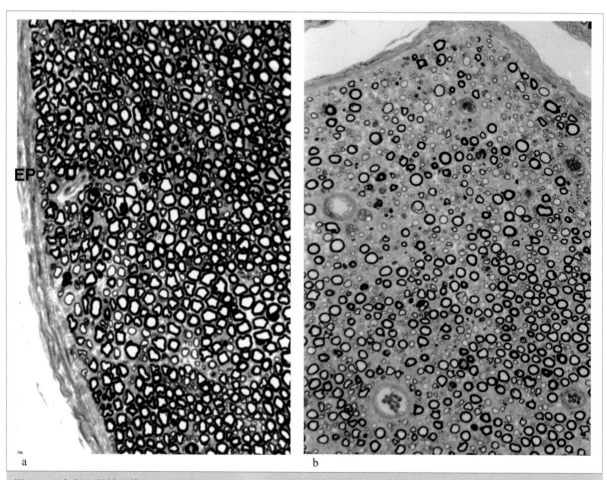

图 1.21 　大鼠坐骨神经横切面（甲苯胺蓝）。（a）用直径为 1.5 mm 的硅胶管压迫 2 个月后，神经看起来基本正常（×400）。（b）用直径为 1.1 mm 的硅胶管压迫 2 个月后，可见神经束膜下水肿。在神经束外围可见其对粗大有髓纤维组的不良影响。EP，神经外膜（×400）

但损伤后 6 个月 VEGF 仍高于基线水平。尽管 VEGF 信号可能有助于受损 8 个月后受压神经附近的血管生成，但是 VEGF 可能不是施万细胞主要的分裂原。事实上，Gupta 和 Steward 的研究显示施万细胞凋亡与增生的有趣的相互作用[393]。发生慢性神经压迫 1 个月后，施万细胞急剧增生与 VEGF 水平升高同时发生，因而提供了强烈的时间证据，证明 VEGF 不是主要的施万细胞分裂原。施万细胞增生可能是由低水平剪切应力而不是分子信号诱导的。对体外培养的施万细胞施加剪切应力具有分裂原的作用，使施万细胞在细胞周期的各个阶段更易为机械力所刺激。同样，完好无损的轴突和有功能的髓鞘持续存在，也驳斥了以往关于 Wallerian 变性激发了施万细胞急剧转变的观点。到 8 个月时，施万细胞的密度仍然是正常的 2~3 倍，但此时也有大量细胞凋亡。凋亡是被研究得最多的程序性细胞死亡的形式之一，代表了由刺激激发的一系列导致细胞系统性自杀的分子事件，譬如这里所说的慢性压迫。考虑到有另一群施万细胞同时死亡，所以施万细胞增生的水平很有可能比形态学数据所提示的 2~3 倍要高得多。同样，在周围神经系统中，这种有点自相矛盾的细胞增生和死亡均增加的情况不是唯一的，在发育模型和 Wallerian 变性模型中都可观察到[149, 404]。

1.16.2 经皮周围神经显像

临床上，有几种影像诊断模式用于观察和评估周围神经损伤，包括 CT[405, 406]、超声[407~411] 和 MRI[412~416]。这些方法通过检测解剖学水平上的组织形态变化，可用于急性周围神经损伤定位。但是，现有的方法无法关于提供损伤程度、慢性神经损伤状态，或神经再生进程的细节。

光学成像模式有可能克服现有非侵入性方法的缺点，通过分子水平的周围神经显像可定量周围神经损伤及随后的恢复程度。Pan 等在 2003 年首次展示了这种潜能，采用胸苷酸合成酶补

体蛋白 1- 黄色荧光蛋白（thymidylate synthase complementing protein 1-yellow fluorescent protein，Thy1-YFP）转基因小鼠，可直接经皮看到轴突再生（或变性）并进行定量，无须手术显露和杀死动物，而这是限制取样频率的两个因素（图 1.22）[153]。尽管这些动物有助于研究和评估周围神经损伤治疗策略，但是它们的用处有限[43, 153, 155, 328, 339, 347, 417]。这些荧光蛋白吸收和发出的光在 400~700 nm 区域，也是生物组织天然发出荧光（自主发光）[418~420] 和散射光所在的区域，使得仅小鼠表浅的小神经才能经皮显像。因此，通过这些蛋白显像来检测与临床相关程度更高的大神经的再生，需要侵入性手术操作来显露神经。

神经特异性荧光探针或造影剂被认为是一种可令接受神经手术的患者和外科医生都即时获益的成果[421]。起初的努力方向是设计一种髓鞘特异性造影剂[421] 和光学靶向探针[422, 423]，这些成果都在最近发表了（图 1.23）。不幸的是，不管是造影剂还是探针发出的光都在光学影像设备所需的光学窗之外，也不能提供轴突再生和变性程度的信息，也意味着它们不能用于周围神经损伤的诊断和评估。

为克服之前研究者所使用的荧光探针的局限[422~424]，可用在 700~1 300 nm 的治疗窗内发光的近红外光（near-infrared，NIR）荧光探针。在此波长区域，光的穿透深度最大［可达几厘米，而 XFP（荧光蛋白）转基因蛋白为 2 mm 或更小］，因组织和体液产生的光散射最小，使得 NIR 光学探针成为用于在体成像的理想探针（图 1.24）[420, 425~429]。

这些探针通常由标靶部分（如肽、蛋白或者抗体之类，作为载体）耦合到造影剂（此处为 NIR 染料）而构成。载体必须利用组织中存在或上调的特异性因子，如细胞特异性受体，将 NIR 染料标记到感兴趣的目标上[420]。这样的例子包括用 NIR 荧光染料标记肽类[420, 425, 428,

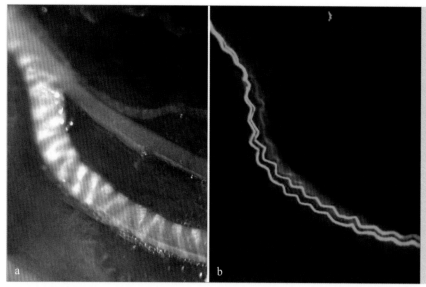

图 1.22　Thy–1 CFP 小鼠股神经活体影像。（a）光亮视野图像显示的是股神经的两条分支，运动支在下方而感觉支位于上方，Fontana 带清晰可见。（b）在波长为 488 nm 的光的激发下，轴突内表达的 CFP 发出可见光谱。透过神经的筋膜可以看到轴突

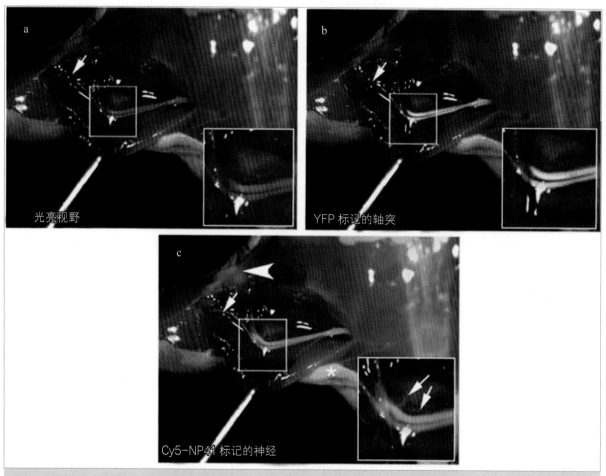

图 1.23　用于手术重建的活体神经荧光标记。（a）已显露的小鼠坐骨神经，在光亮视野图像中原位神经可视性低。（b）THY1–YFP 转基因小鼠坐骨神经的荧光图像，其轴突表达黄色荧光蛋白。在一定波长的光的激发下，YMP 发出可见光，神经即显"黄色"。（c）Whitney 等开发的髓鞘特异性探针。探针经静脉注入血循环中，具有一定特异性地选择性附着于神经组织（引自 Adapted with permission from Whitney MA, et al. Fluorescent peptides highlight peripheral nerves during surgery in mice. Nat Biotechnol 2011;29:352–356.）

429], 或以细胞中上调的细胞表面受体为标靶的抗体[430, 431]。这些载体与目标表面受体结合,使得可通过非侵袭性显像来分辨感兴趣的组织。以轴突为标靶的 NIR 光学探针可以提供关于神经损伤的定位、范围、状态以及恢复过程中轴突变性和再生等的详细信息,用于评估急慢性周围神经损伤。

上述所有话题都与周围神经外科医生有显著的相关性。毫无疑问,基础神经科学研究的进展将转化为对周围神经损伤患者更有效的治疗。

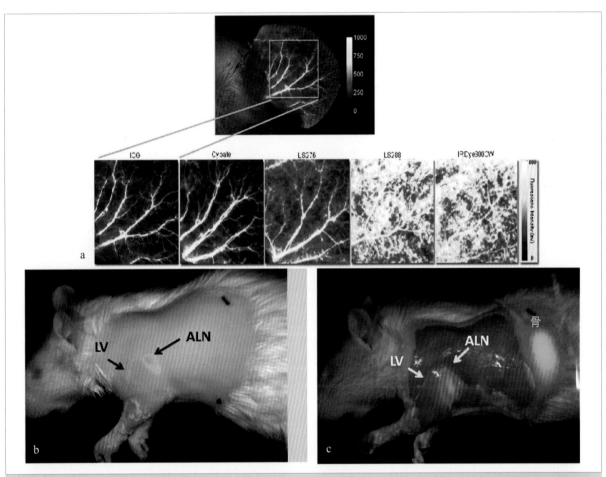

图 1.24　用于经皮成像的近红外(Near-infrared,NIR)荧光探针。(a)将高分辨率成像的近红外探针注入小鼠血液循环中,透过皮肤很容易识别耳的血管网。荧光探针漏出血管的比例取决于近红外荧光探针的设计。通过改变每个探针与小牛血清白蛋白(bovine serum albumin,BSA,一种血液中的载体蛋白)的结合常数(binding constant,BC),就可以控制探针漏出率。系列高倍图像显示了这种现象,图中从左到右染料与 BSA 的结合强度逐渐下降。与 BSA 的结合强度的下降使更多探针漏到组织中。(b)注射到大鼠足跖皮下的类似染料,可通过淋巴管(lymphatic vessels,LV)迁移至腋窝淋巴结(axillary lymph node,ALN)。探针的迁移显示经皮探针成像的确定性,以及利用探针进行神经成像的可能性。(c)去除皮肤后的同一动物[引自 Berezin MY, et al. Rational approach to select small peptide molecular probes labeled with fluorescent cyanine dyes for in vivo optical imaging. Biochemistry 2011;50(13): 2691–2700.]

1.17 参考文献

［1］Jabaley ME, Wallace WH, Heckler FR. Internal topography of major nerves of the forearm and hand: a current view. J Hand Surg Am 1980;5:1-18

［2］Williams HB, Jabaley ME. The importance of internal anatomy of the peripheral nerves to nerve repair in the forearm and hand. Hand Clin 1986;2:689-707

［3］Brushart TM. Nerve Repair. New York: Oxford University Press. 2011.

［4］Sunderland S. A classification of peripheral nerve injuries producing loss of function. Brain 1951;74:491

［5］Sunderland S. Nerves and nerve injuries, 2nd ed. Edinburgh, Churchill Livingstone, 1978 PP 705, 707, 775,839

［6］Dvali L, MackinnoS S. Nerve repair, grafting, and nerve transfers. Clin Plast Surg 2003;30:203-221

［7］Hallin RG. Microneurography in relation to intraneural topography: somatotopic organisation of median nerve fascicles in humans. J Neurol Neurosurg Psychiatry 1990; 53:736-744

［8］Brushart TM. Central course of digital axons within the median nerve of Macaca mulatta. J Comp Neurol 1991; 311: 197-209

［9］Lundborg G. A 25-year perspective of peripheral nerve surgery: evolving neuroscientific concepts and clinical significance. J Hand Surg Am 2000;25:391-414

［10］Gordon T, Sulaiman O, Boyd JG. Experimental strategies to promote functional recovery after peripheral nerve injuries. J Peripher Nerv Syst 2003;8:236-250

［11］Fu SY, Gordon T. The cellular and molecular basis of peripheral nerve regeneration. Mol Neurobiol 1997;14:67-116

［12］Araki T, Sasaki Y, Milbrandt J. Increased nuclear NAD biosynthesis and SIRT1 activation prevent axonal degeneration. Science 2004;305:1010-1013

［13］Cravioto H. Wallerian degeneration: ultrastructural and histochemical studies. Bull Los Angeles Neurol Soc 1969;34: 233-253

［14］Gillingwater TH, Ribchester RR. Compartmental neurodegeneration and synaptic plasticity in the Wld(s) mutant mouse. J Physiol 2001;534:627-639

［15］Hughes PM, Wells GM, Perry VH, Brown MC, Miller KM. Comparison of matrix metalloproteinase expression during Wallerian degeneration in the central and peripheral nervous systems. Neuroscience 2002;113:273-287

［16］Mack TC, Reiner M, Beirowski B, et al. Wallerian degeneration of injured axons and synapses is delayed by a Ube4b/Nmnat chimeric gene. Nat Neurosci 2001;4:1199-1206

［17］Shen ZL, Lassner F, Bader A, Becker M, Walter GF, Berger A. Cellular activity of resident macrophages during Wallerian degeneration. Microsurgery 2000;20:255-261

［18］Titelbaum DS, Frazier JL, Grossman RI, et al. Wallerian degeneration and inflammation in rat peripheral nerve detected by in vivo MR imaging. AJNR Am J Neuroradiol 1989;10:741-746

［19］Lu P, Blesch A, Tuszynski MH. Neurotrophism without neurotropism: BDNF promotes survival but not growth of lesioned corticospinal neurons. J Comp Neurol 2001;436: 456-470

［20］Brushart TM. Neurotropism and neurotrophism. J Hand Surg Am 1987;12:808-809

［21］Mackinnon SE, Dellon AL, Lundborg G, Hudson AR, Hunter DA. A study of neurotrophism in a primate model. J Hand Surg Am 1986;11:888-894

［22］Jessen KR, Mirsky R. The origin and development of glial cells in peripheral nerves. Nat Rev Neurosci 2005;6:671-682

［23］Jessen KR, Mirsky R. Signals that determine Schwann cell identity. J Anat 2002;200:367-376

［24］Höke A, Redett R, Hameed H, et al. Schwann cells express motor and sensory phenotypes that regulate axon regeneration. J Neurosci 2006;26:9646-9655

［25］Hayashi A, Moradzadeh A, Tong A, et al. Treatment modality affects allograftderived Schwann cell phenotype and myelinating capacity. Exp Neurol 2008;212:324-336

［26］Brushart TM, Seiler WA. Selective reinnervation of distal motor stumps by peripheral motor axons. Exp Neurol 1987;97:289-300

［27］Lundborg G, Dahlin LB, Danielsen N, Nachemson AK. Tissue specificity in nerve regeneration. Scand J Plast Reconstr Surg 1986;20:279-283

［28］Madison RD, Robinson GA, Chadaram SR. The specificity of motor neurone regeneration (preferential reinnervation). Acta Physiol(Oxf) 2007;189:201-206

［29］Madison RD, Sofroniew MV, Robinson GA. Schwann cell influence on motor neuron regeneration accuracy. Neuroscience 2009;163:213-221

［30］Tannemaat MR, Eggers R, Hendriks WT, et al. Differential effects of lentiviral vector-mediated overexpression of nerve growth factor and glial cell linederived neurotrophic factor on regenerating sensory and motor axons in the transected peripheral nerve. Eur J Neurosci 2008;28:1467-1479

［31］Strauch B, Lang A, Ferder M, Keyes-Ford M, Freeman K, Newstein D. The ten test. Plast Reconstr Surg 1997;99:1074-1078

［32］Gillingwater TH, Ribchester RR. The relationship of neuromuscular synapse elimination to synaptic degeneration and pathology: insights from WldS and other mutant mice. J Neurocytol 2003;32:863-881

［33］Koliatsos VE, Price WL, Pardo CA, Price DL. Ventral root avulsion: an experimental model of death of adult motor neurons. J Comp Neurol 1994;342:35-44

［34］Kou SY, Chiu AY, Patterson PH. Differential regulation of motor neuron survival and choline acetyltransferase expression following axotomy. J Neurobiol 1995;27:561-572

［35］Vejsada R, Sagot Y, Kato AC. Quantitative comparison of the transient rescue effects of neurotrophic factors on axotomized motoneurons in vivo. Eur J Neurosci 1995;7:108-115

［36］Matheson CR, Wang J, Collins FD, Yan Q. Long-term survival effects of GDNF on neonatal rat facial motoneurons after axotomy. Neuroreport 1997; 8:1739-1742

［37］Seddon HJ. Three types of nerve injury. Brain 1943;66(4): 237-288

［38］Baumgartner BJ, Shine HD. Permanent rescue of lesioned neonatal motoneurons and enhanced axonal regeneration by adenovirus-mediated expression of glial cell-line-derived neurotrophic factor. J Neurosci Res 1998;54:766-777

［39］Vejsada R, Tseng JL, Lindsay RM, Acheson A, Aebischer P, Kato AC. Synergistic but transient rescue effects of BDNF and GDNF on axotomized neonatal motoneurons. Neuroscience 1998;84:129-139

［40］Lowrie MB, Krishnan S, Vrbová G. Recovery of slow and fast muscles following nerve injury during early post-natal development in the rat. J Physiol 1982;331:51-66

［41］Lowrie MB, Krishnan S, Vrbová G. Permanent changes in muscle and motoneurones induced by nerve injury during a critical period of development of the rat. Brain Res 1987; 428:91-101

［42］Lowrie MB, Lavalette D, Davies CE. Time course of motoneurone death after neonatal sciatic nerve crush in the rat. Dev Neurosci 1994;16:279-284

［43］Nguyen QT, Sanes JR, Lichtman JW. Pre-existing pathways promote precise projection patterns. Nat Neurosci 2002;5: 861-867

［44］Myckatyn TM, Mackinnon SE. A review of research endeavors to optimize peripheral nerve reconstruction. Neurol Res 2004;26:124-138

［45］Kale SS, Glaus SW, Yee A, et al. Reverse end-to-side nerve transfer: from animal model to clinical use. J Hand Surg Am 2011;36:1631-,e2

［46］Farber SJ, Glaus SW, Moore AM, Hunter DA, Mackinnon SE, Johnson PJ. Supercharge nerve transfer to enhance motor recovery: a laboratory study. J Hand Surg 2013;38A:466-477

［47］Gentili F, Hunter D, Kline D. Early Changes following injection injury of peripheral nerves. Can J Surg 1980;23: 177-182

［48］Gentili F, Hunter D, Kline DG. Nerve injection injury with local anesthetic agents: a light and electron microscopic, fluorescent microscopic, and horseradish peroxidase study. Neurosurgery 1980;6:263-272

［49］Mackinnon SE, Llamas F, Dellon AL, Kline DG, Hunter DA. Peripheral nerve injury by chymopapain injection. J Neurosurg 1984;61:1-8

［50］Mackinnon SE, Bojanowski V, Hunter DA, Maraghi E. Peripheral nerve injection injury with purified bovine collagen-an experimental model in the rat. Ann Plast Surg 1985;14:428-436

［51］Lu L and Mackinnon SE. Nerve injection injury with botulinum toxin. Plast Reconstr Surg 1998;101:1875-1880

［52］Barash P. Clinical Anesthesia. Philadelphia: Lippincott Williams & Wilking, 2009.

［53］Liguori GA. Complications of Regional Anesthesia: Nerve Injury and Peripheral Neural Blockade. J Neurosurg Anesthesiol 2004;16:84-86

［54］Farber SF, Saheb-Al-Zamani M, Zieske L, Laurido-Soto O, Bery A, Hunter D, Johnson P, Mackinnon SE. Peripheral nerve injury after local anesthetic injection. Anesth Analg 2013;117(3):731-739

［55］Mackinnon SE. New directions in peripheral nerve surgery-a collective review. Ann Plast Surg 1989;22(3):257-273

［56］Fernandes KJ, Fan DP, Tsui BJ, Cassar SL, Tetzlaff W. Influence of the axotomy to cell body distance in rat rubrospinal and spinal motoneurons: differential regulation of GAP-43,tubulins, and neurofilament-M. J Comp Neurol 1999;414:495-510

［57］Waller A. Experiments on the section of the glossopharyngeal and hypoglossal nerves of the frog, and observations of the alterations produced thereby in the structure of their primitive fibres. Phil Trans Ser B 1850;140.

［58］Waller A. Experiments on the section of the glossopharyngeal and hypoglossal nerves of the frog, and observations of the alterations produced thereby in the structure of their primitive fibres. Philos Trans R Soc Lond 1850;140:423-429

［59］Winlow W, Usherwood PN. Electrophysiological studies of normal and degenerating mouse neuromuscular junctions. Brain Res 1976;110:447-461

［60］Winlow W, Usherwood PN. Ultrastructural studies of normal and degenerating mouse neuromuscular junctions. J Neurocytol 1975;4:377-394

［61］Miledi R, Slater CR. On the degeneration of rat neuromuscular junctions after nerve section. J Physiol 1970;207:507-528

［62］Miledi R, Slater CR. Electron-microscopic structure of denervated skeletal muscle. Proc R Soc Lond B Biol Sci 1969;174:253-269

［63］Miledi R, Slater CR. Electrophysiology and electron-microscopy of rat neuromuscular junctions after nerve degeneration. Proc R Soc Lond B Biol Sci 1968;169:289-306

［64］Gillingwater TH, Thomson D, Mack TG, et al. Age-dependent synapse withdrawal at axotomised neuromuscular junctions in Wld(s) mutant and Ube4b/Nmnat transgenic mice. J Physiol 2002;543:739-755

［65］Hayashi A, Koob JW, Liu DZ, et al. A double-transgenic mouse used to track migrating Schwann cells and regenerating axons following engraftment of injured nerves. Exp Neurol 2007;207:128-138

［66］Yang DP, Kim J, Syed N, et al. p38 MAPK activation promotes denervated Schwann cell phenotype and functions as a negative regulator of Schwann cell differentiation and myelination. J Neurosci 2012;32:7158-7168

［67］Monje PV, Rendon S, Athauda G, Bates M, Wood PM, Bunge MB. Non-antagonistic relationship between mitogenic factors and cAMP in adult Schwann cell re-differentiation. Glia 2009;57:947-961

［68］Napoli I, Noon LA, Ribeiro S, et al. A central role for the ERK-signaling pathway in controlling Schwann cell plasticity and peripheral nerve regeneration in vivo. Neuron

2012;73:729-742

[69] Dailey AT, Avellino AM, Benthem L, Silver J, Kliot M. Complement depletion reduces macrophage infiltration and activation during Wallerian degeneration and axonal regeneration. J Neurosci 1998;18:6713-6722

[70] Mueller M, Leonhard C, Wacker K, et al. Macrophage response to peripheral nerve injury: the quantitative contribution of resident and hematogenous macrophages. Lab Invest 2003;83:175-185

[71] Reichert F, Saada A, Rotshenker S. Peripheral nerve injury induces Schwann cells to express two macrophage phenotypes: phagocytosis and the galactose-specific lectin MAC-2. J Neurosci 1994;14:3231-3245

[72] Vougioukas VI, Siebert H, Heinecke K, Brück W. Effects of the immunomodulator linomide on macrophage migration and myelin phagocytic activity in peripheral nerve trauma: an experimental study. J Neurotrauma 2001;18:555-562

[73] Perry VH, Brown MC, Lunn ER. Very slow retrograde and Wallerian degeneration in the CNS of C57BL/Ola mice. Eur J Neurosci 1991;3:102-105

[74] Lunn ER, Perry VH, Brown MC, Rosen H, Gordon S. Absence of Wallerian degeneration does not hinder regeneration in peripheral nerve. Eur J Neurosci 1989;1:27-33

[75] Ludwin SK, Bisby MA. Delayed Wallerian degeneration in the central nervous system of Ola mice: an ultrastructural study. J Neurol Sci 1992;109:140-147

[76] Conforti L, Tarlton A, Mack TG, et al. A Ufd2/D4Cole1e chimeric protein and overexpressing of Rbp7 in the slow Wallerian degeneration(Wlds) mouse. Proc Natl Acad Sci USA 2000;97:11377-11382

[77] Brown MC, Lunn ER, Perry VH. Consequences of slow Wallerian degeneration for regenerating motor and sensory axons. J Neurobiol 1992;23:521-536

[78] Brown MC, Perry VH, Lunn ER, Gordon S, Heumann R. Macrophage dependence of peripheral sensory nerve regeneration: possible involvement of nerve growth factor. Neuron 1991;6:359-370

[79] Heumann R, Lindholm D, Bandtlow C, et al. Differential regulation of mRNA encoding nerve growth factor and its receptor in rat sciatic nerve during development, degeneration, and regeneration: role of macrophages. Proc Natl Acad Sci USA 1987;84:8735-8739

[80] Yang DP, Zhang DP, Mak KS, Bonder DE, Pomeroy SL, Kim HA. Schwann cell proliferation during Wallerian degeneration is not necessary for regeneration and remyelination of the peripheral nerves: axon-dependent removal of newly generated Schwann cells by apoptosis. Mol Cell Neurosci 2008;38:80-88

[81] Beuche W, Friede RL. The role of non-resident cells in Wallerian degeneration. J Neurocytol 1984;13:767-796

[82] Brück W. Huitinga I, Dijkstra CD. Liposome-mediated monocyte depletion during Wallerian degeneration defines the role of hematogenous phagocytes in myelin removal. J Neurosci Res 1996;46:477-484

[83] Fernandez-Valle C, Bunge RP, Bunge MB. Schwann cells degrade myelin and proliferate in the absence of macrophages: evidence from in vitro studies of Wallerian degeneration. J Neurocytol 1995;24:667-679

[84] Stoll G, Griffin JW, Li CY, Trapp BD. Wallerian degeneration in the peripheral nervous system: participation of both Schwann cells and macrophages in myelin degradation. J Neurocytol 1989;18:671-683

[85] Boivin A, Pineau I, Barrette B, et al. Toll-like receptor signaling is critical for Wallerian degeneration and functional recovery after peripheral nerve injury. J Neurosci 2007;27:12565-12576

[86] Karanth S, Yang G, Yeh J, Richardson PM. Nature of signals that initiate the immune response during Wallerian degeneration of peripheral nerves. Exp Neurol 2006;202:161-166

[87] Lee H, Jo EK, Choi SY, et al. Necrotic neuronal cells induce inflammatory Schwann cell activation via TLR2 and TLR3: implication in Wallerian degeneration. Biochem Biophys Res Commun 2006;350:742-747

[88] Carroll SL, Frohnert PW. Expression of JE (monocyte chemoattractant protein-1) is induced by sciatic axotomy in wild type rodents but not in C57BL/Wld(s) mice. J Neuropathol Exp Neurol 1998;57:915-930

[89] Fu SY, Gordon T. The cellular and molecular basis of peripheral nerve regeneration. Mol Neurobiol 1997;14:67-116

[90] Liefner M, Siebert H, Sachse T, Michel U, Kollias G, Brück W. The role of TNF-alpha during Wallerian degeneration. J Neuroimmunol 2000;108:147-152

[91] Lindholm D, Heumann R, Meyer M, Thoenen H. Interleukin-1 regulates synthesis of nerve growth factor in non-neuronal cells of rat sciatic nerve. Nature 1987;330:658-659

[92] Perrin FE, Lacroix S, Avilés-Trigueros M, David S. Involvement of monocyte chemoattractant protein-1, macrophage inflammatory protein-1alpha and interleukin-1beta in Wallerian degeneration. Brain 2005;128:854-866

[93] Siebert H, Sachse A, Kuziel WA, Maeda N, Brück W. The chemokine receptor CCR2 is involved in macrophage recruitment to the injured peripheral nervous system. J Neuroimmunol 2000; 110:177-185

[94] Sawada T, Sano M, Omura T, et al. Spatiotemporal quantification of tumor necrosis factor-alpha and interleukin-10 after crush injury in rat sciatic nerve utilizing immunohistochemistry. Neurosci Lett 2007;417:55-60

[95] Shamash S, Reichert F, Rotshenker S. The cytokine network of Wallerian degeneration: tumor necrosis factor-alpha, interleukin-1alpha, and interleukin-1beta. J Neurosci 2002;22:3052-3060

[96] Abe N and Cavalli V. Nerve injury signaling. Curr Opin Neurobiol 2008;18:276-283

[97] Ambron RT and Walters ET. Priming events and retrograde injury signals. A new perspective on the cellular and molecular biology of nerve regeneration. Molecul Neurobiol

1996;13:61-79

[98] Cavalli V, Kujala P, Klumperman J, and Goldstein LSB. Sunday Driver links axonal transport ot damage signaling. J Cell Biol 2005;168:775-787

[99] Cho Y, Sloutsky R, Naegle KM, Cavalli V. Injury-induced HDAC5 nuclear export is essential for axon regeneration. Cell 2013;155:894-908

[100] Wagner R, Myers RR. Schwann cells produce tumor necrosis factor alpha: expression in injured and non-injured nerves. Neuroscience 1996;73:625-629

[101] Gao Y, Deng K, Hou J, et al. Activated CREB is sufficient to overcome inhibitors in myelin and promote spinal axon regeneration in vivo. Neuron 2004;44:609-621

[102] Cai D, Qiu J, Cao Z, McAtee M, Bregman BS, Filbin MT. Neuronal cyclic AMP controls the developmental loss in ability of axons to regenerate. J Neurosci 2001;21:4731-4739

[103] Kubo T, Hata K, Yamaguchi A, Yamashita T. Rho-ROCK inhibitors as emerging strategies to promote nerve regeneration. Curr Pharm Des 2007;13:2493-2499

[104] Mimura F, Yamagishi S, Arimura N, et al. Myelin-associated glycoprotein inhibits microtubule assembly by a Rho-kinase-dependent mechanism. J Biol Chem 2006;281:15970-15979

[105] Hiraga A, Kuwabara S, Doya H, et al. Rho-kinase inhibition enhances axonal regeneration after peripheral nerve injury. J Peripher Nerv Syst 2006;11:217-224

[106] Yamauchi J, Chan JR, Shooter EM. Neurotrophin 3 activation of TrkC induces Schwann cell migration through the c-Jun N-terminal kinase pathway. Proc Natl Acad Sci USA 2003;100: 14421-14426

[107] Lonze BE, Ginty DD. Function and regulation of CREB family transcription factors in the nervous system. Neuron 2002;35:605-623

[108] Cai D, Deng K, Mellado W, Lee J, Ratan RR, Filbin MT. Arginase I and polyamines act downstream from cyclic AMP in overcoming inhibition of axonal growth MAG and myelin in vitro. Neuron 2002;35:711-719

[109] Herdegen T, Leah JD. Inducible and constitutive transcription factors in the mammalian nervous system: control of gene expression by Jun, Fos and Krox, and CREB/ATF proteins. Brain Res Brain Res Rev 1998;28: 370-490

[110] Herdegen T, Skene P, Bähr M. The c-Jun transcription factor-bipotential mediator of neuronal death, survival and regeneration. Trends Neurosci 1997;20:227-231

[111] Estus S, Zaks WJ, Freeman RS, Gruda M, Bravo R, Johnson EM. Altered gene expression in neurons during programmed cell death: identification of c-jun as necessary for neuronal apoptosis. J Cell Biol 1994;127:1717-1727

[112] Ham J, Babij C, Whitfield J, et al. A c-Jun dominant negative mutant protects sympathetic neurons against programmed cell death. Neuron 1995;14:927-939

[113] Robinson GA. Axotomy-induced regulation of c-Jun expression in regenerating rat retinal ganglion cells. Brain Res Mol Brain Res 1995;30:61-69

[114] Schaden H, Stuermer CA, Bähr M. GAP-43 immunoreactivity and axon regeneration in retinal ganglion cells of the rat. J Neurobiol 1994;25:1570-1578

[115] Raivich G, Bohatschek M, Da Costa C, et al. The AP-1 transcription factor c-Jun is required for efficient axonal regeneration. Neuron 2004;43:57-67

[116] Lindwall C, Dahlin L, Lundborg G, Kanje M. Inhibition of c-Jun phosphorylation reduces axonal outgrowth of adult rat nodose ganglia and dorsal root ganglia sensory neurons. Mol Cell Neurosci 2004;27:267-279

[117] Verhey KJ, Rapoport TA. Kinesin carries the signal. Trends Biochem Sci 2001;26:545-550

[118] Verhey KJ, Meyer D, Deehan R, et al. Cargo of kinesin identified asJIP scaffolding proteins and associated signaling molecules. J Cell Biol 2001;152:959-970

[119] Goldstein LS. Transduction. When worlds collide-trafficking in JNK. Science 2001;291:2102-2103

[120] Hai T, Hartman MG. The molecular biology and nomenclature of the activating transcription factor/cAMP responsive element binding family of transcription factors: activating transcription factor proteins and homeostasis. Gene 2001;273:1-11

[121] Tsujino H, Kondo E, Fukuoka T, et al. Activating transcription factor 3 (ATF3) induction by axotomy in sensory and motoneurons: A novel neuronal marker of nerve injury. Mol Cell Neurosci 2000;15:170-182

[122] Averill S, Michael GJ, Shortland PJ, et al. NGF and GDNF ameliorate the increase in ATF3 expression which occurs in dorsal root ganglion cells in response to peripheral nerve injury. Eur J Neurosci 2004;19:1437-1445

[123] Nakagomi S, Suzuki Y, Namikawa K, Kiryu-Seo S, Kiyama H. Expression of the activating transcription factor 3 prevents c-Jun N-terminal kinase-induced neuronal death by promoting heat shock protein 27 expression and Akt activation. J Neurosci 2003;23:5187-5196

[124] Pearson AG, Gray CW, Pearson JF, Greenwood JM, During MJ, Dragunow M. ATF3 enhances c-Jun-mediated neurite sprouting. Brain Res Mol Brain Res 2003;120:38-45

[125] Kreutz MR, Bien A, Vorwerk CK, et al. Co-expression of c-Jun and ATF-2 characterizes the surviving retinal ganglion cells which maintain axonal connections after partial optic nerve injury. Brain Res Mol Brain Res 1999;69:232-241

[126] Takeda M, Kato H, Takamiya A, Yoshida A, Kiyama H. Injury-specific expression of activating transcription factor-3 in retinal ganglion cells and its colocalized expression with phosphorylated c-Jun. Invest Ophthalmol Vis Sci 2000;41:2412-2421

[127] Wolfgang CD, Chen BP, Martindale JL, Holbrook NJ, Hai T. Gadd153/Chop10, a potential target gene of the transcriptional repressor ATF3. Mol Cell Biol 1997;17: 6700-6707

[128] Chen BP, Wolfgang CD, Hai T. Analysis of ATF3, a transcription factor induced by physiological stresses and modulated by gadd153/Chop10. Mol Cell Biol 1996;16: 1157-1168

［129］Kazakova N, Li H, Mora A, et al. A screen for mutations in zebrafish that affect myelin gene expression in Schwann cells and oligodendrocytes. Dev Biol 2006;297:1-13

［130］Lai C. Peripheral glia: Schwann cells in motion. Curr Biol 2005;15:R332-R334

［131］Lyons DA, Pogoda HM, Voas MG, et al. Erbb3 and erbb2 are essential for schwann cell migration and myelination in zebrafish. Curr Biol 2005;15:513-524

［132］Akassoglou K, Yu WM, Akpinar P, Strickland S. Fibrin inhibits peripheral nerve remyelination by regulating Schwann cell differentiation. Neuron 2002;33:861-875

［133］Martini R, Xin Y, Schachner M. Restricted localization of L1 and N-CAM at sites of contact between Schwann cells and neurites in culture. Glia 1994;10:70-74

［134］Mosahebi A, Fuller P, Wiberg M, Terenghi G. Effect of allogeneic Schwann cell transplantation on peripheral nerve regeneration. Exp Neurol 2002;173:213-223

［135］Ogata T, Iijima S, Hoshikawa S, et al. Opposing extracellular signal-regulated kinase and Akt pathways control Schwann cell myelination. J Neurosci 2004;24:6724-6732

［136］Cheng C, Zochodne DW. In vivo proliferation, migration and phenotypic changes of Schwann cells in the presence of myelinated fibers. Neuroscience 2002;115:321-329

［137］Le N, Nagarajan R, Wang JY, Araki T, Schmidt RE, Milbrandt J. Analysis of congenital hypomyelinating Egr2Lo/Lo nerves identifies Sox2 as an inhibitor of Schwann cell differentiation and myelination. Proc Natl Acad Sci USA 2005; 102:2596-2601

［138］Nickols JC, Valentine W, Kanwal S, Carter BD. Activation of the transcription factor NF-kappaB in Schwann cells is required for peripheral myelin formation. Nat Neurosci 2003;6:161-167

［139］Taveggia C, Zanazzi G, Petrylak A, et al. Neuregulin-1 type III determines the ensheathment fate of axons. Neuron 2005; 47: 681-694

［140］Blanchard AD, Sinanan A, Parmantier E, et al. Oct-6 (SCIP/Tst-1) is expressed in Schwann cell precursors, embryonic Schwann cells, and postnatal myelinating Schwann cells: comparison with Oct-1, Krox-20, and Pax-3. J Neurosci Res 1996;46:630-640

［141］Ghislain J, Desmarquet-Trin-Dinh C, Jaegle M, Meijer D, Charnay P, Frain M. Characterisation of cis-acting sequences reveals a biphasic, axon-dependent regulation of Krox20 during Schwann cell development. Development 2002;129:155-166

［142］Le N, Nagarajan R, Wang JY, et al. Nab proteins are essential for peripheral nervous system myelination. Nat Neurosci 2005;8:932-940

［143］Yamauchi J, Chan JR, Miyamoto Y, Tsujimoto G, Shooter EM. The neurotro-phin-3 receptor TrkC directly phosphorylates and activates the nucleotide exchange factor Dbs to enhance Schwann cell migration. Proc Natl Acad Sci USA 2005;102:5198-5203

［144］Bar-Sagi D, Hall A. Ras and Rho GTPases: a family reunion. Cell 2000;103:227-238

［145］Milner R, Wilby M, Nishimura S, et al. Division of labor of Schwann cell integrins during migration on peripheral nerve extracellular matrix ligands. Dev Biol 1997;185:215-228

［146］Rosner BI, Hang T, Tranquillo RT. Schwann cell behavior in three-dimensional collagen gels: evidence for differential mechano-transduction and the influence of TGF-beta 1 in morphological polarization and differentiation. Exp Neurol 2005;195:81-91

［147］Probstmeier R, NellenJ, Gloor S, Wernig A, Pesheva P. Tenascin-R is expressed by Schwann cells in the peripheral nervous system. J Neurosci Res 2001;64:70-78

［148］Parrinello S, Napoli I, Ribeiro S, et al. EphB signaling directs peripheral nerve regeneration through Sox2-dependent Schwann cell sorting. Cell 2010;143:145-155

［149］Nakao J, Shinoda J, Nakai Y, Murase S, Uyemura K. Apoptosis regulates the number of Schwann cells at the premyelinating stage. J Neurochem 1997;68:1853-1862

［150］Boyle K, Azari MF, Cheema SS, Petratos S. TNFalpha mediates Schwann cell death by upregulating p75NTR expression without sustained activation of NFkappaB. Neurobiol Dis 2005;20:412-427

［151］Zuo Y, Lubischer JL, Kang H, et al. Fluorescent proteins expressed in mouse transgenic lines mark subsets of glia, neurons, macrophages, and dendritic cells for vital examination. J Neurosci 2004;24:10999-11009

［152］Feng G, Mellor RH, Bernstein M, et al. Imaging neuronal subsets in transgenic mice expressing multiple spectral variants of GFP. Neuron 2000;28:41-51

［153］Pan YA, Misgeld T, Lichtman JW, Sanes JR. Effects of neurotoxic and neuroprotective agents on peripheral nerve regeneration assayed by time-lapse imaging in vivo. J Neurosci 2003;23:11479-11488

［154］Myckatyn TM, Mackinnon SE, Hunter DA, Brakefield D, Parsadanian A. A novel model for the study of peripheral-nerve regeneration following common nerve injury paradigms. J Reconstr Microsurg 2004;20:533-544

［155］Hayashi A, Koob JW, Liu DZ, et al. A double-transgenic mouse used to track migrating Schwann cells and regenerating axons following engraftment of injured nerves. Exp Neurol 2007;207:128-138

［156］Fu SY, Gordon T. Contributing factors to poor functional recovery after delayed nerve repair: prolonged axotomy. J Neurosci 1995;15:3876-3885

［157］Kobayashi J, Mackinnon SE, Watanabe O, et al. The effect of duration of muscle denervation on functional recovery in the rat model. Muscle Nerve 1997;20:858-866

［158］Mackinnon SE, Dellon AL. Surgery of the Peripheral Nerve. New York: Thieme; 1988

［159］Borisov AB, Carlson BM. Cell death in denervated skeletal muscle is distinct from classical apoptosis. Anat Rec 2000;258:305-318

［160］Billington L, Carlson BM. The recovery of long-term denervated rat muscles after Marcaine treatment and grafting. J Neurol Sci 1996; 144:147-155

［161］Aydin MA, Mackinnon SE, Gu XM, Kobayashi J, Kuzon

WM. Force deficits in skeletal muscle after delayed reinnervation. Plast Reconstr Surg 2004;113:1712-1718

[162] Sulaiman OA, Gordon T. Role of chronic Schwann cell denervation in poor functional recovery after nerve injuries and experimental strategies to combat it. Neurosurgery 2009;65 Suppl:A105-A114

[163] Gordon T. The physiology of neural injury and regeneration: the role of neurotrophic factors. J Commun Disord 2010;43:265-273

[164] Röyttä M, Salonen V. Long-term endoneurial changes after nerve transection. Acta Neuropathol 1988;76:35-45

[165] Höke A, Gordon T, Zochodne DW, Sulaiman OA. A decline in glial cell-line-derived neurotrophic factor expression is associated with impaired regeneration after long-term Schwann cell denervation. Exp Neurol 2002;173:77-85

[166] Luckenbill-Edds L. Laminin and the mechanism of neuronal outgrowth. Brain Res Brain Res Rev 1997;23:1-27

[167] Doyu M, Sobue G, Ken E, et al. Laminin A, B1, and B2 chain gene expression in transected and regenerating nerves: regulation by axonal signals. J Neurochem 1993;60:543-551

[168] Wallquist W, Patarroyo M, Thams S, et al. Laminin chains in rat and human peripheral nerve: distribution and regulation during development and after axonal injury. J Comp Neurol 2002;454:284-293

[169] Chen ZL, Strickland S. Laminin gamma 1 is critical for Schwann cell differentiation, axon myelination, and regeneration in the peripheral nerve. J Cell Biol 2003;163:889-899

[170] Hammarberg H, Wallquist W, Piehl F, Risling M, Cullheim S. Regulation of laminin-associated integrin subunit mRNAs in rat spinal motoneurons during postnatal development and after axonal injury. J Comp Neurol 2000;428: 294-304

[171] Ménager C, Arimura N, Fukata Y, Kaibuchi K. PIP3 is involved in neuronal polarization and axon formation. J Neurochem 2004;89:109-118

[172] Zhou FQ, Zhou J, Dedhar S, Wu YH, Snider WD. NGF-induced axon growth is mediated by localized inactivation of GSK-3beta and functions of the microtubule plus end binding protein APC. Neuron 2004;42:897-912

[173] Feltri ML, Graus Porta D, Previtali SC, et al. Conditional disruption of beta 1 integrin in Schwann cells impedes interactions with axons. J Cell Biol 2002;156:199-209

[174] Saito F, Moore SA, Barresi R, et al. Unique role of dystroglycan in peripheral nerve myelination, nodal structure, and sodium channel stabilization. Neuron 2003;38:747-758

[175] Akassoglou K, Strickland S. Nervous system pathology: the fibrin perspective. Biol Chem 2002;383:37-45

[176] Whitlock EL, Tuffaha SH, Luciano JP, et al. Processed allografts and type I collagen conduits for repair of peripheral nerve gaps. Muscle Nerve 2009;39:787-799

[177] Johnson PJ, Newton P, Hunter DA, Mackinnon SE. Nerve endoneurial microstructure facilitates uniform distribution of regenerative fibers: a post hoc comparison of midgraft nerve fiber densities. J Reconstr Microsurg 2011;27:83-90

[178] Moore AM, Kasukurthi R, Magill CK, Farhadi HE Borschel GH, Mackinnon SE. Limitations of conduits in peripheral nerve repairs. Hand (NY) 2009;4:180-186

[179] Chen M, Hou X, Zhang G. Tyrosine kinase and tyrosine phosphatase participate in regulation of interactions of NMDA receptor subunit 2A with Src and Fyn mediated by PSD-95 after transient brain ischemia. Neurosci Lett 2003;339:29-32

[180] Funakoshi H, Frisén J, Barbany G, et al. Differential expression of mRNAs for neurotrophins and their receptors after axotomy of the sciatic nerve. J Cell Biol 1993;123:455-465

[181] Cosgaya JM, Chan JR, Shooter EM. The neurotrophin receptor p75NTR as a positive modulator of myelination. Science 2002;298: 1245-1248

[182] Lin LF, Doherty DH, Lile JD, Bektesh S, Collins F. GDNF: a glial cell line-derived neurotrophic factor for midbrain dopaminergic neurons. Science 1993;260:1130-1132

[183] Olson L. Regeneration in the adult central nervous system: experimental repair strategies. Nat Med 1997;3:1329-1335

[184] Olson L. The coming of age of the GDNF family and its receptors: gene delivery in a rat Parkinson model may have clinical implications. Trends Neurosci 1997;20:277-279

[185] Kotzbauer PT, Lampe PA, Heuckeroth RO, et al. Neurturin, a relative of glial-cell-line-derived neurotrophic factor. Nature 1996;384:467-470

[186] Baloh RH, Tansey MG, Lampe PA, et al. Artemin, a novel member of the GDNF ligand family, supports peripheral and central neurons and signals through the GFRalpha3-RET receptor complex. Neuron 1998;21:1291-1302

[187] Milbrandt J, de Sauvage FJ, Fahrner TJ, et al. Persephin, a novel neurotrophic factor related to GDNF and neurturin. Neuron 1998;20:245-253

[188] Baloh RH, Tansey MG, Johnson EM, Milbrandt J. Functional mapping of receptor specificity domains of glial cell line-derived neurotrophic factor (GDNF) family ligands and production of GFRalpha1 RET-specific agonists. J Biol Chem 2000;275:3412-3420

[189] Durbec P, Marcos-Gutierrez CV, Kilkenny C, et al. GDNF signalling through the Ret receptor tyrosine kinase. Nature 1996;381:789-793

[190] Jing S, Wen D, Yu Y, et al. GDNF-induced activation of the ret protein tyrosine kinase is mediated by GDNFR-alpha, a novel receptor for GDNF. Cell 1996;85:1113-1124

[191] Treanor JJ, Goodman L, de Sauvage F, et al. Characterization of a multicomponent receptor for GDNF. Nature 1996;382:80-83

[192] Trupp M, Arenas E, Fainzilber M, et al. Functional receptor for GDNF encoded by the c-ret proto-oncogene. Nature 1996;381:785-789

[193] Jing S, Yu Y, Fang M, et al. GFRalpha-2 and GFRalpha-3 are two new receptors for ligands of the GDNF family. J Biol Chem 1997;272:33111-33117

[194] Baloh RH, Tansey MG, Golden JP, et al. TrnR2, a novel

receptor that mediates neurturin and GDNF signaling through Ret. Neuron 1997; 18:793-802

[195] Buj-Bello A, Adu J, Piñón LG, et al. Neurturin responsiveness requires a GPI-linked receptor and the Ret receptor tyrosine kinase. Nature 1997;387:721-724

[196] Creedon DJ, Tansey MG, Baloh RH, et al. Neurturin shares receptors and signal transduction pathways with glial cell line-derived neurotrophic factor in sympathetic neurons. Proc Natl Acad Sci USA 1997;94:7018-7023

[197] Klein RD, Sherman D, Ho WH, et al. A GPI-linked protein that interacts with Ret to form a candidate neurturin receptor. Nature 1997;387(6634):717-721 ;erratum Nature 1998;392(6672):210

[198] Sanicola M, Hession C, Worley D, et al. Glial cell line-derived neurotrophic factor-dependent RET activation can be mediated by two different cell-sur-face accessory proteins. Proc Natl Acad Sci USA 1997;94:6238-6243

[199] Suvanto P, Wartiovaara K, Lindahl M, et al. Cloning, mRNA distribution and chromosomal localisation of the gene for glial cell line-derived neurotrophic factor receptor beta, a homologue to GDNFR-alpha. Hum Mol Genet 1997;6:1267-1273

[200] Baloh RH, Gorodinsky A, Golden JP, et al. GFRalpha3 is an orphan member of the GDNF/neurturin/persephin receptor family. Proc Natl Acad Sci USA 1998;95:5801-5806

[201] Masure S, Cik M, Pangalos MN, et al. Molecular cloning, expression and tissue distribution of glial-cell-line-derived neurotrophic factor family receptor alpha-3 (GFRalpha-3). Eur J Biochem 1998;251:622-630

[202] Naveilhan P, Baudet C, Mikaels A, Shen L, Westphal H, Ernfors P. Expression and regulation of GFRalpha3, a glial cell line-derived neurotrophic factor family receptor. Proc Natl Acad Sci USA 1998;95:1295-1300

[203] Nomoto S, Ito S, Yang LX, Kiuchi K. Molecular cloning and expression analysis of GFR alpha-3, a novel cDNA related to GDNFR alpha and NTNR alpha. Biochem Biophys Res Commun 1998;244:849-853

[204] Trupp M, Raynoschek C, Belluardo N, Ibáñez CF. Multiple GPI-anchored receptors control GDNF-dependent and independent activation of the c-Ret receptor tyrosine kinase. Mol Cell Neurosci 1998;11:47-63

[205] Worby CA, Vega QC, Chao HH, Seasholtz AF, Thompson RC, Dixon JE. Identification and characterization of GFRalpha-3, a novel Co-receptor belonging to the glial cell line-derived neurotrophic receptor family. J Biol Chem 1998; 273:3502-3508

[206] Enokido Y, de Sauvage F, Hongo JA, et al. GFR alpha-4 and the tyrosine kinase Ret form a functional receptor complex for persephin. Curr Biol 1998;8:1019-1022

[207] Thompson J, Doxakis E, Piñón LG, et al. GFRalpha-4, a new GDNF family receptor. Mol Cell Neurosci 1998;11: 117-126

[208] Masure S, Cik M, Hoefnagel E, et al. Mammalian GFRalpha-4, a divergent member of the GFRalpha family of coreceptors for glial cell line-derived neurotrophic factor family ligands,

is a receptor for the neurotrophic factor persephin. J Biol Chem 2000;275:39427-39434

[209] Airaksinen MS, Titievsky A, Saarma M. GDNF family neurotrophic factor signaling: four masters, one servant? Mol Cell Neurosci 1999;13:313-325

[210] Airaksinen MS, Saarma M. The GDNF family: signalling, biological functions and therapeutic value. Nat Rev Neurosci 2002;3:383-394

[211] Henderson CE, Phillips HS, Pollock RA, et al. GDNF: a potent survival factor for motoneurons present in peripheral nerve and muscle. Science 1994;266:1062-1064

[212] Oppenheim RW, Houenou LJ, Johnson JE, et al. Developing motor neurons rescued from programmed and axotomy-induced cell death by GDNF. Nature 1995;373:344-346

[213] Yan Q, Matheson C, Lopez OT. In vivo neurotrophic effects of GDNF on neonatal and adult facial motor neurons. Nature 1995;373:341-344

[214] Leitner ML, Molliver DC, Osborne PA, et al. Analysis of the retrograde transport of glial cell line-derived neurotrophic factor (GDNF), neurturin, and persephin suggests that in vivo signaling for the GDNF family is GFRalpha coreceptor-specific. J Neurosci 1999;19:9322-9331

[215] Sánchez MP, Silos-Santiago I, Frisén J, He B, Lira SA, Barbacid M. Renal agenesis and the absence of enteric neurons in mice lacking GDNF. Nature 1996;382:70-73

[216] Wright DE, Snider WD. Focal expression of glial cell line-derived neurotrophic factor in developing mouse limb bud. Cell Tissue Res 1996;286:209-217

[217] Jaszai J, Farkas L, Galter D, et al. GDNF-related factor persephin is widely distributed throughout the nervous system. J Neurosci Res 1998;53:494-501

[218] Golden JP, DeMaro JA, Osborne PA, Milbrandt J, Johnson EM. Expression of neurturin, GDNE and GDNF, family-receptor mRNA in the developing and mature mouse. Exp Neurol1999; 158:504-528

[219] Trupp M, Belluardo N, Funakoshi H, Ibáñez CF. Comple-mentary and overlapping expression of glial cell line-derived neurotrophic factor (GDNF), c-ret proto-oncogene, and GDNF receptor-alpha indicates multiple mechanisms of trophic actions in the adult rat CNS. J Neurosci 1997;17:3554-3567

[220] Burazin TC, Gundlach AL. Up-regulation of GDNFR-alpha and c-ret mRNA in facial motor neurons following facial nerve injury in the rat. Brain Res Mol Brain Res 1998;55:331-336

[221] Golden JP, Baloh RH, Kotzbauer PT, et al. Expression of neurturin, GDNE, and their receptors in the adult mouse CNS. J Comp Neurol 1998;398:139-150

[222] Hammarberg H, Piehl F, Risling M, Cullheim S. Differential regulation of trophic factor receptor mRNAs in spinal motoneurons after sciatic nerve transection and ventral root avulsion in the rat. J Comp Neurol 2000;426:587-601

[223] Trupp M, Rydén M, Jörnvall H, et al. Peripheral expression and biological activities of GDNF, a new neurotrophic factor for avian and mammalian peripheral neurons. J Cell

Biol 1995;130:137-148

[224] Naveilhan P, ElShamy WM, Ernfors P. Differential regulation of mRNAs for GDNF and its receptors Ret and GDNFR alpha after sciatic nerve lesion in the mouse. Eur J Neurosci 1997;9:1450-1460

[225] Sun Y, Shi J, Fu SL, Lu PH, Xu XM. Effects of embryonic neural stem cells and glial cell line-derived neurotrophic factor in the repair of spinal cord injury [in Chinese] Sheng Li Xue Bao 2003;55:349-354

[226] Tsujino H, Mansur K, Kiryu-Seo S, et al. Discordant expression of c-Ret and glial cell line-derived neurotrophic factor receptor alpha-1 mRNAs in response to motor nerve injury in neonate rats. Brain Res Mol Brain Res 1999;70:298-303

[227] Honma M, Namikawa K, Mansur K, et al. Developmental alteration of nerve injury induced glial cell line-derived neurotrophic factor (GDNF) receptor expression is crucial for the determination of injured motoneuron fate. J Neurochem 2002;82:961-975

[228] Fine EG, Decosterd I, Papaloïzos M, Zurn AD, Aebischer P. GDNF and NGF released by synthetic guidance channels support sciatic nerve regeneration across a long gap. Eur J Neurosci 2002;15:589-601

[229] Jubran M, Widenfalk J. Repair of peripheral nerve transections with fibrin sealant containing neurotrophic factors. Exp Neurol 2003;181:204-212

[230] Boyd JG, Gordon T. Glial cell line-derived neurotrophic factor and brain-derived neurotrophic factor sustain the axonal regeneration of chronically axotomized motoneurons in vivo. Exp Neurol 2003;183:610-619

[231] Brushart TM. Preferential reinnervation of motor nerves by regenerating motor axons. J Neurosci 1988;8:1026-1031

[232] Brushart TM. Motor axons preferentially reinnervate motor pathways. J Neurosci 1993;13:2730-2738

[233] Robinson GA, Madison RD. Preferential motor reinnervation in the mouse: comparison of femoral nerve repair using a fibrin sealant or suture. Muscle Nerve 2003; 28:227-231

[234] Mears S, Schachner M, Brushart TM. Antibodies to myelin-associated glycoprotein accelerate preferential motor reinnervation. J Peripher Nerv Syst 2003;8:91-99

[235] Madison RD, Archibald SJ, Lacin R, Krarup C. Factors contributing to preferential motor reinnervation in the primate peripheral nervous system. J Neurosci 1999;19:11007-11016

[236] Brushart TM, Seiler WA. Selective reinnervation of distal motor stumps by peripheral motor axons. Exp Neurol 1987;97:289-300

[237] Martini R, Schachner M, Brushart TM. The L2/HNK-1 carbohydrate is preferentially expressed by previously motor axon-associated Schwann cells in reinnervated peripheral nerves. J Neurosci 1994;14:7180-7191

[238] Madison RD, Archibald SJ, Brushart TM. Reinnervation accuracy of the rat femoral nerve by motor and sensory neurons. J Neurosci 1996;16:5698-5703

[239] Brushart TM, Gerber J, Kessens P, Chen YG, Royall RM. Contributions of pathway and neuron to preferential motor reinnervation. J Neurosci 1998;18:8674-8681

[240] Bain JR, Hudson AR, Mackinnon SE, Gentili F, and Hunter D. The blood-nerve barrier in peripheral nerve injury, repair, and regeneration. Peripheral Nerve Lesions Spinger-Verlag (Berlin). 1990;p130-142

[241] Kanda T. Biology of the blood-nerve barrier and its alteration in immune mediated neuropathies. J Neurol Neurosurg Psychiatry 2013; 84:208-212

[242] Feng TP and Gerard RW. Mechanisms of nerve asphyxiation, with a note on the nerve sheath as a diffusion barrier. Proc Soc Exp Biol Med 1930;27:1073-1076

[243] Sparrow JR and Kiernan JA. Endoneurial vascular permeability in degenerating and regenerating peripheral nerves. Acta Neuropathol 1981; 53:181-188

[244] Olsson Y. Studies on vascular permeability in peripheral nerves. I. Distribution of circulating fluorescent serum albumin in normal, crushed and sectioned rat sciatic nerve. Acta Neuropathol 1966;7(1):1-15

[245] Seitz RJ, Heininger K, Schwendemann G, Toyka KV, Wechsler W. The mouse blood-brain barrier and blood-nerve barrier for IgG: a tracer study by use of the avidin-biotin system. Acta Neuropathol 1985;68(1):15-21

[246] Seitz RJ, Reiners K, Himmelmann F, Heininger K, Hartung HP, Toyka KV.The blood-nerve barrier in Wallerian degeneration: a sequential long-term study. Muscle Nerve 1989; 12(8):627-635

[247] Bruck W. The role of macrophages in Wallerian degeneration. Brain Pathol 1997; 7(2):741-752

[248] Rotshenker S. Microglia and macrophage activation and the regulation of complement-receptor-3 (CR3/MAC-1)-mediated myelin phagocytosis in injury and disease. J Molecul Neurosci 2003;21(1):65-72

[249] Omura K, Ohbayashi M, Sano M, Omura T, Hasegawa T, Nagano A. The recovery of blood-nerve barrier in crush nerve injury-a quantitative analysis utilizing immunohistochemistry. Brain Res 2004;1001(1-2):13-21

[250] Redett R, Jari R, Crawford T, Chen YG, Rohde C, Brushart TM. Peripheral pathways regulate motoneuron collateral dynamics. J Neurosci 2005;25:9406-9412

[251] Mendell LM, Johnson RD, Munson JB. Neurotrophin modulation of the monosynaptic reflex after peripheral nerve transection. J Neurosci 1999;19:3162-3170

[252] Robinson GA, Madison RD. Motor neurons can preferentially reinnervate cutaneous pathways. Exp Neurol 2004;190:407-413

[253] Nichols CM, Brenner MJ, Fox IK, et al. Effects of motor versus sensory nerve grafts on peripheral nerve regeneration. Exp Neurol 2004;190:347-355

[254] Brenner MJ, Hess JR, Myckatyn TM, Hayashi A, Hunter DA, Mackinnon SE. Repair of motor nerve gaps with sensory nerve inhibits regeneration in rats. Laryngoscope 2006; 116:1685-1692

[255] Kawamura DH, Johnson PJ, Moore AM, et al. Matching of

motor-sensory modality in the rodent femoral nerve model shows no enhanced effect on peripheral nerve regeneration. Exp Neurol 2010;223:496-504

[256] Lloyd BM, Luginbuhl RD, Brenner MJ, et al. Use of motor nerve material in peripheral nerve repair with conduits. Microsurgery 2007;27:138-145

[257] Moradzadeh A, Borschel GH, Luciano JP, et al. The impact of motor and sensory nerve architecture on nerve regeneration. Exp Neurol 2008;212:370-376

[258] Nath RK, Mackinnon SE. Nerve transfers in the upper extremity. Hand Clin 2000;16:131-139, ixix.

[259] Novak CB, Mackinnon SE. Distal anterior interosseous nerve transfer to the deep motor branch of the ulnar nerve for reconstruction of high ulnar nerve injuries. J Reconstr Microsurg 2002;18:459-464

[260] Novak CB, Mackinnon SE, Tung TH. Patient outcome following a thoracodorsal to musculocutaneous nerve transfer for reconstruction of elbow flexion. Br J Plast Surg 2002;55:416-419

[261] Tung TH, Mackinnon SE. Flexor digitorum superficialis nerve transfer to restore pronation: two case reports and anatomic study. J Hand Surg Am 2001 ;26:1065-1072

[262] Tung TH, Novak CB, Mackinnon SE. Nerve transfers to the biceps and brachialis branches to improve elbow flexion strength after brachial plexus injuries. J Neurosurg 2003 ;98:313-318

[263] Dahlström A, Heiwall PO, Häggendal J, Saunders NR. Effect of antimitotic drugs on the intraaxonal transport of neurotransmitters in rat adrenergic and cholinergic nerves. Ann NY Acad Sci 1975;253:507-516

[264] Brady ST. A novel brain ATPase with properties expected for the fast axonal transport motor. Nature 1985;317:73-75

[265] Romberg L, Vale RD. Chemomechanical cycle of kinesin differs from that of myosin. Nature 1993;361:168-170

[266] Ochs S. Fast transport of materials in mammalian nerve fibers. Science 1972;176:252-260

[267] Gallant PE. Axonal protein synthesis and transport. J Neurocytol 2000;29:779-782

[268] Black MM, Lasek RJ. Slow components of axonal transport: two cytoskeletal networks. J Cell Biol 1980;86:616-623

[269] Frolkis VV, Tanin SA, Gorban YN. Age-related changes in axonal transport. Exp Gerontol 1997;32:441-450

[270] McQuarrie IG, Brady ST, Lasek RJ. Retardation in the slow axonal transport of cytoskeletal elements during maturation and aging. Neurobiol Aging 1989;10:359-365

[271] Tashiro T, Komiya Y. Maturation and aging of the axonal cytoskeleton: biochemical analysis of transported tubulin. J Neurosci Res 1991;30:192-200

[272] Lundborg G. Intraneural microcirculation. Orthop Clin North Am 1988;19:1-12

[273] Maki Y, Firrell JC, Breidenbach WC. Blood flow in mobilized nerves: results in a rabbit sciatic nerve model. Plast Reconstr Surg 1997;100:627-633, discussion 634-635

[274] Best TJ, Mackinnon SE, Evans PJ, Hunter D, Midha R. Peripheral nerve revascularization: histomorphometric study

of small-and large-caliber grafts. J Reconstr Microsurg 1999;15:183-190

[275] Taylor GI, Ham FJ. The free vascularized nerve graft: a further experimental and clinical application of microvascular techniques. Plast Reconstr Surg 1976;57:413-426

[276] Tark KC, Roh TS. Morphometric study of regeneration through vascularized nerve graft in a rabbit sciatic nerve model. J Reconstr Microsurg 2001;17:109-114

[277] Kanaya F, Firrell J, Tsai TM, Breidenbach WC. Functional results of vascularized versus nonvascularized nerve grafting. Plast Reconstr Surg 1992;89:924-930

[278] Breidenbach WC, Terzis JK. The blood supply of vascularized nerve grafts. J Reconstr Microsurg 1986;3:43-58

[279] el-Barrany WG, Marei AG, Vallée B. Anatomic basis of vascularised nerve grafts: the blood supply of peripheral nerves. Surg Radiol Anat 1999;21:95-102

[280] Hasegawa T, Nakamura S, Manabe T, Mikawa Y. Vascularized nerve grafts for the treatment of large nerve gap after severe trauma to an upper extremity. Arch Orthop Trauma Surg 2004;124:209-213

[281] Koshima I, Nanba Y, Tsutsui T, Takahashi Y, Kawai A. Vascularized femoral nerve graft with anterolateral thigh true perforator flap for massive defects after cancer ablation in the upper arm. J Reconstr Microsurg 2003;19:299-302

[282] Kino T, Hatanaka H, Hashimoto M, et al. FK-506, a novel immunosuppressant isolated from a Streptomyces: 1.Fermentation, isolation, and physico-chemical and biological characteristics. J Antibiot(Tokyo) 1987;40:1249-1255

[283] Kino T, Hatanaka H, Miyata S, et al. FK-506, a novel immunosuppressant isolated from a Streptomyces: 2. Immunosuppressive effect of FK-506 in vitro. J Antibiot (Tokyo)1987;40:1256-1265

[284] Gold BG, Katoh K, Storm-Dickerson T. The immunosuppressant FK506 increases the rate of axonal regeneration in rat sciatic nerve. J Neurosci 1995;15:7509-7516

[285] Gold BG, Storm-Dickerson T, Austin DR. The immunosuppressant FK506 increases functional recovery and nerve regeneration following peripheral nerve injury. Restor Neurol Neurosci 1994;6:287-296

[286] Lee M, Doolabh VB, Mackinnon SE, Jost S. FK506 promotes functional recovery in crushed rat sciatic nerve. Muscle Nerve 2000;23:633-640

[287] Jost SC, Doolabh VB, Mackinnon SE, Lee M, Hunter D. Acceleration of peripheral nerve regeneration following FK506 administration. Restor Neurol Neurosci 2000;17:39-44

[288] Jensen JN, Brenner MJ, Tung TH, Hunter DA, Mackinnon SE. Effect of FK506 on peripheral nerve regeneration through long grafts in inbred swine. Ann Plast Surg 2005;54:420-427

[289] Snyder AK, Fox IK, Nichols CM, et al. Neuroregenerative effects of preinjury FK-506 administration. Plast Reconstr Surg 2006;118: 360-367

［290］Sobol JB, Lowe JB, Yang RK, Sen SK, Hunter DA, Mackinnon SE. Effects of delaying FK506 administration on neuroregeneration in a rodent model. J Reconstr Microsurg 2003;19:113-118

［291］Yang RK, Lowe JB, Sobol JB, Sen SK, Hunter DA, Mackinnon SE. Dose-dependent effects of FK506 on neuroregeneration in a rat model. Plast Reconstr Surg 2003;112:1832-1840

［292］Brenner MJ, Mackinnon SE, Rickman SR, et al. FK506 and anti-CD40 ligand in peripheral nerve allotransplantation. Restor Neurol Neurosci 2005;23:237-249

［293］Yan Y, Sun HH, Mackinnon SE, Johnson PJ. Evaluation of peripheral nerve regeneration via in vivo serial transcutaneous imaging using transgenic Thy1-YFP mice. Exp Neurol 2011;232:7-14

［294］Gold BG, Villafranca JE. Neuroimmunophilin ligands: the development of novel neuroregenera-tive/neuroprotective compounds. Curr Top Med Chem 2003;3:1368-1375

［295］Gold BG, Zhong YP. FK506 requires stimulation of the extracellular signalregulated kinase 1/2 and the steroid receptor chaperone protein p23 for neurite elongation. Neurosignals 2004;13:122-129

［296］Gold BG, Yew JY, Zeleny-Pooley M. The immunosuppressant FK506 increases GAP-43 mRNA levels in axotomized sensory neurons. Neurosci Lett 1998;241:25-28

［297］Sano M, Yoshida M, Fukui S, Kitajima S. Radicicol potentiates neurotrophinmediated neurite outgrowth and survival of cultured sensory neurons from chick embryo. J Neurochem 1999;72:2256-2263

［298］Jin E, Sano M. Neurite outgrowth of NG108-15cells induced by heat shock protein 90 inhibitors. Cell Biochem Funct 2008;26:825-832

［299］Gold BG, Densmore V, Shou W, Matzuk MM, Gordon HS. Immunophilin FK506-binding protein 52 (not FK506-binding protein 12)mediates the neurotrophic action of FK506. J Pharmacol Exp Ther 1999;289:1202-1210

［300］Kang YJ, Kusler B, Otsuka M, et al. Calcineurin negatively regulates TLR-mediated activation pathways. J Immunol 2007;179:4598-4607

［301］Hoffman H. Acceleration and retardation of the process of axon-sprouting in partially devervated muscles. Aust J Exp Biol Med Sci 1952;30:541-566

［302］Nix WA, Hopf HC. Electrical stimulation of regenerating nerve and its effect on motor recovery. Brain Res 1983;272: 21-25

［303］Al-Majed AA, Neumann CM, Brushart TM, Gordon T. Brief electrical stimulation promotes the speed and accuracy of motor axonal regeneration. J Neurosci 2000;20:2602-2608

［304］Brushart TM, Hoffman PN, Royall RM, Murinson BB, Witzel C, Gordon T. Electrical stimulation promotes motoneuron regeneration without increasing its speed or conditioning the neuron. J Neurosci 2002;22:6631-6638

［305］Geremia NM, Gordon T, Brushart TM, Al-Majed AA, Verge VM. Electrical stimulation promotes sensory neuron regeneration and growth-associated gene expression. Exp Neurol 2007;205:347-359

［306］Sharma N, Marzo SJ, Jones KJ, Foecking EM. Electrical stimulation and testosterone differentially enhance expression of regeneration-associated genes. Exp Neurol 2010;223:183-191

［307］Lal D, Hetzler LT, Sharma N, et al. Electrical stimulation facilitates rat facial nerve recovery from a crush injury. Otolaryngol Head Neck Surg 2008;139:68-73

［308］Gordon T, chan KM, Sulaiman OA, Udina E, Amirjani N, and Brushart TM. Accelerating axon growth to overcome limitations in functional recovery after peripheral nerve injury. Neurosurgery 2009;65(4 Suppl):A132-A144.

［309］Skouras E, Merkel D, Grosheva M, et al. Manual stimulation, but not acute electrical stimulation prior to reconstructive surgery, improves functional recovery after facial nerve injury in rats. Restor Neurol Neurosci 2009;27:237-251

［310］Asensio-Pinilla E, Udina E, Jaramillo J, Navarro X. Electrical stimulation combined with exercise increase axonal regeneration after peripheral nerve injury. Exp Neurol 2009;219:258-265

［311］Sharma N, Moeller CW, Marzo SJ, Jones KJ, Foecking EM. Combinatorial treatments enhance recovery following facial nerve crush. Laryngoscope 2010;120:1523-1530

［312］Gordon T, Amirjani N, Edwards DC, Chan KM. Brief post-surgical electrical stimulation accelerates axon regeneration and muscle reinnervation without affecting the functional measures in carpal tunnel syndrome patients. Exp Neurol 2010;223:192-202

［313］Al-Majed AA, Brushart TM, Gordon T. Electrical stimulation accelerates and increases expression of BDNF and trkB mRNA in regenerating rat femoral motoneurons. Eur J Neurosci 2000;12:4381-4390

［314］English AW, Schwartz G, Meador W, Sabatier MJ, Mulligan A. Electrical stimulation promotes peripheral axon regeneration by enhanced neuronal neurotrophin signaling. Dev Neurobiol 2007;67:158-172

［315］Wan LD, Xia R, Ding WL. Electrical stimulation enhanced remyelination of injured sciatic nerves by increasing neurotrophins. Neuroscience 2010;169:1029-1038

［316］Huang J, Ye Z, Hu X, Lu L, Luo Z. Electrical stimulation induces calcium-dependent release of NGF from cultured Schwann cells. Glia 2010;58:622-631

［317］Brushart TM, Jari R, Verge V, Rohde C, Gordon T. Electrical stimulation restores the specificity of sensory axon regeneration. Exp Neurol 2005;194:221-229

［318］Ahlborn P, Schachner M, Irintchev A. One hour electrical stimulation accelerates functional recovery after femoral nerve repair. Exp Neurol 2007;208:137-144

［319］Hamilton SK, Hinkle ML, Nicolini J, et al. Misdirection of regenerating axons and functional recovery following sciatic nerve injury in rats. J Comp Neurol 2011;519:21-33

［320］Marqueste T, Decherchi P, Dousset E, Berthelin F, Jammes Y. Effect of muscle electrostimulation on afferent activities from tibialis anterior muscle after nerve repair by self-anastomosis. Neuroscience 2002;113:257-271

［321］Sinis N, Horn F, Genchev B, et al. Electrical stimulation of paralyzed vibrissal muscles reduces endplate reinnervation and does not promote motor recovery after facial nerve repair in rats. Ann Anat 2009;191:356-370

[322] Gigo-Benato D, Russo TL, Geuna S, Domingues NR, Salvini TF, Parizotto NA. Electrical stimulation impairs early functional recovery and accentuates skeletal muscle atrophy after sciatic nerve crush injury in rats. Muscle Nerve 2010;41:685-693

[323] Viterbo F, Trindade JC, Hoshino K, Mazzoni Neto A. Latero-terminal neurorrhaphy without removal of the epineural sheath. Experimental study in rats. Rev Paul Med 1992;110:267-275

[324] Tarasidis G, Watanabe O, Mackinnon SE, Strasberg SR, Haughey BH, Hunter DA. End-to-side neurorrhaphy resulting in limited sensory axonal regeneration in a rat model. Ann Otol Rhinol Laryngol 1997;106:506-512

[325] Tarasidis G, Watanabe O, Mackinnon SE, Strasberg SR, Haughey BH, Hunter DA. End-to-side neurorraphy: a long-term study of neural regeneration in a rat model. Otolaryngol Head Neck Surg 1998;119:337-341

[326] Brenner MJ, Dvali L, Hunter DA, Myckatyn TM, Mackinnon SE. Motor neuron regeneration through end-to-side repairs is a function of donor nerve axotomy. Plast Reconstr Surg 2007;120:215-223

[327] Goheen-Robillard B, Myckatyn TM, Mackinnon SE, Hunter DA. End-to-side neurorrhaphy and lateral axonal sprouting in a long graft rat model. Laryngoscope 2002;112:899-905

[328] Hayashi A, Pannucci C, Moradzadeh A, et al. Axotomy or compression is required for axonal sprouting following end-to-side neurorrhaphy. Exp Neurol 2008;211:539-550

[329] Cederna PS, Kalliainen LK, Urbanchek MG, Rovak JM, Kuzon WM. "Donor" muscle structure and function after end-to-side neurorrhaphy. Plast Reconstr Surg 2001;107:789-796

[330] Caplan J, Tiangco DA, Terzis JK. Effects of IGF-II in a new end-to-side model. J Reconstr Microsurg 1999;15:351-358

[331] Thanos PK, Tiangco DA, Terzis JK. Enhanced reinnervation of the paralyzed orbicularis oculi muscle after insulin-like growth factor-I (IGF-I) delivery to a nerve graft. J Reconstr Microsurg 2001;17:357-362

[332] Bertelli JA, dos Santos AR, Calixto JB. Is axonal sprouting able to traverse the conjunctival layers of the peripheral nerve? A behavioral, motor, and sensory study of end-to-side nerve anastomosis. J Reconstr Microsurg 1996;12:559-563

[333] Pannucci C, Myckatyn TM, Mackinnon SE, Hayashi A. End-to-side nerve repair: review of the literature. Restor Neurol Neurosci 2007;25:45-63

[334] Gordon T, Stein RB. Time course and extent of recovery in reinnervated motor units of cat triceps surae muscles. J Physiol 1982;323:307-323

[335] Rafuse VF, Gordon T. Self-reinnervated cat medial gastrocnemius muscles: 2. Analysis of the mechanisms and significance of fiber type grouping in reinnervated muscles. J Neurophysiol 1996;75:282-297

[336] Rafuse VF, Gordon T. Self-reinnervated cat medial gastrocnemius muscles: 1. Comparisons of the capacity for regenerating nerves to form enlarged motor units after extensive peripheral nerve injuries. J Neurophysiol 1996;75:268-281

[337] Rafuse VF, Gordon T. Incomplete rematching of nerve and muscle properties in motor units after extensive nerve injuries in cat hindlimb muscle. J Physiol 1998;509:909-926

[338] Rafuse VF, Gordon T, Orozco R. Proportional enlargement of motor units after partial denervation of cat triceps surae muscles. J Neurophysiol 1992;68:1261-1276

[339] Hayashi A, Yanai A, Komuro Y, Nishida M, Inoue M, Seki T. Collateral sprouting occurs following end-to-side neurorrhaphy. Plast Reconstr Surg 2004;114:129-137

[340] Dickson BJ. Molecular mechanisms of axon guidance. Science 2002;298:1959-1964

[341] Liu Y, Halloran MC. Central and peripheral axon branches from one neuron are guided differentially by Semaphorin3D and transient axonal glycoprotein-1. J Neurosci 2005;25:10556-10563

[342] Dorsi MJ, Chen L, Murinson BB, Pogatzki-Zahn EM, Meyer RA, Belzberg AJ. The tibial neuroma transposition (TNT) model of neuroma pain and hyperalgesia. Pain 2008;134:320-334

[343] Isaacs J, Allen D, Chen LE, Nunley J. Reverse end-to-side neurotization. J Reconstr Microsurg 2005;21:43-48, discussion 49-50

[344] Fujiwara T, Matsuda K, Kubo T, et al. Axonal supercharging technique using reverse end-to-side neurorrhaphy in peripheral nerve repair: an experimental study in the rat model. J Neurosurg 2007;107:821-829

[345] Isaacs JE, Cheatham S, Gagnon EB, Razavi A, McDowell CL. Reverse end-to-side neurotization in a regenerating nerve. J Reconstr Microsurg 2008;24:489-496

[346] Brenner MJ, Moradzadeh A, Myckatyn TM, et al. Role of timing in assessment of nerve regeneration. Microsurgery 2008;28:265-272

[347] Magill CK, Moore AM, Borschel GH, Mackinnon SE. A new model for facial nerve research: the novel transgenic Thy1-GFP rat. Arch Facial Plast Surg 2010;12:315-320

[348] Lien SC, Cederna PS, Kuzon WM. Optimizing skeletal muscle reinnervation with nerve transfer. Hand Clin 2008;24:445-454, vii

[349] Fambrough DM. Control of acetylcholine receptors in skeletal muscle. Physiol Rev 1979;59:165-227

[350] Akaaboune M, Culican SM, Turney SG, Lichtman JW. Rapid and reversible effects of activity on acetylcholine receptor density at the neuromuscular junction in vivo [see comments]. Science 1999;286:503-507

[351] Akaaboune M, Grady RM, Turney S, Sanes JR, Lichtman JW. Neurotransmitter receptor dynamics studied in vivo by reversible photo-unbinding of fluorescent ligands. Neuron 2002;34:865-876

[352] Sanes JR, Lichtman JW. Induction, assembly, maturation

and maintenance of a postsynaptic apparatus. Nat Rev Neurosci 2001;2:791-805

[353] Slater CR. Neural influence on the postnatal changes in acetylcholine receptor distribution at nerve-muscle junctions in the mouse. Dev Biol 1982;94:23-30

[354] Frank E, Gautvik K, Sommerschild H. Persistence of junctional acetylcholine receptors following denervation. Cold Spring Harb Symp Quant Biol 1976;40:275-281

[355] Bewick GS, Young C, Slater CR. Spatial relationships of utrophin, dystrophin, beta-dystroglycan and beta-spectrin to acetylcholine receptor clusters during postnatal maturation of the rat neuromuscular junction. J Neurocytol 1996;25:367-379

[356] Margreth A, Salviati G, Di Mauro S, Turati G. Early biochemical consequences of denervation in fast and slow skeletal muscles and their relationship to neural control over muscle differentiation. Biochem J 1972;126:1099-1110

[357] Patterson MF, Stephenson GM, Stephenson DG. Denervation produces different single fiber phenotypes in fast- and slow-twitch hin dlimb muscles of the rat. Am J Physiol Cell Physiol2006;291:C518-C528

[358] Gordon T, Yang JF, Ayer K, Stein RB, and Tyreman N. Recovery potential of muscle after partial denervation: a comparison between rats and humans. Brain Research Bulletin 1993;30:477-482

[359] Warszawski M, Telerman-Toppet N, Durdu J, Graff GL, Coërs C. The early stages of neuromuscular regeneration after crushing the sciatic nerve in the rat: electrophysiological and histological study. J Neurol Sci 1975;24:21-32

[360] Carpenter S, Karpati G. Necrosis of capillaries in denervation atrophy of human skeletal muscle. Muscle Nerve 1982;5:250-254

[361] Borisov AB, Huang SK, Carlson BM. Remodeling of the vascular bed and progressive loss of capillaries in denervated skeletal muscle. Anat Rec 2000;258:292-304

[362] Lu DX, Huang SK, Carlson BM. Electron microscopic study of long-term denervated rat skeletal muscle. Anat Rec 1997;248:355-365

[363] Aird RB, Naffziger HC. The pathology of human striated muscle following denervation. J Neurosurg 1953;10:216-227

[364] Birch R, Raji AR. Repair of median and ulnar nerves: primary suture is best. J Bone Joint Surg Br 1991;73:154-157

[365] Grinnell AD. Dynamics of nerve-muscle interaction in developing and mature neuromuscular junctions. Physiol Rev 1995;75:789-834

[366] Gutmann E. The reinnervation of muscle by sensory nerve fibres. J Anat 1945;79:1-84

[367] Mackinnon SE, Dellon AL, Hudson AR, Hunter DA. Chronic nerve compression-an experimental model in the rat. Ann Plast Surg 1984;13:112-120

[368] Novak CB, Mackinnon SE. Evaluation of nerve injury and nerve compression in the upper quadrant. J Hand Ther 2005;18:230-240

[369] O'Brien JP, Mackinnon SE, MacLean AR, Hudson AR, Dellon AL, Hunter DA. A model of chronic nerve compression in the rat. Ann Plast Surg 1987;19:430-435

[370] Gupta R, Rummler L, Steward O. Understanding the biology of compressive neuropathies. Clin Orthop Relat Res 2005: 251-260

[371] Rempel D, Dahlin L, Lundborg G. Pathophysiology of nerve compression syndromes: response of peripheral nerves to loading. J Bone Joint Surg Am 1999;81:1600-1610

[372] Schuind F, Ventura M, Pasteels JL. Idiopathic carpal tunnel syndrome: histologic study of flexor tendon synovium. J Hand Surg Am 1990; 15:497-503

[373] Kerr CD, Sybert DR, Albarracin NS. An analysis of the flexor synovium in idiopathic carpal tunnel syndrome: report of 625 cases. J Hand Surg Am 1992;17:1028-1030

[374] Wilgis EF, Murphy R. The significance of longitudinal excursion in peripheral nerves. Hand Clin 1986;2:761-766

[375] Valls-Solé J, Alvarez R, Nuñez M. Limited longitudinal sliding of the median nerve in patients with carpal tunnel syndrome. Muscle Nerve 1995;18:761-767

[376] Nakamichi K, Tachibana S. Restricted motion of the median nerve in carpaltunnel syndrome. J Hand Surg [Br] 1995;20:460-464

[377] Ochoa J, Fowler TJ, Gilliatt RW. Anatomical changes in peripheral nerves compressed by a pneumatic tourniquet. J Anat 1972;113:433-455

[378] Werner R, Armstrong TJ, Bir C, Aylard MK. Intracarpal canal pressures: the role of finger, hand, wrist and forearm position. Clin Biomech (Bristol, Avon)1997;12:44-51

[379] Rempel D, Keir PJ, Smutz WP, Hargens A. Effects of static fingertip loading on carpal tunnel pressure. J Orthop Res 1997;15:422-426

[380] Rempel D, Bach JM, Gordon L, So Y. Effects of forearm pronation/supination on carpal tunnel pressure. J Hand Surg Am 1998;23:38-42

[381] Keir PJ, Bach JM, Rempel DM. Fingertip loading and carpal tunnel pressure: differences between a pinching and a pressing task. J Orthop Res 1998;16:112-115

[382] Cobb TK, Cooney WP, An KN. Aetiology of work-related carpal tunnel syndrome: the role of lumbrical muscles and tool size on carpal tunnel pressures. Ergonomics 1996;39: 103-107

[383] Powell HC, Myers RR. Pathology of experimental nerve compression. Lab Invest 1986;55:91-100

[384] Dyck PJ, Lais AC, Giannini C, Engelstad JK. Structural alterations of nerve during cuff compression. Proc Natl Acad Sci USA 1990;87:9828-9832

[385] Rydevik B, Lundborg G. Permeability of intraneural microvessels and perineurium following acute, graded experimental nerve compression. Scand J Plast Reconstr Surg 1977;11:179-187

[386] Lundborg G, Myers R, Powell H. Nerve compression injury and increased endoneurial fluid pressure: a "miniature compartment syndrome." J Neurol Neurosurg Psychiatry

1983;46:1119-1124

[387] Lundborg G, Dahlin LB. Anatomy, function, and pathophysiology of peripheral nerves and nerve compression. Hand Clin 1996;12:185-193

[388] Rydevik B, Lundborg G, Bagge U. Effects of graded compression on intraneural blood blow: an in vivo study on rabbit tibial nerve. J Hand Surg Am 1981;6:3-12

[389] Dahlin LB, Lundborg G. The neurone and its response to peripheral nerve compression. J Hand Surg [Br] 1990; 15:5-10

[390] Diao E, et al. Carpal tunnel syndrome: a dose response relationship between pressure and time in an animal model. In: Proceedings of the Orthopaedic Research Society; 2000; Orlando, Florida

[391] Rempel D. An in vivo model for the entrapment neuropathy due to repeated finger holding. In: Proceedings of the Orthopedic Research Society; 2001; San Francisco, CA

[392] Sommer C, Galbraith JA, Heckman HM, Myers RR. Pathology of experimental compression neuropathy producing hyperesthesia. J Neuropathol Exp Neurol 1993; 52:223-233

[393] Gupta R, Steward O. Chronic nerve compression induces concurrent apoptosis and proliferation of Schwann cells. J Comp Neurol 2003;461:174-186

[394] Cajal RY, Munoz T, Fernan-Nunez M. Histology 1933;738

[395] Court FA, Sherman DL, Pratt T, et al. Restricted growth of Schwann cells lacking Cajal bands slows conduction in myelinated nerves. Nature 2004;431:191-195

[396] Gupta R, Rowshan K, Chao T, Mozaffar T, Steward O. Chronic nerve compression induces local demyelination and remyelination in a rat model of carpal tunnel syndrome. Exp Neurol 2004;187:500-508

[397] Chao T, Pham K, Steward O, Gupta R. Chronic nerve compression injury induces a phenotypic switch of neurons within the dorsal root ganglia. J Comp Neurol 2008; 506:180-193

[398] Gupta R, Rummler LS, Palispis W, et al. Local downregulation of myelin-associated glycoprotein permits axonal sprouting with chronic nerve compression injury. Exp Neurol 2006;200:418-429

[399] Gupta R, Gray M, ChaoT, Bear D, Modafferi E, Mozaffar T. Schwann cells upregulate vascular endothelial growth factor secondary to chronic nerve compression injury. Muscle Nerve 2005;31:452-460

[400] Gupta R, Truong L, Bear D, Chafik D, Modafferi E, Hung CT. Shear stress alters the expression of myelin-associated glycoprotein (MAG) and myelin basic protein (MBP) in Schwann cells. J Orthop Res 2005;23:1232-1239

[401] Nave KA. Myelin-specific genes and their mutations in the mouse. In: Jessen KR, Richardson WD, eds. Glial Cell Development: Basic Principles and Clinical Relevance. New York: Oxford University Press;2001

[402] McKerracher L, David S, Jackson DL, Kottis V, Dunn RJ, Braun PE. Identification of myelin-associated glycoprotein as a major myelin-derived inhibitor of neurite growth.

Neuron 1994;13:805-811

[403] Gray M, Palispis W, Popovich PG, van Rooijen N, Gupta R. Macrophage depletion alters the blood-nerve barrier without affecting Schwann cell function after neural injury. J Neurosci Res 2007;85:766-777

[404] Trachtenberg JT, Thompson WJ. Schwann cell apoptosis at developing neuromuscular junctions is regulated by glial growth factor. Nature 1996;379:174-177

[405] Baron B, Goldberg AL, Rothfus WE, Sherman RL. CT features of sarcoid infiltration of a lumbosacral nerve root. J Comput Assist Tomogr 1989;13:364-365

[406] Yu YL, du Boulay GH, Stevens JM, Kendall BE. Computed tomography in cervical spondylotic myelopathy and radiculopathy: visualisation of structures, myelographic comparison, cord measurements and clinical utility. Neuroradiology 1986;28:221-236

[407] Ernberg LA, Adler RS, Lane J. Ultrasound in the detection and treatment of a painful stump neuroma. Skeletal Radiol 2003;32:306-309

[408] Gray AT, Collins AB, Schafhalter-Zoppoth I. Sciatic nerve block in a child: a sonographic approach. Anesth Analg 2003;97:1300-1302

[409] Gray AT, Schafhalter-Zoppoth I. Ultrasound guidance for ulnar nerve block in the forearm. Reg Anesth Pain Med 2003;28:335-339

[410] Sidhu MK, Perkins JA, Shaw DW, Bittles MA, Andrews RT. Ultrasound-guided endovenous diode laser in the treatment of congenital venous malformations: preliminary experience. J Vasc Interv Radiol 2005;16:879-884

[411] Spence BC, Sites BD, Beach ML. Ultrasound-guided musculocutaneous nerve block: a description of a novel technique. Reg Anesth Pain Med 2005;30:198-201

[412] Howe FA, Filler AG, Bell BA, Griffiths JR. Magnetic resonance neurography. Magn Reson Med 1992;28:328-338

[413] Cudlip SA, Howe FA, Griffiths JR, Bell BA. Magnetic resonance neurography of peripheral nerve following experimental crush injury, and correlation with functional deficit. J Neurosurg 2002;96:755-759

[414] Gupta R, Villablanca PJ, Jones NF. Evaluation of an acute nerve compression injury with magnetic resonance neurography. J Hand Surg Am 2001;26:1093-1099

[415] Dailey AT, Tsuruda JS, Filler AG, Maravilla KR, Goodkin R, Kliot M. Magnetic resonance neurography of peripheral nerve degeneration and regeneration. Lancet 1997;350: 1221-1222

[416] Maravilla KR, Bowen BC. Imaging of the peripheral nervous system: evaluation of peripheral neuropathy and plexopathy. AJNR Am J Neuroradiol 1998;19:1011-1023

[417] Magill CK, Tong A, Kawamura D, et al. Reinnervation of the tibialis anterior following sciatic nerve crush injury: a confocal microscopic study in transgenic mice. Exp Neurol 2007; 207:64-74

[418] Frangioni JV. In vivo near-infrared fluorescence imaging. Curr Opin Chem Biol 2003;7:626-634

[419] Klohs J, Wunder A, Licha K. Near-infrared fluorescent

probes for imaging vascular pathophysiology. Basic Res Cardiol 2008;103: 144-151

[420] Achilefu S. Lighting up tumors with receptor-specific optical molecular probes. Technol Cancer Res Treat 2004;3: 393-409

[421] Gibbs-Strauss SL, Nasr KA, Fish KM, et al. Nerve-highlighting fluorescent contrast agents for image-guided surgery. Mol Imaging 2011;10:91-101

[422] Whitney MA, Crisp JL, Nguyen LT, et al. Fluorescent peptides highlight peripheral nerves during surgery in mice. Nat Biotechnol 2011;29:352-356

[423] Wu AP, Whitney MA, Crisp JL, Friedman B, Tsien RY, Nguyen QT. Improved facial nerve identification with novel fluorescently labeled probe. Laryngoscope 2011;121:805-810

[424] Pan HC, Cheng FC, Chen CJ, et al. Post-injury regeneration in rat sciatic nerve facilitated by neurotrophic factors secreted by amniotic fluid mesenchymal stem cells. J Clin Neurosci 2007;14:1089-1098

[425] Akers WJ, Zhang Z, Berezin M, et al. Targeting of alpha(nu)beta(3)-integrins expressed on tumor tissue and neovasculature using fluorescent small molecules and nanoparticles. Nanomedicine (Lond) 2010;5:715-726

[426] Berezin MY, Achilefu S. Fluorescence lifetime measurements and biological imaging. Chem Rev 2010;110:2641-2684

[427] Berezin MY, Guo K, Akers W, et al. Rational approach to select small peptide molecular probes labeled with fluorescent cyanine dyes for in vivo optical imaging. Biochemistry 2011;50:2691-2700

[428] Ye Y, Xu B, Nikiforovich GV, Bloch S, Achilefu S. Exploring new near-infrared fluorescent disulfide-based cyclic RGD peptide analogs for potential integrintargeted optical imaging. Bioorg Med Chem Lett 2011;21:2116-2120

[429] Zhang Z, Fan J, Cheney PP, et al. Activatable molecular systems using homologous near-infrared fluorescent probes for monitoring enzyme activities in vitro, in cellulo, and in vivo. Mol Pharm 2009;6:416-427

[430] Tsurumi C, Esser N, Firat E, et al. Non-invasive in vivo imaging of tumor-associated CD133/prominin. PLoS ONE 2010;5:e15605

[431] Xu M, Yuan Y, Xia Y, Achilefu S. Monoclonal antibody CC188 binds a carbohydrate epitope expressed on the surface of both colorectal cancer stem cells and their differentiated progeny. Clin Cancer Res 2008;14:7461-7469

2 神经损伤或神经压迫患者的评估

著者：Christine B. Novak

翻译：王继宏 温树正 审校：易传军 陈山林

2.1 引言

全面的主观和客观评估，可以为神经压迫或神经损伤患者提供确定损害程度（损伤或压迫）所必需的信息，可以确认运动或感觉功能的改善或障碍，并最终决定治疗方法。用于神经损伤/卡压患者的测试方法很多，但并没有一种被普遍接受的金标准。对每例患者而言，采用哪些组合式的方法进行评估，应基于患者病史、病因、神经压迫/神经损伤的严重程度以及患者的特殊情况而定。

2.2 感觉和运动评估

2.2.1 感觉评估

用于感觉功能评估的仪器和测量工具有很多种，但并没有公认的金标准[1~19]。究其原因，部分可能是因为神经压迫或神经损伤有不同的阶段，没有一种测量方法适用于评估神经损伤的不同变化和患者的不同症状，因为不同的感觉检查评估神经功能的不同要素（图 2.1），有些方法可能更适用于神经压迫而非神经损伤，而其他方法则相反。

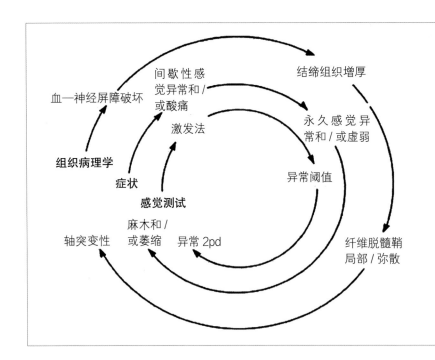

图 2.1 神经慢性压迫时的组织病理学变化与患者的症状和临床检查相对应。在神经慢性压迫的早期，间歇性感觉异常或麻木可能是唯一症状，只有位置和压力激发试验结果阳性。随着神经慢性压迫的加重和 Wallerian 变性，患者将表现为持续的麻木和肌肉萎缩（引自 Novak CB. Patient evaluation of nerve compression in the upper limb. In: Allieu Y, Mackinnon SE, eds. Nerve Compression Syndromes of the Upper Limb. London: Martin Dunitz; 2002.）

手部光面皮肤的感觉受体可依据感受域和响应域进行分类。快适应和慢适应感觉受体可通过临床检查进行评估。慢适应受体包括 Merkel 细胞—轴索复合体和 Ruffini 小体,可以感受静态触觉。Merkel 细胞—轴索复合体位于表皮的基底层中,Ruffini 终器已经电生理学确认存在于光滑皮肤内,但未经组织学确认。快适应受体包括 Meissner 小体和环层小体,可响应动态触觉。环层小体可响应高频率,Meissner 小体对 30 Hz 的振动频率最敏感。

感觉受体临床评估包括阈值评估(可引起感觉响应的最小刺激强度)和神经支配密度(神经支配感觉受体的数量)。快适应受体的阈值用振动阈值来评估,慢适应受体用皮肤压力阈值来评估。快适应和慢适应受体神经支配密度用动态和静态两点辨别实验(2PD)来评估。慢性神经压迫发生的早期改变可用诱发试验来检测,因为在早期其他所有感觉测试可能都是正常的。感觉受体阈值检测异常常早于神经支配密度的变化[3, 8, 11, 12, 20~25]。随着神经压迫的加重,两点辨别觉(2PD)将发生异常[24, 26~28]。

移动轻触

移动轻触可以对大的 Aβ 纤维进行相对简单的评估。如 Strauch 等提出的 10/10 试验容许患者可主观比较受累侧神经分布区和对侧相应正常区域的感觉[19]。Strauch 等发现,Semmes-Weinstein 单丝测试评估的人体感觉阈值与 10/10 试验的结果相关性良好,由此可证实其可靠性[19]。Patel 和 Bassini 分别用 Weinstein 增强型感觉测试、2pd 和 10/10 试验对腕管综合征患者进行评估,结果发现 10/10 试验敏感度最高[29]。进行 10/10 试验时,施测者在患者对侧手未受累手指正常感觉区域进行移动轻触刺激,其结果为正常,为 10/10(图 2.2)。

相似的移动轻触刺激同时应用于受累侧手指或待测感觉区,要求患者进行感觉评分 0~10 分,(0 分为无感觉,10 分为正常感觉)。患者评定的数值将被记录为移动触觉阈值。此外,如果测试区域是正中神经、桡神经、尺神经独有的感觉区(图 2.3),可有效完成感觉测试。

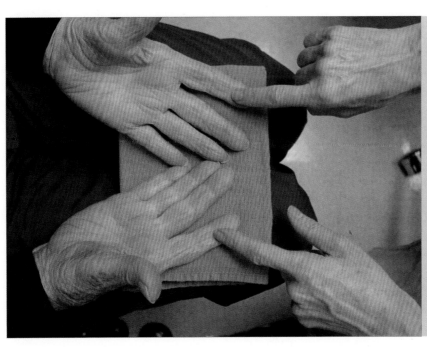

图 2.2　进行 10/10 试验时,施测者在患者未受累侧手指施加移动轻触刺激,并划分为正常感觉(10/10)。相似的移动轻触刺激同时施加于受累侧手指,并要求患者进行感觉评分(0~10 分,0 分为无感觉,10 分为正常感觉)

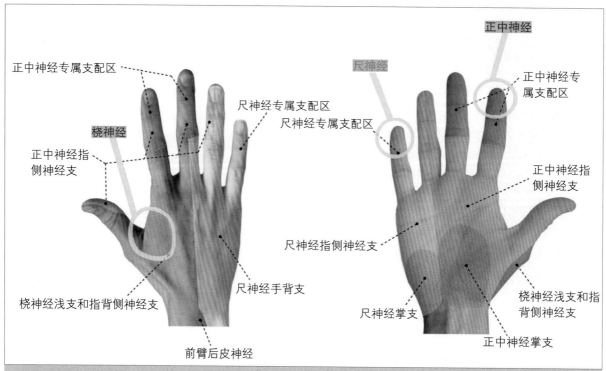

图2.3 手部感觉测试的特有区域。在手背桡侧至鱼际肌浅层测试桡神经，在小指末节检测尺神经，在示指末节检测正中神经

振动阈值

快适应受体阈值可用振动来评估，是可以定性、定量的主观评估。振动感觉定性评估可以通过低频或高频音叉完成，但该测试的局限性也已经有报道[3, 30, 31]。为评估神经损伤后感觉神经恢复情况，可使用低频音叉（30-cps）来提示感觉受体神经再支配情况，此感觉先于移动轻触感觉恢复。振动音叉施加于受测区域，患者感能受到刺激则为阳性反应，表明低频快适应受体神经再支配[3, 4]。

对于慢性神经压迫，高频快适应受体将首先受累，所以在早期应用低频音叉评估不敏感[12]，高频音叉（如256-cps）对于检测早期神经受压改变情况更有效（图2.4）。

振动音叉施加于指腹，然后施加于对侧区域，要求患者报告刺激感觉是相同的，还是更强或更弱[3]。音叉评估要求比较受累侧和对侧

相应区域，所以不适用于双侧上、下肢神经压迫的患者。为保证测试的准确性，需要考虑很多技术细节。刺激不是同时施加的，所以患者要回忆先前的振动刺激以进行比较；而且由于施测者技术的不同，振动音叉刺激也会有所不同。为了确保前后刺激比较的准确性，要求施测者给予相同的刺激强度，已有报道证实用力不同，报告强度不同[32]。该测试对于慢性神经压迫的检测意义有限。

许多振动计可用于振动阈值定量评估。每个设备都要求患者鉴别最小振动刺激[4, 5, 7, 8, 11, 12, 22]，也就是说每种设备的振动刺激频率都不同。Vibratron Ⅱ振动型整流器（Physitemp Instruments Inc., Clifton，NJ）有固定频率（120 Hz）和两个非力敏感传感器[7, 16]。将需要评估的手指轻轻放在其中一个传感器上，当感觉到振动时要求患者指出。通过极限法和强迫选

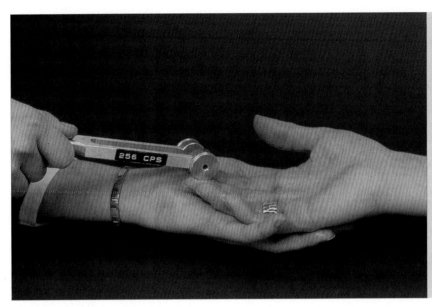

图 2.4 在神经压迫的早期，256-cps 音叉检查比低频音叉更有意义

择法评估振动阈值[16]。虽然该设备的可靠性较好，主要局限是只有一个可用的单一频率[16]。在慢性神经受压的早期阶段，更高振动频率的感知将首先出现异常，所以较低振动频率将无法检测。然而，当基线测量在正常范围内，并只有一个可用的单频率振动计时，可以在患者检测前先进行诱发实验。我们发现在胸廓出口综合征（TOS）患者中，手臂抬高诱发试验后小指振动阈值显著提高[24]。然而，如果仅作为单一的诊断标准，基线振动阈值在胸廓出口综合征（TOS）患者和无臂丛神经压迫的正常对照组无显著性差异[33]。

多种频率的振动阈值可以用 Bruel-Kjaer 振动计（type 9627，Naerum，Denmark）来评估，该振动计有 8~500 Hz 的多个频率可选[11, 12]。将手指轻轻放在 5 mm² 探针上，强度的增加或降低由受试者的对侧手来控制，通过极限法计算振动阈值。之前的研究证明，在慢性神经压迫早期，感觉功能受更高振动频率的影响，同时与年龄增加有关。因此，该评估可用于检测神经功能的早期改变[12]。

皮肤压力阈值

慢适应感觉受体的阈值可以用皮肤压力阈值来评估。该方法由 Von Frey 提出，使用不同直径的头发/毛发丝进行测量。目前普遍应用 Semmes-Weinstein 单丝测试评估皮肤压力阈值[1, 34]。尼龙单丝有不同的直径，因此产生不同的作用力（图 2.5）。

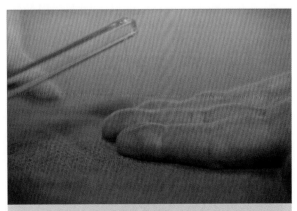

图 2.5 顺序应用不同直径的 Semmes-Weinstein 单丝施加于患者指腹，患者能触觉到的最小单丝为压力阈值

套装包括20条单丝，所施加的力在对数尺（log^{10}力量为0.1 mg）上逐步增加，患者能感觉到的最小单丝记录为压力阈值。为使测试的可靠性达到良好，要求测试步骤一致、单丝尺寸和结构一致，任一参数的变化将改变作用力以及由此测量得到的压力阈值[10, 35]。最近的一项对正常受试者的评估发现，Weinstein单丝重复测试的一致性为27%（桡神经分布区）~63%（正中神经分布区），因此强调测试步骤一致的重要性[36]。有研究者质疑单丝之间对数尺的应用和尼龙单丝的形状、大小可变性可能改变作用力[10, 37]。Weinstein单丝测试的结果已经被分组并彩色编码，可通过人体图来说明。我们发现患者喜欢通过彩色编号来记录他们的感觉改善情况。

为了避免有关对数尺上压力阈值的报告和比较的争论，已有报道用计算机化的单点辨别系统来测量表皮压力阈值[38]。我们还没有应用此测量系统的经验。

两点辨别实验（2pd）

静态和动态两点辨别实验已经用来评估触觉辨别能力，基于两点辨别觉的实验可以定量有神经支配的感觉受体[4]。最初，根据Moberg的报道，2pd采用回形针来测量[14, 15, 39]。尽管这种测量工具十分便利，但可变钝端和两点之间距离的潜在不一致性使测试仪可变性较大，因此回形针不是评估2pd理想的工具。其他仪器，如分辨仪（Disk-Criminator）（North Coast Medical Inc.，Gilroy，CA）和两点阈量规（Two-Point Aesthesiometer）提供了一致的探针距离，可以减少可能存在的两点间距离测试的可变性。为保证良好的可靠性，测试过程的一致性非常必要，而且这些仪器无力敏，只需要施加合适的力量来产生最小的皮肤变形[16]。为了评估静态2pd，以最小压力将1个或2个探针置于指腹，维持5秒（图2.6）。

要求所有患者辨别施加的探针数目，患者能够准确辨别从一个到两个探针的最小间隙以毫米记录，作为静态2pd。测试开始时向患者介绍该测试并展示磁盘和窄探针，刺激开始后，指示患者回复"1""2"或"我不知道"；这样可以使揣测已经达到2pd的风险减到最低。然后，在有正常感觉侧的手指实施该测试，并保证患者了解测试，随后评估受累侧手2pd。

动态2pd的评估是将探针置于指腹末端，垂直于手指的长轴。探针沿指腹末端慢慢移动，从近端到远端，并要求患者辨别施加的探针是1个还是2个。随着1个和2个刺激的交替，以毫米为单位记录患者能够准确区分两个探针间最小距离或间隙，作为动态2pd。对于感觉能力下降的患者，经常会存在延迟回复，或者在施加的最小2pd时手指向磁盘。分辨仪（Disk-Criminator）具有良好的测试者间可信度，可测试在2~15 mm之间的2pd（图2.6）[16, 40]。

有关静态两点辨别感觉测量的最初描述，探针的放置方向并未指定，但在以往很多报道中都平行于手指长轴施加刺激[15, 39, 41, 42]。Onne[42]有关神经损伤患者的报道指出，将探针平行于手指长轴放置，可获得较大静态度两点辨别感觉值。在动态2pd测量的最初描述中，探针应垂直于手指长轴放置[2]。对严重神经压迫或神经损伤的患者，手指的宽度可能太小，其距离小于患者可准确辨别的针间距，所以指腹的宽度限制了动态2pd的测量。然而，以我们的经验，2pd大于指腹（宽度）代表触觉辨别无功能意义，可称为2pd缺失。由此，我们规范了静态和动态2pd的测量，垂直于指腹长轴施加探针且3次测量2次反应视为正确响应。探针间距离大于手指（宽度）者，可记录为2pd缺失。我们用最大针距8 mm的盘状辨别仪测量2pd。当患者在8 mm针距时无法辨别是一点还是两点时，我们记录为>8 mm，并考虑为"无功能2pd"。探针仪的缺点在于作用强度可变，

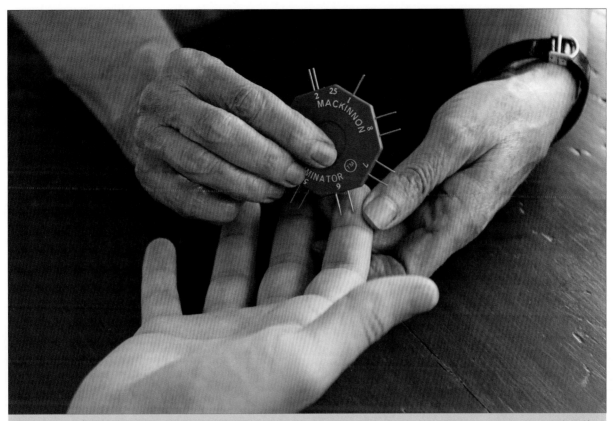

图 2.6　动态和静态两点辨别实验可以用分辨仪（Disk–Criminator）（North Coast Medical Inc., Gilroy, CA）来评估。将探针垂直于指腹的长轴作用于患者手指，患者能够正确辨别的两个探针之间的最小距离记录为两点辨别阈值

因为仪器没有力敏[30, 32]。但研究证实，在测试过程高度一致的情况下，该测试的测试者间可信度极高[16, 40]。由此，我们假设在触觉测试有一个作用力范围，因此有良好的测试者间可信性和一致性。我们建议只施加足够的力量使皮肤轻度凹陷。如果测试时间过长，患者疲劳可能会是问题。基于患者病史和 10/10 试验，2pd 测量可从预估范围开始，快速获得患者 2pd 值。应用这些临床线索，可以加快神经检查，减轻患者负担。

慢性神经压迫的诱发试验

感觉神经压迫可以造成多种症状，从暂时的感觉异常到持久的麻木，可以反映患者的神经组织病理学改变。在神经压迫早期阶段，可

能只有诱发试验是阳性的（图 2.1）。增加张力和加重压迫的方法可用于评估慢性神经压迫，并且已用于评估腕 / 肘管综合征，以及延伸到其他部位的神经压迫[24, 26, 43~54]。在评估疑似神经压迫患者时，应考虑双重卡压存在的可能[55~59]。Upton 和 McComas 报道了双重卡压的机制，并假设近端压迫可以导致神经远端对压迫的耐受性降低[60]。文章中作者报道了一组同时有远端神经卡压和颈神经根病变的患者，结论认为神经卡压可以改变轴浆流动，通过叠加效应造成患者的各种症状。利用啮齿类动物慢性神经压迫模型，业已证明双重挤压和神经累积压力的作用[61]。Lundborg 扩展了此概念，提出了逆向双重卡压，即远端神经卡压会改变神经传递，从而影响更近端的压迫[62]。因此，近端压迫

可以影响远端，反之亦然。因此，在检查时应评估所有上肢神经卡压点[60, 63]。辨别和治疗神经卡压的各个部位有助于了解患者症状，以提供更好的、成功的治疗策略。

特定的姿势和位置也会导致慢性神经压迫，如腕屈曲和背伸对于腕管综合征，肘屈曲对于肘管综合征，抬高手臂对于臂丛神经，这些姿势均可导致相应的慢性神经压迫（图 2.7）[55]。这些姿势和位置会导致多个部位的神经压迫，也同样可以使肌肉短缩，导致肌肉绷紧。短缩的肌肉可能进一步压迫神经，如旋前圆肌压迫前臂正中神经，胸小肌和斜角肌压迫臂丛神经[55]。肌肉不管处于缩短还是拉长状态都会力弱，部分肌肉无力会导致其他肌肉的过度代偿和肌肉失衡，这在颈肩胛区最为明显，可导致上背部和肩胛区域弥漫性不适（图 2.7）。

诱发试验可以用于辨别上肢神经压迫的部位，包括位置诱发、直接压力和 Tinel 征[24, 48~50, 54, 64~66]。因为于近端压迫部位诱发将导致患者不适，所以试验应先从远端压迫部位开始，然后逐渐向近端进行。应注意，一次只对一个

部位进行诱发操作，以找出正在引起压迫的位置。因此，每一次诱发试验要独立完成，并保证间隔足够时间，待症状消退后再进行下一次实验。患者也需要清晰报告症状的分布，以辨别症状的准确来源。

Tinel 征是在特定的压迫点用手指敲击 4~6 次，然后在其他位点重复此操作，在相应支配区能诱发症状者即为 Tinel 征阳性。对于腕管综合征，于邻近腕管的正中神经处进行手指叩击；前臂的正中神经是在旋前圆肌区域叩击；对于肘管尺神经，于肘管近端开始，沿肘管直到其远端以手指叩击；对于臂丛神经，在锁骨上斜角肌之间叩击。很多患者在斜角肌区域有局部压痛，这需要引起注意，而相应的感觉支配区域的触电感提示 Tinel 征阳性。

诱发试验由位置变化和压力诱发，持续 1 min，特定神经感觉支配区域出现感觉异常为阳性。位置诱发实验可能增加神经张力（如屈肘对于尺神经）或增加神经外周压力（如屈腕对于正中神经）。在上肢，该试验可用于腕管（屈腕和伸腕）、肘管（屈肘）和臂丛（手臂抬高）[24,

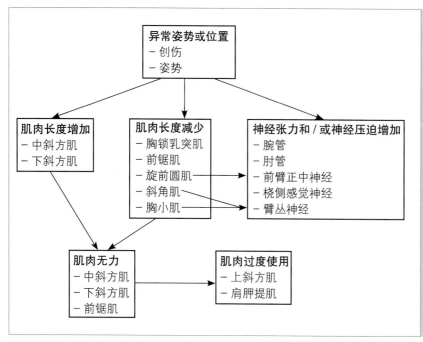

图 2.7 习惯性姿势和位置（腕屈曲 / 背伸，肘屈曲，手臂抬高）可使神经压力增加，导致慢性神经压迫。这些姿势不仅可以影响神经，还可以使肌肉处于拉长或者缩短的状态。时间一长，肌肉无力会导致肌肉失衡，尤其是颈肩胛区。如果缩短和紧绷的肌肉跨过神经，会加重对神经的压迫，如旋前圆肌压迫前臂正中神经，胸小肌或斜角肌压迫臂丛神经（引自 Mackinnon SE, Novak CB. Clinical commentary: pathogenesis of cumulative trauma disorder. Hand Surg Am 1994; 19: 873–883.）

[48~50, 54, 64~66]。前臂完全旋后、伸肘可增加旋前圆肌张力，从而增加正中神经压力。前臂旋前和腕尺偏会增加前臂桡神经感觉支在桡侧伸腕肌和肱桡肌之间的张力。对神经直接指压也可以引起业已受压的神经出现症状。压力诱发试验通过在特定受压位置施加指压来完成，包括腕管（腕横纹近端的正中神经）、前臂正中神经（旋前圆肌水平）、肘管（肘管近端的尺神经）、臂丛（斜角肌之间锁骨上区域）[24, 48~50, 54, 64, 66]。将张力和指压合并作用于神经，可以加强神经诱发作用（表 2.1）。

颈神经根压迫诱发的症状可用椎间孔挤压试验（Spurling Test）进行评估[67]；使患者头侧弯并轻轻伸展颈部，将轴向压力施加于患者头部，由此诱发"放射"至上臂的症状即为阳性；然后将颈部轻度屈曲并偏向对侧，以重复该试验。

临床诱发试验对于神经卡压患者的评估非常有用，可以提供可靠的诊断并有助于制订治疗计划。同一神经可能在同一肢体的多水平受压，而同一肢体也可有多条神经受压。任何一项临床试验即使对电生理诊断阳性的患者都不具有100%的敏感性、特异性和预测价值。压力和位置试验不仅可用于受压神经的诊断，还可以用于确定压迫位点。为了明确神经压迫位点，需要确保只针对压迫点进行检查。无论是采用哪种试验，患者应明确报告相应神经分布区域内的感觉异常。例如，如果用屈肘试验评估肘管综合征，应使腕和前臂处于中立位并肩内收，以避免增加腕尺管或臂丛神经的张力。检测腕管综合征（腕掌屈和背伸）时，前臂应处于旋转中立位以避免对旋前圆肌水平正中神经或桡神经感觉支的压迫，因为前臂旋前可以刺激桡神经感觉支，而前臂旋后压迫正中神经。进行位置诱发试验的同时，在压迫点用指加压可以缩短诱发症状所需的时间。但指压后症状发生非常迅速，患者可以没办法区分具体的诱发位置。所以，应先采用位置诱发试验而不是加压来确定压迫位点，由此，患者可以区分哪个动作可诱发最明显的症状。区分神经和非神经症状非常重要，尤其是臂丛神经压迫患者，除了有神经压迫相关的手部感觉异常外，常伴有背部和颈肩胛区域的肌肉疼痛。

划痕坍塌试验

划痕坍塌试验（Scratch collapse test, SCT）是另一种用于确定神经压迫位置的临床测验，具有良好的诊断价值（阳性和阴性预测值）[68~70]。SCT 是一个独特的方法，并不直接检查受压神经，而是以肩部外旋肌力的丧失

表2.1 上肢神经压迫诱发试验		
神经	压迫位置	诱发试验
臂丛神经	锁骨上 / 下	手臂上举 在斜角肌之间锁骨上施压
桡神经	前臂远端	前臂内旋，手腕向尺侧偏斜 在桡侧腕伸肌、肱桡肌的肌肉与肌腱连接处施压
	前臂近端	前臂内旋，在桡侧腕伸肌和肱桡肌肉之间、旋后肌前缘施压
尺神经	肘管	肘屈曲，在肘管区对尺神经施压
	尺管	在尺管施压
正中神经	前臂近端	前臂旋后，在旋前圆肌区施压
	腕管	腕屈曲或伸展，在腕管近端施压

为反馈，可以独立应用于各个部位神经压迫的检查。SCT 的有效性业已在电诊断试验异常患者中得到验证，但对于电诊断正常而其他诱发试验阴性患者神经压迫的辨别也有帮助。SCT 也可用于有多水平神经压迫和肌肉失衡的患者，尤其是可以区分同一肢体的多发神经肌肉问题。该试验的神经生理学基础尚不明确，可能与对触觉刺激的响应和神经受刺激区域 P 物质增加有关。

为了完成 SCT 试验，施测者要面对患者（图 2.8）。患者手臂处于肩关节旋转中立位、肘屈曲 90° 和腕关节中立位，施测者在患者前臂背面施力，要求患者抵抗此力，以使手臂维持在相同位置，测定等长肩外旋（图 2.8）。

检查者在患者待测定的神经压迫位置的皮肤处施加划痕，同样在患者前臂背侧施相等的力以对抗患者等长肩外旋，患者肩外旋肌力瞬间丧失，手臂向内"坍塌"向腹部，此即为阳性反应，提示该诱发位置有神经压迫。

SCT 可以用于检查多数敏感的神经压迫位置。越是敏感的位置，刺激后肩外旋肌力的短暂丧失也就越明显，检察者只需施加很小力量即可引出"坍塌"。对同一神经走行区有多个位置可能发生压迫者，如肘管综合征和胸廓出口综合征（TOS），首先诱发的区域可以用试剂如氯乙烷进行冷喷雾，该诱发区域会暂时"消失"，以便对下一个诱发位置进行评估。冷喷雾技术可以准确确定每个位置压迫的轻重，如对于 Guyon 管的尺神经，是在腕横纹近端厚筋膜的压迫较重，还是在远端深支在短屈肌起始肌腱深层绕经钩骨钩处的压迫较重。SCT 可以在术前确定附加的压迫位置。例如，SCT 可用于鉴别肘管综合征患者是仅单纯减压即可，还是需要更复杂的术式。对于肘管综合征患者，首先在尺侧腕屈肌腱性边缘进行划痕坍塌试验；如果对这个压迫点用氯乙烷冷喷雾，然后在肱骨内上髁后划痕，多数患者将出现"坍塌"。这提示尺侧腕屈肌腱性减压可以缓解尺神经的压迫，但不会解决由屈肘引起的尺神经张力的问题。如医生用简单的尺神经减压，术前在肱骨内上髁后明确第二个划痕坍塌位点，以明确患者是否需要前移术。远端神经深部压迫可能需要深度压力刺激，如旋前圆肌腱弓处的正中神经或 Fröhse 弓处的骨间后神经。

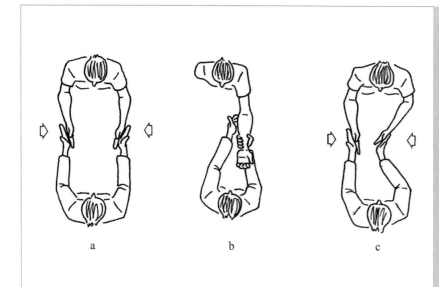

图 2.8 划痕坍塌试验（SCT）。（a）患者手臂处于肩关节旋转中立位，肘屈曲 90°。检查者施加阻力以产生肩外旋等长收缩，此图以尺神经在肘管处压迫为例。（b）检查者在患者肘管区域轻轻划痕。（c）再次检测等长肩外旋，患者等长肩外旋肌力瞬间丧失，手臂向内坍塌向腹部，此为阳性反应 [引自 Cheng CJ Mackinnon–Patterson B, Beck JL Mackinnon SE. Scratch Collapse Test for carpal and cubital tunnel syndrome. J Hand Surg Am 2008; 33(9):1518–1524.]

SCT 可用于胸廓出口综合征（TOS）的评估，可以测定臂丛神经的压迫是在斜角肌间还是其他位置。此外，SCT 还可评估肌肉失衡对 TOS 的作用，可在肩胛骨内侧缘行该检查。对肌肉失衡并直接压迫神经的患者，可以用 SCT 和冷喷雾促进改善姿势。对斜角肌之间臂丛神经进行冷喷雾，沿肩胛肌施加划痕，患者将不能维持矫正姿势。要求患者矫正姿势到尽量直立位，当患者维持其这个正确的姿势时，肩胛肌 SCT 阳性消失。当患者颈肩部回到不良的前屈的位置，阳性 SCT 出现。这对患者而言是一次重要体验，也使其认识到通过肌肉重新训练、改善姿势以及物理疗法获得肌肉平衡的重要性。姿势矫正后的患者，其肩胛肌肉处 SCT 阴性，但斜角肌间还是存在臂丛神经压迫。系列的 SCT+氯乙烷喷雾可监测患者肌肉失衡和多水平神经压迫等复杂问题的进展，尤其当 TOS 是临床症状的组成部分时就更为重要。

SCT 还可以用于下肢神经压迫的评估，尤其是腓神经压迫，以辨认和区分多位置的压迫（如腓骨头处腓总神经、小腿部腓浅神经、足背的腓深神经），还可以用于区分踝管综合征的神经压迫是在踝管韧带撕裂处还是更远侧的足底中、外侧。相对于表浅划痕，SCT 深部触诊法刺激更有利于区别比目鱼肌腱弓胫神经压迫。

因为 SCT 对神经压迫点非常敏感，检查者需要非常准确地知道神经对应的刺激位置，否则会导致假阴性。在下肢，腓神经在压迫点的近端由小腿后面向前走行，刺激点在腓骨头近端而非其远端。检查方法与上肢检查时，对前臂施加压力，患者抗阻力肩外旋类似。在最易激惹的下肢压迫位置刺激，患者会无法抵抗施加的力而"坍塌"。如果氯乙烷冷喷雾作用于之前已测试的压迫位置，就可以继续评估下一个位置。腓浅神经压迫多位于筋膜通道内的一段，但主要划痕位置是从腓神经在小腿远端前肌间隔穿出的位置。前面业已提及，在寻找胫神经比目鱼肌腱弓的压迫点时，需要用深部刺激来诱发反应。

腓总神经的主要压迫点是腓骨头出腓骨肌腱性起始缘或小腿后肌间韧带处。然而，还有位于前和外侧肌间隔之间的另外两个筋膜隔也可以压迫腓神经。小腿外侧肌间韧带在腓骨肌和跨长伸肌（EHL）之间。位于跨长伸肌和胫骨前肌之间的第三个筋膜隔也可以压迫神经。对腓骨肌腱起始缘所在的小区域进行氯乙烷冷喷雾可以确定压迫的位置，即腓骨肌、拇长伸肌和胫骨前肌之间的筋膜隔。

对于肩关节疼痛或累及肩胛上神经的神经损伤患者，无法通过抗阻肩外旋来完成评估，踝外翻阻力可替代肩外旋：使患者踝关节做背屈动作，将足跟保持在地面，足尖离地，然后让患者外翻踝关节。检查者于患者脚侧面施加阻力，要求患者抵抗该阻力并设法翻转踝关节，然后检查者在可能的神经压迫区域（不管是上肢还是下肢）施加划痕。阳性为患者的踝关节外翻减弱，踝关节不能对抗阻力。

尽管诱发试验有助于确定上肢神经压迫位置并了解患者症状来源，但该测试不能对压迫引起的神经改变进行量化分析。

2.2.2　运动评估

肌肉功能的状态可以定性或定量地来评估，直视下肌肉萎缩可分级为轻度、中度或重度。严重的神经压迫将发生运动功能减退，轻度神经压迫患者较少出现肌肉无力或萎缩。由于神经压迫患者通常早期就诊，患者主诉为感觉异常或 / 和麻木，没有运动障碍，因此检测不到肌肉性能的改变。对于创伤性神经损伤病例，其肌肉功能突然丧失，但能观察到肌肉萎缩则需要数周。肌肉萎缩的延迟使神经损伤后立即进行检查的结果变得复杂，尤其是不只一块肌肉完成特定的运动功能时，未损伤的肌肉可能为失神经支配骨骼肌提供肌肉动作（如肩外展和肘屈曲）。因此，单块肌肉评估对损伤后受累肌肉的测定非常重要[71, 72]。在这一章中，我们将回顾一些肌肉分级系统在评估个体肌肉力量中的作用。

很多手握力计已用于肌肉力量的评估[73~78]。捏力和握力通常用闭式液压系统来测量。临床检查时在相同位置测量三次然后取均值，这些仪器的可靠性业已得以证实[76]。侧捏力常用于评估受尺神经所支配的手内在肌的力量，此检查仅测量受尺神经支配的肌肉，只能提供指捏力的简单定量评价。对于轻度神经压迫，患者仅表现为感觉异常，并没有检测到肌无力。然而，受尺神经支配的肌肉无力时，通过拇长屈肌收缩反而可增加捏力，此时可形成拇指指间关节屈曲（即 Froment 征），有时可同时有掌指关节过伸（即 Jeanne 征）。我们发现了一种假 Froment 征，即未见明显的指间关节屈曲，但受尺神经支配的肌肉无力侧指间关节伸指程度不如正常侧。因此，测量捏力时，要注意患手是否表现出了 Froment 征。

握力常用于评估手功能，尽管握力可以测量手的总体力量。但是，由于有多种因素可影响握力，所以握力既不能用于评估特定肌肉，也不能评估神经压迫可能影响的结构（如肌肉、关节、肌腱、骨和神经）。神经压迫早期不会出现握力下降，而且肌肉无力或萎缩也只有到受累神经明显变性后才会出现，因此，这些测量对于神经压迫的分级的价值不大。

尽管多种因素影响握力，但患者的努力程度和疼痛会影响最大握力。快速交换握力（REG）是用于测量次最大握力的一种方法[79]。但由于在快速换手测量握力的过程中的变数较大，有研究认为 REG 不适于检测次最大握力[80-83]。快速同时握力（RSG）测试的原理与快速交换握力（REG）相似，但该方法的敏感性和特异性良好[84]。测量时，患者双手各握一个测力计，并同时以最大力量迅速挤压测力计，并在检查者的指导下重复 10~15 次。对两只手的最大静态握力进行对比评估。次最大握力可以通过受累侧手增加握力和未受累侧手减少握力来检测。要求患者同时迅速握两个测力计时，就很难在一只手产生次最大握力而另一只手为最大握力，最大和次最大握力的区别较为明显。当然，偶尔也有一些病情严重的患者拒绝该测试。我们发现，同时握力测量可以有效评估最大握力和努力程度。

2.2.3 分级系统

应用标准化分级系统，可对神经损伤或神经压迫患者的肌肉功能进行分类。但是，要在不同患者和研究结果间进行准确的比较，取决于分类和分级系统持续使用有效、可靠的测量标准。

很多对于运动系统的分级分类基于对肌肉力量的评估。早在 1943 年，英国医学研究会（MRC）发表了分级系统[72]，将肌肉力量分为 0~5 级：0 级 = 无肌肉收缩；1 级 = 收缩时有肌颤；2 级 = 可运动关节，但不能对抗重力；3 级 = 可完全对抗重力；4 级 = 完全活动度，部分对抗阻力；5 级 = 正常肌力。Birch 等报道了另一种改良自 Highet 法的 MRC 分级系统，从 M0 到 M5：M0= 无肌肉收缩；M1= 近端肌肉有可见收缩；M2= 近端和远端肌肉均有可见收缩；M3= 近端和远端的重要肌肉收缩并可对抗阻力；M4= 运动恢复，可完成协同运动和自主运动；M5= 完全恢复[85]。Kline 和 Hudson 将该系统命名为整个神经的分级系统，然后提出了另一种针对整个神经的分级系统（美国系统），包括 M0~M6 的分级[86]。运动功能分级系统的结果可有助于对患者运动功能进行比较，标准的肌肉分级系统的应用需要确保一致性和准确性[71, 72]。

运动功能有多个分类系统，而对于感觉系

统的分类则鲜有报道。Highet 分级包括从 S0（无感觉）到 S4（完全恢复）[85]。据 Dellon 报道[37]，Zachary 和 Holmes 改良了 Highet 的分类方法，改良后包括两点辨别觉（2pd）[4]。该感觉分类系统评分包括：S0= 无感觉；S1= 深部疼痛感觉恢复；S1+= 浅表疼痛感觉恢复；S2= 疼痛感觉和部分触觉恢复；S2+= 疼痛感觉和部分触觉恢复，并有过度反应；S3= 疼痛感觉和部分触觉恢复，并无过度反应；2pd >15 mm，S3+= 感觉定位和 2pd 恢复在 7~15 mm；S4= 完全恢复，2pd 在 2~6 mm[4]。

2.3 测试选择

对于神经损伤或神经压迫患者的感觉进行评估，尚无任何一种检查方法普遍适用。适用于检测神经压迫且具有良好参数的检查方法，不一定能有效评估神经损伤后的功能。在压迫早期，神经只有轻度改变，阈值和触觉辨别可能在正常范围，此时诱发试验可能是确定压迫位置的唯一方法（图 2.1）。随着慢性神经压迫的进展，振动和压力阈值开始出现异常，随后两点辨别觉（2pd）的异常开始明显。由于只有显著的神经改变才会导致异常的两点辨别觉（2pd），所以该测量在轻、中度慢性神经压迫的患者中敏感度和预测力都较低[24, 64]。

慢性神经压迫的发展与长时间的压迫有关。所以部分形成压迫的位置，如腕管和肘管，具有相对封闭的解剖特点，因此出现压迫可能性更大。多数臂丛神经压迫患者在取压迫臂丛神经的姿势时会伴有疼痛，为了减轻不适，患者会减少手臂抬高时间。对于束带压迫臂丛神经无异常的患者，该区域的压迫不会导致更严重的慢性神经压迫。临床检查时，诱发实验阳性，可能有异常感觉阈，而 2pd 正常[24, 64]。

对于神经损伤患者，相对于阈值测量，2pd是反应功能恢复的良好指标[16, 87]。物体辨别常用于评估神经功能和正中神经、尺神经和桡神经修复患者的恢复情况。有报道显示，对于正中神经损伤，物体辨别和 2pd 具有强关联性[16, 87, 88]。与物体辨别觉相比，2pd 对最终功能的预测价值更高。

有不少评估系统都要求结合运动和感觉功能进行评估，如 Moberg 拾物测验（Moberg Pick-up）、Valpar 评估系统、Purdue 钉板测试（PurduePegboard）、Minnesota 手工评分系统和 Braille 图案辨别实验，都可以提供患者的功能和灵活度的信息[89-92]。一些评估重点强调感觉功能，另一些则强调运动功能。评估方法不能特别指出功能障碍的原因，但可以评估感觉、运动功能。为了组合多种功能，Rosén 和 Lundborg 等报道了一种组合评估系统，综合评估感觉、运动和疼痛域[93]。

应根据病因和评估的目的来选择最佳的测试方法，阈值测试和触觉辨别是有效的测量方法，但对于神经压迫或神经损伤患者所提供的信息是不同的。功能测量和患者自我报告的评估方式，可深入了解神经损伤对患者生活、功能障碍、健康相关生活质量的影响。

2.4 肌肉失衡和神经活动度评估

神经损伤或姿势异常可伴随软组织病变，尤其是颈肩胛区，可导致肌肉失衡，引起颈肩胛区的疼痛和不适。为了鉴定运动异常和肌肉障碍，对于因臂丛神经压迫和创伤性周围神经损伤而产生上述症状的患者，需要对颈、肩胛和肩部区域进行全面评估。

在患者站立位和坐位评估其姿势。与理想姿势相比[71]，患者在放松站立位通常表现为头前位、颈椎生理弧度丢失，胸部屈曲、肩胛外展和肩内旋增加。这种改变的姿势维持一段时间后，将会导致肌肉长度适应性改变和代偿性的肌肉失衡[94]。测量颈椎和肩部的活动度，并记录相关的疼痛和运动异常。在测量肩的活动度时，也要记录肩胛的异常运动和翼状肩胛。肩胛肌肉轻度无力患者，肩关节活动度仍可保持；而在肩胛肌不平衡收缩时，肌肉无力就会很明显。轻度无力时，对前锯肌可以通过肩屈曲进行检查，而对斜方肌则通过肩外展来检查。翼状肩胛和 / 或异常运动可在手臂抗重力放下时观察到偏心性收缩。检查颈肩胛区的每块肌肉，明确无力、压痛、延长或缩短等情况。

上肢神经压迫的患者，尤其是伴有感觉异常和麻木的患者，需要进行神经长度和活动度评估[95~97]。神经是由神经组织和结缔组织组成的，位置的长时间改变可导致神经长度的适应性改变，无论是拉伸还是缩短。也就是说，将神经置于短缩的位置，长时间后神经会缩短；反之亦然。慢性神经压迫患者，压迫处的神经纤维化并粘连，如此可限制神经活动，甚至将其固定于此。此时，相对较小的神经牵张力就会增加患者的症状，而更大的牵张力会引起神经远端感觉神经分布区或 / 和近端的症状显著加重。患者症状的易激惹性有助于确定神经张力测试的时机，以提供更多有效的信息。Butler 提出的上肢神经活动度实验对确认神经的活动性下降非常有用[96]。然而，如果不了解患者和组织对检查的反应，检查可导致无症状患者出现疼痛。在检查有神经相关症状的患者前，检查者需要熟悉无症状患者的不同反应。根据我们的经验，对于有多水平神经压迫的患者，只有颈椎、肩胛骨和肩能达到节段活动性和降低神经的易激惹性后，检查才可获得更好的结果。

2.5 患者自我报告评估

身体损害的测量常用于运动和感觉障碍以及治疗相关结果的评估。以往认为患者自我报告结果过于主观，因而较少应用于术前和术后

的全面评估。而疼痛本就是一个主观体验，通常需要自我报告；目前，有诸多一维和多维疼痛评估的工具。近年来，患者自我报告结果的测量和健康相关生活质量的评估，已经成为评估疾病对患者影响体系中的重要组成部分。

2.5.1 疼痛评估

周围神经损伤，或神经压迫和 / 或肌肉失衡导致的疼痛可能非常严重。患者对疼痛的反应可以显著影响患者功能，因而也可直接影响治疗结局[98~100]。尽管对臂丛神经损伤患者的严重神经性疼痛的认识已有报道，但与多水平神经压迫和颈肩胛肌失衡相关的疼痛则争议较大[55, 56, 101]。我们在对周围神经外科医师的调查中发现，对于以疼痛为主诉的患者，75% 的医师会应用言语量表(verbal scales)、数字量表(numeric scales)和视觉模拟量表（VAS）对疼痛强度进行定量评估；而对于主诉运动和感觉障碍的患者，只有 52% 的医师进行了疼痛评估；多维调查问卷则鲜有医生应用。因为疼痛对功能结果和健康相关生活质量有负面影响，因此，疼痛评估理应包括在患者的全面评估中[99]。已有多种方法可以对疼痛强度进行评估，包括言语量表、数字量表和视觉模拟量表（VAS）；而对疼痛性质的评估；则采用多维调查表完成。其中，引用最多的就是 McGill 疼痛问卷（McGill pain questionnaire，MPQ），可评估疼痛强度和疼痛性质[103~105]。MPQ 简表包括 15 个形容词（用于疼痛等级评分）、目前疼痛强度（Present Pain Intensity）评分（0~5 分）和疼痛强度评分（10 cm 长的视觉模拟评分尺）。而最新改良的简化 MPQ 问卷可以区分神经病理性疼痛和伤害性疼痛。然而，尽管 MPQ 是测量疼痛性质的优秀工具，但不能显示疼痛对患者生活的影响。

我们制定了一个疼痛评估调查表（见附表），由源于其他多个调查表的条目组成[26,

[49, 106~108]。该疼痛评估调查表有 4 个部分，包括问题（关于工作、家庭和医疗等）、体图、疼痛形容词和 10 cm 视觉模拟评分尺（用于对疼痛强度、压力、应对、愤怒、抑郁以及损伤对生活质量的影响的评估）。每个部分分别计分，得分 >20、体图不遵循解剖学模式以及选择 3 个以上的疼痛形容词，视为阳性结果。有 2 个或更多部分为阳性，应让患者进行全面的心理评估。第一页包括体图、疼痛形容词和疼痛强度评估尺（10 cm VAS），可在每次就诊时迅速完成，用于帮助医师和患者本人监测疼痛的进展。所使用的特定形容词（神经与非神经）同样有助于患者评估，如患者可能选择"灼痛"或"麻痛"，但说这些与"隐隐作痛""酸痛"和"搏动性疼痛"相比不重要或较少出现，说明非神经源性疼痛也是患者同样重要的症状。我们增加了 3 个视觉模拟评分：抑郁症状、愤怒和对整个生活质量的影响。只有疼痛得到有效控制才能得到最佳的结果，而这必须包括与此问题相关的心理因素。虽然这些超出了外科医生和物理治疗师的治疗范畴，但可将他们转诊至合适的疼痛治疗中心或寻求心理学家 / 精神科医生的帮助，这对患者尤为有益。

2.5.2 自我报告调查表

很多自我报告调查表已用于健康状态、健康相关生活质量、上肢疾患相关的残疾。这些调查表可以获得与患者相关的结果以及损伤和病理状态对患者的影响。尚无普遍接受的问卷，需要根据所需信息和数据选择最合适的问卷。最常用于手外科的自我报告调查表包括调查全身健康的调查卷（SF-36），以及专用于上肢的，如上肢臂、肩、手功能调查量表（DASH）和密歇根手功能调查表（MHQ）。同时还有很多特定疾病调查表，如 Levine 腕管综合征问卷、畏寒严重度问卷（Cold Intolerance Severity Scale，CISS）、患者特定功能量表（PSFS）和

其他有关肩部和肘部的调查表。

DASH 是一个特定疾病自我报告调查表，用于评估上肢残疾，由美国矫形外科医师学会（AAOS）、骨骼肌专业学会理事会和工作与健康研究所（IWH）[109] 制定。DASH 调查表有与症状和身体功能相关的，以及涉及工作和娱乐的两个分量表，共 30 个条目。调查表的有效性、可靠性和响应性已得到证明[110-118]。DASH 评分作为一个残疾预测指标已经应用于多种上肢疾病与损伤的研究。在美国的一项大型研究中，Hunsakeret 等报道以 DASH 均值 10.10 ± 14.86 作为标准值[111]。在我们对上肢神经损伤患者的研究中，DASH 均值为 44 ± 22，臂丛神经损伤患者的分值显著较高[100]。DASH 的心理测试特性评估显示该调查表在上肢病变患者残疾测量方面有良好的有效性、可靠性和响应性。快速 DASH（QuickDASH）有 11 个条目，其有效性也已经由多项研究验证[119, 120]。

密歇根手功能调查表（MHQ）用于评估手功能、活动、工作、疼痛、外观和满意等各个领域，具有良好的有效性、可靠性和响应性[121, 122]。该调查表有 71 个条目，因为条目较多增加了患者负担以及完成和评分的难度；简化版 MHQ 有 12 个条目，具有良好的心理测试特性[123]。

患者特定功能量表（PSFS）用于评估每例患者的特定功能障碍[124, 125]，其有效性和对变化的响应性业已在背痛、颈痛、膝痛和多种手部疾患得以证实[117, 126-130]。在上肢神经损伤的研究中，我们发现 PSFS 的建构效度（construct validity）与 DASH 有中度相关性。与远端神经损伤的患者相比，臂丛神经损伤患者的 PSFS 分值明显较低[131]。PSFS 的完成时间较 DASH 短，所提供的选择条目均适用于特定患者，所以对特定患者研究更有意义。每例患者确定 3 个他们认为很难或不能完成的条目，然后用 10 cm VAS 进行困难程度 PSFS 评分。PSFS 是评估个体变化的有效评估工具，但由于患者选择

各自的条目，使得很难在患者之间进行比较。

其他调查表，如 Levine 腕管综合征问卷可对有腕管综合征的特定患者的症状和功能进行评估[132]。有很多自我报告调查表用于特定的诊断，但这些调查表在临床应用中的有效性与外科临床实践过程中见到的患者数量有关。

2.6 小结

尚无任何一种测试或测量方法可以满足可对所有神经损伤或神经压迫患者进行全面评估的要求。对神经损伤或神经压迫患者评估的基础，应从准确的病史和患者的主观症状描述开始，然后决定应用哪种评估工具会更有效。对于创伤性神经损伤，要求进行运动和感觉评估；但对于神经压迫，诱发试验可以提供神经压迫的早期信息，有助于确定神经压迫的位置。应用一组有效、可靠的感觉和运动评估，结合患者自我报告调查问卷，将为制订治疗方案提供全面的信息并准确反映治疗相关结果。

2.7 参考文献

［1］Bell-Krotoski JA. Sensibility testing: current concepts. In: Hunter JM, Mackin EJ, Callahan AD, eds. Rehabilitation of the Hand: Surgery and Therapy. St. Louis, MO: CV Mosby; 1995:109-128

［2］Dellon AL. The moving two-point discrimination test: clinical evaluation of the quickly adapting fiber/receptor system. J Hand Surg Am 1978;3:474-481

［3］Dellon AL. Clinical use of vibratory stimuli to evaluate peripheral nerve injury and compression neuropathy. Plast Reconstr Surg 1980;65:466-476

［4］Dellon AL. Evaluation of Sensibility and Re-education of Sensation in the Hand. Baltimore, MD: Williams & Wilkins; 1981

［5］Dellon AL. The vibrometer. Plast Reconstr Surg 1983;71:427-431

［6］Dellon AL, Keller KM. Computer-assisted quantitative sensorimotor testing in patients with carpal and cubital tunnel syndromes. Ann Plast Surg 1997;38:493-502

［7］Gerr FE, Letz R. Reliability of a widely used test of peripheral cutaneous vibration sensitivity and a comparison of two testing protocols. Br J Ind Med 1988;45:635-639

［8］Grunert BK, Wertsch JJ, Matloub HS, McCallum-Burke S. Reliability of sensory threshold measurement using a digital vibrogram. J Occup Med 1990;32:100-102

［9］Hermann RP, Novak CB, Mackinnon SE. Establishing normal values of moving two-point discrimination in children and adolescents. Dev Med Child Neurol 1996;38:255-261

［10］Levin S, Pearsall G, Ruderman RJ. von Frey's methods of measuring pressure sensibility in the hand: an engineering analysis of the Weinstein-Semmes pressure aesthesiometer. J Hand Surg [Br]1978;3:211-216

［11］Lundborg G, Lie-Stenström AK, Sollerman C, Strömberg T, Pyykkö I. Digital vibrogram: a new diagnostic tool for sensory testing in compression neuropathy. J Hand Surg Am 1986;11:693-699

［12］Lundborg G, Sollerman C, Strömberg T, Pyykkö I, Rosén B. A new principle for assessing vibrotactile sense in vibration-induced neuropathy. Scand J Work Environ Health 1987;13:375-379

［13］Mackinnon SE, Dellon AL. Two-point discrimination tester. J Hand Surg Am 1985;10:906-907

［14］Moberg E. Objective methods for determining the functional value of sensibility in the hand. J Bone Joint Surg Br 1958;40-B:454-476

［15］Moberg E. The unsolved problem: how to test the functional value of hand sensibility. J Hand Ther 1991;4:105-110

［16］Novak CB, Mackinnon SE, Williams JI, Kelly L. Establishment of reliability in the evaluation of hand sensibility. Plast Reconstr Surg 1993;92:311-322

［17］Rosén B, Lundborg G. A new tactile gnosis instrument in sensibility testing. J Hand Ther 1998;11:251-257

［18］Semmes J, Weinstein S, Ghent I, Teuber H. Somatosensory Changes after Penetrating Brain Wounds in Man. Cambridge, MA: Harvard University Press; 1960

［19］Strauch B, Lang A, Ferder M, Keyes-Ford M, Freeman K, Newstein D. The Ten Test. Plast Reconstr Surg 1997;99:1074-1078

［20］Doezie AM, Freehill AK, Novak CB, Dale AM, Mackinnon SE. Evaluation of cutaneous vibration thresholds in medical transcriptionists. J Hand Surg Am 1997;22:867-872

［21］Gelberman RH, Szabo RM, Williamson RV, Dimick MP. Sensibility testing in peripheral-nerve compression syndromes: an experimental study in humans. J Bone Joint Surg Am 1983;65:632-638

［22］Jetzer TC. Use of vibration testing in the early evaluation of workers with carpal tunnel syndrome. J Occup Med 1991;33:117-120

［23］Lundborg G, Dahlin LB, Lundström R, Necking LE, Strömberg T. Vibrotactile function of the hand in compression and vibration-induced neuropathy. Sensibility index-a new measure. Scand J Plast Reconstr Surg Hand Surg 1992;26:275-279

［24］Novak CB, Mackinnon SE, Patterson GA. Evaluation of patients with thoracic outlet syndrome. J Hand Surg Am 1993;18:292-299

［25］Werner RA, Franzblau A, Johnston E. Comparison of

multiple frequency vibrometry testing and sensory nerve conduction measures in screening for carpal tunnel syndrome in an industrial setting. Am J Phys Med Rehabil 1995;74: 101-106

[26] Mackinnon SE, Dellon AL. Surgery of the Peripheral Nerve. New York, NY: Thieme;1988

[27] Szabo RM, Gelberman RH, Dimick MP. Sensibility testing in patients with carpal tunnel syndrome. J Bone Joint Surg Am 1984;66:60-64

[28] Szabo RM, Slater RR, Farver TB, Stanton DB, Sharman WK. The value of diagnostic testing in carpal tunnel syndrome. J Hand Surg Am 1999;24:704-714

[29] Patel MR, Bassini L. A comparison of five tests for determining hand sensibility. J Reconstr Microsurg 1999;15: 523-526

[30] Bell-Krotoski JA, Weinstein S, Weinstein C. Testing sensibility, including touch-pressure, two-point discrimination, point localization, and vibration. J Hand Ther 1993;6:114-123

[31] Novak CB, Mackinnon SE. Evaluation of nerve injury and nerve compression in the upper quadrant. J Hand Ther 2005;18:230-240

[32] Bell-Krotoski JA, Buford WL. The force/time relationship of clinically used sensory testing instruments. J Hand Ther 1988;1:76-85

[33] Dale AM, Novak CB, Mackinnon SE. Utility of vibration thresholds in patients with brachial plexus nerve compression. Ann Plast Surg 1999;42:613-618

[34] Bell-Krotoski JA. Light touch-deep pressure testing using Semmes-Weinstein monofilaments. In: Hunter JM, Schneider LH, Mackin EJ, Callahan AD, eds. Rehabilitation of the Hand: Surgery and Therapy. St. Louis, MO: CV Mosby;1990

[35] van Vliet D, Novak CB, Mackinnon SE. Duration of contact time alters cutaneous pressure threshold measurements. Ann Plast Surg 1993;31:335-339

[36] Massy-Westropp N. The effects of normal human variability and hand activity on sensory testing with the full Semmes-Weinstein monofilaments kit. J Hand Ther 2002;15:48-52

[37] Dellon AL. Somatosensory Testing and Rehabilitation. Bethesda, MD: American Occupational Therapy Association; 1999

[38] Dellon ES, Mourey R, Dellon AL. Human pressure perception values for constant and moving one-and two-point discrimination. Plast Reconstr Surg 1992;90:112-117

[39] Moberg E. Two-point discrimination test: a valuable part of hand surgical rehabilitation, e.g., in tetraplegia. Scand J Rehabil Med 1990;22:127-134

[40] Dellon AL, Mackinnon SE, Crosby PM. Reliability of two-point discrimination measurements. J Hand Surg Am 1987;12:693-696

[41] Aulicino PL. Clinical evaluation of the hand. In: Hunter JM, Mackin EJ, Callahan AD, eds. Rehabilitation of the Hand: Surgery and Therapy. St Louis, MO: Mosby; 1995:53-76

[42] Onne L. Recovery of sensibility and sudomotor activity in the hand after nerve suture. Acta Chir Scand Suppl 1962;300 Suppl 300:1-69

[43] de Krom MCTFM, Knipschild PG, Kester ADM, Spaans F. Efficacy of provocative tests for diagnosis of carpal tunnel syndrome. Lancet 1990;335:393-395

[44] Durkan JA. A new diagnostic test for carpal tunnel syndrome. J Bone Joint Surg Am 1991;73:535-538

[45] González del Pino J, Delgado-Martínez AD, González González I, Lovic A. Value of the carpal compression test in the diagnosis of carpal tunnel syndrome. J Hand Surg [Br] 1997;22:38-41

[46] Gunnarsson LG, Amilon A, Hellstrand P, Leissner P, Philipson L. The diagnosis of carpal tunnel syndrome: sensitivity and specificity of some clinical and electrophysiological tests. J Hand Surg [Br]1997;22:34-37

[47] MacDermid JC. Accuracy of clinical tests used in the detection of carpal tunnel syndrome: a literature review. J Hand Ther 1991;4:169-176

[48] Novak CB, Lee GW, Mackinnon SE, Lay L. Provocative testing for cubital tunnel syndrome. J Hand Surg Am 1994;19:817-820

[49] Novak CB, Mackinnon SE. Evaluation of the patient with thoracic outlet syndrome. Chest Surg Clin N Am 1999;9:725-746

[50] Paley D, McMurtry RY. Median nerve compression test in carpal tunnel syndrome diagnosis. Reproduces signs and symptoms in affected wrist. Orthop Rev 1985;14:41-45

[51] Phalen GS. The carpal-tunnel syndrome: seventeen years' experience in diagnosis and treatment of six hundred fifty-four hands. J Bone Joint Surg Am 1966;48:211-228

[52] Phalen GS. The carpal-tunnel syndrome: clinical evaluation of 598 hands. Clin Orthop Relat Res 1972;83:29-40

[53] Tetro AM, Evanoff BA, Hollstien SB, Gelberman RH. A new provocative test for carpal tunnel syndrome: assessment of wrist flexion and nerve compression. J Bone Joint Surg Br 1998;80:493-498

[54] Williams TM, Mackinnon SE, Novak CB, McCabe S, Kelly L. Verification of the pressure provocative test in carpal tunnel syndrome. Ann Plast Surg 1992;29:8-11

[55] Mackinnon SE, Novak CB. Clinical commentary: pathogenesis of cumulative trauma disorder. J Hand Surg Am 1994;19:873-883

[56] Mackinnon SE, Novak CB. Repetitive strain in the workplace. J Hand Surg Am 1997;22:2-18

[57] Novak CB, Mackinnon SE. Multilevel nerve compression and muscle imbalance in work-related neuromuscular disorders. Am J Ind Med 2002;41: 343-352

[58] Omurtag M, Novak CB, Mackinnon SE. Multiple level nerve compression is frequently unrecognized. Can J Plast Surg 1996;4:165-167

[59] Vaught MS, Brismée J-M, Dedrick GS, Sizer PS, Sawyer SF. Association of disturbances in the thoracic outlet in subjects with carpal tunnel syndrome: a case-control study. J Hand Ther 2011; 24:44-51, quiz 52

[60] Upton ARM, McComas AJ. The double crush in nerve entrapment syndromes. Lancet 1973;2:359-362

[61] Dellon AL, Mackinnon SE. Chronic nerve compression

model for the double crush hypothesis. Ann Plast Surg 1991;26:259-264

[62] Lundborg G. Nerve Injury and Repair. New York, NY: Churchill Livingstone; 1988

[63] Lundborg G. Nerve Injury and Repair. 2nd ed. New York, NY: Churchill Livingstone; 2005

[64] Mackinnon SE. Double and multiple "crush" syndromes: double and multiple entrapment neuropathies. Hand Clin 1992;8:369-390

[65] Rayan GM, Jensen C, Duke J. Elbow flexion test in the normal population. J Hand Surg Am 1992;17:86-89

[66] Roos DB, Owens JC. Thoracic outlet syndrome. Arch Surg 1966;93:71-74

[67] Tong HC, Haig AJ, Yamakawa K. The Spurling test and cervical radiculopathy. Spine 2002;27:156-159

[68] Cheng CJ, Mackinnon-Patterson B, Beck JL, Mackinnon SE. Scratch collapse test for evaluation of carpal and cubital tunnel syndrome. J Hand Surg Am 2008;33:1518-1524

[69] Boyd K, Mackinnon SE. Scatch collapse test as an adjunct in the diagnosis of tarsal tunnel syndrome. Plast Reconstr Surg 2011; 128: 933-939

[70] Gillenwater J, Cheng J, Mackinnon SE. Evaluation of the scratch collapse test in peroneal nerve compression. Plast Reconstr Surg 2011;128:933-939

[71] Kendall FP, McCreary EK, Provance PG. Muscles: Testing and Function. Baltimore, MDe: Williams & Wilkins; 1993

[72] Medical Research Council of the U.K. Aids to the Examination of the Peripheral Nervous System. Palo Alto, CA: Pentagon House; 1976

[73] Schreuders TAR, Roebroeck ME, van der Kar TJ, Soeters JN, Hovius SE, Stam HJ. Strength of the intrinsic muscles of the hand measured with a hand-held dynamometer: reliability in patients with ulnar and median nerve paralysis. J Hand Surg [Br] 2000;25:560-565

[74] Mathiowetz V. Comparison of Rolyan and Jamar dynamometers for measuring grip strength. Occup Ther Int 2002;9:201-209

[75] Schreuders TAR, Roebroeck ME, Goumans J, van Nieuwenhuijzen JF, Stijnen TH, Stam HJ. Measurement error in grip and pinch force measurements in patients with hand injuries. Phys Ther 2003;83:806-815

[76] Mathiowetz V, Weber K, Volland G, Kashman N. Reliability and validity of grip and pinch strength evaluations. J Hand Surg Am 1984;9:222-226

[77] Schreuders TAR, Roebroeck ME, Jaquet J-B, Hovius SER, Stam HJ. Measuring the strength of the intrinsic muscles of the hand in patients with ulnar and median nerve injuries: reliability of the Rotterdam Intrinsic Hand Myometer (RIHM). J Hand Surg Am 2004;29:318-324

[78] Massy-Westropp N, Rankin W, Ahern M, Krishnan J, Hearn TC. Measuring grip strength in normal adults: reference ranges and a comparison of electronic and hydraulic instruments. J Hand Surg Am 2004;29:514-519

[79] Hildreth DH, Breidenbach WC, Lister GD, Hodges AD. Detection of submaximal effort by use of the rapid exchange grip. J Hand Surg Am 1989;14:742-745

[80] Shechtman O, Taylor C. The use of the rapid exchange grip test in detecting sincerity of effort: 2. Validity of the test. J Hand Ther 2000;13:203-210

[81] Tredgett MW, Davis TRC. Rapid repeat testing of grip strength for detection of faked hand weakness. J Hand Surg [Br]2000;25:372-375

[82] Shechtman O, Taylor C. How do therapists administer the rapid exchange grip test? A survey. J Hand Ther 2002;15:53-61

[83] Shechtman O, Goodall SK. The administration and interpretation of the rapid exchange grip test: a national survey. J Hand Ther 2008;21:18-26, quiz 27

[84] Joughin K, Gulati P, Mackinnon SE, et al. An evaluation of rapid exchange and simultaneous grip tests. J Hand Surg Am 1993;18:245-252

[85] Birch R, Bonney G, Wynn Parry CB. Surgical Disorders of the Peripheral Nerves. London, England: Churchill Livingstone; 1998

[86] Kline DG, Hudson AR. Nerve Injuries: Operative Results for Major Nerve Injuries, Entrapment and Tumors. Philadelphia, PA: WB Saunders; 1995

[87] Novak CB, Mackinnon SE, Kelly L. Correlation of two-point discrimination and hand function following median nerve injury. Ann Plast Surg 1993;31:495-498

[88] Novak CB, Kelly L, Mackinnon SE. Sensory recovery after median nerve grafting. J Hand Surg Am 1992;17:59-68

[89] Amirjani N, Ashworth NL, Gordon T, Edwards DC, Chan KM. Normative values and the effects of age, gender, and handedness on the Moberg Pick-Up Test. Muscle Nerve 2007;35:788-792

[90] Jebsen RH, Taylor N, Trieschmann RB, Trotter MJ, Howard LA. An objective and standardized test of hand function. Arch Phys Med Rehabil 1969;50:311-319

[91] Novak CB, Mackinnon SE, Williams JI, Kelly L. Development of a new measure of fine sensory function. Plast Reconstr Surg 1993;92:301-310

[92] Tiffin J, Asher EJ. The Purdue pegboard: norms and studies of reliability and validity. J Appl Psychol 1948;32:234-247

[93] Rosén B, Lundborg G. A model instrument for the documentation of outcome after nerve repair. J Hand Surg Am 2000;25:535-543

[94] Sahrmann SA. Diagnosis and Treatment of Movement Impairment Syndromes. St. Louis, MO: Mosby; 2002

[95] Byl C, Puttlitz C, Byl N, Lotz J, Topp K. Strain in the median and ulnar nerves during upper-extremity positioning. J Hand Surg Am 2002;27:1032-1040

[96] Butler DS. Mobilisation of the Nervous System. Melbourne, Australia: Churchill Livingstone; 1991

[97] Totten PA, Hunter JM. Therapeutic techniques to enhance nerve gliding in thoracic outlet syndrome and carpal tunnel syndrome. Hand Clin 1991;7:505-520

[98] Jensen MP, Chodroff MJ, Dworkin RH. The impact of neuropathic pain on health-related quality of life: review and implications. Neurology 2007;68:1178-1182

[99] Novak CB, Katz J. Neuropathic pain in patients with upper-

extremity nerve injury. Physiother Can 2010;62:190-201

[100] Novak CB, Anastakis DJ, Beaton DE, Mackinnon SE, Katz J. Biomedical and psychosocial factors associated with disability after peripheral nerve injury. J Bone Joint Surg Am 2011;93:929-936

[101] Hadler NM. Repetitive upper-extremity motions in the workplace are not hazardous. J Hand Surg Am 1997;22:19-29

[102] Novak CB, Anastakis DJ, Beaton DE, Katz J. Evaluation of pain measurement practices and opinions of peripheral nerve surgeons. Hand (NY) 2009;4:344-349

[103] Melzack R. The McGill Pain Questionnaire: major properties and scoring methods. Pain 1975;1:277-299

[104] Melzack R. The short-form McGill Pain Questionnaire. Pain 1987;30:191-197

[105] Melzack R, Katz J. Assessment of pain in adult patients. In: McMahon SB, Koltzenburg M, eds. Wall & Melzack's Textbook of Pain. New York, NY: Churchill-Livingstone; 2006:291-304

[106] Chen DL, Novak CB, Mackinnon SE, Weisenborn SA. Pain responses in patients with upper-extremity disorders. J Hand Surg Am 1998;23:70-75

[107] Melzack R. The McGill Pain Questionnaire: major properties and scoring methods. Pain 1975;1:277-299

[108] Hendler N, Viernstein M, Gucer P, Long D. A preoperative screening test for chronic back pain patients. Psychosomatics 1979;20:801-808

[109] Hudak PL, Amadio PC, Bombardier C, the Upper Extremity Collaborative Group (UECG). Development of an upper extremity outcome measure: the DASH (Disabilities of the Arm, Shoulder and Hand) [corrected]. Am J Ind Med 1996;29:602-608

[110] Beaton DE, Katz JN, Fossel AH, WrightJ G, Tarasuk V, Bombardier C. Measuring the whole or the parts? Validity, reliability, and responsiveness of the Disabilities of the Arm, Shoulder and Hand outcome measure in different regions of the upper extremity. J Hand Ther 2001;14:128-146

[111] Hunsaker FG, Cioffi DA, Amadio PC, Wright JG, Caughlin B. The American Academy of Orthopaedic Surgeons outcomes instruments: normative values from the general population. J Bone Joint Surg Am 2002;84-A:208-215

[112] Dias JJ, Bhowal B, Wildin CJ, Thompson JR. Assessing the outcome of disorders of the hand: is the patient evaluation measure reliable, valid, responsive and without bias? J Bone Joint Surg Br 2001;83:235-240

[113] Gay RE, Amadio PC, Johnson JC. Comparative responsiveness of the Disabilities of the Arm, Shoulder, and Hand, the cCarpal Tunnel Questionnaire, and the SF-36 to clinical change after carpal tunnel release. J Hand Surg Am 2003; 28:250-254

[114] Horng Y-S, Lin M-C, Feng C-T, Huang C-H, Wu H-C, Wang J-D. Responsiveness of the Michigan Hand Outcomes Questionnaire and the Disabilities of the Arm, Shoulder, and Hand Questionnaire in patients with hand injury. J Hand Surg Am 2010;35:430-436

[115] MacDermid JC, Richards RS, Donner A, Bellamy N, Roth JH. Responsiveness of the short form-36, Disabilities of the Arm, Shoulder, and Hand Questionnaire, patient-rated wrist evaluation, and physical impairment measurements in evaluating recovery after a distal radius fracture. J Hand Surg Am 2000;25:330-340

[116] MacDermid JC, Tottenham V. Responsiveness of the Disabilities of the Arm, Shoulder, and Hand (DASH) and Patient-Rated Wrist/Hand Evaluation (PRWHE) in evaluating change after hand therapy. J Hand Ther 2004; 17:18-23

[117] McMillan CR, Binhammer PA. Which outcome measure is the best? Evaluating responsiveness of the Disabilities of the Arm, Shoulder, and Hand Questionnaire, the Michigan Hand Questionnaire and the Patient-Specific Functional Scale following hand and wrist surgery. Hand (NY) 2009;4: 311-318

[118] SooHoo NF, McDonald AP, Seiler JG, McGillivary GR. Evaluation of the construct validity of the DASH questionnaire by correlation to the SF-36. J Hand Surg Am 2002;27:537-541

[119] Beaton DE, Wright JG, Katz JN, Upper Extremity Collaborative Group. Development of the QuickDASH: comparison of three item-reduction approaches. J Bone Joint Surg Am 2005;87:1038-1046

[120] Gummesson C, Ward MM, Atroshi I. The shortened Disabilities of the Arm, Shoulder and Hand questionnaire (QuickDASH): Validity and reliability based on the responses within the full-length DASH. BMC Musculoskelet Disord 2006;7:44

[121] Chung KC, Kalliainen LK, Hayward RA. Type II (beta) errors in the hand literature: the importance of power. J Hand Surg Am 1998;23:20-25

[122] Chung KC, Pillsbury MS, Walters MR, Hayward RA. Reliability and validity testing of the Michigan Hand Outcomes Questionnaire. J Hand Surg Am 1998;23:575-587

[123] Waljee JF, Kim HM, Burns PB, Chung KC. Development of a brief, 12-item version of the Michigan Hand Questionnaire. Plast Reconstr Surg 2011;128:208-220

[124] Stratford P, Gill C, Westaway M, Binkley J. Assessing disability and change on individual patients: a report of a patient-specific measure. Physiother Can 1995;47:258-262

[125] Stratford P, Spadoni G. Assessing improvement in patients who report small limitations in functional status on condition-specific measures. Physiother Can 2005;57:234-241

[126] Cleland JA, Fritz JM, Whitman JM, Palmer JA. The reliability and construct validity of the Neck Disability Index and Patient-Specific Functional Scale in patients with cervical radiculopathy. Spine 2006;31:598-602

[127] Pengel LHM, Refshauge KM, Maher CG. Responsiveness of pain, disability, and physical impairment outcomes in patients with low back pain. Spine 2004;29:879-883

[128] Westaway MD, Stratford PW, Binkley JM. The Patient-

Specific Functional Scale: validation of its use in persons with neck dysfunction. J Orthop Sports Phys Ther 1998;27:331-338

[129] Gross DP, Battié MC, Asante AK. The Patient-Specific Functional Scale: validity in workers' compensation claimants. Arch Phys Med Rehabil 2008;89:1294-1299

[130] Rosengren J, Brodin N. Validity and reliability of the Swedish version of the Patient-Specific Functional Scale in patients treated surgically for carpometa-carpal joint osteoarthritis. J Hand Ther 2013 ;26:53-60, quiz 61

[131] Novak CB, Anastakis DJ, Beaton DE, Mackinnon SE, Katz J. Validity of the Patient Specific Functional Scale in patients following upper extremity nerve injury. J Hand Surg [Br] 2012; 37:45

[132] Levine DW, Simmons BP, Koris MJ, et al. A self-administered questionnaire for the assessment of severity of symptoms and functional status in carpal tunnel syndrome. J Bone Joint Surg Am 1993;75:1585-1592

附：疼痛调查表

姓名：_____　　　日期：_____

年龄：____　　性别：男 ___　　女 ___　　优势手：右 ___　左 ___　　诊断：_____

1. 疼痛很难描述，在以下词中选择能够描述你症状的形容词：

灼痛	搏动性疼痛	酸痛	剧烈刺痛	麻刺感	扭曲	挤压
绞痛	割痛	放射痛	麻木	隐痛	针刺般疼痛	难以形容
牵拉痛	刺痛	压痛	发冷疼痛	钝痛	其他：_____	

症状水平：在如下直线上标注位置说明您的疼痛水平，0 为无疼痛，直到最后为严重疼痛。

2. 请在直线上标记过去 1 个月的疼痛水平：

|————————————————————————————————|
无疼痛　　　　　　　　　　　　　　　　　　严重疼痛

3. 请在直线上标记过 1 周的疼痛水平：

右　　|————————————————————————————————|
　　　　无疼痛　　　　　　　　　　　　　　　　严重疼痛

左　　|————————————————————————————————|
　　　　无疼痛　　　　　　　　　　　　　　　　严重疼痛

4. 哪里痛？

右　　　　　　　　　　左　左　　　　　　　　右

5. 请在如下标尺上标注疼痛是否影响您的生活质量：

|————————————————————————————————|
0　　　　　　　　　　　　　　　　　　　100%
完全没有　　　　　　　　　　　　　　　非常

6. 请在如下标尺上标注您是否感到抑郁：

0   100%
完全没有   非常

7. 请在如下标尺上标注您是否感到沮丧：

0   100%
完全没有   非常

8. 请在如下标尺上标注您是否感到生气：

0   100%
完全没有   非常

9. 请在如下标尺上标注您是否感到压力或紧张：

在家   10
            0

在工作   10
            0

10. 您感到是否有能力控制这种紧张情绪：

在家   完全不能
            完全能

在工作   完全不能
            完全能

11. 疼痛是如何发生的？
     a. 因意外或无法解释事件突然发病
     b. 缓慢发病
     c. 缓慢发病，逐步加重，无意外或无法解释的事件
     d. 突然发病，无意外或无法解释的事件

12. 为了消除疼痛，您进行了多少次手术？
     a. 没有
     b. 2 次
     c. 3 或 4 次
     d. 4 次以上

13. 运动对您的疼痛有影响吗？
     a. 运动或使用时疼痛总会加剧
     b. 运动或使用时疼痛经常会加剧
     c. 运动或使用时疼痛不改变

14. 天气对疼痛会有影响吗?
  a. 在潮湿或寒冷的天气,疼痛经常会加剧
  b. 在潮湿或寒冷的天气,疼痛偶尔加剧
  c. 在潮湿或寒冷的天气,对疼痛无影响

15. 您是否有入睡困难或睡着后醒来?
  a. 没有—直接到问题 16   b. 有—直接到问题 15A 和 15B

    15A. 难以入睡的频率如何?
      a. 因为疼痛,每晚都难以入睡
      b. 每周的多数晚上都因为疼痛难以入睡
      c. 偶尔因为疼痛难以入睡
      d. 没有因为疼痛难以入睡
      e. 难以入睡,但不是因为疼痛

    15B. 睡着后醒来的频率如何?
      a. 每晚都因疼痛醒来
      b. 每周因疼痛醒来在 3 次以上
      c. 没有经常醒来
      d. 睡不踏实或早上很早醒来,但不是因为疼痛

16. 疼痛是否影响您的亲密个人关系?
  a. 否   b. 是

17. 您是否参与一些与您身体症状相关的活动?
  a. 否   b. 是

18. 是否属于工作赔偿?
  a. 否   b. 是

19. 您是否最近或曾经接受过精神心理治疗?
  a. 否
  b. 目前正接受精神治疗
  c. 以前接受过精神治疗

20. 您是否想过自杀?
  a. 否   b. 是   c. 以前想过

21. 您是否是情感冷暴力受害者?
  a. 否   b. 是   c. 不作说明

22 您是否是身体冷暴力受害者?
  a. 否   b. 是   c. 不作说明

23. 您是否是身体性暴力受害者?
  a. 否   b. 是   c. 不作说明

24. 您是否是虐待受害者?
  a. 否   b. 是   c. 不作说明

25. 你目前是（请做如下选择）：

雇员   ____是 ____否

因病请假 ____是 ____否

家庭主妇 ____是 ____否

自由职业者   ____是 ____否

学生   ____是 ____否

退休   ____是 ____否

志愿者   ____是 ____否

都不是   ____是 ____否

26. 你现在仍工作吗？
  a. 每天工作，与疼痛前工作相同
  b. 每天工作，但与疼痛前工作不同，会减少工作责任和体力活动
  c. 偶尔工作

27. 你是否能够做家务？
  a. 会做一些家务，并无不适
  b. 会做一些家务，但会不适
  c. 会做少量家务
  d. 家务都是由其他人来做

28. 在过去的 1 个月你是否用药了？
  a. 没有
  b. 列出药物_____

_____

_____

29. 在这个世界上，你是否有 3 个愿望，分别是什么？
  1._____
  2._____
  3._____

此 表 引 自 Hendler N, Viernstein M, Gucer P, Long D. A preoperative screening test for chronic back pain patients.Psychosomatics. 1979;20:801-808.

Mackinnon SE, DellonAL.Suregery of the peripheral nerve.Thieme medical publishers.1988

Melzack R. The McGill pain questionnaire: major properties and scoring methods. Pain 1975;1:277-299

3 周围神经损伤的电诊断学检查

著者：Mark A. Ferrante, Asa J. Wilbourn

翻译：诸寅　王娆　杨昀　审校：王健　陈山林

3.1 引言

周围神经损伤可继发重大残疾，处理不当可阻碍功能恢复。创伤是导致周围神经损伤的主要原因，其发生率高于腕管综合征（CTS）和糖尿病多发神经病变[1, 2]。这些损伤包括所有可破坏神经纤维髓鞘和轴突的外力伤害，如交通事故、高空坠落、工业损伤、撕裂伤以及贯通伤（特别是战争时期）[2, 3]。据估计，54% 的战斗伤为肢体损伤，而据报道，迄今为止已有超过 47 000 例的战斗伤是由美国的军事行动导致的[4, 5]。此类肢体损伤使得美国出现了一个患有复杂性周围神经损伤的新人群。在和平时期，导致周围神经损伤的主要是车祸。在美国，每年进行的神经修复术超过 360 000 例[6]。最近一项回顾性研究显示，周围神经损伤患者的平均年龄为 32.4 岁，以男性患者居多（74%），单神经损伤为主（83%），上肢神经受累最常见（73.5%）[7]。这些结果与其他研究结果一致[8]。在上肢神经损伤中，最常见的是桡神经损伤，而坐骨神经损伤是最常见的下肢神经损伤[2, 8]。周围神经病变可以分为开放性（如撕裂伤和枪伤）和闭合性（如牵拉伤），确切的比例可反映受累的特定神经。例如，腋神经损伤与肩关节脱位导致闭合性牵拉伤的关联，远远超过其他如肩关节枪伤等直接损伤[9]。

虽然造成神经纤维损伤的原因很多，包括机械性损伤（如压力、牵拉、撕裂）、卡压、缺血、热灼伤、化学损伤和辐照等，但其病理学变化主要局限于沃勒变性（轴突缺失）和脱髓鞘变。所有这些病理变化均与特定的病理生理反应有关，后者也决定了神经损伤的电诊断学检查（EDX）表现和临床表现（表3.1）。在讨论上述关联以前，应首先了解相关的解剖学、病理学、病理生理学知识，以及 EDX 检查（包括其局限性）和神经创伤后的继发事件。这有助于通过 EDX 检查对损伤部位、严重程度和预后进行全面评估，更为重要的是，有助于判断进行 EDX 检查的最佳时间。虽然上述内容在第一章已经进行了详细讨论，但因为会影响 EDX 检查，有关的细节内容我们在本章中还会再次强调。

3.2 相关解剖学

中枢神经系统（CNS）通过周围神经系统（PNS）与骨骼肌和其他各种感受器连接，从而影响运动和感觉。周围神经系统的神经纤维自脊髓向外周分布时，通过整合和重排形成了 PNS 的各种神经元素，如神经根、神经丛和神经干。这些神经纤维具有两种解剖类型——有髓神经和无髓神经，它们周围包裹着神经内结缔组织，即神经内膜。部分神经纤维集合在一起形成束状结构，周围由一层透明的结缔组织包裹，称为神经束膜。神经束行走于神经外膜内侧，神经外膜的外侧还包裹着一层疏松结缔组织，使得神经干具有一定的柔韧性，从而保证神经干可以安全穿过各种关节。与运动有关的最小元素为运动单位，由一个低级运动神经元（如前角细胞）及其所支配的肌纤维组成。

表 3.1 神经损伤分级和预期恢复情况

神经损伤分级	自行恢复	恢复率	手术	急性神经损伤		慢性神经损伤	
				Fibs	MUAPs	Fibs	MUAPs
Ⅰ（神经失用症）	完全	损伤后3个月恢复	无 *	否	是（正常）	否	是（正常）
Ⅱ（轴突横断伤）	完全	以每月1英寸的速度再生	无 *	是	是 **	否	是（异常）
Ⅲ	部分	以每月1英寸速度再生	无 *	是	是 **	否	是（异常）
Ⅳ	无	术后以每月1英寸再生的速度	神经修复、移植或转移（慢性损伤除外）	是	否	否	否
Ⅴ（神经横断伤）	无	术后以每月1英寸的速度再生	神经修复、移植或转移（慢性损伤除外）	是	否	否	否
Ⅵ（混合损伤）	恢复情况和手术类型，取决于损伤类型和损伤情况						

* 手术：释放或解除神经压力，以促进Ⅲ度神经损伤的恢复
** 早期神经再生 = 新生神经侧支的 MUAPs，晚期神经再生 = 轴突再生初期的 MUAPs
缩写：Fibs= 纤维动作电位；MUAPs=运动单位动作电位

3.3 相关病理学和病理生理学

如前所述，周围神经损伤的病理学和病理生理学决定了 EDX 和临床表现。由双腿交叉压迫腓总神经导致的双足麻木或夜间睡眠时出现的手麻木，主要是由神经内微循环缺血导致的，微循环血流恢复后可迅速缓解。通常，在出现不可逆的损害前，神经纤维可耐受 6 个小时的缺血[10~12]。局部髓鞘损害称为局灶性脱髓鞘，这种病变只局限于损伤部位，不会导致损伤部位远端的伤害，属于局部病变[9, 13, 14]。然而，当损伤足够大并伤及神经细胞轴突时，远端神经纤维自细胞体断裂，经过一系列变化发展为沃勒变性[15, 16]。后

面的轴突缺失过程涉及以下变化：①远端神经出现轴突内液体渗漏、神经内水肿、神经原纤维缺失以及轴突和髓鞘的碎裂消化；②近端神经残余部分可出现不同程度的退化变性；③细胞体可出现尼氏体解体，细胞核和核仁的反常排列[16]。由于上述病变涉及损伤远端的神经纤维全长，因此，与轴突损伤相关的 EDX 改变就不仅局限于病变部位。通常，只要局部损伤扩大，严重的脱髓鞘神经就会产生持续数小时的局灶性脱髓鞘、轴突缺失或两者并存的症状。这两种病变形式具有直接相关的病理生理学基础，轴突破坏与传导失败（与沃勒变性相关）、传导阻滞（先于沃勒变性）和传导减慢（继发于轴突再生）有关，而

局灶性脱髓鞘只与传导阻滞（当动作电位不能穿过损伤部位时）或传导减慢（当动作电位缓慢通过损伤部位时）有关。EDX 检查可反映损伤是急性的还是慢性的伤。

3.4 电诊断学检查

3.4.1 概述

　　EDX 属于临床神经学检查的一种延伸，可以分为神经传导检查（NCSs）、肌电图（EMG）和其他特殊检查。运动神经传导和肌电图可评估运动神经轴突由细胞体起始部（即脑干或脊髓的下级运动神经元）至其支配的肌纤维的全长情况，而感觉神经传导用于评估感觉神经元轴突由细胞体起始部［即背根神经节（DRG）］至其刺激或记录部位的情况。其他特殊检查，如 H 反应对起源于 S1 的神经纤维具有评估价值，但是对周围神经损伤的诊断价值有限，在本文中不再讨论。EDX 可反映所检测神经纤维和肌纤维的电信号。如果应用得当，EDX 可明确损伤部位，判断损伤的病理生理学改变和严重性，而其他检查一般不具备此种作用。因此，EDX 对于周围神经损伤的诊断和预后评估具有重要意义。

3.4.2 神经传导检查

　　神经传导检查（NCSs）有三种类型：感觉、运动和混合神经传导检查（图 3.1）。这三种类型的 NCSs 均通过刺激电极经皮肤刺激后产生双向传导的神经纤维动作电位。

　　对于感觉和混合型 NCSs，记录电极置于待测神经上方；而检查运动神经传导时，记录电极置于待测神经支配的某块肌肉的肌腱和运动点上。与混合型反应类似，感觉传导意味着动作电位正在穿过更粗大、髓鞘更厚的有髓鞘神经纤维，而更细小的、髓鞘更薄的有髓鞘神经纤维或无脱髓鞘神经纤维不会产生此种反应。因此，对介导痛感的神经纤维不能进行感觉神经传导检查。感

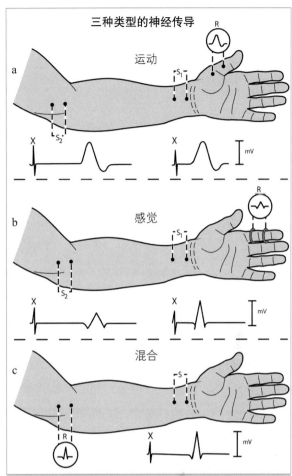

图 3.1　电诊断实验室进行的三种类型的神经传导学检查（NCSs）。（a）运动；（b）感觉，（c）混合和感觉。图 a：复合肌纤维动作电位；图 b 和 c：神经动作电位，波形偏小（引自 Isley MR, Kranss GL, Levin KH, Litt B, Shields RW, Wilbourn AJ. Electromyography/Electroencephalography. Redford, WA: SpaceLabs Medical; 1993.）

觉 NCSs 记录到的感觉反应被称为感觉神经动作电位（SNAPs）。与感觉和混合反应不同，运动 NCSs 记录的运动反应为肌纤维的动作电位，被称为复合肌肉动作电位（CMAPs），用来评估更粗大的、髓鞘更厚的有髓鞘运动神经纤维及其支配的肌纤维和神经肌肉结合处（NMJs）。每个运动神经纤维动作电位可以产生多个肌纤维动作电位，精确的比值可以用神经支配率来表示，即每个运动神经纤维支配的肌纤维数量。因此，

运动神经反应的检测以毫伏为单位，而感觉和混合神经反应则以微伏为单位。

3.4.3 激发反应参数

进行 NCSs 时，需要分析记录几种反应属性，包括波幅、面积、潜伏期、传导速度（CV）和时限。对于每一个属性，EDX 数据库都有相应的正常值，通常这个正常值按年龄段进行划分，因为这些参数会随着年龄的变化而变化。除了参考基于人群划分的正常值外，对于单侧损伤，最好的参考值是在对侧无损伤区进行相同的 NCSs 所得到的值。

3.4.4 波幅

波幅指刺激反应的高度。对于感觉神经动作电位（SNAPs）来说，如果是三相的，其波幅是从第一个正相位的波谷至下一个负相位的波峰的高度。如果是双相的 SNAPs，则与运动反应的 CMAPs 类似，其波幅是从基线位置至第一个负相位波峰的高度。当波幅低于年龄相关的 EDX 数据库中的正常值时，属于绝对异常；当损伤区波幅小于该患者对侧无症状区的波幅的 1/2 时，属于相对异常[9, 17]。

波幅可以反映功能神经纤维的数量、这些神经纤维的相对传导率（即它们的同步性），以及刺激和记录部位之间的距离（距离长可产生时间离散并使波幅减小）。对于 PNS 患者，通常要检测分析波幅值，其可反映功能神经纤维的数量。使用表面记录电极而不是针状电极时，CMAP 的波幅值只反映功能神经纤维数量的一半。另外，波幅还与阴性临床症状直接相关，如肌无力和感觉缺失。尽管波幅是神经电诊断中不可或缺的，但在实际应用中却是最常被忽视的参数。很多开具 EDX 的临床医生并不关注这个指标，而很多 EDX 技师也不记录此值[13, 14, 18]。

3.4.5 面积

激发反应负相位下的面积反映了该电位的波幅和时限，在检测 CMAP 时用毫伏–毫秒为单位，而 SNAP 以微伏–毫秒为单位（图 3.2）。多数现代的 EMG 检测仪可自动计算此值。CMAP 的负相位面积在评估功能神经纤维数量方面的准确性要高于波幅。它受多种因素影响，包括轴突缺失、脱髓鞘导致的传导阻滞和时间离散。

3.4.6 潜伏期

潜伏期检测可反映固定距离的传导速率，以毫秒为单位。在进行运动 NCSs 时，会在运动神经纤维的两个位置予以刺激，因此会产生两个电位反应，由近端刺激产生的电位反应被称之为近端 CMAP，由远端刺激产生的电位反应被称为远端 CMAP。远端 CMAP 的潜伏期是指自待测神经纤维远端刺激位点开始予以刺激至出现远端 CMAP 的时间，代表传导最快的运动神经纤维的传导速率（CV）。通常不记录近端 CMAP 的潜伏期，其值可用于计算传导最快的运动神经的 CV。远端 CMAP 的潜伏期还可反映 NMJ 和肌纤维动作电位的传递时间。进行感觉 NCSs 时，只需在感觉神经纤维的一个点予以刺激，以刺激开始至激发电位出现的时间（起始潜伏期）或首个正相位达峰值的时间（峰值潜伏期）来记录潜伏期的值（图 3.2）。起始潜伏期反映传导最快的神经纤维的情况，而峰值潜伏期与传导最快的神经纤维的平均传导速度有关。这些数值无法准确反映待测神经区功能神经纤维的数量，同时也会低估实际的传导速率。

3.4.7 传导速度

与潜伏期相似，传导速度反映的是动作电位在所研究的神经节段沿最快的神经纤维传播的速度，以 m/s 表示，通过刺激电极和记录电极间的

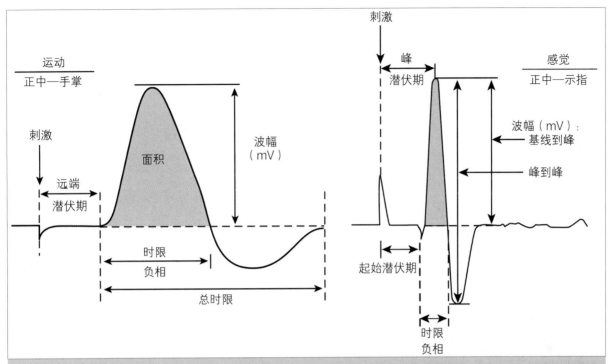

图 3.2　刺激腕正中神经后，表面电极于鱼际隆起和示指处记录的复合肌纤维动作电位（CMAP）和感觉神经动作电位（SNAP）。图中标示了每个动作电位的波幅、潜伏期和时限（引自 Isley MR, Kranss GL, Levin KH, Litt B, Shields RW, Wilbourn AJ. Electromyography/Electroencephalography. Redford, WA:SpaceLabs Medical; 1993.）

距离（mm）除以起始潜伏期（ms）计算。用这种方式来评估传导的价值优于潜伏期，同一身体部位的不同神经的传导速度（如正中和尺神经前臂传导速度），或是不同肢体长度的个体的同一条神经（如儿童和职业篮球运动员）的传导速度，不论被测量的神经的长度如何，都可以被比较。像潜伏期的价值一样，传导速度的价值在于反映传导速度，但并不能提供所研究区域起作用的神经纤维数目的信息[13, 14, 18]。遗憾的是，很多医师误认为传导速度是最能提供有用信息的参数，实际上它们的信息量是最小的。对于周围神经损伤，特别是急性损伤，传导速度是不敏感的。

3.4.8　时限

反应时限是时间间隔，用毫秒（ms）表示，始于负相波的出现（图 3.2）。这主要反映记录了动作电位中传导速度的一致性[19]。当刺激和

记录电极间的距离增加时，生理性弥散所致的位相抵销导致反应的波幅下降。由于一条单个肌纤维动作电位的负相时接近 CMAP 的负相时限，同时运动神经纤维动作电位的传导速度更加同步，因此与 SNAPs 相比，CMAPs 的生理性弥散问题要小一些。因此，用运动 NCS 技术评估较长节段的神经，效果优于感觉传导。当记录到低波幅反应时，通过评估时限来判断是否有弥散是很重要的。弥散提示有减慢差异，并且也是脱髓鞘的特征性表现。

3.4.9　感觉神经传导研究

可利用顺向或逆向技术，分别在刺激部位的近端或远端记录到 SNAPs。当然，我们更倾向使用逆向技术，因为产生的 SNAP 波幅较高且患者不适感更轻。

感觉 NCSs 作为 EDX 不可或缺的一部分有

几个原因。首先，对限于感觉神经纤维（如感觉神经病）或神经元（如癌旁的感觉神经病）的病变，SNAPs 是唯一的异常。第二，只有在 DRG（背根神经节）或以远的损伤才会对其造成影响，因此异常 SNAP 具有定位价值。这种异常在节性损伤和节后损伤（神经丛病和神经系统病）中可以观察到，但在节前损伤（如神经根病）中则不能。因为运动神经纤维的胞体位于 CNS 的灰质，在测定 PNS 相同部位的神经纤维时，正常 SNAPs 与异常 CMAPs 相关联的话，即提示节前（如椎管内病变或撕脱伤）轴索缺失性损伤。肌病和 NMJ 病变可表现和正常 SNAPs、异常 CMAPs 相同的模式，在临床上易于鉴别。第三，识别局部的脱髓鞘和轴索缺失损伤时，感觉 NCSs 较运动 NCSs 更加敏感。轻微损伤时，NCS 可能仅有 SNAP 异常（即 CMAPs 正常）；然而更严重的损伤时，它们通常较 CMAPs 异常更显著。例如，在 CTS 早期，在感觉神经纤维可先于运动神经纤维测到脱髓鞘传导减慢。当病变严重，存在轴索缺失时，SNAP 波幅不仅单独受累而且比 CMAPs 波幅受累更严重。感觉 NCS 的主要缺点是记录到的电位波幅小，这使它们易受很多因素的影响，如生理性（如年龄和弥散）、物理性（如温度、肥胖和水肿）、技术性（如电极错误放置）因素，以及无关的皮肤病变。另外，

60 岁以上的个体可能有双侧下肢的 SNAPs 丧失。这些研究不能测定感觉受体或表面电极以远的感觉神经纤维节段，也不能确定这些区域的局限性病变[13, 20]。

3.4.10 运动神经传导研究

运动 NCSs 是顺向研究，和感觉 NCSs 非常不同。其远端潜伏期不能被用来计算最快运动神经纤维的传导速度（CV），因为此值同时反映了运动神经纤维、NMJ 和肌肉纤维传导时间。因此，运动神经纤维在两个位置被刺激，从而产生两个 CMAPs：一个是近端 CMAP，一个远端 CMAP（以刺激部位的关系命名，而不是记录部位）。通过测量两个刺激部位间的距离和时间，可以算出最快的运动神经传导速度，因为两个反应的 NMJ 和肌肉纤维传导时间是完全相同的，从而被减去了（图 3.3）。

这项技术主要优点是放大了运动神经纤维支配比例产生的影响，这个放大作用减少了生理性（如时间性离散）、身体性（如肥胖）因素等的影响，从而使得对较长节段的神经的研究成为可能。运动 NCSs 也用来查证可疑装病（或当不被怀疑时确认它），因为真正的力弱和 EDX 异常相关（运动 NCSs 和 EMG），而装病则不是这样。

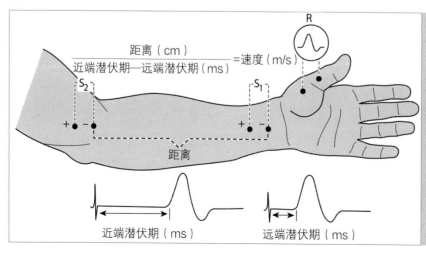

图 3.3 运动神经传导速度测定（正中神经前臂传导速度，在大鱼际记录）（引自 Isley MR, Kranss GL, Levin KH, Litt B, Shields RW, Wilbourn AJ. Electromyography/Electroencephalography. Redford, WA:SpaceLabs Medical; 1993.）

另外，运动 NCSs 可用于区分单纯的运动障碍（如运动神经元病、NMJ 疾病和肌病）与感觉运动障碍（如神经丛神经病和多发性神经病），确认周围神经异常（如 Martin-Gruber 吻合）并可区分获得性和遗传性神经脱髓鞘[14, 21]。

3.4.11 混合神经传导研究

混合 NCSs 是同步刺激运动和感觉神经纤维，于近端记录所产生的混合神经动作电位（如 CTS 时行手掌检查）。通常，除了手掌和脚底神经损伤以外，在评估 PNS 损伤时甚少使用混合 NCSs[9, 14, 18]。

3.4.12 肌电图（针电极检查）

标准 EMG 取样远、中和近端肢体肌肉包括椎旁肌，这些肌肉由来自不同的神经根、丛、和干的运动神经纤维支配。检查的每一块肌肉的电生理活动并记录在以下三个时期：插入、静态和激活。

3.4.13 插入期

针电极刺穿皮肤后，进入肌腹。在这个点上，向多个方向轻微插入。通常每当进入肌肉时会产生短暂（<1/3s）的电位发放，即为插入电位，是肌纤维因针电极的机械性刺激而产生的。记录到的插入电位的总数，可能在数量上有异常。当肥胖或结缔组织取代肌肉纤维时，插入电位的总数会出现病理性降低。增加的插入电位可能是正常的（如 snap-crackle-pop 电位），也可能是异常的（如先于纤颤电位 1 周出现的插入正相波的暂时序列）[22]。

3.4.14 静息期

静息期定义为电极移动的时间间隔，包括正常（如记录电极接近终板时的终板噪音）和观察到的异常电位。异常电位，统称为自发电位，包括纤颤电位、束颤电位、复杂重复放电（CRDs）、肌强直放电、成组重复放电（GRCs）和痉挛电位。当然，纤颤电位是最常见的，而且经常是唯一可见的 PNS 损伤类型。纤颤电位是肌纤维的自发动作电位，以 0.5~15 Hz 的频率规律重复发放，反映了离子通道的自发改变产生了肌纤维的自发去极化。无运动轴索缺失就无纤颤电位产生，而且纤颤电位常在肌纤维失神经支配后 3 周或 3 周以上出现。它们不能自主产生或抑制，因为多数肢体肌肉有很高的神经支配比例，每一根损伤的运动轴索都会产生大量的纤颤电位。这种放大作用使得 EMG 成为运动轴索损伤最敏感的 EDX 指征，远超运动 NCSs 和临床检查。虽然纤颤电位是非特异性的，但其分布有很强的定位作用，其大小和密度可提供有关损伤的时间和严重度的信息。束颤电位是不规律的，并且表现为运动单位或部分运动单位的自发放电，提示兴奋性而不是失神经支配。其单独出现时重要性不大，可见于轴索损伤（通常伴随纤颤电位）、慢性脱髓鞘（如放射性神经丛病）和甲状腺功能亢进。CRDs 是非特异性放电，源于邻近多个肌纤维同步放电，以纤维假突触方式传到其他肌纤维，通常损伤至少 6 个月后才能观察到，在急性期很少见。肌强直电位也是肌纤维动作电位，通常与肌膜功能障碍有关。CRDs 源于多个运动神经纤维的同步放电，一纤维通过假突触的神经冲动从一条肌纤维传导到其他的肌纤维。两个或更多的 GRDs 冲动同时发生，就称为肌纤维颤搐，可见于放射性臂丛神经炎。痉挛电位常和束颤电位有关，也反映了兴奋性的改变。不同于肌肉兴奋时看到的时间或空间募集相，痉挛与同步的运动单位兴奋相关，通常放电频率超过 40 Hz。这常伴有疼痛，可能是一种缺血性表现。

3.4.15 激活期

这个时期的 EMG 反映了单个运动单位的电位。CNS 通过兴奋单个下运动神经元来使单个运动单位的肌纤维收缩。经由单个运动神经纤维动作电位，下运动神经元兴奋其所支配的所有肌纤维，这些肌纤维动作电位的总和称为运动单位动作电位（MUAP），可通过针电极记录。这些电位是在针电极保持不动的情况下患者主动收缩肌肉而产生的。在这个时期里，分析募集相、发放类型、募集的 MUAPs 的形态。

轻收缩时，一个或两个 MUAPs 以 5~10 Hz 的基本频率重复、半规律地发放，随着用力增加出现 MUAPs 的数目增加（空间募集），而且先前募集的 MUAPs 开始以较快的频率（至 40 Hz）发放（时间募集）。当空间募集进一步增加后，单个 MUAPs 变得难以辨识。这种 MUAP 发放称为干扰相（型）。有评估表明，与完全空间募集相比，完全时间募集可使肌肉收缩力提高 3 倍以上。募集减少或过早是异常的。肌病和 NMJ 可观察到早期募集相，而当动作电位沿运动神经纤维传播受限时，可见募集相降低，如存在轴索损伤和脱髓鞘传导阻滞损伤时。在这样的情况下，仅有少量运动单位（降低空间募集）参与形成肌肉收缩。

健康人在空间和时间上都募集正常。因此可看到少量 MUAPs（即降低 MUAP 空间募集）以较快的频率发放（较快频率的时间募集，多无法辨识），并且干扰相被认为是离散的而不是完全的。空间和时间募集不一致的这种形式是病理性的，被称为神经源性募集。在不用力、用力时疼痛、癔病/或转换后无力、装病等情况下，可观察到离散的干扰相。但无论如何，这些情况下空间和时间募集是一致的。

MUAPs 的形态学用外部（时限和波幅）和内部（位相和折转）形态以及稳定性来描述。肌纤维失神经支配后，通过侧支芽生进行神经再生，这个过程中未受损伤的运动单位的运动轴索芽生向旁干侧支，并支配失神经肌纤维（Sunderland Ⅱ和Ⅲ度损伤）[23, 24]。神经再生可恢复丧失的肌肉收缩力量；而且随着侧支芽生，参与的下运

动神经元的神经支配比例增加。在 EMG，这反映在 MUAP 时限增宽（小部分可有波幅增高）。这些改变不确定能持续存在，称为慢性神经源性改变，提示远端轴索损伤。

由于位相数增加（方向转变跨过基线）和转折（方向转变没有跨越基线），侧支芽生也影响 MUAP 的内部形态。脱髓鞘传导阻滞引起的神经源性募集，MUAP 的内部和外部形态均不受影响。因为运动轴索及其所支配的肌纤维保持连续，故而未发生侧支芽生。当脱鞘传导阻滞影响终末神经分支远端的运动轴索时，位相和转折的数目会增加。在完全性运动轴索损伤（Sunderland Ⅳ和Ⅴ度损伤）的情况下，不会发生侧支芽生，因为没有可以芽生的未受损伤的运动神经纤维[23, 24]。因此，神经再生仅能发生在轴索毁坏部位。外部和内部的形态也随神经再生方式的不同而有所改变。起初，可看到非常低波幅和相当多位相（即超过 4 相）的单个 MUAP，以未持续的方式、慢到中度的频率发放；随着重建，时限和位相减低，波幅增加；经由轴索再生的神经修复，受损的 MUAPs 最终恢复正常形态[9, 13, 25, 26]。

3.5 EDX 重要的局限性

必须指出 PNS 损伤患者行 EDX 的 7 个固有的局限性。首先，EDX 无法检测仅限于细小的有髓鞘或无髓鞘的神经纤维的损伤，因为标准 NCS 仅检测更粗的有髓鞘纤维，如传递振动觉、位置觉和轻触觉的纤维。细小纤维（即传导痛觉和温度觉的纤维）损伤的患者 EDX 结果正常[9, 25]。其次，痛觉和间歇性感觉异常与 EDX 不相关。因此，仅有感觉异常的患者，其 EDX 检查结果正常。微神经电图可检测相关感觉异常，但仅部分医学中心才开展[27, 28]。第三，部分神经损伤不能通过 EDX 进行检测。因为 NCSs 最好用于损伤涉及的神经节段可以允许刺激近端和远端部位的情况，而损伤定位在 PNS 的近端或远

端末端时则不宜采用。在 EMG，只有接近针电极的肌肉被测定。因此，神经近端或远端末端的损伤或不能做 EMG 检查的肌肉不通过 EDX 来评估（如髂腹股沟神经损伤）。第四，若干混淆因素可能会影响或抑制 EDX 检查，包括：①沿同一根神经纤维两处或更多处相互分离的损伤，轴索损伤更靠近端、程度更重；②以 PNS 损伤为基础的表现（如多发性神经病，特别是轴索损伤型和程度严重）；③位于近端的轻微损伤分布区有无关的 PNS 受损（如严重 CTS 和一轻微外侧束或上干损伤）；④不能提供 NCSs 刺激、记录位置，或是无法接近做 EMG 的肌肉（如有石膏固定、绷带、静脉内置管、金属硬件稳定骨或关节，以及皮肤的裸露区域）。第五，EDX 无法区分 Sunderland Ⅱ 和 Ⅳ 度神经损伤，直到伤后 8~12 周 Ⅱ 和 Ⅲ 度损伤发生侧支芽生（MUAPS）（表 3.1）[23, 24]。第六，虽然通常神经损伤的临床表现在起初最重，但多数 EDX 表现不是这样的。它们反而出现在伤后 2~3 周，通常在 3~5 周充分表现出来。第七，修复过程几乎在损伤那一刻就开始了，掩盖了与损伤有关的 EDX 表现。

3.6 周围神经损伤的电生理表现

3.6.1 神经轴突损伤

神经轴突损伤是在能谱分析实验室中最常见的神经纤维病理学类型，因为大部分急性和慢性神经病变通常是神经轴突完全性损伤，或以后者为主的损伤。该类型的病理能谱异常，主要取决于神经元的损伤程度及其成熟度。关于损伤程度，轻微的神经轴突损伤很难通过能谱实验发现异常，通常只能通过肌电图来进行观察，但也只能观察到一小部分的纤颤电位。神经轴突损伤越严重，纤颤电位数量就会越多，并且感觉神经动作电位波幅开始减小。如果神经轴突损伤严重程度加重，则复合肌肉动作电位波幅也会受到一定影响。随着复合肌肉动作电位波幅下降，就会出现神经性运动单位动作电位替补现象。当神经轴突损伤达到或接近最大限度时，感觉神经动作电位和复合肌肉动作电位将不能被诱出，此时有着大量的纤颤电位，同时运动单元动作电位既处于不放电模式（没有动作电位放电），同时也处于离散状态（只有极少部分动作电位高于基础率快速放电）[9, 13]。

上文中描述的神经损伤能谱测试的临床表现不会同时出现，相反，其间隔时间比预期长很多。神经轴突损伤能谱测试的异常首先见于肌电图。在神经轴突开始受损那一刻，运动单位动作电位空间募集减少，同时处于离散型放电模式。更重要的是，随着神经轴突完全受损（Sunderland Ⅳ 和 Ⅴ），运动单元动作电位将不能被检测到。在随后的 2~3 天，复合肌肉动作电位波幅将开始减小，第七天左右达到最小值。然而，感觉神经动作电位波幅在第六到第七天开始减小，在第十天到十一天左右达到最小值（图 3.4，图 3.5）。

复合动作肌肉电位（CMAPs）也可对神经肌肉连接处（NMT）的状态进行评估，但由于神经肌肉连接处的传递故障是在神经纤维传导故障之前出现的，因此复合肌肉动作电位比感觉神经动作电位（SNAPs）受影响更早[2, 16, 29-34]。在此阶段，当复合肌肉动作电位和感觉神经动作电位波幅均降低时，尽管沃勒变性已经出现，但是部分断裂神经纤维仍会短暂保持传导动作电位的能力。因此，作用于损伤部位远端的刺激会沿部分退变的神经纤维传递，形成了复合肌肉动作电位和感觉神经动作电位。然而，由于动作电位不能在受损处传递，所以作用于损伤部位近端的刺激并不能产生相应的复合肌肉动作电位或感觉神经动作电位，这种现象被称为"神经轴突传导中断性阻碍"。该状态可持续 7 天并伴有运动神经轴突损伤，持续 11 天并伴有感觉神经轴突损伤。它和在脱髓鞘中观察到的神经传导阻滞模式一样，也具有定位诊断的价值。但是从临床经验来说，这段时间内的此类神经传导阻滞与脱髓鞘

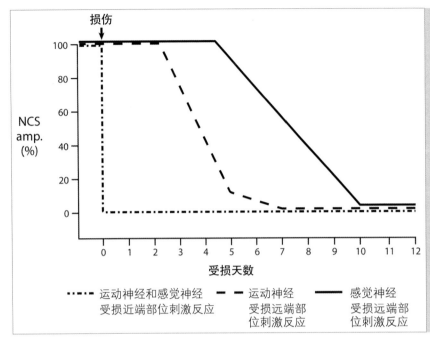

图 3.4 神经轴突损伤（<10 天）后，于损伤处近、远端刺激，在损伤处远端记录到的运动和感觉神经传导的渐进性改变（引自 Wilbourn AJ. Common peroneal neuropathy at the fibular head. Muscle Nerve 1986: 9: 825-836）

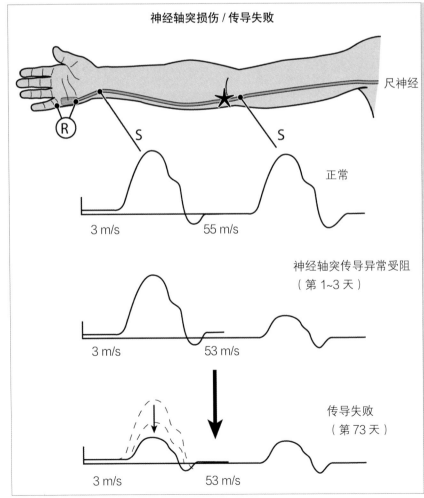

图 3.5 这两种神经轴突损伤神经传导实验研究模型——神经轴突传导间断性阻碍和传导失败——通过对尺神经传导的研究以图表方式进行解释，于小鱼际处受损部位（星号）记录。发现远端潜伏期和传导速度并没有受该损伤部位的明显影响（引自 The Cleveland Clinic: 2001）

在术后上是不一样的，认识这一区别是非常重要的。因此，任何病理学或病理生理学结论都应该在该阶段之后才能做出[9, 13, 14]。

大概到第14天时，失神经肌肉的肌电图会出现嵌入式正相波。这些电位持续约7天（约到第21天），之后会为纤颤电位取代——通常在第3~5周内会出现大量的纤颤电位[9, 13]。嵌入式正相波和纤颤电位在偏短的神经残端末梢出现得稍早，而在偏长的神经残端末梢则稍迟[35]。忽略这些能谱变化转换时间时，我们可以得出一些不太准确的结论。通常，我们会在第4~6周进行首次能谱测试，这样就给纤颤电位（可参考Sunderland Ⅱ、Ⅲ、Ⅳ、Ⅴ）提供了充足的时间来出现。但是在部分特殊案例中，获取早期的研究结果并记录其损伤前基础功能或许也是非常重要的。

另外一个需要注意的很重要的方面是，与神经轴突损伤有关的反应时间和系数通常正常，即使沿受损部位进行测试，其结果仍旧正常。因为，该反应时间和系数显示的是健康的（也就是，正常传导的）纤维而不是那些受影响的纤维。这些纤维或许受到了严重的损伤，或重新发生了再生，但是即使所有或大部分高速传导纤维受累（也就是神经末梢严重受损的），其反应时间和系数是处于不正常状态的，其异常程度仍然与波幅衰减所对应的状态不完全一致。再生的新神经纤维的直径更小（很强的抵抗性），所以其传导速度相对明显偏慢。因此，再生后测试记录的反应时间和系数值可能是不正常的。

3.6.2　局灶性脱髓鞘

神经损伤能够产生局灶性脱髓鞘特征，能谱仪可以检测损伤部位，临床表现可以反映局灶性脱髓鞘症状的严重程度。在神经节区，动作电位沿髓鞘正常的神经传递，该过程称为跳跃式（跳跃）传导，因为动作电位是从一个节点传递到另一个节点的（也就是在节点间"跳跃"）。节

点间轴膜的钠离子通道密度约为节点轴膜钠离子通道密度的十分之一[36]。结果就是由于节点间钠离子通道数量太少，随着脱髓鞘使得节点间轴膜暴露，从而导致动作电位传导速度降低。这种病理生理学改变被称为"髓鞘传导受阻"。随着越来越多的节点间轴膜暴露，动作电位的传导会停止，被称为"脱髓鞘传导受阻"。因此，传导缓慢和轻微损伤有关，传导受阻提示损伤更严重。这两种类型都不会在病变部位以外引发继发性改变。这些损伤是局部性的，当标记处与刺激处分别位于损伤部位两侧时，可以通过NCSs进行辨识。

随着脱髓鞘的发展，动作电位的传导会减慢，但还是会通过损伤部位最终抵达目标。脱髓鞘传导缓慢可以分为两种类型：同步型和分散型。同步型（同时发生的）传导缓慢通常发生在受影响的神经纤维动作电位于同等水平传递时；分散型（不同时发生的）传导缓慢通常发生在动作电位以不同水平传递时。当高速传导神经纤维受到不完全损伤时，同步型传导缓慢会使反应时间延长、系统运行缓慢，并可能产生暂时性离散。由于传导缓慢的不同，三种发现均可出现。在暂时性离散的情况下，其持续性时间将会延长，其波幅和区域相对保持（部分区域和波幅不再因相位而抵消）（图3.6，图3.7）。在脱髓鞘传导缓慢情况下，肌电图不会显示任何异常（也就是说，嵌入性电位显示正常，不正常的自发性电位消失，并且运动单位动作电位结构和放电模式显示正常）。

在脱髓鞘传导受阻的情况下，动作电位无法通过损伤部位。此时，如刺激源处和标记电极处分别位于损伤部位两侧，记录下的刺激反应程度会变得更小，感觉神经动作电位和复合肌肉动作电位都是如此。此外，因为在研究中，动作NCSs是沿运动神经纤维在两处测定的，根据刺激源处和电极处与脱髓鞘传导受阻损伤部位的相对位置关系的不同，可以观察到三种传导模式；当损伤不处于近端与远端刺激位置之间时，可以

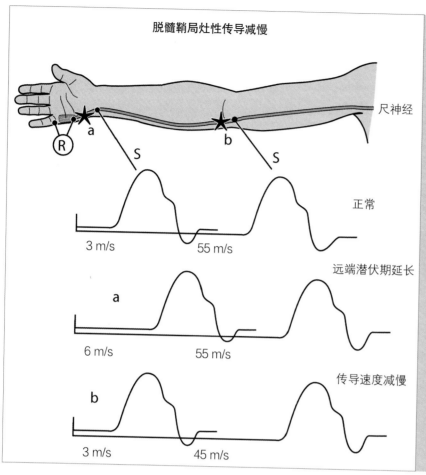

图3.6 局部性脱髓鞘导致沿尺神经运动纤维同步型传导缓慢时传导模式。在腋部（a），会出现远端潜伏期延长；在肘部（b），则表现为传导缓慢。星标示损伤部位。为了进行说明，仅标示了a处远端潜伏期延长，因为远端潜伏期延长在腕部尺神经中很少见；相反，此处的多数损伤会导致传导失败或传导受阻而不是传导减慢（引自 The Cleveland Clinic：2001.）

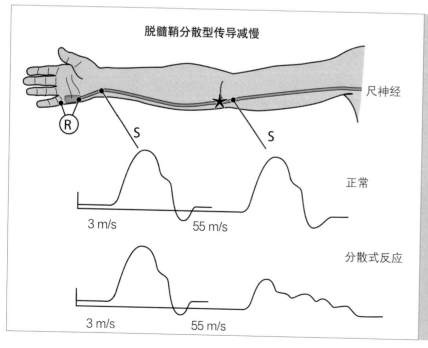

图3.7 当局灶性脱髓鞘引起传导沿着神经分散式缓慢传递时，神经传导模式是可见的。沿着肘部尺神经的星标为损伤部位（引自 The Cleveland Clinic：2001.）

观察到传导受阻模式；与远端 CMAP 相比，神经受损部位近端的 CMAP 偏小（神经完全损伤的情况下会缺失），因为动作电位无法通过受损部位（图 3.8）。

然而，当两处刺激源均位于损伤部位远端时，由于仅评估远端传导正常节段，所以无法发现它们之间的振幅差。因此，仅观察表现，两个反应都是正常的。当两处刺激源位置都位于损伤部位近端时，可以观察到传导障碍模式（也就是说，两个应激反应的波幅会同样减小，在神经完全损伤时不可避免地会消失），因为这两个反应要求动作电位通过损伤部位。如果损伤非常严重，损伤发生后这些变化会立即非常明显地显示出来。至少需要类似中等严重程度的神经轴突损伤，如神经性募集异常和纤颤电位异常，才会有与脱髓鞘传导阻滞相关的肌电异常。由于大部分症状性脱髓鞘传导受阻性损伤至少伴有部分神经元

轴突断裂，所以可见纤颤电位。由于大部分骨骼肌的神经支配过高，极少量的神经纤维断裂可能会导致大量纤颤电位的出现，从而使检查者误认为神经轴突损伤非常严重。由于断裂的运动轴突数量不多，因此不会出现慢性运动神经单元动作电位[9, 13]。

3.7 电诊断—临床相关性

出现神经轴突损伤时，受累的神经纤维无法传导动作电位，因此无阳性临床表现结果。运动神经纤维受累会导致无力和肌肉萎缩，而感觉神经纤维受累会出现细的感觉纤维（如痛觉和温度觉）和粗的感觉纤维（如振动觉、本体感觉和轻触觉）的受损表现。对于脱髓鞘传导阻碍性损伤，临床表现相似，除两种情况外：第一，小感觉纤维（痛觉和温度觉）因为直径非常小，而且无髓

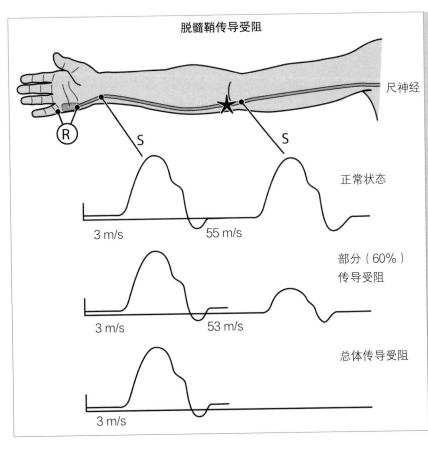

图 3.8　当局灶脱髓鞘部位导致沿这神经元部分或全部运动神经纤维上的传导受阻，神经传导模式是可见的。沿手肘部尺神经上的星标为损伤部位（引自 The Cleveland Clinic: 2001.）

鞘或仅有薄层髓鞘，所以基本不受脱髓鞘传导阻碍性损伤的影响，功能未受损；第二，因为受累神经纤维与所支配肌肉的连续性得以保留，因而不会出现肌肉萎缩。随着时间延长，如果未发生髓鞘再生，就可能会出现失用性肌肉萎缩情况。脱髓鞘传导缓慢不会出现无力，因为所有的运动性动作电位越过损伤部位到达其所支配的肌肉纤维。由于在感受器层面上形成的动作电位也会通过受损部位，所以通常无感觉性症状。但是，由于分散型传导缓慢，感觉神经纤维的运动电位很难同步化。因此，依赖动作电位同步化的振动觉和肌牵张反射会受损。这两种异常并不会出现在同步型传导缓慢的情况下，因为动作电位的发生会保持同步化。局部性传导缓慢，不论分散型还是同步型，都有可能产生阳性症状（如感觉异常）[14]。

3.8 发病和严重程度的差异

神经损伤的病理生理学类型可提示病变的严重程度和急/慢性（表3.2）。

突发病变多为外伤性的，病理生理学改变多为轴突丢失、脱髓鞘传导阻滞或二者同时出现。单纯轴突丢失是最常见的，尤其是病变严重时。对于逐渐出现的轻、中度病变（如慢性嵌压），相关病理生理学改变为轴突丢失、脱髓鞘传导减慢，或两者同时出现，仍然以单纯轴突丢失为主。当急性病变导致局灶性脱髓鞘改变时，通常会表现为典型的传导阻滞（临床神经失用症或 Sunderland Ⅰ度损伤），而慢性或缓慢进展性脱髓鞘改变通常导致传导减慢。对于腕管综合征（CTS，一种缓慢进展的慢性嵌压性病变），基本上所有患者都表现为同步型脱髓鞘传导缓慢。这些患者通常没有明显的轴突丢失，直到疾病的晚期。对于肘部的慢性尺神经病变，约半数患者表现为离散型局灶性脱髓鞘传导减慢。脱髓鞘传导缓慢也见于腓骨小头处的腓总神经病变。然而，脱髓鞘传导缓慢很少见于局灶性神经病变，尤其是急性发病者。

发病的急缓程度会影响神经病变的病理生理学表现及其 EDX 表现。例如，对于腕管综合征（CTS）引起的轻、中度正中神经病变，潜在的病因是正中神经在腕管处的慢性压迫，病理改变是脱髓鞘，病理生理学改变至少在最初阶段表现为同步型传导缓慢。EDX 通常表现为潜伏期延长，波幅正常和正常的肌电图表现。临床上，多

表3.2 各种神经损伤的病理生理学类型

神经损伤	最常见的病理生理学	少见的病理生理学
急性神经损伤	轴突丢失	脱髓鞘传导阻滞
腕管综合征	局灶性脱髓鞘传导减慢	轴突丢失（晚期）
肘部尺神经病变	轴突丢失	脱髓鞘传导缓慢/阻滞
腕部尺神经病变	轴突丢失	脱髓鞘传导阻滞
桡神经沟处桡神经病变	轴突丢失	脱髓鞘传导阻滞
骨间后神经病变	轴突丢失	
骨间前神经病变	轴突丢失	
腓骨小头处腓总神经病变	轴突丢失	脱髓鞘传导阻滞

引 自 Wilbourn AJ. The electrodiagnostic examination with peripheral nerve injuries. In: Mackinnon SE, ed. Clinics in Plastic Surgery: Peripheral Nerve Surgery. Philadelphia, PA: WB Saunders; 2003: 139-154

数患者主诉正中神经分布区的手指间歇性感觉异常，夜间加重[37]。相反，腕管中的正中神经的急性损伤常由突发外伤引起，病理学改变主要是原发性轴突丢失（脱髓鞘不太常见），病理生理学表现通常为传导失败（很少为传导阻滞）。通常无法诱导出 NCS 或不太常见，可见波幅降低但潜伏期正常。肌电图可见神经源性或 MUAP 募集缺失，以及大量的纤颤电位（21 天以上）。患者主诉正中神经分布区明显无力和感觉丧失。

3.8.1　检查适应证

电生理（EDX）检查在对疑有神经疾病患者的评估中发挥重要作用，主要内容包括感觉神经传导、运动神经传导和肌电图，均十分有用。只有 NCSs 可以评估感觉神经纤维，这些检查不仅对轴突丢失很敏感，也有助于病灶的定位。感觉神经动作电位异常提示病变位于 DRG 处或其远端，在臂丛神经损伤的情况下，可早于其他电诊断学检查将损伤定位于臂丛的某束[17]。沿其走行在多点对运动神经纤维进行评估，运动 NCCs 可对局灶性脱髓鞘损伤进行定位，在急性起病的情况下，可对病变严重程度进行半定量评估（轴突丢失和脱髓鞘传导阻滞）。检测运动神经轴突丢失时，肌电图是电生理学检查中最敏感的，可提供足够的时间供已经消失的失神经电位出现。MOAP 再神经化改变有助于确定慢性病变。此外，急性与慢性肌电图异常之间的关系提供了疾病进展的信息。另外，肌电图允许更多的周围神经系统采样，因为与神经相比，肌电图可以评估更多的肌肉[9]。

再次声明，电生理学检查的时机与发病的关系是至关重要的。一般来说，最好的电生理学检查时机是神经损伤后 3~6 周。在这段时间之前，能采集的信息非常有限，但在某些情况下可能仍然是有价值的。首先，考虑先前已经存在的异常时，应在伤后立即进行检查（如患者抱怨术后手部麻木，或术前疑有潜在的神经病变时）。神经

损伤后立即出现明显的轴突丢失或脱髓鞘传导阻滞，除了异常空间募集，所有其他的 EDX 检查异常均提示先前存在疾病。第二，对于锐性神经撕裂损伤，通常需要立即手术修复。在某些病例中，如延时表达，EDX 检查有助于确定神经的完整性。在这种情况下，受累神经支配肌肉的意向性运动动作电位（MUAP）提示损伤为不完全性。第三，由损伤造成的轴突不连续性传导阻滞，在其转变为传导失败前可有助于对神经完整性进行评估，故在受伤最初几天进行运动神经 NCSs 检查可能是有益的。例如，接受髋关节手术的患者被唤醒后如有同侧足下垂，则需要确认足下垂是由手术部位坐骨神经病变引起的，还是由坐骨神经在腓骨小头处压迫引起的，可以通过在腓骨头处检查 CMAP 来确认。此时应在腓骨头上、下进行刺激，同时在胫骨前肌处记录。如果发现有传导阻滞，则其严重程度可由两个反应的差异来确定，其病理生理学可通过 1 周后重复检查来确定。如腓骨头上方刺激未证实存在传导阻滞，则提示病变位于更近端，多为手术部位处坐骨神经病变。如果病变是由轴突丢失造成的，应推迟到第二周进行检查，运动神经 NCSs 将失去定位价值（会出现传导失败），而肌电图检查还应更晚些进行。

对于已知患有局限于单侧肢体的感觉运动障碍的患者，通常会给予电生理学检查以明确病灶的特点（如位置、病理生理改变、严重程度、持续时间以及进展程度）。病变的定位可有效反映其位置（如位于神经节前对比神经节后）、严重程度、生理病理学改变，以及轴突损伤的类型（运动型、感觉型、或混合型），可以评估轴突损失的时期及其进展程度。对于神经病变，电生理学检查可以将损伤定位于特殊的神经节点（通过 NCSs）或神经节段（通过 NCSs 和 EMG）[14]。病变定位要求病变可引起局灶性传导减慢或阻滞，以及其所在位置允许放置记录电极和刺激电极（如腓骨头处）。神经传导（NCSs）可能是

唯一的最准确的电诊断学定位方法。损伤神经节段定位于支配正常肌肉的最远端和不正常肌肉的最近端的运动神经支之间。肌电图可以获得这一水平定位的最佳准确度，并需要了解所检查肌肉的分支顺序的相关知识。电生理检查等效于通过肌肉力量评估的临床定位，其精确度反映病变部位，受影响神经的运动分支的数量和起始位置，以及受影响神经支配肌肉区域的肌电图检查是否可行。

可通过这种技术实现理想的神经损伤定位的是桡神经及其运动延续——骨间后神经，因为这两条神经会发出较多的运动分支，最常见的影响这两条神经的是这两条神经分支发出处之间的病变。相比之下，正中神经和尺神经则不太适合这种定位方式，因为它们包含无运动分支的长神经节段（如腋、臀和前臂段）。由于支配每一块肌肉的运动神经分支的数量和顺序存在个体差异，可能会对这一方法产生影响。神经分支的保留也可能会影响这种定位方法。例如，存在肘部尺神经病变而未累及所支配的前臂肌肉时，可能会将损伤错误定位于前臂远端或腕关节处。也必须考虑损伤的严重程度和持续时间。在轻微的和远端的损伤中，检查的肌肉越靠近远端，肌电图异常会越常见，从而导致将损伤错误定位于远端。以两个例子来演示实际定位。第一，存在感觉神经动作电位（SNAP）时，提示病变位于DRG或其远端。配对是另一种演绎式定位手段，此时通过对其他评估手段发现的PNS异常（非全部）进行评估，从而实现病变定位目的。例如，在缺少尺神经的感觉神经动作电位的情况下，如缺少正中神经和尺神经复合肌纤维动作电位（CMAP），同时存在正常的正中神经感觉神经动作电位，提示病变位于尺神经近端（如内侧束或下干）。

电生理学检查也可用于证实神经损伤的存在，如考虑中枢神经系统病变或非器质性疾病（如癔病或装病）时。总的来说，电生理学检查可以很容易地区分非器质性和器质性病变造成的无力，因为器质性病变造成的肌无力通常伴有显著的电生理学异常。对于非器质性病变，复合肌纤维动作电位（CMAPs）是正常的，无纤颤电位，以及与不用力有关的MUAP募集的明显减少。对于涉及周围神经系统的器质性病变，记录到的复合肌纤维动作电位（CMAPs）波幅降低或不可诱出，而潜在的病理生理学均为轴突丢失。对于脱髓鞘传导阻滞，刺激电极和记录电极分别放在病变两侧，可以发现运动神经传导的存在。当脱髓鞘传导阻滞性损伤位于臂丛神经中干水平（即可以被刺激的最邻近上肢神经的位置）时，从NCSs和EMG获得的信息不一致（即肌肉记录的复合肌纤维动作电位正常或接近正常，但同一肌肉的肌电图表现为神经源性运动单位动作电位射击相），可推测其存在。轴突丢失和脱髓鞘传导阻滞同时存在时，突出表现为肌电图空间募集的减少。对于轴突丢失病变，依据损伤的慢性程度和严重程度，可见纤颤电位和神经源性运动单位动作电位改变。单独存在纤颤电位并不一定表明病变主要是轴突丢失，因为显著的脱髓鞘损伤经常表现为大量的纤颤电位。电生理学检查也有助于区分失用性萎缩与病理性萎缩，失用性萎缩（如去除石膏后的股四头肌明显萎缩）无电生理学异常[9]。电生理学检查能确定无力的机械性原因（如肌腱断裂）。在这种情况下，尽管通过肌肉动作没有发现肌腱断裂，但受累肌肉的肌电图表现为正常的运动单位动作电位募集和完全干扰相[9]。

3.9 预后

创伤造成的局灶性脱髓鞘（神经失用症）预后相当好，因为发生沃勒变性的轴突很少或几乎没有，髓鞘再生通常发生于几周至几个月。虽然新的结节部长度短、髓鞘薄，这两个特点会使传导速度较慢，这些无临床相关（患者无症状）。对于轴突丢失病变，病变的完整性以及病变与失神经支配肌纤维之间的距离，对于预后和随后的检查计划是十分重要的。病变的完整性通过神经再生前的运动神经传导，以及通过从病变两侧记录到的较远的复合肌纤维动作电位波幅来评估。假设病灶是局限性的，测量病灶与失神经支配肌纤维间的距离。神经再支配通过两种机制形成：侧枝发芽和轴突再生。双侧侧枝发芽产生较快，由未受累的运动神经纤维简单地侧枝萌芽，出分支到邻近的失神经支配肌纤维。双侧侧枝发芽同髓鞘再生一样，发生较早（3~4个月），见表3.3。

这种机制要求损伤为不完全性，因其需要未受累的运动神经纤维。对于轴突再生，神经纤维萌芽从神经元近端残端以每月1英寸的速度向肌纤维生长[38]。当损伤部位与去神经支配肌纤维之间的距离短时，这种形式的神经再生可以获得最好的效果，因为肌纤维去神经支配时间较长会退化。因此，距离去神经支配肌纤维位置较远的完全性损伤预后最差，距离去神经支配肌纤维位置较近的不完全性损伤预后最佳。Ⅱ度损伤预后通常非常好，因为神经内膜管保持完整，使得轴突再生顺利。对于Ⅲ度损伤，预后取决于轴突发芽的能力，以及是否能够跨越病变并进入正确的神经内膜管。这依赖于结缔组织沿其路径（瘢痕）增生的程度，但通常有助于恢复。Ⅳ度损伤有明确的结缔组织内部元素的分解，通过神经再生恢复的预后很差。一般来说，为了得到最大改善，Ⅳ度和Ⅴ度损伤需要手术干预。这可以通过直接（两端对合）、间接（神经移植）或桥接的方式来实现。如无法确定神经损伤程度，应手术探查并在术中进行电生理学检查来确认。

表3.3　因机动车事故导致继发性闭合性臂丛神经损伤患者的肌电图。伤后4个月，上肢多块肌肉的肌电图示失神经支配（纤颤）。冈下肌、三角肌、尺侧腕屈肌、第一骨间背侧肌 EMG 表现证明侧枝/侧芽二次再生，因有早期运动单位动作电位产生。支配这四块肌肉的神经损伤程度为 Sunderland Ⅱ 或 Ⅲ 度，预后良好。另一方面，4 个月时肱二头肌、肱三头肌、旋前圆肌、肱桡肌、伸指总肌、拇短展肌 EMG 无运动单位动作电位，提示更严重的神经损伤（Sunderland Ⅳ 或 Ⅴ 级），不能自行恢复，因此必须手术干预

肌肉	插入电位	自发电位			运动单位动作电位				
		纤颤	正相	束颤	持续时间	波幅	多相	形态	募集
三角肌	延长	2+	2+	无	延长	降低	少量		减少
肱二头肌(长头)	延长	3+	3+	无					无
肱三头肌(长头)	延长	2+	2+						无
旋前圆肌	延长	3+	3+	无					无
肱桡肌	延长	2+	2+	无					无
伸指总肌	延长	4+	4+	无					无
尺侧屈腕肌	延长	1+	1+	无	延长	升高	少量		正常
第一骨间背侧肌	正常	1+	1+	无	延长	降低	大量	正常	减少
外展拇短肌	延长	3+	3+	无					无
冈上肌	正常	无	无	无	正常	正常	无	正常	减少
冈下肌	延长	1+	无	无	逐渐延长	降低	大量	正常	减少
一般肌肉	正常	无	无	无	正常	正常	少量	正常	减少

如 EMG 缺少纤颤电位（即缺少失神经支配的肌纤维），鉴于这里没有失神经支配肌纤维需要重新实现神经再支配，进一步的功能性运动恢复是不可能的。在这种情况下，失神经支配肌纤维要么重新接受神经再支配，要么被脂肪组织替代（即退化）。但是，如在慢性病变中观察到缺乏纤颤电位，则有两种可能：一种是完成神经再支配或缓慢进行的神经再支配与失神经支配的速度一致（如颈椎病）。表 3.4 解释了这些概念。

3.10 临床意见

电生理学检查在外周神经疾病的诊断中是一种有效的辅助工具，但并不能取代详细的病史采集和完整的体格检查，后者在神经受伤和卡压的诊断中是价值无限的。典型腕管综合征（CTS）是一种临床诊断。对典型的腕管综合征，很多人认为不应该包括电生理学检查[39]。此外，11%的腕管综合征患者电生理学检查结果正常。如果临床表现强烈提示腕管综合征的话，仅凭电生理学检查结果不能排除相应的治疗[40]。

在腕管综合征，术前行电生理检查的一个常不被人意识到的优点就是患者在松解手术后反映病情恶化了。通常，从麻木过渡到刺痛的这种变化反映了神经纤维的恢复，在这个过程中，将再次检查的结果与术前检查结果进行对比，从而可以证实松解治疗是成功的。监测数值可能未恢复正常，可能是因为再生形成的节间髓鞘较薄，也较短。

电生理学检查结果很难解释。与其他医学领域一样，在电生理学检查专家看来，电生理学检查的质量也有很大的不同，就像在本章中显示的，受一些物质或非物质因素的影响。外科医生不应该害怕与电生理学家讨论检查结果与临床检查不一致的地方，或与检测者对检查结果的想法不一致的情况。在电生理学检查发现可能会决定是否需要手术治疗时（如臂丛神经痛，3 个月后仍没有恢复的迹象），我们发现由有大量周围神经丛

表 3.4 患有左侧肘管综合征的 73 岁患者的 EMG，示第一背侧骨间肌、肱二头肌、桡侧腕屈肌的慢性改变（无纤颤、不正常的运动单位动作电位），并且表现尺侧屈腕肌和拇短展肌的主动失神经支配（正相，纤颤）。与神经传导检查（未展示）一起，电生理研究提示左侧肘管综合征、慢性 C7 神经根型颈椎病，以及可能存在的 C8-T1 的神经根型颈椎病

肌肉	插入电位	自发电位			运动单位动作电位			
		纤颤/正相锐波	束颤	其他	持续时间	波幅	多相	募集
第一背侧骨间肌	正常	无	无	无	S1 延长	S1 延长	正常	剧烈减少
拇短展肌	正常	1+	1+	无	中等延长	中等延长	正常	中等减少
拇长屈肌	正常	无	无	无	正常	正常	正常	正常
尺侧腕屈肌	S1 延长	无	2+	无	逐渐延长	中等延长	正常	剧烈减少
尺侧腕伸肌	正常	无	无	无	正常	正常	正常	正常
桡侧腕屈肌	正常	无	无	无	S1 延长	S1 延长	正常	轻度减少
肱三头肌	正常	无	无	无	S1 延长	S1 延长	正常	轻度减少
三角肌	正常	无	无	无	正常	正常	正常	正常

疾病诊断经验的神经科医生进行 EDX 检查，所得到的结果是比较有价值的。

神经损伤的 Sunderland 分级与电生理学检查结果的关系见表 3.1。纤颤多于 3~6 周出现，多见于 Sunderland Ⅱ 度以上损伤。在电生理检查中，运动电位（MUAPs）也是一个关键的指标，因其提示痊愈或非手术治疗恢复良好（如 Sunderland Ⅱ、Ⅲ度与 Sunderland Ⅴ和Ⅵ度）。随着时间的推移，我们已经开始了解几种类型的运动单位动作电位。损伤后 8~12 周可见的 MUAPs 代表未受伤的轴突附近开始出现侧枝芽生；过后在这里可以看到新生的 MUAPs，代表受伤的轴突到目标终板的确实再生。在慢性轴性损伤中，纤颤消失，各种形态的 MUAPs 不同于在普通肌肉处所见者，我们称为"慢性动作电位"。

术中电刺激，有助于在嵌压性神经病变中区分缺血性传导阻滞、局灶性神经脱髓鞘（Sunderland Ⅰ，机能性麻痹）和轴突缺失（Sunderland Ⅱ/Ⅲ）。在神经脱髓鞘和缺血性传导阻滞（Sunderland Ⅰ）中，与嵌压部位近端神经刺激相比，嵌压部位远端神经刺激会产生更有力的肌肉收缩。如果传导阻滞是由缺血引起的话，卡压被松解后，卡压部位近端刺激将会立即改善肌肉的反应；而如果是局灶性神经脱髓鞘，那么不同程度的刺激反应不佳将会持续。机能性麻痹可能需要 3 个月才能完全恢复。相对来说，轴突损伤（Sunderland Ⅱ、Ⅲ）时则无论刺激位于病变近端还是远端都将会产生一样的无力或无肌肉反应。存在轴突损伤时，完全性（Sunderland Ⅱ）或不完全性（Sunderland Ⅲ）恢复将有望发生在几个月之后。

3.11 小结

本章回顾了电生理学检查在周围神经疾病中的适应证和局限性。虽然它是临床检查的延伸，但可提供包括临床检查在内的其他检查方法不能发现的信息。它不仅可确认病灶位置，还可显示病理生理学改变和严重程度，为临床治疗和预后提供有价值的信息。所以，不应对电生理检查结果完全置之不理，应结合病变所处阶段综合考虑。

3.12 参考文献

[1] Thomas PK. Differential diagnosis of peripheral neuropathies. In: Refsum S, Bolis CL, Portera-Sanchez A, eds. International Conference on Peripheral Neuropathies. Amsterdam, Netherlands: Excerpta Medica; 1982:82

[2] Robinson LR. Traumatic injury to peripheral nerves. Muscle Nerve 2000;23:863-873

[3] Seddon HJ. Surgical Disorders of the Peripheral Nerves. 2nd ed. New York, NY: Churchill Livingstone; 1975

[4] Owens BD, Kragh JF, Wenke JC, Macaitis J, Wade CE, Holcomb JB. Combat wounds in Operation Iraqi Freedom and Operation Enduring Freedom. J Trauma 2008;64:295-299

[5] Defense. Department of Defense Casualty Reports. 2012 [updated February 2,2012]. http://www. defense.gov/news/casualty. pdf

[6] Kelsey J, Praemer A, Nelson L, Felberg A, Rice D. Upper Extremity Disorders: Frequency, Impact and Cost. New York, NY: Churchill Livingstone, 1997

[7] Kouyoumdjian JA. Peripheral nerve injuries: a retrospective survey of 456 cases. Muscle Nerve 2006;34:785-788

[8] Noble J, Munro CA, Prasad VS, Midha R. Analysis of upper and lower extremity peripheral nerve injuries in a population of patients with multiple injuries. J Trauma 1998;45:116-122

[9] Wilbourn AJ, Ferrante MA. Clinical electromyographyo. In: Joynt RJ, Griggs RC, eds. Baker's Clinical Neurology [book on CD-ROM]. Philadelphia, PA: WB Saunders; 2000:record 7592-8248

[10] Lundborg G. Structure and function of the intraneural microvessels as related to trauma, edema formation, and nerve function. J Bone Joint Surg Am 1975;57:938-948

[11] Dahlin LB, Rydevik B, McLean WG, Sjöstrand J. Changes in fast axonal transport during experimental nerve compression at low pressures. Exp Neurol 1984;84:29-36

[12] Lundborg G, Dahlin LB. Pathophysiology of peripheral nerve trauma, In: Omer Jr GE, Spinner M, Van Beek AL, eds. Management of Peripheral Nerve Problems. 2nd ed. Philadelphia, PA: WB Saunders; 1998:353-363

[13] Ferrante MA, Wilbourn AJ. Basic principles and practice of electromyography. In: Younger DS, ed. Motor Disorders. Philadelphia, PA: Lippincott Williams & Wilkins; 1999:19-44

[14] Wilbourn AJ. Nerve conduction studies: types, components, abnormalities, and value in localization. Neural Clin 2002;20:305-338, v

[15] Waller A. Experiments on the section of the glossopharyngeal and hypoglossal nerves of the frog and observations of

the alterations produced thereby in the structure of their primitive fibres. Phil Trans R 1850;140:423-429

[16] Dumitru D. Electrodiagnostic Medicine. Philadelphia, PA: Hanley & Belfus; 1995:341-384

[17] Ferrante MA, Wilbourn AJ. The utility of various sensory nerve conduction responses in assessing brachial plexopathies. Muscle Nerve 1995;18:879-889

[18] Lederman RJ. Nerve conduction studies. In: Levin KH, Luders HO, eds. Comprehensive Clinical Neurophysiology. Philadelphia, PA: WB Saunders; 2002:89-111

[19] Kimura J, Machida M, Ishida T, et al. Relation between size of compound sensory or muscle action potentials, and length of nerve segment. Neurology 1986;36:647-652

[20] Wilbourn AJ. Sensory nerve conduction studies. J Clin Neurophysiol 1994;11:584-601

[21] Lambert EH. Diagnostic value of electrical stimulation of motor nerves. EEG J 1962 (Suppl 22):9-16

[22] Wilbourn AJ. An unreported, distinctive type of increased insertional activity. Muscle Nerve 1982;5 9S:S101-S105

[23] Seddon HJ. Three types of nerve injury. Brain 1943;66:237-288

[24] Sunderland S. A classification of peripheral nerve injuries producing loss of function. Brain 1951;74:491-516

[25] Kimura J. Electrodiagnosis in Diseases of Nerve and Muscle. 3rd ed. New York, NY: Oxford University Press; 2001

[26] Doherty TJ, Ming Chan K, Brown WF. Motor neurons, motor units, and motor unit recruitment. In: Brown WF, Bolton CF, Aminoff MJ, eds. Neuromuscular Function and Disease. Philadelphia, PA: WB Saunders; 2002:247-273

[27] Seivak M, Ochoa J, Fernandez JM. Positive manifestations of nerve fiber dysfunction: clinical, electrophysiologic, and pathologic correlates. In: Brown WF, Bolton CF, eds. Clinical Electromyography. 2nd ed. Boston, MA: Butterworth-Heinemann; 1993:117-147

[28] Chavin JM, Brown WF, Negative signs and symptoms of peripheral nerve and muscle disease. In: Brown WF, Bolton CF, Aminoff MJ, eds. Neuromuscular Function and Disease. Philadelphia, PA: WB Saunders; 2002:369-385

[29] Lissak K, Dempsey EW, Rosenblueth A. The failure of transmission of motor nerve impulses in the course of Wallerian degeneration. Am J Physiol 1939;128:45-56

[30] Gutmann E, Holubar J. Failure of transmission of motor and sensory nerve impulses after nerve section. Nature 1949;163:328-329

[31] Gilliatt RW, Taylor JC. Electrical changes following section of the facial nerve. Proc R Soc Med 1959;52:1080-1083

[32] Birks R, Katz B, Miledi R. Physiological and structural changes at the amphibian myoneural junction, in the course of nerve degeneration. J Physiol 1960;150:145-168

[33] Gilliatt RW, Hjorth RJ. Nerve conduction during Wallerian degeneration in the baloon. J Neurol Neurosurg Psychiatry 1972;35:335-341

[34] Griffin JW, George EB, Chaudry V. Wallerian degeneration in peripheral nerve disease. In: Harting HP, ed. Bailliere's Clinical Neurology: Peripheral Neuropathies: Part 2.1996; 5:65-75

[35] Thesleff S. Trophic functions of the neuron. II. Denervation and regulation of muscle. Physiological effects of denervation of muscle. Ann N Y Acad Sci 1974;228:89-104

[36] Dodge FA, Cooley JW. Action potential of the motor neuron. IBM J Res Develop 1973;17:219-229

[37] Holmlund T, Wilbourn AJ. Acute median neuropathy at the wrist is not carpal tunnel syndrome. Muscle Nerve 1993;16:1099

[38] Buchthal F, Kühl V. Nerve conduction, tactile sensibility, and the electromyogram after suture or compression of peripheral nerve: a longitudinal study in man. J Neurol Neurosurg Psychiatry 1979;42:436-451

[39] Jablecki CK, Andary MT, So YT, Wilkins DE, Williams FH, AAEM Quality Assurance Committee. Literature review of the usefulness of nerve conduction studies and electromyography for the evaluation of patients with carpal tunnel syndrome. Muscle Nerve 1993;16:1392-1414

[40] Grundberg AB. Carpal tunnel decompression in spite of normal electromyography. J Hand Surg Am 1983;8:348-349

4 神经修复和移植

著者：Kirsty U. Boyd，Ida K. Fox
翻译：赵睿　许光跃　　审校：易传军　田光磊

4.1 引言

在过去的 20 年里，近端神经损伤的治疗方案已经从神经修复或神经移植转变为神经移位。然而，远端神经损伤更适合进行神经修复或神经移植。患者恢复的效果和程度与神经修复的方法和损伤的时间直接相关。一期端端缝合的神经修复方法仍是金标准。然而，随着对神经内部形态学的认识、神经修复部位张力，失神经支配时间的认识进一步深入，以及替代或提高一期神经修复的手术技术的发展，对神经修复方法产生了巨大影响，对神经移植的影响更大[1, 2]。本章将对神经修复和移植的原则进行回顾，重点介绍一些提高神经损伤修复成功率的最新进展。

4.2 神经损伤

4.2.1 神经损伤的程度

对于神经损伤程度的理解，在创伤性周围神经损伤的治疗过程中意义重大，因为其可指导制订治疗方案，并且提供预后的相关信息（表 4.1）[1]。1943 年，Seddon Herbert 根据神经损伤的程度描述了 3 种组织学分类[3]。神经失用指沿神经分离的局限性传导阻滞。此类型可能是由神经缺血或麻醉阻滞所致，没有发现神经存在组织学改变或脱髓鞘改变。轴突本身并没有受损，在急性损伤情况下，受累神经完全自行恢复的潜力非常好。然而，在慢性、非急性损伤或卡压的情况下，失用的神经可能发生永久性传导阻滞。

表 4.1　神经损伤的程度

神经损伤的程度		恢复分级	恢复	神经传导性检测	
Seddon 分级[*]	Sunderland 分级[**]			纤颤	MUAPs
神经失用	I	良好	自主，快速，完全	无	正常
轴突断裂	II	良好	自主，缓慢，完全	出现	出现
	III	良好	自主，缓慢，完全	出现	出现
神经断裂	IV	不佳	无恢复	出现	缺失
	V	不佳	无恢复	出现	缺失
	VI（混合型损伤）[***]	混合型	情况多变		

MUAPs，运动单位动作单元

[*] 引自 Seddon HJ. Three types of nerve injury. Brain 1943;66(4):237–288.

[**] 引自 Sunderland S. A classification of peripheral nerve injuries producing loss of function. Brain 1951;74(4):491–516.

[***] 引自 Mackinnon SE, Dellon AL, eds. Surgery of the Peripheral Nerve. Thieme, 1988.

因此，随后会谈到即使对于预期可以恢复正常的神经失用症，如果病变位于常见的神经卡压发生部位，此区域内重叠性慢性卡压作用会成为致病因素（如损伤后神经肿胀），那么推荐进行神经减压松解术。

轴突断裂包含直接损伤导致的发生在神经损伤部位远端的 Wallerian 变性，会引起永久性神经损伤。Seddon 指出，轴突损伤与神经内不同程度的纤维化或瘢痕形成相关。因此，当神经自行恢复时，恢复的程度与纤维化直接相关，可以是完全恢复或部分恢复，取决于瘢痕的程度以及感觉/运动纤维发生错向再生的可能性[3]。

相比之下，神经断裂更加严重。Seddon 描述此类损伤要么是瘢痕维持着神经的连续性，损伤局部完全由瘢痕组织连接，轴突则完全不连续，要么是神经完全断裂[3]。

1951 年，Sunderland 对 Seddon 最初描述的神经损伤类型重新进行分类，强调神经损伤存在 5 种程度[4]。Sunderland Ⅰ 度损伤等同于 Seddon 分型中的神经失用，完全恢复需要数天至数周的时间。Sunderland Ⅱ 度损伤等同于轴突断裂，完全恢复与 Wallerian 变性和轴突以 1 mm/d 的再生速度有关。Sunderland Ⅲ 度损伤属于 Seddon 描述的轴突断裂范围，轴突和神经内膜均断裂，导致不同程度的瘢痕形成。虽然预期存在自行恢复的可能，但属于混合型的恢复方式或是不完全恢复。多数Ⅲ度损伤患者无须手术。即使近端轴突损伤，远端的靶肌肉也能恢复正常功能，因为部分未损伤的轴突以侧方出芽的方式产生运动单位动作电位（MUAPs），发挥"保姆"和保护失神经支配肌肉的作用，直到损伤的轴突最终再生进入靶肌肉新生终板。Sunderland Ⅳ 和 Ⅴ 度损伤等同于 Seddon 分型中的神经断裂。Sunderland Ⅳ度损伤累及轴突、神经内膜、神经束膜和神经外膜，损伤部位完全瘢痕化和纤维化，从而限制再生的轴突通过损伤部位。此类型损伤不会自行恢复，需要手术。

Sunderland Ⅴ 度损伤中神经完全断裂，需要手术干预治疗重建神经的连续性[4]。Mackinnon 强调存在第Ⅵ种程度的损伤，通常称为混合型损伤[5]。第第Ⅵ种程度的损伤囊括各种损伤类型，甚至包括正常的神经束，因而每一神经束都有各自不同的恢复表现（表 4.1）。此类损伤使医生陷入进退两难的境地，因为部分受损的神经束预期存在恢复的可能，而剩余的神经束可能因为损伤严重需要手术。有意思的是，Seddon 在其最初的描述中明确表达了 5 种神经损伤类型，但是他将第Ⅱ、第Ⅲ型归纳为轴突断裂，将第Ⅳ、第Ⅴ型归纳为神经断裂。此外，Sunderland 也指出 5 种损伤类型可以合并出现，但是他并没有将这一混合型损伤独立出来。这一型损伤最具手术挑战性，原因是手术存在使正常或正在恢复期的神经的功能降低的可能性，我们认为应该将其作为第Ⅵ度损伤单列出来。

简单来讲，神经损伤的分型应该分为"良好的，可恢复的"类型（Sunderland Ⅰ、Ⅱ、Ⅲ度）和"不好的，不可恢复的"类型（Sunderland Ⅳ、Ⅴ度）。

神经损伤早期，在 Wallerian 变性完成、轴突再生前，为了鉴别神经损伤程度，使用神经电生理学检测技术非常重要。纤颤波可区分神经失用（或Ⅰ型损伤）与更为严重的Ⅱ~Ⅴ度损伤。MUAPs 提示存在轴突侧芽，最早可在伤后 12 周的Ⅱ和Ⅲ度损伤中出现，但不会出现在Ⅳ和Ⅴ度损伤中。从预后考虑，Ⅰ、Ⅱ、Ⅲ度损伤通过非手术治疗会得到恢复，除非损伤部位位于所熟知的神经卡压点或神经卡压点以远神经再生速度减慢而需要手术松解。Sunderland Ⅳ和Ⅴ度损伤需要手术治疗。更多关于神经电生理学检测技术的用途和意义的知识见第三章。

4.2.2 神经损伤的机制

神经损伤也可以通过损伤机制进行分类，特别是钝器伤（或闭合伤）和穿刺伤（或开放伤）

（图 4.1）。此分类方法特别实用，因其可以指导早期治疗并且有助于判断预后[1, 2]。

穿刺伤（或开放伤）可以进一步细分为利器伤或火器伤。利器切割如刀片或玻璃造成的损伤，有局部神经功能障碍时，必须迅速进行手术探查（图 4.1c，d）。此类损伤最有可能是神经部分或完全断裂。虽然无须急诊手术，但在伤后 72 h 内可以通过电刺激神经远端进行评估，有利于运动神经的对合。如果患者伴有血管损伤，我们建议在对损伤血管进行探查修复后，同时进行一期神经修复。利器导致的神经损伤一般受累范围局限，因此通常能够在无张力下完成一期神经缝合（图 4.2）。如果行一期神经修复，在损伤区域

外对神经进行处理非常重要（图 4.3）。

在穿刺伤的病例中，如果伴有邻近组织结构的严重损伤，神经损伤在初期的查体过程中容易被忽略；当血管修复或骨折复位后首次注意到局部神经功能障碍时，将不能确定神经损伤的原因。损伤是继发于原始的创伤、血肿或水肿，抑或是医源性损伤一定会存有争议，会使手术方案的制订更加复杂化。因此我们建议，手术前应尽可能对患者进行认真细致的临床检查。

与锐器穿刺伤不同，火器伤无须立即对神经进行手术探查（图 4.4）。在多数病例中，神经不是物理性断裂，而是由于挫伤和牵拉力量引起神经瘤连接[6]。对于更为广泛的损伤，如果因

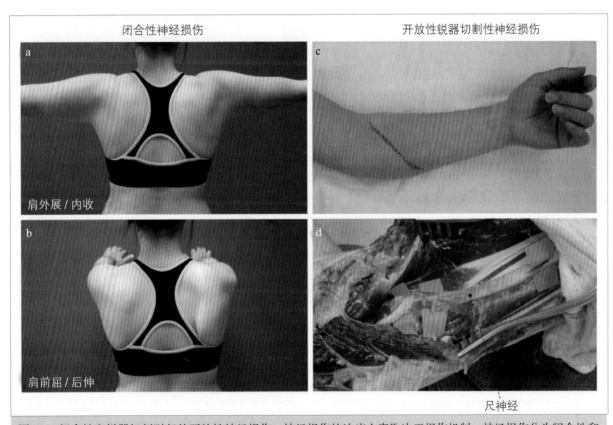

闭合性神经损伤

a

肩外展 / 内收

b

肩前屈 / 后伸

开放性锐器切割性神经损伤

c

d

尺神经

图 4.1　闭合性和锐器切割引起的开放性神经损伤。神经损伤的治疗方案取决于损伤机制。神经损伤分为闭合性和开放性两大主要类型。（a，b）闭合性神经损伤可采用保守治疗自行恢复，保守治疗无效时可以进一步选择重建手术。图示患者在运动会中引起胸长神经牵拉伤，累及右侧上肢并出现明显的翼状肩胛。选择物理治疗避免前锯肌被进一步拉长。如果在神经再支配肌肉所需的时间窗内功能未能自行恢复，则可通过手术重建胸长神经的功能。（c，d）开放性锐器切割性神经损伤需要立即手术治疗。涉及牵拉或挤压因素的开放性创伤可延迟手术治疗，有利于损伤区域清晰化。图示患者是前臂锐器切割伤累及尺神经。由于损伤平面的因素，采用尺神经损伤节段切除和移植修复

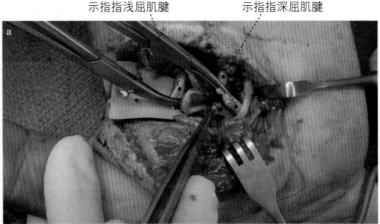

示指指浅屈肌腱　　　示指指深屈肌腱

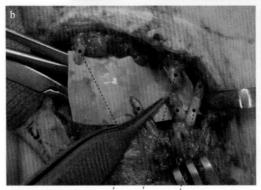

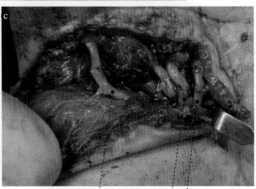

正中神经示指桡侧指神经支　　　　　　　正中神经示指桡侧指神经支
正中神经至第 2 指蹼的指总神经支　　　　正中神经至第 2 指蹼的指总神经支
正中神经至第 3 指蹼的指总神经支　　　　正中神经至第 3 指蹼的指总神经支

图 4.2　神经锐性切割伤的一期修复。锐性切割伤引起的神经损伤伤口小，可以进行无张力一期修复。（a）图示患者右手掌神经锐性切割伤，累及指神经、指浅屈肌腱及指浅深肌腱。损伤肌腱在 3 区进行修复。（b）正中神经的指神经支断裂。（c）指神经的远近断端修剪平整至健康的神经纤维。在手指、腕关节和手部所有活动范围内均无张力的情况下进行一期修复

血管损伤需要立即手术探查，可对神经残端进行定位并标记，但此时此类神经损伤的程度难于确定，一期修复可导致损伤神经段的切除不彻底(图 4.5)[7]。延期 2~3 周行神经修复是聪明谨慎之举，因为此时使用"面包切片"技术对神经进行处理，能够明确神经瘢痕的范围（图 4.6）。修剪神经近端时，联合使用放大镜下直视和出现伤害性反应这两种方法来确定健康神经束的位置。评估伤害性反应，需要在麻醉程度较浅时使用"面包切片"技术逐渐向近端切取神经，直至患者出现心率或血压上升。神经刺激器也可以直接刺激近端

神经表面来寻找相同的伤害性反应，刺激远端神经不会出现类似反应。近端神经切除的距离可用于确定远端神经切除的长度，的原则一定要牢记须切除至损伤范围之外的原则。通过非手术治疗，多数上肢神经火器伤的患者会自行恢复，大部分需要 3~6 个月的时间[8, 9]。临床查体或电生理学检查能够协助进行临床判断，制订合理的手术方案。

钝器伤能够进一步细分为挤压伤、牵拉伤和撕脱伤。挤压伤是最常见的周围神经损伤，可能与血肿、水肿或骨折等导致的压力增大有关。此

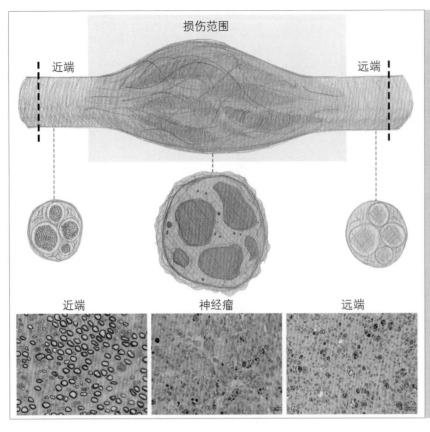

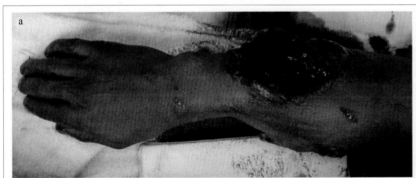

图 4.3 神经损伤的范围。损伤范围取决于损伤机制。锐器切割伤损伤范围小，钝器伤、牵拉伤、火器伤的损伤范围大。在损伤范围外（虚线）切除受损的神经非常重要，这样才能使近端的神经纤维在没有瘢痕组织阻挡的情况下再生至远端。神经瘤组织切片显示失去组织形态的神经纤维包裹在瘢痕组织基质内。损伤部位远端的神经组织切片显示失神经支配的神经纤维。放大：400 倍，甲苯胺蓝染色

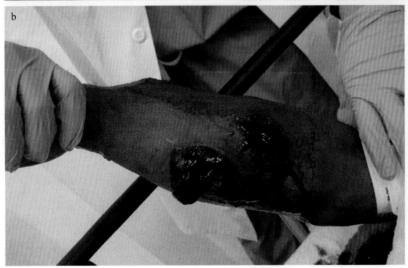

图 4.4 火器伤和神经损伤。火器伤产生组织挫伤和牵拉力导致神经瘤连接。火器伤引起神经断裂的病例非常少。由于损伤机制的原因，明确神经的损伤程度对进行延迟修复非常重要。图示患者前臂遭受枪伤，子弹的出口处（b）比入口处（a）的损伤更严重。延迟进行神经修复取决于损伤程度以及是否存在自行恢复的证据

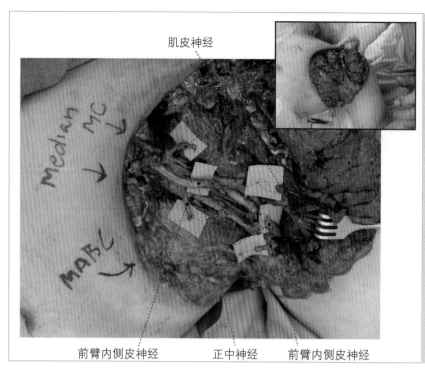

肌皮神经

Median
MC

MABC

前臂内侧皮神经 　　正中神经 　　前臂内侧皮神经

图 4.5 探查和清创过程中标记受损神经。在创伤初期进行手术探查和清创过程中标记受损神经，将其较早地从瘢痕组织中游离出来，为随后进行神经重建手术做准备。此外，伤后 72 小时内行术中电刺激神经可诱发运动神经反应

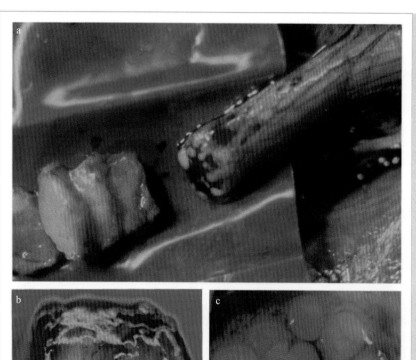

图 4.6 "面包切片"技术用于确定神经损伤范围（a）。如同切面包片，在神经损伤部位的远近端切出神经断面直至见到健康的神经束。神经瘤横截面（b）和神经束横截面（c）。通过切除神经近端时产生的疼痛刺激，同时评估患者的反应（在浅麻醉状态下心率和／或血压升高）来确定损伤的区域（Allen L. Van Beek 医生提供）

类损伤的程度可以从暂时性的神经失用到更严重的损伤。虽然多数此类损伤的起始治疗都是保守治疗，但是如果是由筋膜间室综合征所致，则必须迅速进行手术探查和松解。对于多数损伤病例，系统的临床查体和神经电生理学检查能够明确进一步接受手术治疗的必要性。

牵拉伤是指作用于神经上的牵张力超过了神经本身最大的牵张阈值，从而导致神经内在结构发生损伤。在撕脱性臂丛神经损伤中，这种牵拉作用力产生进一步的破坏，引起神经根与脊髓分离。此类损伤机制常和高速度或高强度的创伤相关，如汽车和摩托车事故。典型撕脱部位发生在神经根被固定的位置，如椎间孔或脊髓。环绕腓骨小头的腓总神经在高速致伤因素引起膝关节损伤时也可能从近端撕脱。撕脱伤还可发生在神经的远端，表现为神经肌肉连接分离，如神经被卷入钻头后会从肌肉内拔出。撕脱性损伤治疗非常困难，因为缝合两个神经断端是不可行的，而其他选择如肌肉再神经化的效果也不能令人满意[10, 11]。

4.2.3　神经损伤的平面

对周围神经损伤来说，损伤平面是其恢复的主要影响因素之一。损伤部位与运动终板的距离直接影响恢复时间，在 12 个月内，失神经支配肌肉会发生纤维化、瘢痕化和脂肪浸润[2, 12, 13]。远离肌肉终板的近端神经损伤的再生距离更远，较远端神经损伤的预后更差[14]。因此，我们建议对近端神经损伤尽可能采取神经移位术进行处理。

4.2.4　影响恢复效果的患者自身因素

许多患者自身因素会显著影响神经手术的恢复效果。患者的年龄会明显影响周围神经的恢复，越年轻的患者恢复越好，尤其是儿童，即使

损伤非常严重，其恢复效果也会非常好。一些研究针对年龄因素对神经损伤后恢复的影响进行了分析。通过大鼠模型发现，年龄越小的动物在挤压伤[15]和端侧神经修复后再生反应越强[16]。可能的原因是儿童大脑皮质可塑性在其功能恢复过程中发挥了主要作用。

大鼠模型业已证实，吸烟会延缓损伤神经的功能恢复，但在大鼠神经卡压和吸烟模型中未发现吸烟对神经有任何影响[17]。一些合并疾病，如糖尿病、甲状腺功能减退和周围血管疾病等，也会影响神经再生[2, 13]。

4.3　神经损伤的评估

对神经损伤患者的评估细节详见第 2 章。对于因创伤性神经损伤需要修复或移植的患者，有一些评估要点需要在此再次强调。

如前所述，伴有骨骼或血管损伤的患者，只要可能，术前都应进行全面的感觉、运动或反射功能的临床查体，避免与术后发现的锐性医源性损伤产生混淆。临床查体应迅速完成，避免患者被延迟转送至手术室。尽管其敏感度低于两点辨别觉。可以使用 10 分检测法来判断感觉障碍情况，对多数神经支配区和皮节均可以提供较好的粗略评估[18]。运动功能应该由近及远进行检查，确定主要的功能障碍。

对于锐性穿刺伤，早期进行手术探查尤为重要。然而，对于钝性损伤和火器伤，需要连续多次通过体检和电生理学检查，评估神经自行恢复的可能性。患者需要每月重新进行评估，并与先前的检查结果进行比较来寻找恢复的证据。每次随访时，患者的感觉和运动功能均应量化记录，以便进行比对。影像学辅助检查如超声、CT 和 MRI 等并无特别帮助，临床查体和神经电生理学检查最重要。

4.4 神经修复

4.4.1 神经修复的时机

对于锐性穿刺伤，或高度怀疑神经断裂时，应尽早进行修复重建。修复时机并非恒定不变，取决于患者病情是否稳定、合并伤、合并疾病、损伤平面和程度以及手术资源等许多因素。神经损伤可通过修复时机进行分类。神经在伤后 72 h 内迅速得到修复的称为一期修复，修复时间在伤后 72 h 到 1 周间的为延迟一期修复，而超过 1 周者为二期修复[19]。理想状态下，神经修复应该是在白天，有规范化的护理团队、休息充分的手术医生和充足的手术室资源配合的条件下进行。在最初的 72 h 内，运动神经远端的刺激反应仍可能存在，如此有助于准确对合神经。此外，神经损伤早期探查不易受神经断端回缩、瘢痕化和张力的影响。一旦运动递质从远断端消失，远端神经将对刺激无反应，医生必须依靠神经的断面解剖进行修复重建。

对于撕脱伤、挤压伤、钝器伤及火器伤的患者，推迟手术治疗以便监测患者自行恢复的表现，是一种谨慎明智的处理方法。伤后 8~12 周进行神经电生理学检查，肌电图（EMG）的变化通常会早于肌肉的临床功能恢复，特别是 MUAPs 的出现，提示有未受伤的轴突通过侧方出芽方式恢复神经功能。神经的功能恢复以一定的速度完成，与损伤部位至运动支的距离相对应，可以按照 1 mm/d 的速度估算。一般来说，通过系列连续的临床查体或神经电生理学检查，对伤后 3~4 个月仍无恢复迹象者，应该考虑手术治疗。

在考虑手术时机时，Susan Mackinnon 的名言"时间就是肌肉"（time is muscle）意味深长。如果肌肉在约 1 年内没有神经再支配，则（对于大多数成年人来说）不可能有任何运动功能的恢复。肌肉组织对时间非常敏感：随着时间的延长，肌肉将会发生脂肪替代和纤维化。相比之下，感觉神经的修复可以在伤后任何时间内进行。历史

业已证实，神经修复越早，预后越好，最为有利的是一期修复和准确对合[19]。对于神经完全断裂损伤，伤后 3 周内修复效果最好，在伤后 6 个月内修复有望获得较好的恢复效果[19]。修复的首要目标是在肌肉萎缩和纤维化前实现运动轴突到达靶肌肉的运动终板，而前者一般在伤后 12 个月左右发生[20]。因此，肌肉功能的恢复效果与到达靶肌肉运动终板的轴突数量呈直接相关，与肌肉失神经支配的时间呈负相关[20]。

4.4.2 神经修复的类型

关于神经修复的类型，文献中有很多讨论，集中于神经外膜修复和束膜修复（图 4.7）。利用其自身动脉或神经束形态来对合神经远、近断端，同时确保无张力和用最少的缝线缝合，是我们通过神经外膜缝合技术来修复如指神经之类小直径神经最喜欢的方式。神经束膜修复的缺点是需要更大范围的神经切开和神经内缝合，这均会增加瘢痕的形成，从而干扰神经愈合[21, 22]。对于较粗大的周围神经，尤其是熟知运动/感觉神经断面解剖情况，如前臂和手部的尺神经，我们建议行神经束膜缝合，以利于神经束组的对合。只要缝合前神经已充分修剪至正常平面，并且缝合端内神经束没有重叠现象，两种缝合技术都可实现有效的修复（图 4.8，图 4.9）[22]。

有人提出，在精心的神经外膜修复后，错对的神经能够利用神经营养作用及有引导作用的系神经性重新定向，相对于可能错误对合的神经束组缝合，神经外膜缝合更有优势[23]。通过一种尚不明确的机制（有人命名为接触引导），近端神经纤维将寻找出恰当的远端神经束并优先与其对合。这种现象提示，损伤部位如果缺乏解剖标志而无法准确对合神经束时，神经外膜缝合更具优势。然而，随着我们对神经移位的经验积累，对周围神经运动/感觉束断面解剖的认识越来越深入，有关神经外膜/束膜缝合的争论越来越无足轻重。在神经损伤范围之外进行无张力显微缝

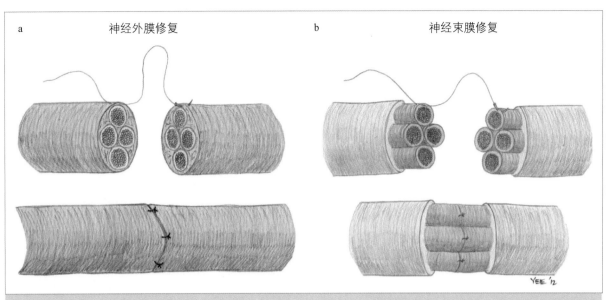

图 4.7　神经外膜和束膜缝合修复。（a）神经外膜修复。（b）神经束膜修复

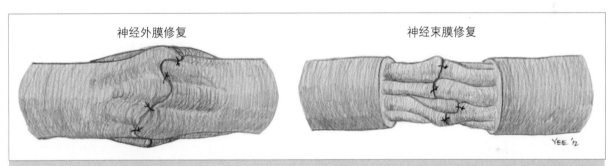

图 4.8　神经外膜和束膜缝合的失败病例。重叠缝合神经外膜或束膜由于运动和感觉神经纤维对合不良，可以预判患者的临床恢复效果不佳。缝合修复神经外膜时，缝线位于外膜上。如血管等外膜表面标志可作为解剖标志来协助对合相应的神经束

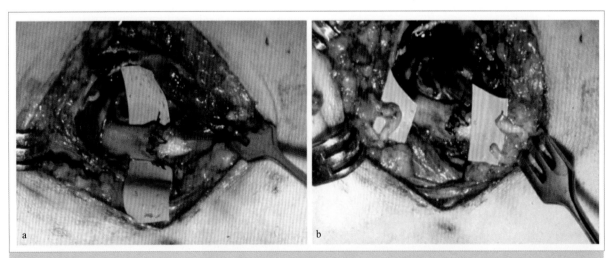

图 4.9　错误的神经修复。（a）此患者前臂近端尺神经损伤。显露后发现尺神经使用较粗的缝线（3–0 黑丝线）进行不合理的修复。（b）除了失败的尺神经修复以外，没有识别并修复损伤的前臂内侧皮神经（MABC）。MABC可作为神经移植供体来缓解缝合的张力（图 4.9a 引自 Mackinnon SE, Dellon AL. Surgery of the peripheral Nerve. New York，NY:Thieme; 1988:94.）

合修复，能够准确对合运动/感觉神经束并允许肢体早期活动才是关键（图4.10，图4.11）。

多数神经缝合，无论是一期修复还是神经移植，均采用端端缝合的方式（图4.10）。端侧缝合方式仍存在争议，但是在作者的临床工作中应用越来越多（图4.12）。端侧缝合有两种形式：传统端侧神经移位和超压端侧神经移位。传统端侧神经移位是将受体神经的断端移位至供体神经的侧方。超压端侧神经移位是将供体神经的断端移位至受体神经。超压端侧移位的特别之处详见第五章。

在传统端侧缝合修复的过程中，无论神经外膜开窗与否，感觉神经均存在侧方出芽现象。然而，运动神经元需要轴突断裂型损伤方可形成再生性运动神经出芽（图4.13）[24]。建议将端侧缝合的方法应用于非重要区域的感觉神经或供体感觉神经的远断端，如尺神经腕背支，可以使供区更快地恢复感觉功能。

近年来，我们建议通过端侧缝合方式将供体神经远端移位至邻近的感觉神经近端，来恢复供区缺损的感觉功能。例如，在切取前臂内侧皮神经后，可将其远断端通过端侧缝合的方式移位至

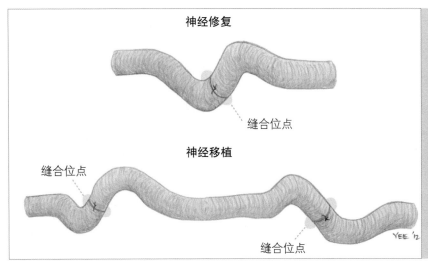

图4.10 无张力的神经修复。无张力的神经修复对于理想的功能恢复非常重要，因为神经修复处的张力会显著降低功能恢复的效果。此外，在缝合部位神经适当冗余非常重要。在运动范围内活动肢体来检查神经张力的情况。（a）单一缝合位点的无张力神经修复。（b）两个缝合位点的无张力神经移植修复

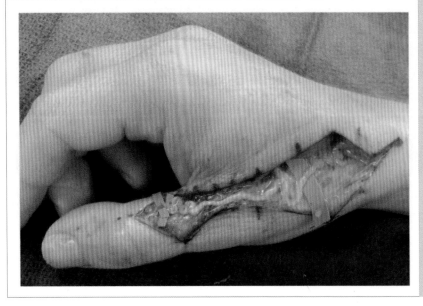

图4.11 无张力、冗余的神经修复部位。此患者的桡神经浅支神经瘤切除后用前臂外侧皮神经移植修复。无张力修复部位的下方用蓝色背景标识进行标注，移植神经修复部位的两个缝合处神经均冗余

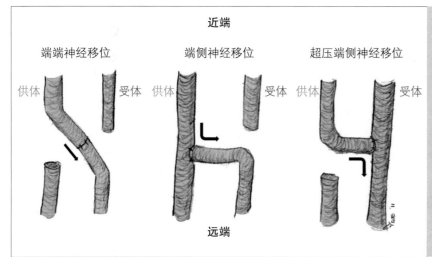

图 4.12 神经移位的类型。一期神经修复和移植使用自体神经以传统的端端缝合方式进行。一根神经转移至其他神经称为神经移位。神经移位可以采用端端缝合、端侧缝合或超压端侧缝合等方式。传统的神经移位方式是供体至受体的端端缝合。在端侧缝合方式进行神经移位时，受体神经端移位至供体神经的侧方。在超压端侧缝合方式中，供体神经端移位至受体神经的侧方

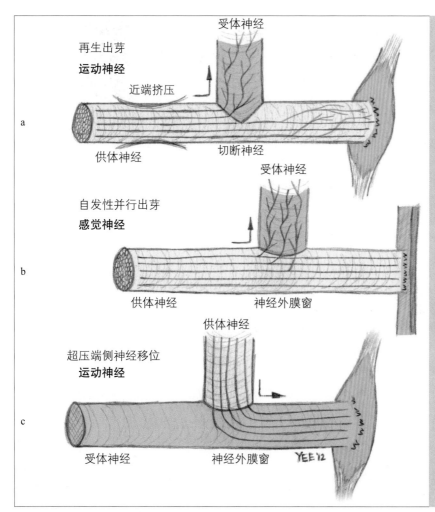

图 4.13 端侧缝合修复后的神经再生。端侧神经修复或移位的两种类型分别是传统端侧缝合和超压端侧缝合。端侧神经移位存在各具特点的两种出芽机制，或者说分别是运动和感觉神经各具特点。（a）发生在运动神经的再生芽支与损伤相关。必须切断部分神经并在近端挤压才能激发神经移位的芽支再生。近端挤压后轴突损伤同时产生再生的芽支，芽支再生进入受体神经并且回填至供体神经。（b）自发的并行出芽发生在感觉神经。由于是自发出芽，因此除了在神经外膜上开窗外不需要另外创造损伤，神经纤维就能够通过神经外膜窗再生长入。（c）在超压端侧神经移位（SETS）中，供体神经断端移位至失神经支配的受体神经侧方。这种方法中，神经纤维可以通过神经外膜窗再生进入受体神经。实际上，传统神经移位中的任何供体神经均能够作为供体进行SETS神经移位

正中神经外侧面（感觉支）。端侧神经移位的内容详见第五章。

我们也已经完成了运动神经的端侧缝合，即将副神经端侧移位至肩胛上神经。术中切断部分副神经，副神经近端轴突受损可引导轴突再生进入端侧移位通路内，同时剩余轴突返回进入斜方肌支，从而减轻供体运动神经的功能障碍[25]。

4.4.3 影响神经修复的张力因素

神经修复的理想方法是无张力下一期端端缝合修复（图 4.11）[1]。动物实验证实，通过每一个缝合口均会损失一定比例的神经纤维，因此到达靶肌肉运动终板的神经纤维数会减少[13, 26]。尽管如此，如果张力过大，不建议对神经行一期缝合。一条正常而无损伤的神经如果承受

15% 的牵张力，神经微血流会减少[27]，在去除牵张力后血液流速峰值会下降 2/3 并持续约 1 小时[27]。张力状态下瘢痕会增加，从而影响神经再生。

临床上，必须严格避免在神经修复部位张力。神经横断后可以游离两个神经断端以便于缝合。可能的话，可移位神经以获得额外的长度，如肘部尺神经前置。虽然过去常提及通过改变姿势以便无张力修复，但会造成张力和瘢痕增加以及要求肢体长时间制动，从而导致神经修复部位，瘢痕组织增加，因此我们已避免使用这项技术。

4.4.4 神经缺损的处理

当神经无法行一期修复时，必须选择桥接神经缺损的替代方法进行重建（图 4.14）。

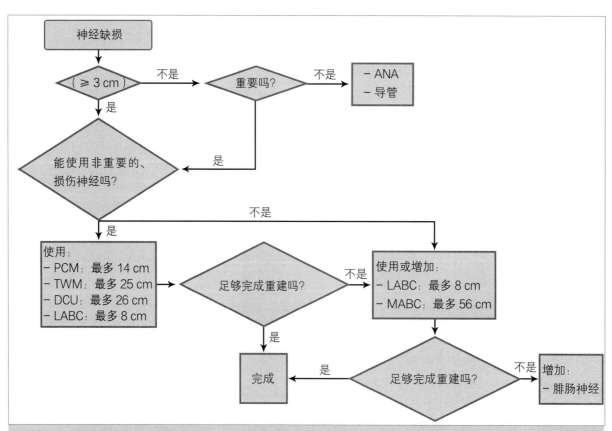

图 4.14 腓肠神经的替代法则。ANA，非细胞的同种异体神经移植；DCU，尺神经腕背支；LABC，前臂外侧皮神经；MABC，前臂内侧皮神经；PCM，正中神经掌皮支；TWM，正中神经第三指蹼支

由于神经本身存在延展性，游离神经的远、近断端能够克服 <5 mm 的缺损距离[28]。然而，如果存在张力，与有张力下的单一缝合口的直接缝合相比，有两个缝合口的神经移植效果更佳[28, 29]。

处理神经断端缺损的方法有许多，目前的金标准仍是自体神经移植。其他方法包括同种异体神经移植、去细胞的同种异体神经移植、神经导管以及神经移位。随后的章节会对每一种技术进行讨论。

4.5 神经导管

神经导管是一个中空管道，能够引导神经再生到达靶肌肉。最初使用过多种生物材料，包括静脉、骨骼、动脉、胶原以及小肠黏膜下层等[30]。近年来，研制了许多合成导管。作者在临床工作中并不青睐使用神经导管。实验和临床研究均支持神经导管应用于小直径、非重要的感觉区且神经缺损 <3 cm 的修复。即使在这种条件下，我们也大多使用去细胞同种异体神经移植。

对神经导管的不满意主要源于其缺乏层粘连蛋白支架和施万细胞，而这两种成分却是轴突再生的关键。2009 年，Whitlock 等注意到，桥接缺损时，神经导管内神经纤维的数量明显低于移植神经[31]。Weber 等推测，利用具有引导作用的系神经性神经导管能够使再生的轴突更好地对合[32]。有文献报道，将神经导管应用于更粗大的混合神经，对于缺损在 1~4 cm 的患者，其感觉和运动功能恢复优良率可达 75%[33]。然而，其他研究并未复制这种结果，我们没有获得相似的成功率[34]。Moore 等描述了使用较大直径的导管重建神经的难点，推测神经导管失败的原因是与直径增大和容积增加导致导管内神经生长因子的浓度下降有关[35]。Lioyd 等也支持上述发现，其将切碎的神经组织置于神经导管内，与盐水填充的对照组相比能够显著促进神经再生[36]。即使是切碎的神经，同基因移植物的再生能力也优于神经导管[36]。

选择神经导管桥接神经缺损时，应确保至少有 5 mm 的神经远、近断端插入神经导管内，将导管脱出的风险降至最低。插入导管内的神经使用水平褥式缝合或密封剂如纤维蛋白胶进行固定。我们建议切碎一小部分正常的神经置于导管内，用于提供施万细胞。

4.6 神经移植

4.6.1 自体神经移植

对于神经缺损，修复的金标准仍是自体神经移植。自体神经移植的优点包括可以提供具有无免疫原性的支架支撑以及提供施万细胞促进轴突再生[1, 37, 38]。对于通过神经移植能够桥接的最大缺损，目前尚未达成一致，长达 20 cm 的移植有不同程度的恢复[39, 40]。然而，我们的经验是移植神经长度 ≤ 6 cm 最可靠。细小的神经恢复效果好，原因是再血管化相对容易。1976 年，Taylor 和 Ham 介绍了通过带血管的游离神经移植来增强恢复效果[41]，但是，临床结果并没有显著差异。Doi 等推荐使用带血管的游离神经移植来修复缺损 >6 cm 或伴有软组织缺损的病例[42]。一般来说，神经血管化对于较大直径的神经非常重要，目的是防止神经中心坏死，但是对于小直径神经则无必要。

自体神经移植最主要的缺点是需要额外的手术切口，会引起供区损伤、瘢痕增加、可能形成痛性神经瘤以及切取过程增加手术时间[19]。此外，可利用的供体神经资源有限。运动神经或混合神经供体比感觉神经供体更好，缝合处的神经再生更佳[43, 44]。使用大鼠胫神经，我们已经进行了一系列实验研究，结果显示，与感觉神经移植相比，运动神经供体的轴突再生能力显著提高。胫神经是混合性神经，当我们用纯运动神经和纯感觉神经重复这项实验时，没有发现二者在神经再生质量上有差别。将运动或感觉神经切碎并置于胫神经模型中的神经导管内（胫神经为混合神经），其轴突再生能力并没有增强。我们通过研究认为，有多种因素分层次优先影响不同神经的再生。再生轴突之间没有区别时，在纯感觉或纯运动的环境中，则无须使用运动神经供体；相反，在混合神经的再生环境里，如胫神经，再生轴突间存在差别时，神经内膜管较粗的运动神经供体

较之神经内膜管较细的感觉神经供体似乎更能辅助神经再生（图4.15）。

腓肠神经仍是最常用的供体神经。然而，供区损伤也并非无关紧要，同时常累及未受伤的肢体（图4.16，图4.17）。

如有可能，作者更喜欢使用同侧的前臂内侧皮神经（MABC）作为移植神经供体（图4.18，图4.19）。此神经易于切取，供体丰富，并且存

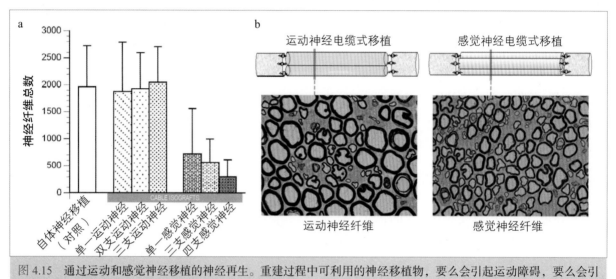

图4.15 通过运动和感觉神经移植的神经再生。重建过程中可利用的神经移植物，要么会引起运动障碍，要么会引起感觉障碍。随着神经的切取，供体神经支配的肌肉会失去功能，与感觉神经移植物相比，仅有几根运动神经移植物可以利用。（a）动物实验研究得出结论，运动神经移植物与感觉神经移植物相比，能增强大鼠胫神经的再生作用。临床上，运动神经移植物用于单一的运动神经损伤。然而，临床研究证实，感觉神经移植物对于功能恢复也是有效的替代材料［图15a引自 Brenner MJ et al. Repair of motor nerve gaps with sensory nerve inhibits regeneration in rats. Laryngoscope 2006;116(9):1685-1692.］（b）当比较运动和感觉神经移植物的时候，运动神经较之感觉神经具备更粗的神经内膜管，形态移植的匹配程度更高。放大：×1 000，甲苯胺蓝染色

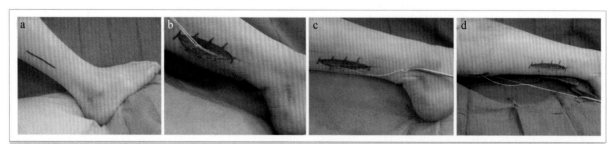

图4.16 腓肠神经移植物。腓肠神经是目前最常用的移植供体神经，原因是可获得的神经材料可利用度较高。（a~c）沿小腿后外侧做一切口，确定腓肠神经后从远端切断。（d）在近端再做一切口，获得额外长度的腓肠神经。在我们的临床实践中，神经重建和多根神经损伤重建部位的附近如果没有其他直接可供利用的感觉神经时，可以使用腓肠神经作为移植材料

在前、后分支可供利用，仅肘和前臂内侧感觉缺失，尤其是将切取后的神经远断端采用端侧缝合的方式移位至正中神经感觉支，感觉缺失面积会更小（图 4.20）。

前臂外侧皮神经（LABC）的使用频率略低，在修复桡神经浅支（桡神经感觉支）的过程中可作为移植神经供体使用（图 4.21）。桡神经感觉支损伤通常累及 LABC，原因是两者在前臂的走行相互邻近，因此可将损伤区域内的部分 LABC 作为移植材料。骨间后神经（PIN）的感觉终末支很少作为神经供体使用，原因是神经太细并且易于纤维化（图 4.22）。应避免将桡神经感觉支作为神经供体使用，因为此神经损伤后神经性疼痛难于治疗。

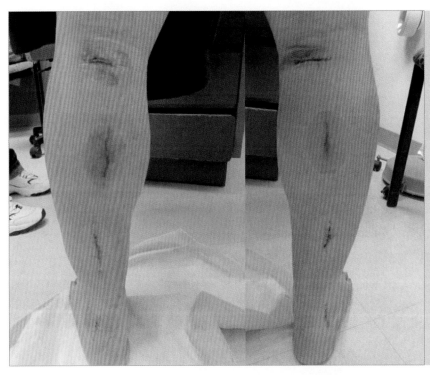

图 4.17 腓肠神经切取后供区的情况。虽然腓肠神经是移植最常用的供体神经，但是会给未受累的肢体带来明显的供区损伤

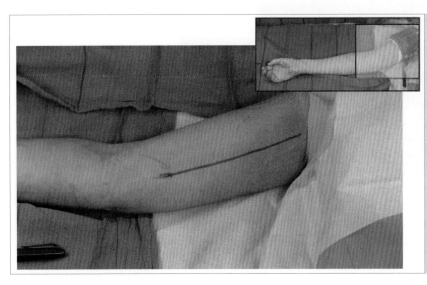

图 4.18 切取前臂内侧皮神经（MABC)作为移植材料的切口。患者取仰卧位，纵切口位于上臂内侧

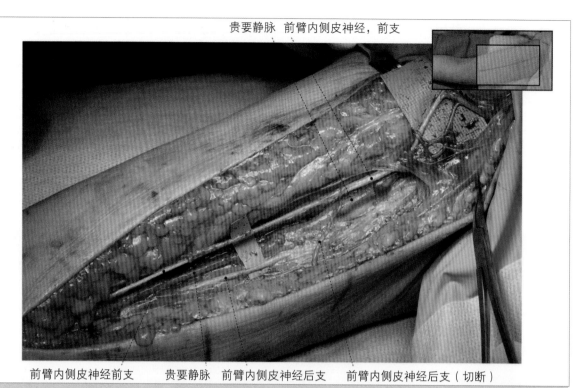

图 4.19 手术显露前臂内侧皮神经（MABC）的解剖结构。前臂内侧皮神经定位于上臂内侧。MABC 起源于内侧束，向远端分为前支和后支。常用贵要静脉作为解剖学标志定位 MABC。前支位于贵要静脉的前方，后支位于贵要静脉的后方

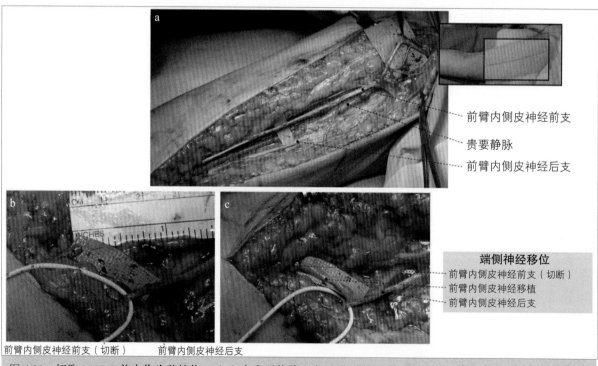

图 4.20 切取 MABC 前支作为移植物。（a）在贵要静脉上方显露 MABC 前支并且在上臂内侧游离。在贵要静脉的下方显露 MABC 后支。（b）切取 MABC 前支。（c）重建 MABC 前支支配区基本的感觉，将 MABC 前支的远断端通过端侧缝合的方式移位至 MABC 后支。使用切取的 MABC 优先重建尺神经，未使用的 MABC 移植物可用来桥接端侧神经移位，确保无张力修复

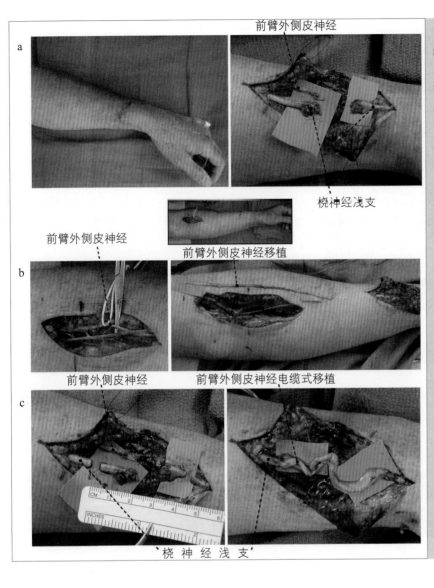

图 4.21　（a）使用前臂外侧皮神经（LABC）移植重建桡神经浅支。由于解剖位置接近，前臂桡神经浅支损伤会同时累及 LABC。此患者为前臂远端切割伤，桡神经浅支和 LABC 被切断。（b）切取 LABC。（c）使用 LABC 重建桡神经浅支。切除桡神经浅支和 LABC 损伤导致的神经瘤。腕关节屈曲并尺偏下测量神经缺损为 5 cm。桡神经浅支缺损使用两股 LABC 移植修复

将桡神经感觉支远断端侧移位至正常的正中神经侧方，也是恢复桡神经感觉支支配区感觉的一个选择。可选择的运动神经供体包括骨间掌侧神经（AIN）的远端（图 4.23）和股薄肌的肌支（图 4.24~29）。

对于所需移植较短长度的重要运动神经缺损，如尺神经和副神经，多使用股薄肌支，可提供 8~9 cm 的移植长度（图 4.30）。

另一个理想的移植神经选择是受损神经不重要的近端部分（图 4.31）。与完全损伤后退变的远端部分不同，损伤神经的近端含有无数的施万细胞，适合作为移植神经使用。例如，前臂远端的正中神经完全损伤需要进行移植修复时，可选择损伤平面近端中第三指蹼感觉支作为神经移植材料修复正中神经的重要成分（图 4.32）。

也可采用远端的感觉神经端侧移位（第三指蹼神经束远端至尺神经感觉支）重建第三指蹼的基本感觉。根据移植长度的要求，可使用损伤神经近端不重要的部分用于移植，从而避免额外的手术切口和相关的供区损伤。熟知神经束支的解剖是此类神经移植的先决条件，因为不可能通过术中刺激来确定相应的运动/感觉神经束。

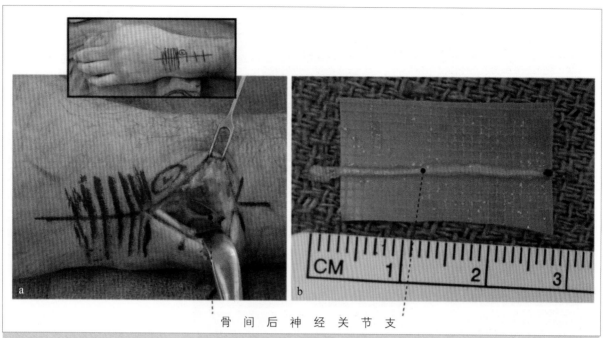

图 4.22　骨间后神经终末支移植。骨间后神经的腕关节支很少作为供体神经移植使用，原因是其较细且易于纤维化

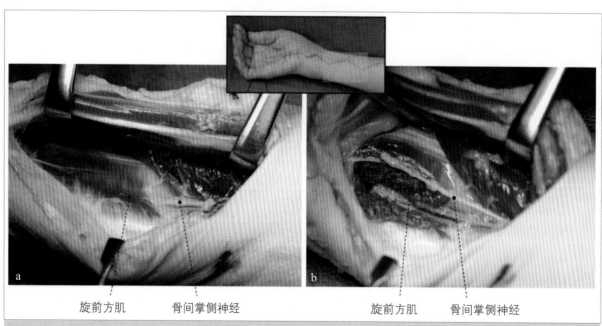

旋前方肌　　骨间掌侧神经　　　　　　旋前方肌　　骨间掌侧神经

图 4.23　骨间掌侧神经移植。（a）骨间掌侧神经（AIN）是一根可用于移植的运动神经。此神经位于屈肌群的深层，支配旋前方肌并发出包括腕关节的感觉关节支。虽然 AIN 非常珍贵，但是也可以作为供体神经用于移植。（b）AIN 从旋前方肌间分离出来直至分支，在远端横断切取

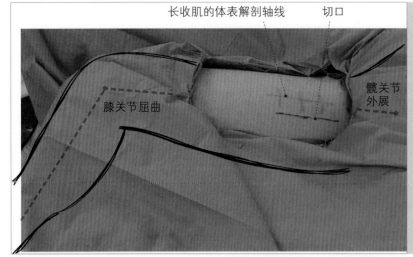

长收肌的体表解剖轴线　切口

膝关节屈曲

髋关节外展

图 4.24　此图以及随后的 5 张图展示的是切取股薄肌支的手术步骤。此患者使用右大腿内侧切口切取股薄肌支。闭孔神经的股薄肌支是一根可以用于移植的运动神经。患者处于髋关节外展、膝关节屈曲位。切口位于大腿内侧，沿长收肌长轴的体表投影于内侧切开

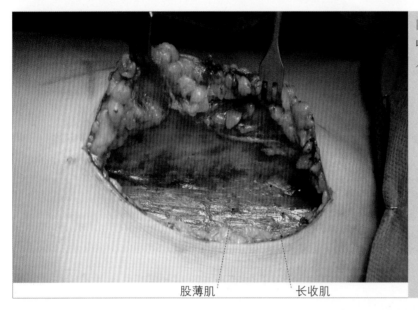

股薄肌　　长收肌

图 4.25　显露切取股薄肌支。显露长收肌和股薄肌。于两块肌肉交界处进入并向深层分离

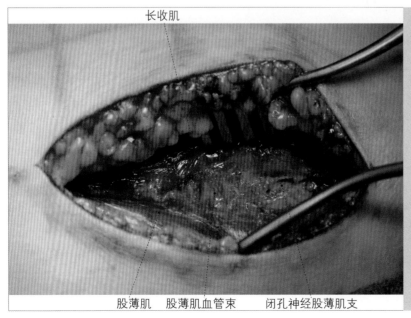

长收肌

股薄肌　股薄肌血管束　闭孔神经股薄肌支

图 4.26　明确股薄肌支及其发出部。在长收肌和股薄肌间隙内，明确位于股薄肌起点深层上方的股薄肌支

113

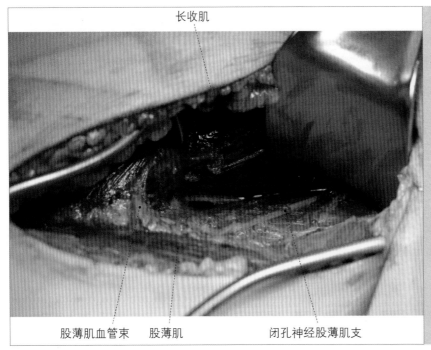

长收肌

股薄肌血管束　股薄肌　　　　闭孔神经股薄肌支

图 4.27 鉴别股薄肌支。进一步向上分离至发出部，显露股薄肌支

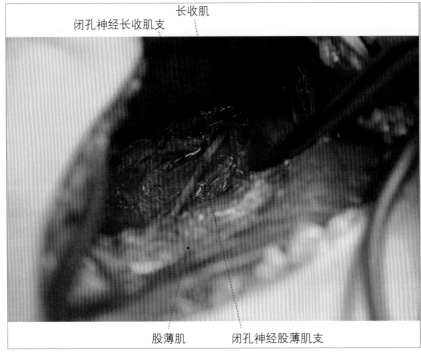

闭孔神经长收肌支　长收肌

股薄肌　闭孔神经股薄肌支

图 4.28 切取股薄肌支的近端。近端切取能够获得额外的移植长度。在近端显露的过程中，长收肌支位于股薄肌支外侧

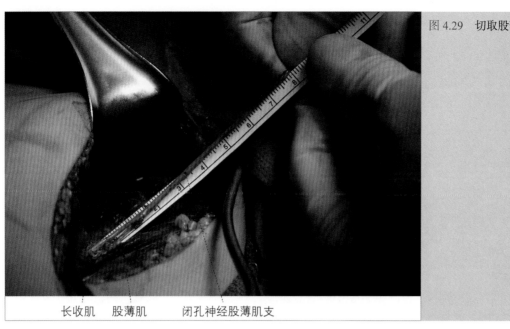

图 4.29 切取股薄肌支

长收肌　股薄肌　闭孔神经股薄肌支

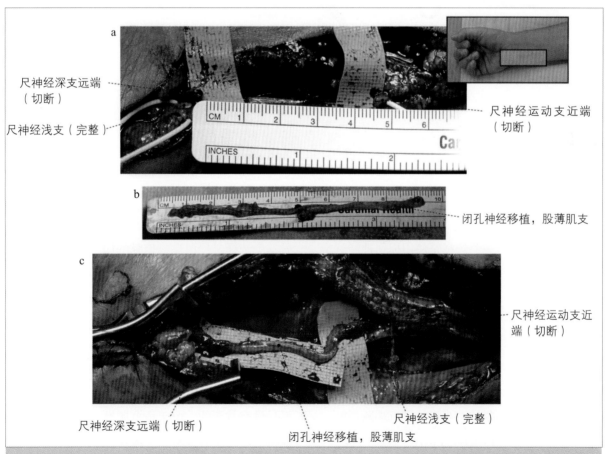

尺神经深支远端
（切断）

尺神经浅支（完整）

尺神经运动支近端
（切断）

闭孔神经移植，股薄肌支

尺神经运动支近
端（切断）

尺神经深支远端（切断）

尺神经浅支（完整）

闭孔神经移植，股薄肌支

图 4.30　使用股薄肌支（运动神经）移植修复尺神经深支的病例。重要的单一运动神经损伤并且存在短距离缺损，可选用股薄肌支作为供体进行移植重建。（a）图示患者在切除尺神经运动支良性肿瘤时存在尺神经运动功能丧失，尺神经感觉功能正常。神经瘤切除后在腕关节背伸位存在 5 cm 的缺损。（b）闭孔神经的股薄肌支切取长度 8.5 cm。（c）使用股薄肌支移植重建尺神经深支（运动支）

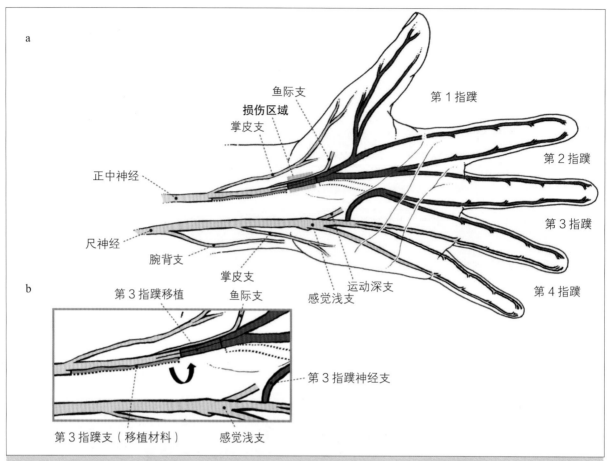

图 4.31　从损伤神经的近端切取不重要的神经移植材料。损伤神经近端不重要的神经支是可利用的神经移植材料。（a）在正中神经远端损伤的病例中，第三指蹼神经支是理想的移植供体神经。位于腕关节的正中神经损伤允许切取不重要的第三指蹼神经支近端神经束。第三指蹼神经支近端神经束位于正中神经的内侧。（b）第三指蹼神经支可作为移植材料重建损伤的正中神经远端重要结构

神经移植的另一个选择是使用损伤神经远端不重要的部分作为供体，修复损伤神经的重要部分。然而，这种方式仅可在损伤早期采用，因为其后几个月，神经远端将会因变性而丧失施万细胞。评估近端神经损伤的类型／程度以及损伤的时间，以确定是否将损伤神经的不重要的远端神经作为供体。例如，在尺神经损伤时将尺神经腕背支（DCU）作为供体。当尺神经近端断裂时，DCU 能够提供相当长的神经供体。

4.6.2　同种异体神经移植

由于自体神经供体非常有限，神经移植的

另一个选择是尸源性或捐献的同种异体神经移植（图 4.33）。这些同种异体神经移植物发挥暂时性支架的作用，为宿主轴突再生提供基质[45]。在全身免疫抑制作用下，新鲜尸源的同种异体移植神经与自体神经移植的再生能力相当。同种异体神经移植的优点在于取之不尽并可迅速获取，同时不产生额外供区部位的损伤，但是技术上并不是没有缺点的。由于免疫源性，同种异体神经移植物需要暂时性的全身免疫抑制，使患者发生机会性感染或肿瘤的风险增加[46]。免疫抑制可以在再生轴突生长通过移植神经 6 个月后停止（图 4.34）。由于存在上述风险，同种异体神经

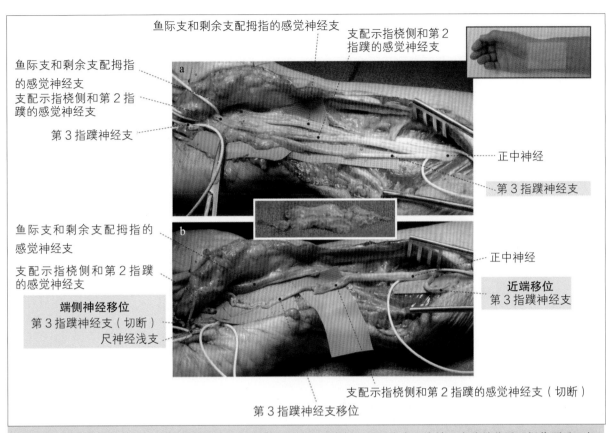

鱼际支和剩余支配拇指的感觉神经支

支配示指桡侧和第2指蹼的感觉神经支

鱼际支和剩余支配拇指的感觉神经支

支配示指桡侧和第2指蹼的感觉神经支

第3指蹼神经支

正中神经

第3指蹼神经支

鱼际支和剩余支配拇指的感觉神经支

支配示指桡侧和第2指蹼的感觉神经支

端侧神经移位
第3指蹼神经支（切断）
尺神经浅支

正中神经

近端移位
第3指蹼神经支

支配示指桡侧和第2指蹼的感觉神经支（切断）

第3指蹼神经支移位

图4.32　腕关节平面损伤使用第三指蹼神经支重建正中神经的病例。图示患者正中神经在腕关节平面损伤严重，仅剩下鱼际支和拇指神经。(a)确定损伤区域，切除正中神经远、近断端的神经瘤。进一步分离第三指蹼神经支近端，可移除用作移植材料。（b）于近端切断第三指蹼神经支，作为神经移植物使用修复正中神经。第三指蹼神经支的近端剩余部分转位至近端，预防痛性神经瘤。第三指蹼神经支远端端侧缝合至尺神经感觉支，恢复供区的基本感觉

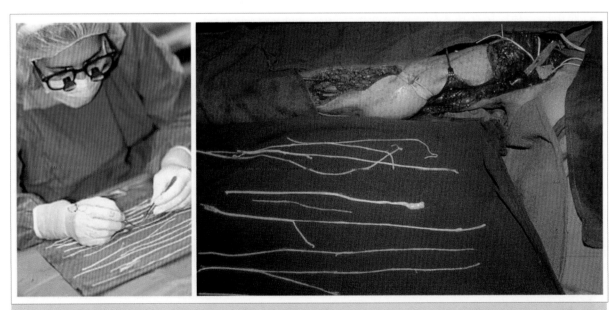

图4.33　同种异体神经移植。同种异体神经移植用于严重且不可修复的神经损伤患者。同种异体神经移植需要使用免疫抑制剂。实验研究发现，在使用免疫抑制剂的情况下，同种异体神经移植神经的再生效果等同于自体神经移植。另外，实验研究发现免疫抑制剂（FK506）可加速神经再生

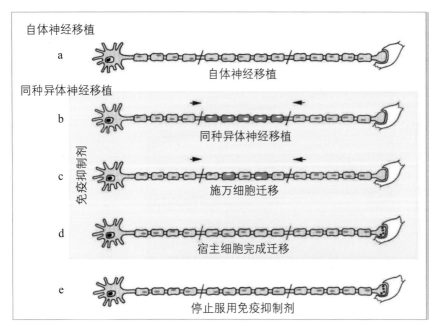

图 4.34 施万细胞在同种异体神经移植中的迁移。在同种异体神经移植重建的过程中，施万细胞迁移和宿主细胞浸润取决于免疫抑制剂的使用时间。（a）自体神经移植物由自体宿主细胞特别是施万细胞组成。（b）同种异体神经移植物由供体的施万细胞和支架组成。（c）免疫抑制期间，自体宿主施万细胞从远、近两断端迁移进入移植物。（d）一旦自体宿主细胞完成迁移取代供体细胞，可停用免疫抑制剂。（e）在轴突从近断端再生的过程中，自体宿主细胞迁移进入供体移植物后可停用免疫抑制剂

移植应仅限于特殊患者使用，即周围神经损伤不可自行修复，如不进行治疗会导致肢体功能障碍者。

同种异体移植物从 ABO 血型兼容的个体（尸体或非常罕见的活体供体）获取。为避免神经中心坏死，应切取易于充分再血管化的小直径神经。使用前，神经保存在 4℃ 的 Wisconsin 大学溶液里并用抗生素中进行处理 7 天。之前的研究显示，FK506 和免疫抑制剂的使用可能加速神经再生和功能恢复。然而，由于存在毒性和免疫抑制作用，因此不鼓励长期使用。术前 3 天患者开始使用 FK506，术后接受标准化免疫治疗。

同种异体神经移植最主要的并发症是排异反应。由于没有直接的功能性标准用于监测且移植神经被包埋于组织中，因此对其很难进行评估。有报道使用皮下包埋的同种异体移植物进行排异反应评估（红肿形成）[47]。周围神经的同种异体移植在第 7 章会进一步讨论。使用 FK506 似乎能够将神经再生率提升 10%~20%，在我们的患者中尚未观察到任何副作用。FK506 的临床试验应该在不需要神经移植但存在显著神经损伤的

患者中进行。

4.6.3　去细胞同种异体神经移植

对于不重要的感觉神经的小范围缺损进行同种异体神经移植的理想替代方案是使用处理后的同种异体神经，去除其细胞性以及免疫源性[31]。这种处理包括多步骤清洗移除供体内的细胞成分，如施万细胞和抑制性硫酸软骨素蛋白多糖（CSPGs），但保留移植物的三维支架结构，对神经再生发挥生物基质的作用[31]。移植物经 γ 射线照射消毒后在 –80℃（–112 ℉）下冷冻保存。使用前，应对移植物进行解冻并用正常的生理盐水在室温下水化 10 分钟。

对去细胞同种异体神经的有效性已经开展过研究，发现其效果较自体神经差，但优于中空的神经导管[31, 48, 49]。因为神经导管缺乏有活性的施万细胞，仅能用于较短距离缺损的神经重建（≤ 3 cm）。在实验研究中，手部感觉神经创伤和神经瘤切除后缺损在 0.5~3.0 cm，这些处理过的神经移植物能够重建感觉，未出现感染或排异[50]。去细胞同种异体移植物能够支持

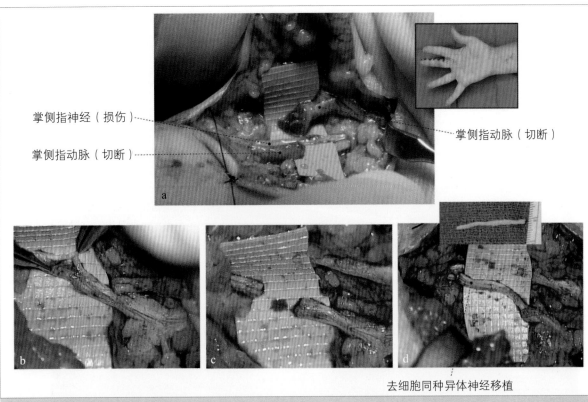

掌侧指神经（损伤）

掌侧指动脉（切断）

掌侧指动脉（切断）

去细胞同种异体神经移植

图 4.35　使用去细胞化同种异体神经移植重建不重要的感觉神经。图示患者为中指基底部切割伤。（a）探查发现手掌部指动脉断裂。中指桡侧指神经损伤但连续性存在。（b）利器沿长轴方向损伤指神经。（c）明确损伤区域并切除，直至远、近端均为健康神经。（d）使用 2 cm 去细胞化同种异体神经桥接缺损，无张力缝合修复。将中指完全屈曲并伸直，检测修复后的神经张力

3 cm 的神经再生，但不能超过 4 cm[51, 52]。

　　在作者的临床实践中，去细胞神经移植物基本替代了神经导管。目前的适应证为细小直径、非重要的感觉神经 <3 cm 的缺损（图 4.35）。去细胞神经移植物也被作为"延长器"来恢复供区部位的感觉功能，或预防神经瘤切除后并发的痛觉过敏（图 4.36）。Dorsi 等证实，正常的感觉神经侧支出芽进入失神经支配的区域（图 4.37）。在胫神经瘤移位模型中，这种感觉神经侧支出芽会导致痛觉过敏[53]。使用去细胞同种异体神经移植物提供的支架结构来延长神经近断端，引导再生的轴突远离接触的区域。这些经过处理的移植物也可用于手部感觉神经端侧移位的修复。

　　使用处理后的同种异体神经的禁忌证包括运动神经重建、重要的感觉神经重建、大直径的神经以及缺损 >3 cm 的感觉神经重建。在我们的临床实践中，上述情况下使用自体神经移植或神经移位。

4.7　上肢神经修复和移植的特殊病例

4.7.1　高位尺神经损伤

　　对于高位尺神经断裂，作者更喜欢根据患者是否存在神经病理性痛以及是否存在一期修复的可能来选择神经修复的方式。如果患者没有神经瘤性疼痛，那么我们会选择远端神经和肌腱移位。如果存在这种疼痛，那么早期对神经进行探查，

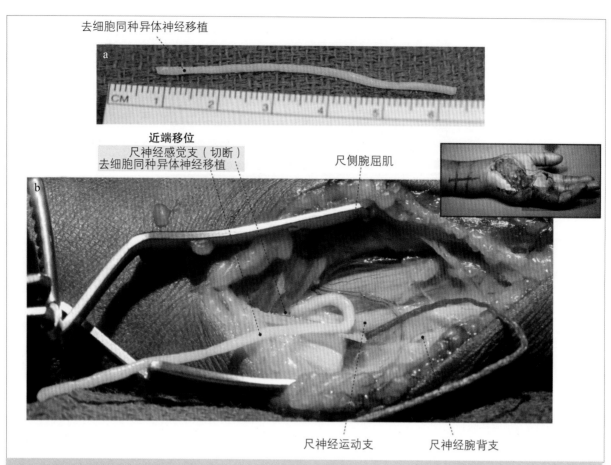

去细胞同种异体神经移植

近端移位
尺神经感觉支（切断）
去细胞同种异体神经移植

尺侧腕屈肌

尺神经运动支　　　尺神经腕背支

图 4.36　去细胞同种异体神经作为延长器，将尺神经的感觉支移位至肌间。图示患者为尺神经远端损伤并需要将尺神经的感觉支移位。（a）使用 1 根长 5.5 cm 的去细胞同种异体神经。（b）去细胞同种异体神经与尺神经的感觉支近端缝合，远端移位包埋在前臂深层肌肉内，预防痛性神经瘤形成。5.5 cm 的距离内远端没有连接，我们认为轴突的再生将减慢并减少[52]

并考虑使用 MABC 自体神经移植来控制神经瘤形成。如果损伤位于肱骨内上髁附近，那么应进行尺神经肌间前置术来减轻神经的张力，和 / 或缩短神经移植的长度。如果 MABC 没有损伤（尺神经断裂时可能性极低），我们会将尺神经残端向近端移位至肱三头肌 / 肱二头肌间隙内，而不是选用腓肠神经移植。我们用血管钳钳夹尺神经10~15 秒，尽可能在近端创造轴突损伤，以便延迟再生轴突（1 in/m）到达尺神经末端。我们用微型双极电灼"封盖"尺神经的近断端，并且用10 mL 的纤维胶将尺神经固定在移位位置。对于远端重建，我们使用伴行的骨间掌侧神经（AIN）

远端通过端端缝合方式移位至尺神经远端来促进手内肌运动功能的恢复，正中神经的第三指蹼神经支移位至尺神经的感觉支。指深屈肌腱固定术也需要进行（表 4.2）。神经移位的具体细节详见第 5 章。

4.7.2　高位正中神经损伤

对高位正中神经损伤，必须进行手术修复。作者喜欢的修复方案是尽可能早期探查直接修复；否则，可使用 MABC 自体移植以行无张力修复形成。即使进行了正中神经的近端修复，为了恢复旋前功能，我们还是会选择用桡侧腕短伸

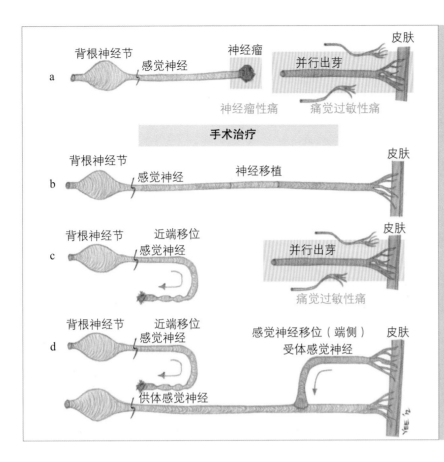

图 4.37 神经瘤性痛和痛觉过敏性痛。（a）来源于神经瘤形成的疼痛已熟知，而痛觉过敏性痛还未认识清楚，其会引起邻近感觉区域并行出芽长入失神经支配区域。（b）神经移植可以治疗神经瘤性痛和痛觉过敏性痛。（c）神经近端移位可以处理神经瘤性痛，但是不能解决邻近未受损神经并行出芽导致的痛觉过敏性痛。（d）在近端移位的同时，治疗痛觉过敏性痛的方案还包括感觉神经端侧移位，将失神经支配的远断端移位至邻近有功能的感觉神经侧方

肌（ECRB）肌支移位修复旋前圆肌支。这是一种理想的神经移位，我们不想承担旋前功能不恢复的风险，因为一旦正中神经近端直接修复或移植后旋前功能恢复失败，将没有理想的肌腱移位方法来恢复旋前功能。神经移位在前臂进行且靠近靶肌肉。对于 AIN 的功能重建，也可采用端端缝合的方式行桡神经远端移位（使用旋后肌支）。只要有可能，应尽量一期修复正中神经。如果损伤机制是创伤（如电锯伤），患者没有残端疼痛，那么我们将进行前臂和手部的神经和肌腱移位，并不在损伤部位直接探查受损的正中神经。如果患者疼痛显著，我们会如前所述对尺神经的处理一样进行神经移植或将正中神经近端移位至肌间隙。正中神经的感觉支来自外侧束并且位于正中神经外侧部分。神经形态学的知识有助于我们将正中神经感觉支与运动支分离松解。短段移植可以进行运动神经至运动神经的直接修

复，这是最佳方案。指深屈肌腱固定术也能够获得示指指深屈肌功能的"快速"恢复。拇对掌功能重建可供选择的肌腱包括示指固有伸肌腱、小指固有伸肌腱或小指展肌腱（Huber）。感觉神经可以向近端移位（至正常组织）以控制神经瘤性疼痛；远端在前臂平面，可以将尺神经腕背支（DCU）移位至正中神经感觉支。这些神经移位方式在第 5 章有详细描述。

4.7.3 桡神经损伤

高位桡神经损伤必须进行手术修复，如果损伤部位靠近靶肌肉，作者优先选择的修复方式为早期探查缝合，可使用 MABC 移植以避免在张力下缝合。如损伤部位距离运动终板较远，可在初次手术治疗时行肌腱移位重建伸腕功能，我们的经验是旋前圆肌移位至桡侧腕短伸肌。如果暂不实施肌腱移位，如手指僵硬，有必要使用腕

表 4.2　高位神经损伤腓肠神经移植的替代方法

神经损伤	需优先重建的功能	重建技术
正中神经	AIN 功能 拇对掌 旋前 感觉	运动神经移位：* · ECRB 至旋前圆肌 · 肱肌支或旋后肌至 AIN 感觉神经移位： · DCU 至拇指和示指桡侧感觉支，端端缝合 · TWM 和 DCU 远端至尺神经感觉支，端侧缝合 肌腱移位： · 拇对掌成形术
桡神经	腕、手指及拇指背伸功能 感觉	运动神经移位： · FDS 至 ECRB · FCR 至 PIN 感觉移位： · LABC 至 SBR，端端缝合 · SBR 至正中神经，端侧缝合 肌腱移位： · PT 至 ECRB，早期重建伸腕功能（可选择）
尺神经	手内肌功能 环小指屈曲 感觉	运动神经移位： · AIN 至尺神经运动支 感觉神经移位： · TWM 至尺神经感觉支，端端缝合 · PCM 至 DCU，端端缝合；或 DCU 至正中神经，端侧缝合 肌腱移位： · FTP 肌腱固定

*所有运动神经移位均为端端缝合

ETE，端端缝合；ETS，端侧缝合；PCM：正中神经掌皮支；SBR：桡神经感觉支；TWM：正中神经第三指蹼支

托保持合适的伸肌腱长度。也可以将正中神经移位至桡神经，这在第五章有更详细的讨论。可行 LABC 移位至桡神经感觉支以恢复手背侧的感觉功能，桡神经感觉支也能够通过端侧缝合的方式移位至正中神经以恢复部分感觉。这些移位方式在第 5 章进行讨论。对于近端长节段的桡神经缺损，我们不再进行腓肠神经移植，而是在远端进行肌腱或神经移位。

4.8　术后康复

任何形式的神经修复，都应该行早期功能康复，以促进神经滑动并减少瘢痕形成。由于神经一期修复和神经移植都是在无张力下完成的，因此邻近的关节活动并非禁忌。患者支具固定最多 7 天，然后移除支具，允许患者轻度运动。多数患者术后 2~3 天即开始进行保护性关节活动。进行肌腱移位时，制动时间要长一些，以保证肌腱修复。如果神经损伤伴有骨性损伤，根据骨骼固定的要求指导康复锻炼。每一例患者都会面对瘢痕形成，但是早期活动会使瘢痕形成变得"细长"，同时能保证神经滑动。

神经病理性痛的治疗可以使用去甲替林、普瑞巴林、利多卡因贴剂以及护手霜，加巴喷丁不

如普瑞巴林有效。任何情况下都应尽量避免使用麻醉剂。度洛西汀和巴氯芬也非常有用，但受疼痛药物管理的限制。建议疼痛专家早期干预，对疼痛患者在术前即开始治疗。物理和作业治疗是术后康复的重要组成部分，同时采取支具矫正、脱敏、感觉训练、活动度练习以及最后的力量训练等辅助方法。如有可能，患者均应在术前与理疗师进行充分沟通。患者需要进行一系列临床检查，检测运动功能或感觉恢复以及 Tinel 征进展的情况。术后很少重复电生理检测，因为其结果不会改变患者的治疗方案。

4.9 结论

神经损伤常引起灾难性的后果，并且显著影响患者的运动功能、感觉并产生疼痛症状。对不同程度的神经损伤的充分理解以及可预测恢复的效果，有助于神经外科医生治疗此类损伤。一期神经缝合术仍是神经修复的金标准，无论何时，均应尽可能在健康的伤口内进行无张力的早期神经修复。如有缺损，自体神经移植仍是首选修复方法并且效果更好，尽管会存在额外的神经缝合口。随着关于神经形态学、显微外科技术、神经再生生物学知识的不断增加，以及认识程度的加深，上肢神经损伤的恢复效果也在不断提升。随着去细胞同种异体神经以及神经移位术的补充，对此类灾难性损伤的治疗选择也得到了显著的扩展。

4.10 参考文献

［1］Ray WZ, Mackinnon SE. Management of nerve gaps: autografts, allografts, nerve transfers, and end-to-side neurorrhaphy. Exp Neurol 2010; 223: 77-85

［2］Hentz VR, Narakas A. The results of microneurosurgical reconstruction in complete brachial plexus palsy: assessing outcome and predicting results. Orthop Clin North Am 1988; 19: 107-114

［3］Seddon HJ. Three types of nerve injury. Brain 1943; 66: 237-288

［4］Sunderland S.A classification of peripheral nerve injuries producing loss of function. Brain 1951; 74: 491-516

［5］Mackinnon SD, Dellon AL, eds. Surgery of the Peripheral Nerve. New York, NY: Thieme; 1988

［6］Kline DH, Hudson AR. Nerve Injuries: Operative Results for Major Nerve Injuries, Entrapments, and Tumors. 2nd ed. Philadelphia, PA: WB Saunders; 1995

［7］Nanobashvili J, Kopadze T, Tvaladze M, Buachidze T, Nazvlishvili G. War injuries of major extremity arteries. World J Surg 2003; 27: 134-139

［8］Omer GE. Injuries to nerves of the upper extremity. J Bone Joint Surg Am 1974; 56: 1615-1624

［9］Brien WW, Kuschner SH, Brien EW, Wiss DA. The management of gunshot wounds to the femur. Orthop Clin North Am 1995; 26: 133-138

［10］Becker M, Lassner F, Fansa H, Mawrin C, Pallua N. Refinements in nerve to muscle neurotization. Muscle Nerve 2002; 26: 362-366

［11］Bielecki M, Skowroński R, Skowroński J. A comparative morphological study of direct nerve implantation and neuromuscular pedicle methods in cross reinnervation of the rat skeletal muscle. Rocz Akad Med Bialymst 2004; 49: 10-17

［12］Weber RV, Mackinnon S. Nerve transfers in the upper extremity. J Am Soc Surg Hand 2004; 4: 200-213

［13］Myckatyn TM, Mackinnon SE. A review of research endeavors to optimize peripheral nerve reconstruction. Neurol Res 2004; 26: 124-138

［14］Nath RK, Mackinnon SE. Nerve transfers in the upper extremity. Hand Clin 2000; 16: 131-139, ixix.

［15］Belin BM, Ball DJ, Langer JC, Bridge PM, Hagberg PK, Mackinnon SE. The effect of age on peripheral motor nerve function after crush injury in the rat. J Trauma 1996; 40: 775-777

［16］Hess JR, Brenner MJ, Myckatyn TM, Hunter DA, Mackinnon SE. Influence of aging on regeneration in end-to-side neurorrhaphy. Ann Plast Surg 2006; 57: 217-222

［17］Rinker B, Fink BF, Barry NG, et al. The effect of cigarette smoking on functional recovery following peripheral nerve ischemia/reperfusion injury. Microsurgery 2011; 31: 59-65

［18］Strauch B, Lang A, Ferder M, Keyes-Ford M, Freeman K, Newstein D. The ten test. Plast Reconstr Surg 1997; 99: 1074-1078

［19］Weber RV, Boyd KU, Mackinnon SE. Repair and Grafting of Peripheral Nerves In: Plastic Surgery. Edited by Neligan P, vol. 1, Third Edition. Maryland Heights, MO: Elsevier; 2011

［20］Tung TH, Mackinnon SEM. Nerve transfers: indications, techniques, and outcomes. J Hand Surg Am 2010; 35: 332-341

［21］Cabaud HE, Rodkey WG, McCarroll HR, Mutz SB, Niebauer JJ. Epineurial and perineurial fascicular nerve repairs: a critical comparison. J Hand Surg Am 1976;1:131-137

［22］Zhao Q, Dahlin LB, Kanje M, Lundborg G. Specificity of muscle reinnervation following repair of the transected sciatic nerve. A comparative study of different repair techniques in the rat. J Hand Surg［Br］1992; 17: 257-261

［23］ Evans PJ, Bain JR, Mackinnon SE, Makino AP, Hunter DA. Selective reinnervation: a comparison of recovery following microsuture and conduit nerve repair. Brain Res 1991; 559: 315-321

［24］ Pannucci C, Myckatyn TM, Mackinnon SE, Hayashi A. End-to-side nerve repair: review of the literature. Restor Neurol Neurosci 2007; 25: 45-63

［25］ Ray WZ, Kasukurthi R, Yee A, Mackinnon SE. Functional recovery following an end to side neurorrhaphy of the accessory nerve to the suprascapular nerve: case report. Hand(NY) 2010; 5: 313-317

［26］ Trumble TA, Archibald S, Allan CH. Bioengineering for nerve repair in the future. J Am Soc Surg Hand 2004; 4: 134-142

［27］ Driscoll PJ, Glasby MA, Lawson GM. An in vivo study of peripheral nerves in continuity: biomechanical and physiological responses to elongation. J Orthop Res 2002; 20: 370-375

［28］ Millesi H. The nerve gap: theory and clinical practice. Hand Clin 1986; 2: 651-663

［29］ Seddon HJ. Surgical Disorders of Peripheral Nerves. Edinburgh, Scotland: Churchill Livingstone; 1975

［30］ Meek MF, Coert JH. Clinical use of nerve conduits in peripheral-nerve repair: review of the literature. J Reconstr Microsurg 2002; 18: 97-109

［31］ Whitlock EL, Tuffaha SH, Luciano JP, et al. Processed allografts and type I collagen conduits for repair of peripheral nerve gaps. Muscle Nerve 2009; 39: 787-799

［32］ Weber RA, Breidenbach WC, Brown RE, Jabaley ME, Mass DP. A randomized prospective study of polyglycolic acid conduits for digital nerve reconstruction in humans. Plast Reconstr Surg 2000; 106: 1036-1045, discussion 1046-1048

［33］ Agnew SP, Dumanian GA. Technical use of synthetic conduits for nerve repair. J Hand Surg Am 2010; 35: 838-841

［34］ Mackinnon S. Letter to the editor. Response to: Agnew SP, Dumanian GA. Technical Use of Synthetic Conduits for Nerve Repair. J Hand Surg［Br］2010; 35: 838-841

［35］ Moore AM, Kasukurthi R, Magill CK, Farhadi HF, Borschel GH, Mackinnon SE. Limitations of conduits in peripheral nerve repairs. Hand(NY) 2009; 4: 180-186

［36］ Lloyd BMB, Luginbuhl RD, Brenner MJ, et al. Use of motor nerve material in peripheral nerve repair with conduits. Microsurgery 2007; 27: 138-145

［37］ Flores AJ, Lavernia CJ, Owens PW. Anatomy and physiology of peripheral nerve injury and repair. Am J Orthop 2000; 29: 167-173

［38］ Siemionow M, Brzezicki G. Current techniques and concepts in peripheral nerve repair. Int Rev Neurobiol 2009; 87: 141-172

［39］ Lenoble E, Sokolow C, Ebelin M, et al. Results of the primary repair of 28 isolated median nerve injuries in the wrist Ann Chir Main 1989; 8:347-351

［40］ Indication MH. technique and results of nerve grafting. Handchirurgie 1977; 2 Suppl: 1-24

［41］ Taylor GI, Ham FJ. The free vascularized nerve graft. A further experimental and clinical application of microvascular techniques. Plast Reconstr Surg 1976; 57: 413-426

［42］ Doi K, Tamaru K, Sakai K, Kuwata N, Kurafuji Y, Kawai S. A comparison of vascularized and conventional sural nerve grafts. J Hand Surg Am 1992; 17: 670-676

［43］ Brushart TM. Preferential reinnervation of motor nerves by regenerating motor axons. J Neurosci 1988; 8: 1026-1031

［44］ Moradzadeh A, Borschel GH, Luciano JP, et al. The impact of motor and sensory nerve architecture on nerve regeneration. Exp Neurol 2008; 212: 370-376

［45］ Krarup C, Archibald SJ, Madison RD. Factors that influence peripheral nerve regeneration: an electrophysiological study of the monkey median nerve. Ann Neurol 2002; 51: 69-81

［46］ Mackinnon SE, Doolabh VB, Novak CB, Trulock EP. Clinical outcome following nerve allograff transplantation. Plast Reconstr Surg 2001; 107: 1419-1429

［47］ Feng FY, Ogden MA, Myckatyn TM, et al. FK506 rescues peripheral nerve allografts in acute rejection. J Neurotrauma 2001; 18: 217-229

［48］ Moore AM, Ray WZ, Chenard KE, Tung T, Mackinnon SE. Nerve allotransplantation as it pertains to composite tissue transplantation. Hand(NY) 2009; 4: 239-244

［49］ Hudson TW, Zawko S, Deister C, et al. Optimized acellular nerve graft is immunologically tolerated and supports regeneration. Tissue Eng 2004; 10: 1641-1651

［50］ Karabekmez FE, Duymaz A, Moran SL. Early clinical outcomes with the use of decellularized nerve allograft for repair of sensory defects within the hand. Hand(NY) 2009; 4: 245-249

［51］ Brown JM, Yee A, Mackinnon SE. Distal median to ulnar nerve transfers to restore ulnar motor and sensory function within the hand: technical nuances. Neurosurgery 2009; 65: 966-977, discussion 977-978

［52］ Saheb-Al-Zamani M, Yan Y, Farber SJ, et al. Limited regeneration in long acellular nerve allografts is associated with increased Schwann cell senescence. Exp Neurol. 2013 Sept; 247: 165-177

［53］ Dorsi MJ, Chen L, Murinson BB, Pogatzki-Zahn EM, Meyer RA, Belzberg AJ. The tibial neuroma transposition(TNT) model of neuroma pain and hyperalgesia. Pain 2008;134:320-334

5 前臂和手部的神经移位

著者：Renata V. Weber，Kristen M. Davidge

翻译：杨辰　杜永平　易传军　　审校：田光磊　陈山林

5.1 引言

影响手功能的神经损伤可发生于从椎间孔到指端的任何位置。近端损伤常累及多组肌肉和皮肤感觉区，而多数远端损伤则影响特定的肌肉和皮肤感觉。肢体神经损伤通常源于穿刺伤（包括枪击伤）导致的神经断裂，肢体牵拉导致神经牵拉伤，或者是外源或内源性压力导致的挤压伤。其他少见的肢体神经损伤包括：电击伤，引起局部的热损伤，但可引起长期的损害，包括感觉异常和/或触摸痛；放射性损伤；医源性损伤，包括注射伤或手术[1]。臂丛神经炎，也称Parsonage Turner综合征，常表现为自限性疾病，但有高达20%的患者残留某些长期神经病变[2]，可表现为广泛的肩带肌和上臂肌萎缩到单独的前臂和手部肌肉无力[3]。无论起因如何，损伤只要不能或无法在合适的时间内恢复，皆需手术干预。

一期神经修复仍是治疗周围神经损伤的金标准。当传统修复方式恢复渺茫时，神经移位的有效性越发凸显，成为当然之选[4~6]。这种方式适用于就诊晚、近端损伤而恢复效果差的患者，如臂丛神经根性撕脱、高位正中神经和尺神经损伤，以及大段软组织缺损和长段神经瘤[4,7]。此外，神经走行区大量瘢痕形成（神经探查可能危及其他结构）、损伤部位不明确或神经元水平的损伤（如原发性神经炎或放射性损伤），以及多水平的神经损伤均对传统修复方式是一种挑战[8,9]。功能重建而非解剖结构的修复才是神经修复的核心。对于单纯的运动或感觉缺损，这种重建可获得最佳效果[10~13]。

在20世纪前叶，因由第一、第二次世界大战中大量受伤士兵的修复需求，肌腱移位和有感觉的皮瓣技术应运而生[14,15]。肌腱移位以手功能恢复尤为有效，得以继续使用，尤其是对于慢性失神经肢体。在20世纪末，得益于周围神经局部解剖研究和对混合神经中的"富余"支配的深入理解，并受到1993年重新引入神经移位以重建肘关节运动的启发，对肘关节以远神经功能性移位的兴趣再次被激发。在过去的十年，我们对于脑塑形的理解，以及其在感觉和运动训练中的应用，也为肢体远端如前臂、手部甚至手指开发新的神经移位提供了条件[4,17,18]。

对于严重臂丛神经损伤的治疗经验，也促使大家探求长段神经移植以外的治疗方式。此外，对肌腱移位的认知也促使我们考虑神经移位而非肌腱移位，以避免移位造成对肌肉系统正常生物力学功能的干扰。前臂和手部运动和感觉神经移位是受上臂神经移位重建肩、肘关节功能成功的鼓舞而发展起来的。尽管如此，传统观点仍认为，神经移位对手功能重建没有效果，尤其是高位正中神经损伤、高位尺神经损伤，或下臂丛/全臂丛神经损伤。对于尺神经损伤导致的爪形手，肌腱移位或肌腱固定的方法均无法获得满意的矫正效果，这促使我们于1991年4月开始尝试将骨间前神经（AIN）终末支移位至尺神经深支[19]。尽管这是拮抗肌移位，不符合供体—受体匹配原则，但这种移位可获得足够的肌力矫正爪形手，并且很少需要额外的肌腱移位。这种移位的结果令人满意，也促使我们进行了其他移位，包括使用"可牺牲的"正中神经肌支重建桡神经，以及

125

使用"富余的"尺神经、桡神经或正中神经肌支重建旋前功能[13, 20, 21]。

患者的具体情况总会促进我们去思考，并由此不断发展新的移位方式。我们的首例肱肌支—正中神经移位是一位复杂的正中神经合并桡神经损伤患者，在术中使用了长段腓肠神经移植，并同时进行了旋前圆肌移位代指总伸肌（EDC）。此后，我们的手术方式不断改变，演变为本章中将要介绍的移位方式：肱肌支移位至正中神经AIN神经束，手术完全在上臂完成，无须进入前臂。这在十年前是完全不可能的。

直接缝合神经仍然是其他修复方式应参照的金标准。但是，我们预言，对于任何无法一期修复的神经，或是神经缺损过大而需要腓肠神经移植且手术效果差者，神经移位都将成为首选术式。在过去的一个世纪中，上肢神经修复，尤其是臂丛神经修复的效果令人沮丧。20世纪中期，随着神经缝合技术和神经修复技术的发展，神经移位技术在1990年左右再次"复活"。最初，周围神经治疗团体不知所措，但倡导者们不断突破现有的神经治疗界限。如今，下臂丛神经损伤中手功能的重建这个原本认为不可逾越的鸿沟正在被翻越！

5.2 前臂的神经移位

复杂的上肢神经损伤可导致严重残疾，对手外科医生是一个巨大挑战。全臂丛神经损伤治疗详见第十四章，由于供体神经有限，所以应优先重建重要功能。本章主要介绍正中神经、尺神经和桡神经的单独损伤，我们将着重介绍效果极佳的手术方式以及我们倡导的方法。

5.2.1 神经移位的原则和适应证

多数运动神经移位都脱胎于相应的肌腱移位，因此其原则与肌腱移位类似。供体神经应是"富余的"或可牺牲的。若是终末支，手术则相对简单；如果需要在上臂中段选择混合神经束支，复杂的神经内解剖将影响移位选择和具体移位的位置，因为束支的长度和粗细变化较大[22, 23]。

与肌腱移位不同，神经移位不依赖肌肉收缩幅度和肌腱滑动范围，也无须遵循"一块肌肉／一个功能"以及"直线牵拉"的原则。对于肌腱移位，肌纤维的类型和肌腱的止点将影响移位肌肉收缩的效应[24, 25]。神经移位的主要优点在于：①可在恢复运动的同时恢复感觉；②单一神经移位可恢复多组肌肉功能；③无须改变肌肉起止点，肌肉原始的功能和张力得以维持；④在肢体远端的移位可避免跨越原损伤区域而带来的任何功能受损；⑤神经元损伤（如神经炎）和后根损伤（如失败的间盘手术）都适合重建[8, 26]。

运动神经移位指征
1. 供体神经邻近受体神经运动终板（最短距离＝最短恢复时间。时间就是肌肉）
2. 供体运动神经应可牺牲或是"富余的"
3. 供体神经为"纯"运动神经纤维
4. 供体神经有大量运动神经轴突
5. 供体神经与受体神经所支配肌肉为协同肌，以利于功能训练（优先但不是必需的）
6. 运动训练可促进肌肉功能恢复

供体神经应邻近受体神经的运动终板，缝合应在无张力下完成，一般无须神经移植，神经移位的目的之一就是避免两处神经缝合。运动神经和感觉神经移位有些标准是相同或近似的[6, 27]，分别参见对应列表。

感觉神经移位指征
1. 供体神经邻近受体感觉神经（"时间并非感觉"）
2. 供体神经是可牺牲的（非重要感觉支配区）
3. 失神经支配的供体神经远端通过与邻近的正常感觉神经或受体神经端侧缝合进行修复
4. 感觉神经训练可促进功能恢复

对于所有运动神经移位，我们均进行端端缝合。对于一些非重要区域的感觉神经移位，可采用端侧缝合。在本书第一章，我们已经对端侧缝合进行了详细讨论。有足够的证据显示，端侧缝合后感觉神经可发出侧芽但程度有限。与此相对，为使运动神经轴突发芽，需损伤供体神经。运动神经轴突无损伤不会发出侧芽，而感觉神经可自发性地单侧侧支发芽[28]。我们将运动神经切断后与供体神经端侧缝合，将其应用于舌下神经—面神经移位、副神经—肩胛上神经移位和AIN-尺神经深支移位。在这些移位中，对供体神经的直接损伤使运动神经轴突可再生进入相应的受体神经。AIN-尺神经深支端侧移位用于尺神经近端2~3度轴突断裂（如严重的肘管综合征），以形成尺神经内在肌的"超压"恢复；也用于尺神经近端完全断裂修复后，以形成对运动终板的"保姆效应"，同时神经近端缓慢再生。这种方法从技术上讲属于反向端侧缝合，我们将其命名为超压或SETS（supercharge end-to-side，超压端侧缝合）。这种超压AIN-尺神经深支移位将在第10章详细讨论。我们也对感觉神经的远断端进行感觉神经端侧缝合以恢复感觉，预防失神经支配的感觉支配区出现痛性感觉超敏，如在切取感觉神经进行移位后[29]。

为理解神经缝合，可将其简单视为电路。我们知道，在电压一定的情况下，串联电路中的每个元件（电阻器）有同样的电流。但当元件并联时，总电流是每个元件电流的总和。如果我们把神经视为元件，由于脊髓神经元提供的电压一定，因此端端缝合（串联）的供体和受体神经有同样的电流，这在人体解读为强力的肌肉收缩和良好的感觉；而神经端侧缝合（并联）时，电流分经不同神经流出，临床表现为保护性感觉和偶尔良好的运动再神经化[30-32]。使用转基因啮齿类动物模型，我们业已证实只有感觉神经拥有恒定的侧芽形成能力[33, 34]。因此，我们仅对非重要区域使用端侧神经缝合的感觉神经移位，以恢复其保护性感觉。对于重要区域感觉和运动功能的恢复，我们还是建议使用神经端端缝合的方式。SETS方法与传统ETS缝合方向相反，将在第10章详细讨论。

有不止一条神经可以用于运动神经移位时，优先采用支配协同肌而非拮抗肌的神经。与肌腱移位类似，支配协同肌的神经移位后可获得更好的效果，因为术后需要的训练更少。我们曾认为支配拮抗肌群的神经移位需要更多的术后训练，但也并非尽然，AIN-尺神经深支移位业已证实这一点，在后面的章节将进行讨论。

随着技术的演变，神经移位的适应证已经扩大。下表中神经移位的适应证也同时是采用神经移位而非其他修复方式的理由。对于复杂的功能重建，神经移位可与肌腱移位和其他手术联用，根据患者所需制订手术方案。

神经移位适应证
1. 臂丛神经根性损伤
2. 高位近端神经损伤，需要长距离再生
3. 严重神经创伤伴节段性缺损
4. 重要区域严重损伤，需要尽可能避免在该瘢痕区手术，以免重要结构的进一步损伤
5. 神经近残端不可及，无法进行神经移植
6. 损伤至治疗间期过长，作为神经移植的备选方案
7. 部分神经损伤，但有重要功能丧失
8. 神经损伤水平不明确，如原发性神经病或放射性损伤

运动功能的恢复依赖足够数量的神经轴突再生至肌肉，并且在一定时间内使肌纤维再神经化。目前，神经移位主要受限于再生的距离和时间。肌肉失神经后可再神经化的绝对时间尚不清，但根据我们的经验，很多患者在失神经12个月后出现肌肉脂肪浸润而不可再神经化。我们也有在9~12个月时行神经移位后获得良好功能的病例。

然而，为获得最佳效果，我们仍主张在伤后 3~4 个月进行手术。临床上，神经再生的速度为 1 in/m 或 1.0~1.5 mm/d[35]。靠近运动终板的神经移位可明显影响损伤肌肉的恢复。神经移位的临床应用改变了我们对于再神经化所谓的"绝对时间窗"的认识。这也就是说，高位损伤的晚期重建（8~10 个月）仍可能成功实现肌肉再神经化。

5.2.2　围术期评估和要点

患者多转诊而来，通常是在上肢损伤后 2~4 个月而神经功能无恢复时。就理想情况而言，我们更希望在伤后尽早评估患者，以便更好地随访患者的恢复过程。有时，患者在伤后 6~9 个月时方进行初次评估，此时须立即修复。

一般而言，伤后 3~4 个月若无神经再生的证据，应通过电生理学检查明确是否有自发性恢复的可能。伤后 6 周内的肌电图（EMG）检查无助于预测神经恢复，因为一般要经 8~12 周方产生自主运动单位（动作）电位（MUAPs）。Sunderland Ⅰ度损伤可在 4 个月内自发性恢复。使用 EMG 是为了评估更严重损伤（Sunderland Ⅱ、Ⅲ和Ⅳ度损伤）的损伤程度和恢复的可能，以明确神经损伤并制订重建方案。初始，EMG 检查在 6 周左右可见纤颤电位。随着肌肉恢复，纤颤电位减少，MUAPs 出现并增多[36, 37]。MUAPs 提示预后良好，肌肉恢复有望，一般在伤后 8~12 周出现。MUAPs 一般认为是邻近未受损轴突侧芽形成所致，而新生电位则代表损伤神经轴突再生后终板的再神经化，因此其出现晚于 MUAPs。如果伤后 3~4 个月时出现，二者都提示自发性恢复。在此期间，行物理治疗以维持关节活动尤为关键。

我们一般不使用 CT 和 MRI 检查评估损伤。MRI 可显示臂丛神经全貌，而 CT 脊髓造影（CTM）仅可提示可能的根性损伤。由于其多层重建能力，MRI 在显示臂丛神经远端损伤时更为有效[38]，肌肉、神经和血管结果清晰可辨，

病灶可以准确定位。最近，我们采用了超声检查（由非常有经验的神经科医生完成）并发现这种检查也很有用[39]。

手术时，在麻醉诱导阶段，麻醉师应使用短效去极化药物，以便可以使用手持神经刺激仪定位并确认供体神经。术中电刺激很关键，建议刚开始做神经移位且对神经解剖不熟悉的医生不使用止血带，因为止血带压迫可引起神经功能麻痹。如果神经节段连续性好且有恢复可能，偶尔需使用术中肌电图检查。通常，这种情况见于大的混合神经的损伤，为 Sunderland Ⅵ度损伤。

由于切口的原因，上臂和肩部的神经移位很少使用止血带。但在前臂，使用止血带可以在无血视野中更快地显露神经。应该在 30~40 min 内完成供体和受体神经的游离和电刺激确认，以避免使用止血带引起神经功能性麻痹，从而对电刺激无反应。也可使用肾上腺素皮下浸润，从而在不使用止血带的情况下也可在少血的视野下游离神经。不应使用局麻药浸润麻醉，从而避免神经传导阻滞。

即使是在肩部和上臂完成肘和肩部神经移位时，也应对整个上肢消毒铺巾，如此可在束间游离时更好地确认神经束。在刺激供体神经束时，应注意腕和手指的运动，以避免牺牲支配重要功能的神经而非"富余的"神经。在切断神经前，永远要记住"近端切断"供体神经和"远端切断"受体神经，以保证足够的神经长度，从而避免在有张力下缝合。"供体远端，受体近端"（"Donor distal, recipient proximal"）是我们的咒语，每次神经移位时我们都必默念。

术后使用支具只是为了保持患者舒适，因为所有移位都是无张力下进行的。本章中每种移位都会详细描述相应的具体固定方式。如无特殊情况，常规使用支具或吊带固定最多 7 天，其间允许保护性运动。如果同时进行了肌腱移位，则按照肌腱移位的相应要求进行固定和康复。

5.3 前臂单一神经损伤后运动神经移位和感觉神经移位

5.3.1 桡神经损伤：伸腕和伸指功能障碍

桡神经损伤导致伸腕和伸指功能丧失（图5.1），从而造成严重残疾：由于不能伸腕，导致屈曲力量减小，握力下降而不能伸指，患者表现为无法张开手指放下物体。

桡神经通过后束接受整个臂丛神经的支配，因此单独损伤常因臂丛神经以远的直接损伤所致[40]。桡神经损伤后常通过直接缝合神经、神经移植或肌腱移位以重建功能。对于高位桡神经损伤，可通过旋前圆肌（PT）—桡侧腕短伸肌（ECRB）移位形成"内置夹板"，以早期重建伸腕功能并等待神经再生[41]。桡神经麻痹后，尽管标准的肌腱移位可能是目前最可靠的移位方式，但这并非自然的人体工程学结果，而且缺乏

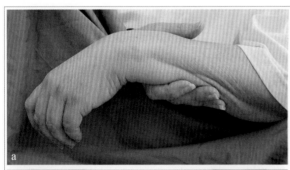
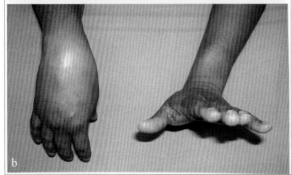

图5.1 桡神经损伤。（a）桡神经损伤导致伸腕和伸指功能丧失，形成所谓的垂腕。（b）另一例垂腕畸形，显示示患者尝试伸腕和伸指时的对照

强力握持[42, 43]。Dunnet等随访了49例患者，>80%患者主诉缺乏耐力，>66%主诉协调和灵活性下降[44]。

伸腕是通过桡侧腕长伸肌（ECRL）和ECRB完成的。ECRL肌支比ECRB肌支更靠近端，常在肘近端的上臂远端从桡神经主干分出。ECRB单独即可提供良好的伸腕能力，其肌支在桡神经分出骨间后神经（PIN）前起于桡神经主干，这两条分支是桡神经远端损伤后功能重建的靶神经。

对于正中神经正常的患者，指浅屈肌（FDS）的两条肌支和桡侧腕屈肌（FCR）与掌长肌（PL）的肌支都可用于神经移位（图5.2）[20]。

在探索这种移位的早期，考虑将更为强劲的腕屈肌支移位用于伸腕（FCR-ECRB肌支移位）。尽管这确实可以获得更为有力的伸腕，而这正是有力握持所必需的，但是移位后患者的再训练尤为困难，因为此二者并非协同肌。因此，我们很快调整了我们的优选移位，即FDS-ECRB、FCR-PIN肌支移位（图5.3）。

这种协同性移位有利于术后康复训练。因为，通过腱固定作用可在伸腕时加强屈指[21, 45]。在神经移位起效后，患者几乎可以本能性地先屈指（FDS）而后伸腕（ECRB）。同样，通过PIN对指总伸肌（EDC）和拇长伸肌（EPL）再神经化，将屈腕（FCR）与伸指配对，这种协同效应有利于术后训练。PL肌支可单独游离作为"退路"来保留，在必要时将其用于肌腱移位。此外，为恢复感觉，可将桡神经感觉支与正中神经端侧缝合，缝合应尽可能靠远端，以避免对上述移位形成张力；或者，桡神经感觉支与前臂外侧皮神经（LABC）端端缝合。

如果正中神经不可用，可使用尺侧腕屈肌的一条肌支通过另一个切口游离后移位至PIN[46, 47]。将FCU与PIN配对，可获得类似FCR-PIN移位的额外的协同效应，移位后同样有利于术后训练，因为屈腕可自然地助力伸指。以PT-

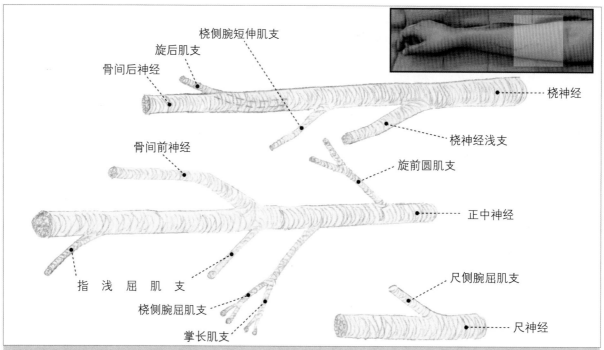

图 5.2　桡神经、正中神经和尺神经在前臂的解剖。此处，桡神经有三条主要分支：浅支感觉神经，桡侧腕短伸肌支和 PIN。旋后肌支位于 PIN 深层。正中神经有数条分支：旋前圆肌支、桡侧腕屈肌 / 掌长肌支、AIN 和两条指浅屈肌支（更近端靠内侧的旋前圆肌支未在图中显示）。在肘管远端，尺神经有多条肌支至尺侧腕屈肌。图中未标出指深屈肌支

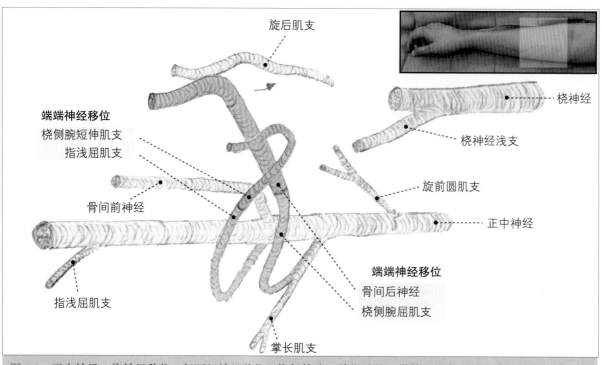

图 5.3　正中神经—桡神经移位。行两组神经移位以恢复伸腕、伸指功能。供体（绿色）和受体（红色）按如下进行组合，以在术后康复后获得最好功能：（1）桡侧腕屈肌支 -PIN，（2）FDS-ECRB。PIN 和 FDS 为拮抗肌

ECRB 肌腱移位重建伸腕[8]（图 5.4~5.9），这种"内置夹板"可使患者既可享受肌腱移位的便利，又可同时等待神经移位后指伸肌的再神经化。最近有报道这种术式影响前臂的主动旋前能力，但我们并未遇到这种情况；而且我们发现，如果患者手部柔软且能接受稍长的切口的话，这种移位是对神经移位的有益补充。

LABC 与桡神经感觉支有相似的感觉分布区，主要在手和拇指桡背侧。因此，LABC 是恢复手背侧感觉的优质供体神经。在前臂近端，两条神经走行平行，大小相当，易于缝合。或者，也可将桡神经感觉支与正中神经主干在分出 AIN 后的位置进行端侧缝合，但仅可提供保护性感觉。

5.3.2　正中神经—桡神经移位：方法

患者全麻后，止血带充气，或不用止血带，通过一个前臂近端到中段的切口即可显露正中神经和桡神经。切口起于肘前窝外侧，向远端呈弧形至前臂掌侧中段（图 5.10）；还可以在前臂中、远 1/3 弧向桡侧，从而将切口延长至前臂远端 1/3。注意保护 LABC 的分支，该神经与头静脉和副头静脉伴行（图 5.11）。辨认并切断肱二头肌腱膜。

切开筋膜，显露位于 PT 和肱桡肌间的桡侧血管。将肱桡肌牵向外侧，桡血管牵向内侧，在切口的远端即可见旋前圆肌浅头（图 5.12）。对

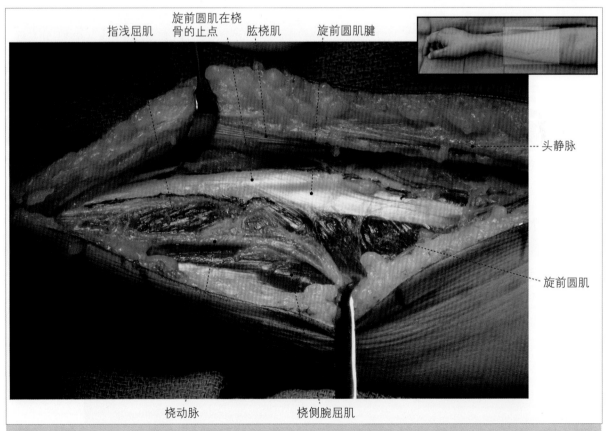

图 5.4　辨认旋前圆肌（PT）浅头肌腱。这种显露用于 PT-ECRB 肌腱移位或 PT 台阶样延长以显露正中神经。图中用紫色标注肌腱的骨膜延伸，以与肌腱一并游离用于 PT-ECRB 肌腱移位

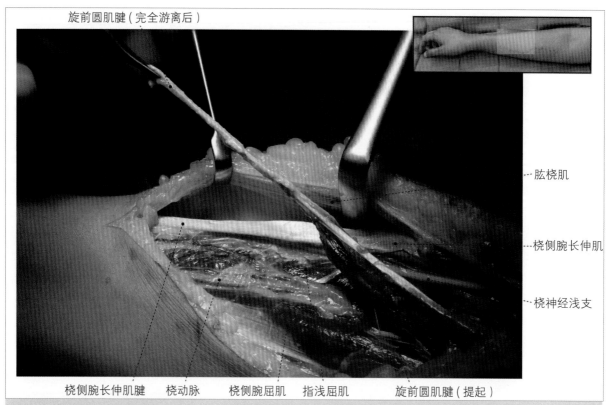

旋前圆肌腱（完全游离后）

···肱桡肌

···桡侧腕长伸肌

···桡神经浅支

桡侧腕长伸肌腱　桡动脉　桡侧腕屈肌　指浅屈肌　旋前圆肌腱（提起）

图 5.5　松解和游离旋前圆肌（PT）腱，以肌腱移位至桡侧腕短伸肌（ECRB）。PT 肌腱自桡骨止点游离，注意将邻近骨膜一并包括，以保证移位缝合时的可靠性

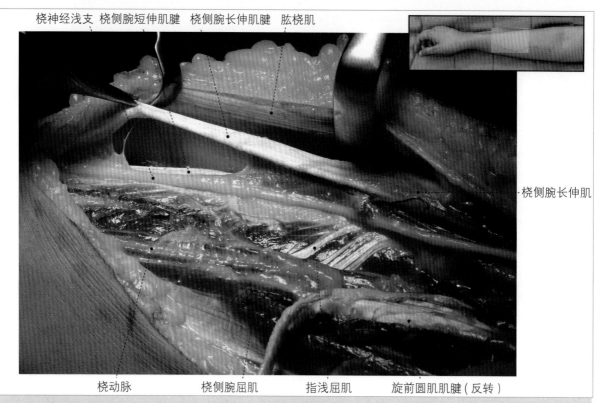

桡神经浅支　桡侧腕短伸肌腱　桡侧腕长伸肌腱　肱桡肌

·桡侧腕长伸肌

桡动脉　　　桡侧腕屈肌　　　指浅屈肌　旋前圆肌肌腱（反转）

图 5.6　辨认位于 ECRL 下方的 ECRB。可通过向近端牵拉各自肌腱，观察对手的作用，确认各自的功能。ECRL 止于第二掌骨基底，其作用是伸腕并桡偏；ECRB 止于第三掌骨基底，作用是牵拉形成腕关节相对中立位背伸

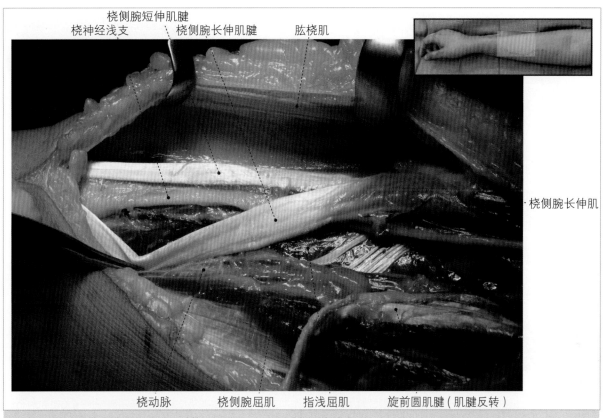

桡侧腕短伸肌腱
桡神经浅支　　桡侧腕长伸肌腱　　肱桡肌

桡侧腕长伸肌

桡动脉　　桡侧腕屈肌　　指浅屈肌　　旋前圆肌腱（肌腱反转）

图 5.7　肌腱移位时辨认 RCRB。受体肌腱位于 ECRL 下方，将其牵开，即可见 ECRB 肌腱

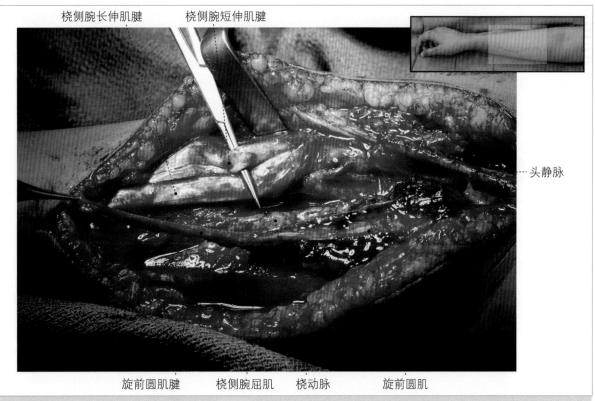

桡侧腕长伸肌腱　　桡侧腕短伸肌腱

头静脉

旋前圆肌腱　　桡侧腕屈肌　　桡动脉　　旋前圆肌

图 5.8　将 PT 肌腱与 ECRB 肌腱编织缝合。松开止血带后，将编织钳穿过 ECRB 肌腱钳住 PT 肌腱。建立第一个编织结时需调节移位张力，然后向远端顺序编织

桡侧腕长伸肌腱　　旋前圆肌—桡侧　　　桡侧腕短伸肌腱　肱桡肌
　　　　　　　　腕短伸肌移位

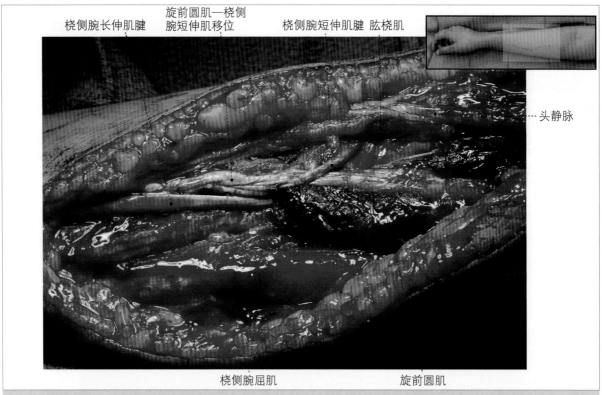

····头静脉

桡侧腕屈肌　　　　　　　　　旋前圆肌

图 5.9　PT-ECRB 肌腱移位。第一次编织后，将 ECRB 与 PT 肌腱缝合以调整张力，随后将两条肌腱顺序编织和缝合

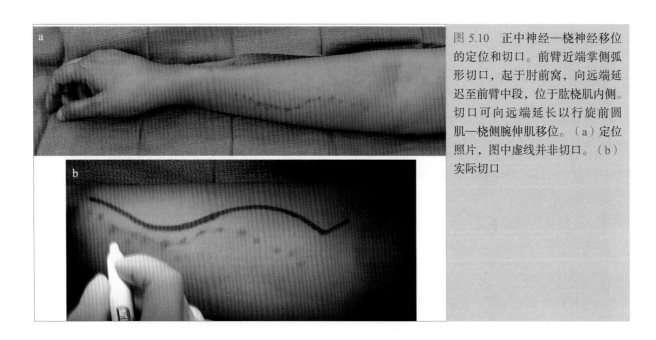

图 5.10　正中神经—桡神经移位的定位和切口。前臂近端掌侧弧形切口，起于肘前窝，向远端延迟至前臂中段，位于肱桡肌内侧。切口可向远端延长以行旋前圆肌—桡侧腕伸肌移位。（a）定位照片，图中虚线并非切口。（b）实际切口

前臂筋膜　　前臂外侧皮神经　头静脉

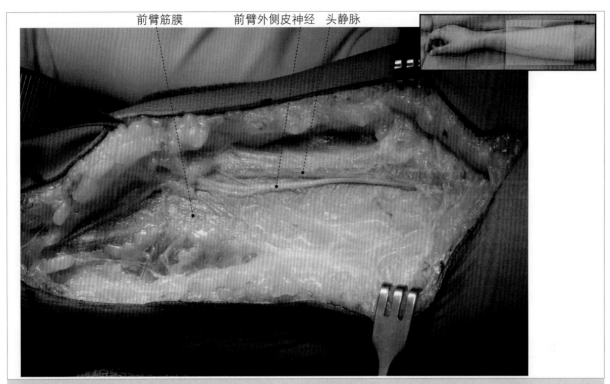

图 5.11　显露和辨认前臂外侧皮神经（LABC）。切开后，可见 LABC 与头静脉和副头静脉伴行。保护这些结构，然后继续游离前臂筋膜

桡神经浅支 旋前圆肌腱　桡动脉　　　肱桡肌

前臂外侧皮神经

头静脉

旋前圆肌

桡侧腕屈肌

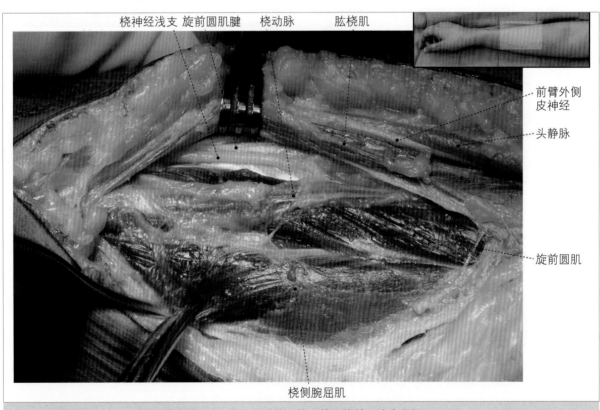

图 5.12　辨认 PT 浅头肌腱的解剖标志。PT 浅头肌腱位于桡血管和桡神经浅支之间

PT肌腱行台阶样延长以松解其浅头（图5.13）。向近端，在桡血管的深层和尺侧可见正中神经（图5.14，15）。如果同时行PT肌腱移位，则保留肌腱连续性，将其在桡骨的止点连同周围骨膜掀起并牵向近端，以显露正中神经。沿正中神经向远端，切断PT深头肌腱。

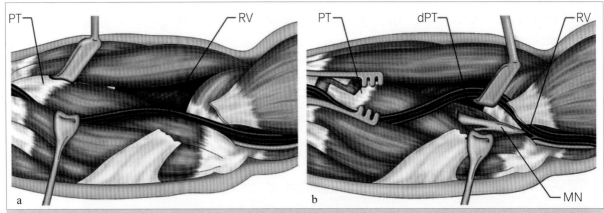

图5.13　台阶样延长PT肌腱以在近端显露正中神经。为使正中神经在前臂近端充分显露，对PT浅头肌腱做台阶样延长可充分松解该肌肉。（a）解剖示意图显示右侧前臂近端。（b）对PT肌腱进行台阶样延长，显露正中神经。dPT，PT深头；MN，正中神经；RV，桡血管［引自 Brown JM, Machinnon SE. Nerve transfers in the forearm and hand. Hand Clin 2008;24(4):319–340.］

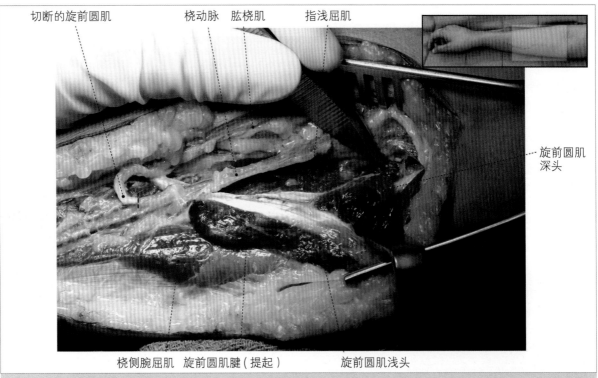

图5.14　辨认PT深头以显露正中神经。PT深头在正中神经桡侧，起点较深，位于正中神经浅面。将PT深头切断以显露正中神经。深头一般细小，容易导致卡压的腱性结构在一小肌腹的深面。图示用镊子将深头的近端部分提起

此外，松解 FDS 腱弓的方式与在旋前圆肌综合征中松解正中神经的类似（图 5.16）。如是，可充分显示正中神经，以辨认移位所需的主要分支（图 5.17）。

PT 的肌支是正中神经最近端、最浅层的分支，在肘前窝位于正中神经浅层。自主干发出后，很快分为独立的两支。在肘近端，另有一条旋前圆肌支，位于正中神经尺侧。FCR 和 PL 分支共干起于主干尺侧深层。FDS 肌支在 FCR 肌支远端。一般无须神经内游离，因为神经主干与分支边界清楚[13]。在该水平，更粗的 AIN 开始自正中神经桡侧分出。通过血管袢标记分支，并以手持电刺激仪电刺激分支来确认。

如果在神经移位的同时行 PT 肌腱移位，在使用止血带的情况下，医生应加快手术进程。供体和受体神经应在 30~40 min 内显露并电刺激确认，以避免因为止血带导致的神经麻痹，使神经对电刺激无反应。

辨认桡神经首先从肱桡肌下方显露桡神经感觉支入手（图 5.18）。将肌肉牵向外侧，沿神经向近端追踪到神经主干分出 PIN 处。横跨神经的血管为 Henry 丛的一部分，需要将其悉数结扎，以显露 PIN 和 ECRB 肌支，后两者都在感觉支桡侧（图 5.19）。

沿 PIN 向远端，切开旋后肌起始处以减压神经。游离 PIN 可使神经在无张力下缝合而无须神经移植，松解该继发性卡压点以避免干扰神经再生[49, 50]。PIN 和 ECRB 均应在近端切断，常于肘横纹近端，可使用拉钩显露肘和前臂远端外侧，避免延长切口。熟记"供体远端，受体近端"（"Donor distal，recipient proximal"）的咒语是成功的关键！神经缝合既无须神经移植，也无须在张力下缝合。供体与受体神经的"重叠"段一般长 6~8 cm。

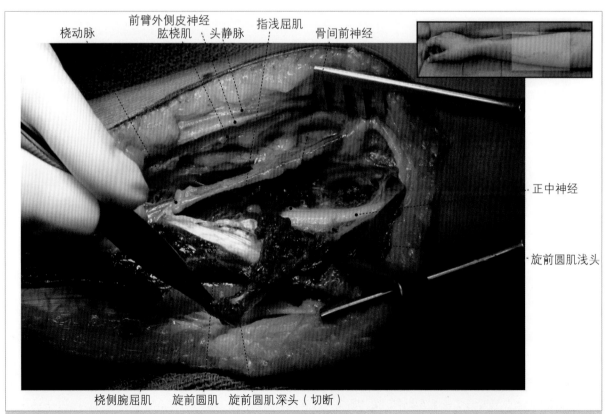

图 5.15　松解旋前圆肌深头。切断 PT 深头，可显示正中神经。用于正中神经—桡神经移位的供体神经位于主干内侧。可以骨间前神经作为测量供体神经的参照点。图示用镊子夹起旋前圆肌深头

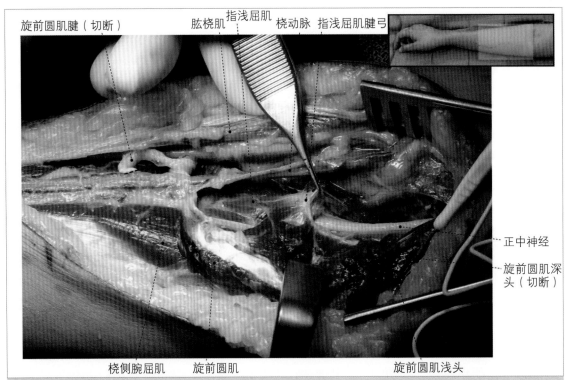

旋前圆肌腱（切断）　　　肱桡肌　指浅屈肌　桡动脉　指浅屈肌腱弓

桡侧腕屈肌　　旋前圆肌　　　　　　旋前圆肌浅头

正中神经

旋前圆肌深头（切断）

图 5.16　辨认和松解指浅屈肌（FDS）腱弓。为进一步显露正中神经，接下去需要松解 FDS 腱弓，腱弓一般有锐性边缘

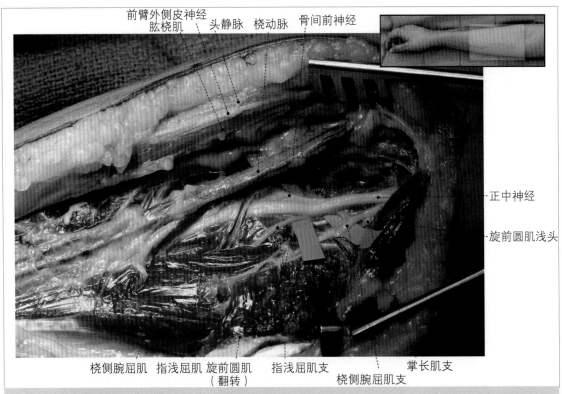

前臂外侧皮神经
肱桡肌　头静脉　桡动脉　骨间前神经

桡侧腕屈肌　指浅屈肌　旋前圆肌　指浅屈肌支　　　掌长肌支
（翻转）　　　　桡侧腕屈肌支

正中神经

旋前圆肌浅头

图 5.17　显露正中神经及其拟移位分支。在松解 FDS 腱弓后，正中神经及其分支即可充分显露。在近端可见 FCR 肌支，其常与掌长肌支共干。在其远端，可辨认 FDS 分支。多数情况下，在该分支的远端另有一条额外的 FDS 肌支。可通过在正中神经内侧电刺激来确认这些分支。AIN 是从正中神经桡侧分出的唯一分支

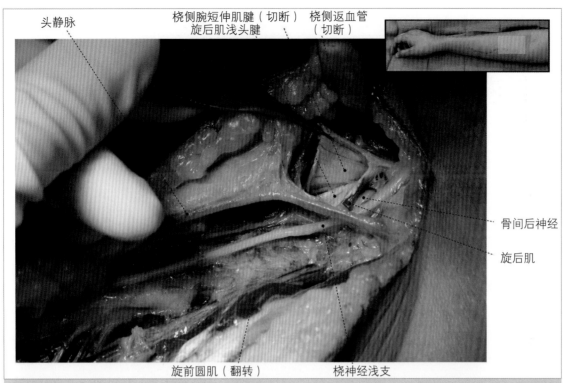

图 5.18 松解 ERCB 和旋后肌的腱性部分，以显露桡神经。辨认桡神经浅支，在其外侧就是手术的受体神经：PIN 和 ECRB 肌支

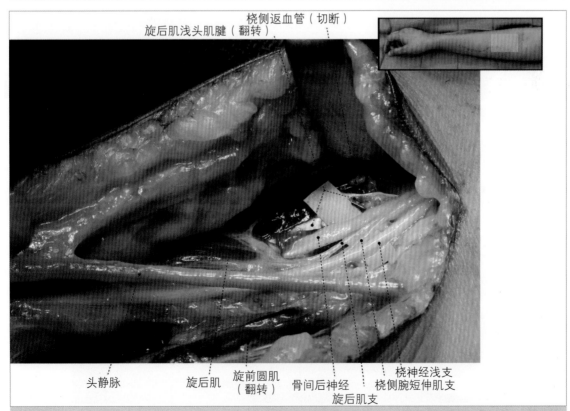

图 5.19 显露桡神经及其分支。在完成对 ECRB 和旋后肌的腱性部分松解后，显露桡神经和受体神经。ECRB 肌支在浅支外侧，PIN 是本移位中的第一条受体神经，位于 ECRB 外侧。两条旋后肌支从 PIN 后方分出，该肌支不在移位范围内

游离并将旋后肌支由 PIN 剔除，这种操作有损伤性，但容许 PIN 游离更充分（图 5.20）。肱二头肌可有效完成旋后动作，因此剔除后并不会导致旋后功能受损。此外，正中神经损伤时，该肌支还可作为"富余的"肌支使用。神经内游离以剔除旋后肌支，可使移位的轴突仅用于伸腕和伸指[4]（图 5.20）。

在近端切断受体神经并游离和移位后，沿之前游离并以血管袢标记的供体神经追至肌腹处切断，以保证可用的神经尽可能的长（图 5.21）。FDS 和 FCR 肌支分别以 9-0 尼龙线缝合至 ECRB 和 PIN（图 5.22）。缝合前松止血带并止血，电凝所有出血点，使前臂屈、伸、旋前和旋后以评估张力。

逐层闭合伤口，常需使用止痛泵和引流。使用石膏托，将上肢固定于肘关节屈曲 90°、肩和腕关节中立、前臂旋前位，手指不固定。石膏、引流和止痛泵在术后第二天首次随诊时去除，以支具或吊带固定患肢，取决于是否进行了肌腱移位。

5.3.3 桡神经分布区感觉重建：方法

LABC 是我们重建手背感觉的优选神经，因为两条神经感觉分布区重叠，在前臂中段两条神经几乎并行。桡神经感觉支在肱桡肌下方走行，而 LABC 与头静脉伴行。神经直径匹配良好，可直接行端端缝合，牺牲不重要的 LABC 分布区而获得了手背大面积的感觉重建（图 5.23）。术前，最好评估桡神经感觉分布区，以确认感觉差。我们一般采用 10/10 检查法[51, 52]。

由于手背也并非感觉的关键区，或 LABC 不可用，因此也可将桡神经感觉支在 AIN 分支的远端与正中神经主干端侧缝合。在正中神经外膜处开窗，神经束膜纵向切开以刺激感觉神经侧

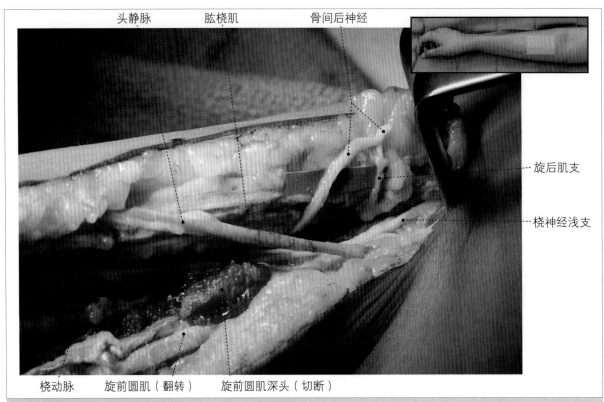

图 5.20 松解 PIN 并将旋后肌支自受体神经剔除。将 PIN 连同旋后肌支一并于近端切断，然后将旋后肌支从 PIN 游离。因为其并非重建所需，其功能可由肱二头肌替代

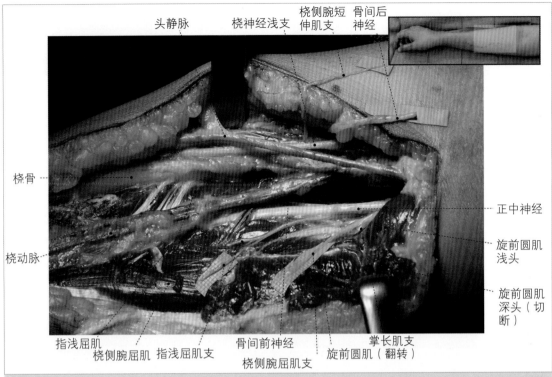

头静脉　　　　　桡神经浅支　桡侧腕短　骨间后
　　　　　　　　　　　　　　　伸肌支　神经

桡骨

桡动脉

正中神经

旋前圆肌
浅头

旋前圆肌
深头（切
断）

指浅屈肌　　桡侧腕屈肌　指浅屈肌支　　骨间前神经　　　　掌长肌支
　　　　　　　　　　　　　　　桡侧腕屈肌支　　　旋前圆肌（翻转）

图 5.21　分别切断正中神经的供体神经和桡神经的受体神经。为获得足够长度，在远端切断供体神经
FCR 和 FDS 肌支，在近端切断受体神经 PIN 和 ECRB 肌支。注意观察图中蓝色背景中的供体神经（正中
神经）和受体神经（桡神经）

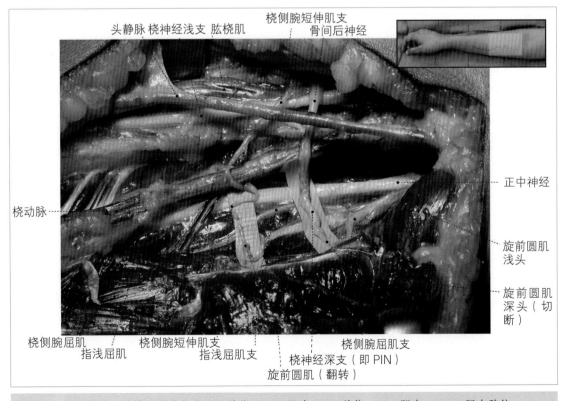

头静脉 桡神经浅支 肱桡肌　　桡侧腕短伸肌支
　　　　　　　　　　　　　　骨间后神经

桡动脉

正中神经

旋前圆肌
浅头

旋前圆肌
深头（切
断）

桡侧腕屈肌　　　桡侧腕短伸肌支　　　　　　桡侧腕屈肌支
　指浅屈肌　　　　　　指浅屈肌支　　　桡神经深支（即 PIN）
　　　　　　　　　　　　　　旋前圆肌（翻转）

图 5.22　正中神经—桡神经移位包含两组移位：FCR 肌支 –PIN 移位，FDS 肌支 –ECRB 肌支移位

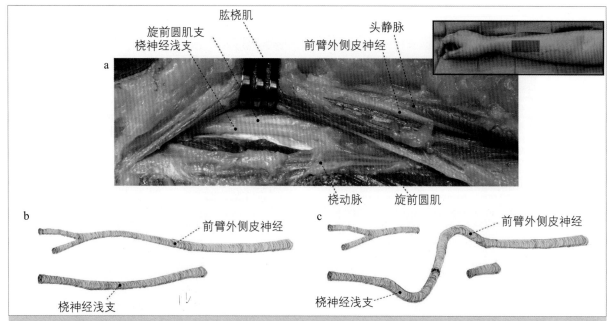

图 5.23　前臂外侧皮神经（LABC）—桡神经浅支（感觉支）移位。（a）在浅层显露作为供体 的 LABC。牵开肱桡肌，在其深层可见桡神经感觉支。（b）图示供体（绿色）和受体（红色）神经。（c）供体神经 LABC 端侧移位至受体神经桡神经感觉支

芽生长。桡神经感觉支外膜以 9-0 尼龙线缝合至正中神经侧方。避免在正中神经桡侧开窗，以降低进入正中神经运动束的可能。这种方法仅可获得保护性感觉。我们仅对非关键区采用端侧缝合的方法进行感觉移位，以获得保护性感觉。对于关键区域，还是主张采用端端缝合移位方法。

远端感觉神经移位适用于近端高位损伤，因为这需要数年方可恢复。但是，在这种远端移位的同时，术者应考虑到神经近端修复后感觉恢复，或部分损伤神经的自发性感觉恢复的可能。感觉可在伤后 1~2 年恢复，如此，断端会形成痛性神经瘤。因此，在移位时，作为预防，我们把神经近断端包埋于有神经支配的肌肉内。

5.3.4　正中神经损伤：前臂旋前、拇指对掌和屈指功能障碍

正中神经支配手部重要区域的感觉（图 5.24），并支配大部分腕和手指屈肌，大部分的拇指对掌，并控制前臂旋前[16, 22, 53]。

正中神经在前臂分出运动肌支后，除返支外，其纤维主要由感觉纤维构成；返支在腕管内分出并支配大鱼际肌及桡侧的两条蚓状肌[55]。分出前臂屈肌支之前的正中神经损伤，可导致旋前障碍和握力差[55]。对于前臂的正中神经损伤，直接修复是首选，以恢复感觉和运动功能，应注意辨认和修复 AIN 和旋前圆肌。恢复最少需要 1 年，患者最少需要 2 年的职业训练。神经损伤无法直接修复时，有数种神经移位可供选择并且非常有用。这些神经移位常与肌腱移位联合使用，这种情况比上肢其他位置更为常见。

5.3.5　拇指对掌

由臂丛神经分出处至腕管的正中神经损伤，均可导致鱼际肌萎缩。罕见情况下，经由前臂形成的 Marinacci 交通支或手部 Riche-Cannieu 交通支，正中神经的神经纤维经由尺神经走行；如果正中神经损伤发生在交通支以远，则正中神经支配的鱼际肌则可幸免[53]。也有反向的 Matin-

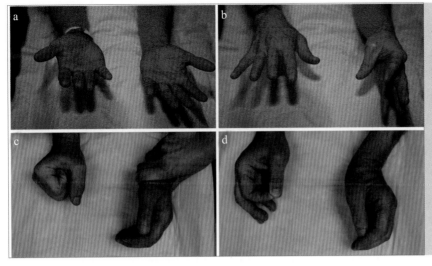

图 5.24 左侧正中神经损伤，旋前障碍，屈腕 / 指不能，鱼际肌功能障碍。（a，b）患者表现为旋前不能。（c）由于屈指功能丧失，患者不能握拳。（d）患者拇指指间关节不能屈曲 ［引自 Tung TH Mackinnon SE. Flection digitorum superficial nerve transfer to restore pronation: two case reports and an atomic study. J Hand Surg Am 2001; 26(6): 1065–1072.］

Gruber 交通支存在。对于前臂的急性损伤，应在大范围游离基础上行一期神经修复，注意仔细对合运动纤维。如果无法一期修复，对于前臂中段以远的损伤，神经移植常是第二种选择。对于更近端的损伤，神经移植的效果较差，因为神经在该处的感觉和运动分支不易分辨。即便注重细节，感觉神经纤维也可误长入运动纤维通路，从而导致鱼际功能不恢复[46, 56, 57]。肌腱移位以重建拇对掌功能的术式较确定，效果可靠。这些术式常与腕管手术联用，以应对鱼际肌萎缩。但是，这种手术需要术后固定，并且有可能导致人体工程学异常。尺神经损伤时，通过前臂骨间前神经终末支移位来重新支配手内在肌，被证明是一种有效的手术。该神经也可以用于重新支配正中神经损伤时受累的肌肉，尽管需要更长的时间[56]。

支配旋前方肌的骨间前神经的轴突数量与正中神经返支的轴突数量相当，前者约有 900 根轴突，后者约有 1 050 根。由于移位时大都需要神经移植桥接，10%~15% 的轴突会损伤。但是，无论实验研究还是临床研究都证实，该神经移位有效[4, 31]。与肌腱移位相比，神经移位中供体的损失极小[4, 56]。

5.3.6 骨间前神经终末支移位至正中神经返支：手术技术

患者全麻，上止血带。取腕管扩大切口，"Z"形切开，经腕横纹延长至前臂远端三分之一。在腕管内确认失用的鱼际支，并将其自正中神经上松解，并尽可能地向近端游离，或直到损伤部位[4]。

松解可轻松游离至腕横纹以近 9~10 cm。我们并不用显微剪刀逐步游离返支，而是在放大镜下观察远端返支，然后一路追踪并以显微器械分离至近端。这不仅加快了分离速度，而且还是无创的。分离到最近端后，将运动支自感觉支游离出来，以备与 AIN 终末支做移位缝合。

在前臂切口，用 Weitlander 拉钩或自动牵引拉钩将正中神经、指深 / 浅屈肌腱和尺侧屈腕肌向桡侧牵开。在旋前方肌近侧缘，AIN 位于骨间前神经血管束桡侧。可向远端分离骨间前神经至旋前方肌中点，可以在该神经分支前再获得 0.7~1.5 cm 的长度。

经由旋前方肌浅层行骨间前神经移位，应尽可能地游离正中神经返支至最近端再切断。通常来说，需要移植神经以桥接神经断端，取决于正中神经的损伤平面。一般应用前臂内侧皮神经（MABC）或前臂外侧皮神经（LABC）作为移植物。在缝合前，分别在前臂旋前和旋后位时屈伸腕关节，以确认神经移植长度，从而保证在无张力下缝合神经（图5.25）[9]。

先松止血带，完善止血，然后再进行神经修复。完成缝合后，活动腕关节以确认无张力修复。术者逐层缝合前臂伤口，手掌处只做单层缝合。术后，用腕掌石膏托制动于腕关节中立位，手指和肘关节不予固定。术后2~3天更换伤口敷料，再以腕关节支具制动7~10天。术后患者即可进行各个手指的锻炼。拆除支具后，在理疗师指导下开始进行腕关节的主/被动功能锻炼。

正中神经高位损伤时，骨间前神经不能作为移植神经的供体。可供选择的恢复大鱼际肌的神经移位方法包括：尺神经—正中神经移位，以第三蚓状肌支为供体[58]；桡神经—正中神经移位，以骨间后神经支配小指固有伸肌腱和尺侧腕伸肌的肌支为供体，经神经移植桥接。但是，在这种情况下，我们会优先考虑进行标准的肌腱移位术来恢复拇指的对掌功能，同时进行感觉支的移位（详见后述）。

5.3.7　正中神经感觉的恢复

手部感觉缺失是极为严重的功能障碍，本体感觉对于手的捏握和精细运动非常重要[34]。很多医生认为手的运动功能的恢复，在很大程度上取决于手的感觉水平[53]。此外，还有一些医生认为感觉恢复是运动功能恢复的前提[40]。示指桡侧和拇指尺侧是感觉恢复最重要的区域，其他手指的重要性相对较低[56]。

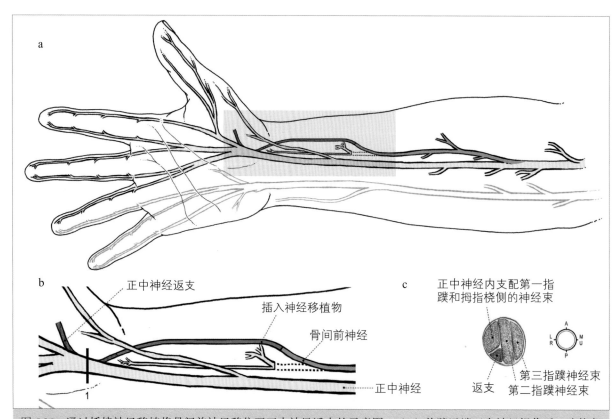

图5.25　通过桥接神经移植将骨间前神经移位至正中神经返支的示意图。（a）前臂远端正中神经损伤后，为恢复大鱼际肌功能，以骨间前神经移位修复。（b）为完成移位，需要神经移植物桥接缺损。（c）正中神经返支位于正中神经桡侧

正如前文所述的运动功能损伤一样，一期修复正中神经损伤时，通过标准的感觉神经束和运动神经束的对应缝合，以促进神经再生的最大化是这类损伤治疗的金标准；其次是神经移植，多采用神经损伤后经充分游离断端仍不能直接缝合时。正中神经一期修复后，31% 的患者感觉功能恢复可以达到 S3 级或更优[59]。来自神经创伤和截肢的文献数据显示，无论是运动还是感觉功能，一致的结果是长度小于 6 cm 的短段移植均比 ≥ 20 cm 的长段移植恢复更好；移植长度在 6~20 cm 之间时，疗效差异较大，无法获得一致的结论。即使是在非常好的条件下，低位正中神经缺损行短段神经移植后，感觉恢复从 36%[60]~63% 不等[61]。长段移植，无论运动还是感觉功能恢复，一般都很差。对于缺损达 20 cm 以上的神经损伤，建议采用带血管蒂的神经移植修复[62]。然而，即便如此，静态两点辨别觉仍为10~20 mm。根据我们的经验，手部感觉神经移位修复可获得保护性感觉，但是测量性感觉评估如动态和静态两点辨别觉恢复差，与 Brunelli[63] 的数据相当。研究结果显示，神经移植长度大于5 cm 时，其效果均差于我们的感觉神经移位术。因此，如果不能一期缝合或移植长度超过 5 cm 时，我们建议行感觉神经移位术[64]。

局部神经供体包括至第三和第四指蹼的指总神经和尺神经背侧皮支（DCU）[7, 40, 41]。虽然第三指蹼的指总神经由正中神经支配，在低位正中神经损伤时不适合作为供体，但是在臂丛神经上干损伤时可用于神经移位。通过端端缝合将第三指蹼的指总神经（近端）直接移位至第一指蹼神经束（远端），以为这个最重要的区域提供最优的感觉恢复；将第二指蹼的指总神经和第三指蹼的指总神经的远端，通过端侧缝合移位至小指尺侧指神经或第四指蹼指总神经，以恢复这些次要区域的保护性感觉。

或者，对于 C5–C6 神经损伤，第三指蹼至第一指蹼的指总神经移位可以在前臂最远端进行。与掌部手术相比，分离范围更小（图 5.26，图 5.27）。

切开腕管，于正中神经束间游离至腕横纹近端约 6 cm。术者用显微镊子沿正中神经表面轻"探"，镊尖在第三指蹼指总神经与正中神经其余部分的自然裂隙处"陷入"。而运动性返支可按照前面在 AIN– 正中神经返支移位术中描述的方法分离。如此游离后，正中神经剩余部分即为第一、第二指蹼指总神经。然后可在前臂远端将第三指蹼指总神经的近端移位至桡侧剩余神经，而第三指蹼指总神经的远端与尺神经或正中神经行端侧缝合。在后一种情况，神经再生后重获神经支配的正中神经就会发出侧芽。

在只有正中神经损伤而尺神经完整的患者，第四指蹼指总神经可以用于神经移位。可将该神经与第一指蹼指总神经做端端缝合，而第二、第三指蹼指总神经与小指尺侧指神经做端侧缝合，以恢复这些次要区域的保护性感觉；第四指蹼间无神经支配（图 5.28）。

如果第四指蹼指总神经远残端保留足够长的话，也可通过端侧缝合将其移位于小指尺侧指神经。这些感觉神经移位术演变自 Littler 岛状皮瓣术。尽管该皮瓣目前更多在于其历史意义而不是临床实际应用，但是在相对少见的情况下，如手指软组织缺损时，Littler 岛状皮瓣仍可用于恢复手指感觉[65, 66]。还有一个选择就是使用尺神经背侧皮支行神经移位，在前臂远端将其移位至正中神经。

5.3.8　尺神经感觉支移位修复正中神经感觉障碍：手术技术

取腕管切口并切开腕横韧带，然后向远端取 Brunner "之" 字形切口分别延长至第一和第四指蹼（图 5.29）。对手部感觉神经手术经验丰富的医生或许会采用小得多的切口，仅从腕管以远切开（图 5.28）。

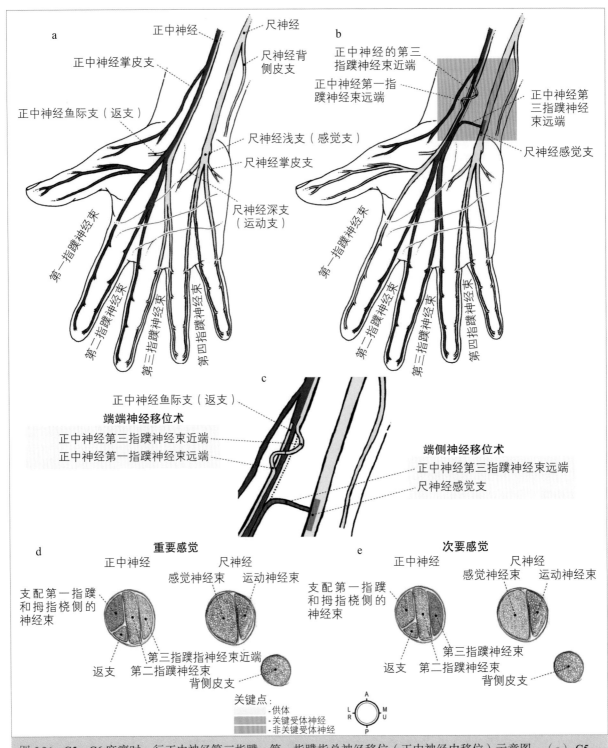

图 5.26　C5、C6 麻痹时，行正中神经第三指蹼—第一指蹼指总神经移位（正中神经内移位）示意图。（a）C5、C6 麻痹导致正中神经分布区感觉障碍，鱼际支功能正常。（b）手术目的是恢复重要感觉区（第一指蹼）的神经支配。（c）重要感觉区采取端端缝合方式，将属于正中神经的第三指蹼指总神经移位至第一指蹼指总神经。次要感觉神经采取端侧缝合术，将尺神经感觉支移位至第三指蹼指总神经的远端。（d）端端缝合修复重要感觉，图示供体和受体神经的束膜解剖。（e）端侧缝合修复次要感觉，图示供体和受体神经的束膜解剖

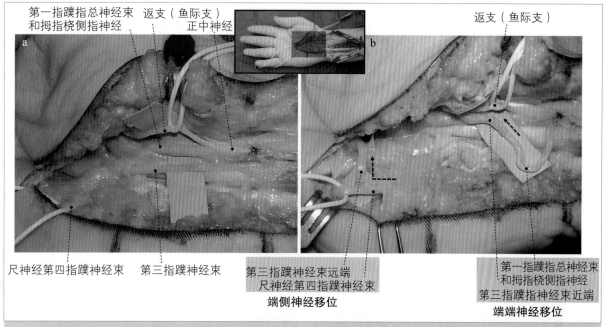

图 5.27　C5、C6 麻痹时，正中神经第三指蹼——第一指蹼指总神经移位。（a）辨认正中神经供体和受体神经束。作为供体神经的第三指蹼指总神经束位于正中神经的中间；作为受体神经的第一指蹼神经束位于正中神经的外侧；而源自尺神经的指蹼指总神经则作为供体移位，以端侧缝合方式修复次要感觉。（b）将第三指蹼指神经束作为供体，端端缝合移位至作为受体第一指蹼指总神经，以恢复重要感觉区。将作为受体神经的第三指蹼指神经束的远端端侧缝合至作为供体神经的尺神经第四指蹼指总神经，以恢复次要感觉区。箭头示神经再生方向

掌浅弓和指总动脉与指总神经并行，位于蚓状肌浅层。在掌骨干水平，指总动脉位于相应的指总神经掌侧[67]；在掌骨头水平，两者位置反转。所以，在手指水平，指神经的位置比相应的指动脉更为表浅和接近掌侧。当以第四指蹼指神经作为供体神经时，需要游离并在掌骨头水平予以切断。示指桡侧指神经通常最易找到，在顺着该神经向近端探查的过程中，可见到拇指尺侧指神经。通常需要进一步松解这两根神经，以将其向手掌尺侧移动。如果能尽可能地在掌骨基底水平切断供体神经，则第四指蹼指总神经远端就可以和第二、第三指蹼指总神经一起通过端侧缝合移位至小指尺侧指神经。如果需要使用第四指蹼指总神经全长以完成与第一指蹼指总神经的一期缝合，那么中指尺侧和环指桡侧指神经就不再修复（以恢复感觉）。使用 9-0 尼龙缝线将第四指蹼指总神经近断端与第一指蹼指总神经做端端缝合。虽然修复重点是拇指尺侧和示指桡侧指神经，但是我们也会尽可能地同时修复拇指桡侧指神经。

同样，游离第二、第三指蹼指总神经，根据需要，尽可能靠近端切断，以使其远断端可以到达小指尺侧指神经。于神经外膜处开窗，并纵行切开神经束膜以刺激感觉神经发出侧芽。将受体神经移位至小指尺侧指神经，并用 9-0 尼龙缝线缝合。神经直径大小差异会很大（图 5.29），但是由于采用端侧缝合方法，所以此差异并不构成问题。需要注意的是，不要使所有的外膜开窗都在同一个纵轴平面上，这样就可以使长向受体神经的侧芽从不同的神经区域发出。术者也可以将第三指蹼指总神经远端通过端侧缝合缝至正中神经的再神经化部分，随着时间延长可以长出神经枝芽。

另外一种修复正中神经感觉功能的神经移

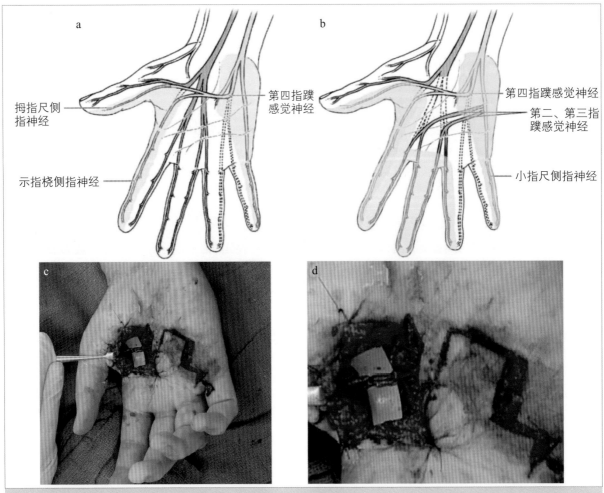

拇指尺侧
指神经

第四指蹼
感觉神经

示指桡侧指神经

第四指蹼感觉神经

第二、第三指
蹼感觉神经

小指尺侧指神经

图5.28　感觉神经移位修复正中神经损伤。神经移位在手内完成。（a）通过端端缝合将第四指蹼指总神经移位至第一指蹼指总神经。（b）通过端侧缝合将第二、第三指蹼指总神经移位至小指尺侧指神经。第四指蹼间无感觉修复。（c）在手掌中部经端端缝合将第四指蹼指总神经移位至第一指蹼指总神经。（d）特写镜头（引自 Colbert SH, Mackinnon SE. Nerve transfers in the hand and upper extremity. Tech Hand Up Extrem Surg 2008;12:20–33.）

位方法是将尺神经腕背支移位至正中神经感觉支（图5.30，图5.31）。手术部位位于前臂远端，手术成功与否依赖对神经束解剖结构的充分了解。如前所述，与手部手术相比，前臂远端的感觉神经移位所需游离的神经更少，但对神经束解剖的熟悉程度要求更高。

取腕管切口，向近端取 Brunner "之"字形切口跨过腕关节，然后在前臂远端采用大 S 形切口。在手部行腕管松解，松解任何可能的压迫和减缓神经再生的部位。在前臂远端仔细解剖屈肌

群，确认位于中间的正中神经和尺侧的尺神经。松解正中神经，分离并确认正中神经感觉支和返支（运动支）。仔细保护正中神经返支，用神经刺激仪确认其功能状态。如果正中神经损伤导致返支功能障碍，对电刺激无反应时，可从其起点开始向近端追踪返支，既可采用（传统的）神经游离法，也可采用被 Susan Mackinnon 医生称为"视觉游离"的方法［译者注：所谓视觉游离（visual neurolysis），即通过视觉沿神经走行追踪相应神经束至近端合适位置，然后再进行神经束游离，

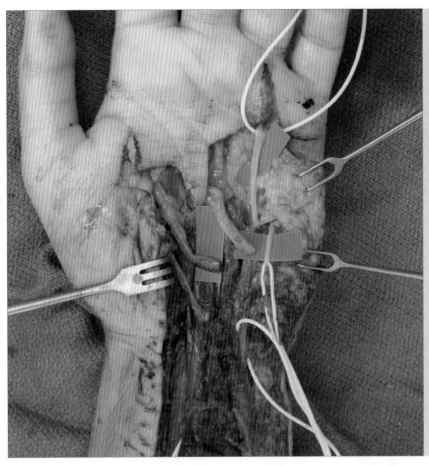

图 5.29 手部感觉神经移位术的手术显露。在腕管切口以远，采用 Bruner "之" 字形延长切口，显露手部指神经并进行移位。在该病例中，整条正中神经被切断而非掌长肌腱［引自 Brown JM, Mackinnon SE. Nerve transfers in the forearm and hand. Hand Clin 2008;24(4):319–340］

可避免对神经束的全长游离］。后面这种方法可用于任何神经束的游离，主要取决于术者对神经束解剖结构的熟悉程度。

游离位于正中神经尺侧的第三指蹼神经束，将其远端作为次要感觉的神经受体，随后采用端侧缝合完成移位修复。正中神经剩余部分为拇指桡侧和第一、第二指蹼神经束，作为重要感觉神经受体，采用端端缝合进行移位修复。确认正中神经的受体端后，再进行供体端即尺神经背侧皮支的游离。从腕横纹以近约 15 cm 开始游离显露，尺神经背侧皮支在腕横纹以近约 10 cm 处自尺神经尺侧分出。尽可能地向远端游离腕背侧皮支，以获取足够长度的神经供体，从而实现无张力缝合。

供体神经尺神经背侧皮支游离完成后，在远端切断；而受体神经正中神经感觉束于近端切断，然后将两者进行端端缝合以修复重要感觉区。为了恢复供体神经支配区的基本感觉，可将尺神经背侧皮支的远端通过端侧缝合的方法缝于尺神经感觉支桡侧。如前所述，在背侧皮支分出点以远，尺神经的感觉支位于桡侧，运动支位于内侧。为了恢复非重要感觉区第三指蹼的基本感觉，于第三指蹼神经束的最近端切断，并将其远端通过端侧缝合的方法缝于尺神经感觉支桡侧。

修复前先松止血带，完善止血，注意确保神经缝合端无张力。可用间断缝合、水平褥式缝合或术者熟悉的方法关闭掌侧伤口。与运动支移位修复对掌功能一样，术后使用掌侧支具固定患手 7~10 天，随后开始进行锻炼以防关节僵硬。感觉再训练将促进大脑皮质映射的建立。

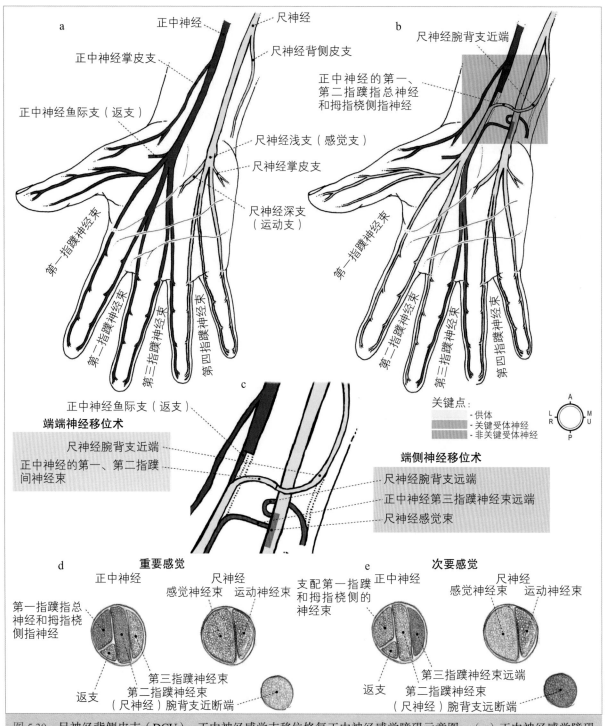

图 5.30 尺神经背侧皮支（DCU）- 正中神经感觉支移位修复正中神经感觉障碍示意图。（a）正中神经感觉障碍部分用红色标记。（b）手术目的是重建重要感觉区域的神经支配，包括第一指蹼/拇指桡侧和第二指蹼。（c）端端缝合修复重要区感觉神经，尺神经腕背支为供体感觉神经，而至第一指蹼/拇指桡侧和第二指蹼的指神经为受体神经。端侧缝合修复次要感觉区神经，以尺神经感觉支为供体，分别修复受体神经尺神经腕背支远端和第三指蹼指总神经远端。（d）端端缝合时，供体与受体神经束的解剖。（e）端侧缝合时，供体与受体神经束的解剖

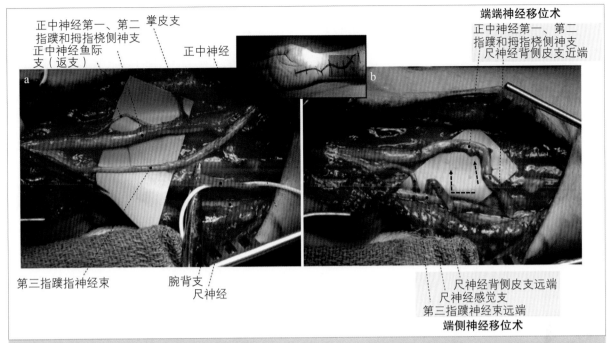

图 5.31 尺神经背侧皮支（DCU）– 正中神经感觉支移位修复正中神经感觉障碍示意图。（a）确认供体尺神经和受体正中神经。为确定正中神经感觉束，先游离正中神经返支并保护，再游离第三指蹼指总神经束，剩下部分即为正中神经支配拇指桡侧和第一、第二指蹼的感觉束。（b）应用端端缝合方法将供体尺神经腕背支的近端与受体正中神经的感觉束缝合。尺神经腕背支的远端和第三指蹼指神经的远端与尺神经主干的感觉束采用端侧缝合法缝合。箭头所示为神经再生方向。可将本图与图 5.30 对比观察

5.3.9 臂丛上干损伤后正中神经的感觉修复

臂丛神经上干损伤时，由于 C7 神经根尚未损伤，所以第三指蹼的部分感觉功能得以保留，可以作为移植神经供体。与尺神经感觉支移位至正中神经感觉支不一样，选择性正中神经内感觉支移位可以在前臂远端完成，这很大程度上是因为支配第三指蹼的神经束单独成束，并且这条神经束在前臂远端无丛状结构，可以可靠地进行长节段松解游离（图 5.32）[68]。采用延长的腕管切口可以避免手掌部广泛的瘢痕形成。只要术者熟悉正中神经的束间解剖，这种修复方法不仅简单而且快捷，拇指感觉恢复的范围更大。采用 10 分制感觉检查，多数患者可恢复到 6 分以上[51, 52]。

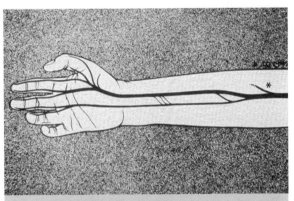

图 5.32 正中神经内第三指蹼神经束的解剖和束间纤维丛的形成。于正中神经内解剖第三指蹼神经束以显露其与正中神经间神经纤维丛的确切位置。对其解剖结构的理解，有助于将该神经束用于多个腕部水平的感觉神经移位（星标示骨间前神经的发出点）[引自 Ross D, et al. Intraneural anatomy of the median nerve provides "third web space" donor nerve graft. J Reconstr Microsurg 1992;8(3):225–232.]

5.3.10 正中神经内感觉支移位治疗上干损伤后正中神经部分感觉功能障碍：手术技术

松解腕管，避免对恢复中的神经形成继发性卡压[13, 69]。此外，对于经验有限的医生来说，这也提供了在腕管内直视正中神经及其分支的机会。正中神经在腕管远端分为各条指总神经，其分布区与走向从外向内依次排列，与各指蹼相对应[40]。这些神经束既可手术游离，也可以先通过视觉游离到前臂远端。如果术者解剖熟练，我们建议采用后一种方法。

支配第一、第二、第三指蹼的神经束在桡骨茎突以近13 mm处即已分开，有时甚至更近[68]。正中神经返支的修复可以同时完成，按照前面所述的方法游离并处理。在腕部，用显微镊子沿正中神经表面轻"探"，很容易找到第三指蹼神经束与其余部分的裂隙，并将其分离出来。用橡皮条将供体神经（第三指蹼神经束）圈起拉开。第一、第二指蹼神经束在这个平面未分离，但是当返支游离之后，剩余部分的桡侧就是第一指蹼神经束。尽可能靠远端切断供体神经（第三指蹼神经束），同时尽可能靠近端切断已经游离出返支的正中神经剩余部分的桡侧半神经束，以进行端端缝合（图5.26，图5.27）。

最近的尸体研究显示，正中神经各神经束的独立性较20世纪90年代早期时所认识到的更高。最初发现第三指蹼指神经束的走行相对独立。同样，正中神经内各神经束间的丛状结构大多也是一种"假丛"，经过仔细操作，都可以将其分别游离出来并归位至其原来的神经束。

与在手掌部进行神经移位只能恢复拇指尺侧感觉相比，在前臂进行神经移位可以同时恢复拇指尺、桡侧和示指桡侧的感觉。如此，第二、第三指蹼确实无感觉，虽然可将第三指蹼神经束远端翻转后与尺神经或正中神经进行端侧缝合。通常第二指蹼指神经束也作为受体一同接受神经移

位，但是正中神经桡侧通常优先获得神经再支配。当然，其中并不包括返支。

修复神经前，与其他手术一样，务必松开止血带并完善止血。关闭伤口和石膏制动与本章前面所述类似。一旦轻触觉有所恢复，就要开始感觉训练。

前臂旋前和屈指 / 屈腕

正中神经高位损伤时，手外在肌、屈腕肌和旋前肌的功能均受累，已有几种神经移位方法可以恢复其功能。在臂丛神经以远的上臂和肘部正中神经损伤中，一期神经缝合或神经移植可能会获得良好的疗效。

如果神经损伤无法修复，可以通过侧侧缝合将示、中指的指深屈肌腱与受尺神经支配的环 / 小指的指深屈肌腱缝合的腱固定方式，或者采用肱桡肌腱 / 桡侧腕长伸肌腱移位术重建屈指功能[23]。旋前功能难以通过肌腱移位来获得改善，我们通过将桡侧腕短伸肌支移位至旋前圆肌支的方法，获得了满意的疗效（图5.33）。

神经损伤后无法直接修复时，相对于肌腱移位术，神经移位术提供了另一种选择。桡神经分支、肌皮神经肱肌支以及尺神经分支都可用于修复正中神经，以恢复其主要功能[70]。桡神经的桡侧腕短伸肌支（带或不带其旋后肌支）可在无张力下直接用于修复骨间前神经且无须神经移植（图5.34）[71]。如此，可恢复拇指独立的屈曲功能，并通过重新支配示、中指的指深屈肌而增强屈指力量。

用神经刺激仪确定神经对刺激无反应，在将旋前圆肌支与正中神经主干切断前，尽可能将其向近端游离。有趣的是，旋前圆肌支可以通过"视觉游离"的方法一直分离至前臂中段水平。对于某些患者，其正中神经内的一部分有功能可牺牲的神经束，可用于移位至旋前圆肌支。指浅屈肌支、桡侧腕屈肌带或不带掌长肌支是首选的供体神经，可移位修复无功能的旋前圆肌支。这些供

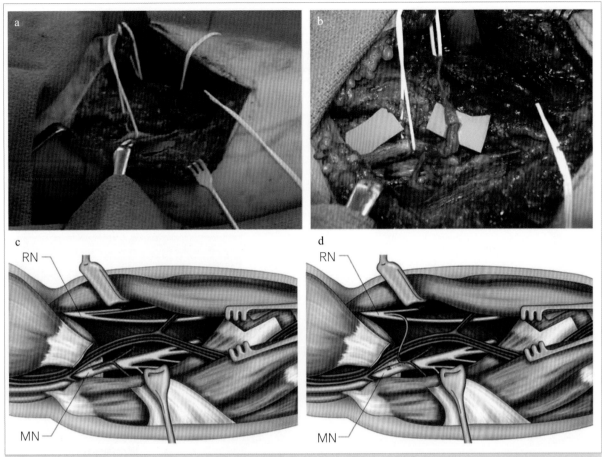

图 5.33 左前臂桡侧腕短伸肌支移位至旋前圆肌支。（a，b）左前臂近端切口，确认供体神经桡侧腕短伸肌支（绿色）和受体神经旋前圆肌支（红色）。（c，d）将供体神经桡侧腕短伸肌支向远端游离，受体神经旋前圆肌支向近端游离，行端端缝合。MN：正中神经；RN：桡神经

体神经应尽可能地向远端游离，直到神经入肌点（图 5.35，图 5.36）。尺侧腕屈肌支也是一种可应用的神经供体，可以移位修复无功能的旋前圆肌支。在肘管稍远端，尺神经有数条分支至尺侧腕屈肌（图 5.37）。

即使手指功能恢复满意，但是如果前臂无主动旋前功能，一些简单的功能如书写、打字以及抛掷等就难以实现。我们遇见过神经根牵拉伤患者最后仅有前臂旋前功能没有恢复[47]。由于支配旋前圆肌的神经纤维源于 C6、C7 神经根，尽管在损伤远端有神经丛形成，因而正中神经其余的功能大都可以恢复，但前臂旋前功能仍然丧失。其他可以引起类似表现的神经损伤包括下臂丛神经损伤、高位正中神经损伤以及神经炎诱发的神经病变。为了恢复功能而进行的神经移位术与前述的骨间前神经移位术类似[56，72]。肌皮神经的肱肌支较易游离，所以相对来说便于进行移位（图 5.38）[47]。

由于肱肌是一块重要的、有力的屈肘肌，所以在选用肱肌支作为供体神经时我们会非常慎重。然而，最近的研究结论认为，即使肌皮神经完全麻痹的患者，也无须修复肱肌支[73-75]。照此逻辑，只要肱二头肌功能正常，肱肌支是完全可以牺牲作为供体神经的。

肱肌支通常包含 3 500 根轴突。如果肱二头肌功能良好，肱肌功能缺失就不是一个重要的问

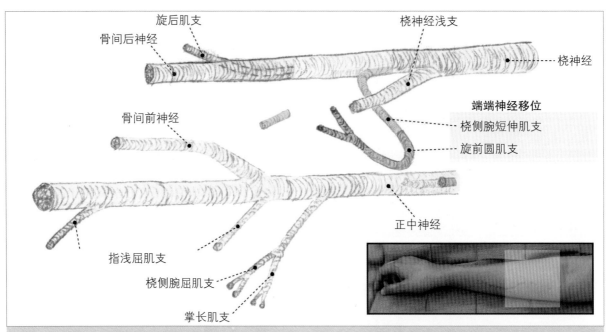

图 5.34　右前臂，桡侧腕短伸肌支（ECRB）–旋前圆肌支（PT）移位示意图。ECRB 肌支（绿色）位于桡神经外侧，在桡神经浅支的远端，确认并将其分离出来。将 ECRB 肌支移位至 PT 肌支（红色）并行端端缝合，以恢复前臂旋前功能

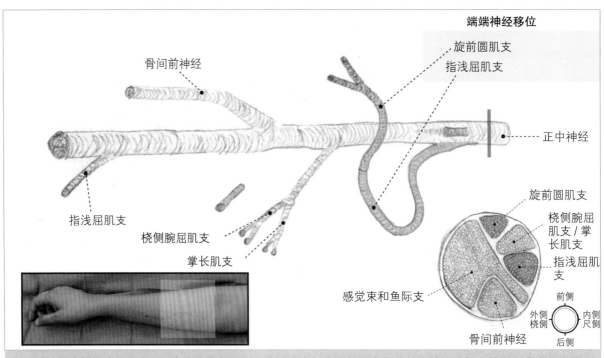

图 5.35　指浅屈肌支（FDS）–旋前圆肌支（PT）神经移位。指浅屈肌支位于正中神经内侧，其发出分支位置位于桡侧腕屈肌 / 掌长肌支的远侧，毗邻骨间前神经分支处。正中神经还在更远处分出第二条指浅屈肌支，但是，用于移位的是位于近端的第一条分支。图中指浅屈肌支（绿色）移位至旋前圆肌支（红色），行端端缝合，以恢复旋前圆肌功能

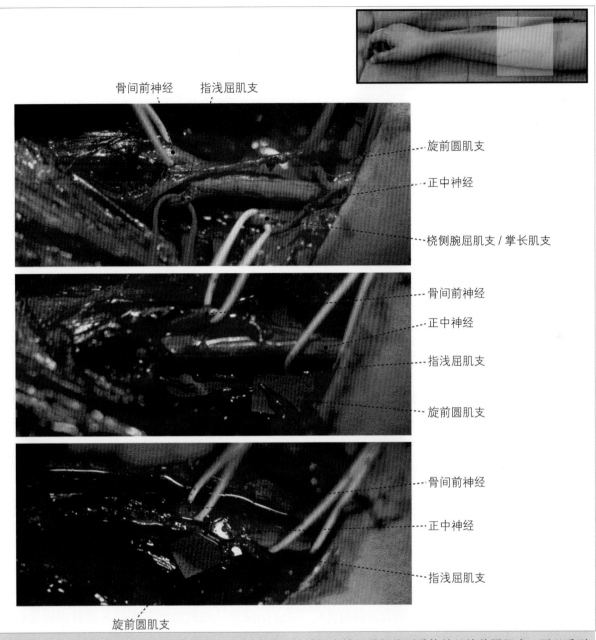

骨间前神经　　指浅屈肌支

旋前圆肌支

正中神经

桡侧腕屈肌支 / 掌长肌支

骨间前神经

正中神经

指浅屈肌支

旋前圆肌支

骨间前神经

正中神经

指浅屈肌支

旋前圆肌支

图 5.36　指浅屈肌支移位至旋前圆肌支。（a）在前臂近端正中神经前侧找到受体神经旋前圆肌支。可以看到旋前圆肌支有两条小分支。供体神经指浅屈肌支位于正中神经内侧，邻近骨间前神经。（b）于供体神经远端和受体神经的近端切断。（c）缝合供体神经和受体神经以恢复旋前圆肌功能［引自 Tung TH，Mackinnon SE. Flexor digitorum superficialis nerve transfer to restore pronation: two case reports and anatomic study. J Hand Surg Am 2001;26(6):1065–1072.］

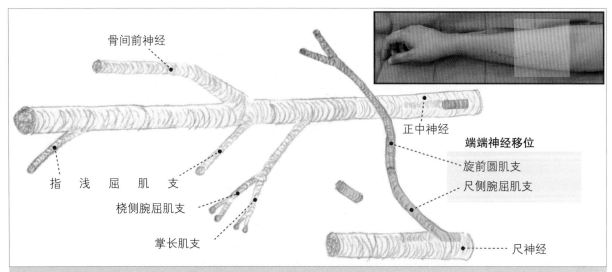

图 5.37　尺侧屈腕肌支（FCU）– 旋前圆肌支（PT）移位示意图。于肘关节远端尺神经处找到尺侧腕屈肌支。此处，可以看到多条 FCU 分支。图中示 FCU 肌支（绿色）移位至 PT 肌支（红色），端端缝合，用以恢复旋前圆肌功能

图中标注：骨间前神经、指浅屈肌支、桡侧腕屈肌支、掌长肌支、正中神经、端端神经移位、旋前圆肌支、尺侧腕屈肌支、尺神经

题[48]。虽然也可以只用肱肌支的一条肌支来移位，但是，如果肱二头肌功能正常，将整个肱肌支用于移位并不降低屈肘肌力。这看起来和我们曾经的建议相矛盾。此前，我们建议，当肌皮神经或臂丛神经上干损伤时，同时通过神经移位修复肱二头肌支和肱肌支，以期恢复最佳的屈肘功能。由于修复神经后肌肉产生的力量比正常弱，所以，我们认为只有肱二头肌功能正常且肌皮神经未受损时，才可使用肱肌支进行移位。很多动作，如转动门把手，须同时进行腕背伸和前臂旋前的动作。因此，应用来自桡神经的桡侧腕短伸肌支移位后，功能锻炼更为直接。所以，我们更倾向于选择该神经移位术来恢复前臂旋前功能。

下臂丛神经损伤时，我们已经开始使用肱肌支修复正中神经甚至是尺神经功能。根据具体损伤不同，指浅屈肌支、桡侧腕屈肌支或掌长肌支也可以用来修复单独的正中神经损伤（图 5.39）。如果整个正中神经完全无功能，可以应用来自桡神经或尺神经的供体神经。对桡神经来说，其桡侧腕短伸肌支或旋后肌支可用来恢复骨间前神经的功能（图 5.40）。

正中神经完全性损伤时，可同时进行双神经移位以恢复 AIN 功能和前臂旋前功能，也就是旋后肌支 –AIN 移位和桡侧腕短伸肌支（ECRB）–旋前圆肌支（PT）移位（图 5.41）。对于尺神经来说，也可用其尺侧腕屈肌支中的一条分支移位至骨间前神经。对于低位损伤，即尺神经和正中神经均有损伤而肩、肘关节功能正常时，如有C8-T1 神经根撕脱伤，可用肌皮神经肱肌支移位至骨间前神经的近端以恢复部分屈指功能。此外，应用桡神经的肱桡肌支移位 + 前臂内侧皮神经或臂内侧皮神经移植桥接进行修复也是一个备用选择。

5.3.11　骨间前神经功能重建（桡侧腕短伸肌支 / 旋后肌支 / 指浅屈肌支—骨间前神经移位术）：手术技术

采用和正中神经—桡神经移位术时一样的切口（图 5.10），在前臂近端显露并确认正中神经和桡神经。仔细操作以免伤及与头静脉或副头静脉伴行的前臂外侧皮神经分支。确认肱二头肌腱

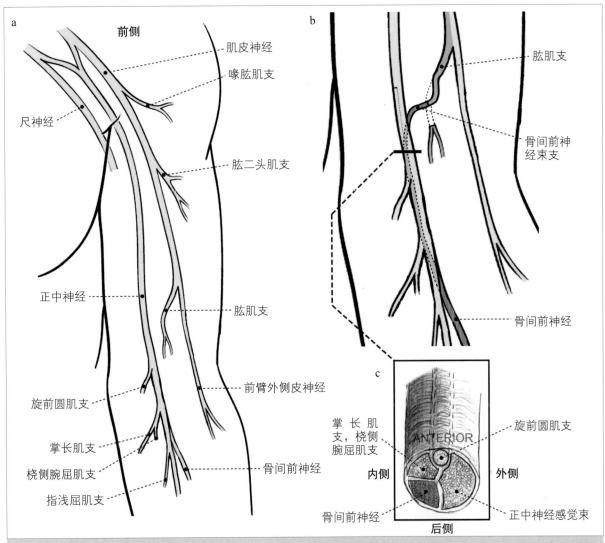

图 5.38 肱肌支 –AIN 移位的相关重要神经解剖。（a）供体神经肱肌支从肌皮神经桡侧发出后转变为前臂外侧皮神经（LABC）。受体神经骨间前神经在前臂水平于正中神经外侧发出，位于掌长肌支 / 桡侧腕屈肌支以远和指浅屈肌支以近。（b）为了实现无张力缝合，自其发出点，向近端视觉游离 AIN，直至长度足够后在近端切断。（c）该节段正中神经的神经内解剖显示，骨间前神经位于正中神经的后内侧，邻近掌长肌支 / 桡侧腕屈肌支和感觉支。旋前圆肌支位于正中神经的前侧

膜并切开。桡侧神经血管束常作为寻找旋前圆肌浅头的标志，以台阶样延长的方式切开该肌腱并向近端掀起。从中间分开旋前圆肌以显露深面的正中神经，后者位于桡侧血管束的尺侧。将切断的旋前圆肌向内侧掀起，显露正中神经，神经位于桡侧血管的深层和尺侧。切断旋前圆肌深头，向远端进一步游离正中神经。曾有一次意外，有一例青少年患者的肱二头肌腱非常细小，被误认

为是旋前圆肌深头的肌腱而被切开，但随后予以修复。此外，应切开指浅屈肌腱弓，同旋前圆肌综合征手术时对正中神经的松解减压（图 5.16）。

确认骨间前神经在正中神经主干桡侧的发出点（图 5.42）。如果骨间前神经不易辨认，位于骨间前神经和正中神经之间有条纵向走行的血管可作为标记[4]。

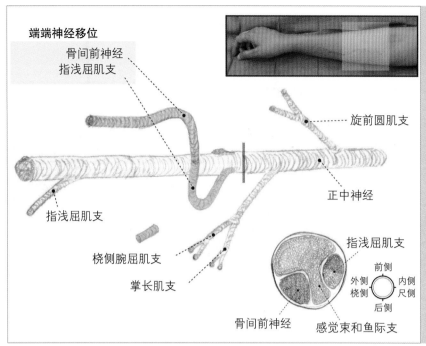

端端神经移位

骨间前神经
指浅屈肌支

旋前圆肌支

正中神经

指浅屈肌支

桡侧腕屈肌支

掌长肌支

指浅屈肌支

前侧
外侧　内侧
桡侧　尺侧
后侧

骨间前神经

感觉束和鱼际支

图 5.39　指浅屈肌支（FDS）－骨间前神经（AIN）移位示意图。对于单纯的 AIN 损伤，"富余的"指浅屈肌支可移位以修复。指浅屈肌支的第二条分支分布于更远端，应予以保留。作为供体的 FDS 肌支邻近 AIN，位于正中神经内侧；而 AIN 位于主干的后外侧。图中示指浅屈肌支（绿色）通过端端缝合移位至骨间前神经（红色）

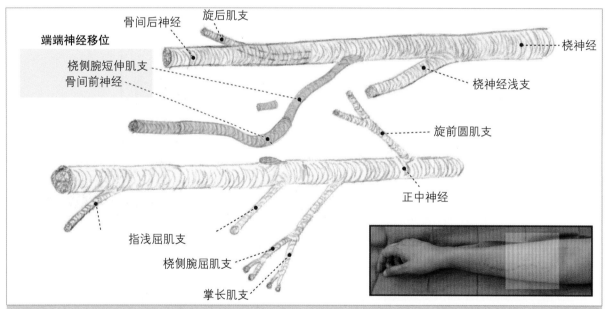

端端神经移位

骨间后神经
旋后肌支

桡神经

桡侧腕短伸肌支
骨间前神经

桡神经浅支

旋前圆肌支

正中神经

指浅屈肌支

桡侧腕屈肌支

掌长肌支

图 5.40　桡侧腕短伸肌支（ECRB）－骨间前神经（AIN）移位示意图。正中神经完全损伤时，桡侧腕短伸肌支可作为供体神经移位至骨间前神经。桡侧腕短伸肌支位于桡神经浅支和骨间后神经之间。骨间前神经发自正中神经的外后侧。图中示桡侧腕短伸肌支（绿色）通过端端缝合移位至骨间前神经（红色）

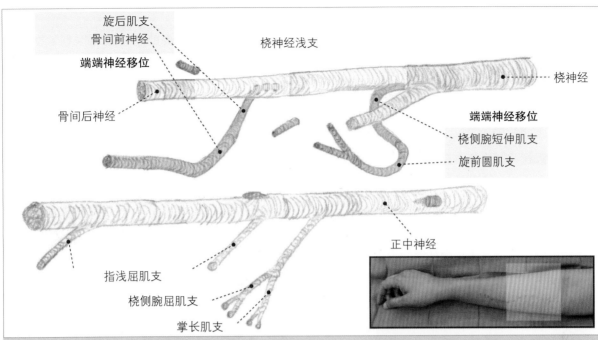

图 5.41 旋后肌支 -AIN 移位和 ECRB-PT 移位示意图。正中神经完全性损伤时，桡侧腕短伸肌支和旋后肌支可作为供体神经分别移位至旋前圆肌支和骨间前神经。供体神经旋后肌支（绿色）位于骨间后神经的深方，将其移位至受体神经 AIN（红色）以恢复其功能。ECRB（绿色）位于桡神经浅支和骨间后神经（PIN）之间，将其移位至旋前圆肌支（红色），以恢复前臂旋前功能

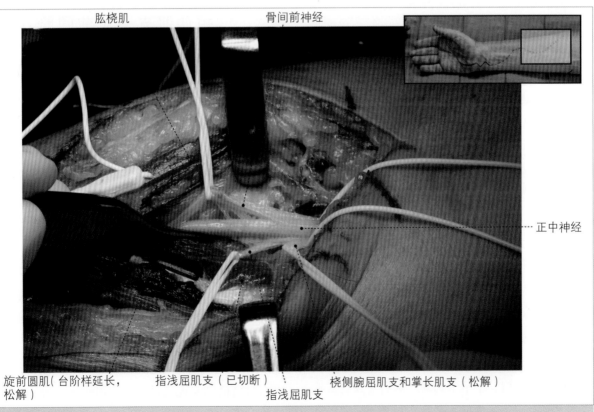

图 5.42 确认正中神经各分支和受体神经骨间前神经（AIN）。切开旋前圆肌浅头和指浅屈肌腱弓，游离并显露正中神经。辨认从正中神经外侧发出的 AIN

用显微镊尖轻"探"正中神经表面，镊尖陷入处即为裂隙所在（图5.17）。游离神经，可将AIN向近端游离至肘窝水平，甚至实际上可进一步游离至上臂中部。

确认、游离和标记骨间前神经后，进行桡神经的显露。如前所述，桡神经浅支位于肱桡肌深方，在其近端几厘米处，在靠近肘窝的位置可见骨间后神经和桡侧腕短伸肌支。桡侧返动脉参与构成Henry血管网，将其结扎，随后可见桡侧腕短伸肌支位于桡神经感觉支的桡侧（图5.43）。将这些神经向远端分离直至桡侧腕短伸肌。

桡侧腕短伸肌支越过旋后肌后，与桡神经感觉支平行走行但彼此独立。应尽可能向远端游离该肌支。如果可能，尽量在桡侧腕短伸肌的神经肌肉交界处切断神经，可额外获得几厘米长的游离端（图5.44）。也可同时切取旋后肌支以增加供体神经的轴突数量（图5.18）。切取该供体神经需要切断Fröhse弓。

旋后肌支位于骨间后神经的深面[9]。切取旋后肌支时，为了在入肌点切断神经，应松解骨间后神经。旋后肌支有两支，在近端合为一支。完成游离后，移位供体神经至AIN，并用9-0尼龙线行端端缝合（图5.45）。

单纯骨间前神经麻痹患者，可进行更为简单的正中神经内神经移位术，即将指浅屈肌支的富余分支或掌长肌支/桡侧腕屈肌支移位至骨间前神经，以恢复这根重要神经的功能（图5.46）。指浅屈肌支有两条分支，在其入肌处予以切断（图5.47）。由于该肌支距离骨间前神经很近，所以仅需稍许移位即可。神经移位后进行端端缝合（图5.48）。但是，指浅屈肌支能够而且必须向近端与正中神经主干游离，以进行无张力移位。

放置引流条，逐层缝合伤口。有时，也可留置止痛泵。患肢屈肘90°，腕中立位，前臂旋前，石膏托制动，肩、手不予制动。术后2天首次换药时取出引流条，撤掉止痛泵和石膏，再以吊带悬吊保护7天。如果同期行肌腱移位术，则应延

长石膏制动时间。

很多AIN神经炎的患者最终恢复了指深屈肌（FDP）的功能，但是拇长屈肌（FPL）功能无法恢复。对于这些患者，可以选择性修复FPL肌支而保留其FDP肌支。AIN的桡侧部分支配FPL，可以将其与正常的、支配示指FDP的尺侧部分游离。邻近的指浅屈肌支是一个理想的供体神经，可移位至失神经支配的拇长屈肌支（图5.49）。

拇长屈肌支麻痹的患者，由于拇长伸肌腱的过度拉伸，其肌腱可能被拉长。肌腱的相对延长，可导致FPL在重获神经支配后力量减小（根据肌腱长度—力量曲线），除非在术后维持拇指关节位置[76]。因此，对于AIN麻痹或单纯拇长屈肌支麻痹者，建议佩戴拇指指间关节背伸阻挡支具。这与桡神经麻痹患者类似，他们佩戴腕部固定支具和动态手指伸直支具。

5.3.12 旋前圆肌功能重建（桡侧腕短伸肌支—旋前圆肌支移位）：手术技术

正中神经进入前臂时发出三组独立的分支（图5.2）。第一组分支支配旋前圆肌，位于正中神经浅层（掌侧）并伴其走行，在正中神经穿过肘窝时走行于其表面，然后在旋前圆肌深面分为两支，分别支配旋前圆肌的浅头和深头。如果在更近端游离旋前圆肌支，就可以在其内侧、深方看到另一条分支加入肌支。再向远端就是正中神经的第二组分支，为掌长肌支和桡侧腕屈肌支，走行于正中神经的尺侧和深方。第三组分支即指浅屈肌支，位于第二组分支的远端，也在正中神经的尺侧。指浅屈肌支分为两支。位于正中神经桡侧远端的更大的分支是骨间前神经。

为了更好地显露旋前圆肌支，可将前述切口沿肘窝桡侧向近端延长。如前所述，通过台阶样肌腱延长切口切断旋前圆肌支浅头并向桡侧拉开。在近端确认正中神经，其位于外侧的血管束

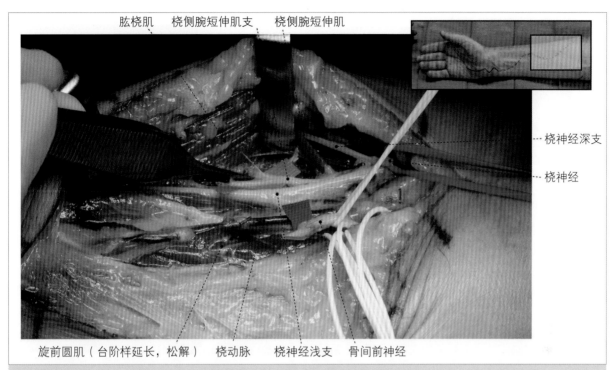

肱桡肌　桡侧腕短伸肌支　桡侧腕短伸肌

桡神经深支

桡神经

旋前圆肌（台阶样延长，松解）　桡动脉　桡神经浅支　骨间前神经

图 5.43　确认桡神经各分支和供体神经桡侧腕短伸肌支（ECRB）。将肱桡肌拉向外侧显露桡神经。供体神经 ECRB 肌支发自桡神经外侧，发出点位于桡神经深支（PIN）近侧和桡神经浅支的远侧

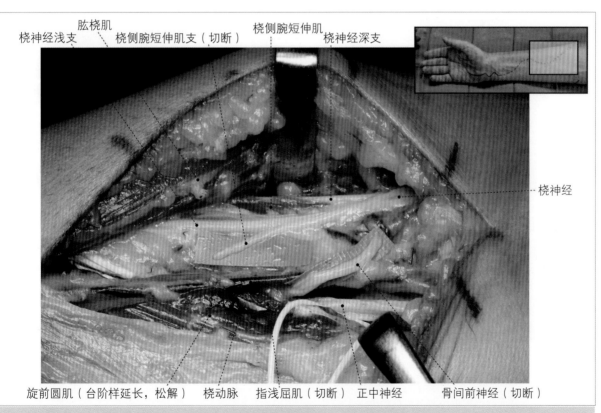

桡神经浅支　　肱桡肌　　　　桡侧腕短伸肌　　　桡神经深支
　　　　　桡侧腕短伸肌支（切断）

桡神经

旋前圆肌（台阶样延长，松解）　桡动脉　指浅屈肌（切断）　正中神经　　骨间前神经（切断）

图 5.44　ECRB-AIN 移位中供体神经和受体神经的游离显露。在远端切断供体神经 ECRB，在近端切断受体神经 AIN。如此，供体和受体神经的断端间就可以进行无张力缝合。注意供体和受体神经之间有足够的重叠长度

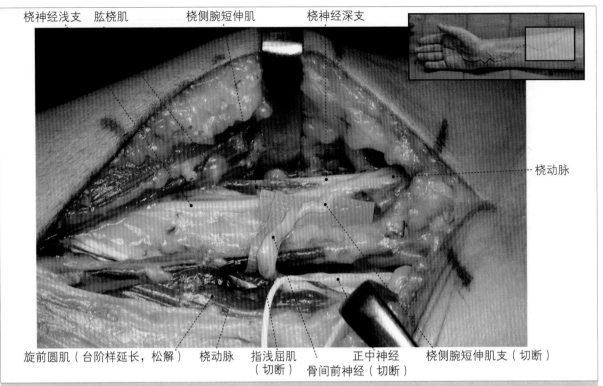

桡神经浅支　肱桡肌　　桡侧腕短伸肌　　　桡神经深支

桡动脉

旋前圆肌（台阶样延长，松解）　桡动脉　指浅屈肌　　　正中神经　桡侧腕短伸肌支（切断）
　　　　　　　　　　　　　　　　　（切断）　骨间前神经（切断）

图 5.45　**ECRB–AIN** 移位术。将桡侧腕短伸肌支移位至骨间前神经进行无张力缝合。该手术用于恢复骨间前神经功能，尤其是示中指指深屈肌、拇长屈肌和旋前方肌的功能

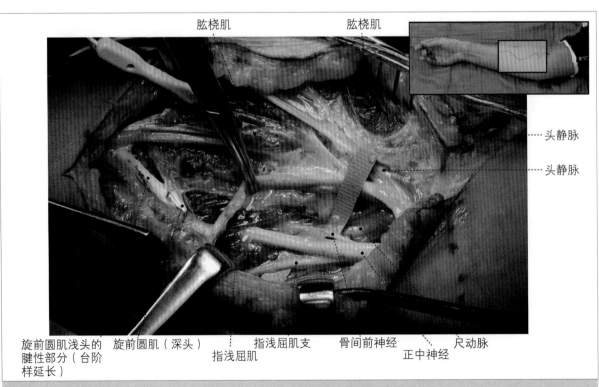

肱桡肌　　　　　　肱桡肌

头静脉

头静脉

旋前圆肌浅头的　旋前圆肌（深头）　指浅屈肌支　骨间前神经　尺动脉
腱性部分（台阶　　　指浅屈肌　　　　　正中神经
样延长）

图 5.46　显露并确认正中神经和供体神经指浅屈肌支（FDS）以及受体神经骨间前神经（AIN）。通过台阶样肌腱延长切口切开旋前圆肌浅头，松解旋前圆肌深头和指浅屈肌腱弓以显露正中神经。图中所示病例，其旋前圆肌深头有一腱性连接。AINI 位于正中神经的桡侧，而 FDS 肌支从正中神经的尺侧发出

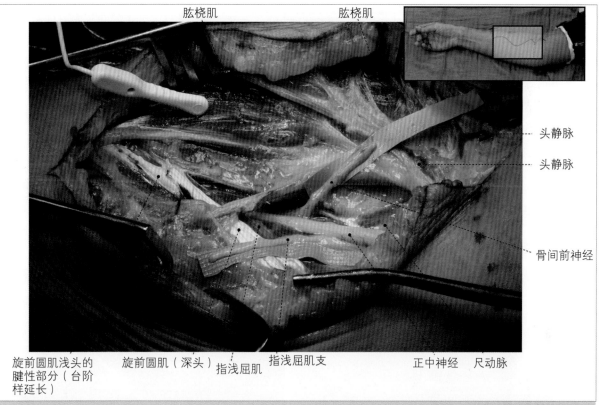

肱桡肌　　　　肱桡肌

头静脉

头静脉

骨间前神经

旋前圆肌浅头的　　旋前圆肌（深头）指浅屈肌　指浅屈肌支　　　　正中神经　尺动脉
腱性部分（台阶
样延长）

图 5.47　游离指浅屈肌支（FDS）和骨间前神经（AIN）用于神经移位术。于远端切断供体神经 FDS 肌支并移位，
于近端切断受体神经 AIN，并将两断端移位缝合

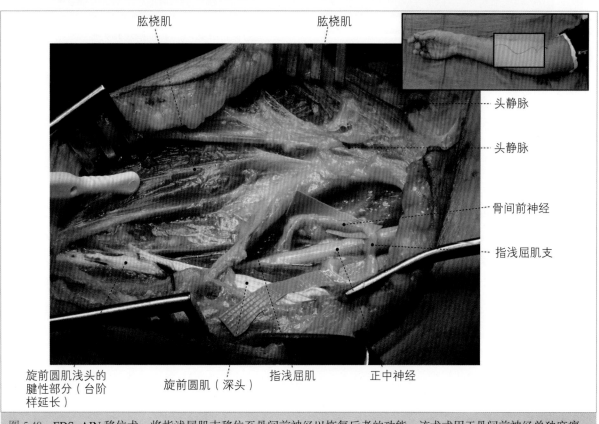

肱桡肌　　　　　肱桡肌

头静脉

头静脉

骨间前神经

指浅屈肌支

旋前圆肌浅头的　　旋前圆肌（深头）　　指浅屈肌　　　正中神经
腱性部分（台阶
样延长）

图 5.48　FDS-AIN 移位术。将指浅屈肌支移位至骨间前神经以恢复后者的功能。该术式用于骨间前神经单独麻痹

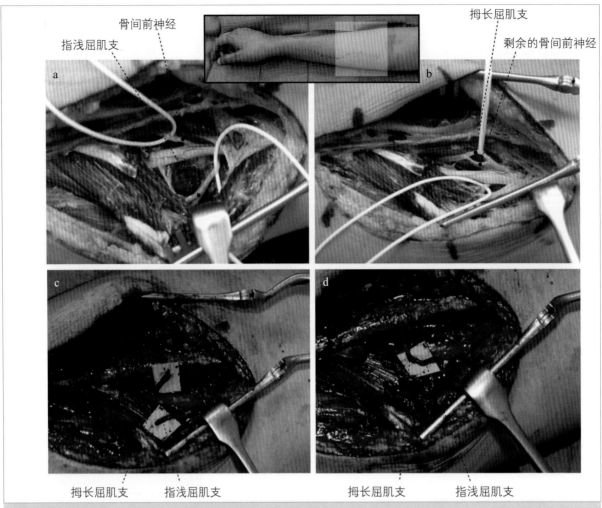

图 5.49 指浅屈肌支（FDS）– 拇长屈肌支（FPL）神经移位术。拇长屈肌支单独损伤时，FDS 肌支可作为供体修复 FPL 肌支。（a）于邻 AIN 的部位找到供体神经指浅屈肌支。（b）在骨间前神经内找到受体神经 FPL 肌支，肌支位于 AIN 外侧。（c）于远端切断 FDS 肌支，于近端切断 FPL 肌支。（d）FDS 肌支移位至 FPL 肌支，以恢复后者的功能

和内侧的屈肌 / 旋前圆肌之间。

如前所述，标记旋前圆肌支，然后游离桡侧腕短伸肌支。与所有的神经移位术一样，受体神经（PT 肌支）应尽可能地从近端游离切断，供体神经（ECRB 肌支）应尽可能地从远端游离切断。用 9-0 尼龙线端端缝合两断端（图 5.34）。由于更容易进行术后运动功能锻炼，因而我们更

愿意使用 ECRB 肌支作为供体，以恢复旋前圆肌的功能；但实际上，肌皮神经的肱肌支，桡侧腕屈肌支包括或不包括掌长肌支、指浅屈肌支（图 5.35，图 5.36），尺神经的尺侧屈腕肌支的"富余"分支（图 5.37），都可作为供体神经并可获得很好的疗效。就如前所述，仔细关闭伤口，石膏的使用取决于是否同时进行肌腱移位术。

5.3.13 下臂丛神经损伤时正中神经功能的修复（肱肌支—骨间前神经移位）：手术技术

患者全麻，上臂近端使用无菌止血带。取前臂掌侧正中弧形切口，远端起自至肘横纹以远4~5 cm，经肘窝内侧缘向近端正中延伸，并在上臂远端三分之一处沿肱二头肌与肱三头肌间沟走行（图 5.50）。在上臂，沿前臂外侧皮神经（LABC）向近端分离有助于定位肱肌支，后者位于 LABC 的内侧，在肱骨外上髁的近端 12~ 13 cm 处。肱肌支在肌肉深面走行进入肌肉，而 LABC 继续向远端走行时。轻轻牵拉前臂外侧皮神经可"牵动"相应皮肤，使得确认这条神经很容易。

切开前臂筋膜、肱二头肌腱膜和旋前圆肌浅头，显露正中神经，方法同前。辨认正中神经及其三组分支，包括及骨间前神经（AIN）（图5.51）。在切口近端，切开上臂筋膜并向远端延伸至已经切开的肱二头肌腱膜。

在上臂远端确认正中神经，其外侧即为肱二头肌与肱肌间的间隙。分开该间隙，即可找到并确认肱肌支和前臂外侧皮神经。肱二头肌支于上臂中部即已分出，所以在这个切口中无法看到。

肱肌支还可以自肱皮神经主干再游离出几厘米来。术中用手持式神经刺激仪证实供体神经后，肱肌支就可以用橡皮片标记以备移位用。从切口远端，将骨间前神经从正中神经主干游离，向近

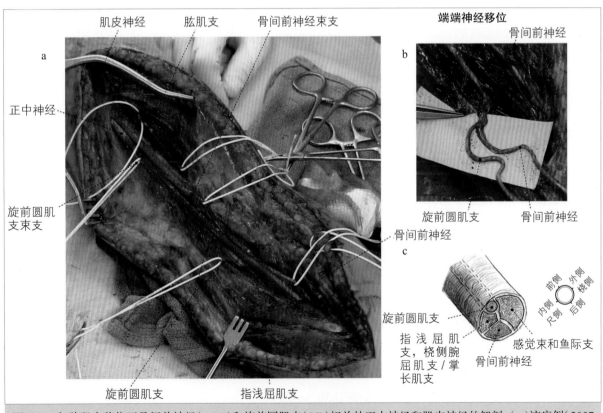

图5.50　与肱肌支移位至骨间前神经（AIN）和旋前圆肌支（PT）相关的正中神经和肌皮神经的解剖。（a）该病例（2007年10月）是最早一批进行肱肌支移位至骨间前神经的患者之一。术中进行了充分的显露和详细的解剖，以寻找合适的神经用于移位。术中，先是对受体神经 AIN 和 PT 从远端的发出点"视觉游离"至近端，然后再将神经自正中神经游离松解。旋前圆肌有两条独立的分支支配旋前圆肌，而肱肌支发自肌皮神经的内侧。（b）供体神经肱肌支端端缝合移位至骨间前神经和旋前圆肌支，以恢复正中神经功能。（c）正中神经的束间解剖显示旋前圆肌支位于其前方，骨间前神经位于其后内侧

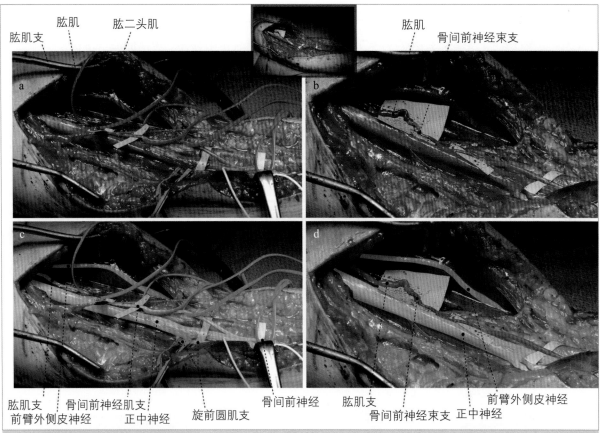

图 5.51　肱肌支—骨间前神经（AIN）移位术。（a，b）神经移位之前，先确认前臂外侧皮神经（LABC）和供体神经肱肌支，并确认正中神经及其分支。在前臂，骨间前神经位于正中神经的外侧。向近端逐段游离骨间前神经束支，确保在不损伤正中神经的情况下确认骨间前神经的位置。（c，d）分别于远端切断供体神经肱肌支（绿色），于近端切断受体神经骨间前神经（红色），两神经断端行端端缝合

端直到有束间丛形成而无法轻易游离为止，该位置在上臂远端的中间。骨间前神经和旋前圆肌支之间隔着桡侧腕屈肌支和指浅屈肌支[13]。在上臂远端三分之一水平，将骨间前神经和肱肌支在无张力状态下行端端吻合（图 5.19）。需要注意的是，在上臂，正中神经的运动神经纤维位于其内侧。因此，在上臂远端行肱肌支移位至骨间前神经时，骨间前神经位于正中神经的内后侧，正中神经的外侧为感觉神经纤维，所以在上臂远端肱肌支 –AIN 移位是选取正中神经的内侧部分来完成的。在正中神经内，骨间前神经的位置由内后侧（上臂）转为外侧（肘部和前臂近端）。

在早期应用这种术式时，我们使用移植神经桥接完成肱肌支 –AIN 的端端缝合。有关前臂远

端正中神经的束间解剖知识，源于我们恢复肘关节功能的双束支移位，这在第 14 章中有详细讨论。近来我们已经开始使用"视觉游离"法游离骨间前神经和旋前圆肌支，而不是真正地将其从正中神经游离（图 5.39；图 5.52），这使得游离更加快捷。在上臂远端，正中神经的感觉纤维位于其外侧，而主要支配骨间前神经；支配桡侧腕屈肌、掌长肌和指浅屈肌的神经纤维位于其内侧[9]。

我们习惯于在上臂中段采用该术式。通过这种方式，可能在上臂中段至远端完成肱肌支移位至 AIN 和旋前圆肌的手术（图 5.50）。骨间前神经和旋前圆肌支这两条神经束可以一直向上臂游离到十分靠近近端处。在上臂，旋前圆肌支位

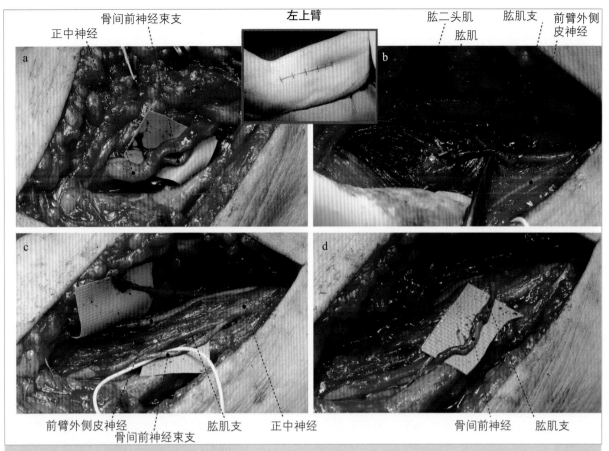

图 5.52　小切口行肱肌支至骨间前神经移位术。充分熟悉正中神经的束间解剖以及对该术式经验丰富时，就可以行小切口手术。（a）于正中神经的内后方确认并分离作为受体神经的骨间前神经。（b）确认供体神经肱肌支，其分出多条分支进入肱肌。（c）于肱肌支远端切断。（d）通过端端缝合将肱肌支移位至骨间前神经，以恢复后者的功能。除非术者熟悉正中神经内复杂却又可靠的束间解剖，不然还是应该选择常规的大切口

于正中神经的前面，而骨间前神经位于其内侧。由于只在上臂修复神经并不跨越肘关节，所以术后通常只需应用前臂吊带悬吊 7~10 天即可。

5.3.14　尺神经损伤：手内在肌功能障碍和尺侧感觉丧失

尺神经损伤可导致手的握力和捏力明显下降，并且常伴有环、小指的爪形手畸形（图 5.53）[77]。Post 等综述文献后发现，尺神经高位损伤即使是切割伤，修复后手内在肌功能恢复仍较差。他们认为远端神经移位术可能可获得更好的功能[78]。

当损伤部位位于前臂时，直接修复尺神经可以恢复其感觉和运动功能，但恢复时间至少为 1 年，并且需要专业人员指导锻炼至少 2 年。不过，好在这样可获得良好的效果，尤其是对于年轻患者来说[79]。损伤位于肘上时，尺神经的感觉功能往往都能获得恢复，但是手内在肌的功能却不可能恢复，即使早期修复也是如此[80, 81]。有些手外科医生建议在行近端尺神经修复的同时进行远端肌腱移位术，以恢复手内在肌的功能。但肌腱移位效果有限，随着时间推移，肌腱会逐渐松弛，因此可将其作为二期手术方案，或神经移位无效或效果较差时的补救方案。根据我们的经验，

单独尺神经损伤不伴正中神经损伤时，骨间前神经远端支配旋前方肌的分支是一个非常好的神经供体，以移位修复尺神经的运动支[19, 82]。尺神经运动支可向近端游离至腕关节近端 10 cm，从而可在前臂远端直接对神经进行缝合（图 5.54）。

该移位术的不利之处包括拮抗的移位（译者注：供体与受体神经所支配肌肉功能拮抗）和神经供体和受体之间大小的不匹配。骨间前神经约包含 900 根轴突，其中还有部分源自腕关节的传入神经纤维；而尺神经支配手内在肌的分支含有超过 1 200 根轴突，两者间在轴突数量上不匹配。但是，到目前为止还没有可获得更好的长期重建效果的方法，包括肌腱移位术。我们认为该神经移位术是目前预防爪形手畸形和改善手捏力的最佳方案[5]。当骨间前神经无法利用时，也可将桡神经远端移位至尺神经[83]。

我们注意到很多患者接受移位术后经过良好的功能锻炼后没有出现爪形手畸形，对年轻患者

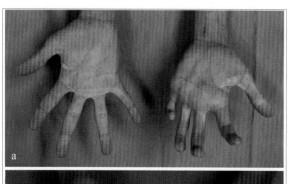
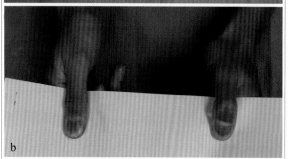

图 5.53　尺神经损伤。（a）尺神经损伤后出现的爪形手畸形和手内在肌功能缺失，如手指不能外展。（b）左尺神经损伤患者，在尝试进行夹纸试验时，拇指 Froment 征（+）

来说，锻炼的效果更好[84]。如果仍有畸形，可将小指固有伸肌腱移位至小指指总伸肌腱，以纠正小指尺偏畸形（Wartenberg sign）[76]。我们还将环小指的指深屈肌腱通过侧侧缝合的方法与中指指深屈肌腱的侧方缝合在一起，以改善环、小指屈指功能。对于没有 Martin-Gruber 交通支的尺神经高位损伤患者，只要及时早期就诊，我们推荐行神经移位术[5]。如要增强捏力，也可将示指固有伸肌腱经第二掌骨间隙移位于内收肌腱。神经移位的同时，多数患者也同时通过正中神经行感觉神经移位以修复尺神经感觉。在前臂远端进行该移位术，以避免在手部掌侧形成瘢痕。

进行远端感觉神经移位术时，对于近端神经修复或者部分损伤的神经，需要考虑到 1~2 年后感觉可能部分恢复。如此，痛性神经瘤有可能发生在移位神经的切断处。所以在神经移位时，术者应将近神经断端埋入有神经支配的肌肉内，可预防在感觉神经最终恢复时痛性神经瘤的形成。

单独尺神经麻痹患者，供体神经选择来自正中神经的第三指蹼指神经束。在行尺神经运动支移位修复术时，在前臂远端水平切断第三指蹼指神经束，并与尺神经的感觉束直接缝合（图 5.55）。通过端侧吻合的方法将第三指蹼处切断的神经束断端缝合至剩余的正中神经外膜开窗处，以获得部分感觉恢复。神经束膜打开后，供体神经会产生一个有限的、可恢复的脱髓鞘变化，并且来自感觉供体神经的侧芽形成会增加[85]。

另外，正中神经掌皮支可代替第三指蹼神经束，与第四指蹼的神经束行端端缝合，该神经在距桡骨茎突以近 8 cm 从正中神经主干分出。如果正中神经无法利用，前臂外侧皮神经也是一个好的供体神经（图 5.56）[84, 86]。

这样就需要一个很大的切口以显露神经，但是几乎不需要进行神经移植。此外，前臂外侧皮神经或前臂内侧皮神经的终末支也可用做供体神经，只是这两根神经都比受体神经细，其所包含的轴突也更少，只能恢复保护性感觉功能。

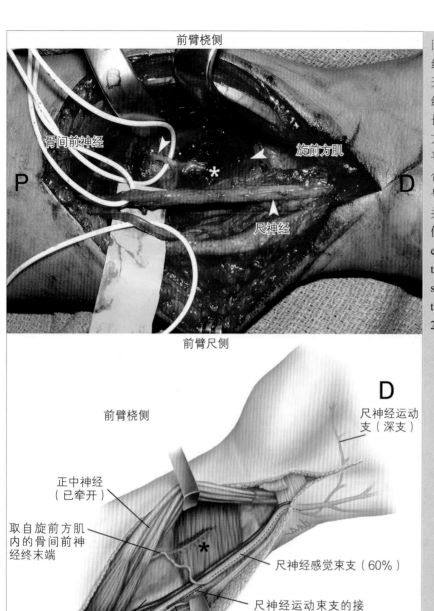

图 5.54 在肌间游离骨间前神经用于运动神经移位。（a）切开旋前方肌，显露骨间前神经，游离至最远端以获得最大长度。（b）骨间前神经于旋前方肌中部分支进入该肌，在该水平切断骨间前神经并通过端端缝合移位至尺神经运动神经束（星号示旋前方肌肌内解剖及其相关支配神经。方向：左手，P近侧，D远侧）［引自 Brown JM, et al. Distal median to ulnar nerve transfers to restore ulnar motor and sensory function within the hand: technical nuances. Neurosurgery 2009;65(5):966–977.］

5.3.15 骨间前神经—尺神经运动支移位：手术技术

　　患者全麻，上止血带，经延长的腕管切口显露正中神经和尺神经。经腕横纹时采用"Z"形切口，并向近端延长至前臂远端掌侧中间位置。在处理供体神经——正中神经之前，打开腕尺管，先确认无功能的尺神经，并将尺神经血管束向尺侧牵拉。注意钩骨钩处的小鱼际肌起点。尺神经运动支从尺神经的桡侧深方发出，然后在小鱼际肌的起始缘下方穿过。术中，我们将切开该起始缘以免其对尺神经运动支形成继发性压迫，妨碍尺神经的再生（图 5.57）。

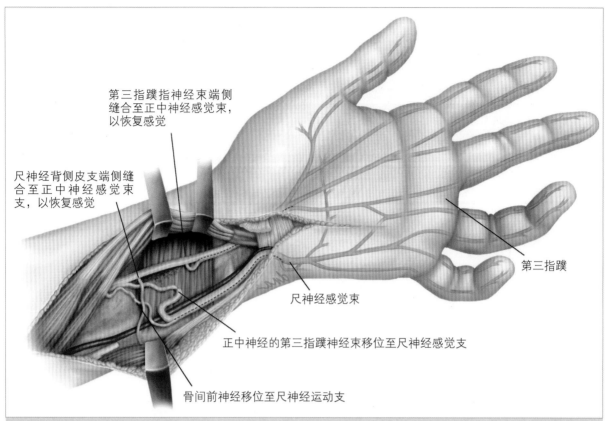

第三指蹼指神经束端侧缝合至正中神经感觉束，以恢复感觉

尺神经背侧皮支端侧缝合至正中神经感觉束支，以恢复感觉

第三指蹼

尺神经感觉束

正中神经的第三指蹼神经束移位至尺神经感觉支

骨间前神经移位至尺神经运动支

图 5.55　先行重要神经移位术后（骨间前神经移位至尺神经运动支，正中神经第三指蹼神经束移位至尺神经感觉支），再于正中神经尺侧外膜上开窗，将尺神经背侧皮支、正中神经通过第三指蹼指神经通过端侧缝合移位至正中神经上，从而恢复相应区域保护性感觉［引自 Brown JM，et al. Distal median to ulnar nerve transfers to restore ulnar motor and sensory function within the hand: technical nuances. Neurosurgery 2009;65(5):966–977.］

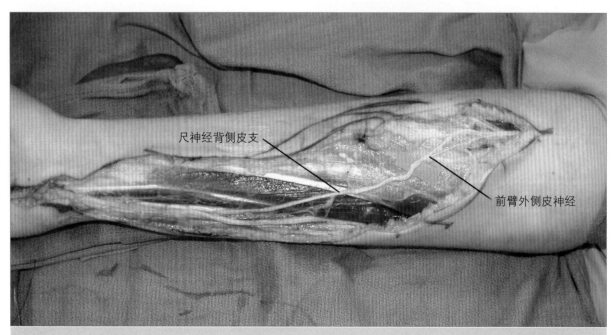

尺神经背侧皮支

前臂外侧皮神经

图 5.56　前臂外侧皮神经（LABC）至尺神经背侧皮支（DCU）移位术。这是恢复尺神经背侧皮支支配区的另一种可供选择的方法。自尺神经背侧皮支的远端分支点开始向近端游离，以便移位［引自 Brown JM，Mackinnon SE. Nerve transfers in the forearm and hand. Hand Clin 2008;24 (4):319–40.］

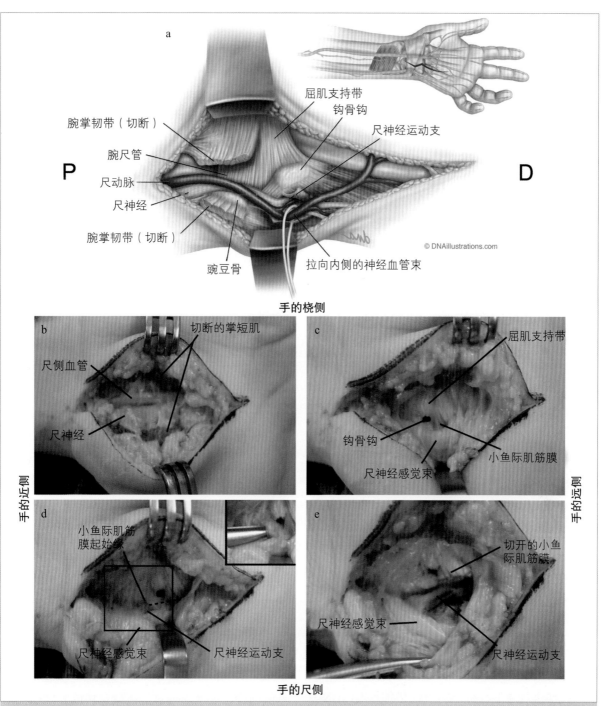

图 5.57 打开腕尺管后确认尺神经。（a）尺神经与尺动脉伴行，向远端穿过腕尺管后位于钩骨尺侧，在此尺神经
分为感觉支和运动支。在该水平，尺神经运动支走向小鱼际肌的深方，然后绕过钩骨钩转向桡侧。注意除非完全
切开，否则很难观察到这条运动支。（b）根据尺神经运动支的五步显露法，切开掌短肌和小鱼际肌筋膜以显露
尺神经及其伴行血管。（c）继续松解，将神经血管束拉向内侧，术者通过触摸钩骨钩（紫色）来确定神经的
走行。（d）进一步牵拉神经血管束，在钩骨钩尺侧确认尺神经运动支，位于小鱼际肌腱膜起始缘深方（已切开）。
（e）切开该腱膜直至看到小指屈肌腱以显露尺神经运动支。尽管本图未显示，但是必须注意经腕向近端切开以松
解前臂远端筋膜。图中为左手［引自 Brown JM，et al. Distal median to ulnar nerve transfers to restore ulnar motor and
sensory function within the hand: technical nuances. Neurosurgery 2009;65(5):966–977.］

171

向近端松解游离尺神经运动支至前臂。通常，可以直接向近端追踪该运动支，但无须实际去游离神经，仅在显微镜下向近端视觉追踪即可[47]。之所以视觉游离是可行的，是因为熟悉尺神经断面解剖。这种方法比实际神经游离更加快捷，缩短了手术时间，并且可保护神经内部的脉管系统，因而减少了损伤和瘢痕形成。

在前臂，神经束有长节段各自保持独立，其内包含一些不重要的束间支和假丛形成。需要记住的是，在手部，尺神经运动支位于感觉支的桡侧。在向近端游离时，感觉支逐渐转向浅面和桡侧，也就是说，感觉支在手部位于运动支的尺侧，在前臂则位于运动支的桡侧。再向近端，尺神经背侧皮支（腕背支）从尺侧加入尺神经，此时，运动支位于尺神经中间（图5.58）。游离的极限取决于最远端的神经内束间连接的位置。用橡皮片环绕标记运动支以备后用，其近端可一直游离至旋前方肌近侧缘近端4~6 cm处。

通过同一个掌侧切口，用自动撑开器将正中神经和屈指深/浅肌腱拉向桡侧，可以看到旋前方肌位于桡尺远侧关节的浅层。在旋前方肌的近侧缘，骨间前神经位于骨间前神经血管束的桡侧。切断肌肉，向远端进一步游离，如此在其分支前可额外多游离0.7~1.5 cm（图5.59）。应用手持式神经刺激仪确认神经，在其分支处切断骨间前神经[5]。

将骨间前神经置于旋前方肌表面，牵拉尺神经靠近骨间前神经，以在直视下确认神经足够长，可以直接进行端端缝合。要记住，供体神经（AIN）应在尽可能在远端切断，受体神经（尺神经）应在尽可能近端切断（图5.60）。术者应先切断供体神经，因为受体神经总是可以进一步向近端游离，以获得足够的长度进行无张力缝合，并避免进行神经移植手术（图5.61）。该手术绝无必要进行神经移植。

作为一种选择，如果高位尺神经损伤有恢复的希望，在尺神经恢复的过程中，可采用端侧超压神经移位（SETS）作为"临时保姆"，等待尺神经恢复（见下文）。对正中神经和尺神经同时损伤的患者，标准的肌腱移位术也很有效，可采用桡神经支配的尺侧腕伸肌和小指伸肌进行移位[9]。

关闭伤口前，术者需要在前臂极度旋前和旋后位检查神经缝合口的张力。术后应用腕掌托石膏制动保护，维持腕中立位，但肘关节和各手指不固定。更换手术敷料后，再应用支具固定7天。如果在神经移位的同时行肌腱移位术，就需要采用相应的掌侧或背侧支具来保护移位的肌腱，制动4周后在专业理疗师的指导下进行主/被动功能锻炼。

5.3.16 反向端侧超压神经移位术：手术技术

作者正在进行的一项对尺神经运动支进行"保姆"手术的临床研究，类似于跨面（cross-facial）腓肠神经移植治疗面神经麻痹的方法，后者已经得到广泛认可[87]。毫无疑问，尺神经高位损伤时骨间前神经移位至尺神经运动支的效果优于近端修复。然而，在很多情况下，修复后尺神经的功能也可能恢复。与此类似，对于翻修的肘管综合征，术前手内在肌无力，但在减压手术后有可能恢复。对于尺神经内源性功能恢复的"灰色地带"，我们将与大家分享一种我们在实验室中研究并应用于临床的方法：在前臂远端用骨间前神经终末支通过端侧缝合移位于尺神经运动束组的远端，从而实现超压移位[88]。如前所述那样准备好骨间前神经，将其远端通过端侧缝合移位于前臂远端尺神经运动支（图5.62~64）。将骨间前神经的神经束"散开"，分别缝合至尺神经的2~3条运动束上。该移位在腕横纹近端8~9 cm处完成，以避免神经移植。这种方法也将在第九章讨论。

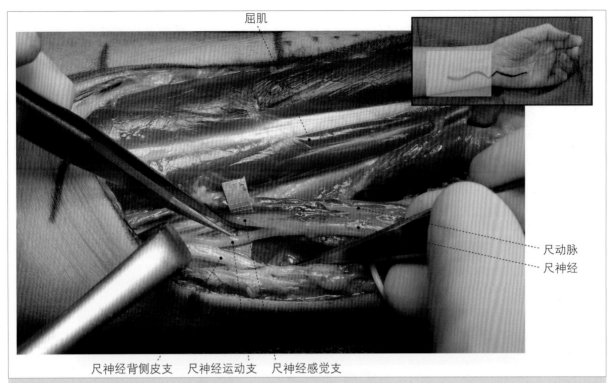

屈肌

尺动脉
尺神经

尺神经背侧皮支　尺神经运动支　尺神经感觉支

图 5.58　尺神经束间解剖。在尺神经背侧皮支从尺神经后侧分出的位置，尺神经主干又分为两部分：运动支和感觉支。运动支位于感觉支和背侧皮支之间，感觉支位于尺神经的外侧

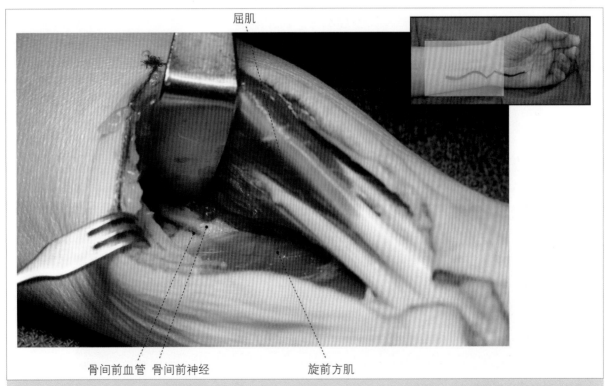

屈肌

骨间前血管　骨间前神经　　　　　旋前方肌

图 5.59　在前臂辨认用于移位的供体神经骨间前神经（AIN）。在前臂远端屈肌深方，骨间前神经位于旋前方肌的近侧缘，与骨间前血管伴行。骨间前神经发出两条明确的分支——旋前方肌支和腕关节支。旋前方肌支发出分支在旋前圆肌中部支配该肌，于该水平切断骨间前神经移位至尺神经运动支

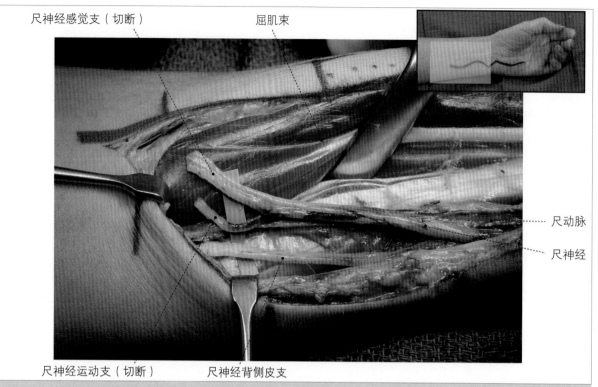

图 5.60 于近端切断尺神经。游离尺神经的感觉支和运动支并在近端切断,将骨间前神经与尺神经运动支移位缝合。紫色标记为尺神经运动支,其横截面积约为尺神经主干的三分之一;感觉支占三分之二

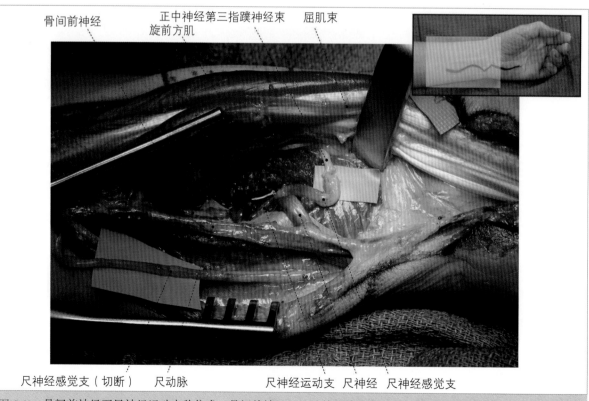

图 5.61 骨间前神经至尺神经运动支移位术。骨间前神经,此处特指旋前方肌支,移位至尺神经运动支。该病例还同时进行了正中神经的第三指蹼神经束支移位至尺神经感觉支,以恢复后者的感觉功能

指深屈肌　指浅屈肌　　　骨间前神经（切断）

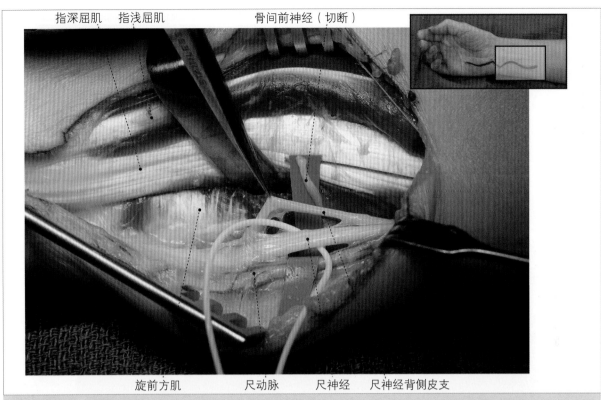

旋前方肌　　　尺动脉　　尺神经　尺神经背侧皮支

图 5.62　确认尺神经及其松解范围。确认尺神经及其背侧皮支。尺神经背侧皮支位于尺神经的尺侧，而尺动脉位于其桡侧。切断骨间前神经后，将其移位至尺神经，如此可确定需要松解的范围，以完成反向端侧缝合

旋前方肌　指深屈肌　　　骨间前神经（切断）

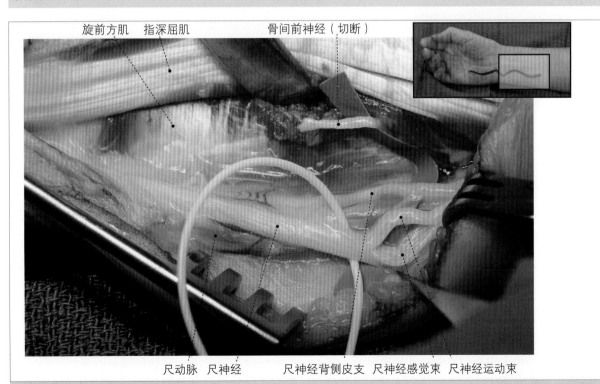

尺动脉　尺神经　　尺神经背侧皮支　尺神经感觉束　尺神经运动束

图 5.63　尺神经内松解并确认其运动束。行尺神经内松解以显示运动束和感觉束。运动束向远端走行移行为尺神经深支，支配手内在肌。在尺神经干，运动束位于背侧皮支（DCU）和感觉束之间，大体上表现为感觉—运动—感觉的排列方式。DCU 位于尺神经主干的尺侧，虽然图中尺神经主干被拉向了尺侧，而 DCU 看起来位于其表面。相比而言，尺神经运动束比感觉束细小，分别占尺神经的 40% 和 60%

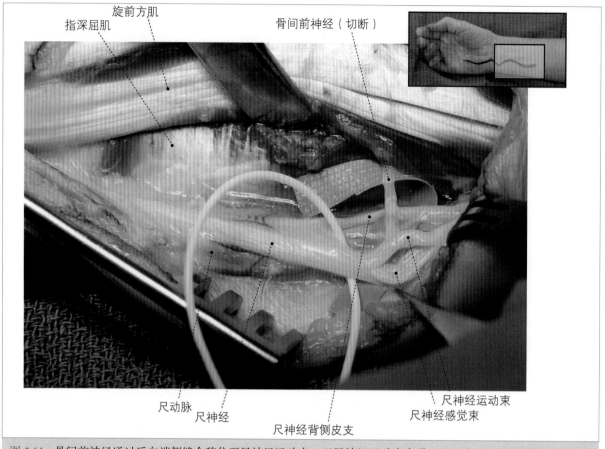

指深屈肌　旋前方肌　　　　骨间前神经（切断）

尺动脉　尺神经　　尺神经背侧皮支　尺神经运动束　尺神经感觉束

图 5.64　骨间前神经通过反向端侧缝合移位至尺神经运动支。于尺神经运动支束膜上开一窗口，将骨间前神经断端与该窗口行反向端侧缝合。在神经纤维从损伤的近端处向远端肌肉生长的过程中，由于距离近，反向端侧缝合移位的神经可为肌肉提供临时的神经支配

5.3.17　尺神经感觉功能的恢复：手术技术

通过神经移位来恢复尺侧手和手指的感觉，通常与骨间前神经终末支移位恢复尺神经运动支的手术同步进行（图 5.61）。修复近端尺神经以恢复外在肌功能和感觉功能，同时用骨间前神经终末支移位修复尺神经深支以恢复手内在肌功能，这种情况并不少见。但是，如果修复近端尺神经仍不能恢复手指的感觉功能，此时就需要另行神经移位来恢复手指的感觉[89]。

将尺神经深支从尺神经松解出来后，剩余部分包括尺神经主要感觉支（浅支）和腕背支。将

两者分离，用不同颜色的橡皮片牵开，并与尺神经运动支分开。松解前臂的正中神经，从中游离出如下几根神经束：鱼际支位于正中神经的桡侧和深面，其余部分均为感觉支。正中神经最靠尺侧部分为第三指蹼指神经束，将该神经束游离长约 4 cm。尺神经浅支支配第四指蹼和小指的尺侧，将其尽可能地于近端切断，并与第三指蹼指神经的近端端端缝合（图 5.65，图 5.66）。

经该小窗将第三指蹼神经束的远断端端侧缝合至正中神经内侧面的开窗处。同法，将尺神经腕背支端侧缝合至正中神经上的外膜开窗处。将正中神经的神经束膜纵向切开以刺激侧芽生长，指神经束或腕背支的束膜与正中神经的外膜用

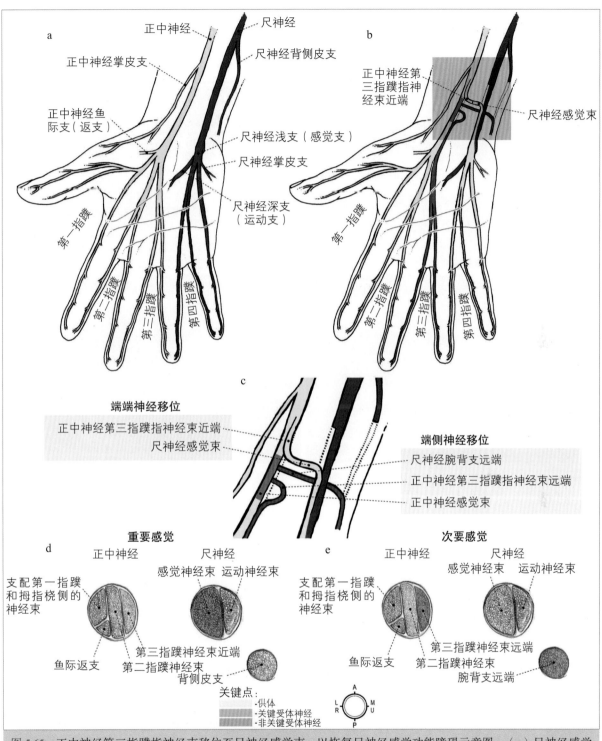

图 5.65 正中神经第三指蹼指神经束移位至尺神经感觉束，以恢复尺神经感觉功能障碍示意图。（a）尺神经感觉功能障碍，包括手尺侧感觉缺失。（b）手术目的是恢复重要感觉区域的神经支配，包括分布至第四指蹼区和小指尺侧的尺神经感觉束。（c）重要感觉神经采用端端缝合神经移位术修复，将供体神经正中神经的第三指蹼指神经束近端移位至受体神经尺神经感觉束。次要感觉神经采用端侧缝合神经移位术修复，包括：①正中神经内第三指蹼指神经远端缝合至正中神经感觉束；②尺神经背侧皮支缝合至正中神经感觉束。（d）重要感觉神经修复时供体和受体神经束间解剖，采用端端缝合术。（e）非重要感觉神经修复时供体和受体神经束间解剖，采用端侧缝合术

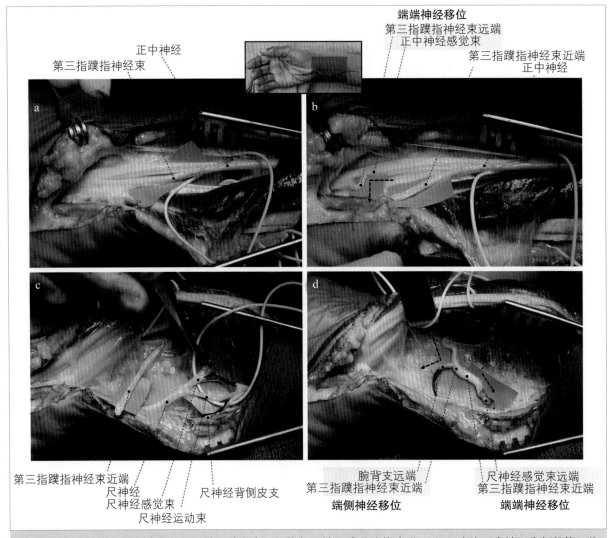

图 5.66　第三指蹼指神经束移位至尺神经感觉束，以修复尺神经感觉功能障碍。（a）确认正中神经内侧的第三指蹼指神经束并予以松解。（b）切断第三指蹼指神经束，经端—侧缝合将其远端移位至正中神经感觉束，为供体神经支配区提供基本感觉。（c）确认位于尺神经外侧的受体神经尺神经感觉束并予以游离。（d）对于重要感觉神经，通过端端缝合将供体神经第三指蹼指神经束近端移位至尺神经感觉束远端。对于次要感觉神经，通过端侧缝合将受体神经尺神经背侧皮支移位至第三指蹼指神经束近端。图中箭头示神经再生方向

9-0 的尼龙线缝合。正中神经的掌皮支也可以通过端端缝合移位至尺神经腕背支。

　　该神经移位术为第四指蹼和小指尺侧半提供了最佳的感觉恢复，这对手的抓握功能非常重要；同时，也为手的尺侧和第三指蹼提供了保护性感觉。环、小指的屈指功能通过侧侧缝合肌腱固定术来重建，将环、小指的指深屈肌腱与示中指的指深屈肌腱进行侧侧缝合（图 5.67~72）[47]。如

前所述，除非同时伴有正中神经损伤，否则一般无须通过神经移位术来恢复屈腕功能。

　　第三指蹼神经束移位至尺神经浅支时一般置于较深位置，位于旋前方肌浅层、屈肌深层。这可以确保神经缝合处无明显张力，无须再行神经移植术。尺神经感觉支应尽可能向近端游离（约在腕以近 9 cm 处，以避免形成张力或需要神经移植术）。

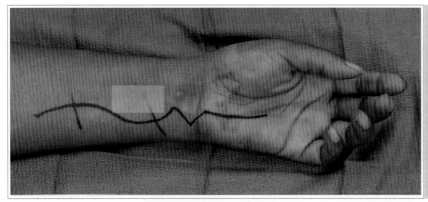

图 5.67　正中神经—尺神经移位术和指深屈肌腱固定术的手术切口。在行正中神经—尺神经移位术和腕尺管松解术的同时，可在同一切口内行指深屈肌腱固定术。图中灰色方框表示指深屈肌腱固定术的位置，该术式尤其适用于尺神经损伤导致的指深屈肌腱麻痹

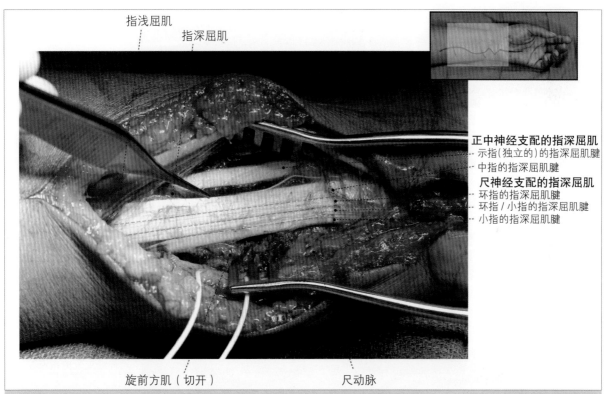

图 5.68　显露和确认指深屈肌腱。向外侧拉开指浅屈肌腱，可在其深方看到指深屈肌及其肌腱。将指浅屈肌拉向外侧，即可看到指深屈肌及其肌腱。示指指深屈肌腱是独立的，不包括在本肌腱固定术范围内。辨认由正中神经和尺神经各自支配的中、环、小指指深屈肌腱，并通过牵拉肌腱（辨认动作）来确认

如果需要使用正中神经掌皮支，神经在桡骨茎突近侧 8 cm 处发出。与使用第三指蹼指神经束一样，掌皮支远断端也可以端侧缝合于正中神经主干，其近断端与尺神经浅支端端缝合。

应用前臂外侧皮神经时，掌侧切口应向近端和外侧延伸，直至肱骨外上髁或肘窝外侧界。前臂外侧皮神经在该水平最为粗大，可以在掌侧皮下或肘窝筋膜下直接观察到，而非位于背侧。沿该神经向远端追踪至前臂中部近端，长 5~6 cm，端端缝合的部位一般位于该处。尽可能向近端游离尺神经感觉支和腕背支，如有必要，可以切断将神经内的束间连接以游离更多的神经。保持尺

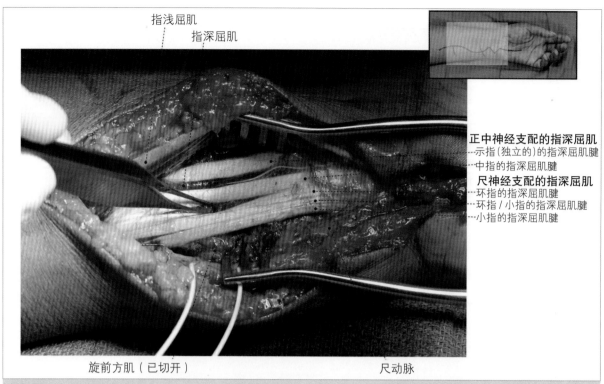

指浅屈肌
指深屈肌

正中神经支配的指深屈肌
--示指(独立的)的指深屈肌腱
--中指的指深屈肌腱
尺神经支配的指深屈肌
--环指的指深屈肌腱
--环指/小指的指深屈肌腱
--小指的指深屈肌腱

旋前方肌（已切开）　　　　　　　尺动脉

图 5.69　确认分辨由正中神经和尺神经支配的指深屈肌腱的间隙。图中用镊子分开该间隙。尺神经损伤时，将尺神经支配的指深屈肌腱与正中神经支配的指深屈肌腱缝合在一起，完成肌腱固定术

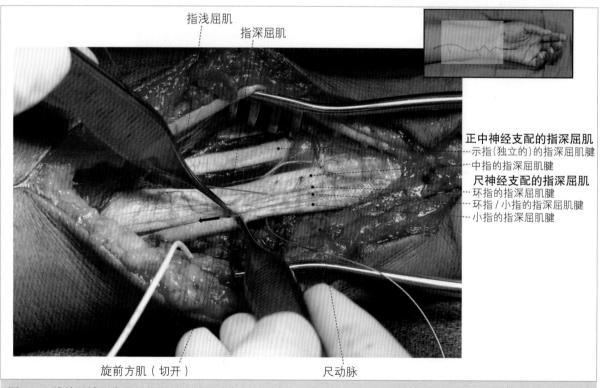

指浅屈肌
指深屈肌

正中神经支配的指深屈肌
--示指(独立的)的指深屈肌腱
--中指的指深屈肌腱
尺神经支配的指深屈肌
--环指的指深屈肌腱
--环指/小指的指深屈肌腱
--小指的指深屈肌腱

旋前方肌（切开）　　　　　　　尺动脉

图 5.70　维持尺神经支配的指深屈肌腱的适当张力，并先缝合一针以固定张力。将尺神经支配的指深屈肌腱向近端牵拉 6~7 mm（箭头所示）以调节至合适的张力，从而发挥肌腱固定术的效力。第一针缝合非常重要，因为它决定了张力的大小。将缝线先穿过尺神经支配的指深屈肌腱，调整好张力后，再将缝线穿过正中神经支配的指深屈肌腱（这里特指中指指深屈肌腱）并打结

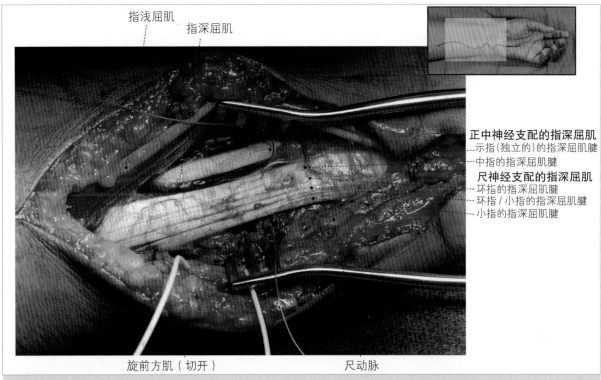

指浅屈肌　　　指深屈肌

正中神经支配的指深屈肌
示指(独立的)的指深屈肌腱
中指的指深屈肌腱
尺神经支配的指深屈肌
环指的指深屈肌腱
环指／小指的指深屈肌腱
小指的指深屈肌腱

旋前方肌（切开）　　　　　　　尺动脉

图 5.71　指深屈肌腱固定术的第一针。第一针非常重要，因为它决定张力的大小。随后的缝合就很简单了

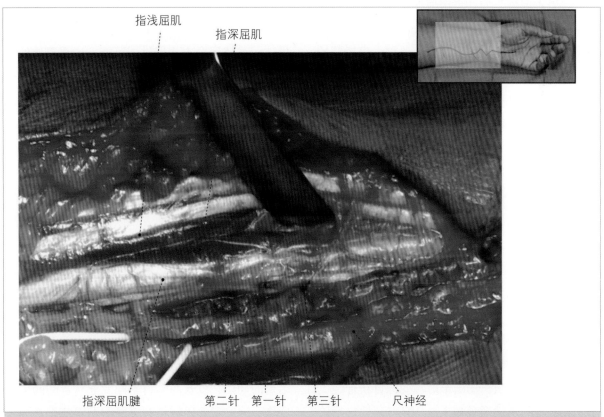

指浅屈肌　　　指深屈肌

指深屈肌腱　　　第二针　第一针　　第三针　　　　尺神经

图 5.72　指深屈肌腱固定术。用三针完成指深屈肌腱固定术。第一针为调节尺神经支配的指深屈肌腱张力之用，第二针和第三针简单易行。示指指深屈肌腱为独立肌腱，未行肌腱固定术。中指指深屈肌腱为尺神经支配的指深屈肌腱提供动力

神经近端的连续性会使感觉恢复更差。部分轴突会向远端误长入已经坏死的运动神经束内，而剩余的轴突还要覆盖更大的感觉支配区，如此则降低了指腹感觉的灵敏度，这是问题的关键。

术后管理如同运动神经移位。一旦有触觉恢复就要尽快开始感觉再训练。

5.4 术后护理

所有的移位术中，伤口应该逐层关闭，一般留置引流管和镇痛泵。包扎后敷料外面需使用石膏制动。术后 2~3 天更换敷料。如果神经移位位于腕关节附近，通常需要使用石膏制动；如果神经移位位于肘关节附近，通常需要使用颈腕吊带。术后 2 周伤口拆线。在上臂和前臂也经常应用可吸收缝合线，外面再用皮肤黏合剂作为敷料覆盖，如 Dermabond（多抹棒，一种组织胶）。根据移位指导患者锻炼，使其理解何种动作可刺激重获神经支配的肌肉。

术后不适感消失一般需要 3~4 周。患者开始每日进行供体肌肉的收缩练习，通常需要在熟悉这些手术的手外科理疗师的指导下进行。通常，手术医师也需要耗费些时间就这些相对较新的术式对理疗师进行相关培训，并与相应的肌腱移位对接，以尽可能地使治疗师熟知术式，更好地指导患者的锻炼。神经移位术后，新生的神经重新支配肌肉。启动肌肉运动的大脑皮层的指令不同于损伤前，所以大脑皮层映射转变在最后的功能恢复中发挥关键作用[90]。通过同时对原有肌肉（供体神经原先支配的肌肉）和受累肌肉（接受神经移位的肌肉）的收缩锻炼，患者"学会"对新肌肉运动的控制[46]。

在神经再生的出现之前，也同样要维持对受累区域的感觉刺激。皮层影射转变源自新神经支配区域持续的感觉刺激输入。一旦有证据显示该区域的运动和感觉神经均已再生，就应该继续训练以增强和改善其本体感觉。

5.5 小结

在神经一期修复或神经移植无法进行、修复效果差时，前臂和手部的神经移位可用于诸多神经损伤的功能重建。其中，多种神经移位与更常采用的肌腱移位术结合使用，具体术式视具体病情而定。想要开展这类手术的医生必须掌握神经修复、局部神经移位和功能性肌腱移位的适应证、时机和预期效果，以便在特定的临床情况下选择最好的重建方案。前臂提供了一个独一无二的解剖学场景，对显微神经解剖学的深入理解为开展创新性重建术式提供了机会。即使在同一根神经内，也可以用较小的代价，将正常的、次要的神经束移位至损伤的、无功能的重要神经束，以恢复重要的感觉和运动功能。邻近、富余的神经束以及神经束交叉支配的特点，为多种多样的供体—受体组合方式提供了可能，这在身体的其他部位是不存在的。常用的供体—受体神经组合方式见表 5.1。目前，对神经内的束状解剖结构、支配每个肌群的神经的数量和位置以及失神经支配的结果的认知进展很快。神经移位术既可以减少供体损失，还可改善疗效，并及时修复。

本章节所讲述的感觉神经移位术包括端端缝合和端侧缝合两种，前者用以恢复重要部位的感觉，后者用以恢复次要部位的感觉和供体神经支配区域的部分感觉。这些术式均有彩色图谱，如图 5.26、图 5.30 和图 5.66。我们将这些图谱带入手术室，有助于这些移位术的顺利进行。

该领域的创新最初起始于那些对神经损伤后症状不满的先驱者。随着患者的积极性增加、对结果的期待，以及与来自不同专业背景的同事的合作，这一专业领域将有更好的发展前景。

表 5.1 运动神经和感觉神经移位常用的供体—受体神经组合方式

损伤神经	可能的供体神经	受体神经	恢复的功能
桡神经（运动）	指浅屈肌支（正中神经）	桡侧腕短伸肌支	伸腕
	桡侧腕屈肌支（正中神经）	骨间后神经	伸指
正中神经（运动）	桡侧腕短伸肌（桡神经） 肱桡肌支（桡神经） 旋后肌（桡神经）	旋前圆肌	前臂旋前
	肱肌支（肌皮神经） 指浅屈肌支（正中神经） 桡侧腕屈肌支 / 掌长肌支 *（正中神经）	骨间前神经	屈指
	骨间前神经终末支（正中神经）	正中神经返支	拇指对掌
尺神经（运动）	骨间前神经终末支（正中神经）	尺神经深支	手内在肌
桡神经（感觉）	前臂外侧皮神经，正中神经 †	桡神经感觉支	虎口感觉
正中神经（感觉）	第三指蹼指神经束 第四指蹼指神经束 尺神经背侧皮支	第一指蹼指神经束	捏持部位感觉
	小指尺侧皮神经 † 前臂外侧皮神经	第二、第三指蹼指神经束	正中神经次要感觉神经的保护性感觉
尺神经（感觉）	第三指蹼指神经束 桡神经感觉支 前臂外侧皮神经，前臂内侧皮神经，掌皮支	第四指蹼指神经束，小指尺侧指神经	环、小指感觉
	正中神经主干 †	尺神经背侧皮支	手部尺侧感觉

* 如果存在
† 端侧缝合移位术

5.6 参考文献

［1］Kline DG, Hudson AR. Mechanisms and pathology of injury. In: Kline DG, Hudson AR, eds. Nerve Injuries. Philadelphia, PA: WB Saunders; 1995.p.29

［2］Conway RR. Neuralgic amyotrophy: uncommon but not rare. Mo Med 2008;105:168-169

［3］van Alfen N, van Engelen BG. The clinical spectrum of neuralgic amyotrophy in 246 cases. Brain 2006;129:438-450

［4］Brown JM, Mackinnon SE. Nerve transfers in the forearm and hand. Hand Clin 2008;24:319-340, v

［5］Tung TH, Weber RV, Mackinnon SE. Nerve transfers for the upper and lower extremities. Oper Tech Orthop 2004;14:213-222

［6］Mackinnon SE, Novak CB. Nerve transfers: new options for reconstruction following nerve injury. Hand Clin 1999;15:643-666, ix

［7］Humphreys DB, Mackinnon SE. Nerve transfers. Oper Tech Plast Reconstr Surg 2002;9:89-99

［8］Weber RV, Mackinnon SE. Nerve transfers in the upper extremity. J Am Soc Surg Hand 2004;4:200-213

［9］Mackinnon SE, Colbert SH. Nerve transfers in the hand and upper extremity surgery. Tech Hand Up Extrem Surg 2008;12:20-33

［10］Lewis RC, Tenny J, Irvine D. The restoration of sensibility by nerve translocation. Bull Hosp Jt Dis Orthop Inst 1984;44:288-296

［11］Nath RK, Mackinnon SE, Shenaq SM. New nerve transfers following peripheral nerve injuries. Oper Tech Plast Reconstr Sur 1997;4:2-11

［12］Stocks GW, Cobb T, Lewis RC. Transfer of sensibility in the hand: a new method to restore sensibility in ulnar nerve palsy with use of microsurgical digitalnerve translocation. J Hand Surg Am 1991; 16:219-226

［13］Tung TH, Mackinnon SE. Flexor digitorum superficialis nerve transfer to restore pronation: two case reports and anatomic study. J Hand Surg Am 2001;26:1065-1072

[14] Hovius SE. Musculo-tendinous transfers of the hand and forearm. Clin Neurol Neurosurg 1993;95 Suppl: S92-S94

[15] Littler JW. Neurovascular pedicle transfer of tissue in reconstructive surgery of the hand [abstract]. J Bone Joint Surg 1956;38a:917

[16] Brandt KE, Mackinnon SE. A technique for maximizing biceps recovery in brachial plexus reconstruction. J Hand Surg Am 1993;18:726-733

[17] Babiloni C, Vecchio F, Babiloni F, et al. Coupling between "hand" primary sensorimotor cortex and lower limb muscles after ulnar nerve surgical transfer in paraplegia. Behav Neurosci 2004;118:214-222

[18] Brown JM, Shah MN, Mackinnon SE. Distal nerve transfers: a biology-based rationale. Neurosurg Focus 2009;26:E12

[19] Novak CB, Mackinnon SE. Distal anterior interosseous nerve transfer to the deep motor branch of the ulnar nerve for reconstruction of high ulnar nerve injuries. J Reconstr Microsurg 2002;18:459-464

[20] Lowe JB, Tung TR, Mackinnon SE. New surgical option for radial nerve paralysis. Plast Reconstr Surg 2002;110:836-843

[21] Mackinnon SE, Roque B, Tung TH. Median to radial nerve transfer for treatment of radial nerve palsy: case report. J Neurosurg 2007;107:666-671

[22] Jabaley ME, Wallace WH, Heckler FR. Internal topography of major nerves of the forearm and hand: a current view. J Hand Surg Am 1980;5:1-18

[23] Watchmaker GP, Gumucio CA, Crandall RE, Vannier MA, Weeks PM. Fascicular topography of the median nerve: a computer-based study to identify branching patterns. J Hand Surg Am 1991;16:53-59

[24] Guelinckx PJ, Faulkner JA. Parallel-fibered muscles transplanted with neurovascular repair into bipennate muscle sites in rabbits. Plast Reconstr Surg 1992;89:290-298

[25] Guelinckx PJ, Carlson BM, Faulkner JA. Morphologic characteristics of muscles grafted in rabbits with neurovascular repair. J Reconstr Microsurg 1992;8:481-489

[26] Tung TH, Mackinnon SE. Nerve transfers: indications, techniques, and outcomes. J Hand Surg Am 2010;35:332-341

[27] Dvali L, Mackinnon S. Nerve repair, grafting, and nerve transfers. Clin Plast Surg 2003;30:203-221

[28] Hayashi A, Pannucci C, Moradzadeh A, et al. Axotomy or compression is required for axonal sprouting following end-to-side neurorrhaphy. Exp Neurol 2008;211:539-550

[29] Dorsi MJ, Chen L, Murinson BB, Pogatzki-Zahn EM, Meyer RA, Belzberg AJ. The tibial neuroma transposition(TNT) model of neuroma pain and hyperalgesia. Pain 2008;134:320-334

[30] Amr SM, Moharram AN. Repair of brachial plexus lesions by end-to-side side-to-side grafting neurorrhaphy: experience based on 11 cases. Microsurgery 2005;25:126-146

[31] Mennen U. End-to-side nerve suture in clinical practice. Hand Surg 2003;8:33-42

[32] Pienaar C, Swan MC, De Jager W, Solomons M. Clinical experience with end-to-side nerve transfer. J Hand Surg [Br] 2004;29:438-443

[33] Brenner MJ, Dvali L, Hunter DA, Myckatyn TM, Mackinnon SE. Motor neuron regeneration through end-to-side repairs is a function of donor nerve axotomy. Plast Reconstr Surg 2007;120:215-223

[34] Tarasidis G, Watanabe O, Mackinnon SE, Strasberg SR, Haughey BH, Hunter DA. End-to-side neurorrhaphy: a long-term study of neural regeneration in a rat model. Otolaryngol Head Neck Surg 1998;119:337-341

[35] Seddon HJ, Medawar PB, Smith H. Rate of regeneration of peripheral nerves in man. J Physiol 1943;102:191-215

[36] Leffert RD. Clinical diagnosis, testing, and electromyographic study in brachial plexus traction injuries. Clin Orthop Relat Res 1988;237:24-31

[37] Parry CBW. Thoughts on the rehabilitation of patients with brachial plexus lesions. Hand Clin 1995;11:657-675

[38] Panasci DJ, Holliday RA, Shpizner B. Advanced imaging techniques of the brachial plexus. Hand Clin 1995;11:545-553

[39] Zaidman CM, Seelig MJ, Baker JC, Mackinnon SE, Pestronk A. Detection of peripheral nerve pathology: comparison of ultrasound and MRI. Neurology 2013;80:1634-1640

[40] Kim DH, Kam AC, Chandika P, Tiel RL, Kline DG. Surgical management and outcome in patients with radial nerve lesions. J Neurosurg 2001;95:573-583

[41] Green DP. Radial nerve palsy. In: Green DP, Hotchkiss RN, Pederson WC, et al, eds. Green's Operative Hand Surgery., Vol. 2. Philadelphia, PA: Elsevier; 2005:113

[42] Bowden RE, Napier EJ. The assessment of hand function after peripheral nerve injury. J Bone Joint Surg Br 1961;43:481-492

[43] Lowe JB, Sen SK, Mackinnon SE. Current approach to radial nerve paralysis. Plast Reconstr Surg 2002;110:1099-1113

[44] Dunnet WJ, Housden PL, Birch R. Flexor to extensor tendon transfers in the hand. J Hand Surg [Br] 1995;20:26-28

[45] Ray WZ, Mackinnon SE. Clinical outcomes following median to radial nerve transfers. J Hand Surg Am 2011;36:201-208

[46] Berger A, Brenner P. Secondary surgery following brachial plexus injuries. Microsurgery 1995;16:43-47

[47] Weber RV, Mackinnon SE. Upper extremity nerve transfers. In: Slutsky DJ, Hentz VR, eds. Peripheral Nerve Surgery: Practical Applications in the Upper Extremity. Philadelphia, PA: Churchill Livingstone Elsevier; 2006:89

[48] Skie MC, Parent TE, Mudge KM, Wood VE. Functional deficit after transfer of the pronator teres for acquired radial nerve palsy. J Hand Surg Am 2007;32:526-530

[49] Johnston RB, Zachary L, Dellon AL, Mackinnon SE, Gottlieb L. The effect of a distal site of compression on neural regeneration. J Reconstr Microsurg 1993;9:271-274, discussion 274-275

[50] Schoeller T, Otto A, Wechselberger G, Pommer B, Papp C. Distal nerve entrapment following nerve repair. Br J Plast Surg 1998;51:227-229, discussion 230

[51] Strauch B, Lang A, Ferder M, Keyes-Ford M, Freeman K, Newstein D. The ten test. Plast Reconstr Surg 1997;99:1074-1078

[52] Strauch B, Lang A. The ten test revisited. Plast Reconstr Surg 2003;112:593-594

[53] Davis TRC. Median nerve palsy. In: Green DP. Hotchkiss RN, Pederson WC, et al, eds. Green's Operative Hand Surgery. Vol. 1. 5th ed. Philadelphia, PA: Elsevier; 2005:1131

[54] Haase SC, Chung KC. Anterior interosseous nerve transfer to the motor branch of the ulnar nerve for high ulnar nerve injuries. Ann Plast Surg 2002;49: 285-290

[55] Tse R, Hentz VR, Yao J. Late reconstruction for ulnar nerve palsy. Hand Clin 2007;23:373-392, vii

[56] Robotti E, Longhi P, Verna G, Bocchiotti G. Brachial plexus surgery: an historical perspective. Hand Clin 1995;11:517-533

[57] Vernadakis AJ, Humphreys DB, Mackinnon SE. Distal anterior interosseous nerve in the recurrent motor branch graft for reconstruction of a median nerve neuroma-in-continuity. J Reconstr Microsurg 2004;20:7-11

[58] Schultz RJ, Aiache A. An operation to restore opposition of the thumb by nerve transfer. Arch Surg 1972;105:777-779

[59] Chassard M, Pham E, Comtet JJ. Two-point discrimination tests versus functional sensory recovery in both median and ulnar nerve complete transections. J Hand Surg [Br] 1993;18:790-796

[60] Singh R, Mechelse K, Hop WC, Braakman R. Long-term results of transplantations to repair median, ulnar, and radial nerve lesions by a microsurgical interfascicular autogenous cable graft technique. Surg Neurol 1992;37:425-431

[61] Haase J, Bjerre P, Simesen K. Median and ulnar nerve transections treated with microsurgical interfascicular cable grafting with autogenous sural nerve. J Neurosurg 1980; 53: 73-84

[62] Doi K, Kuwata N, Kawakami F, Tamaru K, Kawai S. The free vascularized sural nerve graft. Microsurgery 1984;5: 175-184

[63] Brunelli GA. Sensory nerves transfers. J Hand Surg [Br] 2004;29:557-562

[64] Weber RV, Mackinnon SE. Median nerve mistaken for palmaris longus tendon: restoration of function with sensory nerve transfers. Hand (NY) 2007;2:1-4

[65] Oka Y. Sensory function of the neurovascular island flap in thumb reconstruction: comparison of original and modified procedures. J Hand Surg Am 2000;25:637-643

[66] Teoh LC, Tay SC, Yong FC, Tan SH, Khoo DB. Heterodigital arterialized flaps for large finger wounds: results and indications. Plast Reconstr Surg 2003;111:1905-1913

[67] Botte MJ. Vascular system. In: Botte MJ, Krames C, eds. Surgical Anatomy of the Hand and Upper Extremity. Philadelphia, PA: Lippincott Williams & Wilkins; 2002:261

[68] Ross D, Mackinnon SE, Chang YL. Intraneural anatomy of the median nerve provides "third web space" donor nerve graft. J Reconstr Microsurg 1992; 8:225-232

[69] Merle M, Becker C, Pankovic C, Bagot d'Arc M. Microsurgical repair of peripheral nerves and vessels using Tissucol: clinical and experimental study Rev Laryngol Otol Rhinol (Bord) 1987;108: 13-14

[70] Boutros S, Nath RK, Yüksel E, Weinfeld AB, Mackinnon SE. Transfer of flexor carpi ulnaris branch of the ulnar nerve to the pronator teres nerve: histomorphometric analysis. J Reconstr Microsurg 1999;15:119-122

[71] Laugier. Note on the suture of the median nerve [French]. Paris Gazette Hop 1864;75:297

[72] Platt H. On the result of bridging gaps in injured nerve trunks by autogenous facial tubulization and autogenous nerve grafts. Br J Surg 1919;7:384-389

[73] Martins RS, Siqueira MG, Heise CO, Foroni L, Teixeira MJ. A prospective study comparing single and double fascicular transfer to restore elbow flexion after brachial plexus injury. Neurosurgery 2013;72:709-714, discussion 714-715, quiz 715

[74] Ladak A, Spinner RJ. Double fascicular nerve transfer for elbow flexion: is 2 better than 17 Neurosurgery 2013;72:1055-1056

[75] Carlsen BT, Kircher MF, Spinner RJ, Bishop AT, Shin AY. Comparison of single versus double nerve transfers for elbow flexion after brachial plexus injury. Plast Reconstr Surg 2011;127:269-276

[76] Lieber RL, Jacobson MD, Fazeli BM, Abrams RA, Botte MJ. Architecture of selected muscles of the arm and forearm: anatomy and implications for tendon transfer. J Hand Surg Am 1992;17:787-798

[77] Tse R, Hentz VR, Yao J. Late reconstruction for ulnar nerve palsy. Hand Clin 2007;23:373-392, vii

[78] Post R, de Boer KS, Malessy MJ. Outcome following nerve repair of high isolated clean sharp injuries of the ulnar nerve. PLoS ONE 2012;7:e47928

[79] Anderson GA. Ulnar nerve palsy. In: Green DP, Hotchkiss RN, Pederson WC, eds. Green's Operative Hand Surgery. Vol. 1.5th ed. Philadelphia, PA: Elsevier; 2005:1162

[80] Stuebe AM, Novak CB, Mackinnon SE. Recovery of ulnar nerve innervated intrinsic muscles following anterior transposition of the ulnar nerve. Ca J Plast Surg. 2001;9:25-28

[81] Lester RL, Smith PJ, Mott G, McAllister RM. Intrinsic reinnervation-myth or reality? J Hand Surg [Br] 1993;18: 454-460

[82] Wang Y, Zhu S. Transfer of a branch of the anterior interosseus nerve to the motor branch of the median nerve and ulnar nerve. Chin Med J (Engl) 1997;110:216-219

[83] Philips BZ, Franco MJ, Yee A, Tung T, Mackinnon SE, Fox IK. Direct radial to ulnar nerve transfer to restore intrinsic muscle function in ulnar nerve injury. J Hand Surg [Br].

[84] Battiston B, Lanzetta M. Reconstruction of high ulnar nerve lesions by distal double median to ulnar nerve transfer. J Hand Surg Am 1999;24:1185-1191

[85] Steffensen I, Dulin MF, Walters ET, Morris CE. Peripheral regeneration and central sprouting of sensory neuron axons in Aplysia californica following nerve injury. J Exp Biol

1995;198:2067-2078

[86] Oberlin C, Teboul F, Severin S, Beaulieu JY. Transfer of the lateral cutaneous nerve of the forearm to the dorsal branch of the ulnar nerve, for providing sensation on the ulnar aspect of the hand. Plast Reconstr Surg 2003;112:1498-1500

[87] Terzis JK, Tzafetta K. The "babysitter" procedure: minihypoglossal to facial nerve transfer and cross-facial nerve grafting. Plast Reconstr Surg 2009;123:865-876

[88] Kale SS, Glaus SW, Yee A, et al. Reverse end-to-side nerve transfer: from animal model to clinical use. J Hand Surg Am 2011;36:1631-1639, e2

[89] Brown JM, Yee A, Mackinnon SE. Distal median to ulnar nerve transfers to restore ulnar motor and sensory function within the hand: technical nuances. Neurosurgery 2009;65:966-977, discussion 977-978

[90] Bach-y-Rita P. Brain plasticity as a basis for recovery of function in humans. Neuropsychologia 1990;28:547-554

6　四肢瘫痪的神经移位手术

著者：Kristen M. Davidge，Ida K. Fox

翻译：江烨　赵新　　审校：劳杰

6.1　引言

最近，关于使用神经移位术改善颈髓损伤（SCI）或四肢瘫痪患者[1-7]上肢功能的报道，展现了周围神经外科领域令人兴奋的新发展。周围神经移位，作为创新的修复重建手术的拓展，可用于治疗罕见和难治性患者人群。纳入这部分内容非常重要，因其通过开发周围神经系统可再生的独特功能来治疗目前无法治愈的中枢神经系统损伤。

目前，美国约 25 万人患有脊髓损伤疾病，其中一半为颈髓损伤[8]。运动神经由 C5 至 T1 神经根组成的臂丛神经发出，支配上肢的活动。肩、肘和手的功能有助于完成基本的日常生活活动（ADLs），丧失这些功能会严重影响瘫痪患者的自理能力[8, 9]。颈髓损伤患者认为，与其他日常活动如行走和性行为相比，手功能更重要[9]。因此，在颈髓损伤中，手功能的恢复是首要的，这就需要手与上肢外科医生发挥专业技能了[10]。

修复瘫痪患者手功能传统的手术方法以采用肌腱移位和肌腱固定术来恢复主要活动（包括伸腕、屈腕、对指、抓握和伸指）为原则[11-13]。但不幸的是，对于中度和重度颈髓损伤，可重建的手功能非常有限。在恢复过程中不能负重等其他局限性，也导致这些手术技术的应用越来越少[10, 14]。

与肌腱移位术相比，神经移位术有许多潜在优势，已成为修复臂丛神经损伤和周围神经损伤可选择的重建术式[15-20]。近来关于扩展使用神经移位术治疗四肢瘫痪患者的报道提示其治疗前景良好，出于各种原因神经移位术可能尤其适用于脊髓损伤患者[1-7]（图 6.1）。

在本章中，我们将介绍使用神经移位术治疗脊髓损伤的概念，强调脊髓损伤的病理生理和周围神经系统损伤模式的对比，讨论这一令人兴奋的周围神经移位手术新应用的前沿信息，并展望未来的改进方法和应用领域。

6.2　历史展望

手外科医生对四肢瘫痪患者的治疗带来了专业的技术方法，这将推动上肢功能的修复重建。对于这类损伤，恢复手功能的手术方法最早由 Bunnell 于 1948 年提出，使用肌腱移位和肌腱固定的原则，建立了 C6-C7 损伤患者重建伸腕和基本抓握功能的手术方法[21]。Wilson[22]、Street 和 Stambaugh[23]进一步详细描述了通过屈肌腱固定术重建抓握功能的手术方法，Lipscomb 等[24]描述了在保留伸腕功能的患者中二期手术重建手指抓握和伸直的方法。

在 20 世纪后叶，Erik Moberg 和 Douglas Lamb 在不同水平脊髓损伤患者的分类、手术计划和重建技术方面取得重大进展[12, 25-27]。Moberg 强调了伸肘和对指在最大限度改善四肢瘫患者手功能方面的重要性。Lamb 于 1978 年在爱丁堡首次组织召开了上肢瘫痪手术重建的国际会议，并基于上肢残余感觉和运动功能建立了一个通用分类系统[28]。1984 年，对这个分类系统作了修订，将桡侧腕短伸肌（ECRB）[29]功能

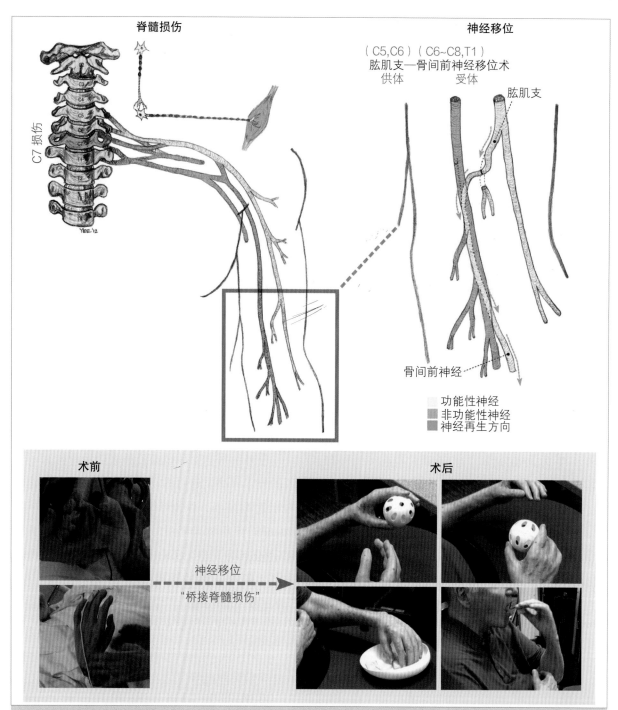

图 6.1 神经移位术可使脊髓损伤患者的神经系统重新"通电",从而使部分肌肉重新活动。我们可利用神经移位(在前臂完成而不用在脊髓水平完成)绕开损伤区域,从大脑向损伤后失神经支配的肌肉传递信号。供体神经从相对不重要的肌肉获得,然后转移至功能相对重要的肌肉。图示一个典型的例子,肱肌支—骨间前神经(AIN)移位术,用于重建许多颈髓损伤患者丧失的对指和抓握小物体的功能。在这个手术中我们使用的供体是支配肱肌的神经,肱肌的正常功能是辅助屈肘,可用于供体转位是因为肱二头肌也有屈肘的作用。切断供体神经并移位至支配前臂肌肉,即可通过屈拇指和示指获得对指功能

纳入评估，并继续作为指导四肢瘫手术方法选择的重要工具（表 6.1）。Lamb 等还对此类患者肌腱移位治疗的原则做出了许多贡献，并报道了此类移位治疗的早期结果[25-27]。

对于高位颈髓损伤（C5）的患者，肘关节以下功能几乎无保留，传统的功能重建目标是利用三角肌—三头肌或二头肌—三头肌肌腱移位（组 0，1）重建伸肘，肱桡肌—桡侧腕短伸肌肌腱移位（组 1）重建伸腕[10-13, 30-32]。基本的对指和抓握功能通过肌腱固定术获得[12]。对于中位颈髓损伤（C6，C7）的患者，肘关节和腕关节功能未受累，重建的重点就成了恢复抓握和对指功能，可通过肱桡肌、桡侧腕长伸肌（ECRL）和 / 或旋前圆肌（PT）肌腱移位来实现[10, 13, 33, 34]。屈腕功能靠重力作用获得或可动态重建，如使用旋前圆肌—桡侧屈腕肌（FCR）移位（组 4）实现[10, 13, 32, 34]。伸指 / 伸拇功能通过肌腱固定术重建，偶尔使用肌腱移位术[10, 13, 33-35]。对于低位颈髓损伤（C8）患者，上肢功能保留了相对较高水平，仅有手内在肌功能受限。可利用肌腱移位术重建拇对掌功能，以及静态或动态抗抓握来改善手功能[10, 13, 36, 37]。对于各个水平的颈髓损伤，关节融合和 Zancolli 指浅屈肌套索术可用于提高对指和抓握活动的稳定性[10, 12, 13, 36~38]。

时至今日，上述手术方法仍然是四肢瘫患者功能重建的最优方案，虽然对这些患者的研究表明肌腱移位术可获得相对满意的结果[39-41]，但适应证和这些手术的应用十分有限[10, 14]。确实，肌腱移位术存在许多生物力学限制，包括"一根肌腱 / 一种功能"原则（每个移位的肌腱单位仅可为一种活动提供动力），加上没有足够的供体，故不能单独恢复手指的活动；由于供体和受体肌腱之间的滑程差异，故不能完全恢复活动度；而且，在四肢瘫中，有限的可供移植的肌腱意味着为了重建一种相对重要的手功能就需要牺牲另一种手功能；另外，脊髓损伤患者术后需要几周的制动和几个月的非负重活动[10, 26, 42]；最后或许也是最重要的是，肌腱移位不能提供自主抓握，然而这对于手的主动功能至关重要。

表 6.1　四肢瘫痪中手部手术的国际分类

组	运动功能特点	功能描述
0	肘关节以远无肌肉适合移位	屈肘和旋后
1	肱肌	
2	桡侧腕长伸肌	伸腕（强或弱）
3	桡侧腕短伸肌	伸腕
4	旋前圆肌	伸腕和旋前
5	桡侧屈腕肌	屈腕
6	指总伸肌	伸指（部分或完全）
7	伸拇	伸拇
8	部分屈指	屈指（弱）
9	仅手内肌受限	屈指
X	其他	

与肌腱移位术相比，神经移位术有一些潜在优势，故成为臂丛神经损伤和周围神经损伤重建的一种备选方法[15~20]。神经移位将一根可牺牲的、有支配功能的供体神经，缝接于一根无功能的受体神经来恢复运动功能。由于神经移位的目的是恢复失神经支配后肌肉肌腱单位以恢复其丧失但重要的功能，故不存在肌腱移位的生物力学限制。通过同一条神经，一条移位的神经可重建多种功能。例如，在单独的桡神经损伤中，将正中神经旋前圆肌支移位至骨间后神经（PIN）可同时恢复伸拇和独立的伸指功能。此外，可牺牲并且不适合做肌腱移位的肌肉如肱肌，可有效地作为神经移位术的供体。考虑到每块肌肉由多根运动神经支支配，必要时可尝试保留部分神经束以减轻对供体的影响。另外，神经移位无须长时间的术后制动，而应鼓励早期关节活动。

最近的工作在于将这些完善的神经移位术扩展应用于四肢瘫痪的治疗中[1~7, 44]。在脊髓损伤中有一种独特情况，就是损伤部位以下水平的下运动神经元（LMNs）与其细胞体的连续性仍然完整，除非同时伴有周围神经损伤[45, 46]。受这些完好的周围神经支配的肌肉发生瘫痪，是由于失去中枢神经系统控制而发生弛缓性、失用性萎缩，而不是由于失神经支配。这个结论的重要性在于，不像周围神经损伤后，脊髓损伤后行神经移位术并没有时间限制[6]。因此，脊髓损伤患者的神经移位是将一根有完整中枢神经系统支配的未受损的下运动神经（即神经是在患者自主意识控制下支配肌肉的），移位至一根无中枢神经系统支配的未受损的下运动神经（即支配麻痹肌肉的神经），通过人为造成周围神经损伤以恢复无功能肌肉肌腱单位的自主控制。这种手术利用周围神经的再生能力，并结合新的手术方法来重建四肢瘫痪患者的上肢功能。

历史上有若干著名的关于脊髓损伤神经移位术的报道。Benassy[47]和Kiwerski[48]描述了肌皮神经移位至正中神经，但基于对正中神经在前

臂复杂分布的进一步理解，这些结果可能有一些变化。在这些报道中，肌皮神经远端（值得注意的是，此水平的运动神经元主要组成肱肌支，包含3 500根神经纤维）被完全移位至正中神经远端（此水平为混合神经，包含40 000根神经纤维）。由于当时对神经束解剖知识的有限了解，并没有对正中神经进行神经内解剖以避免对有功能的（旋前圆肌、桡侧屈腕肌等）或非必要的（感觉或鱼际肌）神经成分的无意损伤。在过去几十年，随着大量神经移位治疗周围神经损伤经验的积累，神经移位术在一直不被重视的弱势病患群体中愈发引起关注。

最近的病例报道结果支持了上肢神经移位术在颈髓损伤中使用的安全性、可行性和初步成效。2010年，Bertelli等报道了用旋后肌支移位至骨间后神经重建1例C6水平脊髓损伤患者的伸指、伸拇功能[3]。他们还同时报道了在一例C6脊髓损伤患者中用小圆肌支移位至肱三头肌支成功修复了伸肘功能[1]，在一例C7脊髓损伤患者中用桡侧腕短伸肌运动支移位至拇长屈肌（FPL）成功修复了屈拇功能[2]。在这3个病例中，对供体部位的影响轻微甚至无[3, 5, 6]。Friden和Gohritz报道了一例C5脊髓损伤患者，用肱肌支移位至桡侧腕长伸肌支，术后5个月伸腕肌力可恢复至MRC3级水平[5]。1982年，Kiwerski报道了20例C6或C7脊髓损伤患者，用肌皮神经移位至正中神经成功重建基本手功能[48]。这种方法最初由Benassy于1965年报告的[49]。我们中心之后报道了更多的在C7脊髓损伤患者中用肱肌支移位至骨间前神经以重建抓握功能的病例[6]。

支配肱肌的神经可牺牲并被用做供体神经的理念，源于臂丛损伤的相关文献认为仅肱二头肌神经再支配即可恢复满意的屈肘功能[50, 51]。我们最初对于周围神经损伤用肱肌支移位至骨间前神经的治疗效果非常肯定，5例患者受体肌力达到MRC 3~4级，同时未出现屈肘功能障碍[52]。

在我们 C7 损伤的四肢瘫痪患者中，采用双侧肱肌支至骨间前神经移位，2 年随访时双侧拇长屈肌和指深屈肌（FDP）肌力可达 MRC 3 级[6]。这些患者现在可以自己吃饭，并能进行一些基本的书写活动。同样，没有出现肱肌支全部切断后的屈肘功能障碍[6]，之后的进一步报道也证实了这一点[53]。

6.3　病理生理学

颈髓损伤后的神经功能缺损是直接物理损伤和间接因素如水肿、血管损伤和原始损伤产生的自由基等共同作用的结果[45, 46]。这些机制将导致不同区域的脊髓损伤，称为损伤节段。损伤节段内的下运动神经元细胞体受损，继而使靶肌肉失神经支配。取决于损伤严重程度的不同，可期待一定程度的（完全或部分）功能恢复。损伤节段的面积不同以及恢复程度的不同，解释了为何同水平的颈髓损伤患者的上肢功能保留程度会不同[45]。

损伤节段区分了三种神经肌肉功能[45, 46]。损伤节段以上的下运动神经元未受损，故功能正常，保留了肌肉的自主控制功能。传统上，这些有功能的肌肉被用做肌腱移位术供体以恢复抓握和指捏功能。损伤节段内的下运动神经元支配的肌肉弛缓性萎缩，因其轴突已经与脊髓前角细胞体分离而不能产生电兴奋。损伤节段以下的下运动神经元是连续、完整的，但失去了上运动神经元（UMNs）的下行支配，相应的肌肉通常发生弛缓性改变，但偶尔由于失去上运动神经元支配而发生痉挛性改变。尽管张力减退，这些肌肉没有失神经支配，所以即使损伤数月甚至数年后，刺激相应的周围神经轴突末梢亦可引起肌肉收缩[54]。这个观点在四肢瘫痪患者考虑用神经移位重建功能中非常重要，直到进行手术都不会有由周围神经切除后运动终板不可逆的下调造成的神经修复的时间限制，所以在进行神经移位时会

有意识地制造医源性周围神经损伤。

神经移位是重建四肢瘫痪上肢功能的新方法。从本质上来说，脊髓损伤患者进行神经移位的目的是将未损伤的、有完好的上运动神经元支配的周围神经（高于损伤节段），移位至未损伤但失去上运动神经元支配的周围神经（低于损伤神经节段）。换而言之，有意地造成周围神经损伤以创造条件治疗中枢神经系统障碍，恢复无功能肌肉肌腱单位的自主控制。神经移位开发了周围神经的再生能力，较传统的肌腱移位有许多优点，包括每次移植可修复不止一种功能，单一的供体神经移位即可重建独立的手指活动。

与周围神经损伤相比，用神经移位术治疗脊髓损伤时，选择合适的供体和受体神经更为复杂。正如已经提到的，颈髓损伤的机制是直接物理损伤和间接因素共同作用的结果[45, 46]。这个机制导致损伤节段和上运动神经元与下运动神经元的合并损伤[45, 46]。在损伤节段以上，上运动神经元和下运动神经元均未损伤，因此功能正常，相应肌肉的自主控制能力保留，标准的体格检查和电刺激诊断检查可用于评估这些供体肌肉功能。在损伤节段以下，上运动神经元损伤但下运动神经元连续性仍保持完整，相应的肌肉由于失去皮层支配将发生瘫痪但仍受神经支配，故可作为受体神经。然而，在损伤节段内，下运动神经元损伤，所支配肌肉失神经支配，因而神经移位并不能改善其功能。临床上判断肌肉萎缩是由于失神经支配还是失用十分具有挑战，电生理学检查和术中神经刺激对明确判断有一定帮助[45]。

与周围神经损伤相比，脊髓损伤神经移位时解剖分离相应的神经纤维束的过程略有简化，因为可以行术中神经刺激检查。在脊髓损伤中，即便是"无功能"（非自主控制）的神经纤维经，术中神经刺激亦可产生肌肉收缩。与传统的周围神经损伤手术不同，这些手术的重点在于术前明确区分哪些是、哪些不是患者自主控制功能，从而推测供体和受体神经纤维束。

6.4 手术解剖

正如所有的神经移位手术一样，了解周围神经的大体解剖和局部解剖对手术的成功至关重要。单纯脊髓损伤的患者有一个特点是受体神经也能对刺激产生反应。其下运动神经元、肌肉神经接头和肌肉是有功能的，可通过标准的手持神经刺激仪激动。这样有助于对预期的神经局部解剖情况进行确认，更精确地留取和排除相关的神经纤维束。除了这个特点，对其他相关解剖知识的了解也很重要，可使手术更安全、更迅速、更成功。

接下来我们将讨论脊髓损伤中神经移位的相关解剖，重点讨论与此类损伤最为相关的不同之处。两种神经移位中被认为对患者最为有用的是以肱肌支为供体。根据损伤的水平，受体可以是骨间前神经以修复自主抓握功能，也可以是桡侧腕长伸肌支以恢复自主伸腕功能并通过肌腱固定二期恢复手指活动。

6.4.1 肱肌支的解剖

肱肌由来自 C5 和 C6 神经根的神经纤维支配，这些神经纤维起自臂丛后形成肌皮神经。肌皮神经发出神经纤维支配喙肱肌、肱二头肌和肱肌，其终末支为感觉神经纤维，即前臂外侧皮神经（LABC）。

肌皮神经起自臂丛外侧束，穿过喙肱肌后走行于上臂内侧，于上臂近侧半发出肱二头肌支，更远端在上臂远侧半发出肱肌支。肌支通常是单一神经束，在进入肌肉前再分支支配肱肌；偶尔，从肌皮神经分出两条独立的肌支支配肱肌[55-57]。最终，向远端外侧延续成前臂外侧皮神经并终于其支配的感觉区域。

6.4.2 骨间前神经的解剖

来自 C6、C7、C8 和 T1 神经根的神经纤维经臂丛形成正中神经。骨间前神经是正中神经最大的分支，主要支配示指（有时还有中指）指深屈肌、拇长屈肌和旋前方肌，终末支为腕关节感觉支。

尽管骨间前神经是在肘关节以远从正中神经主干分出的，但在肘窝近端的上臂远端可以轻易地通过神经内松解将其分离出来。最终骨间前神经在前臂完全由正中神经桡侧分出。然而，在上臂，骨间前神经通常位于正中神经最深、最底面，而在这个水平，正中神经的其他运动神经分支包括到旋前圆肌、桡侧腕屈肌、掌长肌和指浅屈肌的分支均较表浅。正中神经的感觉和鱼际肌支（正中神经支配的手内肌），均可在这个平面与邻近的骨间前神经分离[58]。

6.4.3 桡侧腕长伸肌支的解剖

桡侧腕长伸肌是由来自 C6 和 C7 神经根（有时也有 C5 和 C8 加入）的神经纤维支配的。这些神经纤维穿过臂丛神经在桡神经内行走。桡神经在上臂的分支支配肱三头肌、肘肌、肱桡肌和桡侧腕长伸肌。值得注意的是，桡神经有时也发出分支支配肱肌，然而，正如前面所说的，肱肌的主要神经支配来自肌皮神经。桡侧腕短伸肌支和旋后肌支在肘关节以远分出，恰在桡神经最终分出骨间后神经和桡神经感觉支处，或在此分支之前。

桡侧腕长伸肌支正好在上臂桡侧肘关节近端完全从桡神经主干分出，通常在肱桡肌支的远端，但也有一支合干共同支配肱桡肌和桡侧腕长伸肌之后再分支的情况。无论哪种方式，桡侧腕长伸肌支可完全通过神经内松解从桡神经分离出来，并可向近端游离足够长度以用于神经移位。

6.5 患者的评估和管理

6.5.1 病史

常规的病史包括获得脊髓损伤患者的生物医学信息，以及患者合并或继发的其他疾病。心理方面的病史采集也十分重要，包括患者对手术的心理准备情况和期望值，围术期活动受限的支持系统，以及获得必要的术后治疗的能力。

需要询问脊髓损伤的原始病史，包括损伤的水平、恢复程度（分别评估左、右上肢）和其他相关脊柱固定或上肢功能康复过程。许多患者左、右手功能有所差异，日常活动的惯用手将决定手术的顺序和方式。另外，患者通常在原始脊髓损伤6~12个月内可恢复诸多功能，源于直接的生物因素如局部水肿改善，以及力量和功能康复训练。对功能尚在不断改善的患者应严密观察，以期其自发性功能恢复最大化，之后再考虑神经移位或其他手术干预。不同的是，若出现脊髓空洞，可能会发展并进一步使现存的功能恶化，所以是神经移位术的禁忌证。

应考虑对患者损伤相关情况进行评估，包括强直程度（留置巴氯芬泵、注射肉毒素等的表现），自主神经反射异常的频率，大小便控制情况，皮肤情况（褥疮、关节挛缩等）和感染病史（上呼吸道和尿路）。其他损伤前后的医疗和手术情况也应注意。

功能需求，包括优势手（脊髓损伤前和目前情况）、职业、特殊用手的爱好都非常重要。询问出现痉挛和/或挛缩的患者如何用目前的状态获得手功能，因为放弃或改变这些使用可能对患者有益或不便。另外，询问患者如何使用手动或电动轮椅（如果使用的话），如何吃饭，如何写字打字，如何完成其他动作，也都非常重要。

疼痛，虽然较周围神经损伤患者少见，一旦出现将严重影响这些患者的评估和后续治疗。

6.5.2 体格检查

脊髓损伤患者的体格检查因其躯体不稳定而变得复杂，通常需要将患者固定在轮椅上或者由助手帮忙才能完成完整的上肢运动功能检查。左、右侧分别评估非常重要，因为患者常有明显的不对称。运动检查，感觉检测，观察患者如何用手完成特殊的动作，以及评估痉挛和挛缩情况，对决定合适的手术方式非常重要。其他检查项目，如患者的一般情况（是否气管切开，能否使用轮椅在室内活动，是否有褥疮等），可用于评估是否可行全麻和有创手术。

我们徒手检查患者左侧和右侧上肢的肌力并着重评估假定的供体肌肉的肌力，包括肱肌和肱桡肌。对多数考虑行神经移位术的患者，我们倾向于一期使用肱肌，保留肱桡肌用于补救或他用。肱二头肌是神经移位术后保留的主要屈肘肌，故应仔细评估其肌力。在前臂旋前和旋后位检查屈肘肌力时，可分别单独评估肱二头肌和肱肌的肌力。

对潜在的受体功能的评估也非常重要，包括伸腕、屈拇和屈指。有时候什么是患者真正的抗重力自主活动功能，而不是患者的自我适应，如策略地利用重力或肌肉痉挛完成活动，要搞清楚这点非常困难，需要反复检查并与患者仔细沟通，患者通常可以自己区分自主活动和痉挛引发的动作。

评估其他肌肉如旋前圆肌或桡侧屈腕肌的自主功能也很重要，因为，术中如有额外的供体神经，可同时修复上述肌肉。然而，不像周围神经损伤时术中刺激受体神经不能引起肌肉反应，脊髓损伤时术中刺激肌肉通常有反应，所以判断肌肉是否有自主控制至关重要。

6.5.3 电生理学检查和影像学检查

目前，电生理学检查和影像学检查的额外作用尚不清楚，但两者都是有用的。某些由高速

193

损伤机制导致的脊髓损伤可进而引起周围神经损伤，如臂丛神经损伤。此外，脊髓损伤的程度通常不明确，患者可有大范围的损伤节段、脊髓空洞、中央束综合征等而不适合做神经移位。电生理学检查可辅助术前评估上述复杂的情况，更好地明确手术适应证。正中神经和尺神经传导检测可用于估算 C8/T1 运动单位损伤程度。B 超可反映肌肉萎缩和脂肪替代情况（影响神经再生），程度可能不与损伤时间相关；在某些患者中肌痉挛可维持肌肉体积，尽管已损伤了数年。这两项检查均可帮助证实供体肌肉功能的体格检查结果。

6.5.4 围术期与麻醉事项

自主神经反射异常是一种典型的交感神经系统放电状态，对感觉刺激包括肠道和膀胱问题（如导尿管扭曲造成的膀胱充盈）、敷料过紧，或其他脊髓损伤水平以下的伤害性刺激做出相应反应；继而血压升高，甚至可危及生命。术中为防止此类事件发生，应先诱导深度麻醉再插导尿管，术后使用非绕圈型敷料，尽早恢复肠道和膀胱功能，仔细检查血肿或其他伤口并发症以及进行疼痛管理。

其他围术期管理包括预防褥疮和维持体温。患者需安置于气垫床或其他特殊病床上，术前术后经常翻身，术中恰当地摆放体位和放置垫子。术前给患者盖上热毯可防止手术开始时患者体温过低，整个住院过程中都应监控环境温度。

在诱导麻醉时，应使用短效肌（肉）松（弛）剂，如此可在术中行神经刺激以帮助分离出神经移位需要的神经纤维束。在肢体近端手术中，由于不使用止血带，皮下注射 1 : 1 000 000 的肾上腺素溶液可帮助减少皮肤出血，也可使用双极电凝。可留置镇痛泵以减少术后疼痛，但应告知患者在该区域疼痛可能会加剧或导致其他运动神经的暂时麻痹。

6.5.5 创新的神经移位术治疗选择

许多颈髓损伤的患者通过肱二头肌、肱肌或肱桡肌保留自主屈肘功能，其中肱肌相对可以牺牲，而且其支配神经从上臂远侧半分出，与受体神经相邻，可移位至骨间前神经重建抓握功能，或移位至桡侧腕长伸肌支重建伸腕功能的同时通过肌腱固定术改善手功能[5]。

目前，还有一些方法可能在未来能证实有效，但在接下来的章节我们不作详述[1~4, 7, 61]，包括用旋后肌移位至尺侧腕伸肌改善伸腕功能，或移位至骨间后神经重建伸指伸拇功能；用腋神经的小圆肌支或三角肌支移位至桡神经肱三头肌支，可能可以重建伸肘功能，但由于一些原因此术式比较复杂[62]。未来工作的重点在于确定手术的适应证和手术时间，尤其是三角肌支—肱三头肌支神经移位。

6.6 手术技术

6.6.1 一般原则和定位

掌握神经断面解剖对神经移位手术的成功至关重要。然而，对于脊髓损伤患者，这种解剖可通过术中直接神经刺激确认。脊髓损伤时，下运动神经元完好，因此可用手持神经刺激仪确认这些神经束。但仅依赖术中神经刺激有一些注意事项：第一，麻醉不能使用长效肌松剂，否则会抑制刺激；第二，神经会"疲劳"，可用神经递质有限，故手术中应有节制地使用神经刺激；最后，由于存在自主控制并对刺激有反应，所以该手术的思维方式与治疗周围神经损伤在本质上是完全不同的。在脊髓损伤中，几乎所有肌肉都可被手持神经刺激仪引发反应，除非合并臂丛神经损伤或其他周围神经损伤。因此，术者应有明确的手术计划，明确哪些肌肉是有自主控制功能、可真正被患者使用的，而不是靠腱固定作用或肌肉痉挛表现为起作用的肌肉；哪些肌肉是受术中电刺激产生动作的而不是自主控制的，这些肌肉才是合适的神经移位受体。

表 6.2 归纳了传统的脊髓损伤肢体瘫痪后重建手术方案。

全麻时不使用长效肌松剂，患者上肢于手术台上外展，术者坐于患者腋窝与上臂之间，面对上臂内侧。常规消毒铺巾，范围从指端至腋部以方便于术中刺激神经。由于手术部位位于上臂近端故一般不使用止血带，而且需要避免使用止血带引起暂时性的神经麻痹，否则会干扰术中神经刺激。

在 3.8 或 4.5 倍手术放大镜下进行解剖和神经主干的分离，在头戴式或手术显微镜下进行神经内松解术。建议两人操作，这样在游离神经纤维束时助手可以用 Ragnell 牵引器或显微镊子小心地持住神经的近端和远端。手术医生打开神经外膜，沿解剖层次松解内部神经束。血管环可用于标记、分离神经束，也可提供轻微的牵引作用，其远端可用血管钳夹住或自身打结以保持位置不变。使用神经刺激仪有助于识别合适的神经束。

在这个水平的供体神经如肌皮神经肱肌支的分离非常容易，其他神经束也可轻易地从相关供体神经束中分离出来，从而便于移位至受体神经。供体神经应尽量向远端游离并切断，以尽量保留其有自主控制的活的神经轴突。

相比之下，受体神经如正中神经的骨间前神经的分离较为困难。在预计的缝合水平，受体神经纤维与其他束联系紧密，因此必须仔细分离以

表 6.2 传统的脊髓损伤肢体瘫痪后重建手术方案

脊髓损伤水平	功能障碍	重建方案
高位（C5）	伸肘	1. 三角肌—肱三头肌肌腱移位 2. 肱二头肌—肱三头肌肌腱移位
	伸腕	肱桡肌—桡侧腕短伸肌或桡侧腕长伸肌腱移位
	指捏	1. 拇长屈肌固定至桡骨远端 2. 拇指指间关节融合术
中位（C6~C7）	捏持	拇指： 1. 肱桡肌—拇长屈肌肌腱移位 2. 旋前圆肌—拇长屈肌肌腱移位 3. 拇长屈肌固定术 4. 拇指关节融合术
	抓握	示指： 桡侧腕长伸肌—示指指深屈肌腱移位 桡侧腕长伸肌—各指指深屈肌腱移位
	屈腕	1. 重力 2. 旋前圆肌—桡侧腕屈肌腱移位
	伸指	1. 指总伸肌固定至桡骨 2. 肱桡肌—指总伸肌腱移位
	伸拇	1. 拇长伸肌固定至桡骨 2. 拇长伸肌与指总伸肌侧侧移位
	手内肌	Zancolli 指浅屈肌套索术
低位（C8）	手内肌	1. 对掌功能重建术 2. Zancolli 指浅屈肌套索术

排除移位至已经存在自主控制能力的肌肉（如部分患者的旋前圆肌功能完整）或非靶肌肉（如桡侧腕屈肌、指浅屈肌、鱼际肌的肌支和感觉支）。

用显微器械和 8-0 或 9-0 尼龙线缝合神经外膜，并使用纤维蛋白凝胶以加强和稳定神经修复（图 6.2~6.5）。

6.6.2 肱肌支的分离

为了找到支配肱肌的神经，在上臂内侧，沿肱二头肌和肱三头肌之间的内侧肌间隔做纵切口，此处可扪及肱动脉搏动。切口可高于或与此标记线平齐。分离皮下组织，切开肱二头肌筋膜，将肱二头肌自肱三头肌分离并向上外侧牵开，即

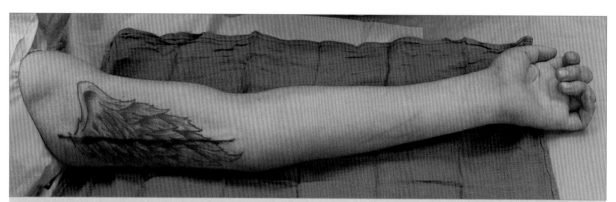

图 6.2 直接沿内侧肌间隔做上臂内侧切口，这个更有限的切口适用于脊髓损伤节段以下保留了完整的神经肌肉连接，可对术中刺激做出反应的患者

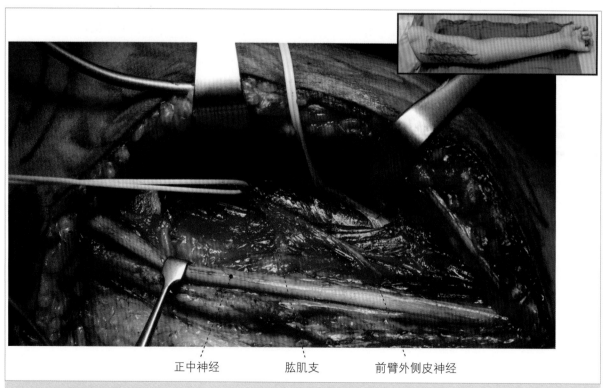

正中神经　　　肱肌支　　　前臂外侧皮神经

图 6.3 首先解剖显露前臂外侧皮神经、血管束和正中神经，分离肱二头肌及其下方的肱肌后即可显露肌皮神经终末支：肱肌支和前臂外侧皮神经。向远端分离足够长度以获得供体肱肌支

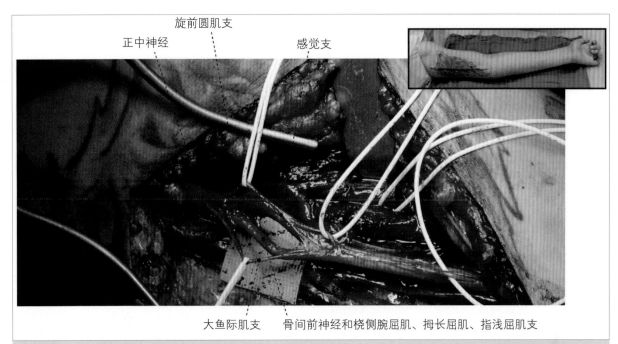

正中神经　旋前圆肌支　感觉支

大鱼际肌支　　骨间前神经和桡侧腕屈肌、拇长屈肌、指浅屈肌支

图 6.4　手术放大镜或显微镜视野下在该水平对正中神经进行神经内解剖，以分离自主控制的肌支（本例为旋前圆肌支）、感觉支、骨间前神经（受体神经）。有意地分离上述分支以及大鱼际肌支和指浅屈肌支，目的是为了减少浪费移位神经纤维至虽重要但因距离太远而不能企及的受体神经和不重要受体。如果少量指浅屈肌支或桡侧屈腕肌分支不易分离，则可以将其保留在骨间前神经束内

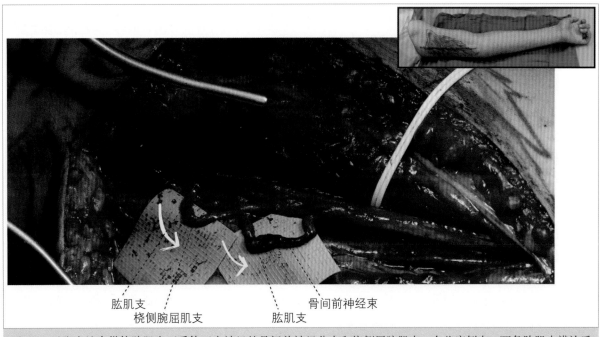

肱肌支　　　　　　　　骨间前神经束
　桡侧腕屈肌支　　肱肌支

图 6.5　无张力缝合供体肱肌支至受体正中神经的骨间前神经分支和桡侧屈腕肌支。在此病例中，两条肱肌支辨认后分别移位至骨间前神经分支和桡侧屈腕肌支

可在内下方显露肌皮神经。之后可在肘前筋膜远端找到前臂外侧皮神经，轻柔地牵引该神经，若在其支配的感觉区域触及皮肤收缩，则可证实其功能（牵引试验）。

支配肱肌的分支在肘关节近端从肌皮神经主干分离出来，有1条或独立的2条分支可用做供体神经。供体神经应尽可能在远端即神经进入肌肉的位置锐性切断，以尽可能获得足够长度；但切断应在形成终末支前，否则会增加缝合的难度。

我们并不常规分离、刺激肱二头肌支，因为通常体格检查就可明确正常的肱二头肌功能。在混合损伤或术前体格检查不确定时，刺激肱二头肌支和肱肌支则可明确其中之一是可以牺牲作为供体的。在这样的情况下，我们使用一次性手持神经刺激仪（Vari-stim, Medtronic Xomed Inc., Jacksonville, FL）来确认。设置刺激电流为2 mA或更低，在切断肱肌支前刺激以明确屈肘功能。

6.6.3 骨间前神经的分离

尽管我们通常认为骨间前神经是在前臂从主干分出的，但实际上其可在上臂从正中神经分出，以完成肱肌支—骨间前神经移位术。正中神经和肌皮神经可通过同一纵切口探查。首先定位肌皮神经及其肱肌支，然后选择适合行神经内游离的正中神经节段。

受体骨间前神经离断的位置非常重要。如果受体神经离断水平过远，可能没有足够的长度与供体肱肌支行无张力的神经缝合；如果离断水平过近，修复段过长，将延长神经再生时间。因此，我们谨慎地将受体骨间前神经在供体肱肌支的神经肌肉接头近端水平切断。

为了在这个水平从正中神经分离出骨间前神经，须仔细分离神经纤维束。骨间前神经在前臂位于正中神经外侧；在肘部的近端，则偏内侧并位于正中神经深面。对于旋前圆肌和桡侧腕屈肌自主功能完好的患者，应特别将这部分完好的有功能的神经束分离出来并保护好，其功能一点都

不允许受影响。

感觉神经纤维束也应仔细分离出来，以免浪费供体的运动神经纤维。大鱼际肌支同样也应分离出来，因为这也会造成供体神经纤维的浪费，原因在于神经移位的缝合部位比较靠近端，试图恢复这些较远端的运动纤维的努力都是徒劳的，等到神经纤维长至手内肌时运动终板也不会再有反应了。

6.6.4 桡侧腕长伸肌支的分离

在肘关节近端，桡神经恰好位于内侧的肱二头肌与外侧的肱桡肌和桡侧腕长伸肌之间的间隙内。虽然可以通过跨越肘部的单一切口完成，但也可以在上臂内侧和外侧分别做两个小切口，通过皮下隧道将神经末端引至缝合部位，如此可避免跨关节切口以及任何相关的伤口愈合并发症。

对桡侧腕长伸肌支的解剖分离应该在肱肌支的神经肌肉接头近端进行，因为需要有足够的长度进行无张力的神经缝合。在肘关节近端，肱桡肌支首先从桡神经分出，向远端的下一条分支便是桡侧腕长伸肌支。在肘关节远端，可探及桡侧腕短伸肌支、桡神经感觉支、旋后肌支和骨间后神经，但该神经移位术并不需要探查这些神经束。

桡侧腕长伸肌支的神经纤维束需要向近端分离足够长度，以保证在上臂外侧能将其无张力缝合至肱肌支。肱肌支应尽量向远端分离并从肱二头肌下隧道穿出。如果其长度不足以至外侧，则在上臂内侧缝合，但这将会增加功能恢复的时间。

6.6.5 术后护理

患者术后当天夜间应密切监测血流动力学稳定性，保证安全后再出院。患者在术后2~4周或伤口恢复稳定且水肿消退前只能做无负重活动，患肢可在耐受情况下辅助日常活动。

切口完全愈合后，患肢可恢复负重活动，并在密切监护下开始锻炼供体肌肉的力量和功能

（屈肘），这也可以术前就开始。另外，在处理水肿和瘢痕的同时，如果有需要，也可开始关节的被动活动。

在神经移位术后约 6 个月时，肌肉的再神经支配开始。在屈肘和主动和 / 或被动屈拇、屈指或伸腕的同时开始进行收缩训练，并随时间加强。随着手功能的恢复，上肢更多地参与日常活动，整个上肢的功能也会逐渐改善，力量增强，并能进一步接受其他的治疗和锻炼。

6.7　小结

在臂丛神经损伤和周围神经损伤的患者中，肱肌支—骨间前神经移位术的预后满意[52]，并且可能可以推广用于脊髓损伤的患者。有病例报道已经证实了这个结果。患者为 71 岁男性，C7运动中枢水平脊髓损伤后 22 个月，行双侧肱肌支—骨间前神经移位术[6]。该患者重获有用的手功能，包括在不利用腱固定作用下用拇指和其他手指抓持物体（如食物、笔）。术后 2 年随访时，该患者的手功能持续改善，继而上肢的活动增加，力量增强，整个上肢的功能也逐渐改善。

在 1 例行单侧肱肌支—桡侧腕长伸肌支神经移位的病例报道中，患者为 36 岁男性，C5 脊髓损伤 12 个月，术后 5 个月时伸腕肌力可达 M3[5]，并进一步通过肌腱固定术来改善手功能。

总的来说，神经移位术修复脊髓损伤后的功能是有生理和生物力学依据的，在周围神经损伤和臂丛神经损伤患者中已有肯定的效果，应用于脊髓损伤患者也有初步的希望[61]。将来需要致力于明确最佳的手术指征、禁忌证和手术效果，以避免对不能耐受更多上肢功能受限的患者的进一步功能损害。

6.8　参考文献

[1] Bertelli JA, Ghizoni MF, Tacca CP. Transfer of the teres minor motor branch for triceps reinnervation in tetraplegia. J Neurosurg 2011;114:1457-1460

[2] Bertelli JA, Mendes Lehm VL, Tacca CP, Winkelmann Duarte EC, Ghizoni MF, Duarte H. Transfer of the distal terminal motor branch of the extensor carpi radialis brevis to the nerve of the flexor pollicis longus: an anatomic study and clinical application in a tetraplegic patient. Neurosurgery 2012;70:1011-1016, discussion 1016

[3] Bertelli JA, Tacca CP, Ghizoni MF, Kechele PR, Santos MA. Transfer of supinator motor branches to the posterior interosseous nerve to reconstruct thumb and finger extension in tetraplegia: case report. J Hand Surg Am 2010;35:1647-1651

[4] Bertelli JA, Tacca CP, Winkelmann Duarte EC, Ghizoni MF, Duarte H. Transfer of axillary nerve branches to reconstruct elbow extension in tetraplegics: a laboratory investigation of surgical feasibility. Microsurgery 2011;31:376-381

[5] Fridén J, Gohritz A. Brachialis-to-extensor carpi radialis longus selective nerve transfer to restore wrist extension in tetraplegia: case report. J Hand Surg Am 2012;37:1606-1608

[6] Mackinnon SE, Yee A, Ray WZ. Nerve transfers for the restoration of hand function after spinal cord injury. J Neurosurg 2012;117:176-185

[7] Oppenheim JS, Spitzer DE, Winfree CJ. Spinal cord bypass surgery using peripheral nerve transfers: review of translational studies and a case report on its use following complete spinal cord injury in a human. Experimental article. Neurosurg Focus 2009;26:E6

[8] Ackery A, Tator C, Krassioukov A. A global perspective on spinal cord injury epidemiology. J Neurotrauma 2004;21:1355-1370

[9] Landi A, Mulcahey MJ, Caserta G, Della Rosa N. Tetraplegia: update on assessment. Hand Clin 2002; 18:377-389

[10] Zlotolow DA. The role of the upper extremity surgeon in the management of tetraplegia. J Hand Surg Am 2011;36:929-935, quiz 935

[11] Freehafer AA, Mast WA. Transfer of the brachioradialis to improve wrist extension in high spinal-cord injury. J Bone Joint Surg Am 1967; 49:648-652

[12] Moberg E. Surgical treatment for absent single-hand grip and elbow extension in quadriplegia: principles and preliminary experience. J Bone Joint Surg Am 1975;57:196-206

[13] Revol M, Cormerais A, Laffont I, Pedelucq JP, Dizien O, Servant JM. Tendon transfers as applied to tetraplegia. Hand Clin 2002;18:423-439

[14] Curtin CM, Hayward RA, Kim HM, Gater DR, Chung KC. Physician perceptions of upper extremity reconstruction for the person with tetraplegia. J Hand Surg Am 2005;30:87-93

[15] Boyd KU, Nimigan AS, Mackinnon SE. Nerve reconstruction in the hand and upper extremity. Clin Plast Surg 2011;38:643-660

[16] Brown JM, Shah MN, Mackinnon SE. Distal nerve transfers: a biology-based rationale. Neurosurg Focus 2009;26:E12

[17] Fox IK, Mackinnon SE. Adult peripheral nerve disorders: nerve entrapment, repair, transfer, and brachial plexus

disorders. Plast Reconstr Surg 2011;127:105e-118e

[18] Mackinnon SE, Novak CB, Myckatyn TM, Tung TH. Results of reinnervation of the biceps and brachialis muscles with a double fascicular transfer for elbow flexion. J Hand Surg Am 2005;30:978-985

[19] Ray WZ, Pet MA, Yee A, Mackinnon SE. Double fascicular nerve transfer to the biceps and brachialis muscles after brachial plexus injury: clinical outcomes in a series of 29 cases. J Neurosurg 2011;114:1520-1528

[20] Tung TH, Mackinnon SE. Nerve transfers: indications, techniques, and outcomes. J Hand Surg Am 2010;35:332-341

[21] Bunnel S. Surgery of the Hand. 2nd ed. Philadelphia, PA: Lippincott; 1948

[22] Wilson JN. Providing automatic grasp by flexor tenodesis. J Bone Joint Surg Am 1956;38-A:1019-1024

[23] Street DM, Stambaugh HD. Finger flexor tendodesis. Clin Orthop Relat Res 1959;13:155-163

[24] Lipscomb PR, Elkins EC, Henderson ED. Tendon transfers to restore function of hands in tetraplegia, especially after fracture-dislocation of the sixth cervical vertebra on the seventh. J Bone Joint Surg Am 1958;40-A:1071-1080

[25] Lamb DW, Landry R. The hand in quadriplegia. Hand 1971;3:31-37

[26] Lamb DW, Chan KM. Surgical reconstruction of the upper limb in traumatic tetraplegia: a review of 41 patients. J Bone Joint Surg Br 1983;65:291-298

[27] Lamb DW. Upper limb surgery in tetraplegia. J Hand Surg [Br] 1989;14:143-144

[28] McDowell CL, Moberg EA, Smith AG. International conference on surgical rehabilitation of the upper limb in tetraplegia. J Hand Surg Am 1979;4:387-390

[29] McDowell CL, Moberg EA, House JH. The second international conference on surgical rehabilitation of the upper limb in tetraplegia (quadriplegia). J Hand Surg Am 1986;11:604-608

[30] Hentz VR, Ladd AL. Functional Reconstruction of the Upper Extremity in Tetraplegia. Vol 1. New York: McGraw-Hill; 1996

[31] Revol M, Briand E, Servant JM. Biceps-to-triceps transfer in tetraplegia: the medial route. J Hand Surg [Br] 1999;24:235-237

[32] Zancolli EA, Zancolli ER. Surgical reconstruction of the upper limb in middle level tetraplegia. In: Tubiana R, ed. The Hand. Philadelphia, PA: WB Saunders;1991

[33] House JH, Walsh T. Two-stage reconstruction of the tetraplegia hand. In: Master Techniques in Orthopedic Surgery. Philadelphia, PA: Lippincott-Raven; 1998

[34] Zancolli E. Surgery for the quadriplegic hand with active, strong wrist extension preserved: a study of 97 cases. Clin Orthop Relat Res 1975:101-113

[35] House JH, Gwathmey FW, Lundsgaard DK. Restoration of strong grasp and lateral pinch in tetraplegia due to cervical spinal cord injury. J Hand Surg Am 1976;1:152-159

[36] McCarthy CK, House JH, Van Heest A, Kawiecki JA, Dahl A, Hanson D. Intrinsic balancing in reconstruction of the tetraplegic hand. J Hand Surg Am 1997;22:596-604

[37] Zancolli EA. Structural and Dynamic Basis of Hand Surgery. 2nd ed. Philadelphia, PA: Lippincott; 1979

[38] House JH, Comadoll J, Dahl AL. One-stage key pinch and release with thumb carpal-metacarpal fusion in tetraplegia. J Hand Surg Am 1992;17:530-538

[39] Meiners T, Abel R, Lindel K, Mesecke U. Improvements in activities of daily living following functional hand surgery for treatment of lesions to the cervical spinal cord: self-assessment by patients. Spinal Cord 2002;40:574-580

[40] Rothwell AG, Sinnott KA, Mohammed KD, Dunn JA, Sinclair SW. Upper limb surgery for tetraplegia: a 10-year re-review of hand function. J Hand Surg Am 2003;28:489-497

[41] Wangdell J, Fridén J. Satisfaction and performance in patient selected goals after grip reconstruction in tetraplegia. J Hand Surg Eur Vol 2010;35:563-568

[42] Gross DP, Battié MC, Asante AK. The Patient-Specific Functional Scale: validity in workers' compensation claimants. Arch Phys Med Rehabil 2008;89:1294-1299

[43] Ray WZ, Mackinnon SE. Clinical outcomes following median to radial nerve transfers. J Hand Surg Am 2011;36: 201-208

[44] Louie G, Mackinnon SE, Dellon AL, Patterson GA, Hunter DA. Medial antebrachial cutaneous-lateral femoral cutaneous neurotization in restoration of sensation to pressure-bearing areas in a paraplegic: a four-year follow-up. Ann Plast Surg 1987;19:572-576

[45] Coulet B, Allieu Y, Chammas M. Injured metamere and functional surgery of the tetraplegic upper limb. Hand Clin 2002;18:399-412, vivi.

[46] Van Heest A. Tetraplegia. In: Wolfe SW, Hotchkiss RN, Pederson WC, Kozin SH, eds. Green's Operative Hand Surgery. 5th ed. Philadelphia, PA: Elsevier Churchill Livingstone; 2005:1271-1295

[47] Benassy J. Transposition of the musculo-cutaneous nerve upon the median nerve. Case report Med Serv J Can 1966;22:695-697

[48] Kiwerski J. Recovery of simple hand function in tetraplegia patients following transfer of the musculo-cutaneous nerve into the median nerve Paraplegia 1982;20:242-247

[49] Benassy J. A case of transposition of the musculo-cutaneous nerve upon the median nerve Paraplegia 1965;3:199-202

[50] Carlsen BT, Kircher MF, Spinner RJ, Bishop AT, Shin AY. Comparison of single versus double nerve transfers for elbow flexion after brachial plexus injury. Plast Reconstr Surg 2011;127:269-276

[51] Oberlin C, Ameur NE, Teboul F, Beaulieu JY, Vacher C. Restoration of elbow flexion in brachial plexus injury by transfer of ulnar nerve fascicles to the nerve to the biceps muscle. Tech Hand Up Extrem Surg 2002;6:86-90

[52] Ray WZ, Yarbrough CK, Yee A, Mackinnon SE. Clinical outcomes following brachialis to anterior interosseous nerve transfers. J Neurosurg 2012;117:604-609

［53］Davidge KM, Novak CB, Kahn LC, Mackinnon SE, Fox IK. Use of peripheral nerve transfers in tetraplegia: case series and preliminary results. Paper presented at: American Society for Surgery of the Hand 68th Annual Meeting; October 4,2013; San Francisco, CA

［54］Davidge KM, Kahn LC, Novak CB, Juknis N, Ruvinskaya R, Fox IK. Restoring prehension/wrist flexion and decreasing spasticity 11 years following spinal cord injury: A case study of the use of the brachialis nerve transfer. Paper Presented at: American Society for Peripheral Nerve/American Society for Reconstructive Microsurgery Combined Scientific Paper Session at the Annual Meeting; January 12, 2014; Kaua, Hawaii.

［55］Pacha Vicente D, Forcada Calvet P, Carrera Burgaya A, Llusá Pérez M. Innervation of biceps brachii and brachialis: anatomical and surgical approach. Clin Anat 2005;18:186-194

［56］Chiarapattanakom P, Leechavengvongs S, Witoonchart K, Uerpairojkit C, Thuvasethakul P. Anatomy and internal topography of the musculocutaneous nerve: the nerves to the biceps and brachialis muscle. J Hand Surg Am 1998;23:250-255

［57］Yang ZX, Pho RW, Kour AK, Pereira BP. The musculocutaneous nerve and its branches to the biceps and brachialis muscles. J Hand Surg Am 1995;20:671-675

［58］Boyd KU, Dhaliwal G, Yee A, Mackinnon SE. Brachialis to anterior interosseous nerve transfer: an anatomic study (abstract presentation). Paper presented at: Annual Meeting of the American Society for Peripheral Nerve Annual Meeting; January 13,2012; Las Vegas, Nevada

［59］Branovacki G, Hanson M, Cash R, Gonzalez M. The innervation pattern of the radial nerve at the elbow and in the forearm. J Hand Surg ［Br］1998;23:167-169

［60］Abrams RA, Ziets RJ, Lieber RL, Botte MJ. Anatomy of the radial nerve motor branches in the forearm. J Hand Surg Am 1997;22:232-237

［61］Fox IK, Davidge KM, Novak CB, Kahn LC, Juknis N, Ruvinskaya R, Mackinnon SE. Nerve transfer surgery to improve hand function in spinal cord injury: Multiplidisciplinary evaluation and management. Paper Presented at: Paralyzed Veterans of America 2013 Summit and Expo; August 29, 2013; Orlando, Florida

［62］Davidge KM, Kahn LC, Juknis N, Ruvinskaya R, Novak CB, Fox IK. The deltoid to tricept nerve transfer: A novel approach to early salvage of elbow extension in cervical spinal cord injury. Electronic poster presented at: American Society for Peripheral Nerve Annual Meeting; January 10-12,2014; Kauai, Hawaii

7 自体神经替代物：导管与去细胞同种异体神经

著者：Amy M. Moore，Wilson Z. Ray，Philip J. Johnson

翻译：邱帅　朱庆棠　　审校：易传军　顾立强

7.1 引言

自体神经移植仍然是神经移植的金标准，因为自体神经提供了施万细胞和神经内膜管的细胞外支架从而促进神经再生。然而，自体神经移植可伴有明显的并发症，包括供区神经功能丧失、额外的手术切口、瘢痕以及可能形成痛性神经瘤等[1-3]。此外，可用的供体神经有限，并且切取供体神经延长了患者的总体手术时间。某些切取自体神经的情形是有悖常理的，如牺牲不重要的细小神经去修复另一条不重要的细小神经。再如，在本身已患有疼痛综合征的患者身上切取自体神经，很有可能会在神经供区引发疼痛。如果所修复的神经并非重要的神经，那么切取自体神经将弊大于利。在临床上遇到上述这些情况，或者自体神经移植供体不适用、缺乏时，使用现成的自体神经替代物有助于提供临时支架以支持轴突再生。

采用管状结构修复神经损伤的方法最早可以追溯到 1891 年，Büngner 报道了神经可通过动脉移植桥接而成功再生[4]。自此，出现了神经导管和同种异体神经两大类自体神经的替代物。对合成的和非合成的神经导管的实验研究和临床应用始于 20 世纪 80 年代，至少 7 种合成神经导管和 4 种合成神经膜已经由美国食品与药品监督管理局（Food and Drug Administration, FDA）批准用于临床周围神经重建（表 7.1）[5]。

临床上最早的同种异体神经移植报道是在 1876 年，当时 Eduard Albert 从一例患者被截下的肢体中切取胫神经用于修复另一例患者的正中

神经缺损[6]。然而，直到 20 世纪 70 年代显微外科技术以及 80 年代强力免疫抑制方法的出现，取自尸体的神经才成为一种临床上可行的自体神经替代物，用于修复严重的周围神经缺损[7]。由于新鲜的异体神经具有免疫原性，而最主要的抗原成分来自供体的施万细胞，因此人们建立了多种方法来清除移植物中的细胞，在除去免疫原性的同时保留其神经内膜结构。目前，有一种去细胞同种异体神经（acellularized nerve allograft, ANA）获得了 FDA 批准用于临床（表 7.1）。

本章我们将介绍神经导管和 ANAs 用于周围神经修复的实验与临床证据。我们将讨论这些自体神经替代物在未来的发展和可能的改进。我们也会讨论这些自体神经的替代物未来可能的改进，使其具有等同于甚至优于自体神经移植物的效果。接下来的难题是对于神经损伤患者，如何确定使用神经导管和 ANAs 的合适极限。

7.2 神经导管：理想化特性与生理学

神经导管提供了现成的、便捷的桥接神经断端间隙的方法，因而很受欢迎。推测神经导管通过以下几方面促进神经再生：①消除神经修复部位缝线的张力；②防止瘢痕组织从周围组织长入神经断端；③防止轴突从缝合部位逃逸；④富集从神经断端分泌的神经营养因子，从而营造适合再生的环境；⑤提供一个管道结构来引导轴突再生且允许施万细胞迁移；⑥也许可通过生物化学和物理手段来调控神经再生微环境，如在导管腔

表 7.1 FDA 批准用于周围神经损伤的神经导管和神经膜

FDA 批准	公司	产品	材料	直径（mm）	长度（cm）
可吸收神经导管					
1995，1999	Synovis Micro Companies Alliance Inc.	Neurotube	聚羟基乙酸	2.3~8.0	2~4
2001	Integra Life Sciences Corp.	NeuraGen	Ⅰ型胶原	1.5~7.0	2~3
2001	Collagen Matrix Inc.	Neuroflex	Ⅰ型胶原	2~6	2.5
2001	Collagen Matrix Inc.	NeuroMatrix	Ⅰ型胶原	2~6	2.5
2003	Cook Biotech Products	AxoGuard Nerve Connector	猪小肠黏膜下层	1.5~7.0	10
2003，2005	Polyganics B.V.	Neurolac	聚乳酸己内酯	1.5~10.0	3
2010	Salumedica L.C.C.	SaluTunnel Nerve Protector	聚乙烯醇	2~10	6.35
可吸收神经套管 / 膜					
2000，2001	Salumedica L.C.C.	Salubridge	聚乙烯醇	2~10	6.35
2003	Cook Biotech Products	AxoGuard Nerve Protector	猪小肠黏膜下层	2~10	2~4
2004	Integra Life Sciences Corp	NeuraWrap	Ⅰ型胶原	3~10	2~4
2006	Collagen Matrix Inc.	NeuroMend	Ⅰ型胶原	4~12	2.5~5.0
去细胞同种异体神经					
2007	AxoGen. Inc	Avance	人类去细胞神经	1~5	1.5~5.0 *

* 可定制长达 7 cm 的产品

引 自 Kehoe S, Zhang XF, Boyd D. FDA-approved guidance conduits and wraps for peripheral nerve injury: a review of materials and efficacy. Injury;2012;43:553–572.

内添加神经营养因子或纤维蛋白基质[3, 8-11]。

神经导管应具有适用于临床的若干特征。理想的神经导管应该：①在结构上呈管状，能套接神经近、远断端，同时为再生神经通过断端之间的间隙提供力学支撑。②有多种长度和内径供选择，导管直径略大于需要修复的神经以免缩窄；但又不能太粗，以防神经营养物质外溢或纤维瘢痕长入。③可生物降解，但又至少能维持至神经长入远断端。④引起的炎症反应轻微。⑤无致癌性。⑥可经受灭菌处理。⑦由结实而柔韧的材料制成，可对抗外部压迫或防止活动时塌陷，而在置入时又能让缝针易于穿过[3, 11, 12]。最后，从临床可行性来考虑，神经导管应独立包装，随时可用。

神经导管置入后管内发生了可预期的生理变化。1983 年，Williams 等用大鼠坐骨神经模型研究了再生神经长过 10 mm 硅胶管的时空变化进程[13]。结果显示，导管在 24 小时内充满了含有蛋白质、凝血因子和可溶性因子等神经营养物质的液体[11]。第一周，在导管的中央，不含细胞的纤维蛋白基质在神经近、远断端间延伸。这些蛋白基质提供支架使施万细胞、成纤维细胞和内皮细胞从神经两端迁移进入导管。这些细胞在导管置入7天后进入导管内。第二周，施万细胞和成纤维细胞迁入后，再生轴突也进入导管，接着是毛细血管和血管。轴突延伸3~5天后发生髓鞘化[13]。到达神经远断端后，轴突则沿着远端完整神经段内保存完好的神经内膜管继续生长[11]。

7.3 神经导管：实验与临床证据

在开发天然和合成的神经导管方面已进行了大量研究。多种材料都尝试过，包括天然生物组织如动脉、静脉、肌肉，以及不可生物降解（"不可吸收"）和可生物降解（"可吸收"）的合成高分子材料。20世纪80年代的研究主要集中于生物组织和不可生物降解的高分子材料（如硅胶），最近的实验研究已转向可生物降解导管，以及强化其功能的方法，包括加入神经刺激因子或基质结构等[3, 11, 26]。

市场已有几种获FDA批准的神经导管，多数有良好的科学证据支持其临床使用（表7.2，表7.3）。下面简要综述一下目前最流行的神经导管[5, 27]。

7.3.1 聚乙醇酸导管

聚乙醇酸（polyglycolic acid，PGA）导管也称为GEM神经管（Synovis Micro Companies Alliance Inc., Birmingham, AL），是一种在实验室和临床都研究得最为广泛的可降解合成导管。它是由聚乙醇酸合成的脂肪族聚酯，具有多孔结构[15]。关于PGA导管的动物实验可以追溯到20世纪80年代早期[51-53]，Mackinnon和Dellon在1990年首次报道了PGA导管的临床应用[28]。

Rosen等[51]与Seckel等[52, 53]首次在大鼠短段神经缺损模型中展示了PGA导管中神经再生的效果。1988年，Dellon与Mackinnon证实，在非人灵长类动物3cm神经缺损模型中，PGA导管的修复效果等同于经典的腓肠神经束间移植修复[54]。这些发现是PGA导管向临床转化应用的基础。1990年，Mackinnon与Dellon发表了关于PGA导管修复15例患者5~30 mm指神经缺损的结果。他们报道PGA导管重建神经后，33%的患者的功能性感觉达优秀，53%的患者为良好，14%的患者感觉功能差，与经典的神经移植修复效果相当[28]。然而，在20世纪80年代，Mackinnon用管状PGA膜（不是现在所用的波纹导管）修复一组粗大神经缺损的患者并未取得成功（个人交流资料）。因此，在她的临床工作中，PGA导管使用仅限于修复缺损不大于30 mm、细小且非重要的感觉神经。

Weber等在2000年报道了首项前瞻性随机多中心临床研究，比较了自体神经移植和PGA导管修复指神经缺损的效果[20]。对于神经缺损<4 mm者，感觉功能优良率达100%；神经缺损为5~7 mm者，优良率为83%；神经缺损>8 mm者，优良率为71%。对于神经缺损大于5 mm者，PGA导管组感觉恢复在统计学上优于标准的自体神经移植组。2005年，Battiston等报道了另一组用PGA导管修复指神经的19例患者，76.5%的患者效果"非常好"［静态两点辨别觉（s2PD）<15 mm］，17.7%的患者效果"好"（s2PD>15 mm，但有浅痛觉和触觉）[9]。

除了指神经，PGA导管也被用于修复其他多种神经缺损。已有报道其用于修复短段（不超过3cm）下牙槽神经[29]、足底内侧神经[30]、面神经终末支[43]、副神经[31]、趾神经[15]和正中神经[44]缺损并获得成功。PGA导管用于桥接神经缺损（包括感觉和运动神经），也用于将痛性感觉神经改道至更为合适的靶器官以预防神

表7.2 FDA批准的可吸收神经导管与ANA修复细小神经缺损的临床资料

材料	研究者与时间	研究类型	导管/ANA 修复（总病例数）	年龄（岁）	神经	断端间距（cm）	神经直径（mm）	导管/ANA长度（cm）	随访	结果
PGA	Mackinnon和Dellon[28], 1990	病例组	16（15）	30.5±7.6	指神经	1.7±0.6（0.5~3）	约2	间距长度+每端重叠0.5	22.4个月（11~32个月）	感觉：优33%，良53%，差7%，无效7%
PGA	Crawley和Dellon[29], 1992	病例报告	1（1）	51	下牙槽神经	2.5	2	间距长度+每端重叠0.5	2年	感觉：优
PGA	Weber等[20], 2000	RCMT	62, 对照组74（98）	36±14	指神经	0.7±0.56	未提及	间距长度+每端重叠0.5	9.4个月±4.4个月（最长12月）	感觉：优44%，良30%，差26%
PGA	Kim和Dellon[30], 2001	疾病报告	1（1）	11	足底内侧神经	2	未提及	间距长度+每端重叠0.5	10个月	感觉：优
PGA	Battiston等[9], 2005	疾病组	19, 13例肌肉—静脉（30）	40（15~67）	指神经	2（1~4）	未提及	未提及	30个月（6~74月个）	感觉：优10%，良58%，差16%，无效16%
PGA	Ducic等[31], 2005	病例报告	1（1）	63	副神经	2.5	未提及	2.5	4个月	运动：肩完全外展（M5）
PGA	Dellon[32], 2006	病例报告	3（1）	40	桡神经感觉支，趾—拇移植的指神经	桡神经2.5, 指神经3.0	2.3	桡神经3.5, 指神经4.0	30个月	感觉：优
胶原	Lohmeyer[33*], 2007	病例报告	12（11）	12~66	指神经	0.6~1.8	2	未提及	12个月	感觉：优66%，差17%，无效17%
胶原	Bushnell[34], 2008	病例组	12（12）	33（18~50）	指神经	≤2	2~4	≤2	15个月（12~22个月）	感觉：优44%，良44%，可12%
胶原	Taras和Jacoby[35], 2008	技术报告	2（2）	22, 23	指神经桡神经感觉支	2, 1.5	未提及	未提及	8个月, 6个月	感觉优，未提及

（续表）

材料	研究者与时间	研究类型	导管/ANA 修复（总病例数）	年龄（岁）	神经	断端间距（cm）	神经直径（mm）	导管/ANA长度（cm）	随访	结果
胶原	Lohmeyer 等[36*], 2009	病例组	15（14）	38 （12~66）	指神经	1.27±0.37 （0.6~1.8）	2	间距长度+每端重叠0.2	12个月	感觉：优33%, 良42%, 差8%, 无效17%
胶原	Thomsen 等[37], 2010	病例组	11（10）	30	指神经	1.13 （0.5~2）	2~4	2~3	11.8 个月 （6~17个月）	感觉：优36%, 可46%, 差9%, 良9%
PLC	Bertleff 等[38], 2005	RCMT	21, 13 对照 （30）	40	指神经	0.6~2	未提及	间距长度+每端重叠 0.4~0.5	12个月	感觉：良好, 与对照组无差异
PLC	Meek[39], 2006	病例报告	1（1）	20	趾神经	2	未提及	未提及	14个月	感觉：差
PLC	Hernandez-Cortes[40], 2010	简报	1（1）	17	指神经	未提及	未提及	未提及	7个月	感觉：差
Avance	Karabekmez 等[41], 2009	病例组	10（7）	44 （23~65）	指神经	2.23 （0.5~3.0）	未提及	2.23 （0.5~3.0）	9个月 （5~12个月）	感觉：优50%, 良50%
Avance	Shanti 和 Ziccardi[42], 2011	病例报告	1（1）	62	下牙槽神经	未提及	3~4	未提及	5个月	感觉：可

* 数据来自同一队列不同时间点的报告。

缩略语：ANA, 去细胞同种异体神经；FDA, 美国食品与药品监督管理局；PGA, 聚乙醇酸；PLC, 聚（消旋丙交酯－ε－己内酯）；RCMT, 随机对照多中心试验

表7.3 FDA批准的可吸收神经导管与去细胞同种异体神经修复粗大神经缺损的临床资料

材料	研究者与时间	研究类型	导管/ANA修复（总病例数）	年龄（岁）	神经	断端间距（cm）	神经直径（mm）	导管/ANA长度（cm）	随访	结果
PGA	Navissano等[43]，2005	病例组	7（7）	26	面神经	1~3	未提及	未提及	7~12个月	运动：非常好14%，好57%，可29%
PGA	Donoghoe等[44]，2007	病例组	2（2）	40，61	正中神经（前臂）	3	2.3（4根导管）	4	5年	运动：APB功能恢复 感觉：良一优
PGA	Rosson[45]，2009	病例组	4（3）	A：9；B：53；C：51	A：尺神经（前臂）；B：正中神经、尺神经（上臂中段）；C：尺神经（上臂中段）	A：2.7；B：3.0，1.5；C：4.0	A：未提及；B：未提及（4根导管修复正中神经，3根导管修复尺神经）；C：8mm	A：未提及；B：侧2cm作端端缝合，中央间置神经碎片；C：	A：2.5年；B：5.5年；C：14个月	A：运动：优；B：运动：前臂肌肉获正中神经与尺神经再支配，手内肌无再神经化；C：前臂尺侧肌肉和FDI再神经化
PGA	Hung和Dellon[46]，2008	病例报告	1（1）	4	正中神经（腕管段）	4	4	5（两侧2cm做端一端缝合，中央间置神经碎片）	2年	运动：APB功能恢复 感觉：良好
PGA	Dellon[47]，2008	简报	1（1）	4.2	尺神经（上臂近端）	4.2	8	5（两边伸长2cm端对端并置入神经碎片）	18个月	感觉：Tinel征到达前臂中段 运动：EMG证实RF/SF FDP肌肉再神经化
胶原	Ashley[48]，2006	病例组	11（5）	≤2	臂丛	≤2	5~7	≤2	23.3个月±4个月	运动：优60%，差20%，感觉：45% 良
胶原蛋白	Wangensteen和Kallianen[49]，2010	病例组	126（96）	1.3（0.25~2）	82例指神经，23例其他细小神经，21例粗大神经	1.3（0.25~2.0）	2~7	未提及	256天	定性指标改善，2PD改善占24%；未针对神经类型/尺寸进行分层
胶原	Boeckstyns等[50]，2013	病例组	32：31	36（21~66）	正中神经	≤0.6	未提及	未提及	24个月	对于间距≤0.6cm者，其效果等同于直接缝合

*该报道包括前2篇文献的数据；重复的数据未纳入表中

缩略语：2PD，两点辨别觉；ANA，去细胞同种异体神经；APB，拇短展肌；EMG，肌电图；FDP，指深屈肌；FDI，第一骨间背侧肌；PGA，聚乙醇酸；RF，环指；SF，小指经瘤形成[29, 30]。最近还有报道称将多个导管成束排列能有效修复更为粗大的正中神经缺损[44]。

7.3.2 聚导管

聚（消旋丙交酯-ε-己内酯）导管的商用名为 Neurolac 神经导管（PolyganicsB.V., Groningen, the Netherlands），由可吸收的聚（消旋丙交酯-ε-己内酯）制成。20 世纪 90 年代末期，Den Dunnen 和 Meek 通过多项实验对 Neurolac 神经导管的特性和功效进行了评估[55~58]。研究表明，Neurolac 导管可有效用于神经修复再生；这种生物材料的力学强度和弹性可维持达 10 周[59]；导管是透明的，可在直视下确认神经断端置于正确的位置；此外，其降解产物较 PGA 导管的酸度低，从而对微环境的损害也更少[38]。

2005 年，Bertleff 等报道了 Neurolac 导管修复小于 2 cm 的感觉神经缺损的盲法随机多中心临床研究，发现其修复效果与直接缝合的效果相当。然而，他们报告 Neurolac 导管组出现更多的伤口愈合问题，未提供亚组分析结果[38]。

最近发表的其他报告表现出对此导管的担忧。两项大鼠研究显示该导管降解更慢，置入后第 16 和 24 个月发现有小碎片和慢性异物组织反应[60, 61]。目前尚不清楚这种反应对远期功能结果的影响如何。与此同时，Meek 和 Coert 报告了在临床应用方面的困难，如导管易塌陷，在使用前需用温盐水浸泡使其变得有弹性和松软，以便进行缝合[62]。

7.3.3 胶原导管

胶原是人体中含量最丰富的蛋白质，参与细胞外基质和结缔组织的构成。胶原有 15 种以上。Ⅰ 型胶原最常见，体内约 90% 的胶原为 Ⅰ 型胶原，是构成骨、肌腱和韧带的关键结构成分[63, 64]。神经蛋白中有 50% 是 Ⅰ 型和 Ⅲ 型胶原[15]。

胶原的力学强度、纤维结构及其可吸收性，使其成为一种制作神经导管的良好的生物材料。

有多种基于胶原的导管和神经膜已经上市，包括 NeuraGen、NeuraWrap（Integra Life Sciences Corp., Plainsboro, NJ）、NeuroFlex、NeuroMatrix 和 NeuroMend（Collagen Matrix, Inc., Franklin Lakes, NJ）。这些产品是由牛深屈肌腱提取纯化的 Ⅰ 型胶原制成的。RevolNerv（Orthomed S.A., Saint-Jeannet，France）是最近出现的一款由猪的 Ⅰ 型和 Ⅲ 型胶原制成的神经导管。

胶原导管能有效促进和支持神经再生跨越短的神经间隙[18, 19, 65~67]。1991 年，Archibald 等发表了首项 Ⅰ 型胶原神经导管用于大鼠和猴神经修复的研究。电生理学检测结果表明，用胶原导管套接修复 4 mm 神经缺损，其支持神经再生的效果与同系移植物一样的有效[19]（在主要组织相容性复合体 Ⅱ 兼容的动物之间的同系移植不需要使用免疫抑制，等同于自体移植。本章此处以后的部分我们将使用"自体移植物"这个词以避免混淆）。在猴正中神经 5 mm 缺损修复模型中，胶原导管与自体神经移植的效果都类似直接缝合修复[18]。Kemp 等在一项研究中观察了在非通透性（硅胶）与半通透性（Ⅰ 型胶原）导管中，再生轴突、施万细胞和新生血管形成的相互关系。他们通过大鼠坐骨神经 5 mm 和 10 mm 缺损模型，发现在两种长度的神经缺损中，胶原导管促进神经轴突再生和新血管形成的作用均强于硅胶导管[67]。Alluin 等在大鼠腓神经 10 mm 缺损模型中证实，Ⅰ 型和 Ⅲ 型胶原管（RevolNerv）支持神经再生的效果与自体移植相当[65]。

已有用 NeuraGen 导管成功修复短段神经缺损的临床报道。Taras 等在 2 篇文章中报告了 75 例使用 NeuraGen 导管修复周围神经获得成功，包括正中神经、尺神经、桡神经、骨间后神经、指总神经、指固有神经和桡神经浅支[11, 35]。然而，文章没有提供结果数据和每例患者的具体信息。Taras 等报告了未发现导管排斥反应，而有 2 例瘢痕敏感。目前，他们正进行一项临床试验。2008 年，Farole 和 Jamal 发表了 NeuraGen 导管作为神经套袖（不是导管）修复舌神经和下牙槽神经损伤的结果[68]。他们发现 9 例患者中有 8 例感觉功能改善，提示 NeuraGen 导管作为套袖保护损伤部位的神经有一定益处。Lohmeyer 等发表了一项用 NeuraGen 导管修复 12 例指神经缺损距离为 12.5 mm ± 3.7 mm 的前瞻性队列研究的结果[36]。术后 1 年，4 例患者感觉为优（s2PD<7 mm），5 例良好（s2PD<15 mm），1 例差（s2PD>15 mm），另有 2 例没有恢复保护性感觉。

Thomsen 等也发现 RevolNerv 导管可有效修复指神经缺损[37]。11 例指神经创伤性神经瘤切除后导致 5~20 mm 神经缺损患者行二期神经移植手术，感觉恢复 4 例优（s2PD<6 mm）、1 例良（s2PD 6~10 mm）、5 例可（s2PD 11~15 mm）、1 例差（s2PD>15 mm）。最后，Wangensteen 和 Kalliainen 发表了大宗回顾性病例研究以评价 NeuraGen 导管修复各种神经损伤的效果，包括 82 例指神经、23 例非指神经的细小神经（直径 2~4 mm）和 21 例粗大神经（直径 ≥ 5 mm）[49]。由于其为回顾性研究，只有 26 例患者有缺损长度的记录（平均 13 mm，2.5~20.0 mm），而且在病历中仅 26 例有神经恢复情况的定量检测记录。其中，6 例进行了 Semmes–Weinstein 单丝触觉测定，67% 的患者有改善；17 例测定了两点辨别觉，24% 的患者有改善；3 例进行了肌电图检查，33% 有改善。可惜该研究的结果并没有区分是指神经、细小神经还是粗大神经，所以不清楚 NeuraGen 导管能否成功修复粗大的混合神经。

可降解导管已成为神经修复导管的优选项，因为不像硅胶等不可吸收材料制成的导管，可降解导管允许与周围环境有更广泛的相互作用，并且减少了轴突压迫[17, 62]。更重要的是，已有报道用硅胶导管者因神经压迫和刺激而需再次手术

取出异物的比例较高[69~71]。生物可降解导管则可避免此类并发症。

7.4　不同神经导管的直接比较

迄今为止，还没有直接比较市场上各种神经导管的临床报告，但有若干动物实验研究。如上所述，Kemp 等比较了硅胶导管与 I 型胶原导管修复大鼠坐骨神经的效果。他们发现半透性 I 型胶原导管促进周围神经再生的作用优于非通透性硅胶导管[67]。Waitayawinyu 等发表了另一项比较研究，用大鼠坐骨神经 10 mm 缺损模型比较了 I 型胶原导管与 PGA 导管的效果[72]，发现在肌肉等张收缩力、轴突数量、肌肉湿重等指标方面，I 型胶原导管的效果在统计学上优于 PGA 导管。同时，他们发现胶原导管与自体移植（阳性对照）没有统计学差异。最近，Shin 等采用胫骨前肌等张运动测试比较了市场上的 3 种导管修复大鼠坐骨神经 10 mm 缺损的效果[73]。该研究设有 4 组：自体神经组（阳性对照）、聚（消旋丙交酯 - ε - 己内酯）导管组（Neurolac，Ascension Orthopedics Inc., Austin）、I 型胶原导管组（NeuraGen，Integra Life Sciences）与PGA 导管组（GEM Neurotube，Synovis Micro Companies Alliance）。术后 12 周进行肌肉力量测试。Shin 等发现，Neurolac 导管组与自体神经组无明显差异，两组均明显优于 NeuraGen 组与 Neurotube 组。另外，他们还报告 Neurotube 组运动功能恢复最差，但并未讨论其与 NeuraGen 组比较的意义。

虽然 Waitayawinyu 等[72] 和 Shin 等[73] 的研究结果似乎显示了市场上各种导管其功效的等级，但重要的是要认识到所提供的数据存在一些问题。首先，两项研究均在不同组别使用了不同直径的导管。NeuraGen 导管和 Neuralac 导管有更小直径，更适合大鼠坐骨神经损伤的修复，如内径为 1.5 mm 的导管；而最小规格的 PGA 导管

其内径也有 2.3 mm。体积的差异很重要，足以解释为何 Neurotube 组效果差（参阅本章中关于"扩大神经替代物使用的适应证"的内容，以进一步讨论导管容积的问题）。其次，该研究缺乏阴性对照组。理想的研究应包括阳性和阴性对照组，以证实其意义并推广至临床应用。

第三，Waitayawinyu 等的研究在第 15 周的晚期时间点测定组织学结果，这个混杂因素影响了该研究的效度。由于大鼠的神经再生能力强，为了区分实验组之间真正的差异，结果测定的时机很关键[74]。在更早的时间点，阳性对照组与阴性对照组仍有显著性差别，此时才能得出临床的相关性。由于"blow-through"效应，啮齿类动物良好的再生能力掩盖了实验组间真正的差异，在晚期时间点进行组织学评价可出现各实验组结果都一样的情况[74]。尽管我们批评这些研究所选的时机不合适，但仔细选择时间点是一个新范式的转变。我们也批评我们自己早期的研究选择的时机不准确。以前一直认为观察的时间越长越好，但当用组织形态学作为检测指标，把啮齿类动物的数据推广至临床应用时则并非如此。在啮齿类动物神经断裂伤（切断后修复或移植）模型中，反映神经功能的足迹测量，如坐骨神经功能指数，从未恢复到正常水平。今后，我们必须认识到将来的研究需根据方法学设定的严格时机来实施，以真正判别神经导管间的层次差异。唯有如此，动物研究的结果才能准确地转化为临床应用。

7.5 去细胞同种异体神经

去细胞同种异体神经（acellularized nerve allografts, ANAs）是一种确切的自体神经替代物，其来源丰富且有各种大小/长度以及运动/感觉特异性。研制去细胞神经是希望能发挥异基因神经组织（同种异体移植物）的神经再生优势，同时又避免移植物固有免疫原性的负面影响。已有研究表明，移植新鲜的同种异体神经的效果与自体神经移植一样[7, 75~77]，因其包含供体的施万细胞和神经内膜显微结构，为神经再生提供了与自体神经相同级别的支持[7, 74, 76~79]。新鲜的同种异体神经移植的复杂性在于在宿主轴突再生期间需要全身免疫抑制，通常要 6 个月左右的时间，直到观察到神经再生超过移植物远端[7]。遗憾的是，免疫抑制使受体易于发生机会性感染、肿瘤，以及毒性引发的副作用[80, 81]。脱细胞技术使同种异体移植物在保留其细胞外基质成分的同时，清除了具有免疫原性的细胞成分，尤其是抗原性较高的施万细胞。现有的技术包括洗涤剂处理、辐射、冻融以及长时间保存在冷冻的威斯康星大学溶液（University of Wisconsin solution）中（冷藏保存）[82~91]。

与合成的空心神经导管相比，去细胞神经具有若干优点[41]。首先，它们保存了天然神经三维支架和神经内膜构筑[87, 92, 93]，这种三维构筑可促进细胞迁移和神经纤维延伸，而空心导管没有这样的结构。其次，去细胞神经的细胞外基质中含有胶原蛋白和层粘连蛋白。这些神经基底膜的成分在轴突生长过程中起重要作用[94]。第三，在加工过程中清除硫酸软骨素蛋白聚糖（CSPGs）可加速神经再生，因为 CSPGs 已被证实具有抑制轴突生长的作用，在周围神经损伤初期即开始上调[95~97]。

唯一获得 FDA 批准可用于临床的去细胞神经是 Axogen 公司（Alachua, FL）生产的 Avance 神经移植物。Avance ANA 由将尸体神经特殊工艺加工而成，其处理程序包括用洗涤剂脱细胞、软骨素酶 CSPG 降解和 γ-辐照灭菌等。Whitlock 等用大鼠坐骨神经缺损模型，比较了 Avance 去细胞神经（采用 Axogen 公司制备 Avance 的特殊工艺处理大鼠神经获得鼠源性去细胞神经，以避免异种移植的混杂因素）与 Integra NeuraGen 胶原导管促进神经再生通过 14 mm 和 28 mm 神经缺损的效果（图 7.1）[98]。

在 14 mm 缺损组，术后 6 周 Avance 去细胞神经组效果优于 NeuraGen 导管组，但不如自体神经对照组（图 7.1a）。在短段缺损中，Avance 去细胞神经组中再生到达移植物中段者更一致（8例中有 7 例，而导管组 10 例中仅 4 例），移植物以远的神经中有髓神经纤维数量增加了约 20 倍。在 28 mm 缺损组，自体神经移植效果仍然优于 Avance 去细胞神经，后者则优于 NeuraGen 导管（图 7.1c，d）。虽然 Avance 去细胞神经中再生神经仅有自体神经移植组的四分之一，但它远优于 NeuraGen 导管组，移植物以远的有髓神

经纤维比 NeuraGen 导管多了 26 倍。值得注意的是，在 14 mm 缺损模型中，到了术后第 12 周，组间差异变得不那么明显了；而在更长的 28 mm 缺损组中，在 22 周仍存在显著差异（图 7.1b）。

最近，Moore 等[99] 在一项大鼠后肢研究中，通过形态计量学和肌肉功能测试比较了三种不同的去细胞神经移植物（冻存、洗涤剂处理、Avance 加工的神经移植物）与硅胶导管的差别。使用硅胶导管是因为我们实验室没有胶原导管。已有研究表明，再生神经在硅胶导管内无法生长超过 10 mm，因而硅胶管被用做强有力的阴性

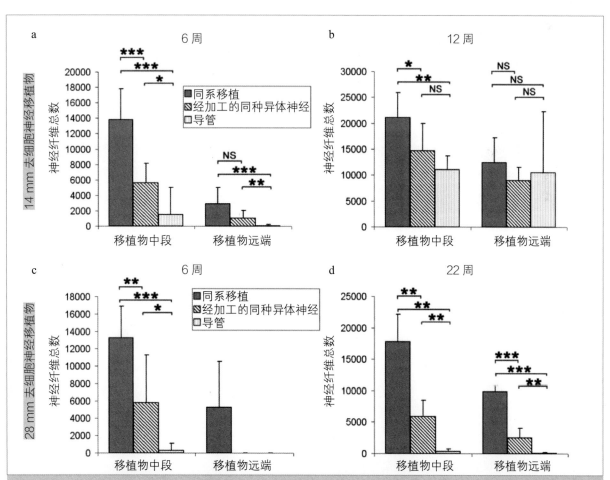

图 7.1　经处理的同种异体神经和胶原导管修复大鼠周围神经缺损的组织形态学检测结果。（a，b）该研究的实验模型用于评估在第 6 周和第 12 周时神经再生通过 14 mm 移植物的情况。（c，d）28 mm 移植物组在第 6 周和第 22 周进行检测。显著性水平：如文中所述，根据 Tukey 或 Mann-Whitney 秩和检验，*P<0.05，**P<0.01，***P<0.001，NS，无显著性（P>0.05），误差标尺表示该组的标准差［引自 Whitlock EL, Tuffaha SH, LucianoJP, et al.Processed allografts and type I collagen conduits for repair of peripheral nerve gaps. Muscle Nerve 2009;39(6):787–799.］

对组。

术后 6 周，洗涤剂处理的神经移植物支持轴突再生通过 14 mm 缺损的效果与自体神经移植相当，而 Avance 加工的和冻存的移植物能支持的再生神经纤维则显著减少。所有去细胞神经移植物的神经再生效果均优于作为阴性对照的硅胶导管（图 7.2）。术后第 16 周的肌力测定证实，洗涤剂处理的同种异体神经组运动恢复达到与自体神经相当的水平。与自体神经相比，Avance 加工和冻存的同种异体神经促进运动恢复的效果

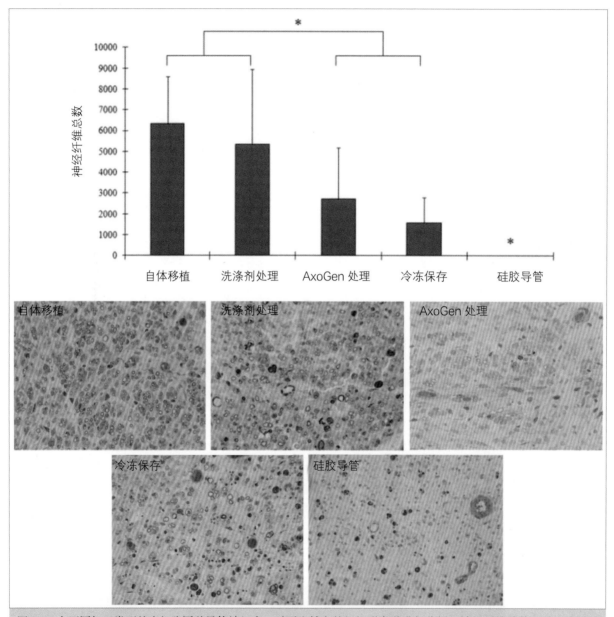

图 7.2　在不同加工类型的去细胞同种异体神经中，对再生轴突的组织形态学进行分析。神经纤维计数显示，在同系神经移植组和洗涤剂处理的异体神经组，移植物远端的神经纤维数量大于 Avance 加工组和冻存组。代表性的组织学切片显示术后 6 周有轴突再生通过新鲜的同系移植神经、经处理的异体神经和神经导管。在移植物远端 3~5 mm 取材的切片显示在同系神经移植组和洗涤剂处理的异体神经组，大量有髓轴突松散地聚合成再生单位；而在 Avance 异体神经组和冻存异体神经组，成功到达远端的有髓轴突数量则很少。神经导管远端的宿主神经组织中并没有健康的有髓轴突［引自 Moore AM, et al. Acellular nerve allografts in peripheral nerve regeneration: a comparative study. Muscle Nerve 2011;44(2):221–234.］

不如自体神经移植，但显著优于硅胶导管（图7.3）。因此，他们的结论是，虽然不同的去细胞神经的效果有不同等级，但是其促进神经再生和功能恢复的作用显著优于硅胶导管。该研究提供了在短段神经缺损中使用去细胞神经的有效性证据。

用于人体的 Avance 移植物的直径在 1~5 mm 之间，长度介于 15~50 mm，特别订制的话可达 70 mm。目前仅有少数几篇评价 Avance 去细胞神经修复人类神经的报告[27, 100]。从正在进行

的临床试验 RANGER（Avance 神经移植物在重建周围神经连续性的应用与结局评估登记）注册资料来看，Avance 修复后功能恢复与自体神经移植者不相上下。这是首项评价经加工的同种异体神经的多中心临床研究。在最近更新发布的临床试验中，报告了 71 例采用 Avanc 神经移植物修复神经缺损的病例：神经缺损平均长度为 23 mm ± 12 mm，大部分是指神经（71 例中占了 48 例），其次是正中神经（71 例中有 10 例）。87% 病例获得了有效恢复，即达到 S3-4 和/或

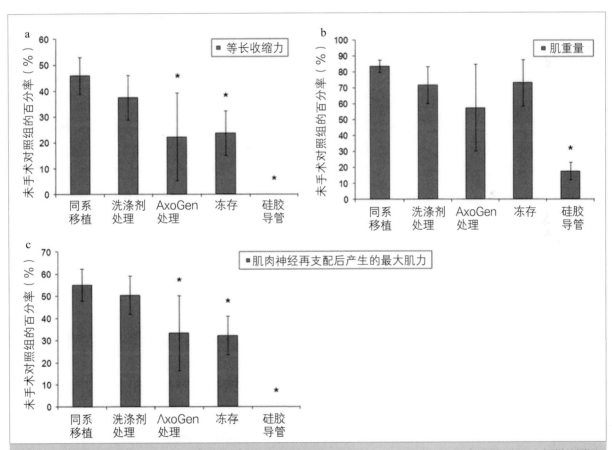

图 7.3　使用经不同方法处理的去细胞异体神经移植物实现轴突再生后的肌力测试。肌力诱发测试发现，新鲜的同系神经、经加工的异体神经和神经导管修复术后 16 周有不同的运动恢复。（a）由修复后的坐骨神经神经支配的趾长伸肌最大等长收缩力测量结果显示，AxoGen 异体神经和冻存的异体神经移植组运动恢复显著差于新鲜同系神经移植组。相比之下，硅胶管不能支持远端肌肉恢复运动功能。（b）趾长伸肌重量测定表明，用经加工的异体神经修复坐骨神经后，靶肌肉萎缩程度相近。AxoGen 异体神经修复组趾长伸肌萎缩更明显，但其差异没有统计学意义。（c）校正肌肉萎缩差异的影响后，计算再神经化后的趾长伸肌产生的最大肌力，结果表明，AxoGen 异体神经组和冻存异体神经组运动恢复仍显著低于同系神经移植组。数据表示为平均值 ± 标准差；* 表示与同系神经移植组比较其差异有统计学意义（$P<0.05$）[引自 Moore AM, et al. Acellular nerve allografts in peripheral nerve regeneration: a comparative study. Muscle Nerve 2011;44(2):221-234.]

M3-M5。随着缺损长度增加，有效恢复的比例有所降低。

Karabekmez 等检测了 Avance 修复 7 例患者 10 处感觉神经缺损的早期临床结果[41]。修复 8 条指神经和 2 条手背感觉神经的移植物平均长度为 2.23 cm（0.5~3.0 cm）。5 例功能优秀［s2PD ≤ 6 mm 或 m2PD（移动两点辨别觉）≤ 3mm］，5 例良好（s2PD 为 7~15 mm 或 m2PD 为 4~7 mm），没有功能差者（静态或动态两点辨别觉缺失）。研究结束时（平均随访时间为 9 个月），s2PD 平均为 5.5 mm，m2PD 平均为 4.4 mm。这是首项在人类显示去细胞神经修复长达 3 cm 感觉神经缺损的临床疗效的研究。

最近，Shanti 和 Ziccardi 发表了用 Avance 去细胞神经修复下牙槽神经缺损的病例报告[42]。该患者为了保留牙座接受了左下颌第一磨牙牙槽切除，同时行同种异体骨移植术，术后出现了左唇和颏部麻木。术后 8 个月进行手术探查，发现下牙槽神经断裂且近、远端回缩，无法直接修复。用一根直径 3~4 mm 的 Avance 移植物来桥接神经断端。术后 5 个月患者报告其患侧颏部有刺痛和瘙痒感，感觉测定显示有改善（达到英国医学研究理事会神经损伤委员会分类方案的 S3+ 级，即有浅痛觉,触觉过敏,恢复一定的两点辨别觉）。虽然这项研究并未提供长期随访结果或与接受自体神经移植、导管修复患者进行比较，但它确实提供了近来扩大去细胞神经应用范围的案例。

当然，需要更多的临床和实验研究以厘清用去细胞神经修复神经缺损的适应证和局限性。我们预计，就像神经导管那样，去细胞神经支持神经再生的能力有一定限度（如有限的移植物长度）。虽然去细胞神经具有空心神经导管所缺乏的神经内膜构筑，但它们并不含有自体神经中的施万细胞和内源性生长因子。因此，在进一步研究显示去细胞神经修复更长神经缺损或重要神经缺损可获得同等效果之前，我们认为应继续用自体神经移植作为修复重要神经的金标准，而使用去细胞神经修复非重要的 3 cm 以内的感觉神经缺损[41]。

Saheb-Al-Zamani 等[101]开始关注长段去细胞神经与自体神经移植在再生效果方面的差异。他们在大鼠上建立了长达 60 mm 的坐骨神经缺损模型，并用长段神经移植物进行修复（同系神经和去细胞神经）（图 7.4a）。神经再生检测显示，随着神经移植物长度的增加，神经再生减弱。在同系神经移植组，术后第 10 周和第 20 周均可恒定地看到轴突再生到达远断端，而去细胞神经组则表现因移植物长度增加而再生减少（图 7.4b，c）。

趾长伸肌（由坐骨神经的腓总神经支支配）的功能恢复与组织学数据相吻合，各组同系神经移植均测得功能恢复，但在 60 mm 去细胞神经移植组则未见恢复。进一步研究这些不同移植物长度的神经再生结果显示，同系神经移植恒定地促进轴突再生进入远端神经，而去细胞神经移植的效果则不可预知。虽然再生轴突数量随移植物长度增加而减少，但各种长度的同系神经移植中轴突均能再生到达神经的远断端。与此相反，去细胞神经并非总能支持轴突再生超过 20 mm。在 16 只移植 40 mm 去细胞神经的动物中，4 只（25%）在远断端没有再生轴突（再生失败）；而在 14 只移植 60 mm 去细胞神经的动物中，有 13 只（>90%）在远断端没有再生轴突。这些结果提示去细胞神经支持神经再生的极限在 40~60 mm 之间，总体来说去细胞神经的中再生效果不确定。

Saheb-Al-Zamani 等[101]用 Thy1-GFP 转基因大鼠（神经元和轴突表达绿色荧光蛋白）评价了在不同长度去细胞神经和同系移植神经中轴突再生进程的差异（图 7.5）。

在长度为 20 mm 和 40 mm 的同系神经移植中，有大量 GFP＋轴突再生超过远端缝合口；而在 60 mm 长的同系神经移植物中，通过移植物的再生轴突减少，在远端缝合口仅有少量轴突长

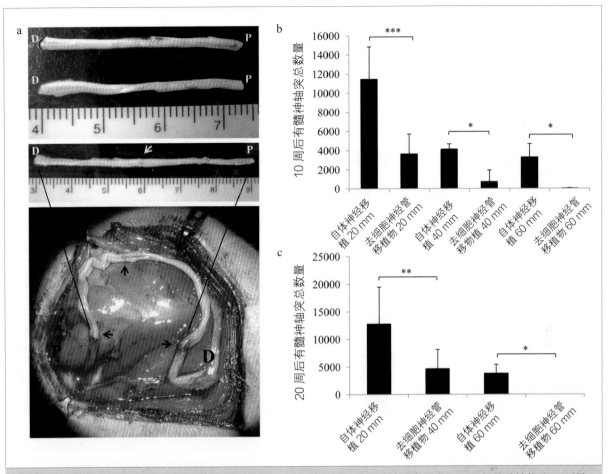

图 7.4　大鼠周围神经长段缺损模型图像。（a）两根长 30 mm 的坐骨神经端端缝合形成 60 mm 长的移植物（P，近端；D，远端）。两段神经以近端对远端的形式接合，形成长达 60 mm 的移植物。接合好的供体神经被修整到所需长度并植入皮下。箭头示缝线。（b）再生神经纤维组织形态学分析表明，在两组中轴突再生均随着移植物长度增加而减少。在重建后第 10 周（b）和第 20 周（c）对有髓神经纤维总数进行定量分析。在这两个时间点，各种长度的同系神经移植组（ISO）的神经再生均优于去细胞神经（误差线为标准差；* 表示与同系神经移植比较，P<0.05）［引自 Saheb-Al-Zamani M, Yan Y, Farber SJ.et al. Limited regeneration in long acellular nerve allografts is associated with increased Schwann cell senescence. Experimental Neurology 2013;247:165–77.］

入神经远端。与同系神经移植相比，仅在 20 mm 去细胞神经中有大量再生轴突到达并长入神经远端；在 40 mm 去细胞神经中，再生轴突只到达移植物中段（约能生长 20 mm）；而在 60 mm 去细胞神经中，再生轴突仅能长入约 10 mm。这些定性结果提示，神经在长段移植物中再生失败，不仅是在移植物中发生慢性失神经的问题，因为随着移植物长度的增加，轴突也不能生长到同样的距离。

为了认识这种引起轴突停滞的机制，在神经再生 10 周后切取移植物来检测凋亡和细胞衰老的分子标记物[101]。去细胞神经中轴突停滞与移植物包括施万细胞中独特的细胞衰老标记物（SA-β-半乳糖苷，p16INK4A 和 IL-6）表达相关。由于神经再生依赖施万细胞所营造的正性再生环境，衰老施万细胞的堆积具有耐人寻味的含义。衰老的细胞通常有独特的蛋白表达谱——衰老相关分泌图谱或表型（senescent associated–

secretary profile or phenotype, SASP），可影响炎症和再生的进程[102, 103]。有假说提出衰老的施万细胞产生 SASP，从而改变了再生环境，使其促再生性减弱或对轴突生长锥的抑制增强。该领域的进一步研究，对于认识在长段或粗大去细胞神经中神经再生失败的机制以及开发新疗法具有重要意义。

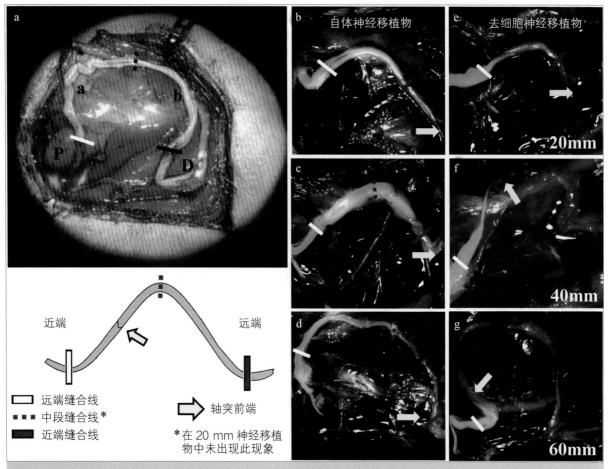

图 7.5　Thy1–GFP 大鼠神经再生图像显示神经再生失败时去细胞神经中的轴突停滞不前。（a）Thy1–GFP 大鼠的轴突表达绿色荧光蛋白（green fluorescent protein, GFP），使得移植后 10 周的再生轴突可被观察到。可见轴突再生与去细胞神经长度之间强烈的反比关系。20 mm 长的同系神经（b）和去细胞神经（e）均能够让再生轴突通过移植物全长。当移植物长度增加至 40 mm 时，在去细胞神经中轴突再生受阻（f），而在同系神经移植物中不会出现这种情况（c）；在移植物长度达 60 mm 时，这种再生程度的差异更加明显（d, g）。值得注意的是，轴突在 60mm 去细胞神经中（g）比在 40 mm 去细胞神经中（f）再生的距离更短（引自 Saheb-Al-Zamani M, Yan Y, Farber SJ, et al. Limited regeneration in long acellular nerve allografts is associated with increased Schwann cell senescence. Experimental Neurology 2013; 247:165–77.）

7.6　扩大使用神经替代物的适应证

鉴于神经导管在修复小直径神经短段缺损中获得了成功，特别是指神经（直径约 1 mm），临床医生开始突破导管使用的局限，将其用于修复更粗大、更重要的神经，如正中神经和尺神经（直径 4~7 mm）。遗憾的是，目前已开始出现扩大神经导管使用适应证而失败者。

Moore 等发表了 4 例使用神经导管失败的案例[104]。1 例患者用 NeuraGen 导管修复撕裂的正中神经［7 mm（直径）×2 cm（长）］（图 7.6）。2 例产瘫儿童用 NeuraGen 导管进行修复，其中 1 例患儿用 I 型胶原导管（7 mm×3 cm）修复 C5–C6 神经根；在另一患儿用了 2 根导管（4 mm×3 cm）从 C5 神经根桥接上干和下干，另一根导管（4 mm×3 cm）用来桥接 C6 神经根和下干；第四例患儿用 GEM Neurotube（4 mm×2 cm）修复尺神经缺损（图 7.7）。这 4 例患者

因效果差而需要进一步的干预，尽管其中一名患儿的家长放弃了进一步的手术治疗。

在 Moore 等报道的临床病例之后，还有另外 6 例使用了神经导管或神经包绕膜而失败的患者来到我们这里接受诊治。有 1 例患者肘部尺神经完全断裂，用了 2 段 6 mm 长的胶原导管进行修复（图 7.8）。

第二例患者用胶原神经包绕膜修复腕部尺神经裂伤［7 mm（直径）×2 cm（长）］（图 7.9）。第三例患者因尺神经，确切地说是运动深支颗粒细胞瘤切除后，用神经包绕膜修复（图 7.10）。第四例患者用胶原导管修复尺神经裂伤（图 7.11）。第五例患者是正中神经枪击伤，用神经包绕膜进行修复（图 7.12）。第六例患者是腕管松解造成的正中神经感觉支医源性损伤，也用 NeuraWrap 膜包裹进行修复（图 7.13）。所有 6 例患者都因效果差而需要进一步处理。毫无疑问，这些案例激发了人们对为什么神经导管和包绕膜修复会失败的研究兴趣，也使得人们重

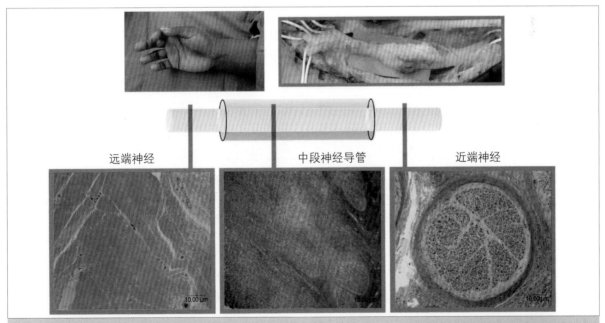

远端神经　　　　　　中段神经导管　　　　　　近端神经

图 7.6　患者右正中神经用胶原导管修复失败后 4 年。手术标本组织学检查发现在导管远端有致密的纤维瘢痕组织但没有神经结构；导管中段结构紊乱，没有有序的轴突，符合神经瘤的表现；近端神经结构正常［引自 Moore AM, Kasukurthi R, Magill CK, Farhadi HF, Borschel GH, Mackinnon SE. Limitations of conduits in peripheral nerve repairs. Hand (NY) 2009; 4(2):180–186.］

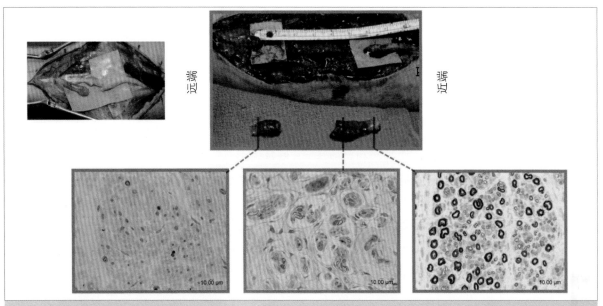

图 7.7　患者右侧尺神经用聚乙醇酸（PGA）导管（长 2 cm、直径 0.7 cm）修复失败后 9 个月。手术标本组织学检查发现在导管远端有致密的纤维瘢痕组织但没有神经结构。导管近端切片显示结构紊乱，没有有序的轴突，符合神经瘤的表现。未见再生神经通过导管。在近端则显示正常的神经结构［引自 Moore AM, Kasukurthi R, Magill CK, Farhadi HF, Borschel GH, Mackinnon SE. Limitations of conduits in peripheral nerve repairs. Hand (NY) 2009;4(2):180–186.］

新评估其临床适应证。

在这些患者中，神经导管失败可能是技术因素的结果，如未能妥善缝合固定导管，在置入导管前未完全切除损伤的神经。然而，它们的失败很有可能是因为用于大直径神经而且缺损太长。这种缺损超过了轴突再生通过神经导管的临界体积。虽然还需要更深入的研究以确定再生的临界体积，但圆柱体体积的基本方程 $V = \pi r^2 L$（$V=$ 体积，$r =$ 半径，$L=$ 长度），决定了如果半径加倍（如神经直径增加），那么总体积则变成 4 倍（图 7.14）。体积因素在神经趋向性中变得十分重要。神经趋向性的概念是指近端出芽的轴突沿由远断端分泌到神经缺损部位的神经营养因子浓度梯度分布向远端再生。随着导管的体积变大，神经营养因子的浓度可能下降或被稀释。因此，再生轴突缺乏营养和趋化支持，难以到达神经远断端。

虽然体积限制神经再生的概念并不算新，但也没有被广泛认知。Lundborg 等在 1982 年探究大鼠神经再生通过硅胶管的临界缺损长度时，首先提出导管体积和长度是神经再生的影响因素[16]。他们发现，神经远断端对再生的促进作用受导管长度（或体积）的限制，提示远断端分泌的体液因子发挥了关键作用。后来证实由神经断端分泌进入导管的液体可促进神经突起的生长[13, 105]。由于已知大鼠模型中存在着空导管的临界缺损长度和体积，因而在人类也存在导管容积限制是讲得通的，需要进一步研究以确定这些临界参数的确切数字。遗憾的是，这很难在动物模型中完成，因为即使在"大"的动物模型中也难以模拟人类神经这样大的直径，除非是极少使用的猪坐骨神经模型。如 SahebAl-Zamani 所论述的，施万细胞衰老也与大体积的去细胞神经相关[101]。

尽管不多见，仍有一些用导管修复大直径神经获得成功的临床病例报告。Lundborg 等报道用硅胶管修复正中神经和尺神经短段缺损（2~

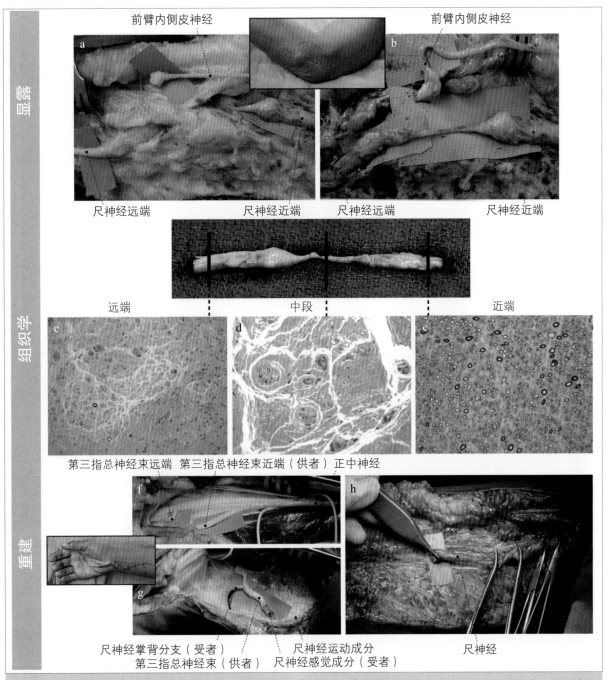

图 7.8 神经导管修复失败的病例：患者右肘部尺神经用两根胶原导管修复后 5 年。（a）在我院再次手术，见尺神经在已移位的位置，有一根粗大的绿色缝线。前臂内侧皮神经的神经瘤很明显。（b）损伤尺神经的近端和远端仅有少许相连。（c）组织学检查发现导管以远的尺神经内几乎没有神经纤维。（d）在导管内也几乎没有神经纤维。（e）在导管以近可见到正常神经纤维。原始放大倍数：400×。（f，g）尺神经修复失败后的重建，包括远端感觉神经移位，尤其是把第三指总神经束转位至尺神经感觉支来重建重要部位的感觉。非重要部位的感觉则通过端侧神经移位来重建，包括第三指总神经远断端和尺神经背侧皮支。（h）损伤的尺神经段被切除，烧灼尺神经远断端，再钳夹近端数次，然后埋入肌肉

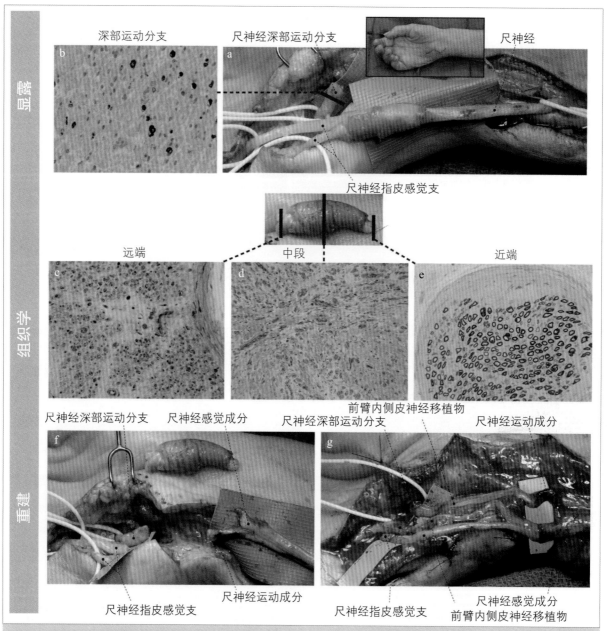

图 7.9　神经包绕膜修复失败的案例：用胶原膜修复断裂的左尺神经术后 5 个月。（a）显露后见在修复部位的尺神经是相连的，但深部运动支未修复。（b）组织学检测未见深部运动支神经再生。放大倍数：400×。（c）神经包绕膜远端部分见稀疏、细少的无髓鞘神经纤维（感觉纤维）。（d）在中段见神经纤维向不同方向发芽，在切片上其外形显得不均一。此外，可见致密的瘢痕形成。（e）近端可见正常的神经纤维。放大倍数：250×。（f）切除神经包绕膜和损伤段神经，显露远端的尺神经运动支和感觉支。在近端标定出感觉和运动成分的空间分布。需注意到神经包绕膜仍存在且包裹着神经。（g）移植一根前臂内侧皮神经（medial antebrachial cutaneous, MABC），将尺神经近端运动束与远端的深部运动支桥接起来。尺神经感觉束则通过两根 MABC 分别与远端的两条感觉支连接起来。共用了 3 段长 6 cm 的 MABC

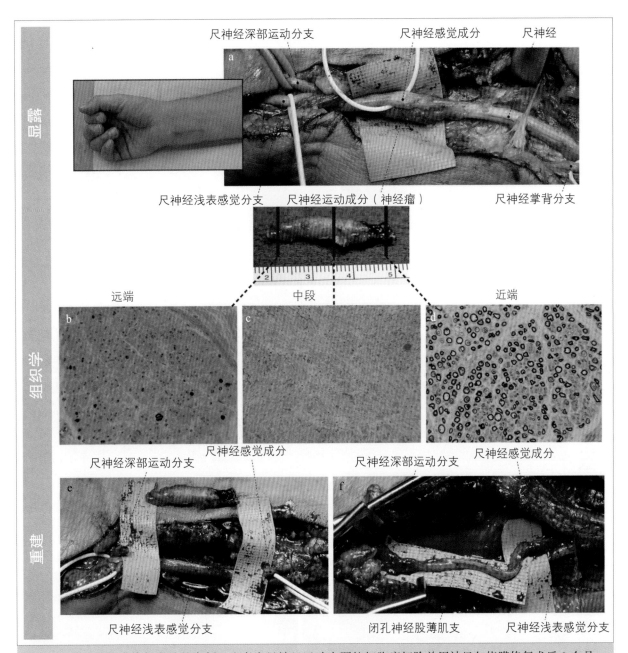

图7.10　神经包绕膜修复失败的案例：患者右尺神经运动支颗粒细胞瘤切除并用神经包绕膜修复术后2个月。（a）显露神经后，辨认出原来修复过的尺神经运动束支，保护好尺神经感觉束支。（b）神经包绕膜的远端部分见稀疏、细少的无髓神经纤维（感觉纤维）。（c）在中段见神经纤维向不同方向发芽，在切片上其外形显得不均一。此外，可见致密的瘢痕形成。（d）近端可见正常的神经纤维。放大倍数：250×。（e）切除尺神经运动束支后，切取闭孔神经的股薄肌支作为运动神经移植物。（f）自体运动神经移植修复尺神经运动束支

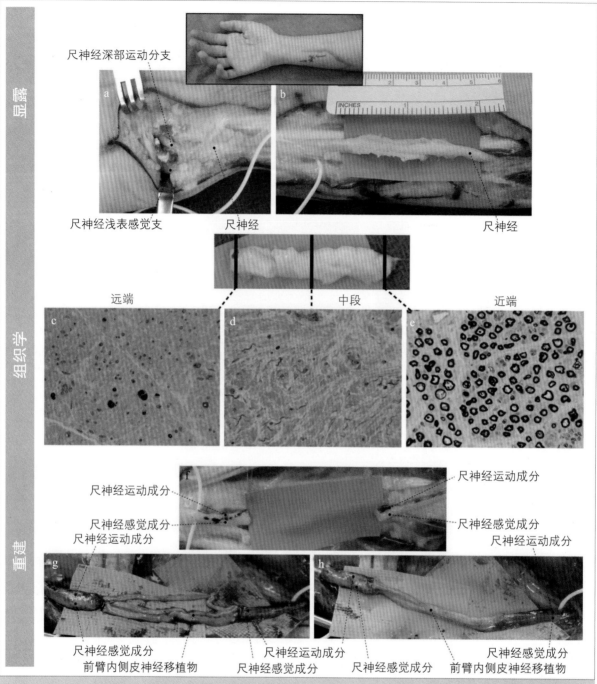

图7.11　神经导管修复失败的案例：胶原导管修复右尺神经术后6个月。（a）分离尺神经并沿Guyon管进行松解减压。（b）在近端，可辨认之前的修复部位。（c）组织学检测发现在导管以远没有神经纤维。（d）在导管中段，组织学检测也未见再生神经纤维。（e）在神经导管以近，可见到许多有髓神经纤维。（f）分离并切除损伤区和原来重建的部分。（g）取三段前臂内侧皮神经（medial antebrachial cutaneous nerve，MABC），每段长5 cm，用于桥接神经缺损。（h）进行MABC神经电缆式移植时，需要仔细对合以确保近端运动神经束接到远端运动束，近端感觉束接到远端感觉束

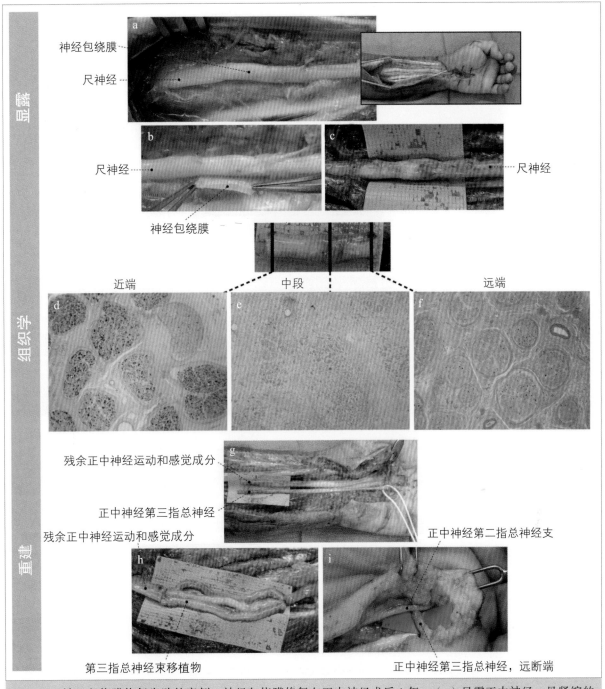

图 7.12　神经包绕膜修复失败的案例：神经包绕膜修复左正中神经术后 1 年。（a）显露正中神经，见紧缩的包绕膜裹着神经。（b）切开包绕膜，见术后 1 年包绕膜仍在那里，或至少是连续的，"壳"或"皮"仍一直存在。（c）从明显的缝线可以看出尺神经原先已被修复。（d）组织学检测显示近端健康的神经纤维。（e）在中段见神经纤维向不同方向发芽，在切片上其外形显得不均一。（f）在远段见稀疏的神经纤维。（g）重建过程包括切除神经瘤，分离正中神经中的运动束支和感觉束支。（h）神经缺损用三股取自正中神经第三指总神经束支做电缆式移植修复。（i）第三指总神经远端做端侧神经移位，以恢复第三指相对侧的基本感觉。

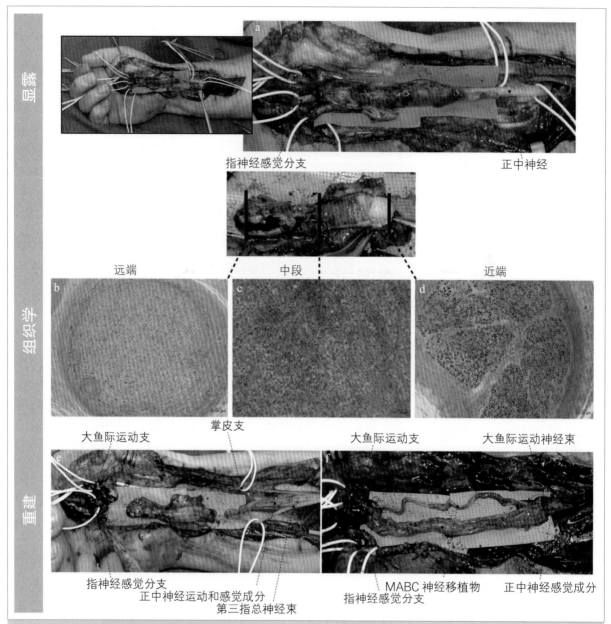

图 7.13　神经包绕膜失败的案例：腕管松解造成右正中神经损伤的患者，用神经包绕膜修复后 2 年。正中神经感觉束支损伤，用神经包绕膜修复。（a）显露后见正中神经上形成巨大的神经瘤。（b）组织学检测显示远端部分神经纤维稀少。（c）中段部分显示结构紊乱，轴突无序，符合神经瘤表现。（d）近端部分见健康的神经纤维。（e）切除神经瘤，分辨正中神经的感觉束支和运动束支。（f）用几条前臂内侧皮神经做电缆式移植修复，其中运动束支用一单独的移植物进行修复

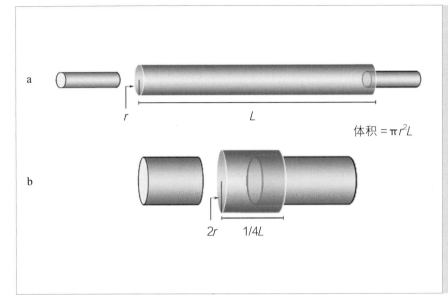

图 7.14 导管容积对于修复大直径神经的重要性。该图说明了直径在决定神经断端间隙总体积方面的重要性。导管 A 和导管 B 的容积相等。根据方程式 $V=\pi r^2 L$，导管 B 的半径增加一倍，因其容积与导管 A 相等，因而其长度仅有导管 A 的四分之一 [引自 Moore AM, Kasukurthi R, Magill CK, Farhadi HF, Borschel GH, Mackinnon SE. Limitations of conduits in peripheral nerve repairs. Hand (NY) 2009;4(2):180–186.]

3 mm）获得成功[69, 71]。经过 5 年的随访，他们得出结论：用导管修复正中神经和尺神经可以取得与直接缝合相似的功能结果，并且导管修复者实际更少出现对寒冷的不耐受。值得注意的是，17 例中有 8 例因"轻微的局部问题"而需要取出硅胶管；当再次显露时，神经的外观或显微镜下观都没有发现神经受压或炎症的迹象[71]。2007 年，Donoghoeet 等报告 2 例用 4 段长为 3 cm、直径为 2.3 mm 的 GEM Neurotube 导管电缆式修复正中神经缺损[44]。2 例患者均恢复了感觉功能（s2PD<6 mm）和拇短展肌功能。

更常见的是，对导管进行改进使其能成功修复粗大或长段神经缺损。例如，Hung 与 Dellon 报道用 GEM Neurotube 导管修复人类正中神经 4 cm 缺损获得成功。作者将自体神经碎片放入硅胶管内以改善其长段修复的效果[46]。之前有研究表明，在导管中加入神经组织可促使啮齿类动物模型中神经再生通过更长的距离[106, 107]。这一现象用于改善静脉导管修复更粗大神经的更长段缺损的效果也曾报道过[108-110]。然而，这些关于静脉导管的研究因其功能效果不足而被批判[108-111]，这可能是因为静脉壁本身就薄，容易受周围组织压迫而塌陷。由于缺乏用导管修复粗大神经缺损的临床与实验证据，所以需要进一步研究。

7.7 未来发展方向

对于扩大神经导管的使用"适应证"，增强神经再生通过更长的神经缺损距离，提高更粗大和重要的运动神经功能效果，大家有相当大的兴趣。在过去十余年里，除了研究不同的导管材料，基础科研已探索了在导管中加入神经营养因子、施万细胞和其他基质分子来促进神经再生[10, 112]。尽管在改善导管使其达到自体神经移植的研究水平方面有较大投入，但这些工程化的策略尚未用于临床。

修复粗大神经缺损的神经导管在未来的进展，很可能要整合施万细胞。周围神经研究的一个重大突破将会是构建完全没有免疫原性的"现成的"神经替代物，其不仅具有三维的内部构筑，也有施万细胞和生长因子的支持；理论上，这种神经替代物提供的神经再生能力等同于自体神经。在天然神经，神经损伤后施万细胞增殖，形成纵向排列的称为 Büngner 带的细胞带以支持和引导轴突再生[14, 113, 114]。Leitz 等研究显示，如果把施万细胞接种到有数微米宽纵向沟槽的可吸收聚合物纤维中，可诱导施万细胞形成 Büngner 带以支持轴突再生[14, 115]。此外，最近有研究通过改造施万细胞以增强其促神经再生的作用，如通过基因修饰施万细胞以增加其迁移能力[116]，或过量表达特异性神经营养因子[117]。

动物研究表明，加入施万细胞可增强神经再生通过神经导管的能力[112, 118~123]。某些动物研究表明，加入体外培养的自体施万细胞可促进轴突在去细胞神经中的再生，结果甚至接近自体移植的水平[124, 125]。在临床领域，目前已具备通过活检获取人类施万细胞并在体外进行扩增的能力，但尚未应用于临床实践[126]，可能是因为分离、扩增以及纯化原代施万细胞有困难。而且，获取自体施万细胞需要神经活检，有出现持续麻木、神经瘤形成和 / 或顽固性疼痛的风险。

因此，最新研究的焦点似乎转向了使用类施万细胞替代自体原代施万细胞。骨髓基质细胞[127~129]、皮肤源性前体细胞[130] 以及脂肪源性干细胞[131, 132] 在体外培养中已可被诱导为类施万细胞表型，并可促进神经再生通过去细胞神经导管。目前，关于这三种不同来源的类施万细胞样细胞之间的相互比较，以及与原代施万细胞的比较尚未进行，但对于确定今后的研究优选项将会很有用。当然，在临床实践中必须考虑取材的并发症，如取骨髓的操作比皮肤活检或少量吸脂更复杂和痛苦。推动该领域的进步最后还需考虑细胞种植技术的最优化和标准化[133]。将来我们可能看到在临床上使用添加体外培养的自体施万细胞或类施万细胞的去细胞异体神经导管，也许最终会达到等同于自体神经移植的效果。

7.8　小结：使用神经导管和去细胞异体神经的建议

通过临床和基础科研已建立了神经导管和去细胞异体神经修复周围神经的适应证，并在这些自体神经的替代物上成功实现了神经再生。不过，我们深信，在出现更大量关于其扩大应用的数据之前，神经导管和去细胞神经应仅用于桥接小于 3 cm 的、细小的、非重要的感觉神经，而自体神经应该用于所有粗大、长段或重要神经。最近有一篇论文比较了自体神经修复与用非常短（≤ 0.6 cm）的胶原导管来修复，作者报告对于非常短的前臂神经缺损进行重建取得了满意结果[50]。

当提供同等的运动和感觉神经再生通路时，损伤的运动神经元会优先沿运动通路再生，这种现象被称运动神经再生优先[134]。我们实验室已证明运动神经移植物的神经内膜管更粗大，移植修复混合神经时，比感觉神经移植物更能促进神经再生[107, 135~138]。虽然最近的一篇短讯未能显示出这种再生的优势[139]，但当自体神经移植不可选时，我们仍然会倾向于使用运动神经源性的去细胞神经来修复混合神经缺损，如果有这些产品的话（虽然目前还没有）（图 7.15）。

此外，实验研究确切表明，将神经碎片或短段神经置入中空的神经导管可以促进神经再生；因此，我们推荐任何时候只要用神经导管就使用该技术[106, 107, 140]。神经近端部分有健康的、活的施万细胞；而神经损伤后轴突断裂，神经远端部分的施万细胞逐渐消失。当外科医生切除神经近、远断端使其新鲜化后，我们建议再从近端神经切取一小片神经组织，捣碎成含有活施万细胞的微粒加入导管中。最后，由于导管内有血液或血液成分会抑制神经再生，因此应小心操作以保证导管内没有血液或血液成分。

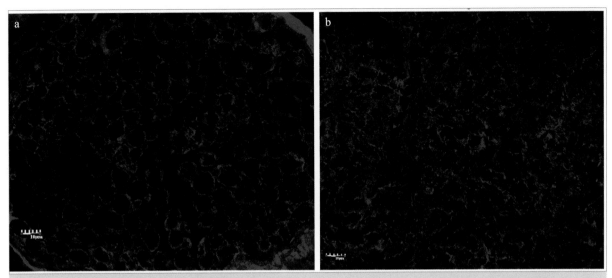

图 7.15 运动神经和感觉神经的内部构筑存在差异。运动神经的神经内膜管（a）比感觉神经的神经内膜管（b）大。层粘连蛋白荧光染色，放大倍数：60×。标尺 10 μm

7.9 参考文献

［1］Millesi H. Bridging defects: autologous nerve grafts. Acta Neurochir Suppl(Wien) 2007;100:37-38

［2］IJpma FF, Nicolai JP, Meek MF, FF. Sural nerve donor-site morbidity: thirty-four years of follow-up. Ann Plast Surg 2006;57:391-395

［3］Meek MF, Coert JH. Clinical use of nerve conduits in peripheral-nerve repair:review of the literature. J Reconstr Microsurg 2002;18:97-109

［4］Bungner O. Die degenerations-und regeneration-vorgange am nerven nach verletzungen. Beitr Pathol Anat 1891;10:321-393

［5］Kehoe S, Zhang XF, Boyd D. FDA-approved guidance conduits and wraps for peripheral nerve injury: a review of materials and efficacy. Injury; 2012;43:553-572

［6］Schmidt G. Eduard Albert and the Beginning of Human Nerve Grafting. Acta Chirurgica Austriaca. 1993;25(4):287-288

［7］Mackinnon SE, Doolabh VB, Novak CB, Trulock EP. Clinical outcome following nerve allograft transplantation. Plast Reconstr Surg 2001;107: 1419-1429

［8］Fine EG, Decosterd I, Papaloïzos M, Zurn AD, Aebischer P. GDNF and NGF released by synthetic guidance channels support sciatic nerve regeneration across a long gap. Eur J Neurosci 2002;15:589-601

［9］Battiston B, Geuna S, Ferrero M, Tos P. Nerve repair by means of tubulization: literature review and personal clinical experience comparing biological and synthetic conduits for sensory nerve repair. Microsurgery 2005;25:258-267

［10］Pfister LA, Papaloïzos M, Merkle HP, Gander B. Nerve conduits and growth factor delivery in peripheral nerve repair. J Peripher Nerv Syst 2007; 12:65-82

［11］Taras JS, Nanavati V, Steelman P. Nerve conduits. J Hand Ther 2005;18:191-197

［12］Hazari A, Wiberg M, Johansson-Rudén G, Green C, Terenghi G. A resorbable nerve conduit as an alternative to nerve autograft in nerve gap repair. Br J Plast Surg 1999;52:653-657

［13］Williams LR, Longo FM, Powell HC, Lundborg G, Varon S. Spatial-temporal progress of peripheral nerve regeneration within a silicone chamber: parameters for a bioassay. J Comp Neurol 1983;218: 460-470

［14］Schlosshauer B, Dreesmann L, Schaller HE, Sinis N. Synthetic nerve guide implants in humans: a comprehensive survey. Neurosurgery 2006;59:740-747, discussion 747-748

［15］Meek MF, Coert JH. US Food and Drug Administration/ Conformit Europe-ap-proved absorbable nerve conduits for clinical repair of peripheral and cranial nerves. Ann Plast Surg 2008; 60:110-116

［16］Lundborg G, Dahlin LB, Danielsen N, et al. Nerve regeneration in silicone chambers: influence of gap length and of distal stump components. Exp Neurol 1982;76:361-375

［17］Krarup C, Archibald SJ, Madison RD. Factors that influence peripheral nerve regeneration: an electrophysiological study of the monkey median nerve. Ann Neurol 2002;51:69-81

［18］Archibald SJ, Shefner J, Krarup C, Madison RD. Monkey median nerve repaired by nerve graft or collagen nerve guide tube. J Neurosci 1995;15:4109-4123

［19］Archibald SJ, Krarup C, Shefner J, Li ST, Madison RD. A collagen-based nerve guide conduit for peripheral nerve repair: an electrophysiological study of nerve regeneration in rodents and nonhuman primates. J Comp Neurol 1991;306:685-696

［20］Weber RA, Breidenbach WC, Brown RE, Jabaley ME, Mass DP. A randomized prospective study of polyglycolic acid conduits for digital nerve reconstruction in humans. Plast Reconstr Surg 2000; 106:1036-1045, discussion 1046-1048

［21］Mosahebi A, Wiberg M, Terenghi G. Addition of fibronectin to alginate matrix improves peripheral nerve regeneration in tissue-engineered conduits. Tissue Eng 2003;9:209-218

［22］Evans GR, Brandt K, Niederbichler AD, et al. Clinical long-term in vivo evaluation of poly(L-lactic acid) porous conduits for peripheral nerve regeneration. J Biomater Sci Polym Ed 2000; 11: 869-878

［23］Belkas JS, Munro CA, Shoichet MS, Johnston M, Midha R. Long-term in vivo biomechanical properties and biocompatibility of poly(2-hydroxyethyl methacrylate-co-methyl methacrylate) nerve conduits. Biomaterials 2005;26:1741 - 1749

［24］Belkas JS, Munro CA, Shoichet MS, Midha R. Peripheral nerve regeneration through a synthetic hydrogel nerve tube. Restor Neurol Neurosci 2005; 23:19-29

［25］Borkenhagen M, Stoll RC, Neuenschwander P, Suter UW, Aebischer P. In vivo performance of a new biodegradable polyester urethane system used as a nerve guidance channel. Biomaterials 1998;19:2155-2165

［26］Doolabh VB, Hertl MC, Mackinnon SE. The role of conduits in nerve repair: a review. Rev Neurosci 1996;7:47-84

［27］Cho MS, et al. Functional outcome following nerve repair in the upper extremity using processed nerve allograft. J Hand Surg Am. 2012;37(11):2340-2349

［28］Mackinnon SE, Dellon AL. Clinical nerve reconstruction with a bioabsorbable polyglycolic acid tube. Plast Reconstr Surg 1990;85:419-424

［29］Crawley WA, Dellon AL. Inferior alveolar nerve reconstruction with a polyglycolic acid bioabsorbable nerve conduit. Plast Reconstr Surg 1992;90:300-302

［30］Kim J, Dellon AL. Reconstruction of a painful post-traumatic medial plantar neuroma with a bioabsorbable nerve conduit: a case report. J Foot Ankle Surg 2001;40:318-323

［31］Ducic I, Maloney CT, Dellon AL. Reconstruction of the spinal accessory nerve with autograft or neurotube? Two case reports. J Reconstr Microsurg 2005;21:29-33, discussion 34

［32］Dellon AL, Maloney CT Jr. Salvage of Sensation in a Hallux-to-Thumb Transfer by Nerve Tube Reconstruction. The Journal of Hand Surgery, 2006. 31(9):1495-1498

［33］Lohmeyer J, Zimmermann S, Sommer B, Machens HG, Lange T, Mailänder P. Bridging peripheral nerve defects by means of nerve conduits. Chirurg. 2007 Feb;78(2):142-147

［34］Bushnell, B.D., et al., Early clinical experience with collagen nerve tubes in digital nerve repair. J Hand Surg Am, 2008; 33(7):1081-1087

［35］Taras JS, Jacoby SM. Repair of lacerated peripheral nerves with nerve conduits. Tech Hand Up Extrem Surg 2008;12: 100-106

［36］Lohmeyer JA, Siemers E, Machens HG, Mailänder P. The clinical use of artificial nerve conduits for digital nerve repair: a prospective cohort study and literature review. J Reconstr Microsurg 2009;25:55-61

［37］Thomsen L, Bellemere P, Loubersac T, Gaisne E, Poirier P, Chaise F. Treatment by collagen conduit of painful post-traumatic neuromas of the sensitive digital nerve: a retrospective study of 10 cases. Chir Main 2010;29:255-262

［38］Bertleff MJ, Meek MF, Nicolai JP. A prospective clinical evaluation of biodegradable neurolac nerve guides for sensory nerve repair in the hand. J Hand Surg Am 2005;30:513-518

［39］Meek MF, Nicolai JR, Robinson PH. Secondary digital nerve repair in the foot with resorbable p(DLLA-epsilon-CL) nerve conduits. J Reconstr Microsurg. 2006 Apr;22(3): 149-151

［40］Hernandez-Cortes P, Garrido J. Failed digital nerve reconstruction by foreign body reaction to neurolac nerve conduit. Microsurgery. 2010;30:414-416

［41］Karabekmez FE, Duymaz A, Moran SL. Early clinical outcomes with the use of decellularized nerve allograft for repair of sensory defects within the hand. Hand (NY) 2009;4:245-249

［42］Shanti RM, Ziccardi VB. Use of decellularized nerve allograft for inferior alveolar nerve reconstruction: a case report. J Oral Maxillofac Surg 2011;69:550-553

［43］Navissano M, Malan F, Carnino R, Battiston B. Neurotube for facial nerve repair. Microsurgery 2005;25:268-271

［44］Donoghoe N, Rosson GD, Dellon AL. Reconstruction of the human median nerve in the forearm with the Neurotube. Microsurgery 2007;27:595-600

［45］Rosson GD, Williams EH, Dellon AL. Motor nerve regeneration across a conduit. Microsurgery. 2009;29(2):107-114

［46］Hung V, Dellon AL. Reconstruction of a 4-cm human median nerve gap by including an autogenous nerve slice in a bioabsorbable nerve conduit: case report. J Hand Surg Am 2008; 33(3): 313-315

［47］Dellon AL. Letters to the Editor: In Reply. Journal of Hand Surgery-American Volume, 2008;33(8):1442-1443

［48］Ashley WW Jr, Weatherly T, Park TS. Collagen nerve guides for surgical repair of brachial plexus birth injury. J Neurosurg, 2006;105(6 Suppl):452-456

［49］Wangensteen KJ, Kalliainen LK. Collagen tube conduits in peripheral nerve repair: a retrospective analysis. Hand (NY) 2010;5:273-277

［50］Boecksyns ME, Sørensen AI, Viñeta JF, et al. Collagen conduit verses microsurgical neurorrhaphy: 2-year follow-up of a prospective, blinded clinical and electrophysiological multicenter randomized, controlled trial. J Hand Surg Am. 2013;28(12):2405-2411

［51］Rosen JM, Hentz VR, Kaplan EN. Fascicular tubulization: a cellular approach to peripheral nerve repair. Ann Plast Surg 1983;11:397-411

［52］Seckel BR, Chiu TH, Nyilas E, Sidman RL. Nerve regeneration through synthetic biodegradable nerve guides: regulation by the target organ. Plast Reconstr Surg 1984;74: 173-181

［53］Seckel BR, Ryan SE, Gagne RG, Chiu TH, Watkins E.

Target-specific nerve regeneration through a nerve guide in the rat. Plast Reconstr Surg 1986;78:793-800

[54] Dellon AL, Mackinnon SE. An alternative to the classical nerve graft for the management of the short nerve gap. Plast Reconstr Surg 1988;82:849-856

[55] den Dunnen WF, van der Lei B, Schakenraad JM, et al. Poly(DL-lactide-epsilon-caprolactone) nerve guides perform better than autologous nerve grafts. Microsurgery 1996; 17:348-357

[56] den Dunnen WF, Stokroos I, Blaauw EH, et al. Light-microscopic and electronmicroscopic evaluation of short-term nerve regeneration using a biodegradable poly(DL-lactide-epsilon-caprolacton) nerve guide. J Biomed Mater Res 1996;31:105-115

[57] den Dunnen WF, Meek MF, Robinson PH, Schakernraad JM. Peripheral nerve regeneration through P(DLLA-epsilon-CL) nerve guides. J Mater Sci Mater Med 1998;9:811-814

[58] Meek MF, den Dunnen WF, Schakenraad JM, Robinson PH. Evaluation of functional nerve recovery after reconstruction with a poly (DL-lactide-epsilon-caprolactone) nerve guide, filled with modified denatured muscle tissue. Microsurgery 1996;17:555-561

[59] Meek MF, Jansen K, Steendam R, van Oeveren W, van Wachem PB, van Luyn MJ. In vitro degradation and biocompatibility of poly(DL-lactide-epsilon-caprolactone) nerve guides. J Biomed Mater Res A 2004;68:43-51

[60] Jansen K, Meek MF, van der Werff JF, van Wachem PB, van Luyn MJ. Longterm regeneration of the rat sciatic nerve through a biodegradable poly(DL-lactide-epsilon-caprolactone) nerve guide: tissue reactions with focus on collagen Ⅲ/Ⅳ reformation. J Biomed Mater Res A 2004;69:334-341

[61] Meek MF, Jansen K. Two years after in vivo implantation of poly(DL-lactide-epsilon-caprolactone) nerve guides: has the material finally resorbed? J Biomed Mater Res A 2008

[62] Meek MF, Coert JH. US Food and Drug Administration/ Conformit Europe-approved absorbable nerve conduits for clinical repair of peripheral and cranial nerves. Ann Plast Surg 2008;60:466-472

[63] Di Lullo GA, Sweeney SM, Korkko J, Ala-Kokko L, San Antonio JD. Mapping the ligand-binding sites and disease-associated mutations on the most abundant protein in the human, type I collagen. J Biol Chem 2002;277:4223-4231

[64] Lodish H, Berk A, Zipansky L, Matsudaira P, Baltimore D, Darnell J. Collagen: the fibrous proteins of the matrix. In: Molecular Cell Biology. 4th ed. New York: WH Freeman; 2000

[65] Alluin O, Wittmann C, Marqueste T, et al. Functional recovery after peripheral nerve injury and implantation of a collagen guide. Biomaterials 2009; 30:363-373

[66] Eppley BL, Delfino JJ. Collagen tube repair of the mandibular nerve: a preliminary investigation in the rat. J Oral Maxillofac Surg 1988;46:41-47

[67] Kemp SW, Syed S, Walsh W, Zochodne DW, Midha R. Collagen nerve conduits promote enhanced axonal regeneration,

Schwann cell association, and neovascularization compared to silicone conduits. Tissue Eng Part A 2009;15:1975-1988

[68] Farole A, Jamal BT. A bioabsorbable collagen nerve cuff (NeuraGen) for repair of lingual and inferior alveolar nerve injuries: a case series. J Oral Maxillofac Surg 2008;66:2058-2062

[69] Lundborg G, Dahlin LB, Danielsen N. Ulnar nerve repair by the silicone chamber technique: case report. Scand J Plast Reconstr Surg Hand Surg 1991;25:79-82

[70] Lundborg G, Rosén B, Abrahamson SO, Dahlin L, Danielsen N. Tubular repair of the median nerve in the human forearm: preliminary findings. J Hand Surg [Br] 1994;19:273-276

[71] Lundborg G, Rosén B, Dahlin L, Holmberg J, Rosén I. Tubular repair of the median or ulnar nerve in the human forearm: a 5-year follow-up. J Hand Surg [Br] 2004;29:100-107

[72] Waitayawinyu T, Parisi DM, Miller B, et al. A comparison of polyglycolic acid versus type 1 collagen bioabsorbable nerve conduits in a rat model: an alternative to autografting. J Hand Surg Am 2007;32:1521-1529

[73] Shin AY, Shin RH, Vathana T, Friedrich P, Bishop AT. Motor outcomes of segmental nerve defect in the rat using bioabsorbable synthetic nerve conduits: a comparison of commercially available conduits. Paper presented at: Annual meeting of the American Society for Surgery of the Hand; 2008; Chicago, IL

[74] Brenner MJ, Moradzadeh A, Myckatyn TM, et al. Role of timing in assessment of nerve regeneration. Microsurgery 2008;28:265-272

[75] Bain JR, Mackinnon SE, Hudson AR, et al. Preliminary report of peripheral nerve allografting in primates immunosuppressed with cyclosporin A. Transplant Proc 1989;21:3176-3177

[76] Strasberg SR, Hertl MC, Mackinnon SE, et al. Peripheral nerve allograft preservation improves regeneration and decreases systemic cyclosporin A requirements. Exp Neurol 1996;139:306-316

[77] Midha R, Mackinnon SE, Evans PJ, et al. Comparison of regeneration across nerve allografts with temporary or continuous cyclosporin A immunosuppression. J Neurosurg 1993;78:90-100

[78] Bain JR, Mackinnon SE, Hudson AR, Falk RE, Falk JA, Hunter DA. The peripheral nerve allograft: an assessment of regeneration across nerve allografts in rats immunosuppressed with cyclosporin A. Plast Reconstr Surg 1988;82:1052-1066

[79] Bain JR, Mackinnon SE, Hudson AR, Falk RE, Falk JA, Hunter DA. The peripheral nerve allograft: a dose-response curve in the rat immunosuppressed with cyclosporin A. Plast Reconstr Surg 1988;82:447-457

[80] Mackinnon SE, Novak CB. Nerve transfers: new options for reconstruction following nerve injury. Hand Clin 1999;15:643-666, ixix

[81] Porayko MK, Textor SC, Krom RA, et al. Nephrotoxic effects of primary immunosuppression with FK-506 and

cyclosporine regimens after liver transplantation. Mayo Clin Proc 1994;69:105-111

［82］Atchabahian A, Mackinnon SE, Hunter DA. Cold preservation of nerve grafts decreases expression of ICAM-1 and class II MHC antigens. J Reconstr Microsurg 1999; 15:307-311

［83］Evans PJ, Mackinnon SE, Best TJ, et al. Regeneration across preserved peripheral nerve grafts. Muscle Nerve 1995; 18:1128-1138

［84］Evans PJ, Mackinnon SE, Levi AD, et al. Cold preserved nerve allografts: changes in basement membrane, viability, immunogenicity, and regeneration. Muscle Nerve 1998;21: 1507-1522

［85］Gulati AK, Cole GP. Nerve graft immunogenicity as a factor determining axonal regeneration in the rat. J Neurosurg 1990;72:114-122

［86］Hiles RW. Freeze dried irradiated nerve homograft: a preliminary report. Hand 1972;4:79-84

［87］Hudson TW, Zawko S, Deister C, et al. Optimized acellular nerve graft is immunologically tolerated and supports regeneration. Tissue Eng 2004;10:1641-1651

［88］Johnson PC, Duhamel RC, Meezan E, Brendel K. Preparation of cell-free extracellular matrix from human peripheral nerve. Muscle Nerve 1982;5: 335-344

［89］Mackinnon SE, Hudson AR, Falk RE, Kline D, Hunter D. Peripheral nerve allograft: an immunological assessment of pretreatment methods. Neurosurgery 1984;14:167-171

［90］Myckatyn TM, Mackinnon SE. A review of research endeavors to optimize peripheral nerve reconstruction. Neurol Res 2004;26:124-138

［91］Sondell M, Lundborg G, Kanje M. Regeneration of the rat sciatic nerve into allografts made acellular through chemical extraction. Brain Res 1998;795:44-54

［92］Hudson TW, Evans GR, Schmidt CE. Engineering strategies for peripheral nerve repair. Orthop Clin North Am 2000;31:485-498

［93］Hudson TW, Liu SY, Schmidt CE. Engineering an improved acellular nerve graft via optimized chemical processing. Tissue Eng 2004;10:1346-1358

［94］Hall SM. Regeneration in cellular and acellular autografts in the peripheral nervous system. Neuropathol Appl Neurobiol 1986;12:27-46

［95］Krekoski CA, Neubauer D, Zuo J, Muir D. Axonal regeneration into acellular nerve grafts is enhanced by degradation of chondroitin sulfate proteoglycan. J Neurosci 2001;21:6206-6213

［96］Neubauer D, Graham JB, Muir D. Chondroitinase treatment increases the effective length of acellular nerve grafts. Exp Neurol 2007;207:163-170

［97］Zuo J, Hernandez YJ, Muir D. Chondroitin sulfate proteoglycan with neuriteinhibiting activity is up-regulated following peripheral nerve injury. J Neurobiol 1998;34:41-54

［98］Whitlock EL, Tuffaha SH, Luciano JP, et al. Processed allografts and type I collagen conduits for repair of peripheral nerve gaps. Muscle Nerve 2009;39:787-799

［99］Moore AM, MacEwan M, Santosa KB, et al. Acellular nerve allografts in peripheral nerve regeneration: a comparative study. Muscle Nerve 2011;44:221-234

［100］Brooks DN, et al. Processed nerve allografts for peripheral nerve reconstruction: a multicenter study of utilization and outcomes in sensory, mixed, and motor nerve reconstructions. Microsurgery. 2012; 32(1):1-14

［101］Saheb-Al-Zamani M, Yan Y, Farber SJ, Hunter DA, Newton P, Wood MD, Stewart SA, Johnson PJ, Mackinnon SE. Limited regeneration in long acellular nerve allografts is associated with increased Schwann cell senescence. Experimental Neurology 2013;247:165-77

［102］Pazolli E, Stewart SA. Senescence: the good the bad and the dysfunctional. Current opinion in genetics & development 2008;18(1):42-7

［103］Coppe JP, Desprez PY, Krtolica A, Campisi J. The senescence-associated secretory phenotype: the dark side of tumor suppression. Annual Review Pathology 2010;5:99-118

［104］Moore AM, Kasukurthi R, Magill CK, Farhadi HF, Borschel GH, Mackinnon SE. Limitations of conduits in peripheral nerve repairs. Hand (NY) 2009;4:180-186

［105］Longo FM, Skaper SD, Manthorpe M, Williams LR, Lundborg G, Varon S. Temporal changes of neuronotrophic activities accumulating in vivo within nerve regeneration chambers. Exp Neurol 1983;81:756-769

［106］Francel PC, Francel TJ, Mackinnon SE, Hertl C. Enhancing nerve regeneration across a silicone tube conduit by using interposed short-segment nerve grafts. J Neurosurg 1997;87:887-892

［107］Lloyd BM, Luginbuhl RD, Brenner MJ, et al. Use of motor nerve material in peripheral nerve repair with conduits. Microsurgery 2007;27:138-145

［108］Tang JB, Gu YQ, Song YS. Repair of digital nerve defect with autogenous vein graft during flexor tendon surgery in zone 2. J Hand Surg [Br]1993;18:449-453

［109］Tang JB. Group fascicular vein grafts with interposition of nerve slices for long ulnar nerve defects: report of three cases. Microsurgery 1993; 14:404-408

［110］Tang JB. Vein conduits with interposition of nerve tissue for peripheral nerve defects. J Reconstr Microsurg 1995;11:21-26

［111］Tang JB, Shi D, Zhou H. Vein conduits for repair of nerves with a prolonged gap or in unfavourable conditions: an analysis of three failed cases. Microsurgery 1995;16:133-137

［112］Chen MB, Zhang F, Lineaweaver WC. Luminal fillers in nerve conduits for peripheral nerve repair. Ann Plast Surg 2006;57:462-471

［113］Abernethy DA, Thomas PK, Rud A, King RH. Mutual attraction between emigrant cells from transected denervated nerve. J Anat 1994;184:239-249

［114］Burnett MG, Zager EL. Pathophysiology of peripheral nerve injury: a brief review. Neurosurg Focus 2004;16:E1

［115］Lietz M, Dreesmann L, Hoss M, Oberhoffner S, Schlosshauer B. Neuro tissue engineering of glial nerve guides and the impact of different cell types. Biomaterials 2006;27:1425-1436

［116］Gravvanis AI, Lavdas AA, Papalois A, Tsoutsos DA, Matsas R. The beneficial effect of genetically engineered Schwann cells with enhanced motility in peripheral nerve regeneration: review. Acta Neurochir Suppl (Wien) 2007; 100:51-56

［117］Zhou L, Du HD, Tian HB, Li C, Tian J, Jiang JJ. Experimental study on repair of the facial nerve with Schwann cells transfected with GDNF genes and PLGA conduits. Acta Otolaryngol 2008;128:1266-1272

［118］Ansselin AD, Fink T, Davey DF. Peripheral nerve regeneration through nerve guides seeded with adult Schwann cells. Neuropathol Appl Neurobiol 1997;23:387-398

［119］Guénard V, Kleitman N, Morrissey TK, Bunge RP, Aebischer P. Syngeneic Schwann cells derived from adult nerves seeded in semipermeable guidance channels enhance peripheral nerve regeneration. J Neurosci 1992;12:3310-3320

［120］Kim DH, Connolly SE, Kline DG, et al. Labeled Schwann cell transplants versus sural nerve grafts in nerve repair. J Neurosurg 1994;80:254-260

［121］Hadlock T, Sundback C, Hunter D, Cheney M, Vacanti JP. A polymer foam conduit seeded with Schwann cells promotes guided peripheral nerve regeneration. Tissue Eng 2000;6:119-127

［122］Sinis N, Schaller HE, Schulte-Eversum C, et al. Nerve regeneration across a 2 cm gap in the rat median nerve using a resorbable nerve conduit filled with Schwann cells. J Neurosurg 2005;103: 1067-1076

［123］Mosahebi A, Fuller P, Wiberg M, Terenghi G. Effect of allogeneic Schwann cell transplantation on peripheral nerve regeneration. Exp Neurol 2002; 173:213-223

［124］Hess JR, Brenner MJ, Fox IK, et al. Use of cold-preserved allografts seeded with autologous Schwann cells in the treatment of a long-gap peripheral nerve injury. Plast Reconstr Surg 2007; 119:246-259

［125］Sun XH, Che YQ, Tong XJ, et al. Improving nerve regeneration of acellular nerve allografts seeded with SCs bridging the sciatic nerve defects of rat. Cell Mol Neurobiol 2009;29:347-353

［126］Casella GT, Bunge RP, Wood PM. Improved method for harvesting human Schwann cells from mature peripheral nerve and expansion in vitro. Glia 1996;17:327-338

［127］Hu J, Zhu QT, Liu XL, Xu YB, Zhu JK. Repair of extended peripheral nerve lesions in rhesus monkeys using acellular allogenic nerve grafts implanted with autologous mesenchymal stem cells. Exp Neurol 2007;204:658-666

［128］Wang D, Liu XL, Zhu JK, et al. Repairing large radial nerve defects by acellular nerve allografts seeded with autologous bone marrow stromal cells in a monkey model. J Neurotrauma 2010;27:1935-1943

［129］Wang D, Liu XL, Zhu JK, et al. Bridging small-gap peripheral nerve defects using acellular nerve allograft implanted with autologous bone marrow stromal cells in primates. Brain Res 2008;1188:44-53.

［130］Walsh S, Biernaskie J, Kemp SW, Midha R. Supplementation of acellular nerve grafts with skin derived precursor cells promotes peripheral nerve regeneration. Neuroscience 2009,164. 1097-1107

［131］Kingham PJ, Kalbermatten DF, Mahay D, Armstrong SJ, Wiberg M, Terenghi G. Adipose-derived stem cells differentiate into a Schwann cell phenotype and promote neurite outgrowth in vitro. Exp Neurol 2007;207:267-274

［132］Zhang Y, Luo H, Zhang Z, et al. A nerve graft constructed with xenogeneic acellular nerve matrix and autologous adipose-derived mesenchymal stem cells. Biomaterials 2010; 31: 5312-5324

［133］Jesuraj NJ, Santosa KB, Newton P, et al. A systematic evaluation of Schwann cell injection into acellular cold-preserved nerve grafts. J Neurosci Methods 2011;197:209-215Corrected Proof.

［134］Brushart TM. Preferential reinnervation of motor nerves by regenerating motor axons. J Neurosci 1988;8:1026-1031

［135］Aberg M, Ljungberg C, Edin E, et al. Considerations in evaluating new treatment alternatives following peripheral nerve injuries: a prospective clinical study of methods used to investigate sensory, motor and functional recovery. J Plast Reconstr Aesthet Surg 2007;60: 103-113

［136］Brenner MJ, Hess JR, Myckatyn TM, Hayashi A, Hunter DA, Mackinnon SE. Repair of motor nerve gaps with sensory nerve inhibits regeneration in rats. Laryngoscope 2006; 116: 1685-1692

［137］Moradzadeh A, Borschel GH, Luciano JP, et al. The impact of motor and sensory nerve architecture on nerve regeneration. Exp Neurol 2008;212:370-376

［138］Nichols CM, Brenner MJ, Fox IK, et al. Effects of motor versus sensory nerve grafts on peripheral nerve regeneration. Exp Neurol 2004;190:347-355

［139］Neubauer D, Graham JB, Muir D. Nerve grafts with various sensory and motor fiber compositions are equally effective for the repair of a mixed nerve defect. Exp Neurol 2010;223: 203-206

［140］Maeda T, Mackinnon SE, Best TJ, Evans PJ, Hunter DA, Midha RT. Regeneration across "stepping-stone" nerve grafts. Brain Res 1993; 618(2):196-202

8 周围神经同种异体移植术

著者：Amy M. Moore，Wilson Z. Ray，Philip J. Johnson

翻译：李晓林　胡苇　　审校：易传军　田光磊

8.1 引言

对于长节段的复杂神经缺损，传统修复需要相当长度的自体神经移植物。当神经连续性不能通过无张力缝合重新恢复并且供体神经不足时，异体神经提供了一种可行的选择。异体神经移植物作为临时管道，提供了受体神经轴突再生的基层。异体神经移植也避免了与自体移植有关的供区损伤，如感觉缺失、瘢痕及神经瘤的形成。在免疫抑制存在时，啮齿类、哺乳类及灵长类动物的试验研究结果与我们的临床经验是一致的，证明异体移植与自体移植提供的神经再生和功能是相同的。

由于全身性免疫抑制的并发症，异体神经移植术必须谨慎选择患者。与实体器官异体移植对比，异体神经移植只需要短暂的全身免疫抑制[1]。一旦神经轴突再生并跨过异体神经移植物时，系统性免疫抑制就可停止[1-3]。近期研究加深了我们对复杂的免疫学和神经异体移植排斥基础的理解。临床和实验研究正在进行，以确定如何不依靠有害的系统免疫抑制而进一步降低供体的抗原性和限制受体排斥的机制。本章将重点阐述我们在周围神经异体移植方面的经验。

8.2 周围神经再生

伴随周围神经损伤，一系列规律而复杂的事件顺序发生，这在第 1 章已详细描述。根据损伤程度，从短暂的神经失用到混合性轴突断裂，神经恢复的过程各不相同。假如损伤造成了明显的神经功能、连续性的破坏，除了远端的沃勒变性，还会发生系列复杂交互作用。起初的反应是巨噬细胞和施万细胞清除细胞碎片[4-7]。紧随一系列变性过程，所有这些最终启动神经轴突再生[5]。只有在变性过程完成后，再神经化过程才能进行。损伤处的轴突形成再生单元。再生单元的无髓鞘纤维在近残端形成轴芽。在远残端释放的神经营养因子的诱导下[8-11]，轴芽试图重建神经连续性。除了神经营养因子，作为潜在诱导因素的施万细胞管（Bungner 带）也为轴突再生提供了支持。

传统上，节段性周围神经缺损修复的金标准是依靠自体神经移植物来桥接。神经损伤及其后继的沃勒变性造成的神经缺损，由神经移植物作为桥梁或结构框架来填补。神经移植物从供区局部切取后，本身必然也会发生变性，但这恰好能为再生轴突提供必要的基质[12]。虽然腓肠神经是最常用的自体神经移植物[13, 14]，但是仍有许多其他可利用的合适的神经断端移植物，包括前臂内 / 外侧皮神经、尺神经背侧皮支、腓浅 / 深神经、肋间神经、耳大神经、股后和股外侧皮神经[15]。根据移植口径的需求，神经缺损的长度和对供区损伤来选择神经供体。

除了神经移植物，还有大量实验和临床工作集中于人工神经鞘管[16~23]，当前主要是研究集中于局部神经营养因子的传递和施万细胞供体的培养[24~31]。毫无疑问，这方面工作的不断推进最终将增加桥接神经缺损的可用供体选择。

对于同种异体神经移植物作为修复手段的热情，可追溯到 19 世纪 80 年代[32]。由于没有免疫抑制剂，因此并无任何有功能意义的恢复。各种旨在降低异体移植物抗原性的脱细胞技术的研究（如冷藏、放射和冻干）也有报道[33~43]。尽管采用了这些试图减轻受体的免疫反应的措施，但均无法企及可与自体神经移植物相同的结果。免疫抑制疗法在异体神经移植术的成功应用，重燃了临床应用的热情[44~46]。1992 年，我们报道了使用供体移植物联合 2 年的系统免疫抑制疗法，使一名 8 岁男孩的感觉成功恢复[47]。此后，相继有一些使用同种异体供体神经移植的报道[1, 3, 48, 49]。

8.3 周围神经同种异体移植物中施万细胞的迁移

正如前面所讨论的，神经损伤后，施万细胞为损伤的神经轴突提供神经营养因子和结构性支撑。轴突自身的损伤促进许多促有丝分裂的细胞因子的释放，诱导形成增殖型施万细胞[5, 50,

51]。一系列可预知的事件伴随神经损伤发生。受体的施万细胞在神经再生的准备工作中发挥重要作用。在巨噬细胞协同下，施万细胞清除细胞碎片和变性的轴突[4~7, 52]。浸润的巨噬细胞释放促有丝分裂因子，进一步激活施万细胞，沿神经内膜管的基膜形成细胞带，即 Bungner 带[53~56]，以诱导轴芽生长。

在使用神经移植物修复神经损伤时，存在有活性的施万细胞是轴突再生的必要条件。自体神经移植时，由于本身存在活性的施万细胞（图8.1a），受区施万细胞迁移对于轴突再生和之后的髓鞘再生并没有那么重要[57~60]。在无细胞神经移植物中，轴突再生取决于受体施万细胞的迁移，因而神经的再生能力有限[60, 61]。在同种异体神经移植物中，在免疫抑制剂存在的情况下，供体和受体的施万细胞均可增殖并促进轴突再生（图 8.1b）。然而，尽管有免疫抑制存在，供体的施万细胞还是会消失，可能是通过一种与慢性

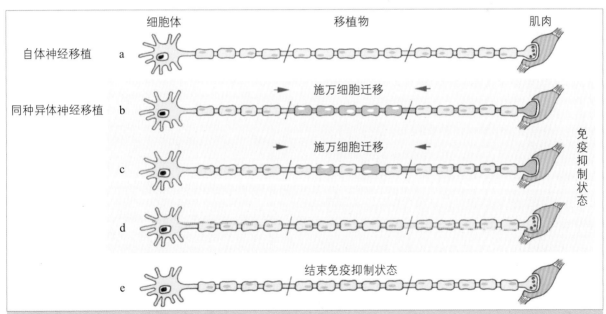

图 8.1 施万细胞在同种异体神经中的迁移。（a）自体移植神经由自身细胞和维持神经再生的施万细胞组成。（b）同种异体神经包含的供体施万细胞在免疫抑制状态下维持移植物的存活。（c）受体的施万细胞从神经远、近断端均可迁移至同种异体神经内，并与供体的施万细胞共存。这些细胞维持轴突沿由近至远的方向再生。（d）在某个时间点，受体施万细胞会占据整个同种异体神经。（e）之后，可停用免疫抑制剂，供体的同种异体神经被受体接受

排斥反应有关的未知机制来实现的。

受体施万细胞的迁移在同种异体神经移植物的髓鞘和轴突再生的过程中十分重要[62]。有证据显示，受体的施万细胞从神经远、近断端均可迁移至同种异体神经移植物内（图8.1c，d）[63~66]。Jensen等[63]报道其活体成像研究结果，从受体神经远端迁移进入的施万细胞占较大比例。受体施万细胞从远、近端迁移布满无细胞神经移植物的时间较早（10天内），而轴突再生滞后于施万细胞迁移10~15天[63]。

我们实验室进一步研究了施万细胞迁移至同种异体神经的过程。在充分的免疫抑制下，受体细胞迁移进入同种异体神经在时间上有滞后。在这段滞后期内，供体施万细胞似乎协助轴突再生通过同种异体神经[67]。最后，受体施万细胞迁移进入移植物，此时，可以观察到受体细胞和供体细胞共存。受体施万细胞进入同种异体神经的运动可能与亚临床排斥反应有关。在此项研究中，轴突再生完全通过移植物后（图8.1e），即使停用免疫抑制剂，残余的供体施万细胞消失时，受体施万细胞可立即迁移进入移植物内填充间隙[67]。

施万细胞在启动同种异体神经移植排斥反应中起关键作用。所有的施万细胞均表达主要组织相容性复合体（MHC）Ⅰ型。施万细胞可诱导表达MHC Ⅱ型分子，发挥兼性抗原呈递细胞（APCs）的作用[68~74]。如此，供体的施万细胞被受体免疫系统识别为排斥反应的主要目标，是神经移植物中最具抗原性的成分[68~75]。在同种异体神经移植过程中，在移植物全长完全被受体的施万细胞占据后，停用免疫抑制剂才是安全的。如果大段的移植神经仍为供体的施万细胞所占据，停用免疫抑制剂将导致供体施万细胞的丧失，可引起毁灭性的神经传导阻滞（图8.2）[1, 75]。

8.4 免疫抑制／移植的前期治疗

8.4.1 冷藏

冷藏保存是一种用来降低同种异体神经移植物免疫原性的方法。既往研究证实，冷藏保存降低免疫反应的作用呈时间依赖性[76~79]，MHC Ⅱ型分子表达的下降与存储时间成正比。研究还发现，除了同种异体免疫原性的下降存在时间依赖性外，随着冷藏保存时间的延长，轴突再生下降也存在时间依赖性。冷藏超过6周以上，移植物无细胞化，完全没有免疫原性。冷藏1周后，MHC Ⅱ型分子表达下降，但存活的施万细胞没有减少[43, 78, 80~82]。我们目前的方案是在4~5℃的威斯康星大学溶液中冷藏7天，然后移植。

8.4.2 FK-506

许多研究已经检测了同种异体神经移植的免疫学[68, 72, 80, 83~85]。这些工作大部分集中于尽量减少全身性免疫抑制剂的负面作用的方法，同时最大限度地提高再生潜能。动物和临床模型研究均已确认，周围神经同种异体移植诱导体液和细胞介导的免疫反应[73, 86~89]。与实体器官移植相比，神经移植中，施万细胞是急性和慢性排斥反应的主要免疫攻击目标，通过MHC Ⅰ和Ⅱ型分子表达受体引起免疫排斥反应[70~74]。

在20世纪70年代末，我们的实验室就开始研究免疫抑制对神经再生和神经移植的影响[90]。早期的工作主要集中在环孢菌素的使用上，但是后来的重点转移到更有效的钙调磷酸酶抑制剂FK-506。FK-506又叫他克莫司，其最终作用是抑制T细胞增殖的激活[91]。1995年，Gold首先报道了FK-506在大鼠周围神经损伤模型中增强鼠神经再生的作用[92]。此后，FK-506增强周围神经再生的作用在众多模型上得以证实，包括神经切断[93]、神经挤压[94, 95]、慢性轴突

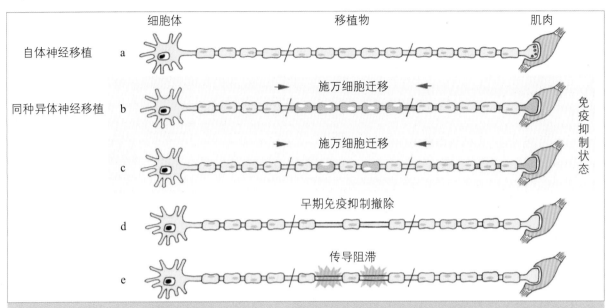

图 8.2 同种异体神经移植早期免疫抑制的效果。（a）神经自体移植是由自体细胞组成的，包括有助于支持神经再生的施万细胞。（b，c）受体的施万细胞分别从近端和远端迁移进入移植物。（d）如果免疫抑制剂提前停用，供体细胞被排斥，遗留节段性无髓鞘再生区

断裂[96]、同基因移植[97]和同种异体移植物[1，98]等模型。另外，大型和小型动物模型也证实，FK-506可加速功能恢复[63，93]。之前的研究表明，FK-506的免疫抑制作用是通过抑制钙调磷酸酶作用来实现的[99，100]，而其神经保护作用是通过阻断神经元凋亡实现的[101，102]。虽然一些非钙调磷酸酶依赖型途径（如FKBP-52，GAP-43，热休克蛋白以及细胞骨架动力作用）也有人提及，但其增强神经再生的确切机制依然不清楚[103~105]。对FK-506的研究证实，FK-506可增加有髓和无髓神经纤维的再生数量[106]，甚至可刺激有慢性轴突断裂的运动神经元[96]。

此外，我们的实验室和临床研究表明，其促进神经再生的作用可通过小剂量FK-506与其他免疫抑制方案联合应用进一步增强，后者包括抗CD-40配体/共刺激阻断剂以及在威斯康星大学溶液中冷藏[107，108]。但是，同时使用免疫抑制剂量的FK-506与治疗剂量的抗CD-40配体/共刺激阻断剂，则直接阻断了FK-506在神经再生方面的有效作用[107]。虽然没有具体的研究，但

是我们考虑FK-506的再生增强功能的减弱是各自作用机制（共刺激阻断与钙调磷酸酶抑制）相互干扰的结果，使得二者失去了有效性。例如，同种异体抗原需要受体T细胞识别从而产生有效的协同刺激。还需要进一步的研究以阐明这种现象背后的细节。

我们的临床和研究经验表明，FK-506应该从术前开始用药，如此可获得更好的神经再生和功能恢复效果。2006年，我们的研究证明，FK-506在术前3天的负荷量增强了药物的促神经再生的作用[109]。我们最近的研究表明，在手术前使用FK-506的治疗，使得FK-506的促神经再生效果在治疗期内增加了15%~20%。综合这些研究[110~114]，对于严重的神经损伤，即使不需要同种异体神经移植重建，也可考虑使用低剂量或治疗剂量的FK-506来促进神经再生。将FK-506应用于非移植性疾病的成功案例已有许多，如类风湿性关节炎、炎症性肠病和重症肌无力[115~145]。

我们还进一步证实，如果免疫抑制低于治疗水平，并且怀疑是排斥反应，那么移植物可以通过使用治疗剂量的 FK-506 得以挽救[98]，但是仅限于排斥反应开始后的 7 天内。

8.5 同种异体神经移植的经验

Mackinnon 医生具有丰富的同种异体神经移植的临床经验。前 7 例病例的结果业已报道[1]，5 例患者采用同种异体神经移植进行了重建。所有这些病例汇总于表 8.1 中。

8.5.1 病例 1

8 岁男孩，左小腿运动和感觉完全丧失。伤后 3 个月接受了坐骨神经重建，采用 230 cm 的同种异体神经移植。从移植当天开始，该患者接受了 26 个月的口服环孢菌素治疗。他恢复了足底的保护性感觉，但膝关节以远的运动无任何恢复。

8.5.2 病例 2

12 岁男孩，主诉右小腿胫后神经损伤，相

表 8.1 患者治疗

患者编号	年龄 / 性别	同种异体移植长度（cm）	同种异体移植总距离（cm）	自体移植长度（cm）	自体移植总距离（cm）	手术时间（月 / 年）
1	8/ 男性	230	坐骨神经（23）			9/1988
2	12/ 男性	160	胫神经（20）			9/1993
3	15/ 女性	178	正中神经（27） 尺神经（15）	59	正中神经（29） 尺神经（15）	9/1994
4	3/ 女性	72	尺神经（12） 桡神经浅支（12） 骨间背神经（12）	24	骨间背神经（12）	9/1995
5	26/ 女性	226	桡神经（20） 尺神经（15） 正中神经（22）	44	桡神经（22）	9/1996
6	16/ 男性	350	正中神经（23） 尺神经（18） 桡神经（27）	63	尺神经（18） 桡神经（27）	9/1996
7	24/ 男性	140	胫神经（14）	28	胫神经（14）	6/1998
8	35/ 男性	198	正中神经（24） 桡神经（21） 尺神经（18）	48	正中神经（24）	2/2000
9	15/ 男性	228	胫神经（20） 腓总神经（11）	51	胫神经（20） 腓总神经（11）	7/2000
10	19/ 男性	~100（活体异体移植）	桡神经（20）	74	正中神经（8） 尺神经（10）	7/2005
11	21/ 男性	~200（活体异体移植）	正中神经（19） 桡神经（18）	129	正中神经（19） 尺神经（18）	2/2006
12	57/ 男性	2x48	N/A	N/A	N/A	10/2011

应的感觉和运动完全丧失。4个月后使用160 cm
的同种异体神经移植进行重建。值得注意的是，
同种异体移植物经历了1周的冷藏，手术前4天
患者开始免疫抑制治疗。他持续用环孢菌素19
个月。其下肢感觉恢复至8/-10（Ten试验）。

8.5.3 病例3

15岁女孩，陈旧性臂丛损伤，桡神经，正
中神经和尺神经功能完全丧失。8个月后患者接
受了178 cm的同种异体神经和59 cm的自体神
经重建。患者也使用环孢菌素治疗12个月。其
尺神经和正中神经所支配的外在肌均得以良好恢
复，轻触觉恢复。

8.5.4 病例4

3岁女孩，左上肢严重外伤导致桡神经和尺
神经功能丧失。伤后5个月接受重建手术，使用
72 cm的同种异体神经和24 cm的自体神经移
植修复重建桡神经和尺神经。患者也使用了环
孢霉素免疫抑制治疗18个月。术后随访，获得
了很好的尺神经分布区感觉和指深屈肌运动功能
恢复。

8.5.5 病例5

女性，26岁，左上肢外伤导致桡神经、正
中神经及尺神经感觉、运动功能完全丧失。伤后
3个月，她接受了多条神经移位并使用44 cm的
自体神经和226 cm的同种异体神经移植重建。
该患者使用FK-506免疫抑制治疗17个月。术
后正中神经获得了很好的感觉恢复，而尺神经和
桡神经的恢复不满意。她的尺侧屈腕肌、尺神经
支配的指深屈肌以及大鱼际肌群的运动功能得到
了恢复。

8.5.6 病例6

男性，16岁，严重左上肢外伤导致桡神经、

正中神经及尺神经运动及感觉功能丧失。伤后3
个月，他接受了用63 cm的自体神经和350 cm
的同种异体神经进行的重建。患者接受了环孢菌
素免疫抑制治疗，但手术后3周出现了上肢红斑
和水肿。考虑患者的免疫抑制剂量不足，增加环
孢菌素剂量并使用了一个疗程的抗生素。两周后
复查显示移植的同种异体桡神经增厚，发生排斥
反应。令人遗憾的是，在神经可修复的时限内没
有再找到合适捐赠者。

8.5.7 病例7

男性，24岁，左下肢外伤，足底感觉丧失，
小腿中段以远的胫后神经功能丧失。伤后5个月
患者接受了28 cm自体神经和112 cm的同种异
体神经移植重建。患者坚持使用FK-506免疫抑
制治疗19个月，术后患者的足底感觉功能恢复
良好。

8.5.8 病例8

男性，35岁，右上肢大型动物咬伤，几个
月后因正中神经、尺神经、桡神经丧失就诊。患
者接受了48 cm自体神经和198 cm同种异体神
经的移植重建。患者持续使用FK-506免疫治疗
32个月，其肢端恢复了保护性感觉，近端运动
功能恢复。

8.5.9 病例9

男性，15岁，右下肢枪伤，膝关节以下无
神经功能。伤后4个月患者接受了51 cm自体神
经和228 cm同种异体神经移植重建胫后神经和
腓神经。患者坚持使用FK-506免疫抑制治疗24
个月，足底和足背恢复了保护性感觉。

8.5.10 病例10

男性，19岁，腋窝部环形电锯伤，右上肢
功能完全丧失。伤后6周患者接受了臂丛神经探

查和正中神经、尺神经、桡神经重建，使用了74 cm 自体神经和 100 cm 同种异体神经移植，同种异体移植物来源于活体和尸体。患者持续使用 FK-506 免疫治疗 18 个月，术后获得了正中神经和尺神经良好的神经功能恢复，包括位于远端的内在肌。

8.5.11　病例 11

男性，21 岁，摩托车祸伤（图 8.3）。右上臂损伤致近端完全离断，正中神经、尺神经、桡神经功能完全丧失。伤后 9 个月患者接受了正中神经、尺神经、桡神经探查和重建，手术使用了 129 cm 自体神经以及来自活体和尸体的 200 cm 同种异体神经移植重建。患者坚持使用 FK-506 免疫治疗 18 个月。患者的尺神经和正中神经得到了良好的功能恢复，但桡神经支配区功能需要肌腱转位修复。

8.5.12　病例 12

男性，54 岁，患者有两次胸部手术（右肺上叶切除、胸膜修复术）史，其后并发严重肋间神经痛。在第二次手术进行胸膜修复后，患者主诉出现开胸术后肋间疼痛。持续疼痛 8 年后，患者接受手术，使用两条 48cm 的尸体同种异体神经移植桥接 T5-T8 神经瘤。两段移植神经于神经瘤近端在神经根水平分别桥接于 T5-T6 和 T7-T8 近断端，形成环路。围绕肋间神经移植术治疗肋间神经痛，Guelinckx 等就开胸术后的肋间神经痛等手术治疗发表了一篇文章[110]。他们的方法是在肋间神经近断端间以神经移植桥接。在我们的病例中，使用了长段同种异体神经移植，以有足够长度使再生的肋间神经逐渐变细，从而预防神经疼痛。患者使用 FK506 免疫抑制治疗 13 月。重建 7 个月后肋间神经痛明显减轻。术后 2.5 年，患者再无胸壁疼痛，但在脊神经根手术显露的部位仍有持续不适，视觉模拟评分为

3。患者使用利多卡因贴剂和避免剧烈活动来控制疼痛（图 8.4~9）。

目前临床治疗方案是先使用所有适合的自体神经移植，然后再使用取自 ABO 血型匹配的、死亡 24 小时内的捐赠者的同种异体神经。最近，除尸体来源的移植物外，还使用亲属提供的活体移植物。为了降低免疫原性，将神经在 4℃ 的威斯康星大学溶液中冷藏保存 7 天[77, 110]。由于小口径的异体移植物再血管化更顺利，所以常使用多股小口径神经电缆样移植的方法。术前 3 天开始给患者使用 FK-506 作为诱导，以最大化神经再生作用。目前我们的免疫抑制方案如表 8.2 所述。

8.6　未来方向：吻合血管的复合组织异体移植术

随着吻合血管的复合组织异体移植（VCA）的不断进步，异体组织移植物中的神经再生在选择性重建中的重要性逐渐显现。对于那些手或脸移植的患者，长期功能结果取决于神经再生质量和靶肌肉再神经化的质量。

与吻合血管的复合组织异体移植术中的神经再生相比，异体神经移植中的神经再生有两个重要的不同（图 8.10）。第一，在异体神经移植术中，神经再生的成功和最终的功能似乎很大地取决于受体的施万细胞从远、近端迁移进入异体移植物[63, 67, 112]。而在吻合血管的复合组织异体移植物中不存在受体施万细胞，因为整个远端的神经—肌肉单元均是由供体组织构成的。在吻合血管的复合组织异体移植术中，供体神经被受体神经施万氏细胞替代的量依赖于受体施万细胞增殖和细胞从近端迁移通过移植神经。受体施万细胞能被激活并迁移是否有距离限制，尚不得而知[75, 112, 115, 149]。

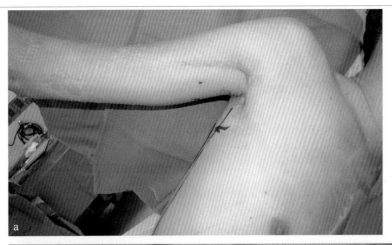

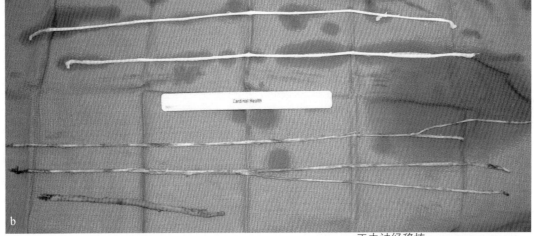

正中神经移植

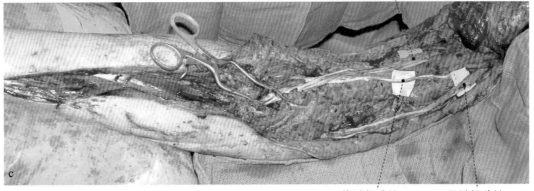

桡神经移植　　　尺神经移植

图 8.3　病例研究：病例 11。（a）图示 21 岁男性患者，摩托车车祸伤，右上臂近端完全离断，损伤致正中神经、尺神经、桡神经功能完全丧失。（b）神经缺损范围和用于重建的同种异体神经。神经移植物包括自身移植、活体来源和尸体来源的同种异体神经移植物（长约 200 cm），来自尸体移植物由于进行过处理而发白。（c）自体和异体移植重建的桡神经、正中神经和尺神经。伤后 9 个月，患者接受了自体和异体神经移植重建桡神经、正中神经和尺神经

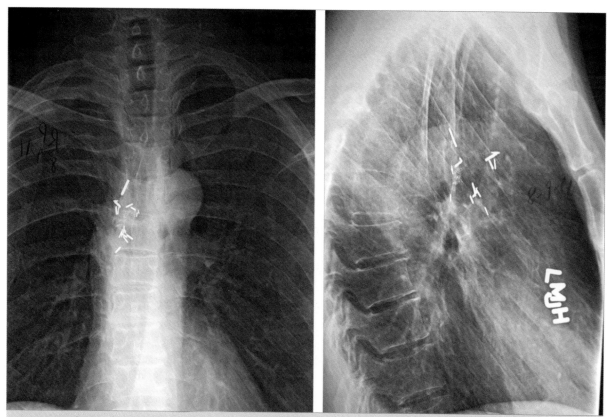

图8.4 本图及随后的5幅图对病例12的研究作了说明。一名54岁男性，主诉开胸术后右侧肋间神经痛。X线影像显示开胸的位置和肋间神经损伤的区域。检查确定肋间神经（T5-T8）受伤

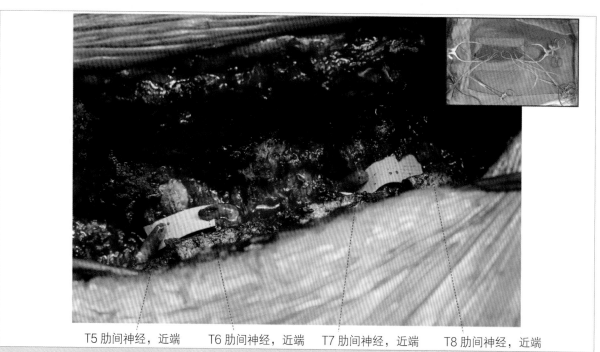

T5 肋间神经，近端　　T6 肋间神经，近端　　T7 肋间神经，近端　　T8 肋间神经，近端

图8.5 松解并显露肋间神经（T5-T8）。松解并显露右侧肋间神经（T5-T8）损伤部位的近端和后部。松解完毕后，切断肋间神经显露近断端用来构建神经环路。方位：患者俯卧，头端在左侧，足端在右侧

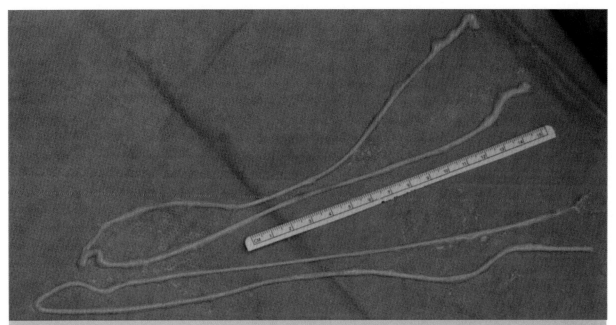

图 8.6　来自尸体的同种异体神经移植物用于重建。两条长 48 cm 的同种异体神经移植物用于进行重建。每条同种异体神经分别用来在两根肋间神经之间桥接形成环路

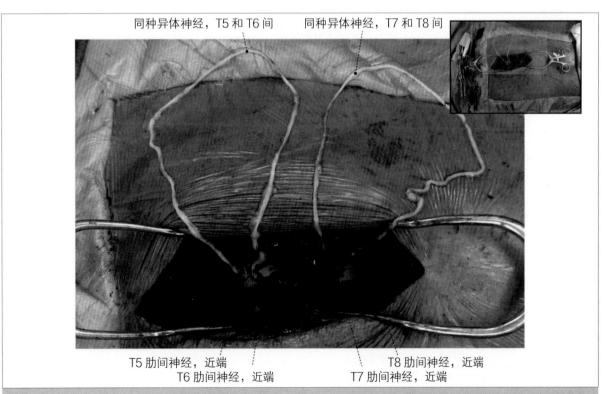

图 8.7　神经环路用于开胸术后肋间神经痛。两条同种异体神经移植物缝合于 T5~T8 肋间神经近端之间，形成环路

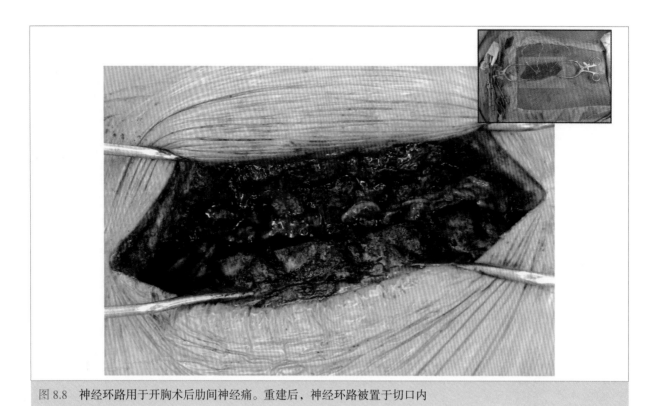

图 8.8　神经环路用于开胸术后肋间神经痛。重建后，神经环路被置于切口内

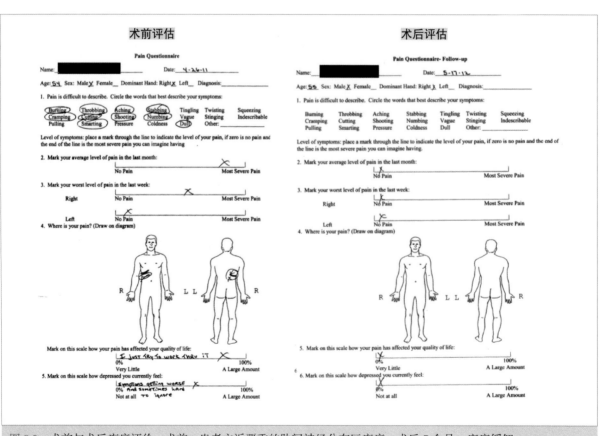

图 8.9　术前与术后疼痛评价。术前，患者主诉严重的肋间神经分布区疼痛。术后 7 个月，疼痛缓解

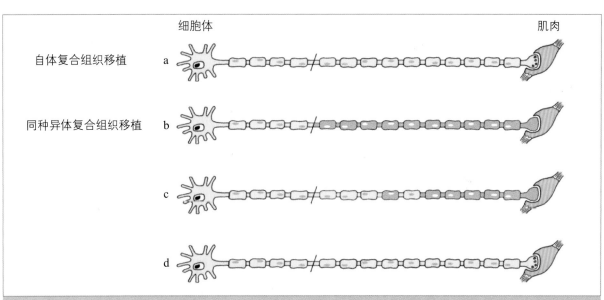

图 8.10　施万细胞在同种异体复合组织移植物中的迁移。（a）在吻合血管的复合组织移植物中，神经靠原始施万细胞支持轴突再生。（b）吻合血管的复合组织移植包括供体的施万细胞移植到受体。（c）与异体神经移植不同，复合组织移植时，受体施万细胞的迁移只发生于神经近端。（d）理想状态下，在没有任何排斥反应的情况下，受体施万细胞迁移通过整个神经直到肌肉

表 8.2　异体神经移植术患者治疗方案

术前准备	术中要点	术后护理
评估患者是否合适： · 合并内科疾病 · 感染 / 恶性肿瘤 · 精神社会心理因素	切除患者损伤神经远近残端，直到无损伤部分	免疫诱导疗法（剂量 2）： · 巴利昔单抗 20 mg，静脉注射（术后 4 天）
实验室检查： · ABO 血型 · 全血细胞计数，综合代谢检查 · 人免疫缺陷病毒 / 肝炎	除了尸体移植物外，还可使用患者自体移植物，亲属或者非亲属的异体移植物	标准免疫疗法： · 继续 FK-506（目标水平 5~8 ng/mL） · 硫唑嘌呤 1~1.5 mg/（kg·d）
异体神经移植物： · 考虑供体 · 切取小直径移植物 · 冷冻保存（4℃）：威斯康星大学溶液，7 天	放置额外的皮下异体移植物，用于排斥反应的监测	抗生素： · 磺胺甲基异噁唑—甲氧苄氨嘧，每周 3 次
免疫疗法： · FK-506(他罗利姆)，1~2 mg 口服，每日 2 次（术前 3 天开始） · 免疫诱导疗法（剂量 1）：巴利昔单抗 20 mg，静脉注射（术前即刻）		Tinel 征穿过远端修复区域后，停止免疫疗法 6 个月

引自 Fox IK，Mackinnon SE. Experience with nerve allograft transplantation. Semin Plast Surg. 2007;21(4):242–249.

第二个不同点是施万细胞迁移的动力不同。在神经异体移植物中，多灶性的亚临床排斥反应导致供体施万细胞减少，可能引导受体施万细胞迁移进入移植物，替代缺失的施万细胞[67]。在吻合血管的复合组织异体移植术中，皮肤和肌肉的抗原性强于施万细胞，所以要求更强的免疫抑制[84]。在这种不存在亚临床排斥反应的强烈免疫抑制状态，受体施万细胞能够被刺激而迁移到什么程度，这仍不得而知。

在 VCA 中，关于受体和供体施万细胞的行为和转归尚未彻底阐明。从我们当前对异体移植的理解，我们相信神经在复合组织异体移植物中仍需要最好的施万细胞支持以完成再生。这可能要求免疫抑制治疗不能有任何小的失误，防止出现哪怕是小灶性的急性排斥反引起的供体施万细胞的过早丢失[149]。在支持神经再生的能力方面，供体施万细胞和受体施万细胞一致[75]。然而，如果供体施万细胞发生明显的排斥，那么就会遗留大段的神经缺乏支持，造成毁灭性的传导阻滞和永久性的功能缺失（图 8.11）。

除非发展出能够始终诱导供体组织耐受的免疫抑制策略，由于意外排斥反应造成的供体施万细胞的晚期损失始终值得重点关注。在吻合血管的复合组织异体移植术中，提高神经再生的策略必须考虑到供体和受体细胞间精确平衡和相互作用。理想的免疫策略应可促进受体施万细胞迁移占据整个供体神经，在受体施万细胞完成占据之前，维持供体施万氏细胞的活力以支持轴突的再生，并且在达到上述目标之前避免排斥发生。唯有如此，吻合血管的复合组织异体移植物的最终作用方可在排斥事件中得以保护，而这种排斥反应在患者终身都可能发生。

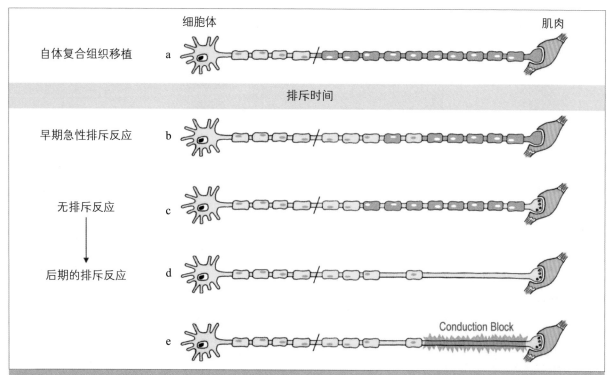

图 8.11　吻合血管的同种异体复合组织移植中，排斥反应对神经的影响。（a）吻合血管的同种异体复合移植物包括将供体的施万细胞移植到受体。（b）控制早期急性排斥反应，可以让神经再生至移植物。（c）在没有排斥的情况下，受体和供体施万细胞均可支持移植物的神经再生。（d）但是，如果有明显的排斥反应累及供体施万细胞，可导致大段神经失去施万细胞。（e）这可导致毁灭性的传导阻滞和永久性的功能缺失

8.7　小结

　　神经异体移植术为处理严重的长段神经缺损提供了另一种可选择的策略，但是全身性免疫抑制治疗可能引发的并发症限制了其应用。我们仅将这种方法用于其他方法不可修复的严重损伤。致力于诱导对供体的免疫耐受而无须慢性免疫抑制治疗的研究正在进行，如果研究成功，那么同种异体神经移植的适应证将扩大，我们治疗严重神经损伤的能力也会大大提高。

8.8　参考文献

［1］Mackinnon SE, Doolabh VB, Novak CB, Trulock EP. Clinical outcome following nerve allograft transplantation. Plast Reconstr Surg 2001;107:1419-1429

［2］Hayashi A, Koob JW, Liu DZ, et al. A double-transgenic mouse used to track migrating Schwann cells and regenerating axons following engraftment of injured nerves. Exp Neurol 2007;207:128-138

［3］Elkwood Al, Holland NR, Arbes SM, et al. Nerve allograft transplantation for functional restoration of the upper extremity: case series. J Spinal Cord Med 2011;34:241-247

［4］Burnett MG, Zager EL. Pathophysiology of peripheral nerve injury: a brief review. Neurosurg Focus 2004;16:E1

［5］Fu SY, Gordon T. The cellular and molecular basis of peripheral nerve regeneration. Mol Neurobiol 1997; 14:67-116

［6］Stoll G, Jander S. The role of microglia and macrophages in the pathophysiology of the CNS. Prog Neurobiol 1999;58:233-247

［7］Bigbee JW, Yoshino JE, DeVries GH. Morphological and proliferative responses of cultured Schwann cells following rapid phagocytosis of a myelin-enriched fraction. J Neurocytol 1987;16:487-496

［8］Morris JH, Hudson AR, Weddell G. A study of degeneration and regeneration in the divided rat sciatic nerve based on electron microscopy: 3. Changes in the axons of the proximal stump. Z Zellforsch Mikrosk Anat 1972;124:131-164

［9］Mackinnon SE, Dellon AL, Lundborg G, Hudson AR, Hunter DA. A study of neurotrophism in a primate model. J Hand Surg Am 1986;11:888-894

［10］Lundborg G, Dahlin LB, Danielsen N, Nachemson AK. Tissue specificity in nerve regeneration. Scand J Plast Reconstr Surg 1986;20:279-283

［11］Brushart TM, Seiler WA, IV. Selective reinnervation of distal motor stumps by peripheral motor axons. Exp Neurol 1987;97:289-300

［12］Matsuyama T, Mackay M, Midha R. Peripheral nerve repair and grafting techniques: a review. Neurol Med Chir (Tokyo) 2000;40:187-199

［13］Midha R. Sural nerve injury and neuroma. In: Midha R, Zager EL, eds. Surgery of Peripheral Nerves: A Case-Based Approach. New York, NY: Thieme; 2008:207-210

［14］Schlosshauer B, Dreesmann L, Schaller HE, Sinis N. Synthetic nerve guide implants in humans: a comprehensive survey. Neurosurgery 2006;59:740-747, discussion 747-748

［15］Norkus T, Norkus M, Ramanauskas T. Donor, recipient and nerve grafts in brachial plexus reconstruction: anatomical and technical features for facilitating the exposure. Surg Radiol Anat 2005;27: 524-530

［16］Xie F, Li OF, Gu B, Liu K, Shen GX. In vitro and in vivo evaluation of a biodegradable chitosan-PLA Composite peripheral nerve guide conduit material. Microsurgery 2008;28:471-479

［17］Liu BS. Fabrication and evaluation of a biodegradable proanthocyanidin-cross-linked gelatin conduit in peripheral nerve repair. J Biomed Mater Res A 2008;87:1092-1102

［18］Hung V, Dellon AL. Reconstruction of a 4-cm human median nerve gap by including an autogenous nerve slice in a bioabsorbable nerve conduit: case report. J Hand Surg Am 2008;33:313-315

［19］Oh SH, Kim JH, Song KS, et al. Peripheral nerve regeneration within an asymmetrically porous PLGA/pluronic F127 nerve guide conduit. Biomaterials 2008;29:1601-1609

［20］Chang JY, Lin JH, Yao CH, Chen JH, Lai TY, Chen YS. In vivo evaluation of a biodegradable EDC/NHS-cross-linked gelatin peripheral nerve guide conduit material. Macromol Biosci 2007;7:500-507

［21］Chiu DT, Strauch B. A prospective clinical evaluation of autogenous vein grafts used as a nerve conduit for distal sensory nerve defects of 3 cm or less. Plast Reconstr Surg 1990;86:928-934

［22］Chen YS, Chang JY, Cheng CY, Tsai FJ, Yao CH, Liu BS. An in vivo evaluation of a biodegradable genipin-cross-linked gelatin peripheral nerve guide conduit material. Biomaterials 2005;26:3911-3918

［23］Merrell JC, Russell RC, Zook EG. Polyglycolic acid tubing as a conduit for nerve regeneration. Ann Plast Surg 1986;17:49-58

［24］Hedayatpour A, Sobhani A, Bayati V, Abdolvahhabi MA, Shokrgozar MA, Barbarestani M. A method for isolation and cultivation of adult Schwann cells for nerve conduit. Arch Iran Med 2007;10:474-480

［25］Kim SM, Lee SK, Lee JH. Peripheral nerve regeneration using a three dimensionally cultured schwann cell conduit. J Craniofac Surg 2007; 18:475-488

［26］Li Q, Ping P, Jiang H, Liu K. Nerve conduit filled with GDNF gene-modified Schwann cells enhances regeneration of the peripheral nerve. Microsurgery 2006;26:116-121

［27］Hadlock T, Sundback C, Koka R, Hunter D, Cheney M, Vacanti J. A novel, biodegradable polymer conduit delivers neurotrophins and promotes nerve regeneration. Laryngoscope 1999;109:1412-1416

［28］ Fansa H, Keilhoff G, Förster G, Seidel B, Wolf G, Schneider W. Acellular muscle with Schwann-cell implantation: an alternative biologic nerve conduit. J Reconstr Microsurg 1999;15:531-537

［29］ Mohammad JA, Warnke PH, Pan YC, Shenaq S. Increased axonal regeneration through a biodegradable amnionic tube nerve conduit: effect of local delivery and incorporation of nerve growth factor/hyaluronic acid media. Ann Plast Surg 2000; 44:59-64

［30］ Jesuraj NJ, Santosa KB, Newton P, et al. A systematic evaluation of Schwann cell injection into acellular cold-preserved nerve grafts. J Neurosci Methods 2011;197:209-215

［31］ Moore AM, Wood MD, Chenard K, et al. Controlled delivery of glial cell line-derived neurotrophic factor enhances motor nerve regeneration. J Hand Surg Am 2010;35:2008-2017

［32］ Albert E. Einige Operationen an Nerven. Wien Med Presse 1885;26:1285-1288

［33］ Marmor L. The repair of peripheral nerves by irradiated homografts. Clin Orthop Relat Res 1964; 34:161-169

［34］ Campbell JB, Bassett AL, Boehler J. Frozen-irradiated homografts shielded with microfilter sheaths in peripheral nerve surgery. J Trauma 1963; 3: 303-311

［35］ Hiles RW. Freeze dried irradiated nerve homograft: a preliminary report. Hand 1972;4:79-84

［36］ Anderson PN, Turmaine M. Peripheral nerve regeneration through grafts of living and freeze-dried CNS tissue. Neuropathol Appl Neurobiol 1986; 12:389-399

［37］ Wilhelm K, Ross A. [Homeoplastic nerve transplan-tation with lyophilized nerve] Arch Orthop Unfallchir 1972;72:156-167

［38］ Wilhelm K.[Briding of nerve defects using lyophilized homologous grafts] Handchirurgie 1972;4:25-30

［39］ Singh R, Lange SA. Experience with homologous lyophilised nerve grafts in the treatment of peripheral nerve injuries. Acta Neurochir(Wien)1975; 32:125-130

［40］ Martini AK.[The lyophilized homologous nerve graft for the prevention of neuroma formation (animal experiment study)] Handchir Mikrochir Plast Chir 1985;17:266-269

［41］ Evans PJ, Mackinnon SE, Best TJ, et al. Regeneration across preserved peripheral nerve grafts. Muscle Nerve 1995;18:1128-1138

［42］ Lawson GM, Glasby MA. A comparison of immediate and delayed nerve repair using autologous freeze-thawed muscle grafts in a large animal model: the simple injury. J Hand Surg [Br]1995;20:663-700

［43］ Ray WZ, Kale SS, Kasukurthi R, et al. Effect of cold nerve allograft preservation on antigen presentation and rejection. J Neurosurg 2011;114: 256-262

［44］ Pollard JD, Fitzpatrick L. A comparison of the effects of irradiation and immunosuppressive agents on regeneration through peripheral nerve allografts: an ultrastructural study. Acta Neuropathol 1973;23:166-180

［45］ Pollard JD, McLeod JG, Gye RS. Regeneration through peripheral nerve allografts: an electrophysi-ological and histological study following the use of immunosuppressive therapy. Arch Neurol 1973; 28:31-37

［46］ Gye RS, Hargrave JC, Loewenthal J, McLeod JG, Pollard JD, Booth GC. Use of immunosuppressive agents in human nerve grafting. Lancet 1972;1: 647-650

［47］ Mackinnon SE, Hudson AR. Clinical application of peripheral nerve transplantation. Plast Reconstr Surg 1992;90:695-699

［48］ Gruber SA, Mancias P, Swinford RD, Prashner HR, Clifton J, Henry MH. Livingdonor nerve transplantation for global obstetric brachial plexus palsy. J Reconstr Microsurg 2006; 22:245-254

［49］ Mackinnon SE. Nerve allotransplantation following severe tibial nerve injury: case report. J Neurosurg 1996;84:671-676

［50］ Rogister B, Delrée P, Leprince P, et al. Transfor-ming growth factor beta as a neuronoglial signal during peripheral nervous system response to injury. J Neurosci Res 1993;34:32-43

［51］ Mews M, Meyer M. Modulation of Schwann cell phenotype by TGF-beta 1: in-hibition of P0 mRNA expression and downregulation of the low affinity NGF receptor. Glia 1993;8:208-217

［52］ Perry VH, Brown MC. Role of macrophages in peripheral nerve degeneration and repair. Bioessays 1992;14:401-406

［53］ Bunge MB, Johnson MI, Ard MD, Kleitman N. Factors influencing the growth of regenerating nerve fibers in culture. Prog Brain Res 1987;71:61-74

［54］ Baichwal RR, Bigbee JW, DeVries GH. Macrophage-mediated myelin-related mitogenic factor for cultured Schwann cells. Proc Natl Acad Sci U S A 1988; 85: 1701-1705

［55］ Ridley AJ, Davis JB, Stroobant P, Land H. Transforming growth factors-beta 1 and beta 2 are mitogens for rat Schwann cells. J Cell Biol 1989; 109:3419-3424

［56］ Chandross KJ, Chanson M, Spray DC, Kessler JA. Transforming growth factorbeta 1 and forskolin modulate gap junctional communication and cellular phenotype of cultured Schwann cells. J Neurosci 1995;15:262-273

［57］ Romine JS, Aguayo AJ, Bray GM. Absence of Schwann cell migration along regenerating unmyelinated nerves. Brain Res 1975;98:601-606

［58］ Aguayo AJ, David S, Bray GM. Influences of the glial environment on the elongation of axons after injury: transplantation studies in adult rodents. J Exp Biol 1981;95: 231-240

［59］ Aguayo AJ, Kasarjian J, Skamene E, Kongshavn P, Bray GM. Myelination of mouse axons by Schwann cells transplanted from normal and abnormal human nerves. Nature 1977;268:753-755

［60］ Sjöberg J, Kanje M, Edström A. Influence of non-neuronal cells on regeneration of the rat sciatic nerve. Brain Res 1988; 453:221-226

［61］ Nadim W, Anderson PN, Turmaine M. The role of Schwann cells and basal lamina tubes in the regeneration of axons through long lengths of freezekilled nerve grafts. Neuropathol Appl Neurobiol 1990;16:411-421

[62] Hayashi A, Moradzadeh A, Tong A, et al. Treatment modality affects allograftderived Schwann cell phenotype and myelinating capacity. Exp Neurol 2008;212:324-336

[63] Jensen JN, Brenner MJ, Tung TH, Hunter DA, Mackinnon SE. Effect of FK-506 on peripheral nerve regeneration through long grafts in inbred swine. Ann Plast Surg 2005;54:420-427

[64] Fornaro M, Tos P, Geuna S, Giacobini-Robecchi MG, Battiston B. Confocal imaging of Schwann-cell migration along muscle-vein combined grafts used to bridge nerve defects in the rat. Microsurgery 2001;21:153-155

[65] Tseng CY, Hu G, Ambron RT, Chiu DT. Histologic analysis of Schwann cell migration and peripheral nerve regeneration in the autogenous venous nerve conduit (AVNC). J Reconstr Microsurg 2003;19: 331-340

[66] Fukaya K, Hasegawa M, Mashitani T, et al. Oxidized galectin-1 stimulates the migration of Schwann cells from both proximal and distal stumps of transected nerves and promotes axonal regeneration after peripheral nerve injury. J Neuropathol Exp Neurol 2003;62:162-172

[67] Whitlock EL, Myckatyn TM, Tong AY, et al. Dynamic quantification of host Schwann cell migration into peripheral nerve allografts. Exp Neurol 2010;225:310-319

[68] Gulati AK. Immune response and neurotrophic factor interactions in peripheral nerve transplants. Acta Haematol 1998;99:171-174

[69] Gulati AK, Cole GP. Nerve graft immunogenicity as a factor determining axonal regeneration in the rat. J Neurosurg 1990;72:114-122

[70] Pollard JD, Gye RS, McLeod JG. An assessment of immunosuppressive agents in experimental peripheral nerve transplantation. Surg Gynecol Obstet 1971;132:839-845

[71] Trumble TE, Shon FG. The physiology of nerve transplantation. Hand Clin 2000;16:105-122

[72] Lassner F, Schaller E, Steinhoff G, Wonigeit K, Walter GF, Berger A. Cellular mechanisms of rejection and regeneration in peripheral nerve allografts. Transplantation 1989;48:386-392

[73] Mackinnon S, Hudson A, Falk R, Bilbao J, Kline D, Hunter D. Nerve allograft response: a quantitative immunological study. Neurosurgery 1982;10:61-69

[74] Yu LT, Rostami A, Silvers WK, Larossa D, Hickey WF. Expression of major histocompatibility complex antigens on inflammatory peripheral nerve lesions. J Neuroimmunol 1990;30:121-128

[75] Glaus SW, Johnson PJ, Mackinnon SE. Clinical strategies to enhance nerve regeneration in composite tissue allotransplantation. Hand Clin 2011;27:495-509, ixix.

[76] Fox IK, Schwetye KE, Keune JD, et al. Schwann-cell injection of cold-preserved nerve allografts. Microsurgery 2005;25:502-507

[77] Evans PJ, MacKinnon SE, Midha R, et al. Regeneration across cold preserved peripheral nerve allografts. Microsurgery 1999;19:115-127

[78] Evans PJ, Mackinnon SE, Levi AD, et al. Cold preserved nerve allografts: changes in basement membrane, viability, immunogenicity, and regeneration. Muscle Nerve 1998;21: 1507-1522

[79] Hare GM, Evans PJ, Mackinnon SE, Wade JA, Young AJ, Hay JB. Phenotypic analysis of migrant, efferent lymphocytes after implantation of cold preserved, peripheral nerve allografts. J Neuroimmunol 1995; 56:9-16

[80] Atchabahian A, Mackinnon SE, Hunter DA. Cold preservation of nerve grafts decreases expression of ICAM-1 and class II MHC antigens. J Reconstr Microsurg 1999; 15:307-311

[81] Levi AD, Evans PJ, Mackinnon SE, Bunge RP. Cold storage of peripheral nerves: an in vitro assay of cell viability and function. Glia 1994; 10:121-131

[82] Strasberg SR, Mackinnon SE, Hare GM, Narini PP, Hertl C, HayJB. Reduction in peripheral nerve allograft antigenicity with warm and cold temperature preservation. Plast Reconstr Surg 1996;97:152-160

[83] Siemionow M, Sonmez E. Nerve allograft transplantation: a review. J Reconstr Microsurg 2007; 23:511-520

[84] Hettiaratchy S, Melendy E, Randolph MA, et al. Tolerance to composite tissue allografts across a major histocompatibility barrier in miniature swine. Trans-plantation 2004;77:514-521

[85] Argall KG, Armati PJ, Pollard JD, Watson E, Bonner J. Interactions between CD4+T-cells and rat Schwann cells in vitro: 1. Antigen presentation by Lewis rat Schwann cells to P2-specific CD4+T-cell lines. J Neuroimmunol 1992;40:1-18

[86] Trumble T, Gunlikson R, Parvin D. A comparison of immune response to nerve and skin allografts. J Reconstr Microsurg 1993;9:367-372

[87] Trumble TE, Gunlikson R, Parvin D. Systemic immune response to peripheral nerve transplants across major histocompatibility class-I and class-II barriers. J Orthop Res 1994;12:844-852

[88] Ishida O, Ochi M, Ikuta Y, Akiyama M. Peripheral nerve allograft: cellular and humoral immune responses of mice. J Surg Res 1990;49:233-238

[89] Fox IK, Mackinnon SE. Experience with nerve allograft transplantation. Semin Plast Surg 2007; 21: 242-249

[90] Strasberg SR, Hertl MC, Mackinnon SE, et al. Peripheral nerve allograft preservation improves regeneration and decreases systemic cyclosporin A requirements. Exp Neurol 1996; 139:306-316

[91] Wang MS, Zeleny-Pooley M, Gold BG. Comparative dose-dependence study of FK506 and cyclosporin A on the rate of axonal regeneration in the rat sciatic nerve. J Pharmacol Exp Ther 1997; 282:1084-1093

[92] Gold BG, Katoh K, Storm-Dickerson T. The immuno-suppressant FK506 increases the rate of axonal regeneration in rat sciatic nerve. J Neurosci 1995;15:7509-7516

[93] Jost SC, Doolabh VB, Mackinnon SE, Lee M, Hunter D. Acceleration of peripheral nerve regeneration following FK506 administration. Restor Neurol Neurosci 2000;17:39-44

[94] Lee M, Doolabh VB, Mackinnon SE, Jost S. FK506 promotes functional recovery in crushed rat sciatic nerve. Muscle Nerve 2000;23:633-640

[95] Udina E, Ceballos D, Gold BG, Navarro X. FK506 enhances reinnervation by regeneration and by collateral sprouting of peripheral nerve fibers. Exp Neurol 2003;183:220-231

[96] Sulaiman OA, Voda J, Gold BG, Gordon T. FK506 increases peripheral nerve regeneration after chronic axotomy but not after chronic schwann cell denervation. Exp Neurol 2002;175:127-137

[97] Doolabh VB, Mackinnon SE. FK506 accelerates functional recovery following nerve grafting in a rat model. Plast Reconstr Surg 1999;103:1928-1936

[98] Feng FY, Ogden MA, Myckatyn TM, et al. FK506 rescues peripheral nerve allografts in acute rejection. J Neurotrauma 2001;18:217-229

[99] Liu J, Farmer JD, Jr, Lane WS, Friedman J, Weissman I, Schreiber SL. Calcineurin is a common target of cyclophilin-cyclosporin A and FKBP-FK506 complexes. Cell 1991;66: 807-815

[100] Clipstone NA, Crabtree GR. Calcineurin is a key signaling enzyme in T lymphocyte activation and the target of the immunosuppressive drugs cyclosporin A and FK506. Ann N YAcad Sci 1993;696:20-30

[101] Dawson TM, Steiner JP, Dawson VL, Dinerman JL, Uhl GR, Snyder SII. Immunosuppressant FK506 enhances phosphorylation of nitric oxide synthase and protects against glutamate neurotoxicity. Proc Natl Acad Sci U S A 1993;90: 9808-9812

[102] Yardin C, Terro F, Lesort M, Esclaire F, Hugon J. FK506 antagonizes apoptosis and c-jun protein expression in neuronal cultures. Neuroreport 1998; 9:2077-2080

[103] Gold BG, Zeleny-Pooley M, Wang MS, Chaturvedi P, Armistead DM. A nonimmuno-suppressant FKBP-12 ligand increases nerve regeneration. Exp Neurol 1997; 147: 269-278

[104] Klettner A, Baumgrass R, Zhang Y, et al. The neuroprotective actions of FK506 binding protein ligands: neuronal survival is triggered by de novo RNA synthesis, but is independent of inhibition of JNK and calcineurin. Brain Res Mol Brain Res 2001;97:21-31

[105] Tanaka K, Fujita N, Higashi Y, Ogawa N. Neuroprotective and antioxidant properties of FKBP-binding immunophilin ligands are independent on the FKBP12 pathway in human cells. Neurosci Lett 2002;330:147-150

[106] Udina E, Ceballos D, Verdú E, Gold BG, Navarro X. Bimodal dose-dependence of FK506 on the rate of axonal regeneration in mouse peripheral nerve. Muscle Nerve 2002;26:348-355

[107] Brenner MJ, Mackinnon SE, Rickman SR, et al. FK506 and anti-CD40 ligand in peripheral nerve allotransplantation. Restor Neurol Neurosci 2005; 23:237-249

[108] Grand AG, Myckatyn TM, Mackinnon SE, Hunter DA. Axonal regeneration after cold preservation of nerve allografts and immunosuppression with tacrolimus in mice. J Neurosurg 2002;96:924-932

[109] Snyder AK, Fox IK, Nichols CM, et al. Neuroregenerative effects of preinjury FK-506 administration. Plast Reconstr Surg 2006;118: 360-367

[110] Yan Y, Johnson PJ, Glaus SW, Hunter DA, Mackinnon SE, Tung TH. A novel model for evaluating nerve regeneration in the composite tissue transplant: the murine heterotopic limb transplant. Hand (NY) 2011;6:304-312

[111] Yan Y, Sun HH, Mackinnon SE, Johnson PJ. Evaluation of peripheral nerve regeneration via in vivo serial transcutaneous imaging using transgenic ThylYFP mice. Exp Neurol 2011;232: 7-14

[112] Yan Y, Sun HH, Hunter DA, Mackinnon SE, Johnson PJ. Efficacy of short-term FK506 administration on accelerating nerve regeneration. Neurorehabil Neural Repair 2012; 26:570-580

[113] Sun HH, Saheb-A1-Zamani M, Yan Y, Hunter DA, Mackinnon SE, Johnson PJ. Geldanamycin accelerated peripheral nerve regeneration in comparison to FK-506 in vivo. Neuroscience 2012; 223:114-123

[114] Yan Y, MacEwan MR, Hunter DA, et al. Nerve regeneration in rat limb allografts: evaluation of acute rejection rescue. Plast Reconstr Surg 2013; 131:499e-511e

[115] Moore AM, Ray WZ, Chenard KE, Tung T, Mackinnon SE. Nerve allotransplantation as it pertains to composite tissue transplantation. Hand (NY) 2009;4:239-244

[116] Glaus SW, Johnson PJ, Mackinnon SE. Clinical strategies to enhance nerve regeneration in composite tissue allotransplantation. Hand Clin 2011;27:495-509, ix

9 正中神经卡压和损伤

著者：Kristen M. Davidge，Douglas M. Sammer

翻译：刘建全 孔令松 审校：易传军 陈山林

9.1 引言

正中神经在上肢多个部位对压迫非常敏感，也容易发生单神经炎。基于上述原因以及其他因素，正中神经比上肢其他神经更容易发生神经病变。实际上，正中神经在腕关节处的压迫性神经病变，即腕管综合征，是造成手部神经功能异常最常见的原因。而且，随着人口老龄化和肥胖越来越普遍，正中神经疾病的发生率有可能会逐渐上升。

尽管腕管综合征具有显而易见的特征性表现，但其诊断和治疗并不总是那么简单。其他上肢神经病变，包括神经根性疾病、臂丛神经炎、胸廓出口综合征，以及其他少见的正中神经病变，可能也会被误诊为腕管综合征。因此，外科医生熟悉这些疾病的诊断和治疗就显得非常重要。

腕管综合征的许多基本问题目前仍未完全解决。例如，腕管综合征的病因仍尚不完全明了，其与工作活动之间的相关性仍存在争议。近来的临床和实验室研究有助于阐明这些问题。

9.2 正中神经的解剖

正中神经源于臂丛神经外侧束和内侧束（图9.1），感觉部分来源于外侧束，内侧束主要提供运动神经成分（C7 支配的旋前圆肌和桡侧腕屈肌除外）。然后正中神经从前方跨过肱动脉，沿其内侧走行于肱肌和内侧肌间隔之间。

在不足 5% 的人群中，肱骨内上髁上方 3~6 cm 处会出现髁状突，长度可达 2 cm[1-3]。此外，

在髁状突与肱骨内上髁之间可能出现一条纤维韧带（Struthers 韧带）[1]。存在此结构时，正中神经与肱动脉分离后经髁状突或 Struthers 韧带后方进入肘关节[4, 5]。在肘关节，正中神经走行于肱二头肌腱膜下方，后者向尺侧呈扇形散开并跨越肘窝[6, 7]。然后正中神经通常从旋前圆肌浅（肱骨头）、深头（尺骨头）两头之间穿过该肌，有时也可能在浅、深两头的深层穿过，罕见情况下神经穿过浅头[8]。穿出旋前圆肌的远侧缘后，正中神经位于指浅屈肌纤维性边缘的后侧（背侧），并从指浅屈肌和指深屈肌之间穿过，在前臂远端逐渐浅行。

在肘关节和前臂近端水平，有 4 条分支或分支组从正中神经发出（图 9.2）[9, 10]。最近端的一组为到旋前圆肌的两支，通常以单支自正中神经的前表面发出，随后分支，形成 "Y" 形分叉。旋前肌支位于浅层，而随后从正中神经尺侧面发出的到桡侧腕屈肌、掌长肌和指浅屈肌的分支则位于深层。旋前肌支以远分别是到桡侧腕屈肌和掌长肌的分支，最远端是到指浅屈肌的分支。此外，常有一条更远端的分支到指浅屈肌（出现这种双支的概率为 94%）。需要指出的是，发出到桡侧腕屈肌、掌长肌和指浅屈肌的分支顺序可能会有变化，但通常都是按上述顺序进行排列的。

骨间前神经（AIN）在髁间线以远平均 3 cm 处发出[9]，位于正中神经的桡侧面（图 9.3），支配示指和中指的指深屈肌、拇长屈肌（FPL）以及旋前方肌。支配拇长屈肌的神经纤维位于骨间前神经的桡侧，支配指深屈肌的纤维位于其尺

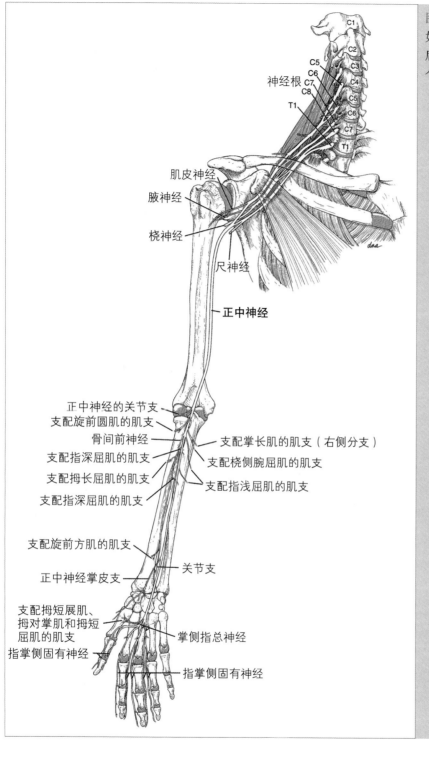

图 9.1　正中神经在上肢的解剖。如图所示，正中神经从脊髓发出后，贯穿上肢到达其所支配的各个运动和感觉器

神经根

肌皮神经

腋神经

桡神经

尺神经

正中神经

正中神经的关节支

支配旋前圆肌的肌支

骨间前神经

支配指深屈肌的肌支

支配拇长屈肌的肌支

支配指深屈肌的肌支

支配掌长肌的肌支（右侧分支）

支配桡侧腕屈肌的肌支

支配指浅屈肌的肌支

支配旋前方肌的肌支

正中神经掌皮支

关节支

支配拇短展肌、拇对掌肌和拇短屈肌的肌支

掌侧指总神经

指掌侧固有神经

指掌侧固有神经

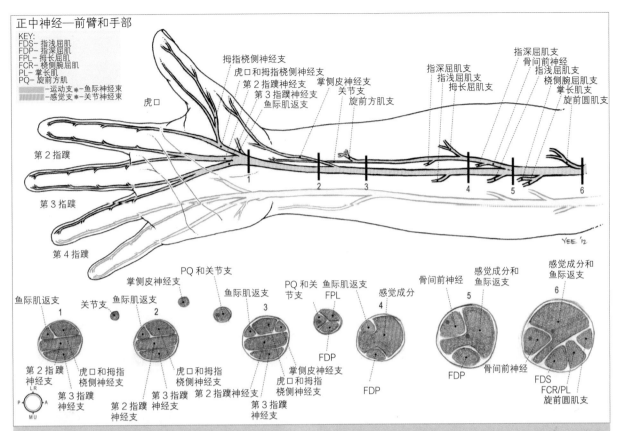

图 9.2　正中神经的内部解剖。前臂近端：正中神经由许多运动束和感觉束组成。在前臂近端的正中神经，至旋前圆肌的神经束走行于最前面，其内侧伴行着至桡侧腕屈肌（FCR）和掌长肌（PL）的神经束，继续向内侧是至指浅屈肌（FDS）的神经束组，由支配指浅屈肌的两支神经束组成。骨间前神经束走行于尺神经后侧，继续向远端在其分叉点之前转至外侧。神经束中包括一条到腕关节的感觉支。需要特别注意的是，在主要感觉成分中包含有一支鱼际肌运动支。前臂远端：骨间前神经包括三支神经束：拇长屈肌（FPL）、指深屈肌（FDP）以及旋前方肌（PQ）或关节束。前两者的神经束较后者的明显粗大，并且位置靠前。在正中神经的后外侧面有一支大鱼际返支。正中神经继续向远端走行，感觉神经束主要包括三组：虎口和拇指桡侧支、第二指蹼支以及第三指蹼支。这些分支分别定位于外侧、中间和内侧。掌侧皮神经分支从正中神经的前外侧面分支而成。手部：大鱼际返支从正中神经的外侧面分支而成，支配大鱼际肌。三组感觉神经束从正中神经分支后支配其各自的感觉区域。外侧支在其远端分支点之前包括虎口和拇指桡侧神经束

侧。骨间前神经的束组间还可很容易地进一步长段分离，直到其在正中神经的物理性起点。在骨间前神经与正中神经感觉部分分叉平面有小的血管可以作为标记。需要注意的是，在正中神经内部，骨间前神经从前臂近端的桡侧转向上臂位于内尺侧，掌握这一局部解剖特点对神经移位很重要。

Martin-Gruber 交通支是前臂近端由正中神经到尺神经的一种异常连接（图 9.4）。尸体研究发现，出现这种交通支的概率为 10%~25%。神经传导检查提示有 15%~40% 的患者可出现。近期的一项尸体研究显示，双侧肢体出现率为 15%[11]。交通支可能起于正中神经主干或骨间前神经。此外，可能会有一条到指深屈肌的分支从该交通支发出。Martin-Gruber 交通支对于高位尺神经损伤的患者尤为重要，如果尺神经损伤在 Martin-Gruber 交通支近端，那么尺神经在手部的一些功能仍将得到保留。

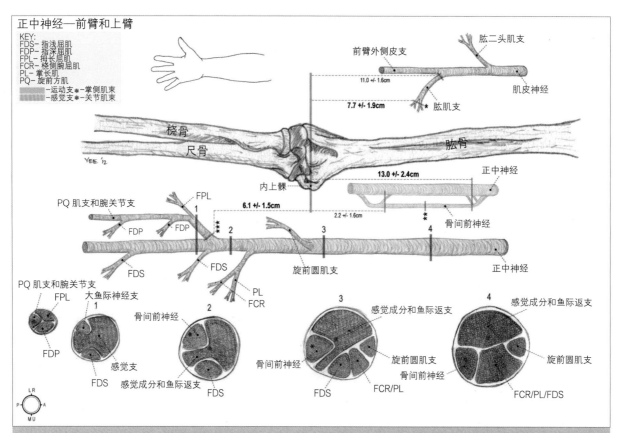

图 9.3　肱肌和正中神经在上臂和前臂的解剖。图示神经的分支形式以及神经之间的解剖关系。图中仍保留了正中神经束的解剖。重要的解剖标志（以粗体显示）包括：①肱肌支"终末支"和内上髁之间的距离为 7.7 cm ± 1.9 cm；②骨间前神经束（AIN）最近端到内上髁间可被游离的最大距离。图中（*）为肱肌肌支的终末支，（**）为骨间前神经位于正中神经内的神经束的最近端，（***）为骨间前神经自正中神经分支的起始部

在前臂远端，正中神经掌皮支（PCM）从腕屈横纹近端 5 cm 处正中神经的掌桡侧面发出（图 9.5），在桡侧腕屈肌腱和掌长肌腱之间向远端走行，在腕屈横纹近侧 2 cm 处进入前臂筋膜[12]。掌皮支在此处经过一段长为 3 mm 到 2 cm 的特殊通道，这个通道可能穿过增厚的前臂筋膜或屈肌支持带本身[13, 14]。掌皮支通常以单支跨越腕关节，在掌腱膜浅层分为三条或更多条分支[15]。Watchmaker 等的尸体研究证实，掌皮支在最尺侧可能位于鱼际纹尺侧约 6 mm 处[16]。掌皮支走行的解剖变异已有报道，包括分支从桡侧腕屈肌腱或掌长肌腱中穿过[17]，以及双分支[15]。

正中神经在腕关节处腕管内走行（图 9.6）。腕管是由背侧的腕骨、尺侧的钩骨和三角骨，以

及桡侧的舟骨、大多角骨和桡侧腕屈肌鞘管构成的骨性通道。

腕管的掌侧顶部由近端的前臂筋膜、远端的屈肌支持带［或称腕横韧带（TCL）］和大、小鱼际肌间的腱膜构成。9 条肌腱（4 条指浅屈肌腱、4 条指深屈肌腱和拇长屈肌腱）伴随正中神经穿过腕管。正中神经位于腕管的掌桡侧 1/4 象限内，屈肌支持带的深层。在腕管的远侧缘，正中神经分为多条分支，包括支配拇指双侧和示指桡侧的指固有神经，以及第二、第三指蹼指总神经。典型的运动返支在屈肌支持带远侧缘从正中神经的桡侧发出，折返后支配拇短展肌（APB）、拇对掌肌和拇短屈肌（FPB）的浅头。虽然在感觉神经束组间可能形成一些小的神经丛，但这些神经

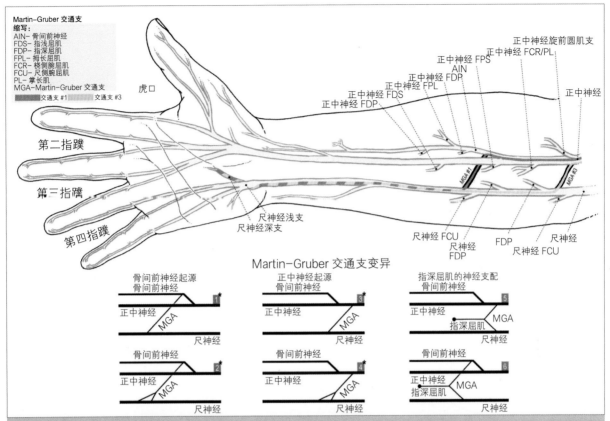

图 9.4　Martin-Gruber 交通支（MGA）。此图详细描述 MGA 由正中神经发出神经支配到尺神经。#1 和 #3 是常见的两种交通支方式。交通支可以从肘关节以远的正中神经近端或骨间前神经的近端发出。有时 MGA 交通支可以分为 2 支到尺神经（如 #2、#4 所示）。很少的情况下，可有正中神经和尺神经共同发出分支支配到指深屈肌（如 #5、#6 所示）

丛非常细小。

　　Lanz 描述了正中神经的 4 种解剖学变异[18]：第一型为运动返支的变异。尽管一般认为正常情况是一条从韧带以外发出的运动折返支，但在不同的研究中这种情况的出现率为 46%~98%[19-21]。该运动支可能在韧带以下就发出，也可能穿韧带或从正中神经尺侧缘发出。第二型为副正中神经，在腕管的远侧发出。第三型为分裂或重复型正中神经，其间被一条恒定存在的正中动脉或异常肌肉分开。Amadio 描述了一种分裂型正中神经，其神经的桡侧半在腕管内走行于一个独立的间隔内[22]。第四型为从腕管近侧发出的一条副正中神经支。这条副支可能与正中神经在腕管内伴行，

也可能穿屈肌支持带并紧贴其掌侧部分走行。外科医生在做腕管松解术（CTR）时必须认识到这种变异，避免损伤该神经。

　　Riche-Cannieu 运动吻合支是手掌部一条由尺神经到正中神经的交通支，在严重的腕管综合征或正中神经损伤情况下，大鱼际肌的功能可因此得以保留[23]。Riche-Cannieu 吻合支的存在因种族而异[24]，并可能存在遗传基础[25]。Kimura 等的研究发现，可能有 80% 以上的手存在 Riche-Cannieu 吻合支，构成 28% 的拇短展肌运动神经支配[24]。Berrettini 支是位于第三（正中神经）和第四（尺神经）指蹼指总神经间的一条常见的感觉交通支[26]。

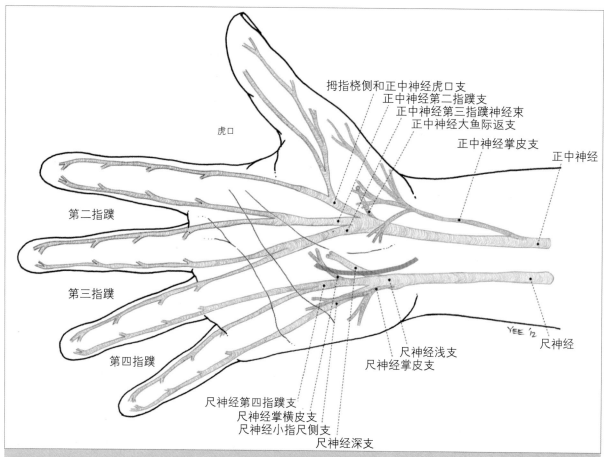

图9.5 正中神经和尺神经的掌皮支。正中神经的掌皮支恒定地自正中神经的前外侧面发出，而尺神经的掌皮支发出模式不恒定。图中可见一条尺神经掌皮支从浅支的外侧面横行发出。这条横支可能在做腕管或Guyon管松解术切口时（紫色）遇到，但与手掌部的正中神经掌皮支不同，它非常粗大，容易得到充分保护

9.3 腕管综合征

9.3.1 概述

1854年，Paget首次描述了继发于创伤的腕管综合征[27]。约60年后，才首次完成了腕管综合征的组织学评价。在这项研究中，从一具有大鱼际萎缩的尸体上获得正中神经标本，证明在腕管内的正中神经发生脱髓鞘改变[28]。有趣的是，作者建议可以通过松解屈肌支持带来治疗这种疾病。对不合并腕部骨折患者施行腕管松解手术，有记载的最早报告是1924年由来自加拿大马尼托巴省温尼伯的Galloway和MacKinnon

医生完成的。不幸的是，这例早期的腕管松解术患者在术后出现了疼痛。再次手术发现正中神经掌皮支被瘢痕组织所包裹，手术中对其进行了切除[29]。1996年，Phalen报告了首项大样本量的腕管松解术研究，对腕管综合征的临床表现和检查进行了几近完美的描述[30]。

CTS年发病率为0.5‰~5.1‰，累积发病率约为8%[31, 32]，女性发病常多于男性，最常发生于40~60岁，劳动人群更为常见[33]。腕管松解术是最常施行的手部手术之一（年手术率约1.5‰）[34, 35]。

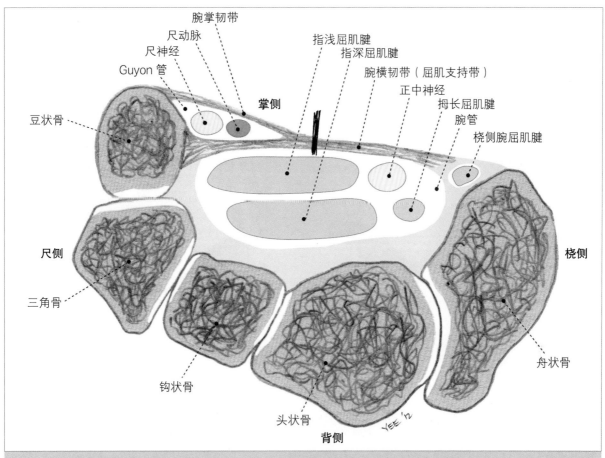

图 9.6　左手的腕管横断面图。我们首选的腕管松解切口是经腕横韧带至指浅屈肌腱表面，可以防止在正中神经表面形成瘢痕愈合和症状复发

9.3.2　临床表现与诊断

腕管综合征典型表现为正中神经感觉支配区的疼痛和感觉异常，包括拇、示、中指和环指桡侧的掌侧面（图 9.7）。由于正中神经掌皮支位于屈肌支持带的掌侧，因此大鱼际区域的感觉得以保留，患者也不会出现掌皮支感觉支配区的症状。患者的症状可能仅在夜间加重或发生，常因此醒来。握拳、腕关节或手指的某些体位可使症状加剧。严重压迫或长期压迫者，大鱼际会出现无力和萎缩（图 9.8）。

向近端放射至前臂甚至肩部的疼痛并不少见。尽管如此，这种近端的疼痛也可能与颈椎间盘疾病有关，因此要对患者谨慎地进行更多的近端神经压迫的评估（图 9.9）。我们通过对腕管综合征患者的疼痛图，来评估患者是否在正中神经支配区域以外存在症状，发现有相当大比例的近端肢体组织会受累（图 9.10）。

检查应该包括整个肢体和颈椎，以评估更多肢体近端发生病理变化的可能性。感觉的变化可通过两点辨别试验或者 Semmes-Weinstein 单丝试验进行量化检测。两点辨别觉的改变是一种迟发的体征，提示严重或持久神经压迫导致的感觉感受器的分配密度降低。压力阈值（Semmes-Weinstein 单丝）或振动阈值试验对腕管综合征的感觉变化更为敏感，这项检查由手外科治疗师来完成，但是并没有在临床作为常规检查[36]。此外，十分实验可用以评估细微的感觉变化[37]。

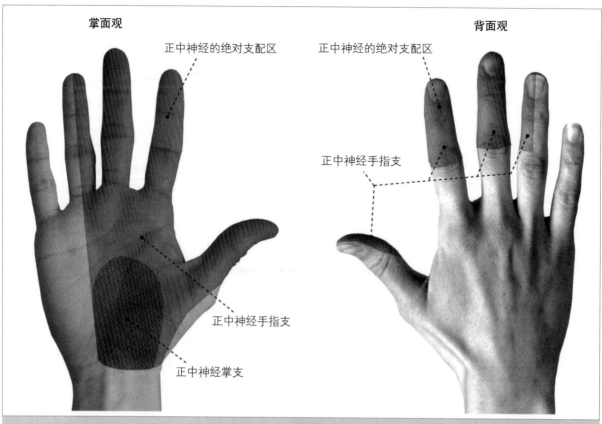

掌面观

正中神经的绝对支配区

正中神经手指支

正中神经掌支

背面观

正中神经的绝对支配区

正中神经手指支

图 9.7　正中神经支配区。正中神经支配手的掌面桡侧，示指远端是正中神经的绝对感觉支配区域

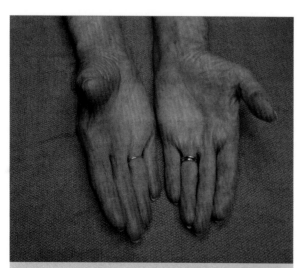

图 9.8　正中神经长期损伤造成大鱼际萎缩。该患者左手正中神经损伤后出现大鱼际的明显萎缩，伴拇指外展无力

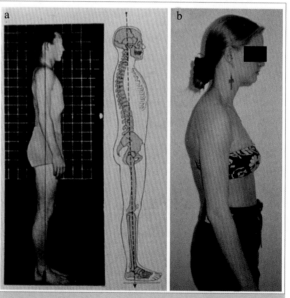

a

b

图 9.9　异常姿势造成的肢体近端压迫。（a）正常的位置与姿势。（b）该患者姿势异常，肩部和颈部前屈〔图 9.9a 引自 Kendall FP, McCreary EK, Provance PG, Rodgers MM, Romani WA. Muscles: Testing and Function with Posture and Pain (5th ed). Baltimore, Maryland: Lippincott Williams & Wilkins; 2005.〕

首先，测试者轻触患侧手或健侧手的一个正常手指，正常的感觉被标记为 10 分。然后，测试者同时轻触正常手指和受累手指，并要求患者对异常手指的感觉进行分级，范围为 1~10，1 表示感觉缺失。十分试验不适用于存在弥漫性双侧感觉神经病变的情况。

对鱼际肌的肌力和鱼际萎缩的存在也应该进行评估。应进行诱发实验检查，包括 Tinel 试验、Phalen 试验、正中神经压迫试验和握拳（蚓状肌）试验。Tinel 试验是通过叩击腕部的正中神经来完成的，如正中神经支配区出现感觉异常则为阳性。根据报道，Tinel 试验的敏感度为 14%~65%，假阳性比较常见（45%~65%）[38]。Phalen 试验是嘱患者屈腕约 90°，维持 60 秒，如正中神经支配区出现感觉异常则为阳性。尽管

文献报道的敏感性和特异性差异很大，但 Phalen 试验的敏感性和特异性比 Tinel 试验更高[38]。正中神经压迫试验是指在腕关节按压正中神经，通常用测试者的拇指，正中神经支配区出现感觉异常则为该试验阳性。与其他刺激试验类似，文献报道的腕管压迫试验的敏感性和特异性变化很大（分别为 23%~100% 和 29%~100%）[39, 40]。需要指出的是，如果 Palen 试验和腕管压迫试验同时联合刺激，症状就会更快被引出。握拳或蚓状肌试验是指缓慢地向掌侧屈曲手指，但不需握紧拳头，也可以通过让患者松弛地在掌心握住一支笔来完成，正中神经支配区出现感觉异常为阳性，提示手指屈曲时蚓状肌进入腕管而占据了空间。近来，有研究描述了划痕坍塌试验，并将其作为腕管综合征的诊断手段进行评价。该试验的

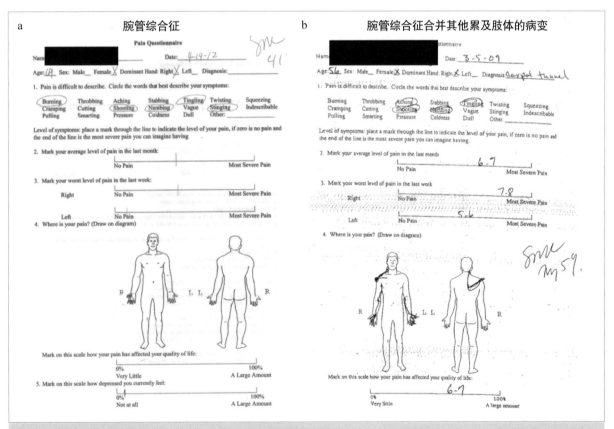

图 9.10　腕管综合征（CTS）伴有其他累及肢体的病变的疼痛评估。（a）腕管综合征患者可表现为单纯疼痛和手部正中神经支配区域的感觉障碍。（b）但是，仍有大量腕管综合征患者伴有其他肢体末端病变，主要表现为双侧腕管和肘管的疼痛以及右肩的不稳定

敏感性达到64%，高于Tinel试验或腕关节屈曲和压迫试验；其特异性同样很高（达到99%），与Tinel试验或腕关节屈曲和压迫试验相似[41]。

尽管腕管综合征是一个临床诊断而不是电生理学诊断，但电生理学检查却为腕管综合征的临床诊断提供了一种有效的辅助手段[42]。然而，在解读时应意识到其局限性。神经传导仅评估大的有髓鞘神经纤维，但神经压迫首先累及细小的无髓鞘纤维，所以该检查在腕管综合征的早期可能为阴性[43]。临床上，腕管综合征患者神经传导检查的假阳性率约为11%[44]。假阳性试验可见于疾病早期或症状轻微的患者，这些患者还没有发展到大量神经纤维的脱髓鞘变化。随着脱髓鞘改变的进展，出现局灶性的神经传导阻滞，表现为神经传导检查中潜伏期延长和传导速度减慢。尽管每个诊疗中心具体的参考值有差异，但远端正中神经的感觉潜伏期 >3.5 ms，或运动潜伏期 >4.5 ms，即支持腕管综合征诊断。此外，肌电图还可表现为波幅减小，提示轴索丢失。在病程长或严重的病例，肌电图（EMG）也可以显示大鱼际肌的失神经表现。虽然没有诊断的金标准，但"特征性的"症状结合阳性电生理学检查结果，对于腕管综合征具有最好的诊断价值[45]。但是，因为电生理学检查结果阴性并不能排除腕管综合征，所以普遍认为腕管综合征是一个临床诊断。我们对所有准备做腕管松解术的患者进行电生理学检查，目的是对其受压程度进行"分期"，并帮助预判其术后恢复速度（图9.11）。

9.3.3 病因学

原发性腕管综合征的病因仍未完全清楚。然而，最后的共同通路很可能是正中神经受压导致微循环障碍。血—神经屏障的破坏引起神经束膜下水肿并最后导致纤维化。脱髓鞘改变最初为局灶性，随后范围扩大并发生轴突变性。任何可能减少腕管容积或者增加其内容物体积的情况均可启动这一过程。

许多全身性因素已被认为是导致腕管综合征的危险性因素。Wieslander等报道了全身性疾病患者相对于正常人发生腕管综合征的危险因子（OR），包括糖尿病（OR1.4）、甲状腺疾病（OR 4.6）、类分湿性关节炎（OR 2.3）、肥胖（OR 2.0）和吸烟（OR 1.5）[46]，但这项研究因样本量小而具有局限性。近来，有更多研究已经提供了更有力的证据，支持性别、糖尿病、肥胖与腕管综合征之间存在着关联。在一项由Becker等完成的大样本量病例对照研究中，糖尿病、肥胖和女性的ORs分别为1.8、2.9和3.7[47]。在多变量分析中，除了年龄因素，其他所有三个因素也都是腕管综合征的独立风险因素[47]。近来，一项17年的纵向队列研究同样发现，女性和逐渐增加的体重指数是与腕管综合征的发病关联性最大的个体因素[48]，这与许多其他作者的研究结果一致[49~52]。

有大量的证据支持某些工作与腕管综合征之间存在关联。一项由Latko等完成的研究评估了重复性手工与腕管综合征之间的关系[53]。这项研究包括352名工厂工人，根据手的重复和费力程度，以10分制对每名工人的工作进行分类。医生对所有工人均进行腕管综合征的筛查，包括病史、物理检查、电生理学检查。研究发现重复性的手部活动与腕管综合征的发生之间存在明确的关联；同时，该研究还证实震动与腕管综合征之间存在着很强的相关性。在Wieslander等的研究中，以随机选择的普通人群作为参照，在CTR患者中，暴露于手持震动工具者的OR为4.3[46]，暴露于手持震动工具 >20 年者的OR为16.0[46]。腕管综合征与重复动作、用力和震动之间的关联也为其他的作者所证实[54~60]。

因此，一些特殊职业，由于其重复性的、费力的工作性质以及反复的腕关节屈曲姿势，已被公认为是发生腕管综合征的高危因素，如制造[58, 61]、建筑[62]、禽肉加工[59, 61, 63~65]和奶牛养殖[66]等行业。在口腔治疗师人群中，腕管综合征也同

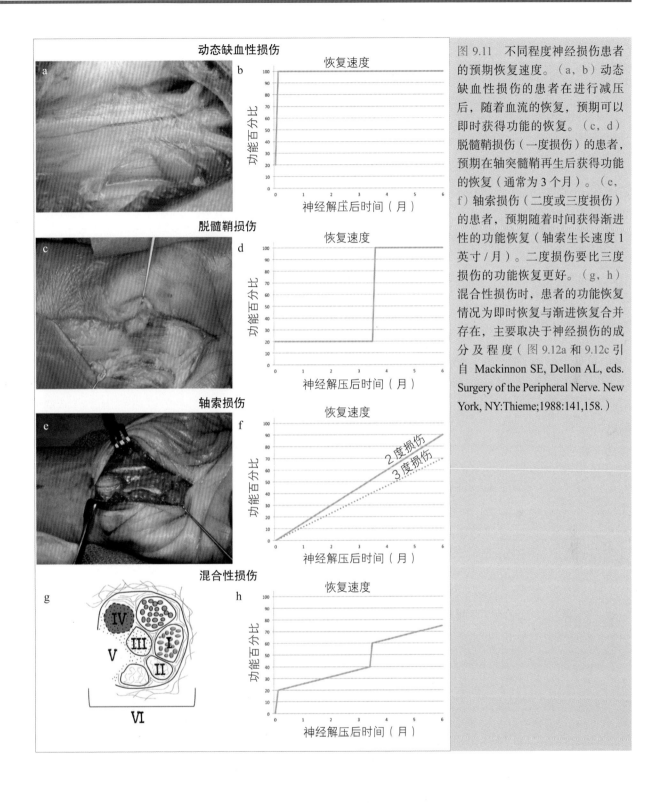

图 9.11 不同程度神经损伤患者的预期恢复速度。（a，b）动态缺血性损伤的患者在进行减压后，随着血流的恢复，预期可以即时获得功能的恢复。（c，d）脱髓鞘损伤（一度损伤）的患者，预期在轴突髓鞘再生后获得功能的恢复（通常为 3 个月）。（e，f）轴索损伤（二度或三度损伤）的患者，预期随着时间获得渐进性的功能恢复（轴索生长速度 1 英寸 / 月）。二度损伤要比三度损伤的功能恢复更好。（g，h）混合性损伤时，患者的功能恢复情况为即时恢复与渐进恢复合并存在，主要取决于神经损伤的成分及程度（图 9.12a 和 9.12c 引自 Mackinnon SE, Dellon AL, eds. Surgery of the Peripheral Nerve. New York, NY:Thieme;1988:141,158.）

样得到广泛研究，这部分人群的腕管综合征患病率为 6%~8%[67]，相对危险系数为 5.2[67]，使得口腔治疗师成为罹患腕管综合征风险最高的职业之一[69]。在口腔治疗师中，从业时间是腕管综合征发展的一个重要因素[68, 70]。打字时腕关节屈曲和 / 或背伸的姿势也与正中神经压迫性神经病变有关[71]。为了减少腕管综合征的症状群，人们做了很多努力使工作场所更加符合人体工程学设计[72]。然而，de Krom 等和 Andersen 等的研究都发现，键盘打字与腕管综合征之间的关联并无统计学意义，但是后一项研究认为每周使用鼠标超过 20 个小时与腕管综合征之间可能存在关联[49,73]。

Amadio 等对滑膜下结缔组织和剪切伤在腕管综合征病因学中的作用进行了研究（图 9.12），推论腕管综合征是滑膜下结缔组织受到剪切伤的结果，引起纤维化，从而导致神经的受压和缺血[74]。

患者常自诉通过甩手可缓解夜间症状，这对于腕管综合征具有诊断特异性，可能与神经—滑膜之间的关系有关。我们发现，患者通过将腕关节置于中立位，手指背伸位并活动指深屈肌腱（而不是拇长屈肌腱），可以使腕管综合征的夜间症状迅速缓解，提示腕关节的位置、蚓状肌的压力以及腱鞘滑膜问题，都有可能是腕管综合征的病因学因素。确实，McCabe 等提出，在侧卧睡眠时腕关节置于屈曲或者背伸的位置，可能是包括年龄、性别、肥胖和妊娠等与腕管综合征相关的众多危险因素的共同发病途径[75]。

腕管综合征的特殊解剖学因素仅在少数病例中被证实，通常是存在占位性病变，如肿瘤、骨赘或炎性滑膜炎。另一个可引起腕管综合征的解剖学因素是蚓状肌突入腕管。由于蚓状肌起于指深屈肌腱，其起点与腕管的关系随着手指的位置而改变。当手指背伸时，其起点位于腕管的远端；然而，当手指屈曲时，蚓状肌就会被向近侧移位的指深屈肌腱牵入腕管。在绝大部分人中这并不会造成问题，但对有蚓状肌肥厚的重体力劳动者来说，这可能导致正中神经受压[76,77]。

9.3.4 非手术治疗

对于轻度腕管综合征，最初适合采用保守治疗，一般包括改变活动方式、中立位腕关节支具固定、应用非甾体类抗炎药（NSAIDS）和皮质激素注射。还有许多其他的治疗方法也被成功应用并报道，包括维生素 B_6、利尿剂、激光针灸疗法、磁疗和按摩治疗。Cochrane 的关于非手术方式的综述未能证明维生素 B_6、利尿剂、非

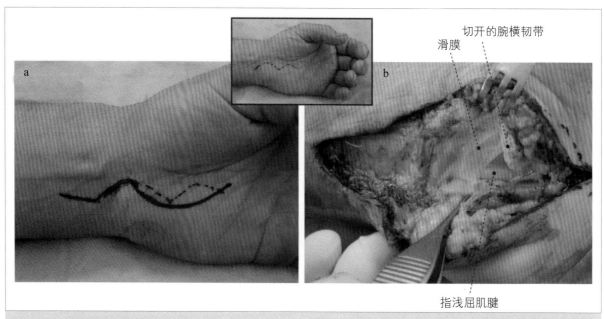

图 9.12　一例复发性腕管综合征患者的腕管内可见滑膜组织增厚。施行腕管松解翻修手术，可观察到滑膜组织增厚。（a）虚线标注为原切口，新切口起始于原切口的近端。（b）可见增厚的滑膜组织，正中神经与屈肌支持带的下表面粘连

甾体类抗炎药、磁疗、激光针灸疗法或按摩治疗有超过安慰剂的任何好处[78]。

支具固定通常可有效改善或消除轻微夜间发作性腕管综合征症状[79, 80]。成品的腕托经常被使用且容易获取。然而，这种支具将腕关节固定在背伸 20°~30° 的位置，大量研究已经证实腕管的压力随着腕关节屈曲或背伸而增加，而腕管的压力在中立位时最低[81~84]。因此，支具需要调整为维持腕关节于屈伸中立位（此可通过改变支具"台阶"来完成）。我们建议患者只在夜间佩戴支具。一项由 Walker 等完成的研究显示，仅在夜间使用支具与全天支具固定对于改善症状并无显著性差异[79, 80]。此外，如果在白天佩戴中立位支具，患者常变换肘和肩关节的位置，从而因姿势异常导致这些部位产生继发性疼痛。我们发现定制支具应该：①保持腕关节处于中立位；②维持掌指关节于伸直位；③指间关节不固定。如此固定更为有效，对掌指关节的限制可以防止蚓状肌滑入腕管，同时也防止患手握拳，前臂的屈肌/旋前肌肉"抱紧"对正中神经形成压迫。

腕管内注射皮质激素通常可有效缓解腕管综合征的症状，但是效果是暂时性的[85]。大部分研究均显示类固醇注射的效果短暂[85]，然而有一项研究显示注射 1 年后仍有 50% 的患者的症状得到改善[86]。对类固醇注射的有效反应被认为是腕管松解术获得成功的一个良好预后指标，但是对类固醇注射的阴性反应并不意味着腕管松解术将会失败。对于诊断有疑问或腕管松解术后症状复发的患者，类固醇注射可作为一种诊断性工具。然而，我们保留类固醇激素注射用于部分少见的仅需要短期缓解症状的腕管综合征患者（如妊娠相关的腕管综合征）。腕管内类固醇注射应该使用 25 号针头，针头从腕横纹以近 1 cm 从掌长肌腱的尺侧刺入皮肤，或成 45° 角向腕管内推进。针头一旦进入腕管，类固醇可被无阻力地注入。如果在针头刺入或注射过程中，患者有手指的感觉异常或疼痛，需要将针头退回并终止注射，以防止注射性神经损伤。应该注意的是，在动物模型中只有地塞米松这种类固醇在直接注入神经时不会造成神经损伤[87]。

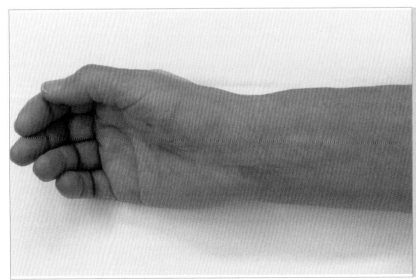

图 9.13　这是来我院就诊的一例患者，病史 2 年且比较复杂，曾在外院行内镜下双侧腕管松解术（ECTRs）。需要特别指出的是，患者在行右侧 ECTR 时，正中神经的大部分被撕裂，术中对撕裂的正中神经立即进行了修复。术后正中神经的疼痛始终不能缓解，6 个月后，从患者的髋关节提取干细胞后注射到腕部，但疼痛仍未缓解。在我院体检时发现，患者右手大鱼际的运动功能和拇指的感觉良好，但是手部正中神经支配区域除了严重的疼痛，没有感觉

9.3.5 开放式和内镜下腕管松解术

内镜下腕管松解术（ECTR）始于20多年前[88,89]，尽管如此，其安全性和有效性仍存在争议。多项随机对照研究对开放式腕管松解术（OCTR）与内镜下腕管松解术进行了对比[90~102]，没有一项能证明二者在短期和长期的疗效方面具有显著性差异，也没有一项研究能证明在并发症发生率方面具有显著性差异（图9.14~9.18）。

在Hankins等完成的一组病例研究中，14 722例患者接受内镜下腕管松解术，其中1例发生医源性损伤[103]。内镜下腕管松解术有两个主要的优势：短期内其切口疼痛可能更轻微，

患者可能会更快重返工作。2002年由Trumlble等完成的研究显示，内镜下腕管松解术组术后3个月内瘢痕疼痛更轻[102]；同一研究中，内镜下腕管松解术组的重返工作时间较开放腕管松解术组要早20天[102]。2007年的一项文献多元分析得出结论，内镜下腕管松解术的重返工作和日常生活活动的时间要比开放腕管松解术提前平均6天[104]。总之，如果由训练有素且经验丰富的医生来实施，内镜下腕管松解术具有与开放腕管松解术相当的安全性和有效性，其术后早期的疼痛更轻微，并可允许更早地重返工作。但是，我们更愿意选择开放腕管松解术，而不提倡内镜下腕管松解术。开放腕管松解术是一种可靠的、经过

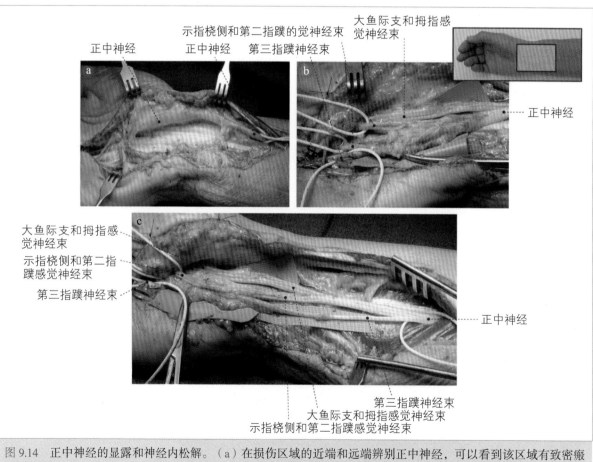

图9.14 正中神经的显露和神经内松解。（a）在损伤区域的近端和远端辨别正中神经，可以看到该区域有致密瘢痕组织形成。（b）将正中神经从瘢痕组织中分离出来，通过远端的神经松解显露正中神经的感觉分支，充分保护大鱼际运动支和拇指感觉支的完整性。在损伤的正中神经残余部分中发现缝合材料。（c）通过近端的神经松解解剖显露正中神经各束。游离第三指蹼神经束的近端，拟将其用做移植材料修复正中神经

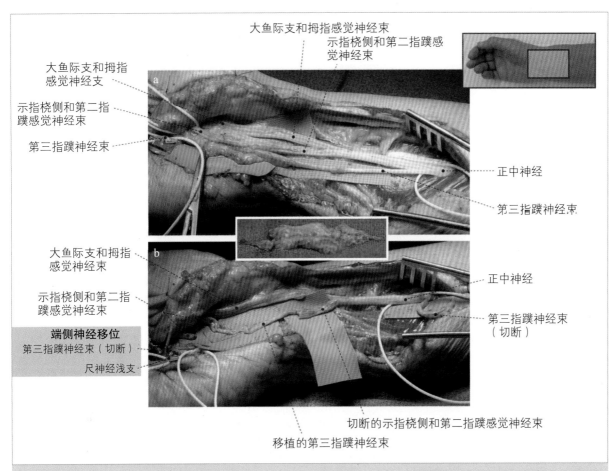

大鱼际支和拇指感觉神经束
示指桡侧和第二指蹼感觉神经束

大鱼际支和拇指感觉神经支

示指桡侧和第二指蹼感觉神经束

第三指蹼神经束

正中神经

第三指蹼神经束

大鱼际支和拇指感觉神经束

示指桡侧和第二指蹼感觉神经束

端侧神经移位
第三指蹼神经束（切断）

尺神经浅支

正中神经

第三指蹼神经束（切断）

切断的示指桡侧和第二指蹼感觉神经束

移植的第三指蹼神经束

图 9.15　切除神经瘤，以第三指蹼神经束移植修复第一指蹼神经束。（a）明确损伤区域，辨别正中神经远、近端后切除神经瘤。第三指蹼神经束向近端进一步游离拟用于移植。（b）将第三指蹼神经束自近端切断，移植修复正中神经的一部分。将第三指蹼神经束近端残端翻向近端，以防止形成痛性神经瘤。将第三指蹼支远端残端移位与尺神经浅支行端侧吻合，以恢复供体神经支配区的基本感觉

时间考验的，并且并发症发生率低的手术方式。我们的倾向性受到经会诊来我们中心就诊的大量内镜下腕管松解术后出现并发症患者的影响。即使是对正中神经很轻微的损伤，对患者及其家庭来讲，都有可能会使其生活发生巨大改变（图 9.14）。尽管正中神经损伤是一种比较常见的并发症，在开放手术和内镜手术中都有可能发生，但我们相信如果在内镜下进行腕管松解术时损伤了正中神经，绝大多数医生肯定会后悔没有选择开放手术。

9.3.6　开放腕管松解术的优势

1973 年，Taleisnik 描述了"标准的"腕管松解术切口，包含一条手掌部的长弧形切口，一直延伸至前臂远侧 1/3[12]。目前标准的开放腕管松解术的切口通常限制于手掌部，长 2~3 cm[105]。基于 Watchmaker 等的解剖学研究发现，我们推荐的切口位于大小鱼际间沟尺侧 5 mm，以避免损伤正中神经掌皮支（图 9.5）[16]。此入路也保证在腕横韧带的尺侧面进行切开，以避免在正中神经正上方直接形成瘢痕（图 9.6）。Bier 阻

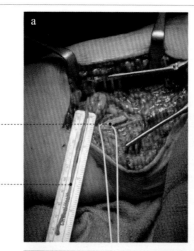
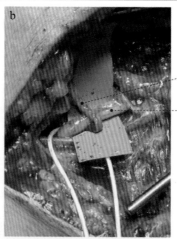
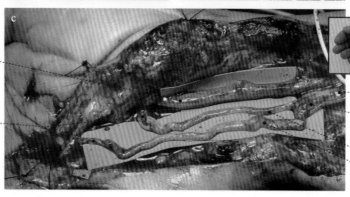

图9.16　利用前臂内侧皮神经（MABC）移植修复第二指蹼神经支。（a）在前臂范围内游离前臂内侧皮神经作为供体神经。（b）切断前臂内侧皮神经，将其远侧残端通过外膜天窗端侧吻合移位于正中神经的感觉支。正中神经的感觉支部分位于神经的表面。需要注意的是，本图中由于正中神经旋转，所以看上去感觉支位于下方。（c）移植的前臂内侧皮神经被用于修复正中神经的残余部分。大鱼际支和拇指感觉神经束得到充分保护，未受损

滞或者局部麻醉可达到充分的麻醉效果，用刀切开皮肤后，解剖分离皮下脂肪层即可到达掌腱膜（图9.19~22）。

纵行切开掌腱膜，继续解剖直至腕横韧带的横行纤维清晰可辨。至少有20%的机会在切口的远侧1/3可看到一条来自尺神经的皮支，这条皮支很容易得到保护（图9.5，图9.22）。

以手术刀沿腕横韧带的尺侧缘锐性切开（图9.19，图9.20），最远端和最近端均可在直视下完成切开。远端的松解范围是大小鱼际肌及其筋膜之间的V形腱性交叉。如果存在明显的大鱼际萎缩，通过此切口也可对运动返支单独进行松

解和解压。如果近端有致密的前臂筋膜存在，则需要在直视下用剪刀将其切开（图9.21）。

通过目测或用剥离器探查腕管的近端和远端，以确认松解彻底。松止血带，止血，冲洗伤口，然后单纯间断缝合关闭切口。应用有良好衬垫的腕关节支具保持舒适固定，2~3天后去除。鼓励术后即刻进行手指的活动和适度的用手活动，术后14天拆除缝线。术后患者在夜间佩戴腕关节支具2~3周，以防止指屈肌腱的弓弦状畸形。术后5~6周允许逐渐恢复完全的活动度。

神经松解术不应该常规进行。许多研究表明，对于开放腕管松解术，是否进行神经内松解的术

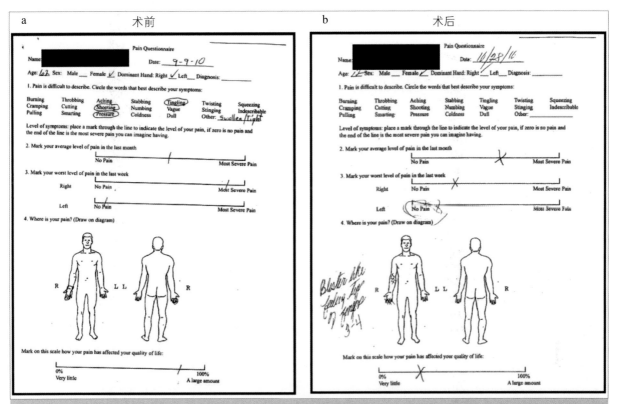

图 9.17 术前与术后疼痛评估表。（a）术前疼痛评估表提示患者的疼痛情况。患者 2 年前行右手内镜下腕管松解术，正中神经损伤首次修复失败，又行腕关节干细胞注射。（b）术后疼痛评估表。通过在我院的修复重建，患者疼痛显著缓解

后症状没有差异[106~108]，常规性的神经外膜松解和肌腱松解术也非必需[109, 110]。采用更小的、"有限开放"的切口进行手术，并使用或不使用特殊器械辅助的方法也有报道[111~113]。但是，没有有力的证据能够证明这些技术优于标准的开放腕管松解术[104]。对于肥胖患者，我们的技术稍有改良（图 9.23），应用前臂止血带防止出现只对静脉止血的结果。此外，要做一条较长的手术切口，向近端 Z 形延长至腕掌侧横纹，以便能够完全看清楚。随着患者人群肥胖发病率的增加，相关切口也变得更长而不是更短。

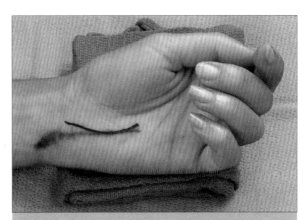

图 9.18 腕管松解术的步骤。腕管松解手术切口：在掌侧正中神经和尺神经的感觉支配区之间，沿大鱼际纹尺侧做切口。此外，该入路可以允许远离正中神经切开腕横韧带

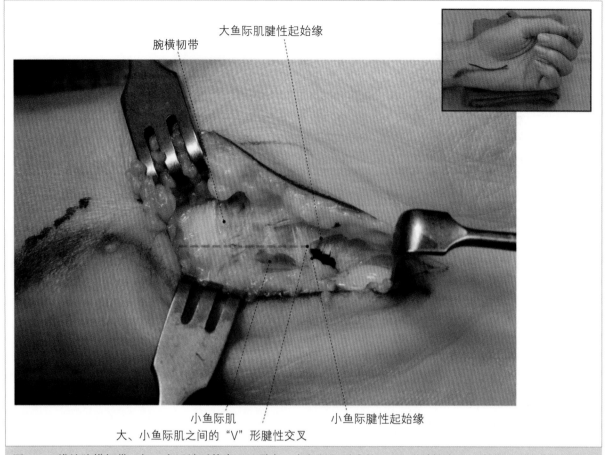

图 9.19　辨认腕横韧带。切口向远端延伸直至显露大、小鱼际肌形成的 "V" 形腱性交叉。由此 "V" 形交叉向近端在指浅屈肌腱上方纵向切开腕横韧带（虚线所示）。这个 "V" 形腱性交叉是松解术中远端的重要解剖标志

9.3.7　结果

在选择恰当的患者中，腕管松解术可使症状持续改善，患者满意度高，改善程度从 80% 到高达 98%[30, 114~117]。腕管松解术后，夜间症状和间断性发作很快趋于改善，残余症状的缓解则比较缓慢（图 9.11）。两点辨别觉的改变或大鱼际的无力提示损伤严重，可能需要 1 年左右才能改善[118, 119]。Higgs 等研究证明，即使患者获得优秀或良好的结果，仍有一半的患者残余一定的症状[120]。尽管如此，因复发和症状持续存在而再手术者较少，一般不足 5%[115, 121, 122]。

我们认为腕管松解术后的恢复程度和速度，依赖于神经损伤的类型和严重程度（图 9.11）。

存在夜间感觉异常和仅有间断性症状的患者，可能仅有动态性神经缺血。某种腕关节的位置或手部的活动将导致神经的灌注减少，一旦血流恢复，症状就会很快缓解。我们认为仅有动态性神经缺血的患者，腕管松解术后将会很快恢复，甚至症状立即缓解。然而，长久的压迫将会导致神经脱髓鞘改变，症状变为持续性，阈值检查呈阳性。此外，电生理学检测将显示感觉潜伏期延长。在这种情况下，我们预计，经过 3~4 个月，症状能够随着髓鞘再生而得到缓解（图 9.4）。长期或严重压迫的患者将会出现轴突丢失，术前症状将会持续存在，并将出现两点辨别觉的改变或大鱼际的萎缩。电生理学检测显示的动作电位波幅降低，提示轴突丢失。肌电图可能显示纤颤电位、

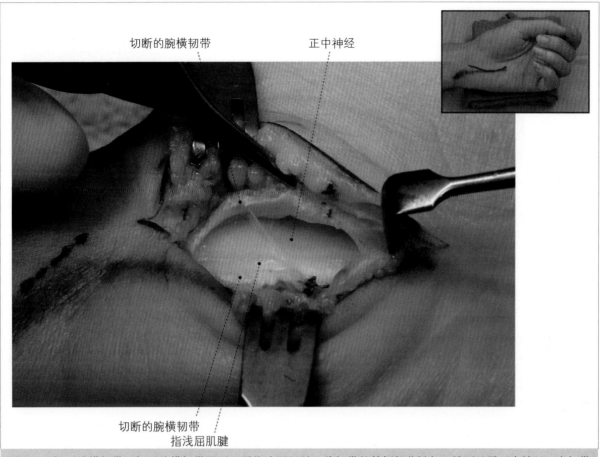

切断的腕横韧带　　　　　　　　　正中神经

切断的腕横韧带
指浅屈肌腱

图 9.20　切开腕横韧带。切开腕横韧带即可显露指浅屈肌腱，将韧带的外侧部分掀起，就可显露正中神经。在韧带尺侧切断，可以有效避免切开的韧带愈合时在正中神经正上方形成瘢痕

不完全的运动单元恢复，以及异常的插入电位。这种损伤恢复缓慢，神经以每天约 1 mm 的速度再生。最后一种情况，很多患者都有超过一种神经成分的正中神经损伤，随着复杂神经损伤的缓解，这些患者症状常分期得以改善。

多种因素，包括症状的持续时间、神经电生理学检测结果的严重性、年龄以及患者的工伤补偿状态，都会对腕管松解术的结果产生影响。Cseuz 等的研究显示，在罹患腕管综合征 1 年内施行腕管松解术的患者可获得更好的结果[1-3]；DeStefano 等也提出，病程在 3 年内的患者手术效果更好[124]。但是，并不是所有的研究都支持症状的持续时间与结果之间存在相关性[125]，而且许多研究显示电生理学检测的结果并不能预测腕管松解术的效果[44, 125~127]。有一种担心认为老年患者手术效果不佳，因为他们的病情常更严重，并且神经再生能力下降，中枢性可塑性也降低。然而，Weber 等的研究证实，老年患者的年龄与症状缓解之间并无关联，而且这些患者有更高的满意度[128]。老年患者的这种良好的症状改善和高满意率也为其他的研究所证实[129, 130]。有研究报道，有工伤赔偿的患者手术疗效相对较差[128]。但是，我们的结果显示，即使是接受工伤赔偿的患者，其手术效果通常也是优。

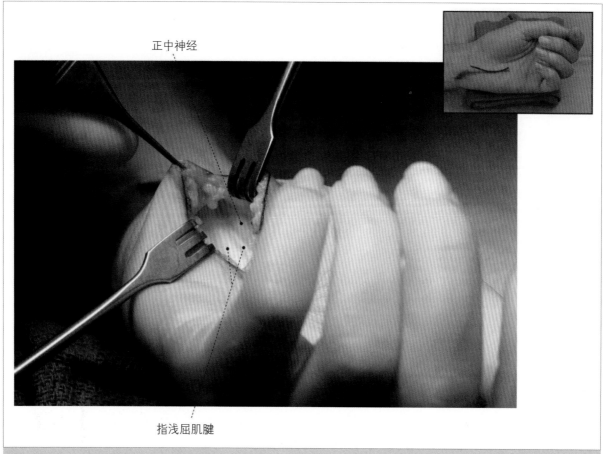

正中神经

指浅屈肌腱

图 9.21 切开近端和前臂筋膜。完全切开腕横韧带后，继续向近端切开前臂筋膜确保彻底松解腕管。术者换位到手术桌的远端，在直视下完成近端的松解，而非盲目去切开

9.3.8 并发症

腕管松解术后的严重并发症很罕见，却可能是毁灭性的。正中神经或掌皮支的损伤可能无可挽回地改变了患者的生活（图 9.24）。切断正中神经或其分支、尺神经、肌腱以及血管的情况均有报道[27]。

复杂性区域疼痛综合征是腕管松解术后另一种少见但严重的并发症[102, 131]。伤口愈合问题甚至感染也可能发生，但并不常见[110]。掌墩部疼痛是腕管松解术独有的并发症，指的是术后发生于大鱼际或小鱼际区域的，并且不同于手术切口的疼痛。其病因学尚未完全明了，但可能是由于腕横韧带切开后腕弓的改变，或者是由于大、

小鱼际肌肉起点的位置和稳定性的改变[132]。另一个可能性则是水肿或神经性因素[133]。文献报道在开放式和内镜下腕管松解术后均可出现掌墩部疼痛[134]。不论其病因如何，疼痛需要经过数月才能得到缓解[135]。根据我们的经验，采用前面所述的基于尺侧的切口，就没有出现掌墩部疼痛，因此我们认为这可能与细小皮支形成的微小神经瘤有关（图 9.5，图 9.18）。我们相信偏尺侧的切口发生这种情况更少见。

9.3.9 翻修手术

对患者症状的辨别非常重要，要看患者是术后症状无改善（持续性），还是在改善之后又

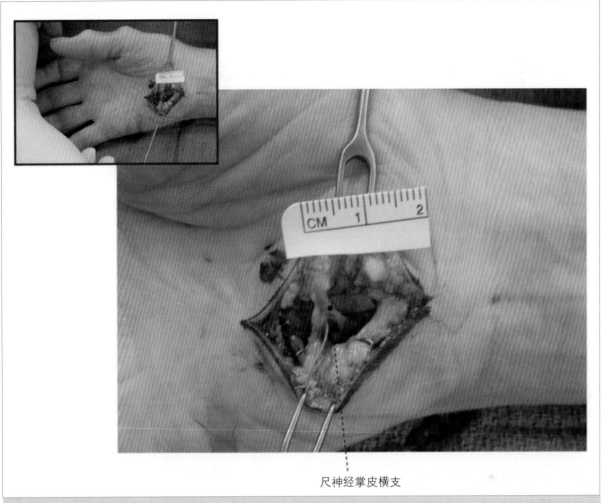

尺神经掌皮横支

图 9.22　尺神经的掌皮横支。在腕管和 / 或 Guyon 管显露松解过程中，在切口远侧 1/3 处可能会遇到尺神经的掌皮横支，该支通常在腕横纹以远 2.0~3.5 cm 之间横跨切口

出现相同症状（复发性），还是又出现了新的或不同的症状（新发性的）。症状无缓解的患者，很可能是腕横韧带切开不完全，特别是行内镜下腕管松解术或肥胖患者，其腕管近端和远端的松解都非常困难[136]。对于这些患者，也要考虑到初始诊断错误或症状源于伴发疾病的可能。对于原有症状改善或消退之后又出现的患者，病变很可能是神经内瘢痕形成，或者是正中神经与腕横韧带的底面、其他的表面瘢痕发生粘连。如神经与腕横韧带发生瘢痕粘连，患者腕关节背伸时就会因牵拉神经而感到疼痛或感觉异常。应对前臂、肘关节或颈椎等更近端神经压迫的可能性进

行评估，同时还需要询问和检查患者以发现周围神经病变的证据。最后，对于术后新出现与原来不同的神经症状（通常为疼痛）的患者，必须要考虑医源性神经损伤的可能。出现新发症状的患者常抱怨在正中神经支配区有神经性疼痛。支配第三指蹼的正中神经部分在腕管松解术中是最危险的，如果这部分神经受损，患者会反映拇指和示指的症状减轻，但会抱怨中指尺侧和环指桡侧出现烧灼样疼痛，而且在损伤部位出现疼痛性的 Tinel 征。掌皮支的损伤结果表现为切口疼痛，同时有手掌近端大鱼际区域的烧灼感和感觉过敏（图 9.24）。

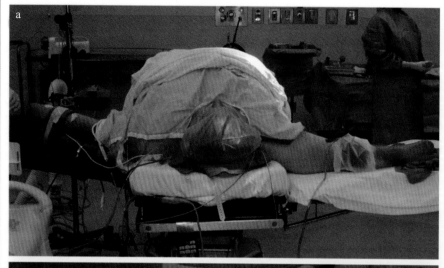

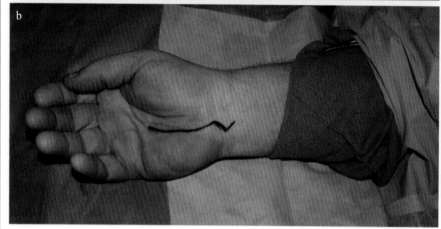

图 9.23　肥胖患者的前臂止血带应用和腕管松解的扩大切口。（a）对于肥胖患者，使用前臂止血带以确保显露过程术野清晰。（b）"Z"形延长切口跨越腕部，以确保充分而安全地显露神经

　　罕见情况下，也可发生正中神经完全断裂，患者主诉和查体均发现整个正中神经支配区的感觉异常。更罕见的情况下可有尺神经损伤。发生医源性神经损伤的患者需要对手部进行详细的感觉和运动功能检查，以便定位损伤。可以首选采用 Strauch 10 分试验以快速评估手部感觉，然后进行静态两点辨别觉试验（Disk-Criminator, North Coast Medical Inc., Gilroy, CA）；也可进行动态两点辨别觉试验，>8 mm 就考虑为无功能。由于在神经损伤区域进行 Tinel 试验会引起强烈疼痛，所以我们更愿意采用"近端的"Tinel 征来帮助确定神经的损伤部位。检查者可在损伤部位的"足够"近端叩击正中神经，此可引发损

伤神经对应的感觉支配区的疼痛。这种近端的 Tinel 征表示神经纤维已经沿着基膜向神经近端再生。我们也发现，划痕坍塌试验也可有效检查这些患者。

　　复发或持续性腕管综合征患者应首选保守治疗，包括支具固定和职业治疗。只有在保守治疗失败时才考虑手术，并且只适用于诊断明确、排除了其他诊断的患者。电生理学检测对某些病例是有帮助的，但这种检测即使在成功的腕管松解术后仍然经常呈阳性。虽然有时神经外科医师可能会区分手术前后的变化，但遗憾的是，电生理学检测并不能充分地评估术后变化，无助于做出决定。与出现持续性或复发性症状的患者完全不

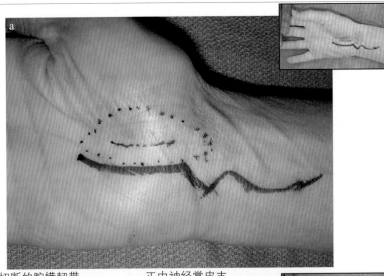

切断的腕横韧带　　　　　　正中神经掌皮支

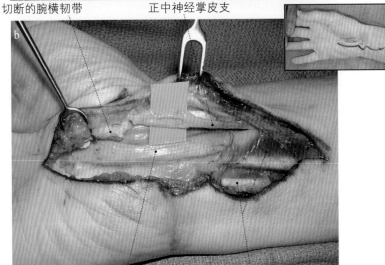

正中神经　　　　　　　　指浅屈肌
切断的腕横韧带　　　正中神经掌皮支

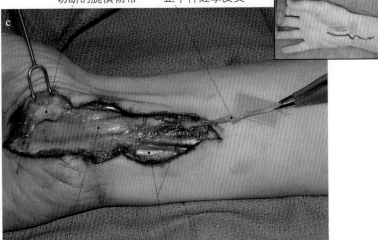

正中神经　　　　　　指浅屈肌

图 9.24　（a）腕管松解术时发生正中神经掌皮支的医源性损伤。该患者在腕管松解术后出现正中神经掌皮支分布区的明显疼痛，虚线示原来的切口和患者感觉最疼痛的区域。新的切口位于原切口尺侧并始于更近端。（b）显露并确认损伤的掌皮支。沿着原来的术野向近端辨认正中神经和掌皮支，掌皮支周围可见明显的瘢痕形成。不进行掌皮支的神经松解，而是切除神经瘤组织并将掌皮支向近端翻转。（c）正中神经掌皮支损伤后疼痛的手术治疗。先钳夹所游离掌皮支的最近端，然后对其残端进行烧灼处理。图示对正中神经掌皮支的尖端进行烧灼。对正中神经掌皮支的钳夹形成二度损伤，实际上使神经轴突再生的前沿向近端移动数厘米，然后将神经向近端转位置于在深、浅屈肌之间，尾端朝向近端，然后再用数毫升纤维蛋白胶将其固定于此

同，医源性神经损伤带来的新发症状常使患者极度痛苦。支具固定和神经性药物（如普瑞巴林或者利多卡因贴片）可以缓解症状，但神经损伤则确实需要进行手术治疗。

我们回顾了从 2001 年 1 月到 2012 年 3 月间完成腕管翻修手术的 85 例患者（95 只手）的基本资料、术中所见以及手术结果（表 9.1）[137]。患者按照其症状为持续性、复发性或新发性进行分组。在持续性和新发症状组，术后握力和捏持力有明显改善（图 9.25）；翻修术后全部三组的平均疼痛评分均显著降低。然而，总体来讲，复发患者的疼痛症状改善最为明显。

9.3.10 手术方法

我们采用鱼际纹尺侧端的延长切口而不是原来的切口，因为通常原来的切口都更靠桡侧（并且可能就是导致症状复发的部分原因）（图 9.26~40）。

我们发现做此切口是安全的，因为皮桥内的血管分布已经没有问题。探查应该从前次手术术野的近端开始，经过已手术的区域向远端推进，直到正常组织。神经内松解是有必要的，我们认为此过程应分步进行。首先，要将正中神经与覆盖于屈肌支持带之间的粘连进行松解，然后进行纵向和环形的神经外膜松解术，再进行神经松解直到看到 Fontana 带为止（图 9.40）[105]。这是神经纤维冗余的表现，提示压迫已经解除。

在疑有正中神经损伤的情况下，需要对正中神经及其分支进行评估以确定有无损伤。我们自正中神经近端的正常部分开始进行松解，向远端仔细探查，直到根据术前检查确定的神经损伤部分。将受损的神经部分切除，然后尽可能地利用自体组织移植进行重建（图 9.13）。

骨间前神经支配旋前方肌的终末部分可以作为小段神经缺损的良好供体，因为它在切口范围内可以显露，并且切取不会造成感觉缺失。如果发生较长范围的损伤，涉及整个正中神经或拇、

示指的关键神经，那就需要采用大段的自体神经移植。在这些情况下，前臂内侧皮神经（MABC）可以作为供体，如此，可将所有的重建局限于同一肢体（图 9.16）。为了获取足够长度，可能需要从腋窝到肘关节做长切口。该神经紧邻贵要静脉，分为前、后两支。如果只需要其中一支，那么切取前支造成的感觉缺失较小。为了避免造成供体神经分布区的持续性麻木，可以将供体神经的远断端与邻近的任何一条正常的感觉神经进行端侧吻合。最近，由 Dorsi 等完成的一项神经瘤的动物模型研究证实，失神经支配的皮肤区域出现痛觉过敏是由与近侧神经断端无关的一种途径产生的[138]。这种痛觉过敏可能是由周围正常的感觉神经对失神经支配皮肤的异常神经再生造成的。切取神经后，将供体神经的远断端与其他神经端侧移位，目的是恢复感觉，同时也避免异常的神经再生和由此引起的供区疼痛（图 9.6）。

某些情况下，正中神经的第三指蹼支也可适合作为供体（图 9.15）。如果正中神经的第三指蹼支已有局灶性损伤，损伤部位近端尚正常的部分还可以切取作为供体用于移植[139]。关于对该神经束的辨别方法，见第五章。简单来说，用显微镊沿神经表面从桡侧向尺侧轻探神经的掌侧面，以识别第三指蹼神经束与剩余部分之间的裂隙或纵向凹陷。如果正中神经的这部分被切取用于神经移植，我们会将第三指蹼支的远断端与尺神经或正中神经的其他部分进行端侧移位，以部分恢复第三指蹼支配区的保护性感觉，并避免出现疼痛性的异常神经再生。

如果缺损小于 3 cm，去细胞的同种异体神经移植可用于修复非重要区域的感觉。我们更喜欢使用同种异体移植物而空心神经导管，因为前者保留了基膜，更有利于神经再生。如果使用导管，我们建议取一小部分近端的正常神经，将其切碎并置于导管内，以便提供施万细胞和营养因子。

表 9.1　腕管松解翻修术患者的基本资料和术中所见

患者资料	持续性（N = 34）	复发性（N = 17）	新发性（N = 34）
年龄（岁）（M ± SD）	51.1 ± 14.5	55.7 ± 10.9	47.2 ± 10.9
男性	9（26.5%）	8（47.1%）	15（44.1%）
吸烟者	11（32.4%）	9（52.9%）	16（47.1%）
体重指数（M ± SD）	31.4 ± 6.5	28.3 ± 6.1	28.9 ± 5.8
服用止痛药	11（32.4%）	5（29.4%）	13（38.2%）
接受工伤赔偿	14（41.2%）	7（41.2%）	22（64.7%）
以前松解的次数			
1	28（82.4%）	15（88.3%）	28（82.3%）
2	5（14.7%）	2（11.8%）	5（14.7%）
3	1（2.9%）	0	1（2.9%）
以前行内镜下松解	3（8.8%）	4（23.5%）	8（23.5%）
首次松解至最后松解的时间（月）（M ± SD）	31.7 ± 44.0	131.0 ± 83.9	28.4 ± 41.5
目前症状			
麻木	24（70.6%）	12（70.6%）	23（67.6%）
疼痛	28（82.4%）	10（58.8%）	29（85.3%）
无力	8（23.5%）	4（23.5%）	8（23.5%）
感觉异常	12（35.3%）	10（58.8%）	14（41.2%）
2pd 中位数（mm，（M ± SD）	5 ± 2	4 ± 1	5 ± 2
捏力（lbs）（M ± SD）	9.2 ± 6.6	12.6 ± 5.92	9.7 ± 6.4
握力（lbs）（M ± SD）	31.5 ± 27.8	47.8 ± 27.0	35.9 ± 30.8
平均疼痛评分（VAS）（M ± SD）	6.23 ± 2.31	6.54 ± 1.85	6.44 ± 2.42
最高疼痛评分（VAS）（M ± SD）	7.04 ± 2.28	6.70 ± 1.92	6.78 ± 2.52
术中所见			
神经与皮肤粘连	3（7.1%）	6（31.6%）	3（8.6%）
神经与瘢痕粘连	10（23.8%）	4（21.1%）	9（25.7%）
神经与屈肌支持带粘连	36（85.7%）	13（68.4%）	26（74.3%）
松解不彻底	17（40.5%）	6（31.6%）	7（20.0%）
近端	12（28.6%）	7（36.8%）	8（22.9%）
远端			
近端和远端	9（21.4%）	1（5.3%）	1（2.9%）
正中神经损伤或断裂	2（4.8%）	2（10.5%）	17（48.6%）
掌皮支受压	0	0	3（8.6%）

缩写：2pd，两点辨别觉；M，平均数；SD，标准差；VAS，视觉模拟评分

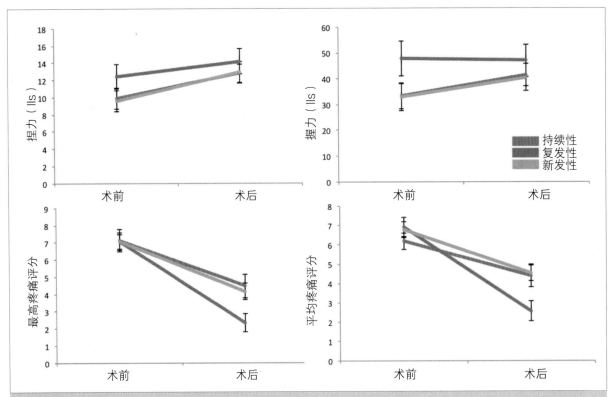

图 9.25　腕管松解翻修手术前、后的握力 / 捏力和疼痛的水平。图示为腕管松解翻修手术前后物理检查和疼痛评分的均值变化。误差线示标准误。持续性、复发性和新发性亚组的平均随访时间分别为 3.5 ± 2.4、4.1 ± 3.7 和 4.7 ± 3.3 个月

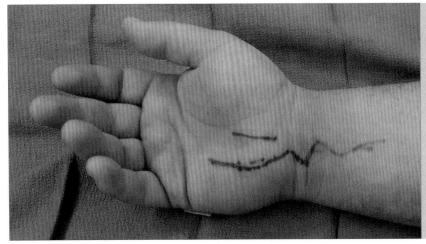

图 9.26　腕管松解术失败后的翻修手术。该患者曾行腕管松解术，术后初期症状得到缓解，多年后症状再次复发。标记原切口，新切口设计于原切口的尺侧，并起于原切口更近端的正常组织

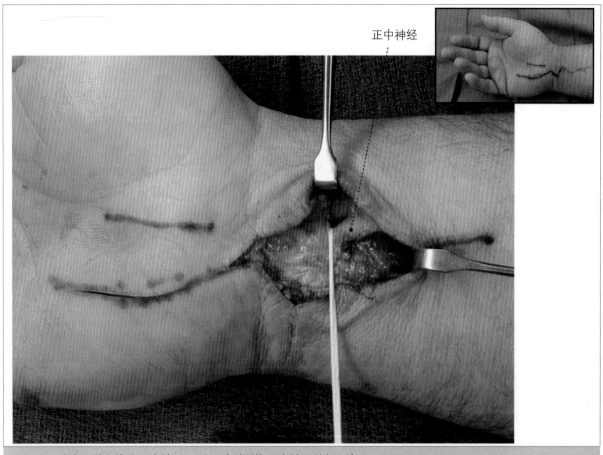

正中神经

图 9.27　近端显露和辨认正中神经。可以看到围绕正中神经的标记条

神经松解和重建术后，需要将正中神经置于没有瘢痕的健康组织中。如果这一点无法实现，就必须用软组织瓣进行覆盖。已报道的覆盖方式有很多种，包括小鱼际脂肪垫[140, 141]、掌短肌[142, 143]、小指展肌[144]以及静脉包裹[145, 146]。我们喜欢选择小鱼际脂肪瓣或生物膜。

腕管松解翻修手术后的结果与初次腕管松解术后的结果有差异，报道的成功率为50%~75%[121, 147, 148]。Cobb 和 Amadio 指出，尽管大部分患者会有一些症状的改善，但持续性的症状仍然要比初次手术后更常见[121]。他们认为，积极的工伤赔偿和肌电图的阴性结果提示预后不良[121]。Jones 等指出，翻修术后的症状改善率分别为76%（初次为内镜下松解）和90%（初次为开放手术松解），症状完全缓解率分别为56%（初次为内镜下松解）和57%（初次为开放手术松解）[149]。我们最近也对我们的结果进行了报道（表 9.1，图 9.25）[137]。

9.4　旋前圆肌综合征

旋前圆肌综合征要比腕管综合征少见得多，多见于女性，常发生在五十多岁的人群[150]，在有上肢重复性活动的人群中更为常见[7]。人在工作或进行其他活动时保持前臂明显的旋前动作，就会引起旋前圆肌的缩短和绷紧，从而使神经在此水平处于受压的风险。睡眠时紧握拳头，或是手指屈曲者也可能形成这种卡压。症状包括

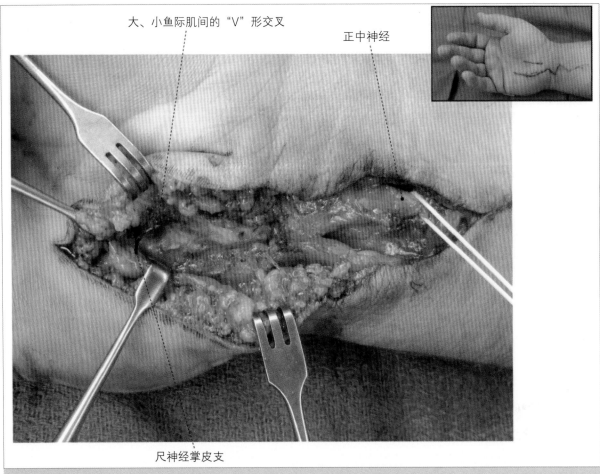

大、小鱼际肌间的"V"形交叉

正中神经

尺神经掌皮支

图 9.28　辨认远端大、小鱼际肌之间的"V"形交叉。向远端追踪正中神经至前次术区，此处有致密瘢痕组织。然后打开 Guyon 管，沿大、小鱼际肌的汇合点就可以辨认远端的"V"形交叉

前臂掌侧的疼痛，前臂旋后位抗阻运动或在旋前圆肌的起始缘处压迫正中神经可加重症状。与腕管综合征不同，症状和查体可发现正中神经掌皮支支配区受累，也可能出现精细操作的无力或困难。检查时，在前臂近端指压正中神经可使疼痛重现，而且在该水平也可引出 Tinel 征，并可能出现旋前圆肌压痛[151, 152]。正中神经支配的肌肉可能出现无力[7]。有多个位置可能造成压迫，包括髁上突或 Struthers 韧带、旋前圆肌、肱二头肌腱膜以及指浅屈肌的纤维状边缘。此外，文献还报道过一些少见的压迫原因，包括旋前圆肌异常多余的起始头、弹响的肱肌、Gantzer 肌（副

拇长屈肌）以及异常的掌长肌深头或桡侧腕屈短肌[105, 153, 154]。

对常见压迫部位的评估可通过诱发实验进行检查，包括抗阻力的前臂旋前（旋前圆肌）、旋后位的抗阻力肘关节屈曲（肱二头肌腱膜）以及抗阻力的中指近端指间关节屈曲（指浅屈肌）。被动旋后时于旋前圆肌的起始缘对正中神经施加压迫会使症状重现。此外，划痕坍塌试验也常为阳性，因为神经位置较深，此试验需要用力按压正中神经才能引出，而不是仅对神经浅层的皮肤进行搔抓。偶尔可以触及 Struthers 韧带[151]。电生理学检测阳性对证实临床诊断有帮助[2]，

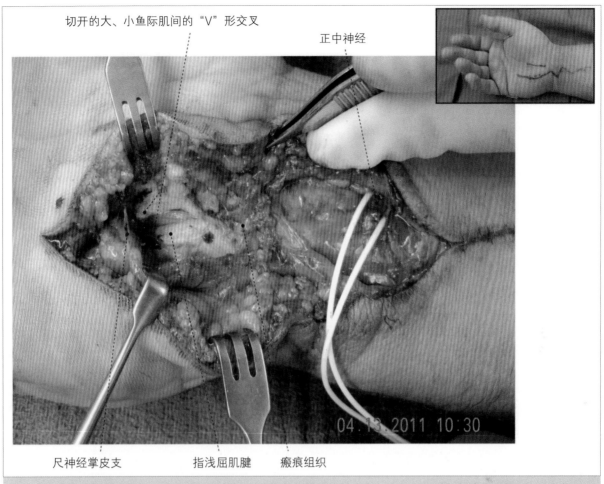

切开的大、小鱼际肌间的"V"形交叉　　　　正中神经

尺神经掌皮支　　　指浅屈肌腱　　瘢痕组织

图 9.29　向远端显露和辨认正中神经。沿屈肌支持带的尺侧缘进行松解，向切口远端解剖直至显露"V"形交叉，可以观察到正中神经被密集的瘢痕所包绕

但阴性结果更常见[6, 155]。需要拍摄 X 线片以鉴别是否存在髁上突[156]。近来，有工伤赔偿保险商要求在手术前要有神经电生理学检测的阳性结果。一份指南草案要求阳性的电生理学检测结果，定位在前臂的正中神经压迫，并陈述电生理学检测是正中神经近端卡压诊断的金标准。考虑到正中神经近端卡压患者检测的阴性结果出现率较高，我们认为这些要求是不合适的，而且可能因此使必要的医学治疗被拒绝。例如，如果一例患者的症状只是疼痛（由 C 和 Aδ 纤维所传导），或是间断性的而不是持续性的疼痛（局部缺血），而其电生理学检测则会定义为正常。

旋前圆肌综合征的初始治疗包括对旋前圆肌和前臂屈肌的拉伸，活动方式的改变，支具固定以及非甾体抗炎药物也可能有帮助。保守治疗无效者建议行手术治疗。在前臂掌侧近端 1/3 做纵向 S 形切口，向近端延伸至肘前窝（图 9.41）。分离至肱二头肌腱膜，注意保护皮神经，锐性劈开肱二头肌腱膜（图 9.42）。

辨认旋前圆肌浅头肌腱，肌腱紧邻桡动脉的桡侧，台阶样切断并延长肌腱（图 9.44~47）。

然后，于近端辨认正中神经，其位于肱动脉和静脉的内侧（图 9.47），向远端与血管伴行，直至旋前圆肌深头，后者与指浅屈肌的尺侧部分

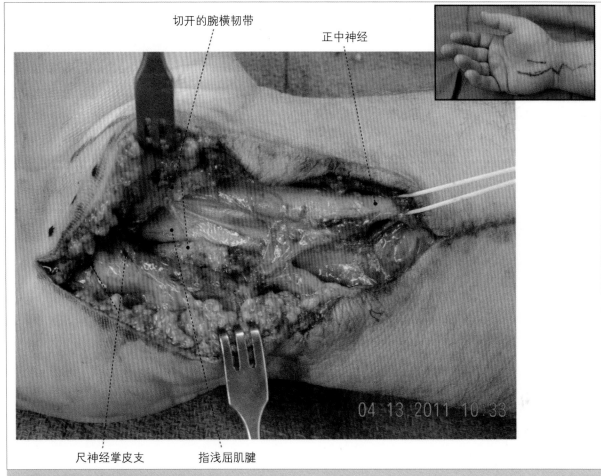

图9.30 沿正中神经的尺侧切开腕横韧带。完全切开屈肌支持带后，可以看到正中神经与屈肌支持带的下表面紧密粘连，固定于原手术区域

一同起始于尺骨（图9.48~50）。切断旋前圆肌深头的腱性部分，同时切开指浅屈肌起始缘的腱性部分，后者也被称为指浅屈肌腱弓（图9.51，图9.52）。任何压迫正中神经的横跨血管都需要被结扎和切断。

上述步骤将会显露正中神经及其在前臂近端的分支，特别是在其桡侧可见到骨间前神经（图9.53）如果在术前没有确定是否存在髁上突或Struthers韧带，那么应该通过切口的近端尝试去触诊确定。手术医生要能够沿正中神经向近端轻松地伸入一个手指，如果感觉到任何压迫，就需要向近端延长切口，以便将Struthers韧带或髁上突切除。止血和分层缝合切口之后，用无菌敷料包扎，并应用有良好衬垫的支具将肘关节保持在轻度屈曲位。可在术后几天内去除支具，并指导患者进行活动度练习，包括前臂旋后位的肘关节伸直[105]。

9.5 骨间前神经麻痹

骨间前神经（AIN）麻痹可导致示指（偶尔包括中指）的指深屈肌、拇长屈肌以及旋前方肌（尽管当旋前圆肌功能正常时旋前方肌的无力在临床上不易被觉察）的无力[157]。患者不存在感觉丧失或感觉异常，也不会出现疼痛。症状通常自发出现，无任何诱发因素。然而在某些病

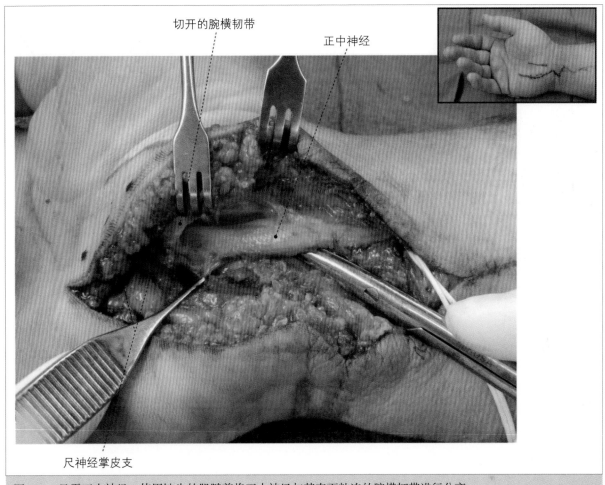

切开的腕横韧带　　　正中神经

尺神经掌皮支

图 9.31　显露正中神经。使用钝头的肌腱剪将正中神经与其表面粘连的腕横韧带进行分离

例中，骨间前神经麻痹可因局部创伤或压迫而引起，此压迫可由肿瘤、旋前圆肌或指浅屈肌的纤维束带造成。大部分病例不是因为机械性压迫而是由神经炎引起的，并且可自发恢复。我们会诊过一些因完全不相关疾病进行手术而出现病变的患者。在确定之前有病毒性综合征时，要考虑Parsonage-Turner 综合征的可能，特别是存在与麻痹相关的疼痛情况时。为了早期诊断（在 72 小时内），神经病学专家的会诊至关重要，因为抗病毒药物或全身性糖皮质激素的应用可能会对患者产生效果。一般来讲，骨间前神经麻痹不考虑手术治疗，患者需要 7~9 个月的时间才会显示临床或电生理学的恢复迹象（出现运动单位的动作电位或新生单位）[158]。对一些恢复迟缓的病例，我们在 4~6 个月时于旋前圆肌处对正中神经进行松解，手术加速了恢复进程。在某些病例中，恢复程度可能参差不齐（如指深屈肌有恢复，但拇长屈肌却没有），在这种情况下，可以通过正中神经内部的移位（如指深屈肌到拇长屈肌）使功能得到恢复（图 9.54）。骨间前神经的桡侧部分支配拇长屈肌，尺侧部分支配指深屈肌，这些神经束都可以单独游离并分别修复。

单纯的骨间前神经麻痹很少发生于其他手术之后，但这并不意味着可以被忽视。它的起源可能为病毒性的，随着手术的刺激而产生麻痹。在手术的同侧上肢发生麻痹，会令人感觉特别沮丧。

279

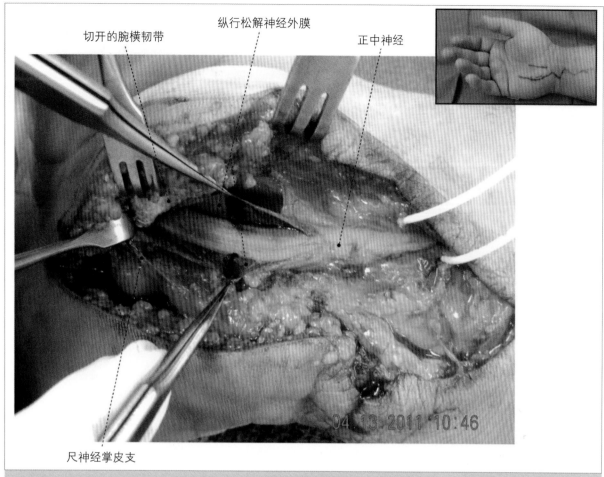

切开的腕横韧带　　纵行松解神经外膜　　正中神经

尺神经掌皮支

图 9.32　纵向松解正中神经。此时使用显微手术剪纵行切开神经外膜，用记号笔对计划做横向松解的神经外膜进行标记

有病例报道在正中神经解压之后出现骨间前神经麻痹，这可能是继发于神经炎而并无直接的机械性损伤[159]。

9.6　小结

正中神经疾病最常见的病因是腕管处的压迫。保守治疗无效时，开放式腕管松解术可以安全、可靠地改善大部分患者的症状，包括老年人和那些有工伤赔偿诉求的人。腕管松解术后的并发症很少见，但有些却是灾难性的，因此操作必须极其谨慎，以避免正中神经及其分支的损伤。

正中神经在近端其他部位的受压不太常见，

但是对于每一例出现正中神经症状的患者都应该认真考虑。旋前圆肌综合征的初始治疗是保守治疗，手术应该仅限于非手术治疗失败的患者。骨间前神经麻痹是一种纯粹的运动性单神经病变，不伴有疼痛或感觉缺失，通常由神经炎所致，应该进行保守治疗。如果症状在 5~7 个月内没有缓解，可能需考虑进行手术解压。

9.7　致谢

作者感谢 John C. Koshy 医生对本章中与腕管松解术后恢复相关内容所提供的帮助。

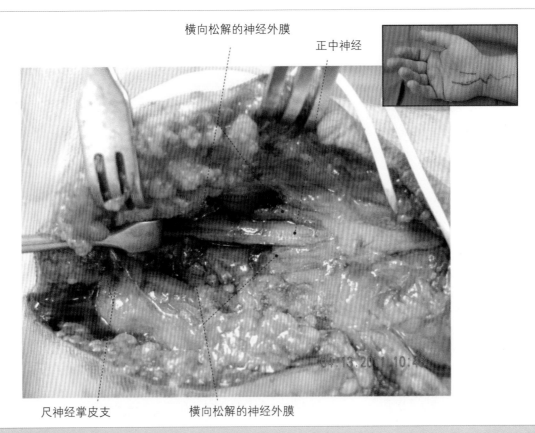

图 9.33　横向松解正中神经。与纵向松解一样对神经外膜进行横向松解，与图 9.32 中的蓝色墨水标记进行对比，以确定横向松解的程度

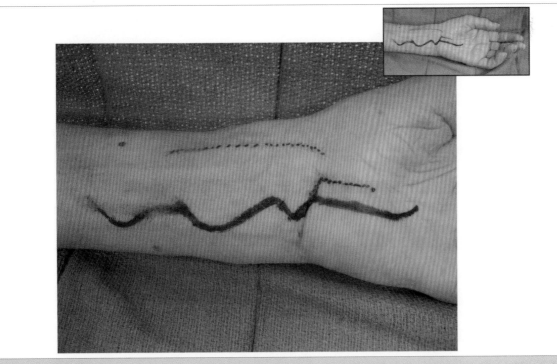

图 9.34　腕部骨折切开复位内固定和腕管松解术失败后进行腕管松解的翻修手术。该患者在行腕部骨折切开复位内固定的同时行腕管松解术，图中标记腕管松解和切开复位内固定的两个手术切口，新设计的翻修手术切口要比原来的两处切口更靠近尺侧，起始处更靠近端

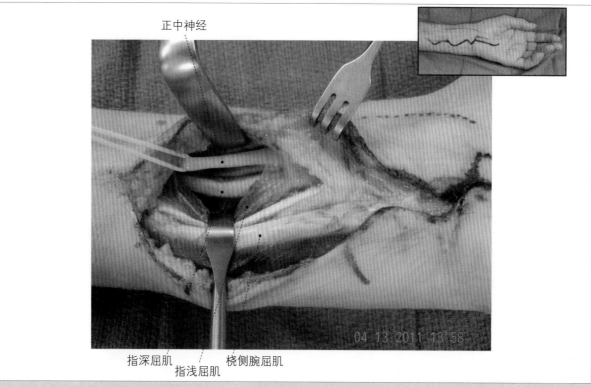

正中神经

指深屈肌　指浅屈肌　桡侧腕屈肌

图 9.35　在近端显露并辨认正中神经。首先在近端辨认正中神经，然后沿神经向远端小心探查至腕管区

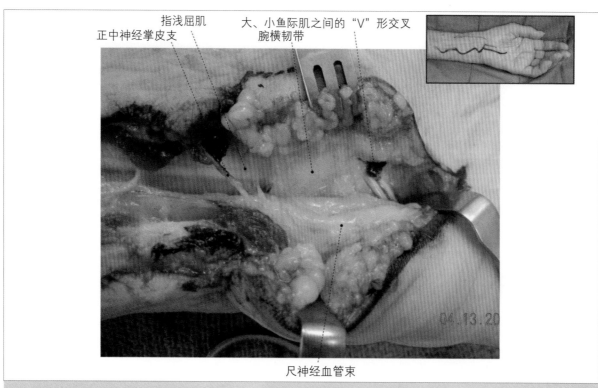

正中神经掌皮支　指浅屈肌　大、小鱼际肌之间的"V"形交叉
腕横韧带

尺神经血管束

图 9.36　在远端显露并辨认正中神经。切开 Guyon 管以便清晰辨认大、小鱼际肌间的"V"形交叉，对"V"形交叉进行画圈标记，然后向着"V"形交叉松解屈肌支持带

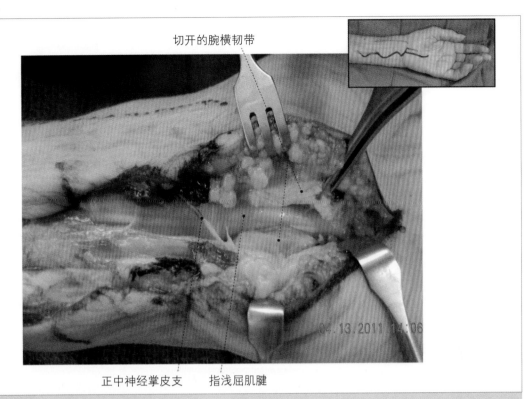

切开的腕横韧带

正中神经掌皮支　　指浅屈肌腱

图 9.37　切开腕横韧带，完全松解屈肌支持带

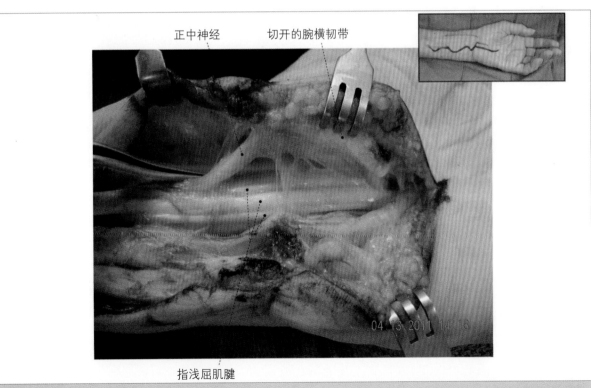

正中神经　　切开的腕横韧带

指浅屈肌腱

图 9.38　通过松解与腕横韧带粘连的滑膜组织辨认正中神经。可以清晰地看到正中神经沿原先很靠近屈肌支持带桡侧的切口方向，与屈肌支持带的下表面紧粘在一起

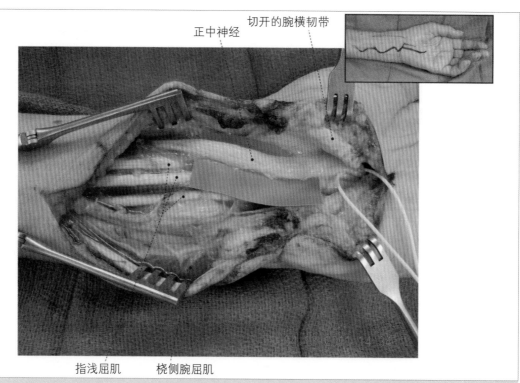

正中神经　　切开的腕横韧带

指浅屈肌　　　桡侧腕屈肌

图 9.39　纵向和横向松解正中神经。用肌腱剪钝性松解正中神经与屈肌支持带之间的粘连，然后对神经进行纵向和横向的松解

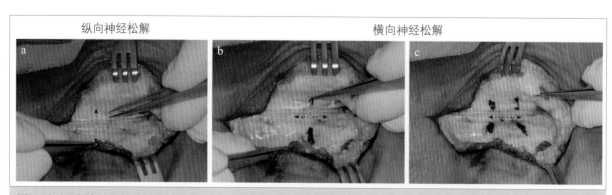

纵向神经松解　　　　　　　　　　　　　　　横向神经松解

图 9.40　正中神经的纵向和横向松解。(a)为一例复发性腕管综合征患者施行纵向的神经松解，切开增厚的神经外膜。(b)在增厚的神经外膜上进行标记，沿标记横向切开神经松解和外膜。(c)完成横向神经松解后，1~2 cm的松解长度显而易见，分离的墨水痕迹可标记松解距离

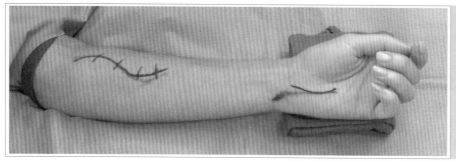

图 9.41　旋前圆肌综合征的手术步骤。正中神经减压切口：在左前臂近端做大"S"形切口，手术从肢体的尺侧缘开始

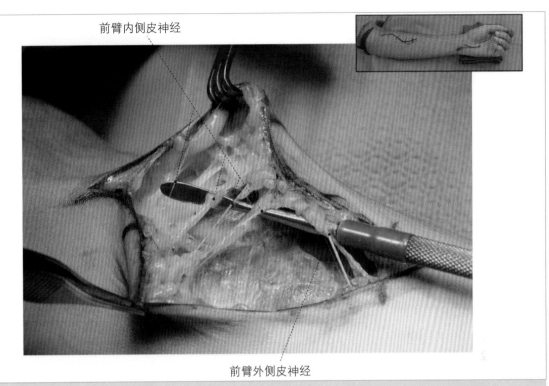

前臂内侧皮神经

前臂外侧皮神经

图 9.42　辨认并保护前臂皮神经的分支。从前臂皮神经的内侧或外侧发出的所有皮支，都要始终注意保护

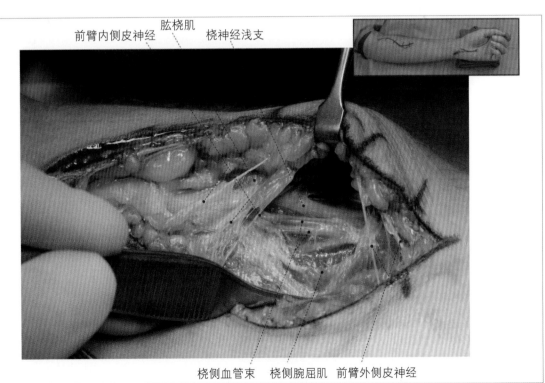

前臂内侧皮神经　肱桡肌　桡神经浅支

桡侧血管束　桡侧腕屈肌　前臂外侧皮神经

图 9.43　辨认桡侧血管束和桡神经浅支，将其作为旋前圆肌浅头肌腱的解剖标志。在前臂，松解正中神经的第一步是辨别桡侧血管束和桡神经浅支，在这两个解剖结构之间可以发现旋前圆肌浅头腱

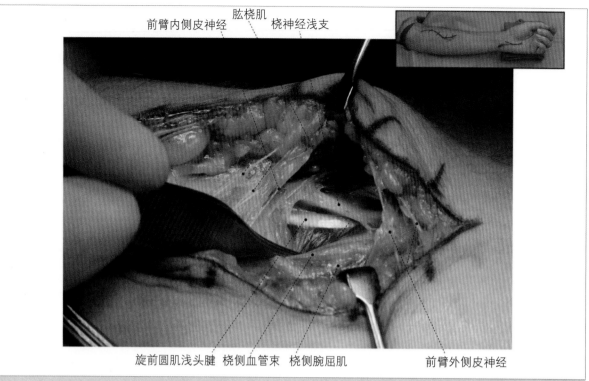

前臂内侧皮神经　肱桡肌　桡神经浅支

旋前圆肌浅头腱　桡侧血管束　桡侧腕屈肌　前臂外侧皮神经

图 9.44　辨认旋前圆肌浅头腱。在桡神经浅支和桡侧血管束之间很容易辨认旋前圆肌浅头腱

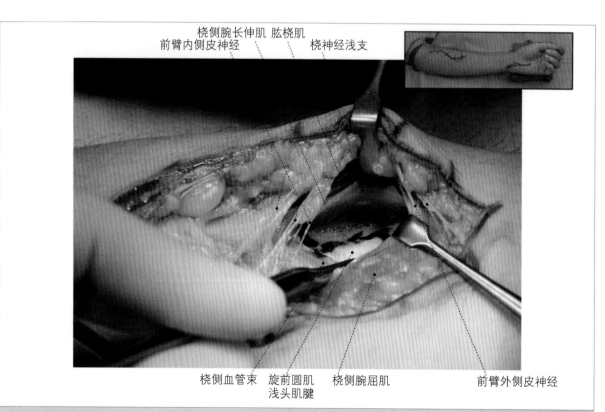

桡侧腕长伸肌　肱桡肌
前臂内侧皮神经　　　桡神经浅支

桡侧血管束　旋前圆肌　桡侧腕屈肌　前臂外侧皮神经
浅头肌腱

图 9.45　旋前圆肌浅头腱的台阶样延长步骤。腱延长时，由于近端更容易显露，所以深部的"台阶"在近端进行，浅部的"台阶"术在更远端进行

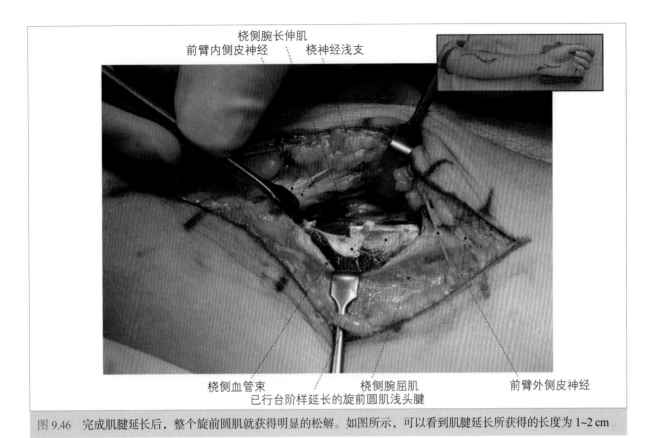

桡侧腕长伸肌
前臂内侧皮神经　　　桡神经浅支

桡侧血管束　　　　　桡侧腕屈肌　　　　　前臂外侧皮神经
已行台阶样延长的旋前圆肌浅头腱

图 9.46　完成肌腱延长后，整个旋前圆肌就获得明显的松解。如图所示，可以看到肌腱延长所获得的长度为 1~2 cm

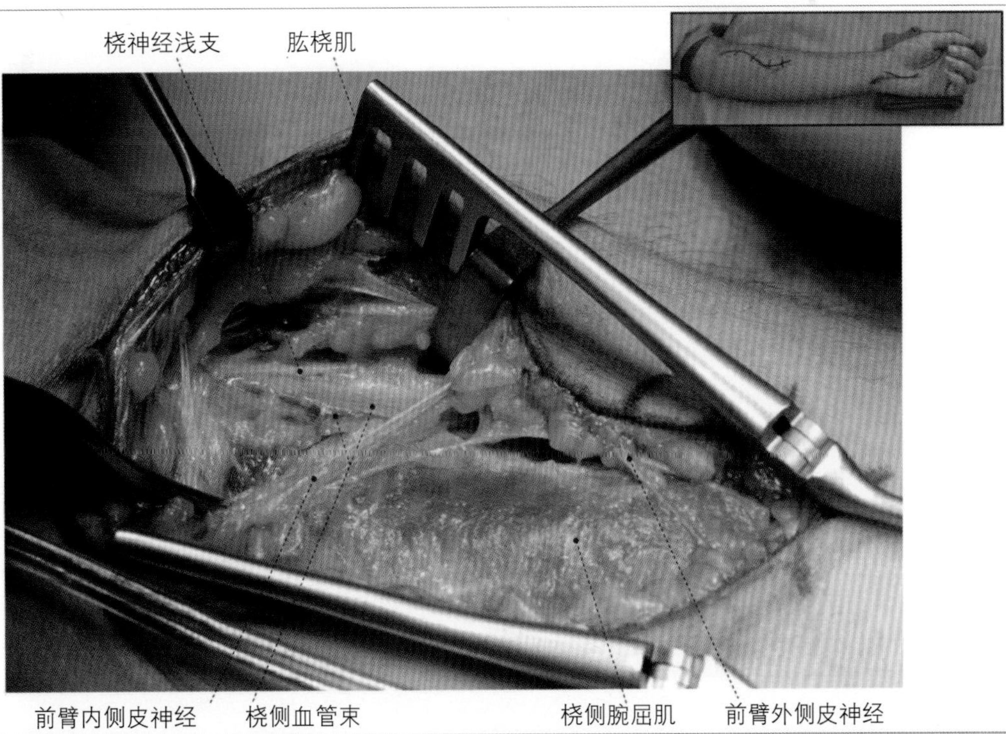

桡神经浅支　　　肱桡肌

前臂内侧皮神经　　桡侧血管束　　　　　　　桡侧腕屈肌　　　前臂外侧皮神经

图 9.47　近端分离并显露正中神经。手术的下一步是向近端继续松解，辨认正中神经，其位于屈肌—旋前肌和桡侧血管束之间。在近端寻找正中神经的技巧是记住其位于桡侧血管束的尺侧

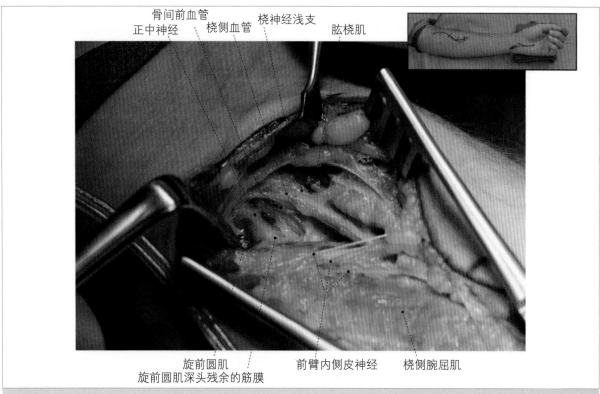

图 9.48 旋前圆肌深头腱。位于深层的正中神经与屈肌—旋前肌紧密贴合，注意观察，神经位恰于桡侧血管的尺侧

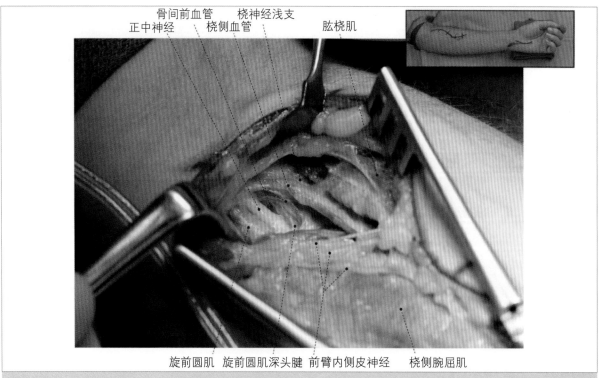

图 9.49 辨认正中神经后，向远端寻找旋前圆肌深头腱，肌肉包裹正中神经的桡侧，此处可直视包裹于神经桡侧的肌肉。通常，浅层有较多肌肉，腱性筋膜位于肌肉深层。松解肌肉后，可见到一条腱性束带

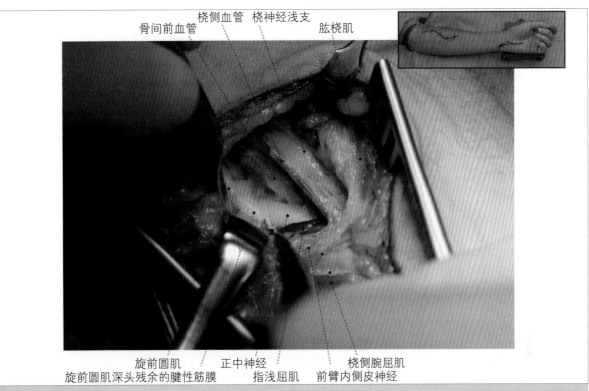

图 9.50 旋前圆肌深头的残余腱性筋膜。在切断肌腱后，通常会发现薄层筋膜组织缠绕并压迫正中神经，这些筋膜同样也需要松解

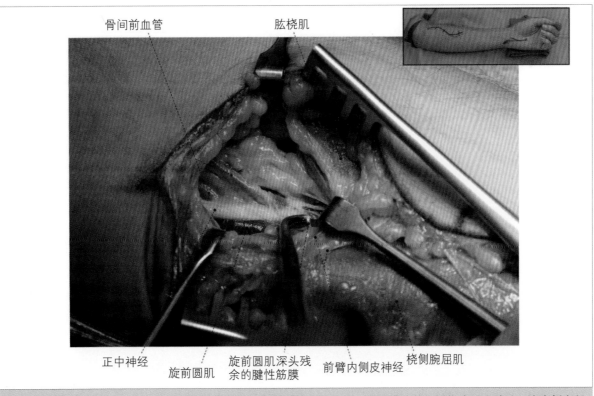

图 9.51 指浅屈肌腱弓。将旋前圆肌深头和其他远端筋膜组织松解后，需要辨认并松解指浅屈肌腱弓。该病例有很薄但致密的腱弓

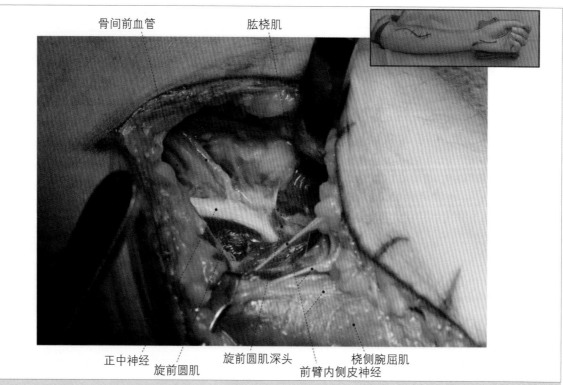

骨间前血管　　　　　　肱桡肌

正中神经　旋前圆肌　　　旋前圆肌深头　　　桡侧腕屈肌
　　　　　　　　　　　　　　　　　　　前臂内侧皮神经

图 9.52　指浅屈肌腱弓。松解指浅屈肌腱弓后，对其他任何压迫正中神经的残留腱弓组织进行松解。该病例在正中神经表面有指浅屈肌腱弓组织

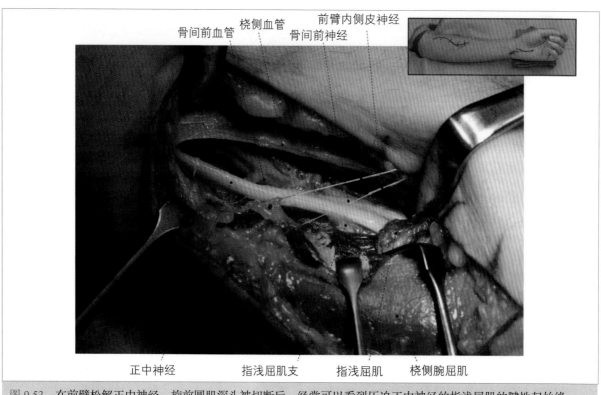

骨间前血管　桡侧血管　　前臂内侧皮神经
　　　　　　　　骨间前神经

正中神经　　　　指浅屈肌支　　　指浅屈肌　　桡侧腕屈肌

图 9.53　在前臂松解正中神经。旋前圆肌深头被切断后，经常可以看到压迫正中神经的指浅屈肌的腱性起始缘

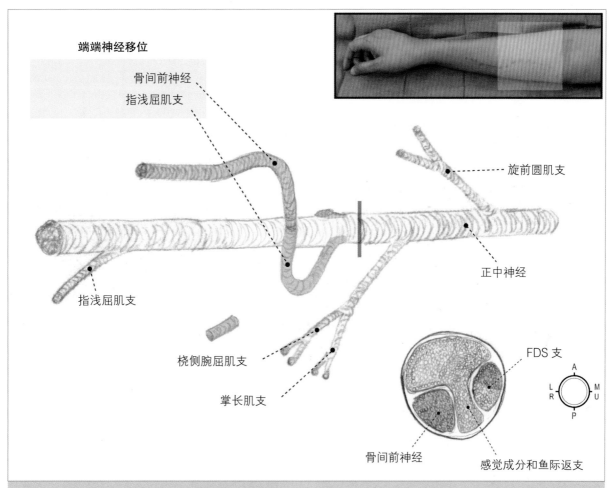

图 9.54　指浅屈肌（FDS）肌支—骨间前神经（AIN）神经移位。在单纯的 AIN 损伤时，"多余的" FDS 肌支可以作为供体进行移位来恢复 AIN 的功能。第二条 FDS 因其在前臂远端有分支，应予以保留。作为供体的 FDS 肌支毗邻 AIN，并位于正中神经的内侧；AIN 则位于正中神经的外侧 / 后侧面。图中供体 FDS 肌支（绿色）以端端缝合方式移位至受体 AIN（红色）

9.8　参考文献

［1］Laha RK, Dujovny M, DeCastro SC. Entrapment of median nerve by supracondylar process of the humerus: case report. J Neurosurg 1977;46:252-255

［2］Gessini L, Jandolo B, Pietrangeli A. Entrapment neuropathies of the median nerve at and above the elbow. Surg Neurol 1983;19:112-116

［3］Terry RJ. A study of the supracondyloid process in the living. Am J Phys Anthropol 1921;4:129-139

［4］Crotti FM, Mangiagalli EP, Rampini P. Supra-condyloid process and anomalous insertion of pronator teres as sources of median nerve neuralgia. J Neurosurg Sci 1981;25:41-44

［5］Suranyi L. Median nerve compression by Struthers ligament. J Neurol Neurosurg Psychiatry 1983;46: 1047-1049

［6］Johnson RK, Spinner M, Shrewsbury MM. Median nerve entrapment syndrome in the proximal forearm. J Hand Surg Am 1979;4:48-51

［7］Hartz CR, Linscheid RL, Gramse RR, Daube JR. The pronator teres syndrome: compressive neuropathy of the median nerve. J Bone Joint Surg Am 1981;63:885-890

［8］Jamieson RW, Anson BJ. The relation of the median nerve to the heads of origin of the pronator teres muscle, a study of 300 specimens. Q Bull Northwest Univ Med Sch 1952;26:34-35

［9］Gunther SF, DiPasquale D, Martin R. The internal anatomy of the median nerve in the region of the elbow. J Hand Surg Am 1992;17:648-656

［10］Tung TH, Mackinnon SE. Flexor digitorum superficialis nerve transfer to restore pronation: two case reports and anatomic study. J Hand Surg Am 2001;26:1065-1072

［11］Lee KS, Oh CS, Chung IH, Sunwoo IN. An anatomic study of the Martin-Gruber anastomosis: electrodiagnostic implications. Muscle Nerve 2005; 31:95-97

[12] Taleisnik J. The palmar cutaneous branch of the median nerve and the approach to the carpal tunnel: an anatomical study. J Bone Joint Surg Am 1973; 55:1212-1217

[13] al-Qattan MM. Anatomical classification of sites of compression of the palmar cutaneous branch of the median nerve. J Hand Surg [Br]1997;22:48-49

[14] Naff N, Dellon AL, Mackinnon SE. The anatomical course of the palmar cutaneous branch of the median nerve, including a description of its own unique tunnel. J Hand Surg [Br] 1993;18:316-317

[15] DaSilva MF, Moore DC, Weiss AP, Akelman E, Sikirica M. Anatomy of the palmar cutaneous branch of the median nerve: clinical significance. J Hand Surg Am 1996;21:639-643

[16] Watchmaker GP, Weber D, Mackinnon SE. Avoidance of transection of the palmar cutaneous branch of the median nerve in carpal tunnel release. J Hand Surg Am 1996;21:644-650

[17] Dowdy PA, Richards RS, McFarlane RM. The palmar cutaneous branch of the median nerve and the palmaris longus tendon: a cadaveric study. J Hand Surg Am 1994;19: 199-202

[18] Lanz U. Anatomical variations of the median nerve in the carpal tunnel. J Hand Surg Am 1977;2:44-53

[19] Stancić MF, Eskinja N, Stosić A. Anatomical variations of the median nerve in the carpal tunnel. Int Orthop 1995;19:30-34

[20] Poisel S. Ursprung und verlauf des R. muscularis des nervus digitalis palmaris communis I (n. medianus). Chir Prax 1974;18:471-474

[21] Tountas CP, Bihrle DM, MacDonald CJ, Bergman RA. Variations of the median nerve in the carpal canal. J Hand Surg Am 1987;12:708-712

[22] Amadio PC. Bifid median nerve with a double compartment within the transverse carpal canal. J Hand Surg Am 1987;12: 366-368

[23] Refaeian M, King JC, Dumitru D, Cuetter AC. Carpal tunnel syndrome and the Riche-Cannieu anastomosis: electrophysiologic findings. Electromyogr Clin Neurophysiol 2001;41:377-382

[24] Kimura I, Ayyar DR, Lippmann SM. Electrophy-siological verification of the ulnar to median nerve communications in the hand and forearm. Tohoku J Exp Med 1983;141:269-274

[25] Boland RA, Krishnan AV, Kiernan MC. Riche-Cannieu anastomosis as an inherited trait. Clin Neurophysiol 2007;118:770-775

[26] Stancić MF, Mićović V, Potoćnjak M. The anatomy of the Berrettini branch: implications for carpal tunnel release. J Neurosurg 1999;91:1027-1030

[27] Akelman E. Carpal tunnel syndrome. In: Berger RA, Weiss AP, eds. Hand Surgery. Vol 1. Philadelphia: Lippincott Williams & Wilkins; 2004:867-885

[28] Marie P, Foix C. Atrophie isolee de l'eminence thenar d'origine neuritique. Rev Neurol 1913;26: 647-649

[29] Amadio PC. The Mayo Clinic and carpal tunnel syndrome. Mayo Clin Proc 1992;67:42-48

[30] Phalen GS. The carpal-tunnel syndrome: seventeen years' experience in diagnosis and treatment of six hundred fifty-four hands. J Bone Joint Surg Am 1966;48:211-228

[31] Bland JD, Rudolfer SM. Clinical surveillance of carpal tunnel syndrome in two areas of the United Kingdom, 19912001. J Neurol Neurosurg Psychiatry 2003;74:1674-1679

[32] Mondelli M, Giannini F, Giacchi M. Carpal tunnel syndrome incidence in a general population. Neurology 2002;58:289-294

[33] Roquelaure Y, Ha C, Pelier-Cady MC, et al.. Work increases the incidence of carpal tunnel syndrome in the general population. Muscle Nerve 2008;37:477-482

[34] Rossignol M, Stock S, Patry L, Armstrong B. Carpal tunnel syndrome: what is attributable to work? The Montreal study. Occup Environ Med 1997;54:519-523

[35] Stevens JC, Sun S, Beard CM, O'Fallon WM, Kurland LT. Carpal tunnel syndrome in Rochester, Minnesota, 1961 to 1980. Neurology 1988;38:134-138

[36] Szabo RM, Gelberman RH, Dimick MP. Sensibility testing in patients with carpal tunnel syndrome. J Bone Joint Surg Am 1984;66:60-64

[37] Strauch B, Lang A, Ferder M, Keyes-Ford M, Freeman K, Newstein D. The ten test. Plast Reconstr Surg 1997;99:1074-1078

[38] Kuschner SH, Ebramzadeh E, Johnson D, Brien WW, Sherman R. Tinel's sign and Phalen's test in carpal tunnel syndrome. Orthopedics 1992;15: 1297-1302

[39] Ghavanini MR, Haghighat M. Carpal tunnel syndrome: reappraisal of five clinical tests. Electromyogr Clin Neurophysiol 1998;38:437-441

[40]Williams TM, Mackinnon SE, Novak CB, McCabe S, Kelly L. Verification of the pressure provocative test in carpal tunnel syndrome. Ann Plast Surg 1992;29:8-11

[41] Cheng CJ, Mackinnon-Patterson B, Beck JL, Mackinnon SE. Scratch collapse test for evaluation of carpal and cubital tunnel syndrome. J Hand Surg Am 2008;33:1518-1524

[42] Jablecki CK, Andary MT, So YT, Wilkins DE, Williams FH, AAEM Quality Assurance Committee. Literature review of the usefulness of nerve conduction studies and electromyography for the evaluation of patients with carpal tunnel syndrome. Muscle Nerve 1993;16:1392-1414

[43] Mackinnon SE, Dellon AL, Hudson AR, Hunter DA. Chronic human nerve compression-a histological assessment. Neuropathol Appl Neurobiol 1986;12: 547-565

[44] Grundberg AB. Carpal tunnel decompression in spite of normal electromyography. J Hand Surg Am 1983;8:348-349

[45] Rempel D, Evanoff B, Amadio PC, et al.. Consensus criteria for the classification of carpal tunnel syndrome in epidemiologic studies. Am J Public Health 1998;88:1447-1451

[46] Wieslander G, Norbäck D, Göthe C-J, Juhlin L. Carpal tunnel syndrome (CTS) and exposure to vibration, repetitive wrist movements, and heavy manual work: a case-referent study. Br J Ind Med 1989;46:43-47

[47] Becket J, Nora DB, Gomes I, et al.. An evaluation of gender, obesity, age and diabetes mellitus as risk factors for carpal

tunnel syndrome. Clin Neurophysiol 2002;113:1429-1434

［48］Nathan PA, Istvan JA, Meadows KD. A longitudinal study of predictors of research-defined carpal tunnel syndrome in industrial workers: findings at 17 years. J Hand Surg［Br］2005; 30:593-598

［49］de Krom MC, Kester AD, Knipschild PG, Spaans F. Risk factors for carpal tunnel syndrome. Am J Epidemiol 1990; 132:1102-1110

［50］Geoghegan JM, Clark DI, Bainbridge LC, Smith C, Hubbard R. Risk factors in carpal tunnel syndrome. J Hand Surg［Br］2004;29:315-320

［51］Lam N, Thurston A. Association of obesity, gender, age and occupation with carpal tunnel syndrome. Aust N Z J Surg 1998;68:190-193

［52］Stallings SP, Kasdan ML, Soergel TM, Corwin HM. A case-control study of obesity as a risk factor for carpal tunnel syndrome in a population of 600 patients presenting for independent medical examination. J Hand Surg Am 1997;22:211-215

［53］Latko WA, Armstrong TJ, Franzblau A, Ulin SS, Werner RA, Albers JW. Crosssectional study of the relationship between repetitive work and the prevalence of upper limb musculoskeletal disorders. Am J Ind Med 1999;36:248-259

［54］Rossignol M, Stock S, Patry L, Armstrong B. Carpal tunnel syndrome: what is attributable to work? The Montreal study. Occup Environ Med 1997;54:519-523

［55］Tanaka S, Wild DK, Cameron LL, Freund E. Association of occupational and non-occupational risk factors with the prevalence of self-reported carpal tunnel syndrome in a national survey of the working population. Am J Ind Med 1997;32:550-556

［56］Barnhart S, Demers PA, Miller M, Longstreth WT, Rosenstock L. Carpal tunnel syndrome among ski manufacturing workers. Scand J Work Environ Health 1991; 17:46-52

［57］Osorio AM, Ames RG, Jones J, et al.. Carpal tunnel syndrome among grocery store workers. Am J Ind Med 1994;25:229-245

［58］Nilsson T, Hagberg M, Burström L, Kihlberg S. Impaired nerve conduction in the carpal tunnel of platers and truck assemblers exposed to hand-arm vibra-tion. Scand J Work Environ Health 1994;20:189-199

［59］Chiang HC, Chen SS, Yu HS, Ko YC. The occurrence of carpal tunnel syndrome in frozen food factory employees. Gaoxiong Yi Xue Ke Xue Za Zhi 1990;6:73-80

［60］Chiang HC, Ko YC, Chen SS, Yu HS, Wu TN, Chang PY. Prevalence of shoulder and upper-limb disorders among workers in the fish-processing industry. Scand J Work Environ Health 1993;19:126-131

［61］Cartwright MS, Walker FO, Blocker JN, et al.. The prevalence of carpal tunnel syndrome in Latino poultry-processing workers and other Latino manual workers. J Occup Environ Med 2012;54:198-201

［62］Rosecrance JC, Cook TM, Anton DC, Merlino LA. Carpal tunnel syndrome among apprentice construction workers. Am J Ind Med 2002;42:107-116

［63］Gorsche RG, Wiley JP, Renger RF, Brant RF, Gemer TY, Sasyniuk TM. Prevalence and incidence of carpal tunnel syndrome in a meat packing plant. Occup Environ Med 1999;56:417-422

［64］Masear VR, Hayes JM, Hyde AG. An industrial cause of carpal tunnel syndrome. J Hand Surg Am 1986;11:222-227

［65］Moore JS, Garg A. Upper extremity disorders in a pork processing plant: relationships between job risk factors and morbidity. Am Ind Hyg Assoc J 1994;55:703-715

［66］Patil A, Rosecrance J, Douphrate D, Gilkey D. Prevalence of carpal tunnel syndrome among dairy workers. Am J Ind Med 2012;55:127-135

［67］Anton D, Rosecrance J, Merlino L, Cook T. Prevalence of musculoskeletal symptoms and carpal tunnel syndrome among dental hygienists. Am J Ind Med 2002;42:248-257

［68］Liss GM, Jesin E, Kusiak RA, White P. Musculo-skeletal problems among Ontario dental hygienists. Am J Ind Med 1995;28:521-540

［69］Leigh JP, Miller TR. Occupational illnesses within two national data sets. Int J Occup Environ Health 1998;4:99-113

［70］Lalumandier JA, McPhee SD. Prevalence and risk factors of hand problems and carpal tunnel syndrome among dental hygienists. J Dent Hyg 2001;75:130-134

［71］Rempel DM, Keir PJ, Bach JM. Effect of wrist posture on carpal tunnel pressure while typing. J Orthop Res 2008;26:1269-1273

［72］Bleecker ML,Celio MA, Barnes SK. A medical-ergonomic program for symptomatic keyboard/mouse users. J Occup Environ Med 2011;53:562-568

［73］Andersen JH, Thomsen JF, Overgaard E, et al.. Computer use and carpal tunnel syndrome: a 1-year follow-up study. JAMA 2003;289:2963-2969

［74］Ettema AM, Amadio PC, Zhao C, et al.. Changes in the functional structure of the tenosynovium in idiopathic carpal tunnel syndrome: a scanning electron microscope study. Plast Reconstr Surg 2006;118:1413-1422

［75］McCabe SJ, Uebele AL, Pihur V, Rosales RS, Atroshi I. Epidemiologic associations of carpal tunnel syndrome and sleep position: Is there a case for causation? Hand (NY) 2007;2:127-134

［76］Cobb TK, An KN, Cooney WP, Berger RA. Lumbrical muscle incursion into the carpal tunnel during finger flexion. J Hand Surg [Br]1994;19:434-438

［77］Siegel DB, Kuzma G, Eakins D. Anatomic investigation of the role of the lumbrical muscles in carpal tunnel syndrome. J Hand Surg Am 1995; 20:860-863

［78］Garfinkel MS, Singhal A, Katz WA, Allan DA, Reshetar R, Schumacher HR. Yoga-based intervention for carpal tunnel syndrome: a randomized trial. JAMA 1998;280:1601-1603

［79］Manente G, Torrieri F, Di Blasio F, Staniscia T, Romano F, Uncini A. An innovative hand brace for carpal tunnel syndrome: a randomized controlled trial. Muscle Nerve 2001;24:1020-1025

［80］Walker WC, Metzler M, Cifu DX, Swartz Z. Neutral wrist splinting in carpal tunnel syndrome: a comparison of night-only versus full-time wear instructions. Arch Phys Med

Rehabil 2000;81:424-429

[81] Kruger VL, Kraft GH, Deitz JC, Ameis A, Polissar L. Carpal tunnel syndrome: objective measures and splint use. Arch Phys Med Rehabil 1991;72:517-520

[82] Lundborg G, Gelberman RH, Minteer-Convery M, Lee YF, Hargens AR. Median nerve compression in the carpal tunnel-functional response to experimentally induced controlled pressure. J Hand Surg Am 1982;7:252-259

[83] Seradge H, Jia YC, Owens W. In vivo measurement of carpal tunnel pressure in the functioning hand. J Hand Surg Am 1995;20:855-859

[84] Weiss ND, Gordon L, Bloom T, So Y, Rempel DM. Position of the wrist associated with the lowest carpal-tunnel pressure: implications for splint design. J Bone Joint Surg Am 1995;77: 1695-1699

[85] Marshall S, Tardif G, Ashworth N. Local corticosteroid injection for carpal tunnel syndrome. Cochrane Database Syst Rev 2007:CD001554

[86] Dammers JW, Veering MM, Vermeulen M. Injection with methylprednisolone proximal to the carpal tunnel: randomised double blind trial. BMJ 1999;319:884-886

[87] Mackinnon SE, Hudson AR, Gentili F, Kline DG, Hunter D. Peripheral nerve injection injury with steroid agents. Plast Reconstr Surg 1982;69:482-490

[88] Okutsu I, Hamanaka I, Tanabe T, Takatori Y, Ninomiya S. Complete endoscopic carpal tunnel release in long-term haemodialysis patients. J Hand Surg [Br]1996;21:668-671

[89] Okutsu I, Hamanaka I, Tanabe T, Takatori Y, Ninomiya S. Complete endoscopic carpal canal decompression. Am J Orthop 1996;25:365-368

[90] Agee JM, McCarroll HR, Tortosa RD, Berry DA, Szabo RM, Peimer CA. Endoscopic release of the carpal tunnel: a randomized prospective multicenter study. J Hand Surg Am 1992;17:987-995

[91] Atroshi I, Larsson GU, Ornstein E, Hofer M, Johnsson R, Ranstam J. Outcomes of endoscopic surgery compared with open surgery for carpal tunnel syndrome among employed patients: randomised controlled trial. BMJ 2006;332:1473

[92] Benedetti VR, Sennwald G. Agee endoscopic decompression of the median nerve: prospective study with comparison to open decompression [in TK] Handchir Mikrochir Plast Chir 1996;28:151-155

[93] Sennwald GR, Benedetti R. The value of one-portal endoscopic carpal tunnel release: a prospective randomized study. Knee Surg Sports Traumatol Arthrosc 1995;3:113-116

[94] Brown RA, Gelberman RH, Seiler JG, et al.. Carpal tunnel release: a prospective, randomized assessment of open and endoscopic methods. J Bone Joint Surg Am 1993;75:1265-1275

[95] Dumontier C, Sokolow C, Leclercq C, Chauvin P. Early results of conventional versus two-portal endoscopic carpal tunnel release: a prospective study. J Hand Surg [Br] 1995;20:658-662

[96] Erdmann MW. Endoscopic carpal tunnel decompression. J Hand Surg [Br]1994;19:5-13

[97] Ferdinand RD, MacLean JG. Endoscopic versus open carpal tunnel release in bilateral carpal tunnel syndrome: a prospective, randomised, blinded assessment. J Bone Joint Surg Br 2002;84:375-379

[98] Hoefnagels WA, van Kleef JG, Mastenbroek GG, de Blok JA, Breukelman AJ, de Krom MC. Surgical treatment of carpal tunnel syndrome: endoscopic or classical (open)? A prospective randomized trial [in TK] Ned Tijdschr Geneeskd 1997;141:878-882

[99] Jacobsen MB, Rahme H. A prospective, randomized study with an independent observer comparing open carpal tunnel release with endoscopic carpal tunnel release. J Hand Surg [Br] 1996;21:202-204

[100] Saw NL, Jones S, Shepstone L, Meyer M, Chapman PG, Logan AM. Early outcome and cost-effectiveness of endoscopic versus open carpal tunnel release: a randomized prospective trial. J Hand Surg [Br]2003;28:444-449

[101] Stark B, Engkvist-Löfmark C. Endoscopic operation or conventional open surgical technique in carpal tunnel syndrome: a prospective comparative study [in TK] Handchir Mikrochir Plast Chir 1996;28:128-132

[102] Trumble TE, Diao E, Abrams RA, Gilbert-Anderson MM. Single-portal endoscopic carpal tunnel release compared with open release: a prospective, randomized trial. J Bone Joint Surg Am 2002;84-A:1107-1115

[103] Hankins CL, Brown MG, Lopez RA, Lee AK, Dang J, Harper RD. A 12-year experience using the Brown two-portal endoscopic procedure of transverse carpal ligament release in 14,722 patients: defining a new paradigm in the treatment of carpal tunnel syndrome. Plast Reconstr Surg 2007;120:1911-1921

[104] Scholten RJ, Mink van der Molen A, Uitdehaag BM, Bouter LM, de Vet HC. Surgical treatment options for carpal tunnel syndrome. Cochrane Database Syst Rev 2007:CD003905

[105] Mackinnon SE, Novak CB. Compression neuropathies. In: Green DP, Hotchkiss RN, Pederson WC, Wolfe SW, eds. Green's Operative Hand Surgery. Vol 1. Philadelphia: Elsevier; 2005:999-1045

[106] Holmgren-Larsson H, Leszniewski W, Lindén U, Rabow L, Thorling J. Internal neurolysis or ligament division only in carpal tunnel syndrome-results of a randomized study. Acta Neurochir (Wien) 1985;74:118-121

[107] Lowry WE, Follender AB. Interfascicular neurolysis in the severe carpal tunnel syndrome: a prospective, randomized, double-blind, controlled study. Clin Orthop Relat Res 1988; 227:251-254

[108] Mackinnon SE, McCabe S, Murray JF, et al.. Internal neurolysis fails to improve the results of primary carpal tunnel decompression. J Hand Surg Am 1991;16:211-218

[109] Leinberry CF, Hammond NL, Siegfried JW. The role of epineurotomy in the operative treatment of carpal tunnel syndrome. J Bone Joint Surg Am 1997;79:555-557

[110] Shum C, Parisien M, Strauch RJ, Rosenwasser MP. The role of flexor tenosynovectomy in the operative treatment of carpal tunnel syndrome. J Bone Joint Surg Am 2002;84-

A:221-225

[111] Klein RD, Kotsis SV, Chung KC. Open carpal tunnel release using a 1-centimeter incision: technique and outcomes for 104 patients. Plast Reconstr Surg 2003;111:1616-1622

[112] Lee H, Jackson TA. Carpal tunnel release through a limited skin incision under direct visualization using a new instrument, the carposcope. Plast Reconstr Surg 1996;98:313-319, discussion 320

[113] Paine KW, Polyzoidis KS. Carpal tunnel syndrome. Decompression using the Paine retinaculotome. J Neurosurg 1983;59:1031-1036

[114] Hybbinette CH, Mannerfelt L. The carpal tunnel syndrome. A retrospective study of 400 operated patients. Acta Orthop Scand 1975;46:610-620

[115] Kulick RG. Carpal tunnel syndrome. Orthop Clin North Am 1996;27:345-354

[116] Goodwill CJ. The Carpal Tunnel Syndrome. Long-Term Follow-up Showing Relation of Latency Measurements to Response to Treatment. Ann Phys Med 1965;8:12-21

[117] Phalen GS. The carpal-tunnel syndrome. Clinical evaluation of 598 hands. Clin Orthop Relat Res 1972;83:29-40

[118] Katz JN, Lew RA, Bessette L, et al.. Prevalence and predictors of long-term work disability due to carpal tunnel syndrome. Am J Ind Med 1998;33:543-550

[119] Nancollas MP, Peimer CA, Wheeler DR, Sherwin FS. Long-term results of carpal tunnel release. J Hand Surg [Br]1995;20:470-474

[120] Higgs PE, Edwards D, Martin DS, Weeks PM. Carpal tunnel surgery outcomes in workers: effect of workers' compensation status. J Hand Surg Am 1995;20:354-360

[121] Cobb TK, Amadio PC. Reoperation for carpal tunnel syndrome. Hand Clin 1996;12:313-323

[122] Cobb TK, Amadio PC, Leatherwood DF, Schleck CD, Ilstrup DM. Outcome of reoperation for carpal tunnel syndrome. J Hand Surg Am 1996; 21:347-356

[123] Cseuz KA, Thomas JE, Lambert EH, Love JG, Lipscomb PR. Long-term results of operation for carpal tunnel syndrome. Mayo Clin Proc 1966; 41:232-241

[124] DeStefano F, Nordstrom DL, Vierkant RA. Long-term symptom outcomes of carpal tunnel syndrome and its treatment. J Hand Surg Am 1997;22:200-210

[125] Longstaff L, Milner RH, O'Sullivan S, Fawcett P. Carpal tunnel syndrome: the correlation between outcome, symptoms and nerve conduction study findings. J Hand Surg [Br]2001;26:475-480

[126] Braun RM, Jackson WJ. Electrical studies as a prognostic factor in the surgical treatment of carpal tunnel syndrome. J Hand Surg Am 1994; 19:893-900

[127] Glowacki KA, Breen CJ, Sachar K, Weiss AP. Electrodiagnostic testing and carpal tunnel release outcome. J Hand Surg Am 1996;21:117-121

[128] Weber RA, Rude MJ. Clinical outcomes of carpal tunnel release in patients 65 and older. J Hand Surg Am 2005;30:75-80

[129] Leit ME, Weiser RW, Tomaino MM. Patient-reported outcome after carpal tunnel release for advanced disease: a prospective and longitudinal assessment in patients older than age 70. J Hand Surg Am 2004;29:379-383

[130] Townshend DN, Taylor PK, Gwynne-Jones DP. The outcome of carpal tunnel decompression in elderly patients. J Hand Surg Am 2005;30:500-505

[131] Helm RH, Vaziri S. Evaluation of carpal tunnel release using the Knifelight instrument. J Hand Surg [Br]2003;28:251-254

[132] Brooks JJ, Schiller JR, Allen SD, Akelman E. Biomechanical and anatomical consequences of carpal tunnel release. Clin Biomech (Bristol, Avon) 2003;18:685-693

[133] Monacelli G, Rizzo MI, Spagnoli AM, Pardi M, Irace S. The pillar pain in the carpal tunnel's surgery. Neurogenic inflammation? A new therapeutic approach with local anaesthetic. J Neurosurg Sci 2008;52:11-15, discussion 15

[134] Mackenzie DJ, Hainer R, Wheatley MJ. Early recovery after endoscopic vs. short-incision open carpal tunnel release. Ann Plast Surg 2000; 44:601-604

[135] Yung PS, Hung LK, Tong CW, Ho PC. Carpal tunnel release with a limited palmar incision: clinical results and pillar pain at 18 months follow-up. Hand Surg 2005;10:29-35

[136] Forman DL, Watson HK, Caulfield KA, Shenko J, Caputo AE, Ashmead D. Persistent or recurrent carpal tunnel syndrome following prior endoscopic carpal tunnel release. J Hand Surg Am 1998;23:1010-1014

[137] Zieske L, Ebersole GC, Davidge K, Fox I, Mackinnon SE. Revision carpal tunnel surgery: a 10-year review of intraoperative findings and outcomes. J Hand Surg Am. 2013;38(8):1530-1539

[138] Dorsi MJ, Chen L, Murinson BB, Pogatzki-Zahn EM, Meyer RA, Belzberg AJ. The tibial neuroma transposition (TNT) model of neuroma pain and hyperal-gesia. Pain 2008;134:320-334

[139] Ross D, Mackinnon SE, Chang YL. Intraneural anatomy of the median nerve provides "third web space" donor nerve graft. J Reconstr Microsurg 1992;8:225-232

[140] Chrysopoulo MT, Greenberg JA, Kleinman WB. The hypothenar fat pad trans-position flap: a modified surgical technique. Tech Hand Up Extrem Surg 2006;10:150-156

[141] Mathoulin C, Bahm J, Roukoz S. Pedicled hypothenar fat flap for median nerve coverage in recalcitrant carpal tunnel syndrome. Hand Surg 2000;5:33-40

[142] Rose EH. The use of the palmaris brevis flap in recurrent carpal tunnel syndrome. Hand Clin 1996;12:389-395

[143] Rose EH, Norris MS, Kowalski TA, Lucas A, Flegler EJ. Palmaris brevis turnover flap as an adjunct to internal neurolysis of the chronically scarred median nerve in recurrent carpal tunnel syndrome. J Hand Surg Am 1991;16:191-201

[144] Milward TM, Stott WG, Kleinert HE. The abductor digiti minimi muscle flap. Hand 1977; 9:82-85

[145] Sotereanos DG, Giannakopoulos PN, Mitsionis GI, Xu J, Herndon JH. Vein-graft wrapping for the treatment of recurrent compression of the median nerve. Microsurgery 1995;16:752-756

［146］ Xu J, Varitimidis SE, Fisher KJ, Tomaino MM, Sotereanos DG. The effect of wrapping scarred nerves with autogenous vein graft to treat recurrent chronic nerve compression. J Hand Surg Am 2000;25:93-103

［147］ Hulsizer DL, Staebler MP, Weiss AP, Akelman E. The results of revision carpal tunnel release following previous open versus endoscopic surgery. J Hand Surg Am 1998;23:865-869

［148］ Strasberg SR, Novak CB, Mackinnon SE, Murray JF. Subjective and employment outcome following secondary carpal tunnel surgery. Ann plast Surg 1994;32:485-489

［149］ Jones NF, Ahn HC, Eo S. Revision surgery for persistent and recurrent carpal tunnel syndrome and for failed carpal tunnel release. Plast Reconstr Surg 2012;129:683-692

［150］ Johnson RK, Spinner M. Median nerve compression in the forearm: the pronator tunnel syndrome. In: Szabo RM, ed. Nerve compression syndromes: diagnosis and treatment. Thorofare: Slack; 1989:137-151

［151］ Spinner M, Spencer PS. Nerve compression lesions of the upper extremity. A clinical and experimental review. Clin Orthop Relat Res 1974:46-67

［152］ Gainor BJ. The pronator compression test revisited. A forgotten physical sign. Orthop Rev 1990;19:888-892

［153］ Dellon AL, Mackinnon SE. Musculoaponeurotic variations along the course of the median nerve in the proximal forearm. J Hand Surg [Br]1987;12:359-363

［154］ Fuss FK, Wurzl GH. Median nerve entrapment. Pronator teres syndrome. Surgical anatomy and correlation with symptom patterns. Surg Radiol Anat 1990;12:267-271

［155］ Olehnik WK, Manske PR, Szerzinski J. Median nerve compression in the proximal forearm. J Hand Surg Am 1994;19:121-126

［156］ Ivins GK. Supracondylar process syndrome: a case report. J Hand Surg Am 1996;21:279-281

［157］ Spinner M. The anterior interosseous-nerve syndrome, with special attention to its variations. J Bone Joint Surg Am 1970;52:84-94

［158］ Mackinnon SE, Novak CB. Nerve transfers. New options for reconstruction following nerve injury. Hand Clin 1999;15:643-666,ixix.

［159］ Crandall RE, Weeks PM. Multiple nerve dysfunction after carpal tunnel release. J Hand Surg Am 1988;13:584-589

10　尺神经卡压和损伤

著者：Kristen M. Davidge，Kirsty U. Boyd

翻译：陈宏　王欣　李学渊　　审校：易传军　劳杰

10.1　引言

　　神经卡压性疾病常累及尺神经，沿尺神经的行径（从臂丛发出到腕关节）有许多可能发生卡压的部位。肘管综合征是上肢神经卡压性疾病中第二常见的疾病，其诊断和手术方法仍然存在争议[1]。Guyon 管是另一个常见的易发卡压部位，有各种潜在的病因导致了该区域的症状。与之类似，鉴于尺神经在肘关节附近以及经过前臂和腕部位置表浅，尺神经容易受直接暴力的损伤。由于尺神经损伤恢复时需要经过很长的距离才能到达运动终板，加之手内在肌运动功能的复杂性，损伤后恢复的结果之差是众所周知的。最近，随着周围神经外科开展远端神经移位，手内在肌功能的恢复得到了显著改善。本章重点介绍尺神经的解剖，尺神经疾病的常见病因和治疗尺神经卡压性疾病的各种方法。同时也探讨松解失败的案例和翻修手术。

10.2　尺神经解剖

10.2.1　行径和内部结构

上　臂

　　尺神经发自 C8 和 T1 神经根，由臂丛神经内侧束的终末支构成（图 10.1）在其腋部的起点，它位于腋动脉内侧，在肱三头肌前方行向远侧。在上臂中 1/3，尺神经穿过内侧肌间隔，在肱三头肌内侧头与肌间隔之间走行。除了一支不太常见的关节支，尺神经在肘关节近端没有其他分支。

从内部结构来讲，支配尺侧腕屈肌（FCU）的运动纤维位于上臂尺神经的外侧，这对神经移位非常重要[2]。

肘

　　在肘关节处，尺神经进入一个位于肱骨内上髁和尺骨鹰嘴之间的骨纤维隧道（图 10.2），通常称为肘管。肘管的上方为覆盖于鹰嘴和内上髁之间的一层筋膜，筋膜远端部分在 FCU 两头之间增厚。这个远端增厚的结构被称为 Osborne 束带，最早于 1957 年得到描述[3]，尸体解剖中出现率为 77%[4]。在肘管深面，近端为内上髁的尺神经沟，远端为关节囊和内侧副韧带[5]。

　　肘关节处的尺神经束组的解剖存在很多变异。在内上髁水平，Sunderland 发现支配手内在肌和感觉的纤维，比支配 FCU 和指深屈肌（FDP）的运动纤维表浅[6]。这一发现解释了为什么肘部尺神经卡压时 FCU 和 FDP 的功能能幸免[7]。我们没能确定尺神经在肘部有特定的丛状排列，这个部位神经束数目和神经周围的结缔组织的增加也是导致这种危险的原因。

前　臂

　　肘管远端，尺神经经过 FCU 的两个头之间进入前臂，于尺动脉内侧走行于 FCU 和 FDP 之间。支配 FCU 最近端的运动支在内上髁远侧 1.6 cm 处发出[8]，随后支配 FCU 的分支和尺侧两手指指深屈肌肉的分支分别于前臂的近段和中段由神经主干的桡侧和尺侧发出[8]。尺神经其余的三个束组在前臂构成如下：背侧感觉支支配手背尺

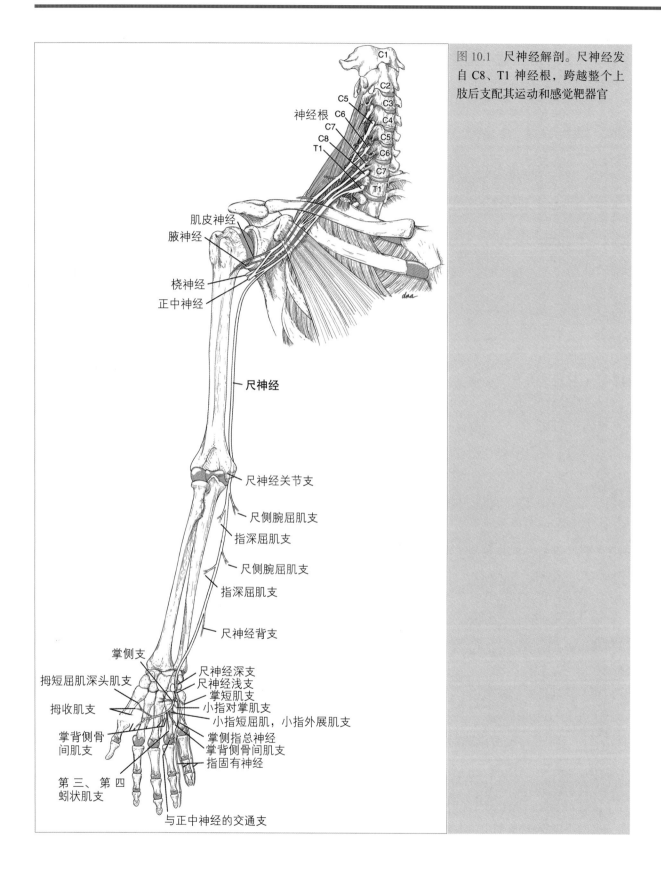

图 10.1 尺神经解剖。尺神经发自 C8、T1 神经根，跨越整个上肢后支配其运动和感觉靶器官

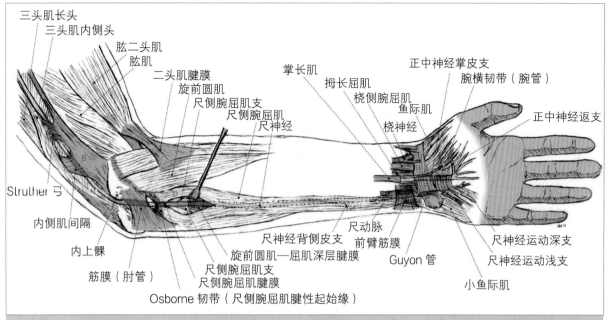

图 10.2　尺神经卡压点。在上肢，尺神经受压可能发生在以下任何一个部位：Struthers 弓，内侧肌间隔，肘管，Osborne 韧带，旋前圆肌—屈肌深层腱膜，前臂筋膜，Guyon 管和运动支经过小鱼肌起始处。诱发实验可以帮助确定受压的部位（红色）。特别是使用氯乙烷分级的划痕崩塌实验，包括这些区域的触诊，是一个有用的工具

侧、环指和小指感觉（尺侧组）；手内在肌运动支（中间组）；以及支配小指掌侧和环指尺侧半的感觉支（桡侧组）（图 10.3）。

手尺背侧感觉支（DCU）在腕横纹近端约 9 cm 处由尺神经主干发出。剩余纤维中，在靠近 Guyon 管处最尺侧部分为运动束。然而，DCU 分支可以被游离至距离腕横纹近端近 18 cm 长。这一特点很重要，尤其当 DCU 作为神经用于供体重建远端尺神经横断损伤，或处理 DCU 神经瘤需要将该神经近端转位时。

腕和手

自 Jean Casimir Feliz Guyon 于 1861 年首次描述尺神经在腕关节部位的解剖[9] 以来，有多位作者又进行了详细研究[10-13]。Gross 和 Gelberman 根据尺神经内部解剖将这一区域分成三部分[13]，在近端入口区（1 区），尺神经和尺动脉位于 FCU 肌腱和豌豆骨的桡侧，腕横韧带浅层（韧带止于豌豆骨），前臂筋膜深层。远侧，前臂筋膜汇入腕掌侧韧带，也可能有掌短肌加入形成 Guyon 管的顶部。在豌豆骨的稍远端，运动神经束转至尺神经的深层，与更浅表的感觉神经支分道扬镳。与尺动脉深支伴行，运动支走行于小指屈肌起始缘的深面，深面为豆钩韧带，向桡侧绕过钩骨钩（2 区）。在这个平面，Guyon 管的底部由小指对掌肌构成，内侧壁为小指展肌。随着向远处走行，感觉支走行于小鱼肌表面，与尺动脉浅支伴行（3 区）。在腕部和掌部，尺动脉及其分支仍位于尺神经桡侧和浅层。通过 Guyon 管松解尺神经手术是一个挑战，因为在看到运动深支之前，先要松解小鱼肌筋膜的起始缘。

10.2.2　血供

尺神经外部血液供应源自腋动脉，包括尺侧上、下副动脉，后尺侧返动脉（PURA）和尺

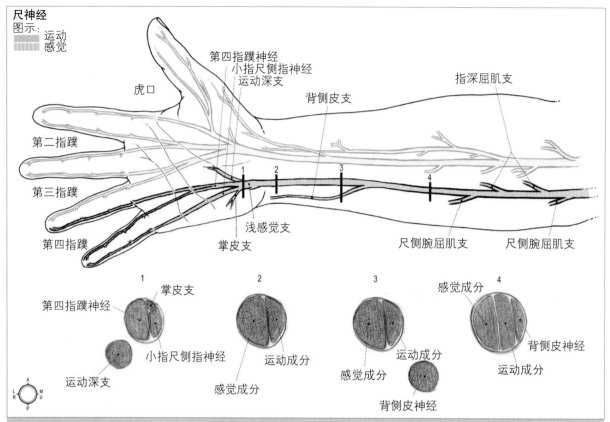

图 10.3　尺神经内在解剖。尺神经在从前臂向手部走行的过程中，神经束有特定的排列模式。尺神经的运动束位于感觉束和手背皮肤束之间。在腕尺背侧感觉支发出以远，运动束组位于尺神经内侧。这一运动成分的分支从尺神经内侧/尺侧发出成为深部运动支，然后行向小鱼肌起始缘深部，绕过钩骨钩后支配手内肌。尺神经的感觉支相对运动支更粗大（2/3：1/3），支配环指尺侧、小指和第四指蹼的感觉

动脉[14]。尺侧上副动脉（SUCA）于肱骨中段水平由肱动脉发出，穿过内侧肌间隔在尺神经后方走行[15]，与尺神经相伴而距离不等（4~15 cm），经过肘管后在 FCU 深层与 PURA 相吻合而终止。SUCA 构成带血管尺神经移植的基础，偶用于臂丛神经重建。PURA 起于尺动脉起点，为前臂尺神经供血。尺侧下副动脉对肘关节水平尺神经的血供只占很小的比例[14]。

尺神经外部血管在神经外膜和内膜内与神经内血管相互吻合（图 10.4）。如果外部血供被破坏，神经仍能够依赖内部血管大段存活。事实上，Maki 等证实，在只有远端和近端内在血管完整的情况下，神经节段内的血流却反常增加[16]。这些作者还发现当仅有近端内部血流完整时，仍能供应神经的直径：长度比为 1：63；而仅有一条外在血管完整时，这一比例为 1：45[16]。这些重要的发现为手术治疗肘管综合征时尺神经的游离和前置提供了安全性与可行性的依据。与此类似，一项最新的关于尺神经前移术的临床研究表明，带或不带血管蒂对于感觉和运动功能没有差别[17]。

10.2.3　解剖变异

Martin–Gruber 交通支是前臂近端正中神经与尺神经之间的运动支连接（见第 9 章），分为 4 型：1 型（60%），从正中神经发出的运动

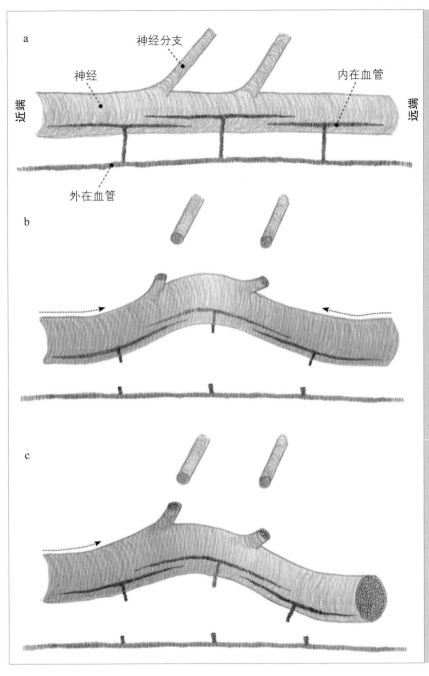

图 10.4 神经游离时对内部血流的影响。（a）神经血供包括外在和内在两个来源。（b）游离神经时，外在血管被切断，通过内在血管网，源自神经的远、近端的内部血流增加。这种情况与神经转位的情形相似，如尺神经移位。（c）神经游离并在远端切断时，来自近端的内部血流增加。在兔坐骨神经模型中，可以维持血供的神经节段直径与长度比为 1∶63。这种情况类似神经移位手术时，供区神经远端切断和受区近端切断以完成移位（引自 Maki Y, Firrell JC, Breidenbach WC. Blood flow in mobi-lized nerves: results in a rabbit sciatic nerve model. Plast Reconstr Surg 1997; 100: 627–633, discussion 634–635）

图 a 标注：神经分支、神经、内在血管、外在血管、近端、远端

支汇入尺神经并支配"正中神经"肌肉；2 型（35%），从正中神经，发出的运动支汇入尺神经，并支配"尺神经"肌肉；3 型（3%），从尺神经发出的运动支汇入正中神经，并支配"正中"肌肉；4 型（1%），从尺神经发出运动支汇入正中神经，并支配"尺神经"肌肉[18]。3 型和 4 型中变异的尺神经—正中神经连接也被称为 Marinacci 变异[19]。

标本研究证实，Martin-Gruber 交通支存在于 10%~25% 的标本中，而神经传导实验证实 15%~40% 的患者存在这种交通[20]。最近的一项标本研究证实，其发生于双侧肢体的概率为 15%[20]。神经"交通"支可以起源于正中神经主干或骨间前神经（AIN）。此外，自该交通支

可能发出一条 FDP 肌支。Martin-Gruber 交通支的存在在高位尺神经损伤时尤其重要。如果损伤发生在交通支以近，尺神经支配的手功能可部分得以保留。

Riche-Cannieu 交通支是一条发生在手掌的尺神经—正中神经运动连接，于尺神经运动深支和正中神经返支之间发生。Berrettini 支是一种常见的感觉交通支，位于第三指蹼（正中神经）、第四指蹼（尺神经）指总神经之间[21]。

10.3 尺神经卡压的病因和病理生理

10.3.1 尺神经卡压

肘关节以近

Struthers 弓是三头肌内侧头和内侧肌间隔之间增厚的筋膜组织，位于肱骨内上髁上方约 10 cm 处，是近端神经一个潜在受压部位，尤其是神经移位术后。在一组超过 500 例的尺神经探查手术中，Mackinnon 和 Dellon 在这个平面没有发现这一结构，因此得出结论，这是一种因神经前移手术时内侧肌间隔松解不全导致的医源性压迫束带[22]。本书的编者现在相信 Struthers 弓当时没有被认知，并已经公开和私人就她的错误向 Morton Spinner 的儿子 Robert Spinner 道歉。鉴于该结构与内侧肌间隔以及尺神经与三头肌之间的关系，Struthers 弓建立了一种动态关系，在转位手术后能够引起上臂内侧的疼痛和对尺神经的压迫。随着无菌止血带的应用，我们确实对引起近端压迫的 Struthers 弓印象深刻，应将其作为尺神经前置术后一个潜在的问题而加以仔细评估[23]。

一种罕见的引起近端尺神经卡压的原因就是异常的滑车上软骨肌肉，该肌肉起自第六和第七肋，止于内上髁[24]。

10.3.2 肘管综合征

潜在的肘部尺神经卡压因素较多，包括创伤（骨折，脱位和直接软组织损伤）、关节炎、异位骨化、软组织肿块，容易引起神经卡压倾向的代谢性疾病如糖尿病，嗜酒，外源性压迫和与职业相关的反复或持续的屈肘动作。重要的是，屈肘是许多人睡眠常见的体位，可能导致尺神经的张力和压力反复并长时间的增加。随着时间积累，可导致肘部有症状的卡压性神经病。

先天性异常如肘外翻，滑车上肘肌（尸体标本出现率为 11%[4]）、三头肌内侧头突出或肌腹低位和增厚的 Osborne 韧带，也可能导致肘管综合征。肘管顶部筋膜发育不良，增加了尺神经半脱位和神经失能的风险[25]。

有许多研究对肘部尺神经的解剖动力学感兴趣。随着研究的深入，得出了关于肘管病理生理的若干理论。Feindel 和 Stratford 是最先披露"屈肘导致肘管狭窄"理论的研究者之一[26]。随后的尸体研究记录了肘关节在从伸直到屈曲过程中，肘管横断面面积减少了 30%~45%，并且形状从三角形变成椭圆形[7, 27~29]。其他研究发现，随着屈肘增加，尺神经横截面积减少[28]，肘管内尺神经内和神经外压力增加[28, 30~32]，尺神经张力增加[33, 34]、被拉长并发生滑动[7, 29, 33, 35]。然而，Novak 等在最近的一项研究中认为，尺神经的显著迁移发生在肘管的近端而不在肘管内部（图 10.5）[36]，并且发现尺神经并没有受到牵拉，而是肘关节近端的一个松弛区域在屈肘时被占据[36]。

上述研究最主要的局限在于对尸体标本的检查是建立在假设尺神经是正常的情况下。有 4 项研究针对采用手术治疗肘管综合征的患者进行了神经外压力的研究，结果支持在肘关节最大屈曲位时神经外在压力是最大的[37~40]。但研究并未证实在做减压手术后该区域压力有明显降低[28, 30, 41]。除了动态压迫机制以外，像牵拉、缺血、

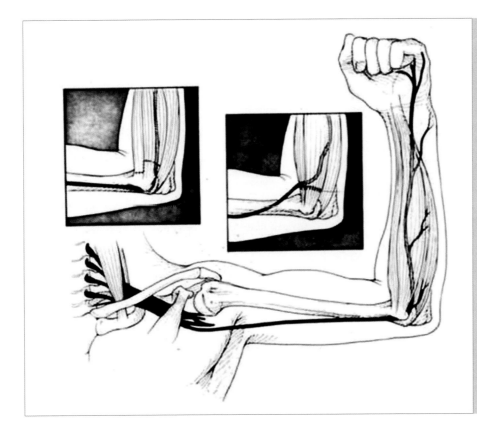

图 10.5 尺神经的滑动。屈肘会使尺神经的张力增加，尤其是在肘管。肩上举时臂丛神经从肩关节前方跨过会进一步增加神经张力。尺神经转位至肱骨内上髁前方，可以明显降低神经张力

神经外瘢痕形成等也被认为是导致屈肘时出现肘管综合征相关症状的因素[28, 33, 35, 37, 42, 43]。此外，也有假设认为反复发生的尺神经半脱位是导致肘部神经卡压和机械性刺激的因素（图 10.6）。据报道，7%~16% 的健康志愿者有尺神经半脱位[44, 45]。最近，Calfee 等研究的 400 例肘关节中有 1/3 的人群有尺神经过度活动，但过度活动和尺神经功能障碍之间没有任何关联[46]。

10.3.3　前臂和腕部的尺神经卡压

前臂和腕部的尺神经卡压多由外源性压迫所致（图 10.2）。在前臂，尺神经可能于出尺侧腕屈肌的部位[47]被尺动脉和尺侧腕屈肌远端之间的血管纤维束压迫而发生卡压[48]。

1908 年，Jay Ramsey Hunt 首次报道了腕部尺神经卡压[10]。虽然腕部是尺神经卡压第二常见部位，但它的发生率只有肘管综合征的 1/20[49]。发生在这个平面的卡压有多种病因，但创伤因素并不少见。具体来说，小鱼际槌头综合征[50]、钩骨钩骨折[47~53]、桡骨远端骨折或腕关节脱位[51, 54~57]等，都与低位的尺神经卡压有关。更常见的是，在 Guyon 管综合征中尺神经被其他解剖结构卡压，如腱鞘囊肿[58, 59]、腱鞘巨细胞瘤[60]、脂肪瘤[61]、迂曲的血管丛或血管畸形[62, 63]、施万细胞瘤以及异常的肌肉[64~66]。随着对划痕坍塌试验以及对试验阳性的部位进行氯乙烷"冰冻"等检查方式的熟悉和运用，我们更加认识到小鱼际肌腱性起始缘以及前臂远端增厚的筋膜组织与尺神经卡压之间的关联。这一试验在手内肌萎缩的患者更为明显，更可能出现 Upton 和 McComas 所报道的"双重卡压"[67]。

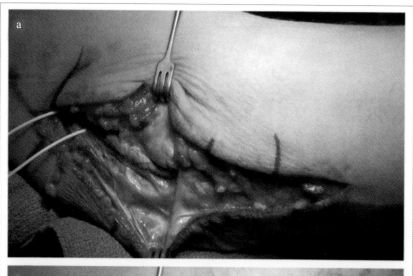

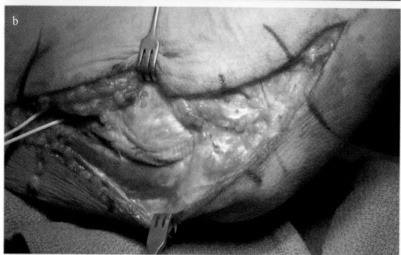

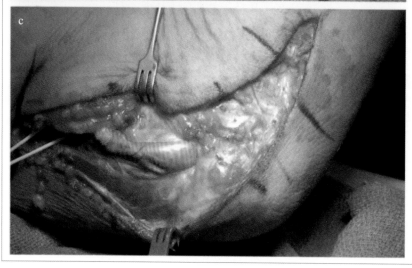

图 10.6 尺神经半脱位。尺神经半脱位发生于肘关节屈曲时，脱位至肱骨内上髁上方。这是神经移位手术的适应证，可以降低神经张力，减轻脱位引起的重复性神经损伤。这个特殊病例是尺神经翻修手术，注意图中扩大的切口，原始手术为单纯减压术，失败后导致疼痛性尺神经半脱位

10.4　尺神经卡压患者的评估

10.4.1　病史

完整详细的病史通常可以明确尺神经卡压的部位。患者会主诉尺神经支配区的疼痛、感觉异常或感觉减退，小指和环指尺侧更明显（图10.7）。患者可能把这些与伴发的手内肌力量减弱的症状联系起来，通常被冠以动作"笨拙"、"痉挛"或"容易掉落物品"等（图10.8）。常见主诉为做握门把手、系纽扣、用钥匙、开罐等动作困难。与肘管部位卡压患者相比，远端部位卡压（腕关节）患者的手功能障碍更明显。

症状通常与肘关节位置相关，并在肘关节持续屈曲时更明显。很多患者会因为夜间疼痛和麻木加重而醒来，这与睡眠时肘关节会自然屈曲有关。症状可多年缓慢进展，患者虽然可能注意到手部肌肉的逐步萎缩，但他们通常会随着时间推移逐步适应这种肌肉萎缩后的手部力量减弱。

10.4.2　疼痛调查表

在笔者所在的机构，所有患者在每次就诊时都会被要求填写疼痛调查表。这份调查表很有价值：它有助于界定患者的症状，使检查者能明确神经卡压疾病对患者生活质量的影响；让患者在解剖示意图上标注其症状，有助于了解卡压的多个部位以及其他可能的病因（图10.2，图10.9）；调查表还有助于记录术后患者的恢复进展。

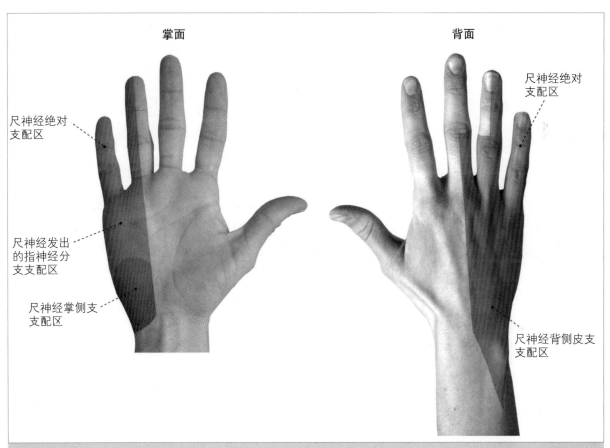

图10.7　尺神经感觉支配区。尺神经支配手部的掌侧和背面的尺侧部分，用于检查尺神经感觉的绝对支配区是小指末端

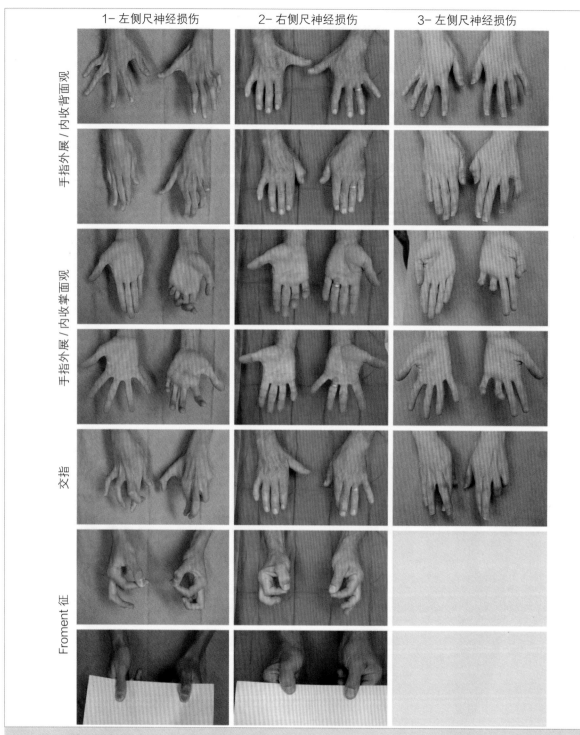

图 10.8　尺神经损伤的表现。运动障碍的检查包括手指外展/内收，示/中指交指、侧捏。尺神经障碍的体征包括爪形手，Wartenburg 征，小鱼际肌萎缩，Froment 征，对捏时第一背侧骨间肌萎缩。我们曾见过一种"假性"Froment 征，单独检查时患侧 IP 关节屈曲不明显，但患侧和健侧对比会发现 IP 关节屈曲有明显差异。这一体征特别见于正常情况下 IP 关节过伸的患者

10.4.3 体格检查

尺神经检查的顺序是从远端向近端，包括患侧和健侧的对比；运动障碍和感觉障碍的程度同样要进行对比，并且应该大致相符。如果感觉障碍多于运动障碍，需要考虑有全身性感觉神经病变的可能。如果运动障碍比感觉障碍严重，则需要排除 C8–T1 神经根卡压或全身性运动神经病变的可能。大鱼际肌萎缩和手内在肌萎缩同时存在时，还要考虑神经根型颈椎病的可能。

运动检查首先观察背侧的第一背侧骨间肌、掌侧的小鱼际肌，以及前臂肌肉的萎缩情况（图 10.8）。手内肌无力可以表现为因掌指关节水平

伸肌腱和指间关节水平的屈肌腱失去对抗力量而出现的环 / 小指的爪形手畸形（Duchenne 征），和 / 或因小指伸肌失去对抗力量而出现的小指外展姿势（Wartenburg 征）（图 10.10）[68]。

首先评估手内肌肌力，然后是外在肌肌力。手内肌肌力主要检查示指和小指抗阻力外展，以及患者主动做示、中指交叉动作（图 10.8）[69]。Froment 征是另一种用于检查第一背侧骨间肌和拇内收肌肌力的方法（图 10.11）[68]。

让患者用双手虎口做夹纸动作，在检查者轻轻拉动纸张时，手内肌无力的那一侧会试图用拇长屈肌的力量来维持捏持，因此患侧会出现屈拇动作。虽然 Froment 征阳性表现为明显的拇

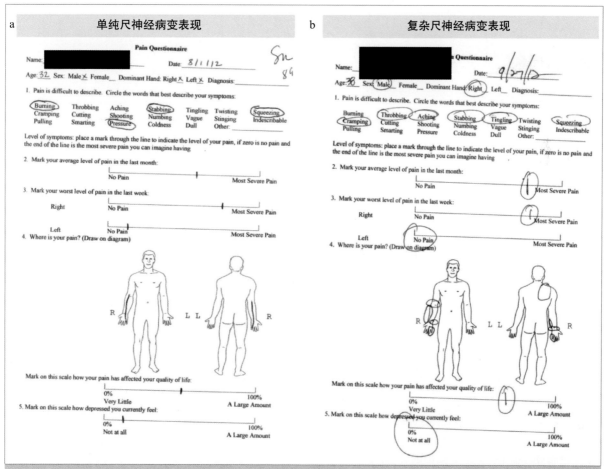

图 10.9　单纯和复杂尺神经病变的疼痛评估。（a）尺神经病变的患者可表现为单纯的尺神经支配区的感觉障碍和疼痛。（b）疼痛评估对于明确是否有上肢其他解剖结构受累导致尺神经病变这一点非常重要。在此病例中，患者表示同时有肩关节痛和前臂弥漫性疼痛

指 IP 关节屈曲，但我们需要注意通过对比双手屈曲程度的差异来识别"假性"Froment 征（图10.12）。近端尺神经卡压可能导致尺侧腕屈肌和尺神经支配的指深屈肌力量减弱。尺侧腕屈肌功能的检查方法为腕关节桡偏屈腕，然后抗阻力下尺侧屈腕。环/小指远侧指间关节抗阻力屈曲可以用来检查尺神经支配的指深屈肌功能。

尺神经支配区（小指和环指尺侧半）的感觉功能可以用 10 分测试法来评估[70]，也可以用静态和动态的两点辨别觉（Disk-Criminator, North Coast Medical Inc., Gilroy, CA）来评估。对尺神经腕背支（DCU）支配区感觉的详细检查与掌侧感觉检查对比，有助于鉴别尺神经卡压部位在肘部（DCU 支配区感觉减退）还是在 Guyon 管（DCU 支配区感觉正常）。

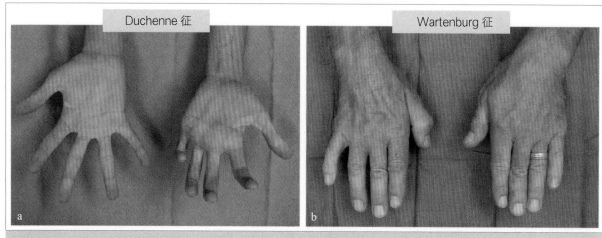

图 10.10　爪形手和 Wartenburg 征。（a）手内肌无力可以表现为因掌指关节水平伸肌腱和指间关节水平的屈肌腱失去对抗力量而出现的环/小指的爪形手畸形（Duchenne 征）。（b）Wartenburg 征是因小指伸肌失去对抗力量而出现的小指外展姿势

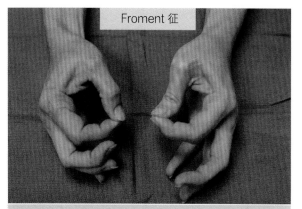

图 10.11　右手 Froment 征。让患者对捏手指来评估第一背侧骨间肌和拇收肌功能障碍。Froment 征是指捏力减弱同时伴有拇指 IP 关节明显屈曲。让患者用拇示指捏一张纸，然后检查者缓慢抽出这张纸有助于引发这一体征

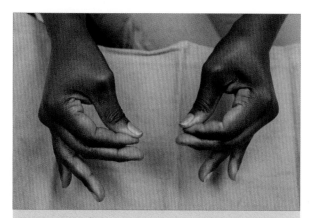

图 10.12　"假性"Froment 征。尺神经病变患者可以表现为 Froment 征阴性，但拇指 IP 关节屈曲改变，被称为"假性"Froment 征。此例患者为右侧尺神经病变，右拇指 IP 关节过伸程度较健侧小（即相对屈曲），右手第一背侧骨间肌萎缩

10.4.4 诱发试验

尺神经激发试验包括潜在卡压部位的 Tinel 征。具体来说，疑有肘管综合征时检查肘部，疑有 Guyon 管综合征时检查腕部（图 10.2）。在潜在卡压部位尤其是尺神经走行更表浅的部位施压，也能引发相应的症状。

最近笔者又描述了另外一个诱发试验，利用分级划痕坍塌试验辅助物理检查诊断尺神经卡压病变。进行划痕坍塌实验时，患者面向检查者坐下，肩部放松，上肢内收，肘部屈曲 90°，腕关节于中立位。让患者肩部外旋对抗检查者前臂的轻微阻力，然后检查者刺激可能的神经卡压部位并让患者重复外旋动作。如果患者在该部位神经受压，同侧肢体会有短暂的力量丧失，因此无法维持外旋动作，上肢因此向内侧"坍塌"。利用局部麻醉药如氯乙烷，可以进行分级式检查。该局麻喷剂可以"冻结"划痕坍塌实验阳性区域，重复该试验不会再导致上肢跌落。这样就可以继续对其他可能卡压部位进行试验。多部位神经卡压的患者在最初的卡压部位被氯乙烷"静默"后，可以在新的检查部位出现再次坍塌。划痕坍塌实验可以预测 Osborne 束带处的卡压，并且与电生理学诊断结果和肘管综合征患者进行尺神经肌下前置转位时的术中所见有很好的一致性[71]。它也有足够的特异性将尺神经在 Guyon 管近端边缘处的卡压，与深部运动支在小鱼际肌远端筋膜起始缘的卡压区分开来。但该试验确实需要扎实的练习才能操作熟练，并且如果最有问题的部位没有先进行检查，那么 SCT 的结果很可能是"阴性"。它需要经过练习才能逐渐熟练，而对诊断不明的复杂病例值得一试。但如果医生所面对的患者群体相对简单、直接，那么就没必要通过 SCT 进行区分。

10.4.5 电生理学研究

神经传导与肌电图检查在诊断尺神经病变时非常有用，尤其在肘部[72]。特别是它们可以定位损伤或卡压的部位，排除替代诊断，评估尺神经病变的严重程度和进展情况[73]。神经传导检查可以记录肘部或腕部的传导阻滞并且定位卡压平面。寸步递增法检查被证明是检测腕部尺神经病变的敏感方法，尤其是存在卡压性病变如囊肿时[74, 75]。多数患者还显示有复合肌纤维动作电位（CMAP）的波幅降低[76]。然而，对确诊有肘管综合征的患者，诊断是否伴发远端 Guyon 管尺神经卡压就更加困难，需要有 EMG 经验的神经学专家进行鉴别。

EMG 显示轴突损伤，可以通过纤颤电位、正向尖波、运动单位动作电位（MUAPs）及复合肌纤维动作电位评估损伤的程度。这样的电诊断学检查对肘部的尺神经病变也可有效进行预测[77]。然而它们并不总是正确的，有时会出现假阴性结果[1]。尺神经肘部卡压电诊断的敏感性在 80%~96%[78]。在腕部，文献中关于电生理诊断检查与术中所见一致性的报道更少[79]。也可在手掌部进行电刺激，也可以有效地发现远端神经的传导异常[80]。

10.4.6 影像学检查

通过影像学检查尺神经病变并不常用，但确实有过描述。通过超声来评估尺神经的横截面积，并证明对卡压性病变具有诊断价值[1, 81, 82]。横截面积随肘部尺神经病变的严重程度不同而不同[82]，研究发现这种横截面积的不同与通过电诊断检查获得的严重程度评分高度契合[81]。超声作为影像工具，在诊断尺神经卡压性病变时具有相当的敏感性和特异性[82]。另外，高分辨超声被证明有助于周围神经损伤的诊断[83]。

MRI 也被证明有助于尺神经肘部病变的诊断[82]，尤其是尺神经的靶向高信号，决定了其结果的高度敏感性（90%）和特异性（80%）[82]。

10.5 肘管综合征的治疗

10.5.1 非手术治疗

应该指导所有肘管综合征患者避免加重尺神经肘部卡压的姿势。夜间保持伸肘位姿势，鼓励日间活动时也尽可能采用该姿势。肘部软垫可避免神经直接受压，到了晚上则可以旋转180°使软垫位于肘窝处，以防止肘部屈曲。坚硬的肘部夹板通常不起作用，因为患者通常会因感觉不舒适而不能依从。与工作相关的改变，如利用头戴式耳机而不是手持电话，降低键盘以在打字时尽量少屈曲肘部同样是非手术治疗的重要方面。不建议注射可的松，因为存在注入神经或皮下的风险。

对轻中度症状且肘部运动支传导速度 > 40 m/s 的患者，给予 2~4 个月的保守治疗。根据我们的经验，许多轻度肘管综合征的患者可以用非手术方法成功治疗。Padua 等作了类似报道，他们的一组患者在一年的随访中因活动的改变使症状和电生理学均有所改善[84]。

保守治疗无改善和运动功能受累（传导速度 < 40 m/s，纤颤或异常 MUAPs）则是手术治疗的指征[85]。

10.5.2 手术治疗

许多手术方法被用来治疗肘管综合征，包括单纯减压、内上髁切除，以及皮下、经肌肉、肌间和肌下前置，包括或不包括屈肌/旋前圆肌的延长。有关最佳术式的争议一直存在，比较性的研究论文也结论不一[86]。将神经移位至内上髁前方被多方提倡，理由包括屈曲肘关节时可减少尺神经张力和压力，确切治疗神经半脱位，以及为神经提供良好的血供[85]。我们首选的方法为神经前置并松解屈肌/旋前圆肌起点，将神经置于经肌肉的位置。该转位不会使神经张力过高，也减少肘部在整个活动范围时神经的滑动，相比肌下前置对肌肉剥离小。另外，屈肌/旋前圆肌

起点处的松解可减轻并发的内上髁炎[85]。

经肌肉前移

经肌肉前移术（笔者的首选术式）在区域阻滞或全麻下进行，患者取仰卧位，上肢外展。整个肢体消毒铺巾，在肢体近端上无菌止血带。以内上髁为中心在其后方设计切口（图 10.13）。

分离在皮下组织层进行，注意避免损伤前臂内侧皮神经（MABC）（图 10.14）。近端，在内侧肌间隔下方找到尺神经（图 10.15），长段切除肌间隔（图 10.16）。

在二头肌、三头肌间隙向近端触诊，确定无筋膜鞘残留。自近端向远端松解尺神经、肘管和 Osborne 束带（图 10.17）。沿神经向远端分离达尺侧腕屈肌的两头，保留 FCU 和 FDP 的运动支。

几乎与近端内侧肌间隔呈镜影关系，有对应的远端肌间隔，走行于尺神经支配的 FCU 与正中神经支配的屈肌/旋前圆肌之间（图 10.18~20）。我们会小心地将其切除，否则在转位时它可使神经扭结。

值得注意的是，在显露与切除该远端肌间隔时需要良好的牵引，尤其是在切除其最远端部分时（图 10.21）。

掀起位于屈肌/旋前圆肌上方的软组织，在屈肌/旋前圆肌起点处标注阶梯样切口（图 10.17）。以近端为蒂的筋膜瓣连带部分肌肉可以很容易地掀起，分离直达肱肌。以远端为蒂的筋膜瓣需锐性分离掀起。肌肉的切断应紧靠内上髁进行，以防肌肉失神经支配（图 10.22）。远端肌肉切断的多少因人而异，取决于肌肉的厚度，但向远端松解足够的肌肉非常重要，这样可以在尺神经向前方转位时不扭结神经。远侧尺神经扭结是神经转位术中最大的错误。

神经转位后所在部位的肌间筋膜也应予切除，以防卡压。我们称之为 T 筋膜，在附带的手术视频中看得更为清晰（图 10.23，图 10.24）。

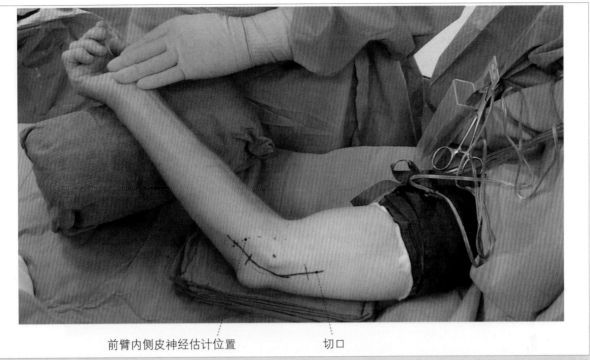

前臂内侧皮神经估计位置　　　　切口

图 10.13　尺神经经肌肉转位的切口与走行。切口位于内上髁后方，沿尺神经走行。虚线标注前臂内侧皮神经的走行，跨过切口并位于内上髁远端约 3.5 cm 处

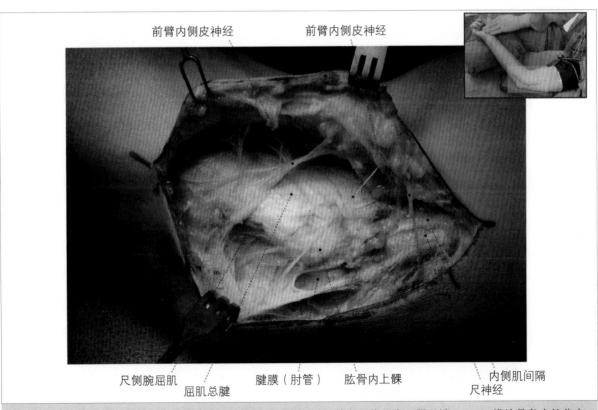

前臂内侧皮神经　　　　前臂内侧皮神经

尺侧腕屈肌　　屈肌总腱　　腱膜（肘管）　　肱骨内上髁　　内侧肌间隔　尺神经

图 10.14　显露 MABC 神经。在显露时辨认与保护 MABC 神经。其主干位于内上髁远端 3.5 cm。辨认数条小的分支，保护这些分支很重要，因为损伤这些分支后会导致神经瘤性疼痛

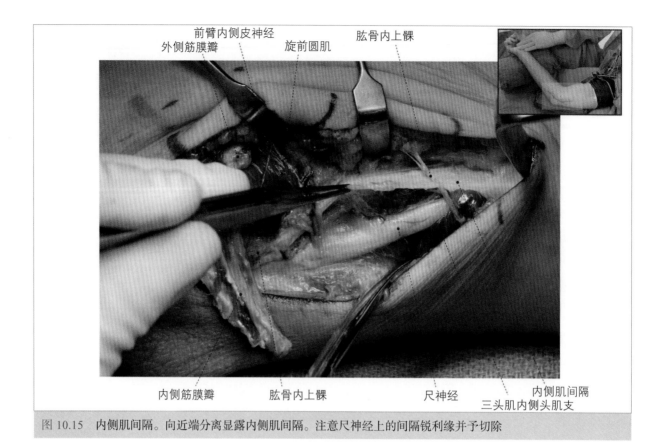

前臂内侧皮神经　　旋前圆肌　　肱骨内上髁
外侧筋膜瓣

内侧筋膜瓣　　　　肱骨内上髁　　　　尺神经　　　内侧肌间隔
　　　　　　　　　　　　　　　　　　三头肌内侧头肌支

图 10.15　内侧肌间隔。向近端分离显露内侧肌间隔。注意尺神经上的间隔锐利缘并予切除

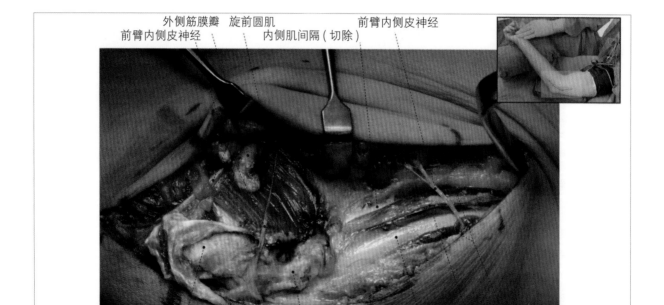

　　　　　　　　外侧筋膜瓣　旋前圆肌　　　　　　前臂内侧皮神经
前臂内侧皮神经　　　　　　内侧肌间隔（切除）

内侧筋膜瓣　　　　肱骨内上髁　　　　尺神经　　　三头肌内侧头肌支
　　　　　　　　　　　　　　　　　　　　　　　内侧肌间隔深层血管

图 10.16　内侧肌间隔的切除。切除内侧肌间隔后，可看到深层的血管位于尺神经外侧。应注意保护这些血管，防止切除间隔时出血

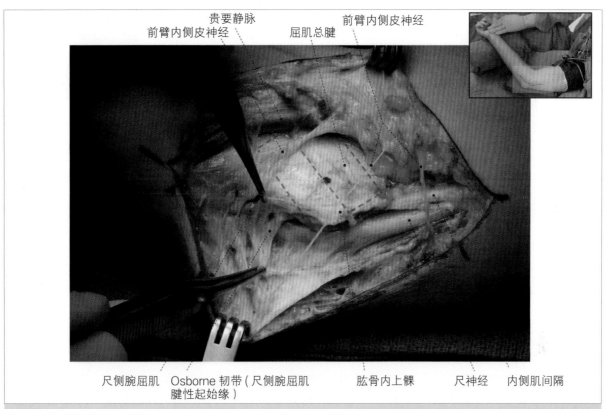

图 10.17 肘管。沿肘管内尺神经浅层筋膜分离、显露尺神经。辨认 Osborne 韧带和内侧肌间隔。自内上髁掀起筋膜，显露屈肌 / 旋前圆肌起点。在起点处标注阶梯样切口（虚线）

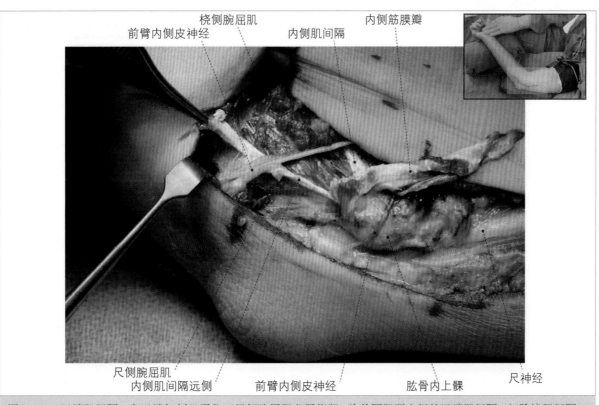

图 10.18 远端肌间隔。向远端解剖显露位于尺侧腕屈肌和屈指肌 / 旋前圆肌群之间的远端肌间隔。切除该肌间隔。分离该间隔时，注意支配这些肌肉的神经分支穿行该区域尤为重要

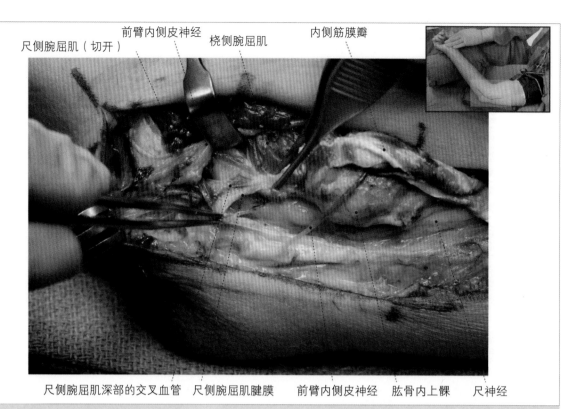

尺侧腕屈肌（切开）　前臂内侧皮神经　桡侧腕屈肌　内侧筋膜瓣

尺侧腕屈肌深部的交叉血管　尺侧腕屈肌腱膜　前臂内侧皮神经　肱骨内上髁　尺神经

图 10.19　尺侧腕屈肌腱膜。沿尺神经进一步向远端解剖，当尺神经转位时避免任何扭转。当转位时，分离桡侧腕屈肌腱膜以避免扭转

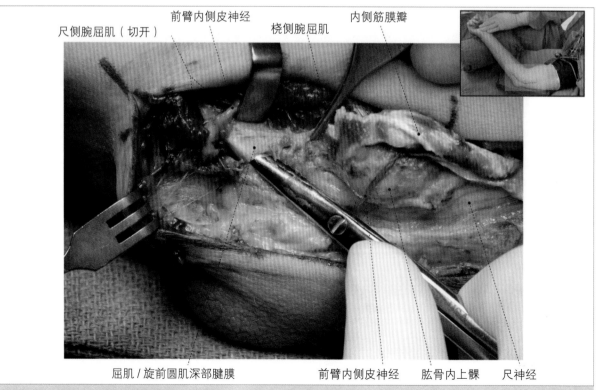

尺侧腕屈肌（切开）　前臂内侧皮神经　桡侧腕屈肌　内侧筋膜瓣

屈肌／旋前圆肌深部腱膜　　前臂内侧皮神经　肱骨内上髁　尺神经

图 10.20　深屈肌／旋前圆肌腱膜。沿尺神经向远端进一步解剖，深屈肌／旋前圆肌腱膜是一条绷紧的筋膜束带，应切断该腱膜，以避免转位时神经扭转

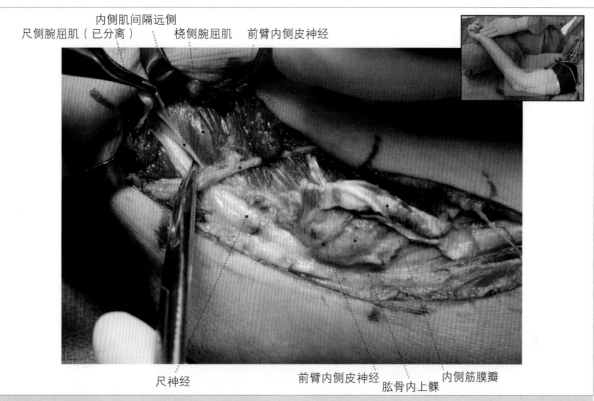

尺侧腕屈肌（已分离）　内侧肌间隔远侧　桡侧腕屈肌　前臂内侧皮神经

尺神经　　　　前臂内侧皮神经　　肱骨内上髁　　内侧筋膜瓣

图 10.21　远端肌间隔。核查远端没有更多的扭转点很重要。远端肌间隔延伸至更远端且边缘锋利。转位时应切断该间隔以避免神经扭结

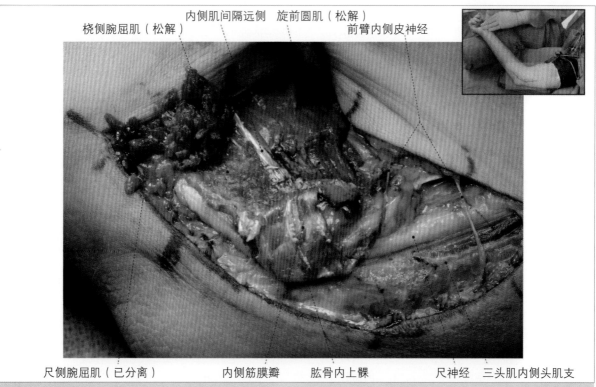

桡侧腕屈肌（松解）　内侧肌间隔远侧　旋前圆肌（松解）　前臂内侧皮神经

尺侧腕屈肌（已分离）　　内侧筋膜瓣　　肱骨内上髁　　尺神经　三头肌内侧头肌支

图 10.22　转位后用于尺神经移位的肌床。在内上髁附近，经肌肉切断旋前圆肌 / 屈肌，以便创造用于尺神经移位的肌床。需切断肌间隔以为尺神经提供平滑的肌床。注意屈肌 / 旋前圆肌、尺侧腕屈肌向远端"滑动"或推进约3 cm。因此，转位时尺神经不会发生"扭结"

315

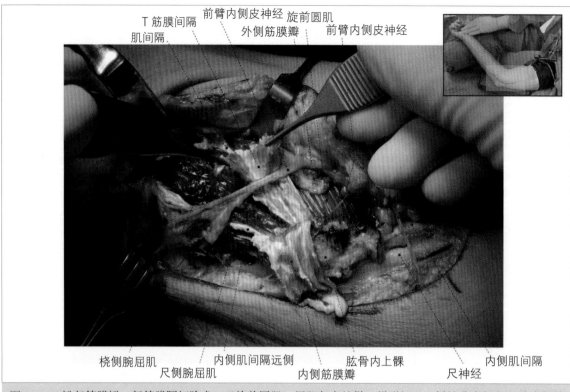

T 筋膜间隔　前臂内侧皮神经　旋前圆肌
肌间隔　　　外侧筋膜瓣　　前臂内侧皮神经

桡侧腕屈肌　　内侧肌间隔远侧　　肱骨内上髁　　内侧肌间隔
尺侧腕屈肌　　内侧筋膜瓣　　尺神经

图 10.23　掀起筋膜瓣，行筋膜隔切除术。于旋前圆肌、屈肌起点处做一梯形切口。锐性分离掀起远端内侧筋膜瓣，掀起近端外侧筋膜瓣。在旋前圆肌和桡侧腕屈肌之间辨认 T 筋膜隔，掀起后切除。明确尺神经呈松弛的直线穿过旋前圆肌、屈肌尤为重要

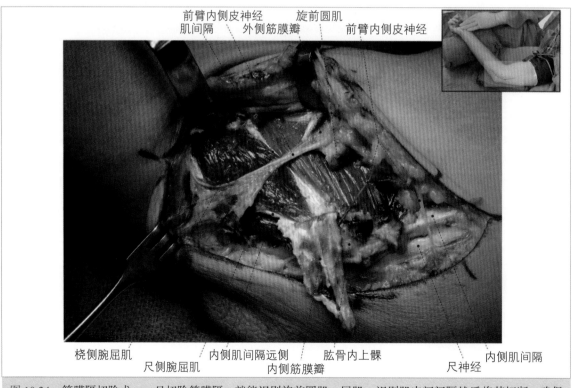

前臂内侧皮神经　　旋前圆肌
肌间隔　外侧筋膜瓣　前臂内侧皮神经

桡侧腕屈肌　　内侧肌间隔远侧　　肱骨内上髁　　内侧肌间隔
尺侧腕屈肌　　内侧筋膜瓣　　尺神经

图 10.24　筋膜隔切除术。一旦切除筋膜隔，就能识别旋前圆肌、屈肌。识别肌肉间间隔然后将其切断，确保尺神经有一个柔软的通道

手术主要的目的是保证尺神经在内上髁前方松弛地呈直线走行，无张力、卡压或扭曲地通过屈肌/旋前圆肌（图10.25）。在头戴式显微镜下，向近端松解限制尺神经无张力转位的 FCU 与 FDP 的肌支（图10.26）。

随后神经被转位至内上髁前方，筋膜瓣在神经上方用可吸收缝线疏松缝合（图10.27）。在筋膜瓣与尺神经间至少可轻松通过一根手指，以防造成新的医源性卡压。再次检查神经的整个走行路径以确保其直线走行，远、近端无卡压。

松止血带，双极电凝精确止血。松止血带后，我们沿尺神经向近端触诊评估 Struthers 弓，如有必要可另做一个切口进行松解。然后检查前臂内侧皮神经，如果其不慎发生撕脱或损伤，则应烧灼受损神经远端，将其向切口近端转位。此外，我们建议尽可能靠近端钳夹受损的前臂内侧皮神经，造成神经轴突断裂，使神经再生与神经断裂的部位之间有一段距离。

在切口处注射布比卡因并置管连续泵入，以辅助术后镇痛。使用 Jackson–Pratt 引流。然后 3-0 可吸收线皮下缝合，4-0 单丝线皮内缝合，关闭切口。无菌敷料包扎。用 4 英寸支具固定腕关节中立位，前臂旋前，肘关节屈曲 45°~60°。

术后 2~3 天拆除敷料，停用止痛泵，拔除引流，患肢所有关节进行关节活动度训练；术后 1 个月限制患肢负重，术后 4 周后逐渐加强练习，8 周后恢复所有正常活动。

神经前置的替代技术

如上描述，尺神经前置术的其他技术遵循相同的显露和转位原则，但根据神经放置的位置与屈肌/旋前圆肌相对位置不同，转位所在的层次不同。

皮下转位术

神经置于内上髁前方皮下，此位置可以通过将内上髁前方皮瓣的皮下组织与内上髁的筋膜缝合，或通过将屈肌/旋前圆肌上掀起的小筋膜瓣与转位神经内侧表面皮肤的真皮缝合来保持[87]。

皮下转位避免了切断屈肌/旋前圆肌。采用此种经肌肉转位的方法，我们并没有发现有运动力量减弱的现象。这一点可以解释为：运动终板位于内上髁的远端、屈肌与旋前圆肌的中部，掀起肌瓣时并未损伤。皮下转位的缺点为需要大范围游离尺神经以避免远、近端神经扭结，因为神经在肘管的远、近端都位于肌肉下方[85]。

肌内转位

肌内转位术由 Adson 提出[88]，后被 Kleinman 采用[89, 90]。方法为沿尺神经转位的路线在屈肌群/旋前圆肌内建立一沟槽，小心切除任何可能卡压尺神经的纤维间隔。与皮下转位类似，此方法通过软组织或筋膜悬吊维持神经前置的位置。建议术后固定 3 周[89, 90]。

相对于皮下转位，这种技术的优点是对神经保护更佳，神经移位的轴线更直[89-91]。此外，这种技术相对于肌下前置术解剖分离少。然而，肌内解剖潜在的瘢痕形成和医源性卡压仍需被关注。

肌下转位

最初由 Learmonth 描述[92]。肌下转位前置一直作为肘管综合征"终极"手术方法，并且是翻修手术的选择[93, 94]。缺点包括切口长（15~20 cm），需要广泛解剖屈肌/旋前圆肌，形成异位骨（骨化性肌炎）并在尺神经前置的位置可能形成新的卡压[85, 93, 95]。

此方法需在内上髁远端 1~2 cm 切开屈肌/旋前圆肌，将肌肉翻向远端。然后切开肱二头肌腱膜，前移尺神经至毗邻并平行于正中神经的位置。直接缝合屈肌/旋前圆肌，或通过阶梯样切开延长肌肉，以减少对转位的尺神经形成卡压[85]。术后将肘关节固定于屈曲 90° 位，术后 5~10 天应开始关节活动度训练。

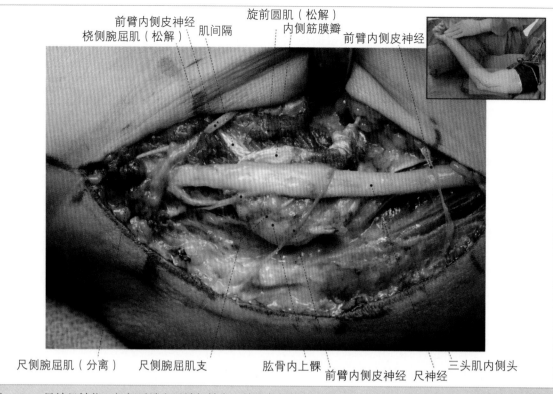

图 10.25 尺神经转位。松解近端和远端扭转点，并准备好旋前圆肌 / 屈肌床后，将尺神经转位至肱骨内上髁上面（前方）。辨认尺侧腕屈肌支，以向近端松解尺神经

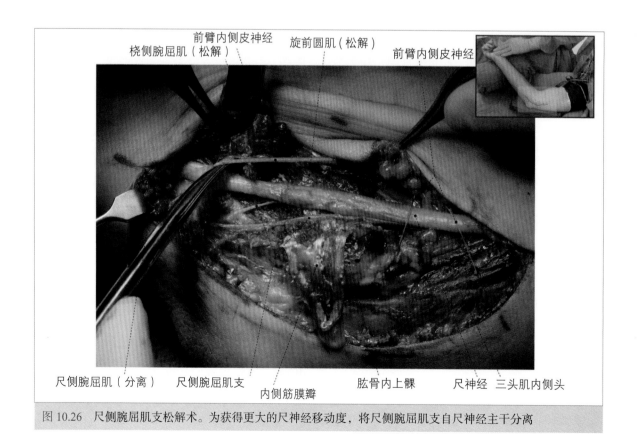

图 10.26 尺侧腕屈肌支松解术。为获得更大的尺神经移动度，将尺侧腕屈肌支自尺神经主干分离

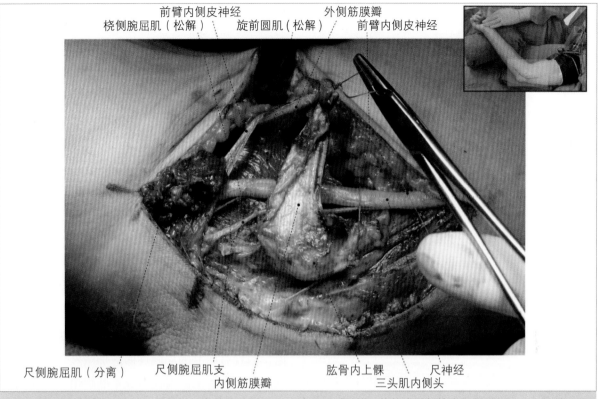

桡侧腕屈肌（松解）　前臂内侧皮神经　旋前圆肌（松解）　外侧筋膜瓣　前臂内侧皮神经

尺侧腕屈肌（分离）　尺侧腕屈肌支　内侧筋膜瓣　肱骨内上髁　三头肌内侧头　尺神经

图 10.27　筋膜瓣用于尺神经转位。缝合筋膜瓣以防止尺神经回到肘管。使筋膜瓣保持宽松很重要，防止尺神经在转位部位卡压。应保持两指很容易穿过筋膜瓣下方。注意远端肌肉松解的范围

最近，由 Zimmerman 发表的一项研究报告指出，采用此种方法治疗肘管综合征，术后最少随访 6 年，成功率为 89%，无再次手术病例[96]。

原位减压 / 内上髁切除术

原位减压包括松解所有的卡压因素，但不将尺神经转位。传统的显露方法如上所述，包括切取 6~10 cm 的切口，但近来已开始应用内镜和有限切开技术。对于早期病例，不建议行尺神经松解。神经减压后，检查尺神经在内上髁处是否存在半脱位，这一点十分重要。如果存在，应行内上髁切除或神经前移，前者需要于骨膜下显露肱骨内上髁，保留屈肌 / 旋前圆肌起点与骨膜的连续性。O'Driscoll 等证实，只有 20% 的内上髁可切除而不损伤内侧副韧带或误入肘关节[5]。因此，内上髁安全的切除平面位于肱骨矢状面和冠状面之间。骨的边缘需打磨光滑，用 3-0 不可吸收线通过埋藏法将骨膜瓣与屈肌 / 旋前圆肌起点重叠缝合。

提倡行原位减压的学者指出神经前置术具有风险，包括手术复杂、并发症发生率较高、可能影响神经血供等[95, 97]。这种技术的主要缺点是未能充分解决肘关节屈曲时出现的神经半脱位和张力大的问题，复发风险较高。我们认为，若不行转位，肘关节屈曲会持续牵拉尺神经，尺神经持续存在张力，随着时间的增长，数年后会导致肘管综合征复发。Goldfarb 等指出，单纯神经减压术后随访平均 49 个月，复发率为 7%。与其他研究相比，该研究的随访时间更长，虽然我们仍缺乏关于此手术和其他方法治疗后复发的可靠数据。

内镜和微创技术也可增加血肿形成、神经损伤和神经松解不彻底的风险[93, 98]。内上髁切除可解决神经半脱位，但也可伴有明显的并发症，如疼痛、肢体无力和肘关节不稳定。此外，尺神经持续位于皮下的表浅位置，容易损伤神经[95]。

10.5.3 并发症

一般并发症，如感染、切口延迟愈合和血肿，采用任何手术方法时都可发生。前臂内侧皮神经损伤是肘管综合征手术治疗特有的、常见的并发症，可导致神经瘤形成、前臂痛觉过敏和痛性瘢痕（图 10.28）[99, 100]。

关于尺神经损伤的报道很少，但在翻修手术或术区广泛瘢痕形成时，损伤尺神经的风险较高。所有手术均可并发尺侧腕屈肌和指深屈肌支的损伤，导致术后肢体无力。如未松解所有尺神经压迫部位，术后症状将持续无改善。转位术可能因神经远、近端松解不彻底，导致医源性压迫[86, 99, 100]。单纯减压可导致早期或晚期的尺神经半脱位，内上髁切除术可并发疼痛和肘关节损伤[85]。慢性区域性疼痛综合征是肘管手术罕见的并发症。

10.5.4 结果和对比研究

文献对肘管手术后的疗效结果的报道不同。在一项对 42 项研究的系统回顾性研究中（1977~2007），效果良好的占 35%~96%，患者满意度为 65%~92%[101]。之前对 1970~1997 年 3 024 例手术治疗肘管综合征的荟萃分析结果显示，手术治疗效果优良的仅占 25%~45%[102]。在另一项系统性回顾研究中，Mowlavi 等发现，根据手术方法和疾病严重程度的不同，治疗结果差异较大[103]。尽管有很多关于肘管综合征手术治疗的研究已经发表，但仍因方法学不佳、样本量小以及使用无效的和非特异性的评估方法，从而限制了对该疾病治疗结果的理解[101, 104, 105]。

关于治疗肘管综合征最佳手术方法的持续争论，因现有研究的局限性而愈加激烈。事实上，减压术和转位术的对比研究不断得出相互矛盾的结论[86, 104]。迄今为止，最好的证据来自随机对照试验，但说服力不够，其结果为在肘关节无损伤的情况下，单纯减压和皮下[106]或肌下[107, 108]神经前置术的治疗结果无差别。最近的两项荟萃分析也证实，减压术和前置术之间无明显差异[109, 110]，而 Macadam 等[110]发现比值比（OR

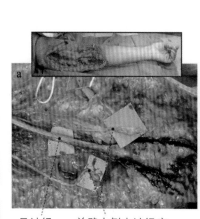
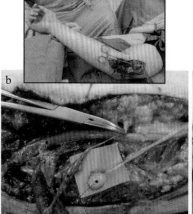
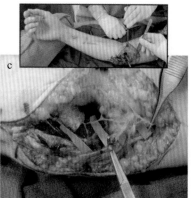

尺神经　　前臂内侧皮神经瘤　　尺神经　　前臂内侧皮神经瘤　　前臂内侧皮神经瘤

图 10.28　尺神经减压和前置后前臂内侧皮神经损伤，前臂内侧皮神经易在尺神经手术过程中受损，因此辨认和保护这些神经分支至关重要。这些神经的损伤会导致神经瘤性疼痛。这类患者在尺神经手术后，肘关节部位出现明显疼痛，并发现有神经瘤产生。手术治疗包括神经瘤切除、电灼，神经近端碾压破坏和神经近端肌间移位术

值）倾向于支持转位术。对比皮下和肌下转位的小型回顾性分析得出的结论也模棱两可[111~113]。随着小切口入路的应用越来越多，Watts 和 Bain 对内镜下与开放性尺神经减压之间的治疗效果进行了比较，结果为内镜下入路治疗肘管综合征患者满意度较高，并发症少。然而，内镜手术方法的安全性和长期有效性仍需进一步评估。

基于对治疗复发肘管手术的经验，我们相信，术中手术操作和术后管理，包括早期积极主动活动，比具体术式的选择更重要。采用任何方法治疗时，医生如能仔细地彻底松解所有的卡压部位，并避免引起医源性神经卡压或转位时神经"扭结"、神经原位松解后固定不牢或损伤前臂内侧皮神经，都可获得满意效果（图 10.2）[86]。在以后的研究中要密切关注这些因素，可能提高肘管手术后患者和医生的满意度。

此外，除了评估肘部尺神经的情况，更重要的是评估患者预后情况。如患者年龄、症状严重程度、病程和工伤保险状况等因素，都与预后有不同的关系[105]。同腕管松解一样，我们认为肘管综合征术后的痊愈率在很大程度上取决于神经损伤的类型和严重程度。有间歇性症状的患者（动态缺血）在尺神经松解后症状缓解快，而长期神经卡压和有持续性症状的患者（轴突脱髓鞘）需要髓鞘再生，在症状缓解前会需要 3~4 个月来完成髓鞘再生。严重尺神经卡压患者，因有轴突缺失而需要神经再生，因而恢复过程缓慢。混合性损伤患者的恢复过程将表现为阶段性改善。

10.6 Guyon 管卡压的治疗

10.6.1 非手术治疗

腕部尺神经卡压通常需手术治疗。虽然夹板、物理治疗和改变活动方式可暂时改善症状，但没有可靠的证据支持其可作为主要治疗方法。事实上，多数患者非手术治疗无效[15]。

10.6.2 手术治疗

在 Guyon 管水平进行尺神经手术减压，作者推荐方法的核心是松解运动深支，包括 6 个独立的步骤。

步骤一是打开 Guyon 管（图 10.29）。采用 Taleisnik 切口，在鱼际纹尺侧 1 cm，并呈"之"字形通过腕关节（图 10.30）。此时往往可见掌短肌，可用微型双极电刀切断（图 10.31）。注意保护皮支，其经常位于手掌切口的近端三分之二与远端三分之一交界处（图 10.32）。步骤二为向内侧牵拉神经血管束，显露术区。步骤三是触摸钩骨钩，这将有助于医生定位和识别小鱼际腱性起始缘。在此处，腱性起始缘的深面，尺神经运动深支在小鱼际肌深面向桡侧绕过钩骨。步骤四包括辨认和松解腱性起始缘（图 10.33）。值得注意的是，在此部位看不到尺神经运动深支，因此需要仔细、正确辨认解剖标记，这对于神经松解至关重要。切开腱性起始缘 2~3 mm，将很容易地看到运动深支（图 10.34）。步骤五包括松解钩骨钩周围的腱性起始缘，将其松解至小指屈肌腱。在步骤六中，切断腕横纹近端的前臂筋膜，检查神经的近端和远端，确定没有其他卡压的部位（图 10.35）。此手术需在手术室进行，放置止血带止血，应用放大镜，有助于观察尺神经运动深支和表浅感觉支[116]。

10.6.3 并发症

手部血运丰富，因此很少出现感染和伤口愈合问题。手术瘢痕与腕管切开松解术相比无明显区别。虽然可能会损伤神经，但可通过充分止血、良好的显露，以及对腕部尺神经解剖学的深刻领悟，来减少神经损伤的发生。

10.6.4 结果和对比研究

采用临床和电生理学评估，Kaiser 等报道

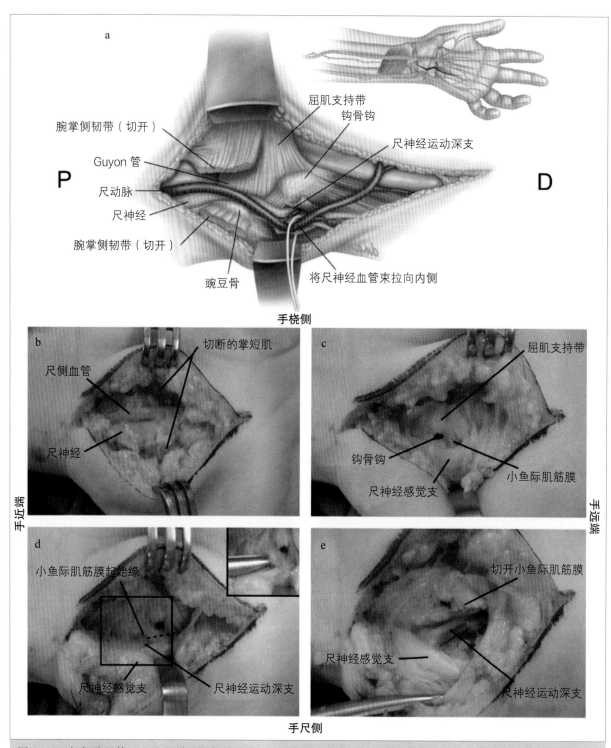

图 10.29 松解腕尺管。(a) 尺神经毗邻尺动脉，向远端穿过尺管，达钩骨尺侧缘，并于此部位分为感觉和运动支。在此平面，运动深支在小鱼际肌下方走行，然后向桡侧绕钩骨钩走行。在彻底松解前，一般很难看到这条分支。(b) 松解掌短肌和筋膜束带，显露尺神经及其伴行血管。(c) 松解后，向内侧牵开神经血管束以进一步显露，使医生能通过触摸钩骨钩（紫色）来调整解剖方向。(d) 继续牵开，可看到运动深支位于钩骨尺侧，消失于小鱼际腱性起始缘下方（剪刀所示）。(e) 通过打开小鱼际筋膜，松解运动深支，直到看见小指的屈肌腱。最后一步向近端延长切口至腕关节，松解前臂远端筋膜。注意，照片未显示此步骤。水平方向，左手：近端（P）和远端（D）

[引自 Brown JM, Yee A, Mackinnon SE. Distal median to ulnar nerve transfers to restore ulnar motor and sensory function within the hand: technical nuances. Neurosurgery 2009;65(5):966–977.]

Guyon 管减压后所有参数显著改善。他们提出在卡压早期进行减压松解疗效较好[117]，占位性病变切除术后效果较好[59, 79, 118]。需要注意的是，在松解腕管后，患者尺神经的症状可得到缓解。

10.7　尺神经多部位卡压

虽然尺神经肘部卡压很常见，也有较多文献描述腕部卡压，但很少有文献讨论尺神经多部位卡压。肘、腕部尺神经双卡压的患病率目前尚不得而知。我们的经验是，两个部位的尺神经卡压，甚至是更多部位的卡压并不罕见，"双卡"现象确实存在。近期，我们报道了同期行 Guyon 管松解和肘部尺神经前置术的经验。2002~2012 年，

同期行两部位手术松解的比例有所波动；而到目前，我们的患者两部位同期松解的比例占一半以上（图 10.36）。

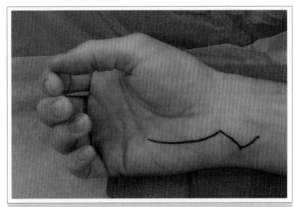

图 10.30　Guyon 管尺神经松解步骤。Guyon 管切口。沿鱼际纹尺侧向腕关节近端弧形切开皮肤

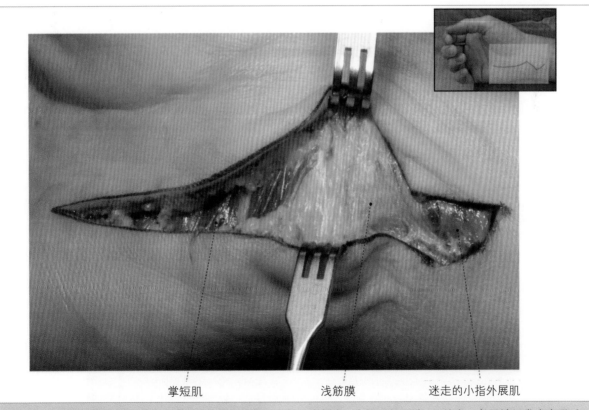

掌短肌　　　　　　浅筋膜　　　　迷走的小指外展肌

图 10.31　首先显露 Guyon 管。显露前，确认掌短肌。在某些病例中，在切口的远端 1/3 处有一条尺神经掌皮支通过，需要对其进行辨认和保护

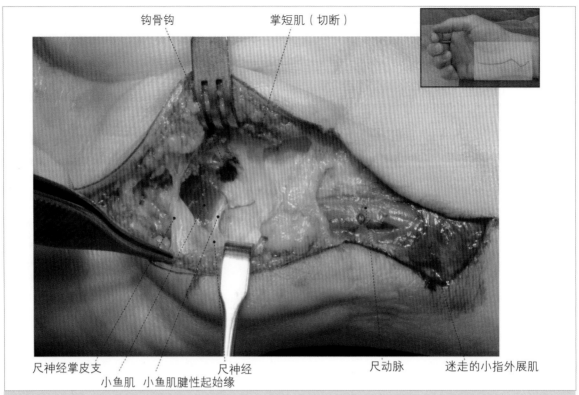

图 10.32 辨别小鱼际肌以明确方向。将尺神经和血管向内侧牵拉，辨认已标记的钩骨钩（紫色）内侧的小鱼际肌。尺神经运动深支走行于此肌肉的深面。通过此术区的显露，可辨认尺神经掌皮支并保护

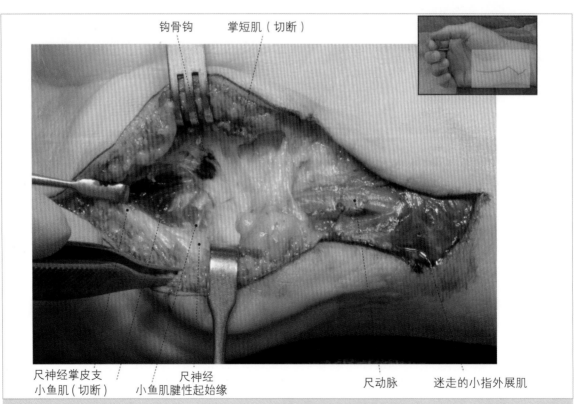

图 10.33 辨认小鱼际腱性起始缘。小鱼际肌腱性起始缘会对尺神经深支运动支产生压迫。需要部分切开覆盖在肌腱表面的肌肉组织，方可显露该腱性结构。切开此腱性结构方可显露尺神经深支运动支

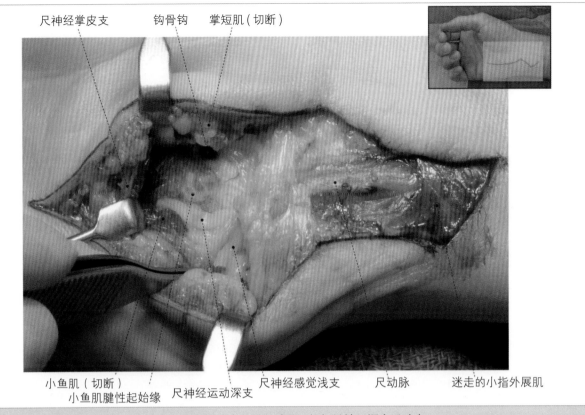

图 10.34 松解尺神经深支运动支。通过切开小鱼际肌腱弓，松解尺神经深支运动支

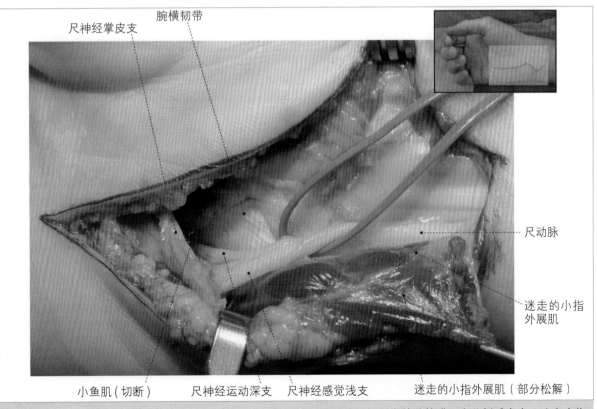

图 10.35 Guyon 管内尺神经松解。尺神经 Guyon 管内受压，切开并松解所有前臂筋膜。在此例手术中，迷走小指展肌被确认并切开

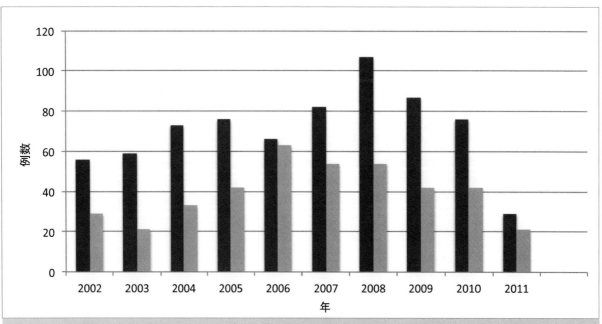

图 10.36　同期行 Guyon 管松解和尺神经前置术。10 年内，同期行 Guyon 管松解和尺神经前置术的频率有所波动。然而，在我们的中心，超过一半的患者的这两个部位同期接受了松解。同期松解术的指征包括出现明显的肌肉萎缩，不能交指，以及 Froment 征阳性。这些体征出现时很有可能需要同期进行两个部位的松解。图中深色柱代表仅行尺神经前置，浅色柱代表同期行尺神经前置和 Guyon 管松解（2011 年只有部分数据归入）

在确定同期行腕部尺神经松解术的指征时，我们认为如果患者出现了手内肌萎缩、不能完成交指并出现 Froment 征或 "假性" Froment 征阳性，很有可能需要进行两处松解。在我们的研究中，电生理学检查结果并非同期行 Guyon 管松解术的决定因素，但我们需要据其来决定是否需要加做超压端侧神经移位术（见第 5 章）。近期我们已开始应用前文所述的分级式划痕坍塌试验，作为体格检查的补充。在这一领域内的进一步研究，将有助于明确多部位松解术的疗效和适应证。

10.8　松解失败

尽管尺神经卡压疾病已经得到了详尽的描述，并且术者能够按照常规步骤通过手术松解处理尺神经卡压，但仍会有小部分患者松解失败。参照腕管综合征，尺神经松解失败同样可以分成

三种类型：症状无缓解（持续性），症状缓解一段时间后复发（复发性），术后出现新发症状（新发性）。

10.8.1　复发性肘管综合征的病因和预防

肘管综合征手术失败较腕管综合征常见，已有文献报道肘管综合征手术失败率高达 25%[99]。然而，大部分肘管综合征患者随访时间较短，确切的复发率目前尚不明确，可能会高于已报道的数据。

肘管术后症状持续可能源于技术因素，如卡压部位松解不完全[120]、误诊，或还有近、远端其他部位的卡压，如椎间盘疾病和 Guyon 管综合征。详细的病史采集、体格检查、电生理学检查和影像学检查，对于初次就诊时判断鉴别诊断和替代诊断至关重要。而且，就像前面讨论过的，

仔细的手术操作有助于避免松解不彻底或医源性尺神经卡压导致的术后症状持续存在。最后，恰当的知情同意书对于树立患者切合实际的手术期望以及避免患者术后不满意是至关重要的。

肘管综合征术后复发最常见的原因是神经周围瘢痕形成[99, 100]。第一次手术后延长制动时间可能加重瘢痕形成，我们因此鼓励患者术后2~3天开始早期活动和神经滑动练习，以预防该并发症。而且，从长远看来，我们相信神经前置或转位后能够降低尺神经所承受的张力和牵拉力。

术后出现新的症状几乎都是由于技术失误造成的，最多见的是MABC损伤。我们回顾了100例需要第二次手术的肘管综合征患者，其中55例疼痛位于MABC支配区域，73例术中发现神经瘤[100]。尺神经本身的损伤罕见，但是也有报道。

患者评估

患者表现持续、复发或新发症状时，需要进行详细的病史采集和体格检查。重要的是排除引起尺神经病变的近端因素，如椎间盘退行性变、姿势异常和肌肉不平衡。术前理疗可以针对这些问题进行处理并有助于避免再次手术。回顾患者疼痛问卷可以提供鉴别诊断或合并诊断的线索。重复检查所有神经的感觉区域，检查手术部位、远侧和近侧的Tinel征都有帮助。电生理学和影像学检查在这一人群也是有用的，能够证实尺神经的松解不完全[121]。获取首次手术的手术记录也是必不可少的。

再次手术探查指正包括肘管术后出现疼痛[100]、感觉异常和麻木、肌力减弱[122]。持续疼痛仍然是翻修手术的主要原因[122]。

翻修手术

手术医生必须了解翻修手术与初次手术的不同。解剖结构，尤其是神经在转位后的位置发生了改变。手术瘢痕使得神经游离更为困难，特别是致密的白色瘢痕和筋膜看起来很像是神经。由于体表解剖相关的手术标志不再准确，因此建议向近侧和远侧延长切口，并应就此在术前充分告知患者（图10.37）。应该在原手术区域的近端和远端辨认尺神经，然后小心地沿着原来的切口进行游离（图10.38~40）。

在切口的最远端仔细检查，可能会看尺神经因远端游离不足而在转位后发生扭结。应该考虑松解多处可能受压的部位，包括Struthers弓和腕部尺神经受压处。

一旦在近、远端确认了尺神经，采用与初次手术相同的方法进行经肌肉尺神经前置（图10.42~47）。根据我们的经验，对于这类患者，分级划痕坍塌实验对于多处神经卡压的部位评估和治疗非常有用。

肘管翻修手术应该由有经验的外科医生，在可控的环境和充分的时间安排下进行。使用灭菌止血带、头戴式放大镜或显微镜，细致止血，并与麻醉医生协作，都有利于手术的成功。特别重要的一点是，在麻醉的诱导阶段避免使用肌松剂，以便手术医生能够直视并刺激神经。在尺神经附近进行操作时，应注意观察手部肌肉的收缩。

对于肘管综合征，翻修手术对于顽固性疼痛和感觉异常的治疗效果确切[100, 120, 121]。感觉和手内肌运动功能的恢复存在很多变量，与卡压的程度、距离初次手术的时间或初次手术所采取的手术方法不相关[121]。

10.8.2　Guyon管松解术后复发

对在Guyon管松解术后出现持续的手内肌功能丧失和感觉异常的患者，应排除近端部位的卡压。影像学检查可用于评估占位或血管异常造成的进行性或复发性卡压。如果没有其他病因，需要考虑再次探查。在我们看来，最常见的松解不彻底的部位是尺神经深部运动支经过小鱼际肌腱性起始缘处。

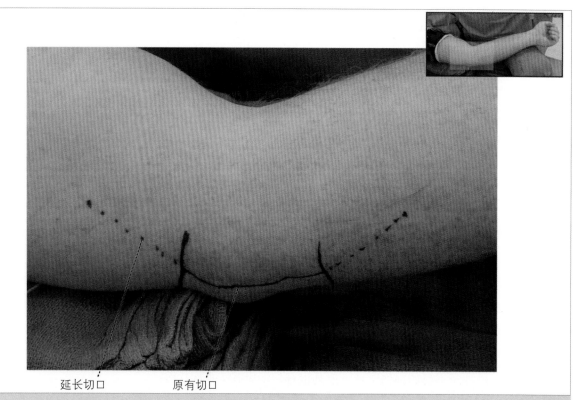

延长切口　　　原有切口

图 10.37　尺神经松解失败后的翻修术。尺神经经肌肉前置翻修术的手术切口，注意原尺神经前置术切口（实线）。在翻修术中，切口延长是为了从瘢痕段以外的区域辨认尺神经

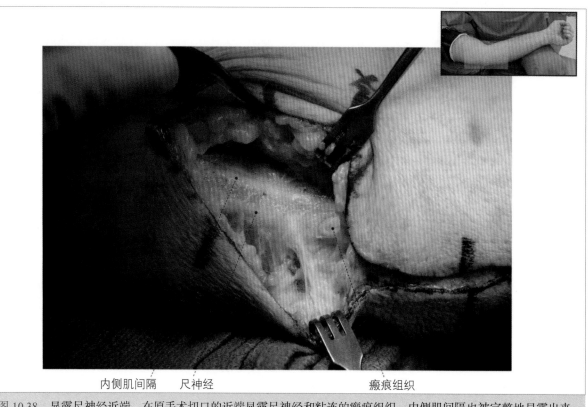

内侧肌间隔　　　尺神经　　　　　　　　　　瘢痕组织

图 10.38　显露尺神经近端。在原手术切口的近端显露尺神经和粘连的瘢痕组织，内侧肌间隔也被完整地显露出来

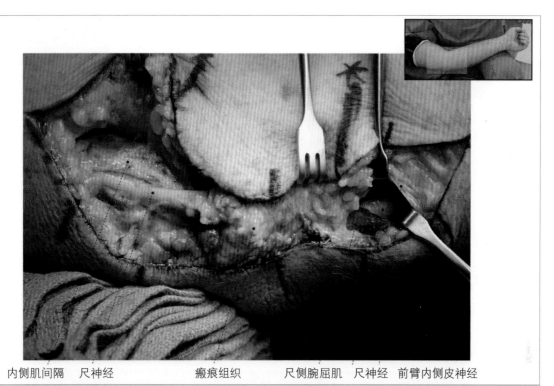

内侧肌间隔　尺神经　　　　瘢痕组织　　　　尺侧腕屈肌　尺神经　前臂内侧皮神经

图 10.39　显露尺神经远端。在原手术切口的远端可以显露尺神经瘢痕段以远的部分。清晰显露切口内尺神经远端后，可以很好地预估尺神经在瘢痕组织内的走行。显露尺神经远端需要牵开尺侧腕屈肌。我们在肌间隔远端后方的正常组织内可以探查尺神经远端

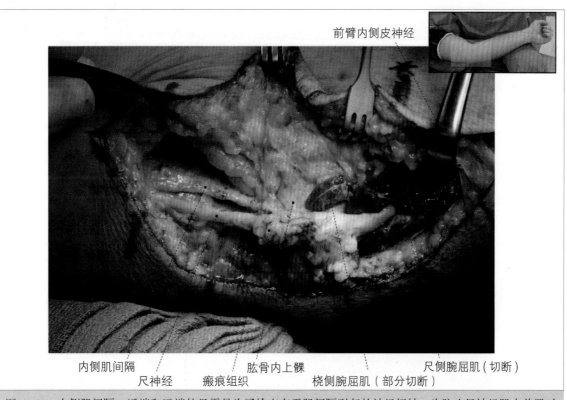

内侧肌间隔　　　　　　　　肱骨内上髁　　　　　　　　尺侧腕屈肌（切断）
　　　　尺神经　瘢痕组织　　　　桡侧腕屈肌（部分切断）

图 10.40　内侧肌间隔。近端和远端的显露是为了检查有无肌间隔引起的神经扭结。为防止尺神经肌内前置时出现扭结，需要切开这些肌间隔。将尺神经连同瘢痕组织从肱骨内上髁松解出来。辨别内侧肌间隔并切除

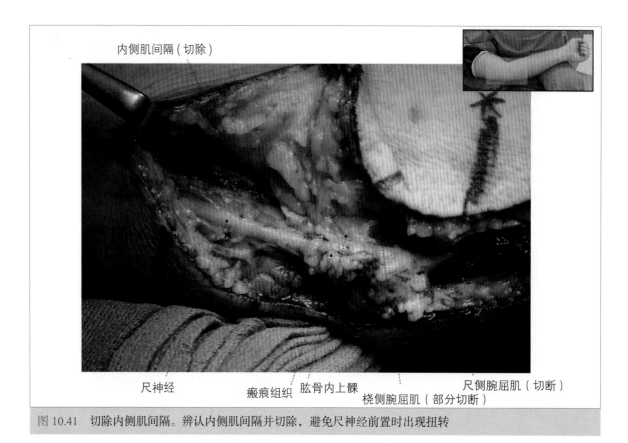

内侧肌间隔（切除）

尺神经　　　瘢痕组织　肱骨内上髁　　　　　尺侧腕屈肌（切断）
　　　　　　　　　　　桡侧腕屈肌（部分切断）

图 10.41　切除内侧肌间隔。辨认内侧肌间隔并切除，避免尺神经前置时出现扭转

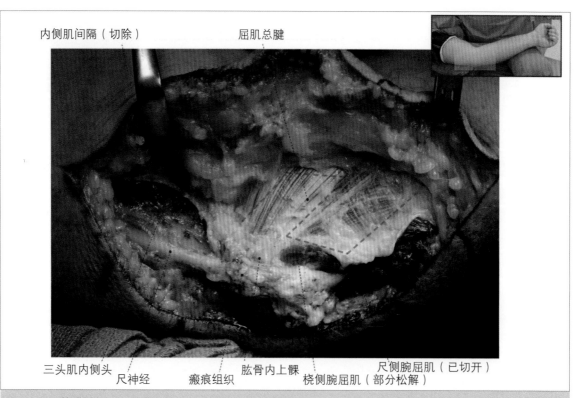

内侧肌间隔（切除）　　　　　　　　屈肌总腱

三头肌内侧头　　　　　　　　肱骨内上髁　　　　尺侧腕屈肌（已切开）
　　尺神经　瘢痕组织　　桡侧腕屈肌（部分松解）

图 10.42　筋膜瓣切口。游离尺神经后，检查近远端有无扭曲，显露旋前圆肌／屈肌群起点。在这里，手术回到标准的经肌肉尺神经移位术。在腱性筋膜表面标记阶梯样切口。通过这个阶梯样切口，按与原来相反的方向将朝向近端的瓣置于外侧，以适应之前 FCR 肌肉的松解

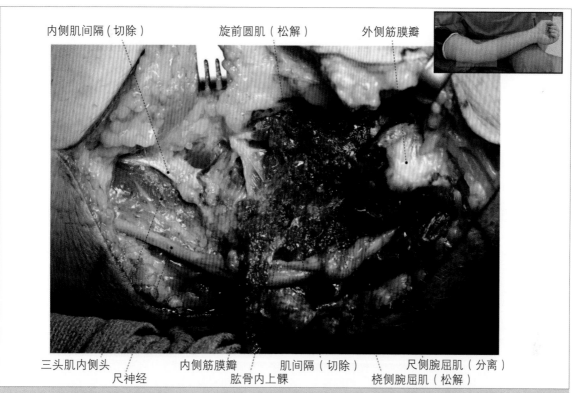

内侧肌间隔（切除）　　旋前圆肌（松解）　　外侧筋膜瓣

三头肌内侧头　　　　内侧筋膜瓣　　肌间隔（切除）　　尺侧腕屈肌（分离）
　　尺神经　　　　　　肱骨内上髁　　　　　桡侧腕屈肌（松解）

图 10.43　为尺神经移位准备肌肉床。在接近内上髁处经肌肉切断旋前圆肌、屈肌，保留神经支配并为尺神经准备基床。内侧肌间隔被切断以保证尺神经基床的平整。尺神经周围的瘢痕组织也被切除

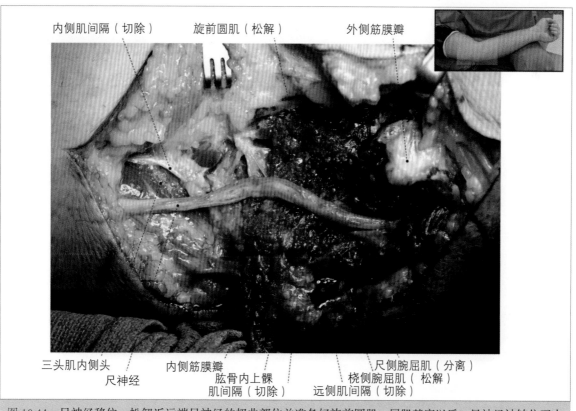

内侧肌间隔（切除）　　旋前圆肌（松解）　　外侧筋膜瓣

三头肌内侧头　　　　内侧筋膜瓣　　　　　尺侧腕屈肌（分离）
　　尺神经　　　　肱骨内上髁　　　桡侧腕屈肌（松解）
　　　　　　　　肌间隔（切除）　　远侧肌间隔（切除）

图 10.44　尺神经移位。松解近远端尺神经的扭曲部位并准备好旋前圆肌、屈肌基床以后，尺神经被转位至内上髁上方

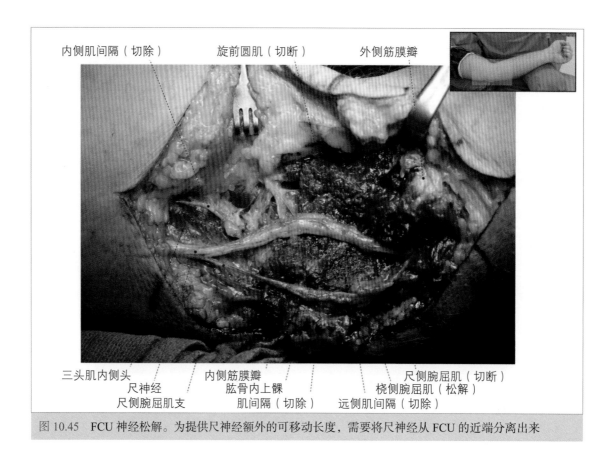

内侧肌间隔（切除）　　旋前圆肌（切断）　　外侧筋膜瓣

三头肌内侧头　　　内侧筋膜瓣　　　　　　　尺侧腕屈肌（切断）
　尺神经　　　　肱骨内上髁　　　　　　　桡侧腕屈肌（松解）
尺侧腕屈肌支　　　肌间隔（切除）　远侧肌间隔（切除）

图 10.45　FCU 神经松解。为提供尺神经额外的可移动长度，需要将尺神经从 FCU 的近端分离出来

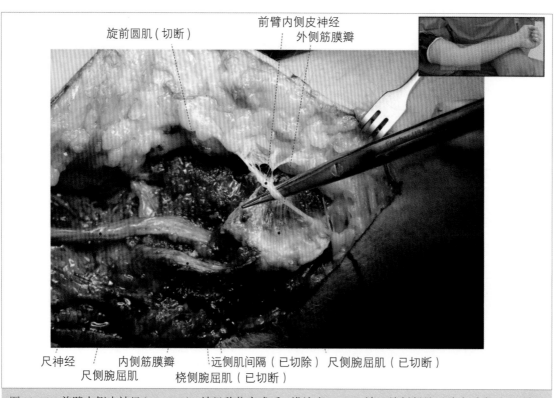

旋前圆肌（切断）　　　前臂内侧皮神经
　　　　　　　　　　　外侧筋膜瓣

尺神经　　　内侧筋膜瓣　　远侧肌间隔（已切除）尺侧腕屈肌（已切断）
　　尺侧腕屈肌　　桡侧腕屈肌（已切断）

图 10.46　前臂内侧皮神经（MABC）。神经移位完成后，辨认出 MABC 神经并判断是否首次手术时已受损。本例该神经没有损伤

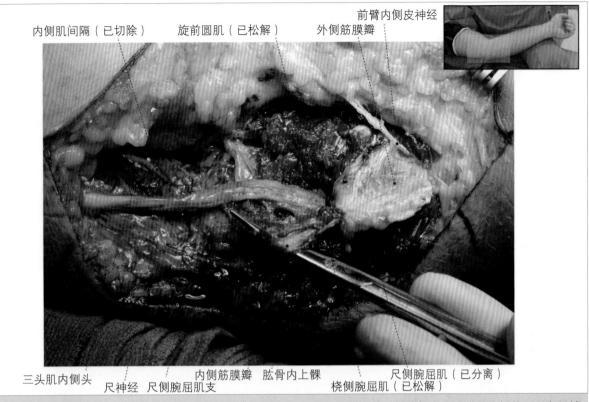

图 10.47 尺神经移位的筋膜瓣。筋膜瓣缝合在一起以防止尺神经回到肘管。要确保这些瓣膜是疏松的,以免尺神经在新的位置受到压迫

10.9 神经移位之超压恢复

有关神经移位详见第 5 章,但此处提到的超压端侧吻合法(SETS)与我们讨论的尺神经病变相关,因为端侧吻合法改善了内在肌肉麻痹的治疗和预后[116]。

最初由 Mackinnon 于 2009 年开始使用,包括将 AIN 的终末支通过端侧吻合移位至尺神经运动深支·。通过在邻近手内肌运动终板处提供运动神经轴突来源的方法,SETS 转位旨在对自发的运动神经恢复进行加速或"超压"(图 10.48)。

在肘管综合征的章节中,我们为 70 例临床有手内肌失用性萎缩和肌电图显示有纤颤电位、MUAPs(如 2 或 3 级损伤模式)的患者实施了 SETS 手术。根据作者的经验,这种神经移位显著改善了这些人群的手部功能,并且没有可见的供区损伤。先期使用大鼠模型的研究证实有大量神经再生通过 SETS 吻合口[123]。

有关 SETS 神经移位的技术的细节已经发表[116],前面描述的彻底松解 Guyon 管是该手术成功的关键。熟知尺神经在腕部的内在解剖,有助于实现在腕横纹近端 7~9 cm 处对神经进行无张力缝合。建议复习本书相关视频,并参考在第五章中的讨论。

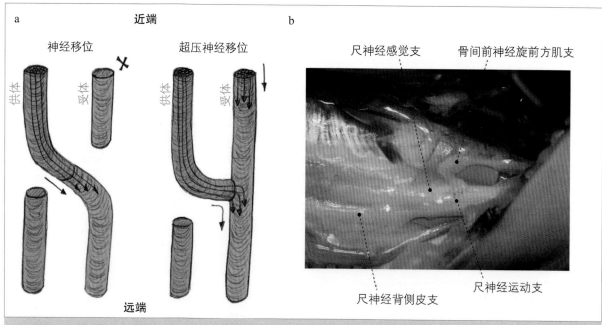

图 10.48 （a）超压神经移位，包括将供体神经远端通过神经外膜窗口以端侧缝合方式移位至受体神经。受体神经是恢复中的神经，近端有神经再生前沿，而供体神经在距离靶器官较近的位置提供了额外的再生前沿。（b）为近端损伤的尺神经提供超压神经移位，即将骨间前神经（AIN）移位至尺神经运动支。注意 AIN 远端神经束散成扇形，以覆盖尺神经运动支的神经束

10.10　小结

肘管综合征是最常见的尺神经卡压性疾病。尽管多种病因共存，肘关节屈曲时神经受到动态卡压和牵拉力在病理生理方面扮演着重要的角色[36]。出现肌肉无力或保守治疗无效时，建议行手术松解。关于肘管综合征"最佳"手术方案的争论现在仍然存在，无论是单纯减压、内上髁切除或神经前置。事实上，所有的术式都有强劲的支持者，也能达到优异的结果。更多关注术中的细致操作才是确保结果良好的最佳方式，包括避免损伤 MABC（前臂内侧皮神经），确保不产生新的卡压或尺神经的扭曲。然而，总的来说，肘管手术的成功率仍然低于腕管手术，将来需要研究怎样能够更好地预测这一人群的手术效果。

尺神经远端 Guyon 管的卡压通常与外在压迫有关，常需要手术治疗。所有尺神经近端卡压并伴有手内肌萎缩的患者，都要考虑 Guyon 管可能是第二个卡压部位。此时，Guyon 管松解有助于感觉和运动功能的恢复。另外，对尺神经近端卡压且有明显手内肌无力的患者，SET 神经移位术能够加快运动神经的恢复[124]。

10.11　参考文献

［1］Yoon JS, Walker FO, Cartwright MS. Ulnar neuropathy with normal electrodiagnosis and abnormal nerve ultrasound. Arch Phys Med Rehabil 2010;91:318-320

［2］Tung TH, Weber RV, Mackinnon SE. Nerve transfers for the upper and lower extremities. Oper Tech Orthop 2004;14:213-222

［3］Osborne GV. The surgical treatment of tardy ulnar neuritis. J Bone Joint Surg 1957;39B:782

［4］Dellon AL. Musculotendinous variations about the medial humeral epicondyle. J Hand Surg [Br]1986;11:175-181

［5］O'Driscoll SW, Horii E, Carmichael SW, Morrey BF. The cubital tunnel and ulnar neuropathy. J Bone Joint Surg Br 1991;73:613-617

［6］Sunderland S. Nerves and Nerve injuries. Edinburgh, Scotland: E & S Livingstone; 1968:816-828

［7］Apfelberg DB, Larson SJ. Dynamic anatomy of the ulnar

nerve at the elbow. Plast Reconstr Surg 1973; 51:79-81

[8] Watchmaker GP, Lee G, Mackinnon SE. Intraneural topography of the ulnar nerve in the cubital tunnel facilitates anterior transposition. J Hand Surg Am 1994;19:915-922

[9] Guyon F. Note sur une disposition anatomique propre a la face anterieure de la region du poignet et non encore decrite par le docteur. Bull Soc Anat Paris 1861;6:184-186

[10] Hunt JR. Occupational neuritis of the deep palmar branch of the ulnar nerve. J Nerv Ment Dis 1908; 35:673-689

[11] McFarlane RM, Mayer JR, Hugill JV. Further observations on the anatomy of the ulnar nerve at the wrist. Hand 1976;8:115-117

[12] Denman EE. The anatomy of the space of Guyon. Hand 1978;10:69-76

[13] Gross MS, Gelberman RH. The anatomy of the distal ulnar tunnel. Clin Orthop Relat Res 1985; 196:238-247

[14] Hattori Y, Doi K. Vascularized ulnar nerve graft. Tech Hand Up Extrem Surg 2006;10:103-106

[15] Prevel CD, Matloub HS, Ye Z, Sanger JR, Yousif NJ. The extrinsic blood supply of the ulnar nerve at the elbow: an anatomic study. J Hand Surg Am 1993;18:433-438

[16] Maki Y, Firrell JC, Breidenbach WC. Blood flow in mobilized nerves: results in a rabbit sciatic nerve model. Plast Reconstr Surg 1997;100:627-633, discussion 634-635

[17] Nakkamura K, Uchiyama S, Ido Y, et al. The effects of vascular pedicle preservation on blood flow and clinical outcome following ulnar nerve transposition. J Hand Surg Am. 2014;39(2):291-302

[18] Anderson GA. Ulnar nerve palsy. In: Wolfe SW, Hotchkiss RN, Pederson WC, Kozin SH, eds. Green's Operative Hand Surgery. 6th ed. Philadelphia, PA: Elsevier Churchill Livingstone; 2011:1164

[19] Marinacci AA. The problem of unusual anomalous innervation of hand muscles: the value of electrodiagnosis in its evaluation. Bull Los Angel Neuro Soc 1964;29:133-142

[20] Lee KS, Oh CS, Chung IH, Sunwoo IN. An anatomic study of the Martin-Gruber anastomosis: electrodiagnostic implications. Muscle Nerve 2005;31:95-97

[21] Stancić MF, Mićović V, Potocnjak M. The anatomy of the Berrettini branch: implications for carpal tunnel release. J Neurosurg 1999;91:1027-1030

[22] Mackinnon SE, Dellon AL. Ulnar nerve entrapment at the elbow. In: Surgery of the Peripheral Nerve. New York, NY: Thieme; 1988:217-273

[23] Wehrli L, Oberlin C. The internal brachial ligament versus the arcade of Struthers: an anatomical study. Plast Reconstr Surg 2005;115:471-477

[24] Spinner RJ, Carmichael SW, Spinner M. Infraclavicular ulnar nerve entrapment due to a chondroepitrochlearis muscle. J Hand Surg [Br]1991;16:315-317

[25] Rayan GM. Recurrent anterior dislocation of the ulnar nerve at the cubital tunnel. Plast Reconstr Surg 1990;86:773-775

[26] Feindel W, Stratford J. Cubital tunnel compression in tardy ulnar palsy. Can Med Assoc J 1958;78: 351-353

[27] Vanderpool DW, Chalmers J, Lamb DW, Whiston TB.

Peripheral compression lesions of the ulnar nerve. J Bone Joint Surg Br 1968;50:792-803

[28] Gelberman RH, Yamaguchi K, Hollstien SB, et al. Changes in interstitial pressure and cross-sectional area of the cubital tunnel and of the ulnar nerve with flexion of the elbow: an experimental study in human cadavera. J Bone Joint Surg Am 1998; 80:492-501

[29] James J, Sutton LG, Werner FW, Basu N, Allison MA, Palmer AK. Morphology of the cubital tunnel: an anatomical and biomechanical study with implications for treatment of ulnar nerve compression. J Hand Surg Am 2011;36:1988-1995

[30] Macnicol MF. Extraneural pressures affecting the ulnar nerve at the elbow. Hand 1982;14:5-11

[31] Green JR, Rayan GM. The cubital tunnel: anatomic, histologic, and biomechanical study. J Shoulder Elbow Surg 1999;8:466-470

[32] Pechan J, Julis I. The pressure measurement in the ulnar nerve: a contribution to the pathophysiology of the cubital tunnel syndrome. J Biomech 1975; 8:75-79

[33] Wright TW, Glowczewskie F, Cowin D, Wheeler DL. Ulnar nerve excursion and strain at the elbow and wrist associated with upper extremity motion. J Hand Surg Am 2001;26:655-662

[34] Aoki M, Takasaki H, Muraki T, Uchiyama E, Murakami G, Yamashita T. Strain on the ulnar nerve at the elbow and wrist during throwing motion. J Bone Joint Surg Am 2005;87:2508-2514

[35] Grewal R, Varitimidis SE, Vardakas DG, Fu FH, Sotereanos DG. Ulnar nerve elongation and excursion in the cubital tunnel after decompression and anterior transposition. J Hand Surg [Br]2000;25:457-460

[36] Novak CB, Mehdian H, von Schroeder HP. Laxity of the ulnar nerve during elbow flexion and extension. J Hand Surg Am 2012;37:1163-1167

[37] Ochi K, Horiuchi Y, Nakamichi N, Morita K, Okada E, Hasegawa T. Association between the elbow flexion test and extraneural pressure inside the cubital tunnel. J Hand Surg Am 2011;36:216-221

[38] Iba K, Wada T, Aoki M, Tsuji H, Oda T, Yamashita T. Intraoperative measurement of pressure adjacent to the ulnar nerve in patients with cubital tunnel syndrome. J Hand Surg Am 2006;31:553-558

[39] Werner C-O, Ohlin P, Elmqvist D. Pressures recorded in ulnar neuropathy. Acta Orthop Scand 1985;56:404-406

[40] Iba K, Wada T, Aoki M, Oda T, Ozasa Y, Yamashita T. The relationship between the pressure adjacent to the ulnar nerve and the disease causing cubital tunnel syndrome. J Shoulder Elbow Surg 2008;17: 585-588

[41] Dellon AL, Chang E, Coert JH, Campbell KR. Intraneural ulnar nerve pressure changes related to operative techniques for cubital tunnel decompression. J Hand Surg Am 1994;19:923-930

[42] Toby EB, Hanesworth D. Ulnar nerve strains at the elbow. J Hand Surg Am 1998;23:992-997

[43] Schuind FA, Goldschmidt D, Bastin C, Burny F. A biomechanical study of the ulnar nerve at the elbow. J Hand Surg [Br] 1995;20:623-627

[44] Childress HM. Recurrent ulnar-nerve dislocation at the elbow. Clin Orthop Relat Res 1975;108:168-173

[45] Rayan GM, Jensen C, Duke J. Elbow flexion test in the normal population. J Hand Surg Am 1992; 17:86-89

[46] Calfee RP, Manske PR, Gelberman RH, Van Steyn MO, Steffen J, Goldfarb CA. Clinical assessment of the ulnar nerve at the elbow: reliability of instability testing and the association of hypermobility with clinical symptoms. J Bone Joint Surg Am 2010;92:2801-2808

[47] Campbell WW, Pridgeon RM, Sahni SK. Entrapment neuropathy of the ulnar nerve at its point of exit from the flexor carpi ulnaris muscle. Muscle Nerve 1988;11:467-470

[48] Holtzman RN, Mark MH, Patel MR, Wiener LM. Ulnar nerve entrapment neuropathy in the forearm. J Hand Surg Am 1984;9:576-578

[49] Pearce C, Feinberg J, Wolfe SW. Ulnar neuropathy at the wrist. HSS J 2009;5:180-183, quiz 184-185

[50] Conn J, Bergan JJ, Bell JL. Hypothenar hammer syndrome: posttraumatic digital ischemia. Surgery 1970;68:1122-1128

[51] Howard FM. Ulnar-nerve palsy in wrist fractures. J Bone Joint Surg Am 1961;43-A:1197-1201

[52] Baird DB, Friedenberg ZB. Delayed ulnar-nerve palsy following a fracture of the hamate. J Bone Joint Surg Am 1968;50:570-572

[53] Foucher G, Schuind F, Merle M, Brunelli F. Fractures of the hook of the hamate. J Hand Surg [Br] 1985;10:205-210

[54] Shea JD, McClain EJ. Ulnar-nerve compression syndromes at and below the wrist. J Bone Joint Surg Am 1969;51:1095-1103

[55] Zoëga H. Fracture of the lower end of the radius with ulnar nerve palsy. J Bone Joint Surg Br 1966;48:514-516

[56] Vance RM, Gelberman RH. Acute ulnar neuropathy with fractures at the wrist. J Bone Joint Surg Am 1978;60:962-965

[57] McCarroll HR. Nerve injuries associated with wrist trauma. Orthop Clin North Am 1984;15:279-287

[58] Kwak KW, Kim MS, Chang CH, Kim SH. Ulnar nerve compression in Guyon's canal by ganglion cyst. J Korean Neurosurg Soc 2011;49:139-141

[59] Inaparthy PK, Anwar F, Botchu R, Jähnich H, Katchburian MV. Compression of the deep branch of the ulnar nerve in Guyon's canal by a ganglion: two cases. Arch Orthop Trauma Surg 2008;128:641-643

[60] Francisco BS, Agarwal JP. Giant cell tumor of tendon sheath in Guyon's canal causing ulnar tunnel syndrome: a case report and review of the literature. Eplasty 2009;9:e8

[61] Ozdemir O, Calisaneller T, Gerilmez A, Gulsen S, Altinors N. Ulnar nerve entrapment in Guyon's canal due to a lipoma. J Neurosurg Sci 2010;54: 125-127

[62] Kim SS, Kim JH, Kang HI, Lee SJ. Ulnar nerve compression at Guyon's canal by an arteriovenous malformation. J Korean Neurosurg Soc 2009;45: 57-59

[63] Ozdemir O, Calisaneller T, Altinors N. Compression of the ulnar nerve in Guyon's canal by an arteriovenous malformation. J Hand Surg Eur Vol 2007;32:600-601

[64] Guidicelli T, Londner J, Gonnelli D, Magalon G. Two anomalous muscles of a forearm revealed by ulnar nerve compressions, a Double Crush syndrome [inTK] Ann Chir Plast Esthet 2012

[65] Ogun TC, Karalezli N, Ogun CO. The concomitant presence of two anomalous muscles in the forearm. Hand (NY)2007;2:120-122

[66] Dimitriou C, Natsis K. Accessory abductor digiti minimi muscle causing ulnar nerve entrapment at the Guyon's canal: a case report. Clin Anat 2007; 20:974-975

[67] Upton AR, McComas AJ. The double crush in nerve entrapment syndromes. Lancet 1973;2:359-362

[68] Dell PC, Sforzo CR. Ulnar intrinsic anatomy and dysfunction. J Hand Ther 2005;18:198-207

[69] Earle AS, Vlastou C. Crossed fingers and other tests of ulnar nerve motor function.J Hand Surg Am 1980;5:560-565

[70] Strauch B, Lang A, Ferder M, Keyes-Ford M, Freeman K, Newstein D. The ten test. Plast Reconstr Surg 1997;99:1074-1078

[71] Brown JM, Mokhtee D, Evangelista MS, Mackinnon SE. Scratch collapse test localizes Osborne's band as the point of maximal nerve compression in cubital tunnel syndrome. Hand (NY) 2010;5:141-147

[72] Robertson C, Saratsiotis J. A review of compressive ulnar neuropathy at the elbow. J Manipulative Physiol Ther 2005;28:345

[73] Dimberg EL. Electrodiagnostic evaluation of ulnar neuropathy and other upper extremity mononeuropathies. Neurol Clin 2012;30:479-503

[74] Yalinay Dikmen P, Oge AE, Yazici J. Short segment incremental study in ulnar neuropathy at the wrist: report of three cases and review of the literature. Acta Neurol Belg 2010;110:78-83

[75] Visser LH, Beekman R, Franssen H. Short-segment nerve conduction studies in ulnar neuropathy at the elbow. Muscle Nerve 2005;31:331-338

[76] Yuksel G, Karlikaya G, Tutkavul K, Akpinar A, Orken C, Tireli H. Electrodiagnosis of ulnar nerve entrapment at the elbow. Neurosciences (Riyadh) 2009;14:249-253

[77] Friedrich JM, Robinson LR. Prognostic indicators from electrodiagnostic studies for ulnar neuropathy at the elbow. Muscle Nerve 2011;43:596-600

[78] Todnem K, Michler RP, Wader TE, Engstrφm M, Sand T. The impact of extended electrodiagnostic studies in ulnar neuropathy at the elbow. BMC Neurol 2009;9:52

[79] Papathanasiou ES, Loizides A, Panayiotou P, Papacostas SS, Kleopa KA. Ulnar neuropathy at Guyon's canal: electrophysiological and surgical findings. Electromyogr Clin Neurophysiol 2005; 45:87-92

[80] Wee AS. Ulnar nerve stimulation at the palm in diagnosing distal ulnar nerve entrapment. Electromyogr Clin Neurophysiol 2005;45:47-51

［81］Volpe A, Rossato G, Bottanelli M, et al. Ultrasound evaluation of ulnar neuropathy at the elbow: correlation with electrophysiological studies. Rheumatology (Oxford) 2009; 48:1098-1101

［82］Ayromlou H, Tarzamni MK, Daghighi MH, et al. Diagnostic value of ultrasonography and magnetic resonance imaging in ulnar neuropathy at the elbow. ISRN Neurol 2012;2012: 491892

［83］Lee FC, Singh H, Nazarian LN, Ratliff JK. High-resolution ultrasonography in the diagnosis and intraoperative management of peripheral nerve lesions. J Neurosurg 2011; 114:206-211

［84］Padua L, Aprile I, Caliandro P, Foschini M, Mazza S, Tonali P. Natural history of ulnar entrapment at elbow. Clin Neurophysiol 2002;113:1980-1984

［85］Mackinnon SE, Novak CB. Compression neuropathies. In: Wolfe SW, Hotchkiss RN, Pederson WC, Kozin SH, eds. Green's Operative Hand Surgery. 6th ed. Philadelphia, PA: Elsevier Churchill Livingstone; 2011:977-1014

［86］Mackinnon SE. Comparative clinical outcomes of submuscular and subcutaneous transposition of the ulnar nerve for cubital tunnel syndrome. J Hand Surg Am 2009;34:1574-1575, author reply 1575

［87］Eaton RG, Crowe JF, Parkes JC. Anterior transposition of the ulnar nerve using a non-compressing fasciodermal sling. J Bone Joint Surg Am 1980;62:820-825

［88］Adson AW. The surgical treatment of progressive ulnar paralysis. Minn Med 1918;1:455-460

［89］Kleinman WB, Bishop AT. Anterior intramuscular transposition of the ulnar nerve. J Hand Surg Am 1989;14:972-979

［90］Plancher KD, McGillicuddy JO, Kleinman WB. Anterior intramuscular transposition of the ulnar nerve. Hand Clin 1996;12:435-444

［91］Henry M. Modified intramuscular transposition of the ulnar nerve. J Hand Surg Am 2006;31:1535-1542

［92］Learmonth JR. A technique for transplanting the ulnar nerve. Surg Gynecol Obstet 1942;75:792-793

［93］Palmer BA, Hughes TB. Cubital tunnel syndrome. J Hand Surg Am 2010;35:153-163

［94］Ehsan A, Hanel DP. Recurrent or persistent cubital tunnel syndrome. J Hand Surg Am 2012;37:1910-1912

［95］Heithoff SJ. Cubital tunnel syndrome does not require transposition of the ulnar nerve. J Hand Surg Am 1999;24: 898-905

［96］Zimmerman R, Jupiter J, González del Pino J. Minimum 6-year follow-up after decompression and submuscluar transposition for primary entrapment. J Hand Surg Am. 2013;38(12):2398-2404

［97］Goldfarb CA, Sutter MM, Martins EJ, Manske PR. Incidence of reoperation and subjective outcome following in situ decompression of the ulnar nerve at the cubital tunnel. J Hand Surg [Br]2009; 34B:379-383

［98］Cobb TK. Endoscopic cubital tunnel release. J Hand Surg Am 2010;35:1690-1697

［99］Lowe JB, Mackinnon SE. Management of secondary cubital tunnel syndrome. Plast Reconstr Surg 2004;113:E1-E16

［100］Mackinnon SE, Novak CB. Operative findings in reoperation of patients with cubital tunnel syndrome. Hand (NY) 2007;2:137-143

［101］Macadam SA, Bezuhly M, Lefaivre KA. Outcomes measures used to assess results after surgery for cubital tunnel syndrome: a systematic review of the literature. J Hand Surg Am 2009;34:1482-1491,e5

［102］Bartels RH, Menovsky T, Van Overbeeke JJ, Verhagen WI. Surgical management of ulnar nerve compression at the elbow: an analysis of the literature. J Neurosurg 1998;89: 722-727

［103］Mowlavi A, Andrews K, Lille S, Verhulst S, Zook EG, Milner S. The management of cubital tunnel syndrome: a meta-analysis of clinical studies. Plast Reconstr Surg 2000; 106:327-334

［104］Chung KC. Treatment of ulnar nerve compression at the elbow. J Hand Surg Am 2008;33:1625-1627

［105］Shi Q, MacDermid J, Grewal R, King GJ, Faber K, Miller TA. Predictors of functional outcome change 18 months after anterior ulnar nerve transposition. Arch Phys Med Rehabil 2012;93:307-312

［106］Nabhan A, Ahlhelm F, Kelm J, Reith W, Schwerdtfeger K, Steudel WI. Simple decom-pression or subcutaneous anterior transposition of the ulnar nerve for cubital tunnel syndrome. J Hand Surg [Br]2005;30:521-524

［107］Gervasio O, Gambardella G, Zaccone C, Branca D. Simple decompression versus anterior submuscular transposition of the ulnar nerve in severe cubital tunnel syndrome: a prospective randomized study. Neurosurgery 2005;56:108-117, discussion 117

［108］Biggs M, Curtis JA. Randomized, prospective study comparing ulnar neurolysis in situ with submuscular transposition. Neurosurgery 2006;58: 296-304, discussion 296-304

［109］Zlowodzki M, Chan S, Bhandari M, Kalliainen L, Schubert W. Anterior transposition compared with simple decompression for treatment of cubital tunnel syndrome: a meta-analysis of randomized, controlled trials. J Bone Joint Surg Am 2007;89:2591-2598

［110］Macadam SA, Gandhi R, Bezuhly M, Lefaivre KA. Simple decompression versus anterior subcutaneous and submuscular transposition of the ulnar nerve for cubital tunnel syndrome: a meta-analysis. J Hand Surg Am 2008; 33:e1-e12

［111］Charles YP, Coulet B, Rouzaud JC, Daures JP, Chammas M. Comparative clinical outcomes of submuscular and subcutaneous transposition of the ulnar nerve for cubital tunnel syndrome. J Hand Surg Am 2009;34:866-874

［112］Luo S, Zhao J, Su W, Li X. Efficacy comparison between anterior subcutaneous and submuscular transposition of ulnar nerve to treat cubital tunnel syndrome [in Chinese] Zhongguo Xiu Fu Chong Jian Wai Ke Za Zhi 2010;24:577-580

[113] Zhong W, Zhang W, Zheng X, Li S, Shi J. Comparative study of different surgical transposition methods for ulnar nerve entrapment at the elbow. J Int Med Res 2011;39:1766-1772

[114] Watts AC, Bain GI. Patient-rated outcome of ulnar nerve decompression: a comparison of endoscopic and open in situ decompression. J Hand Surg Am 2009;34:1492-1498

[115] Brzović Z. Nerve compression syndromes of the arm [in TK] Acta Med Iugosl 1989;43:373-395

[116] Brown JM, Yee A, Mackinnon SE. Distal median to ulnar nerve transfers to restore ulnar motor and sensory function within the hand: technical nuances. Neurosurgery 2009;65:966-977, discussion 977-978

[117] Kaiser R, Houšt'ava L, Brzezny R, Haninec P. The results of ulnar nerve decom-pression in Guyon's canal syndrome [in Czech] Acta Chir Orthop Traumatol Cech 2012;79:243-248

[118] Saint-Cyr M, Kleinert HE. Compression of the ulnar nerve and spasm of the ulnar artery in Guyon's canal caused by a hypermobile pisiform bone. Scand J Plast Reconstr Surg Hand Surg 2008;42:215-217

[119] Ablove RH, Moy OJ, Peimer CA, Wheeler DR, Diao E. Pressure changes in Guyon's canal after carpal tunnel release. J Hand Surg [Br]1996; 21:664-665

[120] Gabel GT, Amadio PC. Reoperation for failed decompression of the ulnar nerve in the region of the elbow. J Bone Joint Surg Am 1990;72:213-219

[121] Rogers MR, Bergfield TG, Aulicino PL. The failed ulnar nerve transposition: etiology and treatment. Clin Orthop Relat Res 1991; 269:193-200

[122] Dorsi MJ, Chen L, Murinson BB, Pogatzki-Zahn EM, Meyer RA, Belzberg AJ. The tibial neuroma transposition (TNT) model of neuroma pain and hyperalgesia. Pain 2008; 134:320-334

[123] Kale SS, Glaus SW, Yee A, et al. Reverse end-to-side nerve transfer: from animal model to clinical use. J Hand Surg Am 2011;36:1631-1639, e2

[124] Davidge KM, Moore AM, Yee A, Mackinnon SE. The supercharge end-to-side anterior interosseous to ulnar motor nerve transfer for restoring intrinsic unction: Clinical experience. Plastic and Reconstructive Surgery. 2015[in press]

11 桡神经卡压和损伤

著者：Kirsty U. Boyd，Linda T. Dvali，J. Megan Patterson，Brendan M. Patterson，Kristen M. Davidge
翻译：陈星隆 王珑 审校：易传军 顾立强

11.1 引言

桡神经病变可由直接损伤或桡神经走行路径中任何部位的压迫造成，包括从臂丛神经到远端的骨间后神经（PIN）和浅感觉支。由于疼痛和对生活质量的影响，桡神经感觉支被认为是最不能被忽略的神经之一。对桡神经解剖的深入理解，有助于了解不同水平的神经损伤，尤其是创伤造成的神经损伤。与正中神经和尺神经相比，由于与运动终板的距离更近，受损的桡神经往往恢复也较好；但是，桡神经的近端损伤还是会伴有明显的功能丧失。本章阐述桡神经的解剖，各种桡神经病变的常见病因，能用于重建的潜在技术，手术结果的评价，详细描述作者的首选技术。

11.2 历史回顾

自 1863 年以来，文献中就有关于各种病因所致的桡神经麻痹的临床病例报告。Agnew 报道肿块同时压迫 PIN 和正中神经，切除肿块后 PIN 功能完全恢复[1]。在 1905 年有报道提出，反复的旋前—旋后是造成音乐指挥桡神经麻痹的可疑病因[2]。1931 年，Grigoresco 和 Iordanesco 报告一名男性受轻伤后把头压在前臂上睡觉，随后表现 PIN 麻痹[3]。在大量文献中，许多作者陆续报道了 PIN 麻痹和桡神经麻痹的各种病因[3~11]。

11.3 桡神经病变的病因

11.3.1 骨科原因

在所有病因中，创伤逐渐成为导致桡神经损伤的一个特别重要的原因。比起其他的主要神经，骨科损伤造成桡神经损伤更加常见[12, 13]，肱骨干骨折中，12% 的患者伴有桡神经麻痹[1, 14, 15]。虽然大部分都是单纯的牵拉伤，但是严重时桡神经可被卡压于骨碎片或骨痂中[12, 15]。肱骨骨折造成的桡神经损伤最常见于肱骨远端旋转移位骨折，尤其是移位并向桡侧成角时（图 11.1）[16]。有时，桡骨头脱位可导致旋后肌牵扯伤，造成暂时性的桡神经麻痹[17]。

虽然骨折相关性桡神经损伤常由肱骨骨折本身所致，但据报道，肱骨干骨折行手术固定骨折，桡神经损伤发生率仍有 1.9%~3.3%[18~20]。在肱骨的中、远三分之一，骨折固定或置入内固定物后，神经在骨折断端间的压迫和直接损伤仍时有报道[21, 22]。手术固定导致的桡神经损伤常发生在桡神经从后侧间室走向前间室时穿过外侧肌间隔处[12~15]。此外，在平三角肌粗隆远端肱骨骨干后方，骨折及随后的手术固定有损伤桡神经的风险。另一个可能的损伤部位是肱骨远端三分之一，也就是在外上髁至近端的干骺端开大处的肱骨外侧区域[16]。桡神经损伤也可以发生在其他骨科或血管手术[17, 23]中，包括手术引起的牵拉损伤或术后压迫性神经失用症[24~25]。

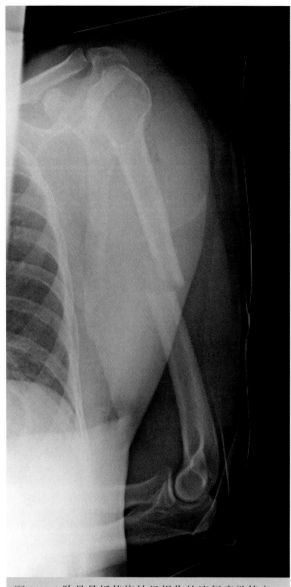

图 11.1　肱骨骨折伴桡神经损伤的流行病学特点。基于特殊解剖因素的影响，桡神经损伤成为肱骨骨折最常见的并发症。神经沿肱骨呈螺旋形走行，并且在上臂外侧肌间隔和前臂旋后肌起点的腱膜缘等处固定。因此，它不像尺神经与正中神经那样，具有较大的"活动度"。此外，与骨折相关的创伤和水肿使桡神经在走行过程中更具"黏性"，活动度进一步下降；而与骨折相关的肿胀，也使其在上臂和前臂的嵌压（固定）"更紧"。所有这些因素使桡神经容易遭受牵拉伤和二重压迫的损伤，尤其是需要切开复位内固定手术时

此外，还应注意肘关节探查也容易造成 PIN 损伤。孟氏骨折是包括桡骨头脱位和尺骨骨折的肘部复杂损伤。如果这种损伤合并桡神经麻痹，则通常发生于 PIN[26~28]。

有趣的是，医源性神经损伤常发生于桡神经和腓神经，推测与其沿肢体的螺旋形走行有关，使其对牵拉的耐受下降；而相关卡压点如腓骨头、Fröhse 腱弓和螺旋沟内的外侧肌间隔等增加了对神经的束缚，使这两条神经更易发生麻痹。

11.3.2　肿物

据报道，肿瘤能引起桡神经受压，导致桡神经受压最常见的肿瘤是脂肪瘤[20, 28, 30~32]。然而，腱鞘囊肿、其他良性肿瘤，甚至炎症也可对桡神经或 PIN 造成压迫。除非有明显的压迫，良性肿瘤很少导致完全性神经麻痹。类风湿性关节炎和外伤引起的炎症，也可引起桡神经或 PIN 神经麻痹[6, 34~36]。

11.3.3　枪击伤

切割伤引起桡神经损伤少见，因为神经的运动部分的位置较深[1]；相反，枪伤是桡神经损伤的常见原因。神经损伤的程度与子弹自身相关。通常情况下，这种类型的神经损伤预后良好。Omer 研究发现，331 例低速枪伤患者和 264 例高速枪伤患者，在伤后 4~7 个月和 3~6 个月时，分别有 69% 的患者能自行恢复并具有相对良好的临床功能[37]。最近的一项研究通过电诊断技术对比研究了枪伤和神经钝挫伤中桡神经损伤程度、损伤神经的完整性和合并的神经损伤的差异，结果是二者间没有明显区别[38]。基于此原因，多数枪击造成的神经损伤按照"闭合伤"来对待。

11.3.4 注射损伤

虽然桡神经损伤可由于注射直接导致，但是由药物造成的瘢痕组织也可引起压迫[6, 8, 9]。三角肌区反复肌肉注射喷他佐辛能引起肱三头肌纤维肌病，从而导致桡神经卡压[39]。药物可沿神经纵向流动。通常，神经注射损伤能导致严重疼痛和 Sunderland Ⅲ 或 Ⅵ度神经损伤。这种损伤很难治疗，不像局限于一个已知的神经卡压部位时，可通过药物和手术减压来处理。同样，也有注射导致桡神经炎的报道[40, 41]。

11.3.5 神经卡压病变

在臂部，桡神经卡压的诸多原因已有很详细的描述。传统的"周六夜麻痹"即患者压着手臂睡觉，醒后出现桡神经麻痹。与其他暂时性压迫性神经病变一样，这种损伤可自行恢复，无须干预。其他可能造成暂时性压迫性神经病变的情况包括使用拐杖将桡神经直接压迫至肱骨，椅子、手术台、担架或者牵引设备等对神经的压迫，以及术中止血带压迫[10, 11, 18, 37, 42~44]。

解剖结构引起的压迫是造成前臂和上臂桡神经麻痹的一个重要原因。肱三头肌外侧头形成的纤维弓（外侧肌间隔）是造成上臂近端桡神经压迫的原因[45, 46]。有报道，牵拉上臂的体育运动可涉及桡神经穿过外侧肌间隔处，从而造成桡神经近端麻痹。在上臂高位发生压迫性桡神经麻痹时，通常不需要手术干预，可自行恢复[20]。但是，如果神经是被注射的物质直接损害的，单纯手术探查不能促进恢复。

桡神经在上臂受压可有诸多直接和间接的原因，但在前臂近端和肘部区域，因压迫所致桡神经损伤则更为常见，大都发生在已经详细描述的几个解剖部位。虽然切割伤、桡骨头脱位和骨折都能引起 PIN 损伤，但在导致所谓的纯运动型瘫痪的 PIN 综合征的病因中，解剖结构引起的压迫还是主要原因，同时，有局部疼痛但无远端感觉缺失者为桡管综合征。真正主诉桡神经感觉分布区感觉障碍者，最有可能是因为桡神经感觉支在前臂远端三分之一受压所致［肱桡肌腱和桡侧腕长伸肌（ECRL）之间］，这就是所谓 Wartenberg 综合征。

11.4 手术解剖

桡神经由臂丛神经后束分出，后者由 C5、C6、C7、C8 和 T1 神经根分支组成（图 11.2）。桡神经先走行于腋动脉和静脉背侧，其后紧贴肱骨干后方，走行于肱三头肌外侧头下方，并发出运动支支配肱三头肌。桡神经的两条感觉支，臂后皮神经和前臂后皮神经，在此处分出并于皮下走行。随后，桡神经主干在深部行走，绕过肱骨干，穿过外侧肌间隔（肱骨外侧髁近端 10 cm 左右）[16]。在肱骨外上髁近端 2~3 cm，桡神经走行于肱肌和肱桡肌之间，有助于术中辨认桡神经。在此处，桡神经分支支配肱桡肌和 ECRL，然后再发出运动支（PIN）和桡神经浅支（感觉支）[13]。PIN 跨越肱桡关节，然后向背外侧绕过桡骨头并穿过旋后肌肌腹，再沿骨间膜背侧面走行[47]。神经在此处分支支配前臂和手部的主要伸肌，包括桡侧腕短伸肌（ECRB）、旋后肌、指总伸肌（EDC）、小指固有伸肌（EDQ）、尺侧腕伸肌（ECU）、拇长展肌（APL）、拇长伸肌（EPL）、拇短伸肌（EPB）和示指固有伸肌（EIP）。

旋后肌是一个重要的解剖结构。1908 年，Fröhse 和 Frankel 指出，在发出旋后肌两个头的肱骨外上髁的内外侧缘有一条纤维弓[74]。Morton Spinner 认为这种结构是压迫的重要来源，并将腱性旋后肌浅头命名为 Fröhse 弓[47]（同样，Struthers 弓也是尺神经压迫的重要原因，见第 10 章）。PIN 穿过 Fröhse 弓（旋后肌两个头之间）后，神经会分成很多分支[47]。其他潜在压迫点包括 Henry 血管束（桡侧返动脉）和 ECRB 腱缘[34]。

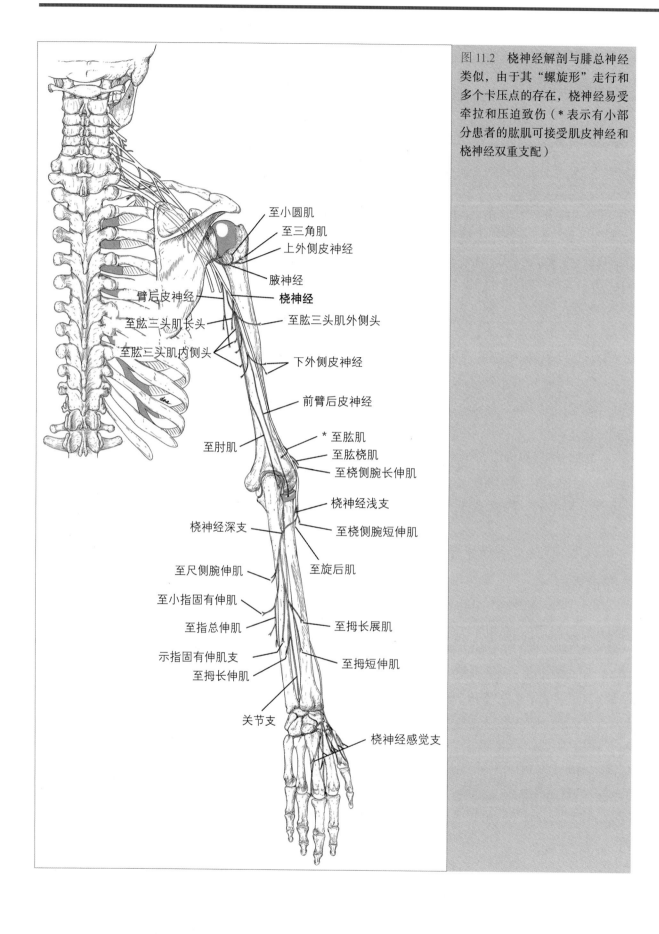

至小圆肌
至三角肌
上外侧皮神经
腋神经
臂后皮神经
桡神经
至肱三头肌长头
至肱三头肌外侧头
至肱三头肌内侧头
下外侧皮神经
前臂后皮神经
至肘肌
* 至肱肌
至肱桡肌
至桡侧腕长伸肌
桡神经浅支
桡神经深支
至桡侧腕短伸肌
至尺侧腕伸肌
至旋后肌
至小指固有伸肌
至指总伸肌
至拇长展肌
示指固有伸肌支
至拇短伸肌
至拇长伸肌
关节支
桡神经感觉支

图 11.2　桡神经解剖与腓总神经类似，由于其"螺旋形"走行和多个卡压点的存在，桡神经易受牵拉和压迫致伤（* 表示有小部分患者的肱肌可接受肌皮神经和桡神经双重支配）

神经发出的分支中，一条大的主支支配相对浅表肌肉，包括 EDC、EDQ 和 ECU；而另一支支配深层肌肉，如 APL、EPL、EPB、EIP。支配 ECRB 的分支于 PIN 进入旋后肌前的近端发出，总是位于 PIN 浅面。支配 ECRB 的神经分支是很明显的独立分支，在桡神经发出运动/感觉分支之前发出。事实上，它可能看起来像是来自于桡神经的感觉支。我们要认识到，并在术中要注意保护这一分支。正中神经麻痹时，该神经也是优良的供体神经。旋后肌神经支（C5）在 PIN 后方的分成两束，也能用于正中神经麻痹（C7、C8）和 PIN 功能（C6，C7，C8）移位重建的治疗。

在 25% 的患者中，桡神经经过桡骨近端一个看似裸露区域然后发出 PIN，并行走于肱二头肌粗隆后方[17]。此处，桡神经在骨折或置入内置物治疗骨折时容易直接受损。在这里还有一些罕见的解剖变异。58 例尸体前臂研究发现，4% 的 PIN 走行于旋后肌浅面，仅有一层薄的腱膜覆盖；5% 的 PIN 在前臂位于旋后肌的深面，与桡骨骨膜直接接触[49]。

分支支配伸肌后，PIN 沿着第四伸肌鞘管桡侧走行并最终支配腕关节囊背侧和腕骨间韧带。如果有手短伸肌存在，则由 PIN 终末支分支支配[28]。封闭 PIN 终末支有助于诊断腕关节痛；在治疗腕关节痛时，切除 PIN 终末支可使腕背侧部分区域发生去神经作用[24]。切除也有助于治疗桡神经感觉支神经瘤性疼痛。

其他解剖变异包括肘关节和前臂近端区域肌肉的变异。有时旋后肌在肱骨外上侧髁仅有一个肌肉起点，这使得桡神经走行于旋后肌表面，而不是在两个头之间经过。还有一种变异就是肱桡肌和肱肌融合（或者是分离失败），使得桡神经在桡管近端受压[16]，可能是桡管综合征的一个病因。

11.5　诊断和体格检查

完整的病史和仔细的体格检查，是判断神经损伤平面和推测桡神经功能障碍的原因时所必需的。PIN 完全损伤时，任何手指的掌指关节均不能伸直。但是通过尺神经，内在肌肉仍有功能，因此患者能伸直指间关节。同样，虽然 EPL 肌腱瘫痪，但是通过正中神经和尺神经支配的拇指内在肌能让拇指的指间关节至少伸直至中立位。但是，拇指的 IP 关节不能过伸，手平放时患者无法将拇指抬离桌面。PIN 麻痹时，由于 ECRL 仍受神经支配（在 PIN 近端发出的分支），腕关节仍可背伸，但会出现桡偏。

除了 PIN 支配的肌肉瘫痪外，桡神经支配区域的感觉障碍，肱桡肌、ECRL 和肱三头肌瘫痪，提示桡神经损伤平面在上臂近端。如果前臂后侧和上臂后外侧感觉缺失，可能是后皮神经受损，提示桡神经损伤位置更高，位于神经自腋窝穿出到神经从臂丛后束发出的部位。在更近端的部位，如臂丛后束的损伤，可伴有腋神经支配的三角肌和胸背神经支配的背阔肌肌力弱。最后，C7 神经根型颈椎病，行感觉检查可发现中指掌侧和背侧感觉丧失。此外，C7 神经根病变还可导致由正中神经支配的肌肉［旋前圆肌、桡侧腕屈肌（FCR）］和伸肌无力。肌电图检查有助于定位颈神经根问题。

在伸指和伸拇功能缺失时，诊断难点在于可能单纯缘于肌腱断裂而不是神经麻痹。事实上，PIN 损伤导致的伸拇和伸指受限极易与肌腱断裂所致的伸直受限混淆，后者常见丁类风湿性关节炎[27]。其实，简单的"腱固定效应"试验就能够明确鉴别：如果肌腱完整，屈曲腕关节能使手指伸直，伸直腕关节会促使手指屈曲。PIN 损伤时，腱固定效应仍存在；而肌腱断裂时，腱固定效应则消失。

对于闭合性桡神经损伤，反复的临床检查和重复肌电图检查是必需的，可记录神经的自发性恢复；当神经未按预期曲线恢复时，还可指导决定手术与否。

11.6 桡管综合征

桡管起始于桡神经的肱桡肌和 ECRL 运动支远端。在桡管内，桡神经内侧为肱肌和肱二头肌肌腱，外侧为肱桡肌起点，后方在入口处为肱骨外上髁外侧面。

在更远端，ECRB 跨过桡神经，肌肉足够大时，可将桡神经压向深层的肱骨小头。ECRL 的起点位于桡神经后方，所以不会对神经形成压迫。相反，在桡管远端桡神经分出 PIN 处，ECRB 的纤维弓可将桡神经压向 Fröhse 弓。在桡管内，另一个容易造成桡神经压迫的位置在桡神经越过桡骨头处，神经需要通过一个纤维粘连带。虽然从解剖上来说桡管综合征和 Fröhse 弓处的 PIN 综合征有重叠，但临床表现是不一样的。

虽然这种解剖结构的重叠既可引起桡管综合征也可导致 PIN 综合征，但桡管综合征的患者通常不会有运动瘫痪，而表现为前臂近端疼痛，用力后疼痛加重，桡神经支配区的感觉障碍。

11.7 肱骨外上髁炎（网球肘）

Goldie 称肱骨外上髁炎是肱骨外上髁上 ECRB 和 EDC 起点处的炎性反应，导致这些肌肉周围形成肉芽组织[50]。Nirschel 和 Pettrone 也同意这种观点[51]。目前认为这是一种退变而非炎症。临床表现为抗阻力伸腕和伸指时外上髁处的疼痛。在临床上，医生需要区分桡管综合征和肱骨外上髁炎（网球肘）。已有相关的诱发检查能辅助诊断。Roles 和 Maudsley 提出了一个诱发实验——抗阻力伸直中指，该试验模仿桡管综合征[35]。Lister 进一步提出抗阻力伸中

指造成的疼痛比示指、环指或者小指的疼痛要更严重[52]。Lister 补充指出，桡管综合征的疼痛在活动肌肉和位于桡骨头处，而肱骨外上髁炎的疼痛在肱骨外侧髁处。对于桡神经卡压，在这些肌肉的肌腹部分，桡神经有触压痛。我们发现，桡管综合征在划痕坍塌实验时也呈阳性，但由于神经位置较深，在旋后肌下方，我们用指压法来刺激而不是表浅的划痕。

11.8 桡神经麻痹的治疗

确诊桡神经麻痹后，必须确定治疗方案。为此，我们建立了一个基于简单的临床分类系统的治疗流程，同时也包括桡神经损伤治疗的基本原则。

11.8.1 开放性桡神经损伤

对于伴有桡神经功能障碍的开放性损伤，应该立即探查，在探查骨折和创口的同时对桡神经进行检查。桡神经可以受肱骨压迫或被骨折端切割。对于被切断的桡神经，早期治疗是直接神经缝合[2]。但是，牵拉伤实际上更为常见，应将其作为闭合伤对待。Barton 报道，16% 的肱骨干骨折伴有即刻发生的桡神经麻痹，但是早期探查在 23 例桡神经麻痹中，只发现 1 例桡神经断裂[42]。

11.8.2 闭合性桡神经麻痹

对于闭合性桡神经麻痹，在怀疑桡神经完全断离时，即使创口是闭合性的也要立即手术探查（如看到明显的骨折移位、高速度伤）。否则，患者应观察 3 个月。为患者提供腕夹板固定，进行手部理疗使功能最大化，并保持患侧受累关节的被动活动。如果 3 个月内没有临床或者肌电图证据表明神经再生，应进行手术探查[53]。确定神经是否再生很重要。神经支配恢复的顺序和桡

神经从肘关节近端开始支配的肌肉顺序相同：肱桡肌，ECRL，ECRB。剩余肌肉的再支配恢复顺序是 ECU，EDC，EDQ。此后，神经要生长 4 cm，以支配 APL、EPB、EIP 和 EPL。

对于闭合性的桡神经麻痹，如 3 个月后没有临床或肌电图证据证明神经恢复，应考虑手术治疗。手术方法包括减压 / 松解术，神经移植，远端神经移位和肌腱移位。应该注意的是，对恢复良好的患者，如果突然出现恢复停滞，可能提示神经被"阻挡"在某个已知的卡压部位。此时，简单的减压术即可使受阻的神经更快地恢复。在卡压位点（外侧肌间隔和 / 或 Fröhse 弓），划痕坍塌实验通常为阳性。

11.9 手术方式的选择

11.9.1 一期修复和 / 或神经移植

低位或中段的桡神经损伤，根据情况可选择一期修复、减压或松解，或者 3~4 个月后行神经移植。由于再生的轴突距离运动终板相对较近，修复后恢复效果非常好[4]。

11.9.2 肌腱移位

相比之下，高位桡神经损伤轴突再生距离较长[53]。对于这种损伤，如 3 个月内未见恢复，则更建议采取神经移位或肌腱移位术[53]。

肌腱移位是桡神经麻痹不能恢复的治疗选择。对于桡神经麻痹的患者，这种治疗预期效果较好（见第 17 章）。肌腱移位的组合应依据桡神经损伤水平、整体功能和具体解剖而定。使用旋前圆肌重建伸腕功能最常采用 ECRB 作为止点，因为其在第三掌骨的止点更靠近中轴。对于伸指功能，可用中指指浅屈肌 FDS（Ⅲ）、尺侧腕屈肌（FCU）或 FCR 来修复 EDC[53]，我们多采用 FCR。对于伸拇，可用掌长肌或 FDS（Ⅳ）来修复 EPL[53]。很多报告指出，在桡神经横断伤，

早期的肌腱移位能得到较好的结果[53]。对高位桡神经损伤、神经功能完全丧失或者延迟就诊者，另一个选择是采用神经移位的治疗。如患者关节被动活动良好，想要快速恢复并且能耐受一个月的制动，可以采用肌腱移位。神经移位仅需要制动数天，可获得手指自主伸直功能，但是在恢复前需要 10~12 个月的训练。肌腱移位没有时间限制，而神经移位恢复需要在数月内完成。

11.9.3 神经移位

神经移位需要动用供区神经富余的神经束，用以在靠近靶器官的位置恢复支配重要的运动支或感觉支。虽然直到最近这项技术才受到青睐，但被发现能用于移位的供区神经数量迅速增加[54]。1948 年，Lurje 首先描述用神经移位治疗严重的臂丛神经损伤，作为其他方案的替补方案。但在 20 世纪六七十年代，该技术一直处于彼时盛行神经移植术的阴影中[3,55]。历史上，神经移位只用于臂丛撕脱伤，而且是在没有其他近端的神经可用的情况下[56,57]。时至今日，神经移位越来越多地用于重建很多近端神经损伤，比长段的神经移植更受欢迎[54]。神经移位无须神经移植，只要严格遵从"供区 / 远端，受区 / 近端"的"咒语"[54]。越来越多的人接受神经移位来治疗桡神经损伤，但是这种技术的收益尚需进一步阐明[53]。在骨折后桡神经功能不能恢复或神经完全麻痹的情况下，可以考虑远端神经移位修复。原来应用受限或无替代治疗方案时，神经移位是一个可行的选择。对于小范围创伤所致的急性神经完全断裂，如采用长段神经移植，效果较差，需要另外一种重建方案。自发性神经麻痹或神经炎，无法肯定近端神经正常时，也同样如此[53]。

可用正中神经的掌长肌、FCR 和 FDS 的神经束移位修复 PIN，在第 5 章有详细描述。

11.10 神经松解术

11.10.1 旋转沟处的松解

这是一种不常见的松解手术，建议带一本较好的解剖书进手术室。对于脊柱手术失败者且疼痛持续者，这种松解术加上 PIN 和桡浅神经松解可获得良好效果。如果同时进行桡管减压术，我们会首先松解桡管，如此有助于医生定位桡神经的近端。在肱桡肌和肱肌之间的间隙还需要另取一个切口（图 11.3），然后解剖至桡神经的部位。桡神经位于肌间隔之间而非肌肉内。随后沿桡神经走行向近端游离至外侧肌间隔（图 11.4），通常在肱骨外上髁以近约 12 cm 处。肌间隔结构清晰，走行距离长，长约 3 cm，术中可在几处分别切断（图 11.5，图 11.6）。此处，在桡神经周围有大血管，因此要注意避免损伤。同样，此处还有一条桡神经后皮支，也要注意加以保护。

11.10.2 骨间背侧神经 / 桡管减压术

在所有前臂近端的桡神经压迫都可以通过一种标准术式来解决。手术切口位于 ECRL 和肱桡肌之间的间隙（图 11.7）。术前，要求患者做抗阻力屈肘动作，容易确定该间隙。根据此间隙沿着肱桡肌的外侧或后方的边界，设计前臂近端手术切口。术前做标记是非常重要的。

切口完成后，仔细解剖，通过皮下组织到达

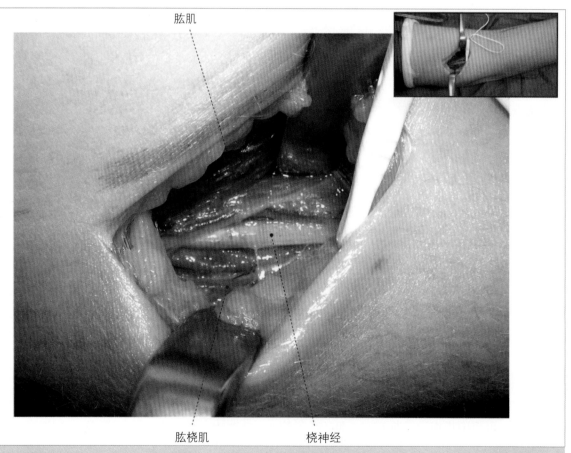

肱肌　　　　　　　桡神经

肱桡肌

图 11.3　旋转沟解压术（右侧）。通过肱肌与肱桡肌间的间隙显露桡神经沟内的桡神经。在使用止血带的情况下，于肘关节近侧、肱肌与肱桡肌间隙内显露桡神经，这两块肌肉之间筋膜界限清楚。如果寻找困难，说明显露间隙有误。先找到皮支，然后在其远端 2 cm 处显露桡神经。该病例取仰卧位，显露右上肢

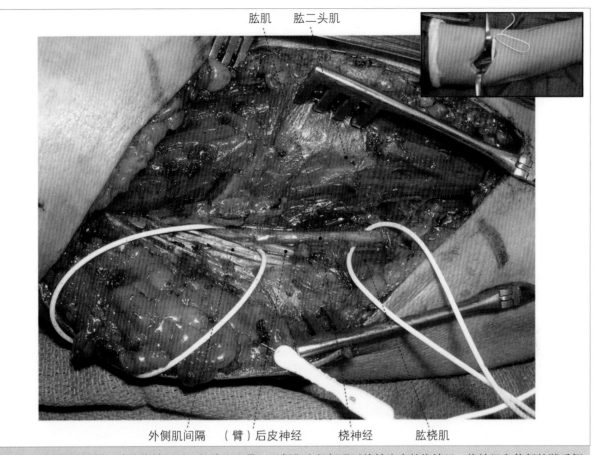

肱肌　肱二头肌

外侧肌间隔　（臂）后皮神经　桡神经　肱桡肌

图 11.4　外侧肌间隔。确认桡神经后，解除止血带，以便彻底松解通过旋转沟内的桡神经。桡神经和伴行的臂后侧皮神经已显露，恰位于外侧肌间隔远端锐利、增厚的边缘

筋膜层。此时，有标志能指导医生很容易找到桡神经。首先注意前臂后皮神经的存在，该神经正好沿 ECRL 和肱桡肌间隙纵向走行。通过两块肌肉间轻微的颜色差异可进一步确认此肌间隙（图11.8）：肱桡肌筋膜层更薄，而显得更红；而 ECRL 的筋膜较厚，显得较亮或白。我们要记住的是，红的是 BR，亮的是 ECRL。

然后提起臂后皮神经并注意保护。两肌肉间无血管的间隙可以很容易地用手指分离（图11.9）。

置入深部拉钩显露桡神经（见图10.13）。从掌侧到背侧，可以发现桡神经的三条分支。三者中，最粗大的感觉支位于最掌侧；随后是相对较细小的支配 ECRB 的分支；PIN 位于最背侧，

斜向走行，位于旋后肌浅头的深面。可能的压迫点包括 ECRB 的腱性外侧缘、神经表面的血管分支、旋后肌浅头起始处的筋膜缘。打开 ECRB 的筋膜缘后，就能看到旋后肌（图 11.14）。

完全切开旋后肌浅头的筋膜缘（Fröhse 弓），即可显露其深层的 PIN（图 11.15）。多数情况下，要松解整个旋后肌浅头以保证充分减压（图11.16）。操作时应特别小心，防止损伤 PIN 两侧的静脉。

如果病史和术前体格检查提示桡神经在桡管近端受压（由桡神经在肘上的疼痛所示），还需要再进行两个步骤。首先，向近端分离、松解。术者可以用一个指头向桡骨头近端做钝性分离。在桡骨头平面，桡神经近端很清楚地分为 PIN 和

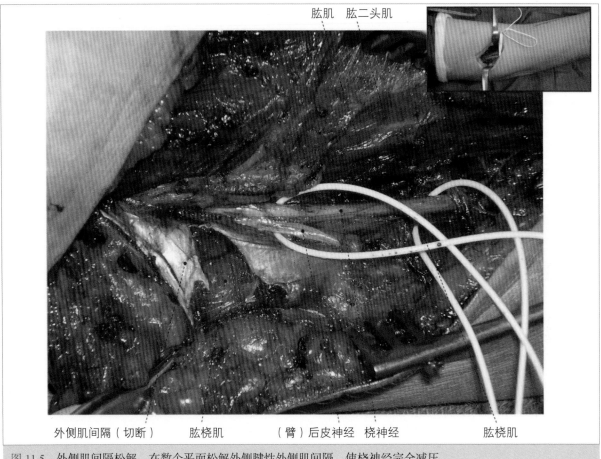

肱肌　肱二头肌

外侧肌间隔（切断）　　肱桡肌　　（臂）后皮神经　桡神经　　　　肱桡肌

图 11.5　外侧肌间隔松解。在数个平面松解外侧腱性外侧肌间隔，使桡神经完全减压

感觉支。术者可以用手指沿桡神经走行向近端游离至肱骨。在桡管近端，肱桡肌和肱肌的联合腱可能需要减压。有时需要在上臂远端、肱桡肌和肱肌之间另取一个切口，以便彻底松解。如果伴有肱骨外上髁炎，要将 ECRB 肌腱的近端切开，以将其自肱骨外上髁剥离（图 11.17）。肌腱切开是通过 ECRB 下方的 PIN 切口进行的，可使肌肉保持完整。

神经充分减压后，需考虑是否行神经内神经松解术。若 PIN 所支配肌肉有明显的无力甚至麻痹，需要考虑神经松解术，尤其是术中发现有假性神经瘤形成，即神经发硬、缺乏正常组织时。神经松解应一直进行，直到神经束结构变得明显且有良好的神经束膜特征，如 Fontana 带。

11.10.3　桡神经感觉支减压

对桡神经感觉支的压迫或者该处的神经瘤会引起明显的疼痛，患者的生活也会因此改变。我们需要区别桡神经感觉支病变和前臂外侧皮神经病变之间的不同。前臂外侧皮神经（LABC）在前臂（桡侧三分之一 / 尺侧三分之二连接处）与头静脉伴行。仅凭病史和体格检查，很难区分前臂外侧皮神经病变和桡神经感觉支病变。在前臂近端邻近头静脉处局部注射麻醉剂可阻滞LABC，但不影响深部的桡神经感觉神经。如果患者疼痛缓解，说明疼痛起于 LABC。

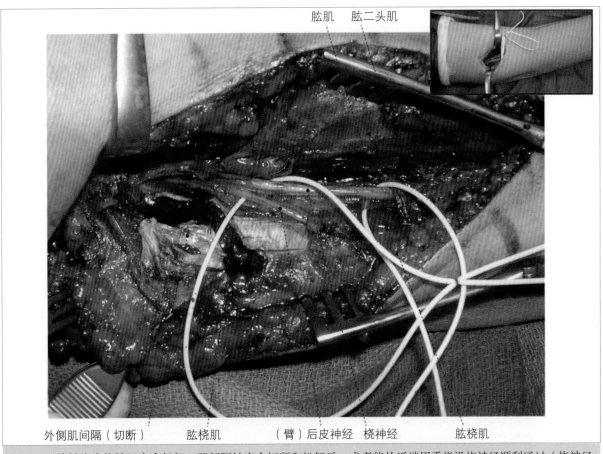

肱肌　肱二头肌

外侧肌间隔（切断）　　　肱桡肌　　　（臂）后皮神经　桡神经　　　　肱桡肌

图 11.6　旋转沟内桡神经完全松解。肌间隔被完全切断和松解后，术者能从近端用手指沿桡神经顺利通过（桡神经沟），注意勿损伤区域内的壁薄的血管

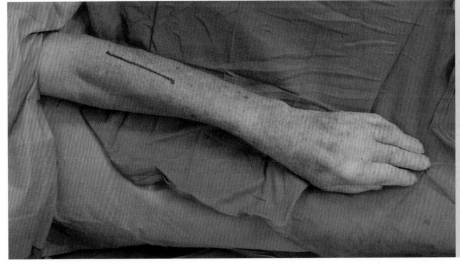

图 11.7　前臂近端桡神经松解。骨间背神经（PIN）松解切口。若想成功且轻松地在 Fröhse 弓处完成对 PIN 的松解，最关键的一点就是确保在肱桡肌与桡侧腕长伸肌（ECRL）间隙进行松解，术前要对该间隙做好标记。PIN 麻痹患者，肱桡肌是有功能的而且可以清楚地看到其后缘，术前做好这些标识以方便解剖是非常重要的

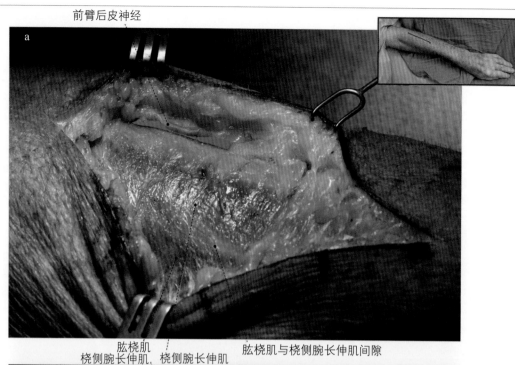

前臂后皮神经

a

肱桡肌
桡侧腕长伸肌 桡侧腕长伸肌　　肱桡肌与桡侧腕长伸肌间隙

b

肱桡肌　　　肱桡肌与桡侧腕长伸肌间的间隙

图 11.8　（a）桡神经的后皮支。前臂后皮神经已显露并被牵开（位于蓝色背景上，浅层软组织已牵开）。前臂后皮神经有助于确认肱桡肌与桡侧腕长伸肌（ECRL）间的间隙，覆盖肱桡肌的筋膜比 ECRL 上的稍薄，所以肱桡肌看起来"较红"而 ECRL 看起来"较亮"。（b）肱桡肌与桡侧腕长伸肌（ECRL）间的间隙。"较红"的肱桡肌与"较亮"的桡侧腕长伸肌（ECRL）间隙很明显（已标注）

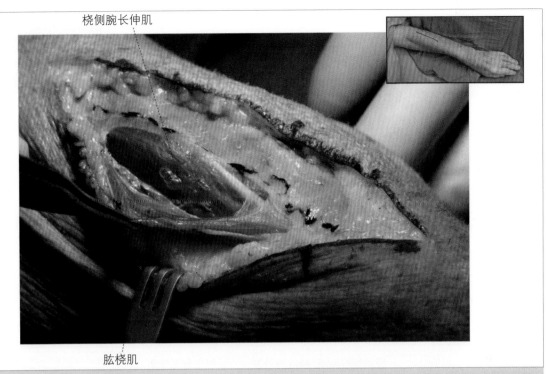

桡侧腕长伸肌

肱桡肌

图 11.9　肱桡肌与 ECRL 之间的解剖。向 Fröhse 弓用手指钝性分离，如果这两块肌肉之间有任何解剖困难，那说明没有在正确的间隙操作

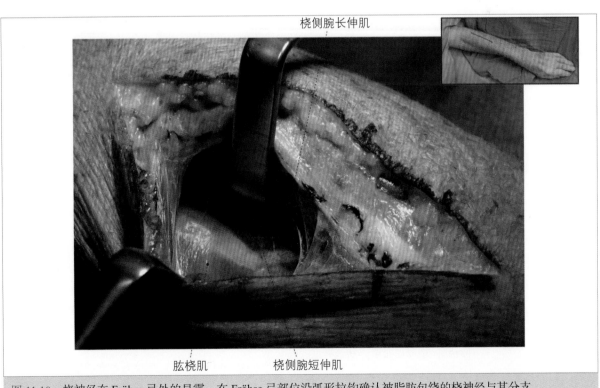

桡侧腕长伸肌

肱桡肌　　桡侧腕短伸肌

图 11.10　桡神经在 Fröhse 弓处的显露。在 Fröhse 弓部位沿弧形拉钩确认被脂肪包绕的桡神经与其分支

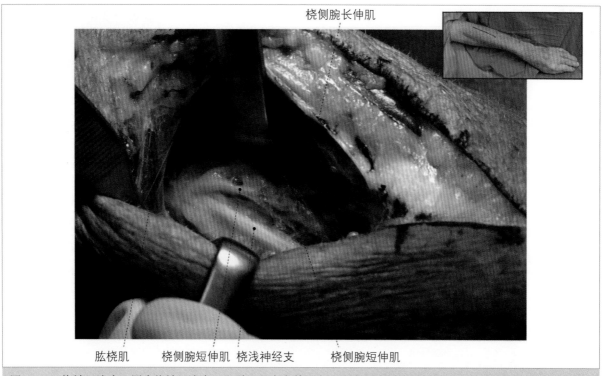

桡侧腕长伸肌

肱桡肌　　桡侧腕短伸肌　桡浅神经支　　桡侧腕短伸肌

图 11.11　桡神经浅支：图中桡神经浅支已显露；肌支在其上方，为支配桡侧腕短伸肌（ECRB）的小肌支

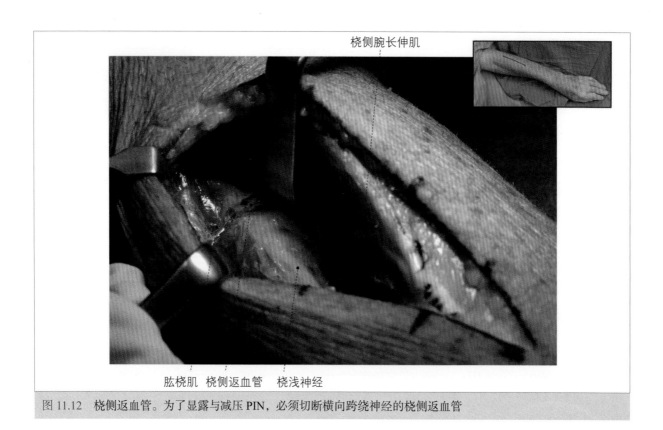

桡侧腕长伸肌

肱桡肌　桡侧返血管　桡浅神经

图 11.12　桡侧返血管。为了显露与减压 PIN，必须切断横向跨绕神经的桡侧返血管

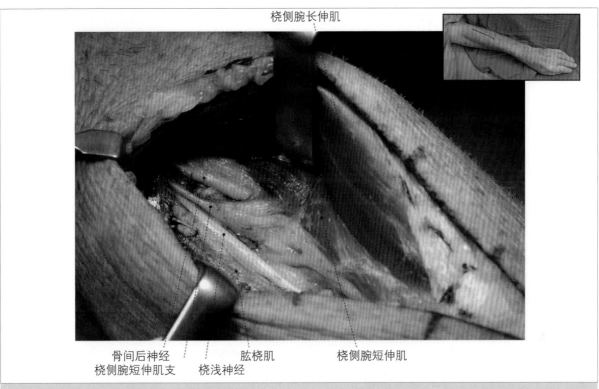

桡侧腕长伸肌

骨间后神经
桡侧腕短伸肌支　　桡浅神经　　肱桡肌　　桡侧腕短伸肌

图 11.13　确认桡神经组成部分。桡神经浅支位于内侧，PIN 位于外侧，更细小的 ECRB 神经肌支位于这两条神经之间

可以在前臂对桡神经感觉支进行减压。该神经分支复杂，支配区域分散，这使得它在诸多手术中易于损伤，包括 De Quervain 腱鞘炎减压、腕掌关节成形＋肌腱填塞和韧带重建术、拇指掌指关节融合术等。图 11.18~21 中所示的患者，桡侧感觉支较细，疼痛明显。通过前臂的充分减压，患者的疼痛得到缓解。完全切断肱桡肌腱，并进行神经松解。

11.11　手术修复桡神经

11.11.1　一期修复和神经移植

如果桡神经是整齐的横断伤，要考虑立即一期修复。神经横断伤的平面距离运动终板越近，一期修复的效果越好[58]。对于每一个特定的病例，在进行手术选择时，需要考虑患者年龄、损伤的程度、缺损的长度、并发损伤、手术距损伤时间等。据报道，有 78%~90% 的患者一期修复的结果达到优[58~60]。对于锐性穿刺伤、医源性损伤，则需要在无张力下一期修复。在放大镜下，分离神经的近端和远端。使用"切片面包"技术修整两个断端，直至断端处为健康而整齐的神经束。注意断端瘢痕形成需要 3 周的时间。在显微镜下，通过神经外膜缝合断端，神经的对合可以通过神经表面沿长轴走行的血管位置来判断。在尽量减少缝合针数的情况下无张力缝合神经，并用纤维蛋白胶做最终的加固。如果有张力，则需要考虑神经移植。神经移植也能允许医生在损伤范围广、软组织条件差时，于正常解剖区外进行修复。我们首选同侧前臂内侧皮神经（MABC）作为供体神经，如此，可在同侧肢体快速获取。而且，其直径相当，有多条神经束。如果仅需

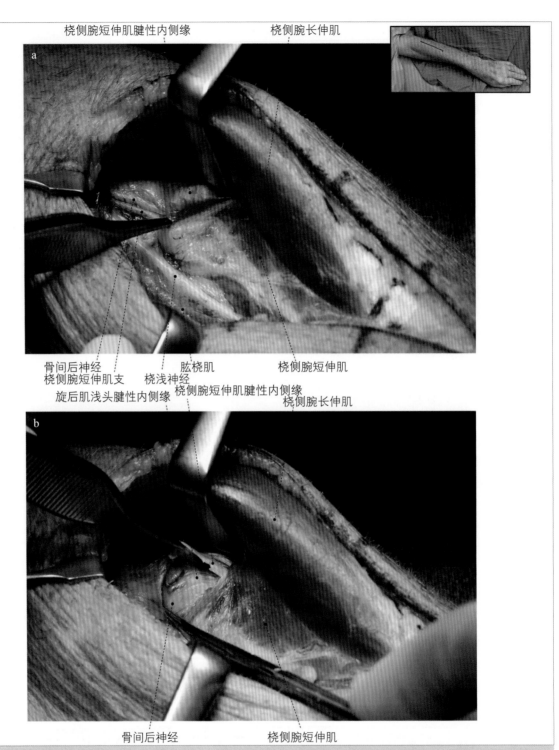

桡侧腕短伸肌腱性内侧缘　　　　桡侧腕长伸肌

骨间后神经　　　　　　肱桡肌　　　　桡侧腕短伸肌
桡侧腕短伸肌支　　桡浅神经
旋后肌浅头腱性内侧缘　　桡侧腕短伸肌腱性内侧缘
　　　　　　　　　　　　　　　　桡侧腕长伸肌

骨间后神经　　　　　桡侧腕短伸肌

图 11.14 （a）桡侧腕短伸肌（ECRB）腱性边缘。通过牵开桡侧腕短伸肌（ECRB）的肌腹来识别其腱性部分并切断。在合并外上髁炎的患者，由远到近，将其从外上髁起点完全松解。（b）确认旋后肌浅头腱性起始缘。旋后肌腱性起始缘就在桡侧腕短伸肌腱性组织下方，将桡侧腕短伸肌腱在前臂的部分予以分离

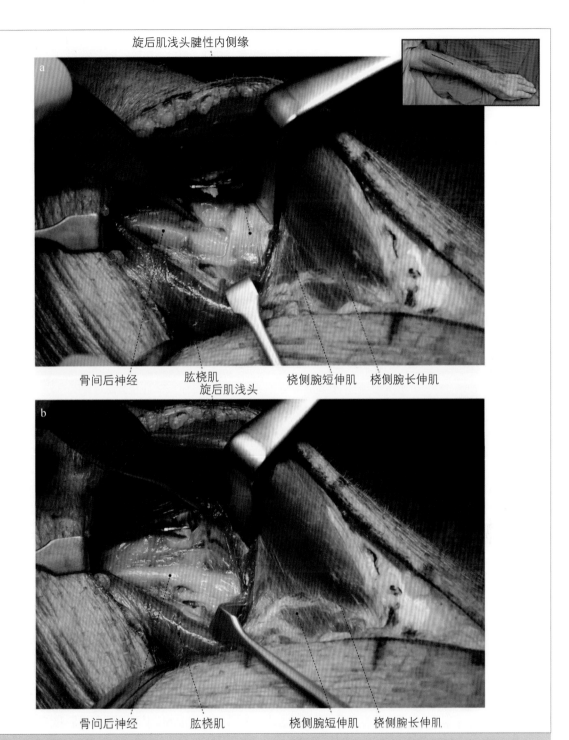

旋后肌浅头腱性内侧缘

骨间后神经　　肱桡肌　　　桡侧腕短伸肌　桡侧腕长伸肌
　　　　　　　旋后肌浅头

骨间后神经　　　肱桡肌　　　　桡侧腕短伸肌　桡侧腕长伸肌

图 11.15　（a）旋后肌浅头腱性内侧缘。切断 ECRB 的腱性部分后将肌肉牵开，辨认旋后肌浅头腱性起始缘（Fröhse 弓）。（b）切断旋后肌浅头腱性部分的内侧缘。通过切断旋后肌的肌肉与腱性组织，达到 PIN 减压的目的

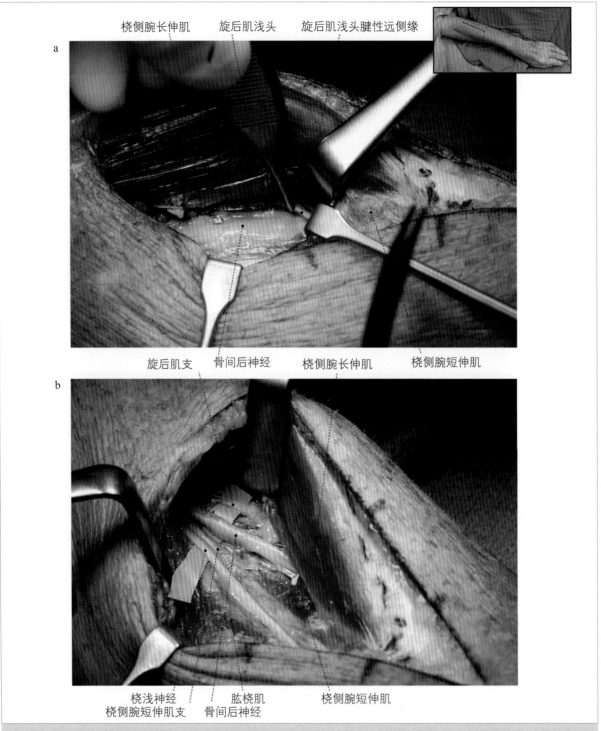

图 11.16 （a）旋后肌浅头远侧缘。在此患者可以看到旋后肌浅头远端明显的腱性边缘，并不是很常见。（b）PIN 减压。随着 PIN 减压的进行，可见进入旋后肌的神经。其位于 PIN 后方，通常可以见到 1 支进入肌肉浅头，第 2 支进入深头。仔细检查确保没有任何桡神经近侧卡压束带存在

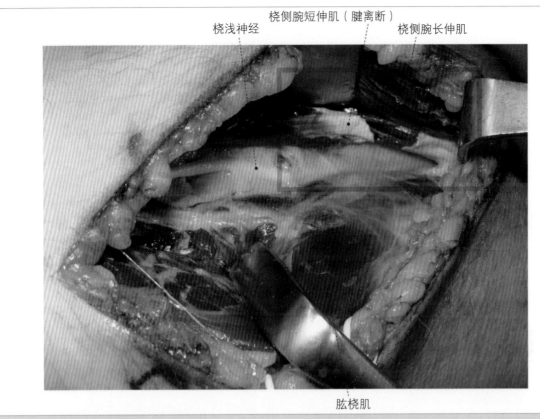

桡浅神经　桡侧腕短伸肌（腱离断）　桡侧腕长伸肌

肱桡肌

图 11.17　外上髁炎与桡侧腕短伸肌（ECRB）腱离断术。如果合并外上髁炎，应行桡侧腕短伸肌腱近端离断术

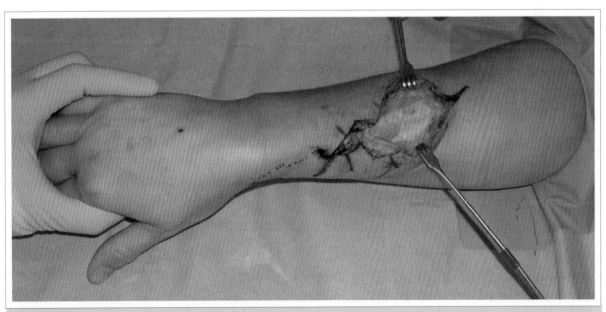

图 11.18　桡神经感觉支减压。桡神经浅支在肱桡肌与桡侧腕伸长肌之间浅面，当前臂旋前、腕关节屈曲、尺偏时，桡神经感觉支位于 ECRL 肌腱和肱桡肌腱之间，此时桡浅神经卡压最重

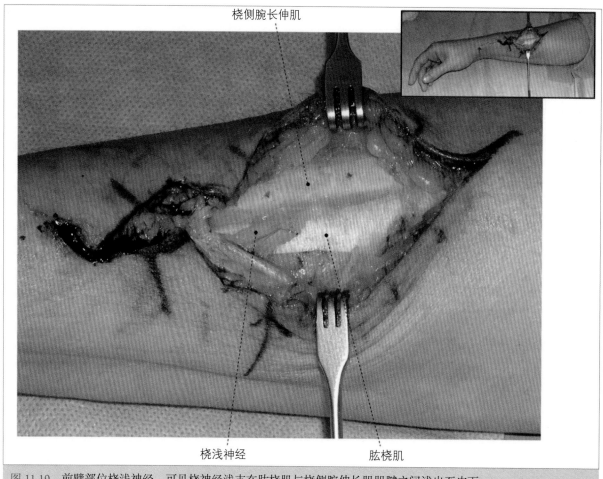

桡侧腕长伸肌

桡浅神经　　　　　　肱桡肌

图 11.19　前臂部位桡浅神经。可见桡神经浅支在肱桡肌与桡侧腕伸长肌肌腱之间浅出至皮下

要短段神经移植，可以切取前臂内侧皮神经的前支或者后支。为减少供区感觉缺失，可以将 MABC 的远端端侧缝合至正中神经感觉支。

11.11.2　肌腱移位

第 17 章将详细描述桡神经损伤后的肌腱移位。我们喜欢用旋前圆肌移位至 ECRB 重建伸腕功能，FCU 移位至 EDC 以恢复指伸功能，掌长肌移位至改道的 EPL 以重建伸拇功能。

肌腱移位可以延期完成，而对于神经移位，俗话说"时间就是肌肉"，这意味着要早期进行手术干预。对于就诊晚、顺应性差或希望尽快恢复功能者，肌腱移位是一个很好的选择。正中神

经移位至桡神经需要更长的时间来恢复（10~12个月），但是患者有望获得独立受控的拇指和其他手指伸指的功能。

此外，作者经常在神经移位的同时完成旋前圆肌肌腱转位到 ECRB，以快速恢复伸腕功能，从而避免使用腕背伸夹板。

11.11.3　神经移位

重建 PIN，正中神经是一个非常好的供区，因为其解剖变异较小，与桡神经靠近，移位后能端端吻合而无须神经移植。可供移位的正中神经分支包括 FDS、掌长肌以及 FCR 的肌支。对正中神经局部解剖的理解，术中使用神经刺激仪有

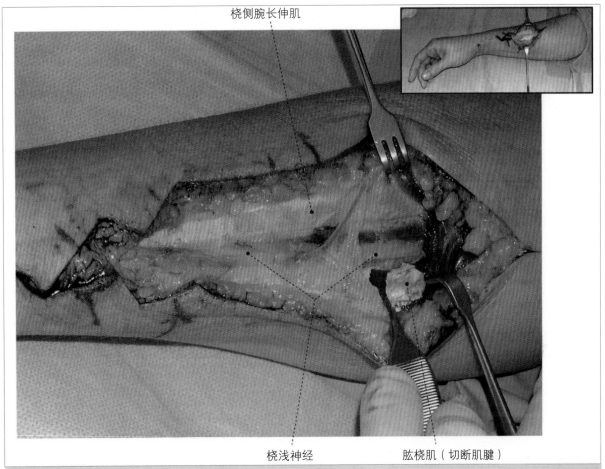

图 11.20 肱桡肌腱切断术。使用下弯拉钩显露肱桡肌腱肌腹交界处，以便于行阶梯状延长，切除肱桡肌深面的部分腱性部分

助于确定这些"富余的"神经束。不需要进行神经内松解，因为在此处正中神经已分支。医生需要做的是显露正中神经和确定其分支。

选择正中神经供体时，应注意避免牺牲旋前圆肌支或骨间前神经（FPL，示指深肌）[61]。

11.12　桡神经减压术后护理

保持术后柔软纱布包裹，再用石膏托固定于后方，肘关节屈曲 90°，前臂中立位，腕稍微背伸。由于包扎和固定，肘关节和腕关节活动受限，但应鼓励患者立即开始手指和肩部运动。术后 7 天去除吊带。术后第二周，患者开始腕、肘屈伸运动，以使神经在术区滑动，从而避免神经与已松解的组织间再次粘连。

术后第三周，可以鼓励对手术区进行轻柔按摩，并开始拇指和其他手指、手腕和前臂的适度抗阻力练习。

11.13　结果

11.13.1　减压

尚无综述总结所有 PIN 综合征治疗效果。在 73 例桡管综合征中[45, 62]，减压术后仅 6 例效果为优，但 92% 的病例结果为良。

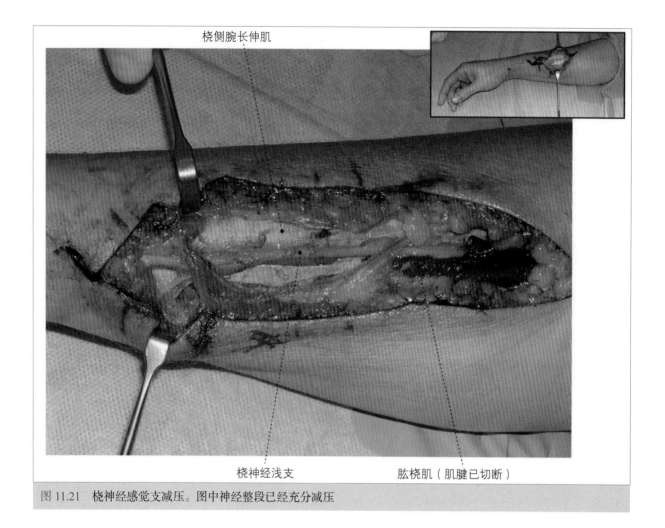

桡侧腕长伸肌

桡神经浅支   肱桡肌（肌腱已切断）

图 11.21　桡神经感觉支减压。图中神经整段已经充分减压

11.13.2　一期修复

上臂部位桡神经修复效果普遍认为较好，由于距离较近，伸腕功能往往恢复较好。但是，事实上这方面的文献很少。Sunderland 报道了 3 例桡神经修复，2 例切割伤，1 例枪击伤；1 例损伤平面在肱骨外上髁以近 12.5 cm，另外 2 例在近端 4~5 cm 处[63]。3 例患者在术后 40~45 周都恢复了 EPL 功能，但是没有提到肌力的恢复情况和感觉是否恢复。

11.13.3　神经移植

神经移植修复桡神经的结果与神经一期修复的结果具有可比性。Millesi 等报道了桡神经束间移植，77% 的患者可达到了 4 级肌力水平[64,65]。Dolenc 报道 14 例神经横断伤，需要不同长度的神经移植[66]。他认为手术距损伤的时间和手术条件比移植神经长度更为重要。其他文献中，80% 的患者行桡神经移植后，功能结果能达到良的水平[67,68]。我们现在倾向于神经移位而非长段的神经移植，除非桡神经损伤靠近肘关节。

11.13.4 肌腱移位

对于桡神经损伤重建失败的病例，多数作者认为肌腱移位的结果不错。Sunderland 建议如果在 1 年内桡神经没有恢复的迹象，就可以进行肌腱移位[59, 63]。在 20 世纪 70 年代，Bevin 建议对桡神经断裂可以早期进行肌腱移位。他指出，神经修复后平均需要 7.5 个月的时间来恢复，并且 66% 的患者的功能能达到优、良级别。而采用肌腱移位者，患者 8 周内即就能达到良到优级别的功能[59]。他采用旋前圆肌移位到 ECRL 和 ECRB，掌长肌移位到指总伸肌；如果掌长肌缺损，用 FCU 移位来重建拇指伸直和外展功能。从文章中我们无法确定 Bevin 报道患者的神经损伤平面。Burkhalter 也提倡早期肌腱移位，因为他认为移位可作为神经无法恢复或在神经再生过程中的替代动力，而在神经再生后可以作为辅助动力[58]。Kruft 等也认为，对不可逆的桡神经麻痹也应该早期进行肌腱移位[69]。他们报道了 43 例肌腱移位患者，最终 38 例能重返原来的工作岗位。他们对于肌腱移位的评价是"如果出于对手的控制的能力，肌腱移位不可能完全替代完整的桡神经的功能"。

Elton 和 Omer 发现用肌腱移位治疗的桡神经瘫痪患者，他们会经常感觉伸肌过紧，会使同时屈腕和屈指受阻[70]。但是，Barton 却认为这是"非自然的运动，在日常生活中很少需要"[42]。有多位作者认为桡神经麻痹的最大功能丧失不是不能伸直手指，而是丧失强力抓握，而此功能不能简单地通过标准的肌腱移位得以重建[58, 70]。因此，要充分研究桡神经麻痹治疗的替代方法，以减少与肌腱移位相关的长期的功能障碍，在临床上后者表现为"非自然"动作。

11.13.5 神经移位

据我们的治疗经验，可采用将正中神经富余的分支移位到 PIN 来治疗桡神经麻痹，我们有数例成功病例[61, 72~75]，长期随访结果极佳[75]。其中，关键点之一就是采用协同神经移位（FDS 与 ECRB 以及 FCR 与 EDC）。

神经移位后功能恢复的情况取决于在一定时限内是否有足够的运动轴突重新支配肌纤维。Mackinnon 和 Novak 已证实，采用神经移位以避免长段的神经移植，或对于臂丛神经损伤后延迟治疗的患者以神经移位促进终板再生，两者均可产生更好的临床结果[74]。神经移位的运动功能恢复比肌腱移位要好，这是由于保留了肌肉的生物力学状态并减少了肌肉分离[53]。靶肌肉受瘢痕和粘连的影响小，最大限度地减少了对肌肉的运动限制[53]。而且，前臂近端对神经移位更为理想，因为这里有可牺牲的供体神经，并且与靶肌肉运动终板的距离也较近。术后康复训练是优良结果的关键。

11.14 小结

众多病因可导致桡神经病变，而桡神经感觉支的损伤是上肢最常见损伤神经之一，也是治疗中最不可忽视的神经之一（见第 20 章）。对于桡神经压迫性病变，手术松解可明显改善症状。神经功能定位和外科技术等领域的不断进步催生了各种创新性的重建方式，大大提高了桡神经病损的治疗效果，也使其功能恢复越来越接近正常水平。

11.15 参考文献

[1] Agnew D. Bursal tumour producing loss of power of forearm. Am J Med Sci 1863;46:404-405

[2] Guillain G, Coutellemont R. L'action du musclecourt supinateur dans la paralysie du nerf radial. Presse Med 1905;10:50-52

[3] Grigoresco M. lordanesco C. Un cas rare de paralysie partielle du nerf radial. Rev Neurol (Paris) 1931;2:102-104

[4] Woltman HW, Learmonth JR. Progressive paralysis of the nervus interosseous dorsalis. Brain 1934;57: 25

[5] Hobhouse NH. A case of posterior interosseous paralysis. BMJ

1936;1:841

[6] Otenasek FJ. Progressive paralysis of the nervus interosseus dorsalis; pathological findings in one case. Bull Johns Hopkins Hosp 1947;81:163-167

[7] Richmond DA. Lipoma causing a posterior interosseous nerve lesion. J Bone Joint Surg Br 1953;35-B:83

[8] Hustead AP, Mulder DW, MacCarty CS. Nontraumatic, progressive paralysis of the deep radial (posterior interosseous) nerve. AMA Arch Neurol Psychiatry 1958;79:269-274

[9] Kruse F. Paralysis of the dorsal interosseous nerve not due to direct trauma: a case showing spontaneous recovery. Neurology 1958;8:307-308

[10] Rousey G, Branche J. Deux cas de paralysies dissociees de la branche posterieure du radial, a type de pseudo-griffe cubitale. Rev Neurol (Paris) 1917;24:312

[11] Naylor A. Monteggia fractures. Br J Surg 1942; 29:323

[12] Fleming P, Lenehan B, Sankar R, Folan-Curran J, Curtin W. One-third, twothirds: relationship of the radial nerve to the lateral intermuscular septum in the arm. Clin Anat 2004;17:26-29

[13] Uhl RL, Larosa JM, Sibeni T, Martino LJ. Posterior approaches to the humerus: when should you worry about the radial nerve? J Orthop Trauma 1996;10:338-340

[14] Bono CM, Grossman MG, Hochwald N, Tornetta P. Radial and axillary nerves: anatomic considerations for humeral fixation. Clin Orthop Relat Res 2000:259-264

[15] Gerwin M, Hotchkiss RN, Weiland AJ. Alternative operative exposures of the posterior aspect of the humeral diaphysis with reference to the radial nerve. J Bone Joint Surg Am 1996;78:1690-1695

[16] Carlan D, Pratt J, Patterson JM, Weiland AJ, Boyer MI, Gelberman RH. The radial nerve in the brachium: an anatomic study in human cadavers. J Hand Surg Am 2007;32:1177-1182

[17] Van Geertruyden JP, Vico PG. Iatrogenic posterior interosseous nerve palsy following an elbow fracture. Acta Orthop Belg 1996;62:222-224

[18] Lin J, Shen PW, Hou SM. Complications of locked nailing in humeral shaft fractures. J Trauma 2003; 54:943-949

[19] Chao TC, Chou WY, Chung JC, Hsu CJ. Humeral shaft fractures treated by dynamic compression plates: ender nails and interlocking nails. Int Orthop 2005;29:88-91

[20] Martínez AA, Cuenca J, Herrera A. Treatment of humeral shaft nonunions: nailing versus plating. Arch Orthop Trauma Surg 2004; 124:92-95

[21] Yam A, Tan TC, Lim BH. Intraoperative interfragmentary radial nerve compression in a medially plated humeral shaft fracture: a case report. J Orthop Trauma 2005;19:491-493

[22] Cognet JM. Fabre T, Durandeau A. Paralysies radials persistantes apres fracture de la diaphyse humerale: origin, traitement et resultants. Rev Chir Orthop Repar Appar Mot 2002;88:655-662

[23] Mekhail AO, Ebraheim NA, Jackson WT, Yeasting RA. Vulnerability of the posterior interosseous nerve during proximal radius exposures. Clin Orthop Relat Res 1995:199-208

[24] Martin DF, Tolo VT, Sellers DS, Weiland AJ. Radial nerve laceration and retraction associated with a supracondylar fracture of the humerus. J Hand Surg Am 1989;14:542-545

[25] Panitz K, Neundorfer B, Piotrowski W. Prognosis of nerve injuries in humeral fractures. Chirurg 1975;46:392-394

[26] Stein F, Grabias SL, Deffer PA. Nerve injuries complicating Monteggia lesions. J Bone Joint Surg Am 1971;53:1432-1436

[27] Smith FM. Monteggia fractures: an analysis of 25 consecutive fresh injuries. Surg Gynecol Obstet 1947;85:630-640

[28] Spinner M, Freundlich BD, Teicher J. Posterior interosseous nerve palsy as a complication of Monteggia fractures in children. Clin Orthop Relat Res 1968;58:141-145

[29] Barber KW, Bianco AJ, Soule EH, MacCarty CS. Benign extraneural soft-tissue tumors of the extremities causing compression of nerves. J Bone Joint Surg Am 1962;44:98-104

[30] Eralp L, Ozger H, Ozkan K. Posterior interosseous nerve palsy due to lipoma [in TK] Acta Orthop Traumatol Turc 2006;40:252-254

[31] Ganapathy K, Winston T, Seshadri V. Posterior interosseous nerve palsy due to intermuscular lipoma. Surg Neurol 2006;65:495-496, discussion 496

[32] Fitzgerald A, Anderson W, Hooper G. Posterior interosseous nerve palsy due to parosteal lipoma. J Hand Surg [Br] 2002;27:535-537

[33] Marmor L, Lawrence JF, Dubois EL. Posterior interosseous nerve palsy due to rheumatoid arthritis. J Bone Joint Surg Am 1967;49:381-383

[34] Ritts GD, Wood MB, Linscheid RL. Radial tunnel syndrome: a ten-year surgical experience. Clin Orthop Relat Res 1987: 201-205

[35] Roles NC, Maudsley RH. Radial tunnel syndrome: resistant tennis elbow as a nerve entrapment. J Bone Joint Surg Br 1972;54:499-508

[36] Ogawa BK, Kay RM, Choi PD, Stevanovic MV. Complete division of the radial nerve associated with a closed fracture of the humeral shaft in a child. J Bone Joint Surg Br 2007;89:821-824

[37] Omer GE. Results of untreated peripheral nerve injuries. Clin Orthop Relat Res 1982:15-19

[38] Guo Y, Chiou-Tan FY. Radial nerve injuries from gunshot wounds and other trauma: comparison of electrodiagnostic findings. Am J Phys Med Rehabil 2002;81:207-211

[39] Kim LY. Compression neuropathy of the radial nerve due to pentazocine-in-duced fibrous myopathy. Arch Phys Med Rehabil 1987;68:49-50

[40] Taras J, Donohue K. Radial nerve motor palsy following seasonal influenza vaccination: a case report. J Surg Orthop Adv. 2014;23(3):42-44

[41] Farber S, Saheb-Al-Zamani M, Zieske L, et al. Peripheral nerve injury after local anesthetic injection. Anesth Analg. 2013;117(3): 731-739

[42] Barton NJ. Radial nerve lesions. Hand 1973;5:200-208

[43] Samardžić M, Grujicić D, Milinković ZB. Radial nerve lesions associated with fractures of the humeral shaft. Injury 1990;21:220-222

[44] Kettelkamp DB, Alexander H. Clinical review of radial nerve injury. J Trauma 1967;7:424-432

[45] Lotem M, Fried A, Levy M, Solzi P, Najenson T, Nathan H. Radial palsy following muscular effort: a nerve compression syndrome possibly related to a fibrous arch of the lateral head of the triceps. J Bone Joint Surg Br 1971;53:500-506

[46] Manske PR. Compression of the radial nerve by the triceps muscle: a case report. J Bone Joint Surg Am 1977;59:835-836

[47] Spinner M. The arcade of Frohse and its relationship to posterior interosseous nerve paralysis. J Bone Joint Surg Br 1968;50:809-812

[48] Frohse FF. M. Die Muskein des Menschoichen Armes. Jena, Germany: Verlag Gustav Fischer; 1908:115-118

[49] Missankov AA, Sehgal AK, Mennen U. Variations of the posterior interosseous nerve. J Hand Surg [Br] 2000;25:281-282

[50] Goldie I. Epicondylitis lateralis humeri (epicondylalgia or tennis elbow): a pathogenetical study. Acta Chir Scand Suppl 1964;57:339

[51] Nirschl RP, Pettrone FA. Tennis elbow: the surgical treatment of lateral epicondylitis. J Bone Joint Surg Am 1979;61 6A:832-839

[52] Lister GD, Belsole RB, Kleinert HE. The radial tunnel syndrome. J Hand Surg Am 1979;4:52-59

[53] Lowe JB, Sen SK, Mackinnon SE. Current approach to radial nerve paralysis. Plast Reconstr Surg 2002;110:1099-1113

[54] Dvali L, Mackinnon S. The role of microsurgery in nerve repair and nerve grafting. Hand Clin 2007; 23:73-81

[55] Lurje A. Concerning surgical treatment of traumatic injury to the upper division of the Brachial Plexus (Erb's Type). Ann Surg 1948; 127: 317-326

[56] Brandt KE, Mackinnon SE. A technique for maximizing biceps recovery in brachial plexus reconstruction. J Hand Surg Am 1993; 18:726-733

[57] Chuang DC, Yeh MC, Wei FC. Intercostal nerve transfer of the musculocutaneous nerve in avulsed brachial plexus injuries: evaluation of 66 patients. J Hand Surg Am 1992;17:822-828

[58] Burkhalter WE. Early tendon transfer in upper extremity peripheral nerve injury. Clin Orthop Relat Res 1974:68-79

[59] Bevin AG. Early tendon transfer for radial nerve transection. Hand 1976;8:134-136

[60] Lilla JA, Phelps DB, Boswick JA. Microsurgical repair of peripheral nerve injuries in the upper extremity. Ann Plast Surg 1979;2:24-31

[61] Brown JM, Tung TH, Mackinnon SE. Median to radial nerve transfer to restore wrist and finger extension: technical nuances. Neurosurgery 2010; 66 Suppl Operative:75-83, discussion 83

[62] Darmoliński A, Buczek E, Gamrot J. Our experience with microsurgical methods of the treatment of injuries of the radial nerve caused by humeral fracture [in TK] Neurol Neurochir Po11992 Suppl 1:226-230

[63] Sunderland S. Observations on injuries of the radial nerve due to gunshot wounds and other causes. Aust N Z J Surg 1948;17:253-290

[64] Millesi HM, Meissl G, Berger A. Further experience with interfascicular grafting of the median, ulnar, and radial nerves. J Bone Joint Surg Am 1976;58:209-218

[65] Millesi H. Interfascicular grafts for repair of peripheral nerves of the upper extremity. Orthop Clin North Am 1977;8:387-404

[66] Dolenc V. Radial nerve lesions and their treatment. Acta Neurochir (Wien) 1976;34:235-240

[67] Kalomiri DE, Soucacos PN, Beris AE. Nerve grafting in peripheral nerve microsurgery of the upper extremity. Microsurgery 1994; 15:506-511

[68] Frykman GG. Results of nerve grafting. In: Gelberman RH, ed. Operative Nerve Repair and Reconstruction. Philadelphia, PA: Lippincott; 1991

[69] Kruft S, von Heimburg D, Reill P. Treatment of irreversible lesion of the radial nerve by tendon transfer: indication and long-term results of the Merle d'Aubigné procedure. Plast Reconstr Surg 1997;100:610-616, discussion 617-618

[70] Elton R, Omer G. Tendon transfers for the nerve injured upper limb. J Bone Joint Surg Am 1972;54:1561

[71] Bowden R, Napier J. The assessment of hand function after peripheral nerve injury. J Bone Joint Surg Br 1961;43:481-492

[72] Tung TH, Mackinnon SE. Nerve transfers: indications, techniques, and outcomes. J Hand Surg Am 2010;35:332-341

[73] Mackinnon SE, Roque B, Tung TH. Median to radial nerve transfer for treatment of radial nerve palsy. Case report. J Neurosurg 2007;107:666-671

[74] Mackinnon SE, Novak CB. Nerve transfers: new options for reconstruction following nerve injury. Hand Clin 1999;15:643-666, ixix.

[75] Ray WZ, Mackinnon SE. Clinical outcomes following median to radial nerve transfers. J Hand Surg Am 2011;36:201-208

12 胸廓出口综合征

著者：Stephen H. Colbert

翻译：孙鸿斌　　审校：易传军

12.1 引言

胸廓出口综合征（TOS）作为一个术语，表示颈、肩、和上肢部位的不同病理生理改变引起的一系列症状。简单来说，它是由于一个或多个主要神经和血管结构在胸廓上界向上肢移行处受到压迫或卡压引起的。由于对其病史、病理生理过程甚是否存在该疾病都存在争议，TOS 或许是周围神经手术中最具争议性的话题。缺少专业共识，症状多变，以及缺乏诊断金标准，解释了为什么该疾病或有类似情况的患者往往被忽视。经过对数百例 TOS 患者的治疗，我们已经对该病的病因和治疗有了初步认识。我们认为举臂运动引起的手部感觉异常和麻木是由臂丛神经卡压引起的，而更常见的肩胛骨、颈部和肩部区域的疼痛等相关问题则是由肌肉失衡引起的。我们的经验是，肌肉失衡可以通过特定的物理治疗成功治愈，很少需要通过手术对臂丛神经进行减压（表 12.1）。

12.2 历史

TOS 的相关历史可以追溯到公元 2 世纪 Galen 对于颈肋的认识，16 世纪的 Vesalius 也进行了相关描述[1]。1742 年，Hunnauld[2] 描述了颈肋及其症状，Coote[3] 于 1861 年进行了首例颈肋切除手术。1920 年，Law[4] 描述了从颈肋到第一肋的纤维韧带的作用。颈肋是首个被确认的导致胸廓出口综合征的病因，后者在当时被称为颈肋综合征。Paget[5] 在 1875 年、Schroetter[6] 在 1884 年分别发现腋静脉和锁骨下静脉血栓也可引起相似症状，这是另一个被确认的病因，并且这种综合征以他们的名字命名为 Paget–Schroetter 综合征，或者"用力诱发的血栓"。1903 年，Bramwell[7] 首先阐明了第一肋在引发症状方面的作用；1910 年，Murphy[8] 进行了首例第一肋切除术。20 世纪的前半叶，则进一步强调了第一肋在神经血管卡压方面起的重要性[9~12]。1916 年，Halsted[13] 提出锁骨

表 12.1		
神经型 TOS	**动脉型 TOS**	**静脉型 TOS**
隐匿性起病或外伤后发病	四肢寒冷	水肿
疼痛（近端）	易疲劳	静脉扩张
感觉异常（远端）	雷诺综合征	疼痛
活动后出现症状	活动时出现症状	可定位 / 间断性
		持续血栓形成
缩写：TOS，胸廓出口综合征		

下动脉与卡压带和颈肋相关。1927年，Adson和Coffey[14]首次认识到即便是在有颈肋的患者中，切断前斜角肌也是有益的；但是在十年后的1938年，Naffziger和Grant[15]使用了"斜角肌综合征"这一术语，并于1935年和Ochsner[16]一起阐明除了颈肋，前斜角肌也是引起症状的一个原因，这使切除斜角肌的方法得到广泛应用。尽管Naffziger的文章发表比Ochsner晚3年，但是Ochsner等使用了术语"斜角肌综合征"和"Naffziger综合征"。Falconer和Weddell[17]于1945年、Wright[19]于1945年、Brintnall[18]于1956年分别认识到肋锁区域，特别是肋锁间隙和胸小肌的起点，也是导致发病的因素。同时，Wright描述了"过度外展综合征"和相关临床测试，而这项检查至今仍以他的名字命名。

"胸廓出口综合征"这一术语在1956年由Peet[20]首次使用，2年后Rob和Standover[21]提议采用"胸廓出口卡压综合征"这一称呼。尽管这些术语描述性不强，但对于不同性质的综合征和相关的解剖结构有了更进一步的认识。1922年，Clagett[22]叙述了对于综合征的解剖和病理生理学方面更深的理解，并描述了第一肋骨与神经血管结构卡压的相关性。由于相对较高的复发率，在20世纪60年代，随着斜角肌切除术的流行，多种切除第一肋骨的手术入路也相继出现。Clagett[22]使用了后胸入路方法，Falconer和Li[23]用了前入路方法，Roos[24]首次使用了经腋入路方法。20世纪70年代，Urschel[25]强调了TOS复发再次手术的好处；而在20世纪90年代，Mackinnon[26-28]强调了物理治疗的有效性和在TOS治疗中缓解远端神经压迫的重要性。

12.3 解剖和病理生理学

TOS的症状是由神经血管在颈腋管处的压迫或卡压引起的（图12.1）。三条主要神经血管包括锁骨下静脉、锁骨下动脉及臂丛神经。该区域位于胸腔的顶点，是锁骨下静脉的入口，锁骨下动脉的出口以及臂丛神经移行部。

颈腋管在概念上以其底部的第一肋为界，分为内侧段和外侧段。内侧段或称近端段是大部分的神经血管卡压发生的部位，包括肋锁间隙和斜角肌三角。肋锁间隙由前内侧向后外侧延伸，下界为第一肋骨，上界为锁骨，后内侧界为肋锁筋膜，前界为锁骨下肌和肋喙突韧带，内侧界为前斜角肌，后外侧界为中斜角肌。锁骨下静脉穿过此区域时位于前斜角肌前方。前斜角肌起于第3~6颈椎横突前结节，止于第一肋骨斜角肌结节。中斜角肌起于第2~7颈椎横突后结节，止于第一肋骨上面偏后的位置。臂丛和锁骨下动脉在前斜角肌后方的间隙通过。该间隙称为斜角肌三角或斜角肌间隙，与肋锁间隙的后部有部分重叠，间隙的底部是第一肋骨。

因为肩和上肢的活动范围大，当手臂进行功能性运动时颈腋管可严重扭曲（图12.2）。手臂外展时，锁骨相对第一肋骨和前斜角肌附着点后旋。

当手臂继续过度外展时，肩胛骨上作为胸小肌附着点的喙突下旋。同时，神经和血管被向上牵拉，并以肌腱、喙突和肱骨头为轴旋转，使压迫和牵张力均增大。肩关节反向运动（向下和内旋运动）时，如姿势异常的人群，便出现锁骨下移，肋锁间隙也可能会缩小[29]。同样，第一肋骨上移也导致此空间缩小，如肺气肿或斜角肌肥大。由于臂丛神经和锁骨下动脉在斜角肌三角内通过，此三角缩小将引起相应的卡压；当斜角肌三角上半部分缩小时，可引起臂丛神经上部受压；当斜角肌三角的底上抬时，导致臂丛神经下部和锁骨下动脉受压[30]。因此，掌握臂丛神经的解剖是必需的，不仅是对于TOS的手术治疗，而且对于理解其病理生理学机制也是如此。

解剖学研究指出，前斜角肌、中斜角肌、臂丛神经和锁骨下动脉之间的关系变异很大。诚如Atasoy[31]所指出的那样，前、中斜角肌在第一

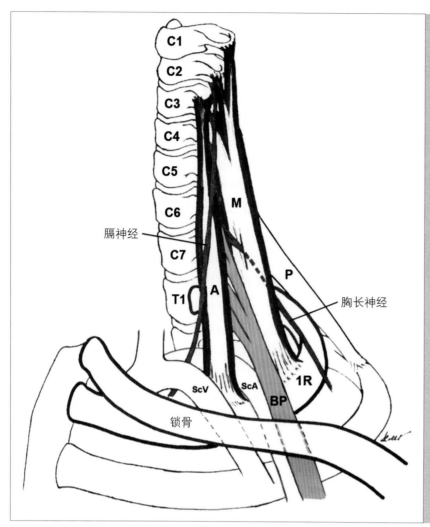

图 12.1　臂丛神经和胸廓出口的解剖。臂丛位于前、中斜角肌之间，向远端走行至锁骨深面和第一肋骨表面。这个区域被称为解剖学上的胸廓入口和临床上胸廓出口。1R，第一肋；A，前斜角肌；BP，臂丛；C1–C7，颈椎；M，中斜角肌；P，后斜角肌；ScA，锁骨下动脉；ScV，锁骨下静脉；T1，第一胸椎

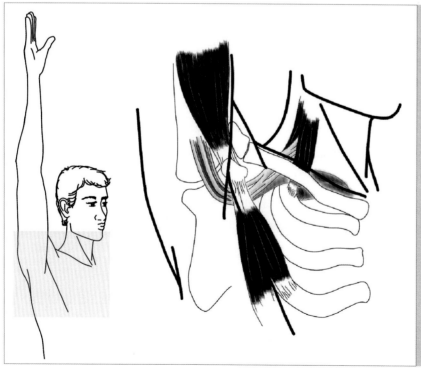

图 12.2　上肢运动会影响颈腋管。注意手臂的抬高试验能增加臂丛神经而不是远端潜在的压迫点的张力，如屈肘时会增加尺神经在肘管处的张力

肋骨上的止点可能会重叠，形成"V"或者"U"字形，导致斜角肌三角底部狭窄，引起臂丛神经下部受压。同样，在斜角肌三角上部，这些肌肉的上半部分可能肥大、重叠甚至融合，引起臂丛神经上部受压。斜角肌起点多变[32]，约40%的臂丛神经不走行于前、中斜角肌之间。最常见的变异是C5和C6神经根从前斜角肌中穿行[33]。30%~50%的人可能有小斜角肌[33, 34]，此肌肉起自第6、7颈椎横突，经锁骨下动脉与臂丛神经最下方的T1神经根之间，止于第一肋，并作为胸膜的支撑筋膜，是斜角肌三角底部潜在的压迫点。相对于斜角肌，前斜角肌的止点可相对宽大并靠前，向前延伸至锁骨下肌，可导致锁骨下静脉在肋锁间隙受压。

颈肋见于0.5%~1%的人[35~38]，某些人群更多见[39]，多为双侧性，女性发生率约为男性的2倍。颈肋变化很大，包括从第7颈椎发出的小的外生骨疣至前方连接至第一肋的完整肋骨等。这种连接可能是纤维性、软骨性或骨性的。这种肋骨侵入斜角肌三角并发挥占位效应，在10%~20%[31]的患者中可引起臂丛神经或锁骨下动脉压迫。锁骨下动脉的受压可能导致相应的狭窄和狭窄后的扩张。第一肋骨和锁骨骨折可导致明显的骨痂形成以及其他畸形，引起斜角肌三角或肋锁间隙狭窄，从而导致臂丛神经下干、锁骨下动脉和锁骨下静脉的压迫。

在胸廓出口和胸腔顶点部，有数条筋膜束带业已被描述。Sibson筋膜也称胸膜上膜，起于第七颈椎横突，止于第一肋深面，贴附于胸膜表面。Poitevin[40]曾提到这个区域的三处纤维增厚也可导致神经血管的受压，这些韧带是以各自的起止点命名的，即椎体—肋骨韧带、横突—肋骨韧带、胸肋韧带。此外，Roos[41]提到了遍及胸廓出口的9条不同束带也可导致神经血管的压迫，随后他扩展了这个分类至卡压臂丛下部的10个不同结构和上中部的7个不同结构[42]。

关节是不会单独发挥作用的，一个关节的活动或缺少活动将会影响另一个关节的功能。例如，患者的踝关节异常，常会导致髋关节和膝关节的病理改变。同样，上肢作为一个功能单位，当患者腕关节融合时将导致肘关节和肩关节的病理改变。这种对肌肉骨骼因素间动态紧密作用的理解将在1973年由Upton和McComas[43]所提出的双重卡压理论部分进行讨论。这个理论推测神经在一个部位的卡压或损伤使其在其他部位更容易受压。一定程度的卡压可能使正常的神经表现为亚临床病变状态，但在该神经有第二个部位卡压时则表现典型的卡压症状。松解一个部位可能减轻另一个部位的症状。相反，远端部位松解后症状的持续存在，则可能表明在胸廓出口处存在明显的压迫[44]。

这种多水平神经受累也可能是积累性损伤的重要组成部分，后者也称为反复应力性疾病，或者更准确地称为工作相关的上肢肌肉骨骼功能紊乱。这些患者往往在双上肢有多水平的卡压（图12.3）。但是，这并不是个理想的术语，因为睡眠姿势也可影响压迫致神经病变的易感性，而这可因睡眠药物的使用而恶化，因为药物促使患者更长时间地保持这种睡眠姿势。这些关系非常重要，医生在治疗臂丛神经卡压时要习惯于同时评估上肢的其他部分。反之，手外科医生在治疗腕管综合征时也要习惯于同时评估臂丛神经。

因为解剖结构和生理因素的不同，所以引起卡压的原因也不同，这也是TOS病因众多且命名众多的原因所在。解剖畸形引起的压迫可以是先天性或后天性的。据估计，约10%以上的患者有骨性异常，如颈肋、第一肋畸形、锁骨畸形。

三个血管神经结构中的任何一个被卡压都会引起症状。作为周围神经外科医生，也应完全掌握动、静脉卡压相关知识。然而，为了与本书的主题一致，本章节将主要针对臂丛神经卡压，即神经型TOS进行讨论。

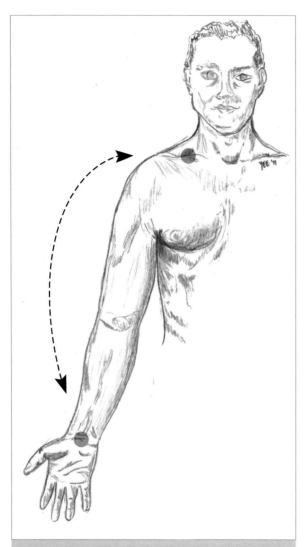

图 12.3 多水平神经卡压。肩部病变引起肩部运动异常，可导致手的使用异常，增加腕部神经卡压的发病率，特别是腕管综合征（红点）；反之亦然，手部功能障碍会代偿性增加肩部使用，增加胸廓出口综合征（红点）发生率

12.4 诊断

TOS 主要发生在中青年人，女性发病率是男性的 3 倍。受压结构不同，患者的症状也有所不同。也就是说，神经卡压与动脉或静脉卡压引起的症状是不同的。神经型 TOS 比动脉型或静脉型 TOS 更为常见，据统计神经型 TOS 约占 98% 以上[42]。尽管神经型 TOS 常见，但是由于症状的多变性很难做出正确诊断（表 12.2）。

12.4.1 神经型胸廓出口综合征

神经型胸廓出口综合征可能是先天性的解剖因素与创伤因素共同作用的结果[43, 45, 46]。最常见的创伤部位是颈部，而最常见的损伤机制是机动车事故[47, 48]。其次的原因，但却是作者认为的临床中最常见的原因是颈部、上背部和肩部的姿势异常（图 12.4）[45]。随着肥胖症患病率增加，因肥胖而引起的颈部和肩部前屈的倾向性增大，由该病因导致 TOS 的发生的概率也增加。

这种姿势，无论是急性还是重复性的，均可导致肌肉痉挛、紧绷和肿胀。肌肉肿胀和异常姿势将导致神经受压，反过来可引起神经肿胀和受压进一步加重。为了避免牵拉紧张的肌肉而继续保持不良的姿势，将引起肌肉失衡[28, 48]，斜角肌的瘢痕化和纤维化随之出现并导致神经压

表 12.2 胸廓出口综合征的物理检查方法

名称	具体方法
Navak/Mackinnon/Patterson 试验	嘱患者伸肘，保持腕于中立位，上肢过度外展 180°，同时进行或不进行指压臂丛，症状重现（图 12.2）
Wright 过度外展试验	上肢过度外展时产生症状，桡动脉搏动消失
Adson 试验（斜角肌试验）	被检查者取坐位，上肢放松置于膝上，深吸气、伸颈，头转向患侧，可引起桡动脉消失
Halstead 试验（肋锁试验）	做军姿，肩向后向下，症状重现，桡动脉消失
Roos 试验（臂上举压力试验）	臂外展 90°，肩关节外旋，并交替手张开和握拳 3 分钟，可诱发症状

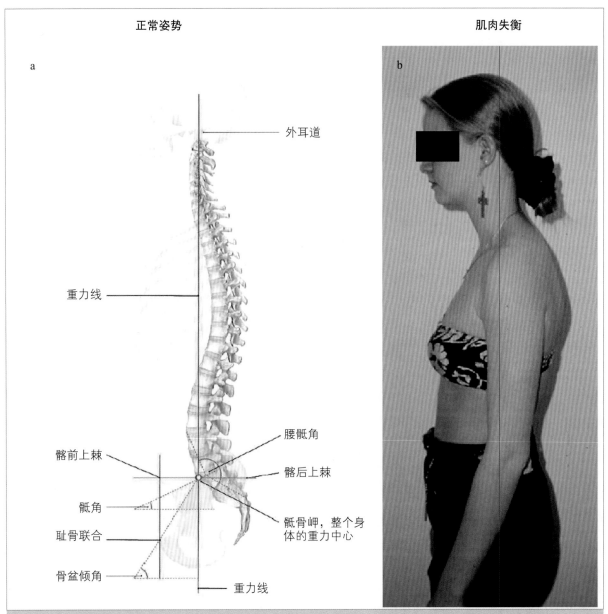

正常姿势　　　　　　　　　　　肌肉失衡

外耳道

重力线

髂前上棘

骶角

耻骨联合

骨盆倾角

腰骶角

髂后上棘

骶骨岬，整个身
体的重力中心

重力线

图 12.4　正常和异常的姿势。（a）正常姿势下脊柱的中立位或者直立位。（b）异常姿势表现为头向前，并伴有胸椎和颈椎的过度屈曲和驼背畸形

迫[46, 49]，使不良的姿势更难纠正，从而形成恶性循环，最终导致综合征的发生（将在后半部分介绍）。了解这种循环关系有助于制订适当合理的物理治疗方案。患者主要主诉疼痛和感觉异常，虽然在叙述病史时会显得较为复杂，诊断主要依靠完整的病史和体格检查。

病　史

症状可能是悄然发生或是在创伤后伴随而来的。颈肩部疼痛和僵硬是肌肉痉挛和肌肉失衡的早期表现。95% 的病例出现与神经功能障碍有关的疼痛和感觉异常，但发生较晚，通常见于肌肉骨骼症状改善后的数周或者数月后。麻木可

能伴有或不伴有刺痛，并且这种症状可以因剧烈的体力活动、持续举臂而加重。从部位来看，麻木经常发生在远端，疼痛多发生在近端。麻木多与臂丛神经卡压有关，而疼痛则多与肩胛部周围的肌肉失衡有关。症状发生在不同时期，即活动后或活动中，有助于区别 TOS 与肩部或颈椎的病理改变。尽管 TOS 可累及全臂丛神经，但是症状常涉及下臂丛神经。当仅有上臂丛神经症状出现时，通常病因是颈椎病变。当 TOS 累及上臂丛神经时，症状发生在颈部、三角肌区和臂外侧，也可向面部、枕部、耳部和正中神经分布区放射。我们发现在部分患者中发生在手和前臂的桡背侧的感觉症状与中干卡压有关，最严重的卡压发生在 C7 神经根。这些患者通常有失败的前臂桡神经松解术（Fröshe 弓和 Wartenberg 点）或失败的 de Quervain 松解术手术史。对于更常见的下臂丛神经受累，症状发生在手和前臂的内侧，主要为尺神经分布区域。手内在肌萎缩很少发生（<5%），但如其存在则提示严重或长期的卡压。尽管一般情况下单纯的肘下尺神经症状提示肘管综合征，但是颈肩部有症状时往往提示胸廓出口处可能存在近端神经卡压，而肘管综合征和 TOS 常同时发生。累及上臂丛神经时，症状也可反射到乳突或枕部并伴有头痛。典型的情况是 TOS 疼痛发生在近端并向远端放射，而远端卡压综合征则是疼痛向近端放射，有助于鉴别。然而，像前面提到的那样，远端与近端卡压可能同时存在。

区分颈椎疾病与胸廓出口综合征非常重要。颈椎疾病可能是由椎间盘突出或关节强直造成神经根卡压所致。颈椎疾病可表现为颈部疼痛、僵硬、放射性感觉异常和无力。通常情况下，C5-C6 或 C6-C7 受累，在各自的神经根分布区表现相应的症状。C5-C6 椎间盘突出引起放散至拇指的感觉症状，并引起屈肘和腕部桡侧伸腕力弱。C6-C7 椎间盘突出可引起放散至示指的感觉症状，并引起伸肘和腕部尺侧伸腕、示指屈曲力弱。低位颈神经根和 T1 神经根的压迫引起的症状与 TOS 类似，表现为尺神经分布区的症状，但与第 5~7 颈神经根的压迫相比少见。

典型的 TOS 患者在就诊于周围神经外科前通常已接触过多位医生和非医疗专业人员，诊断不明确主要是由于缺少明确的诊断依据和对该疾病的忽视。Urschel[50] 等指出，TOS 易与冠状动脉性疾病混淆。在某些情况下，症状可延伸到前胸壁和肩胛带区。当与颈部症状结合时，这一系列症状与心绞痛相似而得到很多患者的重视。为了排除冠状动脉疾病，上肢的症状通常被忽视，这些患者中的大多数除了用假性心绞痛解释以外，心脏功能评价的结果是阴性的，不能解释其症状。所有症状的特点、发生部位、持续时间和发展、减轻和缓解的因素都应该被调查和记录。一个聪明而有效的方法是完成包含患者完整症状的问卷调查，包括人体疼痛图解和视觉模拟量表（见第 20 章）。这种方法对诊断和治疗都有很大的帮助。

体格检查

正如病史应该是全面而完整的一样，体格检查也应如此。当患者没有确诊或除了有 TOS 还被诊断有其他问题时，应该进行针对其他疾病的相关检查以确定或排除诊断，同时也可用于诊断 TOS 本身。患者被告知他们的问题是心理性的情况也很常见，因而在检查中最重要的一方面是区别躯体疾病与身心疾病。

除了通过常规的体格检查来明确其他原因或相关因素以外，完整的上肢、颈和肩部的检查有助于明确神经源性和血管源性 TOS。应同时测量双上臂的血压，差异如超过 20 mmHg 则有重要临床意义，提示动脉损害。上肢所有方面的表现都应进行双侧比较。评估的内容包括颈部，双侧肩、肘、腕及手指的力量、感觉和活动范围，对远端神经卡压的症状也应该加以评估。肩部检查应包括主/被动活动，从而鉴别神经肌肉的无力是否是由肩袖病变引起。嘱患者肩内旋并将手于背部尽量向上伸，可使患者认识病变与肩部肌群病理变化间的关系。检查颈部、上背部、肩胛带和前胸部肌肉的张力以及有无压痛。椎间孔挤压试验有助于确定有无颈椎间盘疾病。嘱患者头转向患侧并伸颈，检查者在其头部施加轴向压力（图 12.5），如身体同侧出现放射痛和感觉异常为阳性表现。叩击臂丛神经产生 Tinel 征提示神经压迫，与手指压迫臂丛产生的症状类似。

除了传统的检查技术，很多临床手法检查也对评价胸廓出口的压迫有所帮助。Wright 曾提及当上臂过度外展时可引起上臂的一些变化，即 Wright 过度外展试验[51]。尤其是在进行该检查时桡动脉搏动会减弱或消失，因为神经血管束在绕过向下旋转的喙突、胸小肌附着点和肱骨头处被拉伸。如该检查能诱发症状，则其结果更有临床意义，因为诚如 Wright 所指出的那样，一小部分正常或无症状的人也可表现为脉搏减弱。Adson 试验或称斜角肌挤压试验，于 1947 年首次被报道[52]。被检查者取坐位，上肢放松置于膝上，嘱其深吸气、伸颈，并将下颌转向受检侧来减小斜角肌间隙，桡动脉搏动消失为阳性。同样，正常无症状的人也有可能有阳性体征，以至于经常也有人怀疑其特异性和价值。Halsted 试验或称肋锁挤压试验，嘱被检者做军姿使肩膀向后、向下，缩小肋锁间隙，桡动脉搏动减弱并诱发症状则为阳性。

Roos 试验或称臂上举应力试验（EAST）[24, 42]，嘱被检者双上臂抬起，肩外展 90° 并外旋，交替握拳与放松，3 分钟内一侧出现疼痛或不适而被迫下垂为阳性（上肢与胸在同一平面）。因为前面所提到的检查缺乏特异性并易与远侧神经压迫症状相混淆，我们更喜欢 Novak[53] 等所描述的检查：上肢过度外展 180° 并保持 1 分钟，注意保持腕和肘伸直以避免引起腕管综合征或肘管综合征（图 12.6）。如诱发症状则为阳性，出现的症状也可在用手指同时压迫臂丛时加重。

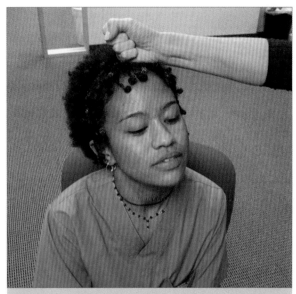

图 12.5　椎间孔挤压试验用于识别颈椎间盘疾病。嘱患者伸颈，头转向有症状侧，同时检查者在其头部施加轴向负荷。如患侧出现根性疼痛和感觉异常，则为阳性

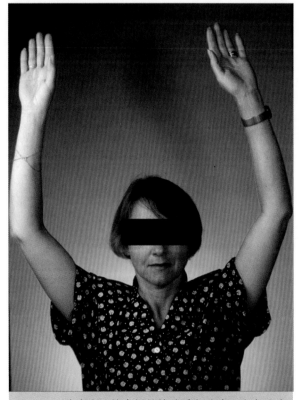

图 12.6　胸廓出口综合征的特殊诱发试验。这个试验是因其他方法缺乏特异性，易与其他许多远端神经卡压相混淆而提出的。上肢外展 180° 并保持 1 分钟，注意保持手腕和肘伸直，避免引起腕管或肘管综合征的症状

在 TOS 患者的体格检查中，一个关键部分是评估肌肉失衡。我们喜欢让患者站在检查者的前面，并在旁边或患者前面放一面镜子。这可以使得检查者在检查肩部时候观察到被检者的痛苦表情，以及检查中的变化。在检查前和检查过程中，应注意患者的休息位和基本姿势。脊柱应该是直的，驼背或侧弯应当予以标注（图12.4）。检查者应站在被检者后面观察肩胛骨是否对称，是否外展偏离中线，是否一侧肩胛骨比另一侧外展程度更大，从上方观察肩关节前方也有助于确认其肩部是否有不对称或显著的肩向前屈曲的姿势（图12.7）。

当患者活动肩关节时，可以观察到斜方肌上部是否过度使用（图12.8）。当上肢外展时，确认肩胛骨是否能平滑地旋转，或因部方肌上部的过度使用而仅仅上下移动。前锯肌无力可以通过上肢的前屈功能来评估（图12.9）。嘱患者伸直肘关节，上肢缓慢从前方上举至头顶，然后再缓慢放下，如果前锯肌无力，当患者缓慢放下上肢时可以观察到翼状肩胛。重复做几次，翼状肩胛会更为明显。为了测试中、下斜方肌是否无力，患者需将上肢外展至90°（图12.10），随后嘱患者手心向上，继续增加上肢外展角度至上肢至完全过头位，仔细检查上肢外展运动；同样，嘱患者缓慢将手臂放至体侧。如果中、下斜方肌肌力减弱，在将上肢放下至体侧过程中将会出现翼状肩胛。

在过去的几年里，我们发现划痕坍塌实验有助于区别胸廓出口神经卡压和肌肉失衡。嘱患者上肢内收于体侧，肘关节屈曲90°，保持前臂于中立位、腕和手指于伸直位。检查者在前臂施加向内的压力时嘱患者轻度抵抗肩关节内旋，然后检查者触摸或指刮胸廓出口区，并且立即重复检查（图12.11）。

如果有明显的胸廓出口压迫，患者将不能抵抗内旋力量从而手臂向内"塌陷"。检查者可重

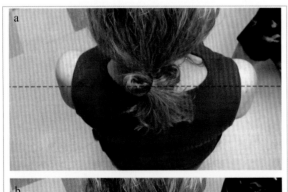

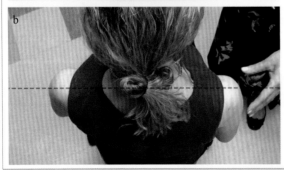

图12.7　异常的肩部姿势。（a）从上方看患者的颈和肩明显前屈。（b）姿势已纠正，恢复正常的中立位

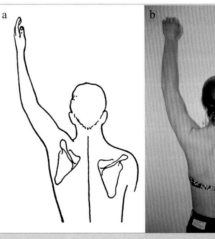

图12.8　代偿引起的斜方肌上部的过度使用。（a）肱骨最大限度外展时，肩胛骨有适当的旋转。（b）肱骨最大限度外展时，与正常右肩相比，患者左侧有异常的肩胛骨相对上旋。由于左肩部异常的病理改变，缺少肩胛骨的旋转作用，导致斜方肌的代偿性过度使用

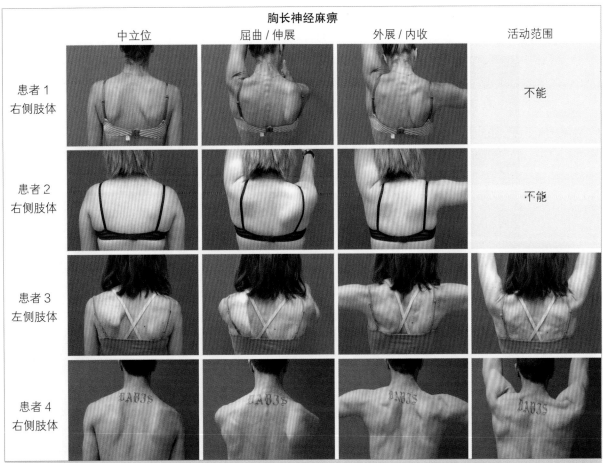

胸长神经麻痹

	中立位	屈曲/伸展	外展/内收	活动范围
患者1 右侧肢体				不能
患者2 右侧肢体				不能
患者3 左侧肢体				
患者4 右侧肢体				

图 12.9　胸长神经麻痹。胸长神经麻痹可导致前锯肌功能障碍，表现为翼状肩胛。在所有肩胛骨的动力学改变中，胸长神经麻痹时表现最显著（或者最易识别）。缺少了肩胛骨上旋和与胸壁的稳定性，上肢上举不能超过 90°。一些患者斜方肌发育良好，斜方肌下部可以提供足够的上旋和稳定性，可以进行上肢完全上举和外展，检查过程中可下压肩关节，肩胛骨外展并下旋。伴随肩关节屈曲，在上肢由屈曲位下降时的肌肉偏心相位过程中，翼状肩胛最为突出。患者通常不能前屈肩关节，外展不能超过 90°（患者 1，2）。一些患者通过使用强壮的代偿肌肉可获得全范围外展，这些患者的斜方肌中部和菱形肌异常发达（患者 3，4）

复检查并触摸肩胛骨内侧缘。如有明显的肌肉失衡存在，则可表现为划痕坍塌实验阳性。有趣的是，如果患者可以通过收缩肩胛周围肌肉来纠正肩胛骨外展的姿势，锁骨可以暂时维持在正常位置，划痕坍塌实验可以是正常的（阴性，图 12.12~14）。一旦患者肩胛骨下降，外展至患者典型的异常姿势时，划痕坍塌实验又会再次表现为异常。该实验能让患者看到异常的肩胛姿势是怎样严重影响着神经系统的。氯乙烷喷雾剂能用于分级确认神经卡压和肌肉失衡的程度（图

12.15）。检查者一旦确认某个区域划痕坍塌实验阳性，可以"冻结"这一区域，然后继续识别下一个塌陷区。

如果没有对整个上肢臂丛神经远端的神经是否存在卡压进行评估，那么体格检查就是不全面的。同样，叩击臂丛神经时出现 Tinel 征，诱发试验可使症状重现提示 TOS 可能。在肘、前臂、腕部进行同样的试验时，阳性结果提示有远端周围神经卡压。这些诱发试验有助于识别那些没有症状的亚临床患者。

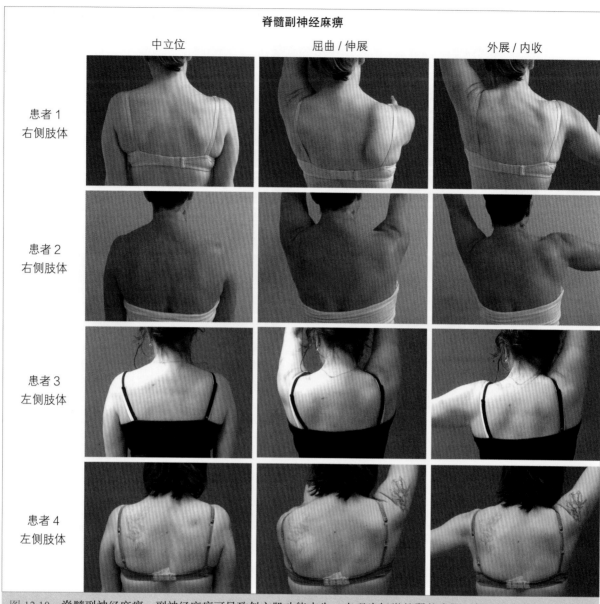

脊髓副神经麻痹

| 中立位 | 屈曲 / 伸展 | 外展 / 内收 |

患者 1 右侧肢体

患者 2 右侧肢体

患者 3 左侧肢体

患者 4 左侧肢体

图 12.10　脊髓副神经麻痹。副神经麻痹可导致斜方肌功能丧失，表现为轻微的翼状肩胛，但对肩关节功能影响比较严重。检查过程中可见患侧肩关节下沉，相对于肩关节屈曲，肩关节内收和外展是最难完成的动作。患者 2 和 3 肩关节屈曲功能正常，但肩关节即便通过代偿也不能外展超过 90°。患者 1 和 4 肩关节不能屈曲超过 90°

辅助检查

影像学

　　胸部和颈椎的 X 线检查有助于发现颈肋和其他骨性异常，如横突过长、肋骨或锁骨陈旧骨折、退变性关节炎如骨刺和椎间隙狭窄等。后者提示椎间盘疾病，可能需要行 CT 或 MRI 来确定和评估神经受累情况。尽管不同影像学检查的特异性各不相同，但是在评估颈椎和臂丛时，CT 和 MRI 已经取代了脊髓造影。通常情况下，这些检查对 TOS 患者来说是没有必要的，但对于排除肿瘤或其他占位性软组织病变是非常有帮助的，如疑为肺上沟瘤的患者。另外，这些方法有助于排除颈椎疾病、椎管狭窄或神经根性损伤

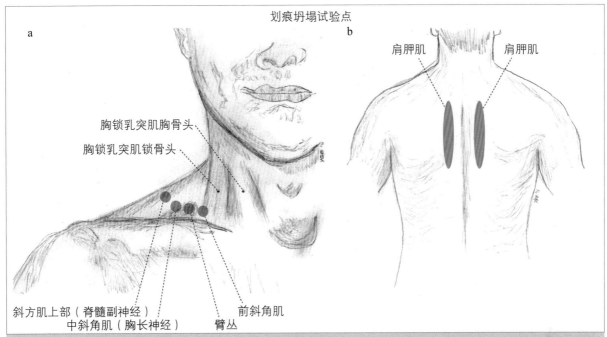

图 12.11 划痕坍塌试验用于胸廓出口处卡压位置和异常姿势定位。为了评估胸廓出口和姿势，可于多个特定位置可进行划痕坍塌试验。（a）起始评估，触摸整个胸廓出口以诱发反应。如有阳性反应，可进一步仔细检查其各个部位区分病变部位。前斜角肌可作为触诊参考。然而，首要的划痕部位为前、中斜角肌之间的臂丛神经，其次为中斜角肌和胸长神经，因为神经走行于肌肉内部。最少见于斜方肌上部和脊髓副神经，因为此神经也走行于肌肉内。（b）对于姿势问题，在划痕坍塌试验中可通过触摸肩胛旁肌肉以诱发

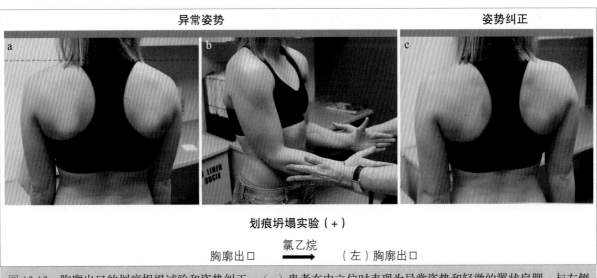

图 12.12 胸廓出口的划痕坍塌试验和姿势纠正。（a）患者在中立位时表现为异常姿势和轻微的翼状肩胛。与左侧相比，右侧肩关节下沉更为明显。（b）检查确认，患者双侧肩关节内旋，肩胛旁肌肉划痕坍塌试验阳性。（c）当纠正姿势至正常，肩关节回到正常位置，肩胛旁肌肉的反应变为了阴性，但右侧胸廓出口部位出现阳性反应

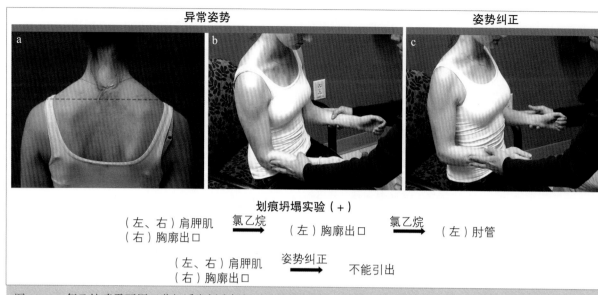

图 12.13 氯乙烷喷雾可用于分级诱发划痕坍塌试验阳性反应。本图显示胸廓出口处使用氯乙烷和纠正姿势后的划痕坍塌试验。（a）患者表现为异常姿势和肩部的塌陷，右侧重于左侧。（b）双侧的肩胛旁肌和右侧的胸廓出口表现为划痕坍塌试验阳性。颈前屈时更明显。对三个感觉麻木的阳性反应区域应用氯乙烷，左侧胸廓出口出现了阳性反应；在这个区域使用氯乙烷，左肘管出现了阳性反应。（c）经纠正姿势后，任何区域均没有出现阳性反应

等[54]。影像学技术的改善和提高，也将提高其在诊断 TOS 中的应用价值[55]。目前认为，在诱发试验为阳性时进行 MRI 和超声检查更有帮助；并且与神经性 TOS 相比，对血管性 TOS 方面更有帮助[56~59]。

神经诊断检查

一般情况下，TOS 患者的电生理学检查结果是正常的，除非伴有常见的肘管综合征和相对少见的腕管综合征。不同程度的神经卡压，以及由此产生的神经病理生理学改变和相应的症状，需要通过不同敏感性的诊断性检查来准确评估神经功能障碍的程度。在疾病早期，患者在特定的用力活动时才会出现症状，只有最敏感的检查方法才能发现异常；随着疾病的发展，不再需要敏感性高的检查，特异性高的检查更有意义。

不同程度的卡压和损伤对于神经功能的不同成分的影响也不相同。感觉功能受影响比运动功能更早。两种形式的感觉是由受体来控制的：

阈值和辨别觉。阈值指可引起神经反应的最小刺激。辨别觉是指分辨两个独立刺激的能力。慢适应感觉受体、皮肤 Merkel 受体和皮下的 Ruffini 触觉小体，可以对静态刺激产生反应，并可通过测量皮肤压力阈值和两点分辨能力来对其进行评估。19 世纪 90 年代，Max von Frey 开发了一种用不同硬度毛发测量皮肤压力阈值的可重复的检查方法[60]。随后，Semmes 和 Weinstein[61]、Fruhstorfer 分别于 1960 年和 2001 年用尼龙和玻璃纤维代替毛发进行了改良。快适应受体，皮肤的 Meissner 受体和皮下的 Pacinian 触觉小体，对移动刺激反应更好，并可通过测试振动阈值和移动两点辨别觉对其进行评估。高频振动觉对于神经卡压最为敏感，在疾病早期就会受影响，可以作为神经卡压的早期检测手段，包括神经源性 TOS。从简单的音叉试验到更复杂的电磁计算机振动感觉分析器等工具可用于定量检测振动阈值。振动刺激器放在皮肤上，对皮肤进行振动刺激并记录其最小感觉值。阈值测试可提供神经传

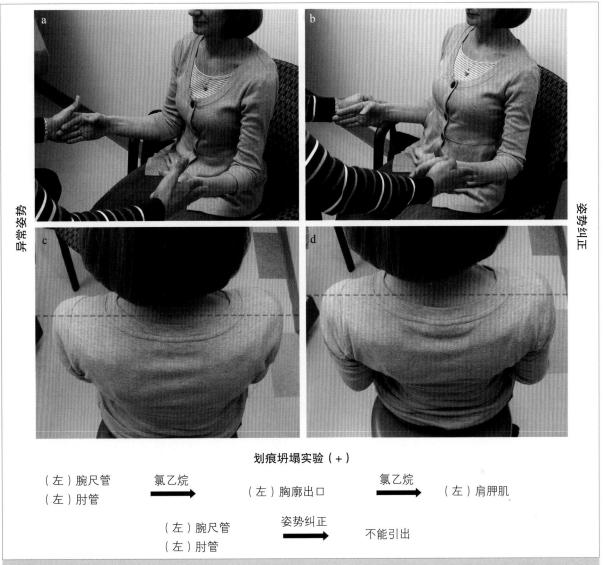

划痕坍塌实验（+）

（左）腕尺管　　　氯乙烷　　　　　（左）胸廓出口　　　氯乙烷　　　（左）肩胛肌
（左）肘管　　　━━━━▶　　　　　　　　　　　　━━━━▶

　　　　　（左）腕尺管　　　姿势纠正
　　　　　（左）肘管　　　━━━━▶　　不能引出

图 12.14　划痕坍塌试验或远端神经卡压和姿势纠正效果。（a，c）患者姿势异常，表现为颈前屈，肩内旋，主述左侧远端神经卡压症状，划痕坍塌试验阳性最初表现在肘管和侧腕尺管。应用氯乙烷后，第二个位置出现在左侧胸廓出口处；进一步使用氯乙烷后，第三个位置出现在左侧肩胛旁肌肉。（b，d）经纠正姿势后，肩关节回到正常位置，各位置没有出现任何阳性反应

导信息，轻度至中度的压迫就会影响神经传导，提示神经的脱髓鞘改变。然而，最实用、有效的定量感觉测试是辨别力评估而不是阈值测试，这是因为辨别力评估操作简单，仪器使用方便。

静态两点辨别觉正常值 ≤ 6 mm。动态两点辨别觉通过纸夹、尺、卡尺、有刻度的盘式两点辨别尺（North Coast Medical Inc, Gilroy, CA）等可迅速有效地进行评估。记录两个齿尖间最窄的

间隔，正常在指腹侧为 2~3 mm，大于 6 mm 为异常，大于 8 mm 则不能提供保护性感觉。两点辨别能力的测试可说明皮肤的神经分布密度，后者可由神经严重卡压导致轴突减少引起。因此，与之前提到的诱发试验相比，这些测试对于识别早期疾病的敏感性低[53]。

体感诱发电位（SSEPs）是神经功能障碍检测的另一种测试方法，即通过在臂丛和脊髓更近

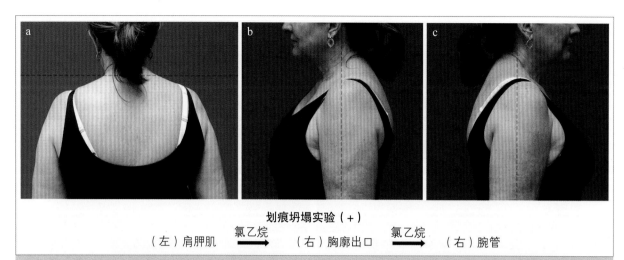

划痕坍塌实验（+）

（左）肩胛肌 —氯乙烷→ （右）胸廓出口 —氯乙烷→ （右）腕管

图 12.15 划痕坍塌试验用于胸廓出口和姿势的相关问题。（a）与右侧相比，左肩略有坍陷。经检查左侧肩胛旁区首先出现划痕坍塌试验阳性。（b，c）然而，右肩比左肩内旋更明显；应用氯乙烷后，可观察到阳性反应出现于右侧胸廓出口。进一步应用氯乙烷时，右侧腕管处也出现了阳性反应

端放置电极，对周围神经感觉进行刺激后测量传导的潜伏期和波幅。由于臂丛神经直接测试比较困难，因此经皮测试为臂丛神经评估提供了一种有效方法。尽管如此，测试的价值仍存在争议。Machleder[62] 等、Yiannikas 和 Walsh[63] 提出，TOS 的患者中也可出现 SSEPs 的异常。然而，Borg 等[64] 发现患者的 SSEPs 结果和体检结果是一样的，因此 SSEPs 的价值也备受质疑。资深专家（Susan E. Mackinnon）研究发现，TOS 患者的 SSEPs 的变化与上肢刺激部位有关，而与 TOS 是否存在无关[65]。Yilmaz 等[66] 和 Rousseff 等[67] 经大样本的对照研究发现 SSEPs 在 TOS 的诊断中没有作用。

神经传导的研究（NCSs）和肌电图（EMG）对 TOS 的诊断价值也存在着争议，这在前面已经提到。但是，它们对于识别和诊断可能与 TOS 同时存在的远端神经卡压还是很有用处的。对于这两种技术，肌电图仅在疾病晚期和病情严重时结果才呈阳性；而 NCSs 技术在早期检测中用处更大，特别对尺神经，支持者认为传导速度测量尤其有用[68, 69]。不过，依我们的经验来看，该技术并不适用于此患者群。

12.4.2 血管源性胸廓出口综合征

历 史

如上所述，动脉和静脉卡压发生在不同的解剖部位，症状也不同。动脉卡压将会出现肢体湿冷、变白，易疲劳，有时有肢体疼痛，偶可见雷诺现象。这些症状往往发生在上肢活动时，本质上与跛行一致。如有血栓形成，症状会持续并可能进一步发展到肢体发绀、苍白，罕见情况下甚至发生溃疡和坏疽，特别是在远端[68, 70]。静脉卡压将表现为 Paget-Schroetter 综合征，包括上肢的水肿和变色、浅静脉扩张及疼痛。手臂的剧烈活动、持续的外展姿势、最大限度或突然的肩向下和向后等运动，都与静脉血栓有关。卡压和血管痉挛可能导致血栓形成。血栓形成后，症状可能需要几天或几周后方可缓解，主要视侧支循环建立所需时间而定。侧支循环的能力较正常循环能力差，因此在活动后所需循环增加超过侧支循环的供应能力时症状会再次出现[29]。

体格检查

与神经卡压相比，血管卡压有更多的客观检查结果。检查应与按照上面列出的方式同样进行，如血压下降 ≥ 20 mmHg、Wright 实验、Adson 实验或 Halstead 实验时脉搏减弱或消失说明血管受压。血压差异、血栓栓塞性疾病（如斑驳的手指缺血或锁骨下动脉的震颤或杂音）、锁骨上窝处明显的搏动（如动脉瘤）等，都需要行动脉造影等进一步检查。

辅助检查

尽管与神经源性 TOS 相比，血管源性 TOS 通过体格检查更容易被检测出来，但受累肢体的血管造影仍然是一种可明确诊断的精确方法，此方法可进行精确定位，有助于术前制订手术计划。对于通过其他体格检查发现疑有锁骨下动脉或肱动脉病变的病例，血管造影更有价值（如锁骨上搏动性团块，锁骨上／下杂音，休息或抬高上肢时桡动脉搏动明显缺失）。怀疑 Paget-Schroetter 综合征等时，可行静脉造影。在部分医疗机构，CTA[71] 或超声[56, 57] 对于动脉和静脉都可以提供充分的信息，而无论有没有血管造影。MRI 不仅可发现臂丛神经的卡压[55, 56, 58, 59]，还能确认动脉的异常。

12.5 治疗

多数 TOS 患者仅通过物理治疗就能获得很好的疗效[68, 72]。尽管缺少随机对照的临床试验和荟萃分析[73]，令人惊讶的是因为诊断和治疗方面的争议，研究[74] 报道 50%~80% 甚至更多[75] 的患者能够因物理治疗而无须手术。治疗基本原则包括纠正行为如限制头顶上方的工作或娱乐活动，缓解同时存在的神经卡压如腕管综合征和肘管综合征，应用柔软的颈部垫枕或颈围，减轻体重（对于肥胖者）或通过物理治疗缓解颈部的压迫。对于伴随的周围神经卡压经保守治疗

无效者，可通过手术减压而缓解。然而，应谨慎掌握 TOS 患者的手术指征，仅诊断明确且保守治疗失败的患者方考虑手术治疗。

12.5.1 物理治疗

Novak 和 Mackinnon 已经广泛报道了保守治疗 TOS 的理念[72, 76, 77]。一旦确诊 TOS，要及早制订物理治疗方案，通常需要 4~6 个月的物理治疗才能明显改善症状。多数患者之前经历过几个失败的疗程。如果患者叙述进行过"角拉伸"或负重训练，这些都是治疗不当的表现。物理治疗的主要目的是减轻由肌肉失衡导致的外源性神经压迫。这可以通过颈椎和胸椎区的拉伸、强化和体位姿势训练从而恢复适当的肌肉平衡得到治疗。颈肩部屈肌缩短、紧张而伸肌拉长、无力时，将出现典型的肌肉失衡。Janda 曾提到 TOS 患者上臂近端的交叉综合征，与肌肉失衡概念一致[78]。胸肌、上斜方肌、斜角肌和胸锁乳突肌紧绷，而肩胛的稳定肌——中、下斜方肌，菱形肌，前锯肌松弛；可能出现肌筋膜触发点，导致牵涉痛、颈胸运动受限。这种模式会导致头和肩部前倾、肩部下垂，颈椎失去正常生理曲度[79]。需要进行颈的伸展运动、耸肩运动以及颈部屈肌群拉伸，恢复颈椎生理曲度和正常的肩部姿势。

如前所述，斜角肌是导致臂丛神经卡压的重要因素之一。除了拉伸和活动度练习之外，恢复肌肉的平衡和长度可能需要通过使用肉毒素和局部麻醉等使紧张的斜角肌松弛。

对于肌肉而言，这些治疗方法目的在于拉伸肌肉并恢复其活动度。在这个过程中，控制疼痛是至关重要的。而这些位置的保持以及放松肌肉的操作应缓慢进行，以防止过度拉伸引起反射性肌肉收缩。活动度恢复后，应开始力量练习，同样要缓慢进行，同时控制疼痛和保持活动度。早期、频繁的练习应该在专业物理治疗师指导下进行，同时进行日常家庭练习计划。患者对于家庭计划的主动性和依从性对于物理治疗效果是非常

重要的。因此，在整个过程中应注意加强对患者的宣教。

在通过拉伸和力量练习恢复肌肉的同时，要强调同时纠正异常姿势。肌肉平衡的恢复对姿势的纠正有促进作用，对患者的宣教具有显著的促进作用。外部支撑如由弹力织物内部填塞纱布制成的颈托、围领和软枕，有助于预防夜间颈部姿势的异常。

如果物理治疗不能缓解 TOS 的症状，则应优先松解伴发的远端神经卡压。如果胸廓出口处存在经物理治疗不能纠正的解剖因素，如颈肋，松解远端神经卡压后症状仍未消失，应考虑行颈肋切除对胸廓出口减压。尽管对于那些熟练且有经验的外科医生来说发生神经损伤的风险率很低，但基于高位神经损伤的严重后果，也应慎重考虑和筛选适合进行手术减压的患者。如没有颈肋，应考虑行包括或不包括第一肋切除的斜角肌切除术。通常，只有存在明显的压迫因素时，方考虑切除第一肋骨[68]。

血管源性 TOS 的治疗需要额外关注并纠正血管的病理改变。以 Paget-Schroetter 综合征（也称用力诱发的血栓[5, 6, 80]）为例，应解除锁骨下和腋静脉的外源性压迫。DeWeese 等[81]、Adams 和 DeWeese[82] 曾报道了应用抬高患肢和华法林抗凝治疗等进行保守治疗，结果发现 68% 的患者出现晚期肿胀、疼痛、血栓性浅静脉炎，18% 的患者出现静脉扩张，12% 出现肺栓塞。在引入溶栓治疗前（使用尿激酶和链激酶，然后使用组织纤溶酶原激活物），对于保守治疗失败的患者，采用血栓切除术和前斜角肌切除术，同时切除或不切除第一肋，并松解其他卡压进行治疗。也有人报道采用血管内支架的方法，但是，诚如 Urschel 和 Patel[83, 84] 所指出，该方法不如溶栓结合手术减压有效。很多文献也报道溶栓治疗结合肝素和手术减压可以减少进行血栓切除术的需要，并可降低长期发病率和血栓切除术后血栓复发的风险[85~90]。然而，最令人印象深刻的报告来自 Urschel 和 Patel[84]，他们报道了手术治疗 Paget-Schroetter 综合征的 50 年相关经验，认为导致疾病的解剖学因素是胸锁韧带在第一肋外侧异常的附着点，指出溶栓加上迅速进行包括第一肋骨切除在内的手术减压是比较理想的治疗方法。

12.5.2　手术治疗

有多种入路可用于胸廓出口综合征手术减压治疗。如前所述，Clagett[22] 推广了高位胸廓后入路，Falconer 和 Li[23] 使用了前入路，Roos[24] 建立了经腋窝入路。在一篇发表于 1991 年的关于 TOS 手术治疗的系统综述中，Sanders 指出，无论切除或不切除第一肋，经腋入路和锁骨上入路行斜角肌切除术的效果相似[91]。1998 年，Urschel 和 Razzuk[92] 报道，斜角肌切除术联合第一肋切除术较单纯前斜角肌切除远期效果更好。单纯前斜角肌切除术的远期复发率高达 65%。Urschel 提出了一种经腋入路行全臂丛神经松解的术式，无须再行锁骨上入路，因为大部分卡压因素都位于第一肋，经腋入路切除第一肋后上述卡压因素便得到解决。我们认为，当有血管受累或第一肋异常时，需要切除第一肋；存在颈肋时，也同样需要切除。对于既没有骨性异常又没有血管受累的病例，我们的经验是仅行斜角肌切除而无须切除肋骨。

作者偏爱的手术方式

不同的外科医生喜欢不同的手术技巧，作者偏爱通过锁骨上入路于直视下松解重要的血管神经结构[93, 94]。患者取仰卧位，肩下垫高以使颈部后伸（图 12.16，图 12.17）。

肾上腺素溶液浸润被用于保持术野相对干净。为了防止神经麻痹，应避免应用局麻药以避免麻痹神经，因为术中可能需要对神经进行刺激。手术使用放大镜、双极电凝及便携式神经刺激仪；应避免使用全身性的肌松剂，以确保证神经刺激的有效性，避免神经损伤风险。于锁骨上 2 cm 做平行于锁骨的切口，识别并保护颈阔肌深层的锁骨上神经（图 12.18，图 12.19）。

切断肩胛舌骨肌，掀起锁骨上窝脂肪垫，切断胸锁乳突肌外侧部分，以便进一步向深层游离（图 12.20）。辨认并切断前斜角肌，注意避免损伤膈神经（图 12.23，图 12.24）。尤其要注意尽可能避免对膈神经的操作，甚至不用血管环标

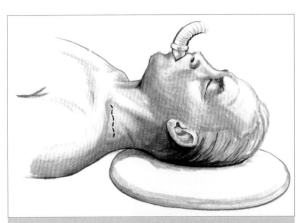

图 12.16 胸廓出口减压的锁骨上切口。患者取仰卧位，肩部下放置垫子，使颈部后伸并远离手术侧。经锁骨上入路很容易观察重要的血管神经的解剖关系

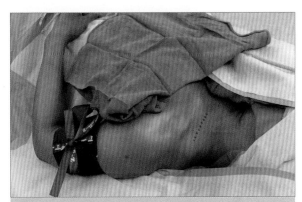

图 12.17 胸廓出口减压的锁骨上切口。于距锁骨上一指宽处做长约 8 cm 的切口。图中所见的上臂止血带是特殊情况，不是为了胸廓出口的减压而是为了尺神经在肘管处的移位

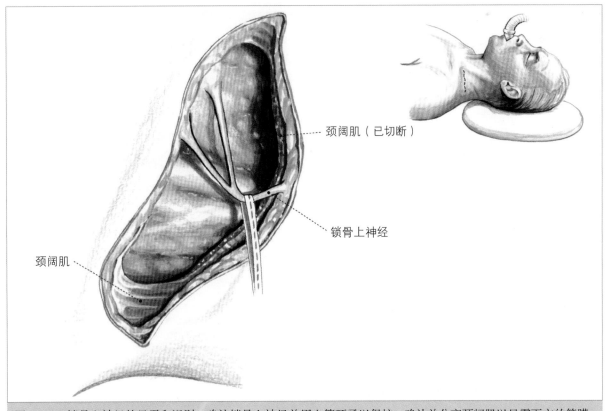

颈阔肌（已切断）

锁骨上神经

颈阔肌

图 12.18 锁骨上神经的显露和识别。确认锁骨上神经并用血管环予以保护，确认并分离颈阔肌以显露下方的筋膜

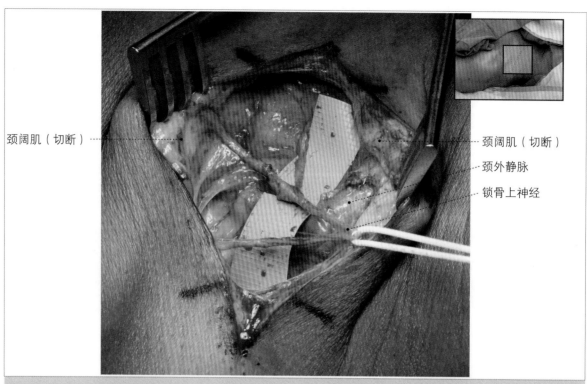

颈阔肌（切断）· · · · ·

颈阔肌（切断）

颈外静脉

锁骨上神经

图 12.19　显露和识别锁骨上神经。经显露确认颈阔肌并切断，于其下方可见锁骨上神经及其分支，小心分离其近端和远端并予以保护。锁骨上神经的分支起自近侧主干，图中以血管环标记，本例使用两个血管环保护并牵开锁骨上神经，颈阔肌缺如

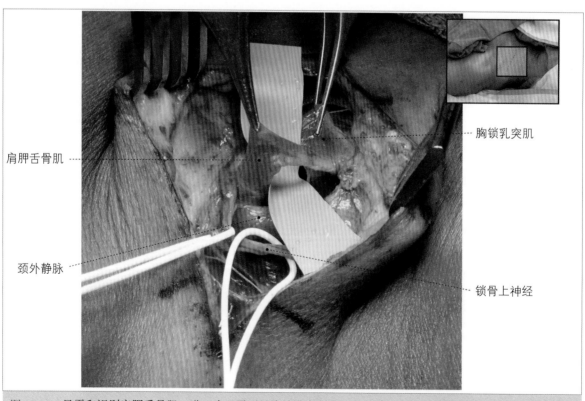

肩胛舌骨肌· · · · ·

胸锁乳突肌

颈外静脉· · · · ·

锁骨上神经

图 12.20　显露和识别肩胛舌骨肌。进一步显露可见胸锁乳突肌和颈外静脉。继续在胸锁乳突肌下方分离，在这个平面确认肩胛舌骨肌并切断，显露前斜角肌和臂丛。图中，锁骨上神经用两个血管环保护并牵开

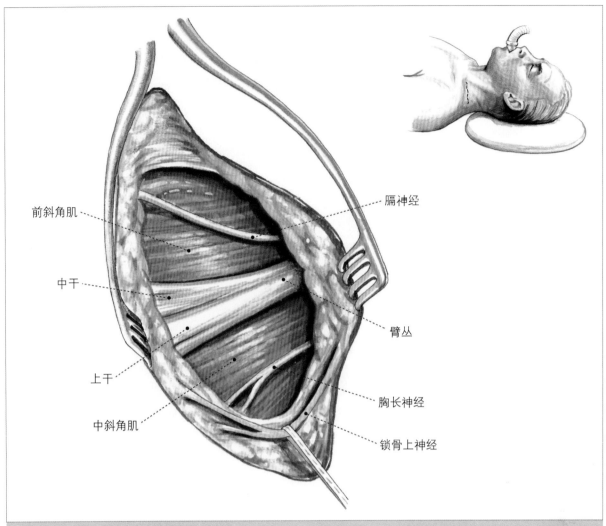

前斜角肌

中干

上干

中斜角肌

膈神经

臂丛

胸长神经

锁骨上神经

图 12.21   显露胸廓出口处的重要解剖结构以进行减压。在前、中斜角肌之间辨认臂丛神经，膈神经穿过前斜角肌或在前斜角肌表面走行，胸长神经穿过中斜角肌或在中斜角肌表面走行。保护膈神经并切断前斜角肌，注意保护胸长神经并切断中斜角肌

记和牵拉膈神经。

游离臂丛神经各干，确定中斜角肌（图12.25），将其从第一肋的止点处切断，同时注意避免损伤胸长神经（图 12.26~12.28）。胸长神经可能走行于中斜角肌后方或穿过中斜角肌，应要尽可能小心辨认，可用神经刺激仪确定此神经。

保护各主要神经和血管（图 12.29，图12.30），环形游离第一肋，再以骨剪切断（图12.31）。用咬骨钳咬除第一肋后侧部分，并在控制下撕开其后侧关节（图 12.32）。如此，可确保骨膜完全去除以防止骨再生，尤其是后半部分，从而避免症状复发。以同样的方式切除第一肋的前侧部分、颈肋和突出的横突。我们发现，切除第一肋对于获得满意的症状缓解并不是必需的。然而，如果有任何骨性异常或典型的血管受累，我们将会去除肋骨。通过直视下和触诊确认所有卡压因素被去除（图 12.33，图 12.34）。

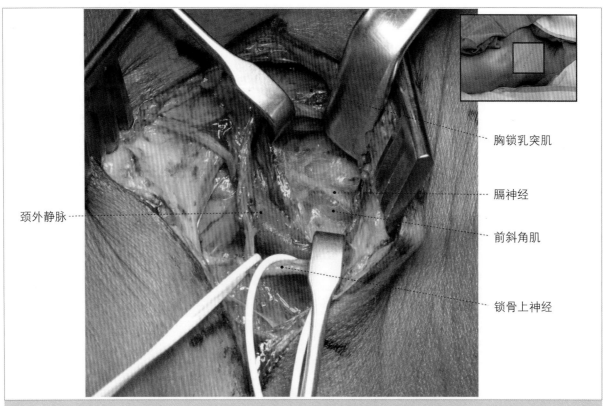

胸锁乳突肌

膈神经

前斜角肌

锁骨上神经

颈外静脉

图 12.22　显露并识别前斜角肌和膈神经。切断肩胛舌骨肌后进一步游离时，可见膈神经位于前斜角肌前面（表面）。神经由外而内走行并支配膈肌，分离膈神经，并轻柔地牵开保护。由于神经的敏感性和重要的功能，没有应用血管环予以保护。前斜角肌在神经的深面，有时会有副膈神经穿过

冲洗术区，并用双极电凝再次止血，放置闭合式引流管，留置布比卡因止痛泵。逐层闭合切口，包括缝合切断的胸锁乳突肌外侧部分，创面敷料覆盖。术后 2 天内开始轻柔活动，术后 2 周开始正式的物理治疗。

症状复发

症状持续不缓解或复发并不常见，多因卡压因素去除不彻底，如第一肋切除不完全、漏诊颈肋所致，也可能是由于瘢痕的过度增生。复发病例的诊断和治疗与初发病例相同，再次手术减压要慎重[95, 96]。选择新的手术入路，尤其是胸背侧入路，可减少在上次手术所形成的瘢痕区分离，以而降低神经血管损伤的风险。臂丛神经根部、干部的松解和上位三个胸神经节胸交感神经切除术，是再次胸廓出口减压需要增加的术式。

12.6　小结

胸廓出口综合征是一种经常被忽略的疾病，多因臂丛神经干部受压导致，可能伴发血管受压的症状或以其为主，远端神经卡压也可伴随出现。诊断需要详细询问病史、查体，同时要结合影像学和神经诊断技术。多数患者通过保守治疗可获得缓解，物理疗法最重要的部分是恢复肌肉的平衡和正常的姿势。手术治疗涉及切除卡压因素如斜角肌、第一肋和颈肋。如果患者选择恰当，手术治疗效果较佳。

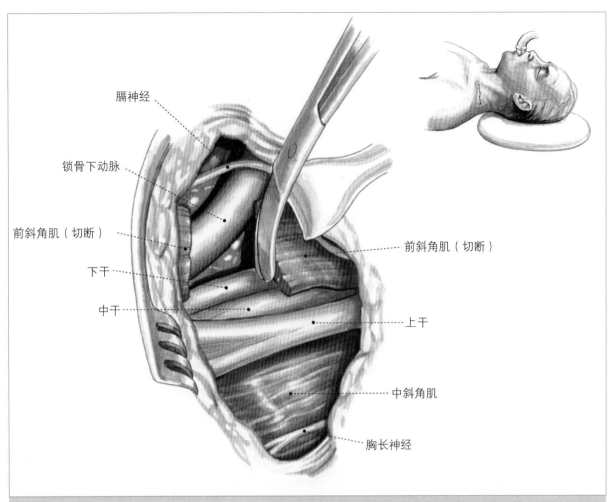

图 12.23　通过切断前斜角肌减压臂丛神经。为了减压臂丛神经，需要切断前斜角肌，此时动作应轻柔并注意保护膈神经避免损伤，不要使用血管环

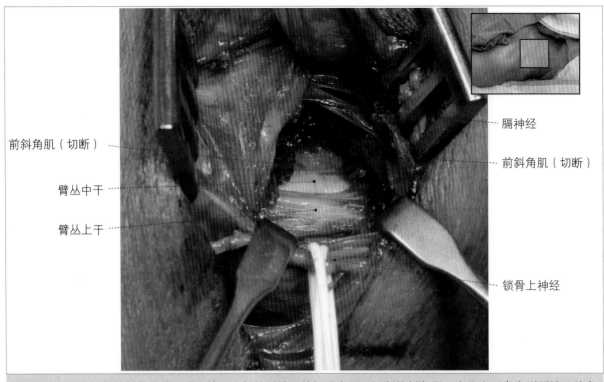

前斜角肌（切断）

臂丛中干

臂丛上干

膈神经

前斜角肌（切断）

锁骨上神经

图 12.24　通过切断前斜角肌减压臂丛神经。保护膈神经并轻柔牵开以切断前斜角肌，有些人还存在副膈神经并穿过前斜角肌，如果在切断前斜角肌时见到它应予以保护。在切口的上方，可以看到被染色的膈神经。切断前斜角肌后，可以看到臂丛神经上干和中干

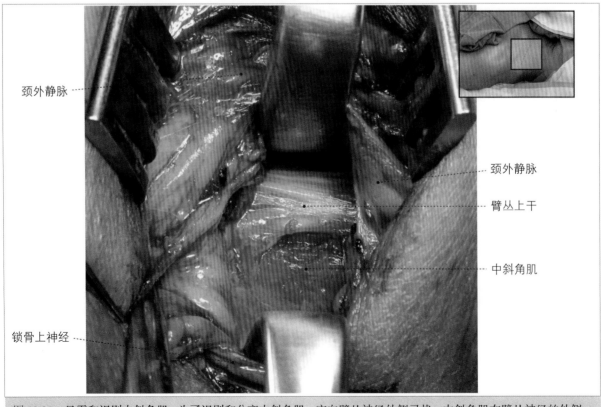

颈外静脉

锁骨上神经

颈外静脉

臂丛上干

中斜角肌

图 12.25　显露和识别中斜角肌。为了识别和分离中斜角肌，应向臂丛神经外侧寻找。中斜角肌在臂丛神经的外侧。通常情况下，胸长神经穿过该肌肉或在其后方。此病例中，胸长神经在中斜角肌的深面和外侧

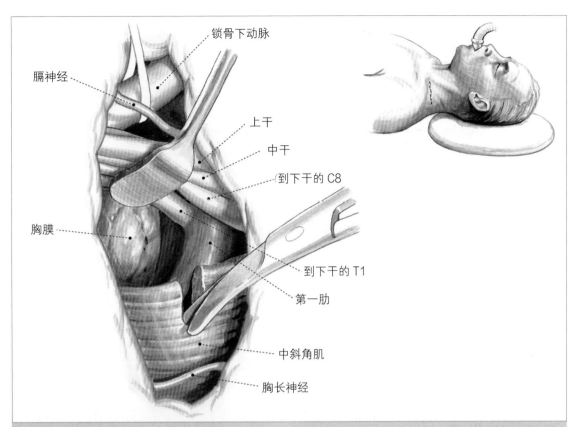

图 12.26　通过切断中斜角肌减压臂丛神经。切断中斜角肌以减压臂丛神经，在此过程中应保护重要的胸长神经。可用血管环将神经牵开

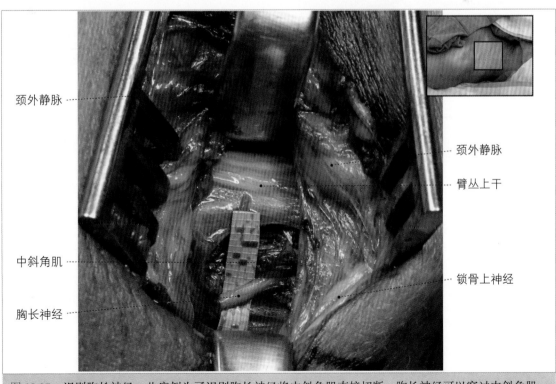

图 12.27　识别胸长神经。此病例为了识别胸长神经将中斜角肌直接切断。胸长神经可以穿过中斜角肌，或在肌肉深面和外侧通过。应分离该神经并予以保护。与膈神经不同，可以使用血管环

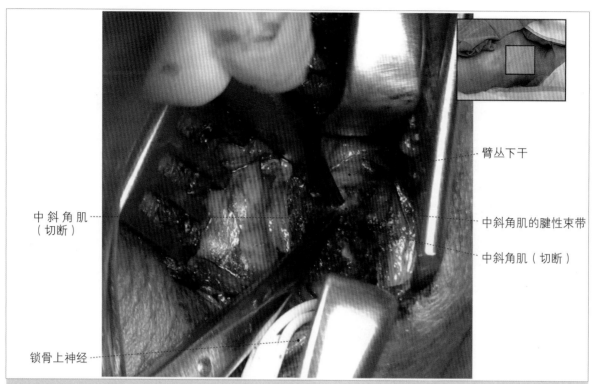

图 12.28　通过切断中斜角肌减压臂丛神经。臂丛神经的进一步减压要切断其外侧的中斜角肌。此例中，中斜角肌有一腱性束带位于深面，予以切断。在切断中斜角肌后，可显露臂丛神经下干。牵拉并保护胸长神经

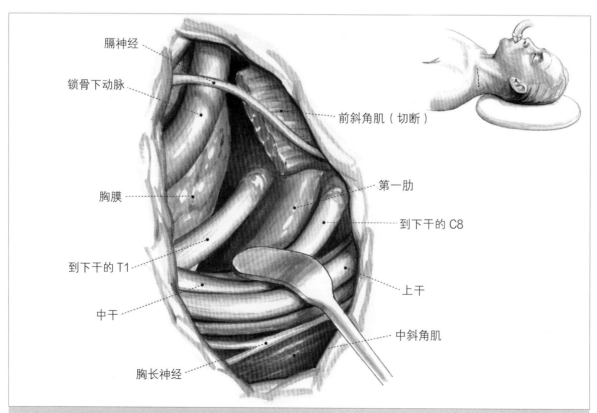

图 12.29　识别第一肋以备切除。切断前、中斜角肌减压臂丛神经后，将臂丛神经各神经根牵向外侧以显露第一肋。T1 神经根在第一肋下方，因此应尽可能靠前显露第一肋

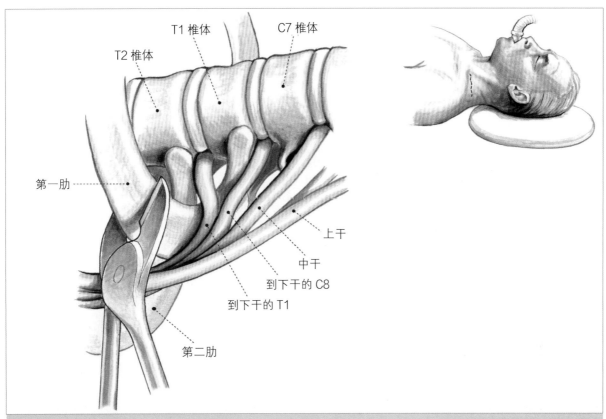

图 12.30 切除第一肋。在保护好臂丛神经的前提下，用骨剪切除第一肋骨

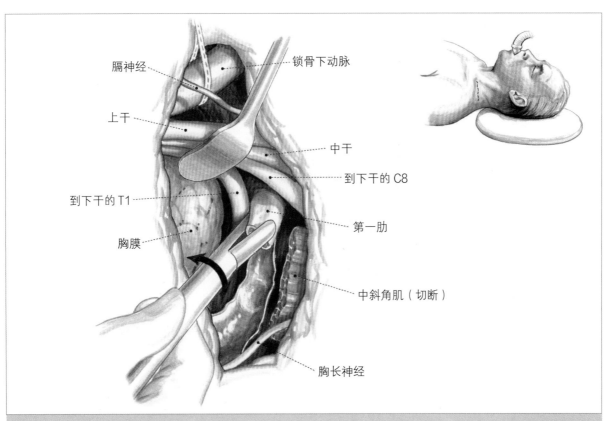

图 12.31 使用咬骨钳进一步处理第一肋。以咬骨钳切除第一肋骨的后面部分，应控制避免其后方关节的撕脱

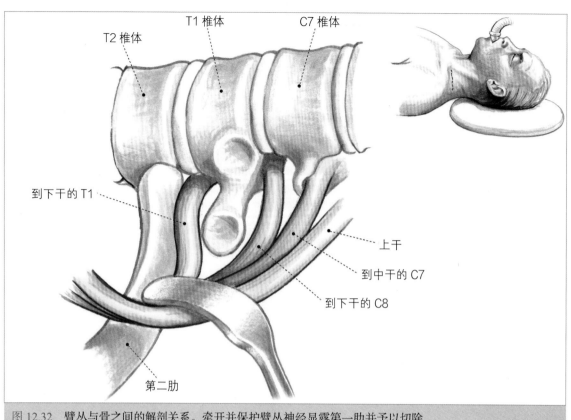

图 12.32　臂丛与骨之间的解剖关系。牵开并保护臂丛神经显露第一肋并予以切除

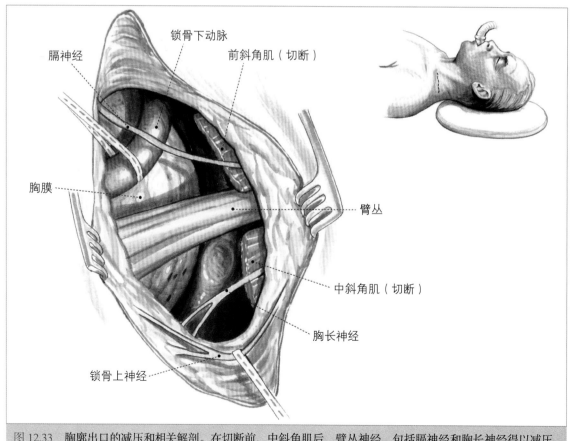

图 12.33　胸廓出口的减压和相关解剖。在切断前、中斜角肌后，臂丛神经，包括膈神经和胸长神经得以减压

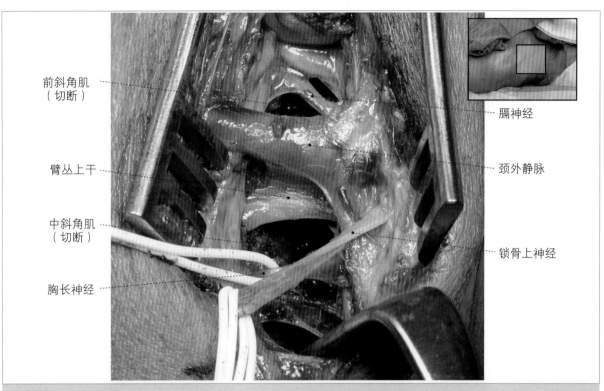

前斜角肌
（切断）

臂丛上干

中斜角肌
（切断）

胸长神经

膈神经

颈外静脉

锁骨上神经

图 12.34　胸廓出口减压和相关解剖。切断前、中斜角肌减压臂丛神经后，检查相关解剖结构的完整性。膈神经由外向内走行并支配膈肌，胸长神经支配前锯肌，锁骨上神经用血管环加以保护。臂丛上、中、下干显示完整并减压。电刺激用于测试运动神经反应

12.7　参考文献

［1］Borchardt M. Symptomatologie und therapie der Halsrippen [in German]. Berl Klin Wochenschr 1901;38:1265

［2］Keen WW. The symptomatology, diagnosis and surgical treatment of cervical ribs. Am J Med Sci 1907;133:173-218

［3］Coote H. Pressure on the axillary vessels and nerve by an exostosis from a cervical rib; interference with the circulation of the arm; removal of the rib and exostosis, recovery. Med Times Gaz 1861; 2:108

［4］Law AA. Adventitious ligaments simulating cervical ribs. Ann Surg 1920;72:497-499

［5］Paget J. Clinical Lectures and Essays. London: Longmans, Green; 1875

［6］Von Schroetter L. Erkrankungen der Gefässe. In: Nothnagel, ed. Handbuch der Pathologie und Therapie. Vienna: Holder; 1884

［7］Bramwell E. Lesion of the first dorsal nerve root. Rev Neurol Psychiatr 1903;1:236

［8］Murphy T. Brachial neuritis caused by pressure of first rib. Aust Med J 1910;15:582-585

［9］Brinckner WM, Milch H. First dorsal vertebra simulating cervical rib by maldevelopment or by pressure symptoms. Surg Gynecol Obstet 1925;40:38

［10］Brickner WM. Brachial plexus pressure by the normal first rib. Ann Surg 1927;85:858-872

［11］Telford ED, Stopford JSB. The vascular complications of the cervical rib. Br J Surg 1937;18:559

［12］Telford ED, Mottershead S. Pressure of the cervicobrachial junction. J Bone Joint Surg Am 1948;30:249

［13］Halsted WS. An experimental study of circumscribed dilation of an artery immediately distal to a partially occluding band, and its bearing on the dilation of the subclavian artery observed in certain cases of cervical rib. J Exp Med 1916; 24:271-286

［14］Adson AW, Coffey JR. Cervical rib? A method of anterior approach for relief of symptoms by division of the scalenus anticus. Ann Surg 1927;85:839-857

［15］Naffziger HC, Grant WT. Neuritis of the brachial plexus-mechanical in origin: the scalenus syndrome. Surg Gynecol Obstet 1938;67:722

［16］Ochsner A, Gage M, DeBakey M. Scalenousanticus (Naffziger) syndrome. Am J Surg 1935;28:699

［17］Falconer MA, Weddell G. Costoclavicular compression of the subclavian artery and vein: relation to scalenus syndrome. Lancet 1943;2:539-543

［18］Brintnall ES, Hyndman OR, Van Allen MW. Costoclavicular compression associated with cervical rib. Ann Surg 1956; 144:921-926

［19］Wright IS. The neurovascular syndrome produced by hyperabduction of the arm. Am Heart J 1945;29:1-19

[20] Peet RM, Henriksen JD, Anderson TP, Martin GM. Thoracic-outlet syndrome: evaluation of a therapeutic exercise program. Proc Staff Meet Mayo Clin 1956;31:281-287

[21] Rob CG, Standeven A. Arterial occlusion complicating thoracic outlet compression syndrome. BMJ 1958;2:709-712

[22] Clagett OT. Research and prosearch. J Thorac Cardiovasc Surg 1962;44:153-166

[23] Falconer MA, Li FWP. Resection of the first rib in costoclavicular compression of the brachial plexus. Lancet 1962;1:59-63

[24] Roos DB. Transaxillary approach for first rib resection to relieve thoracic outlet syndrome. Ann Surg 1966;163:354-358

[25] Urschel HC, Razzuk MA, Albers JE, Wood RE, Paulson DL. Reoperation for recurrent thoracic outlet syndrome. Ann Thorac Surg 1976;21:19-25

[26] Mackinnon SE, Novak CB. Clinical commentary: pathogenesis of cumulative trauma disorder. J Hand Surg Am 1994;19:873-883

[27] Mackinnon SE. Thoracic outlet syndrome: introduction. Semin Thorac Cardiovasc Surg 1996;8: 175

[28] Mackinnon SE. Thoracic outlet syndrome. Chest Surg Clin N Am 1999;9:701

[29] Rosati LM, Lord JW. Neurovascular compression syndromes of the shoulder girdle. In: Modern Surgical Monographs. Orlando, FL: Grune & Stratton; 1961

[30] Swank WL, Simeone FA. The scalenusanticus syndrome. Arch Neurol Psychiatry 1944;51:432

[31] Atasoy E. Thoracic outlet syndrome: anatomy. Hand Clin 2004;20:7-14

[32] Rusnak-Smith S, Moffat M, Rosen E. Anatomical variations of the scalene triangle: dissection of 10 cadavers. J Orthop Sports Phys Ther 2001;31:70-80

[33] Harry WG, Bennett JD, Guha SC. Scalene muscles and the brachial plexus: anatomical variations and their clinical significance. Clin Anat 1997;10:250-252

[34] Kirgis HD, Reed AF. Significant anatomic relations in the syndrome of the scalene muscles. Ann Surg 1948; 127:1182

[35] Guebert GM, Yochum TR, Rowe LJ. Congenital anomalies and normal skeletal variations. In: Yochum TR, Rowe LJ, eds. Essentials of Skeletal Radiology. 2nd ed. Vol 1. Baltimore, MD: Williams & Wilkins; 1996:197-306

[36] Brown SCW, Charlesworth D. Results of excision of a cervical rib in patients with the thoracic outlet syndrome. Br J Surg 1988;75:431-433

[37] Schein CJ, Haimovici H, Young H. Arterial thrombosis associated with cervical ribs-surgical considerations: report of a case and review of the literature. Surgery 1956;40:428-443

[38] McNally E, Sandin B, Wilkins RA. The ossification of the costal element of the seventh cervical vertebra with particular reference to cervical ribs. J Anat 1990;170:125-129

[39] Gulekon IN, Barut C, Turgut HB. The prevalance of cervical rib in Anatolian population. Gazi Medical Journal 1999;10: 149-152

[40] Poitevin LA. Proximal compressions of the upper limb neurovascular bundle: an anatomic research study. Hand Clin 1988;4:575-584

[41] Roos DB. Congenital anomalies associated with thoracic outlet syndrome: anatomy, symptoms, diagnosis, and treatment. Am J Surg 1976;132:771-778

[42] Brantigan CO, Roos DB. Diagnosing thoracic outlet syndrome. Hand Clin 2004;20:27-36

[43] Brantigan CO, Roos DB. Etiology of neurogenic thoracic outlet syndrome. Hand Clin 2004;20:17-22

[44] Upton AR, McComas AJ. The double crush in nerve entrapment syndromes. Lancet 1973;2:359-362

[45] Sanders RJ, Hammond SL. Etiology and pathology. Hand Clin 2004;20:23-26

[46] Sanders RJ, Jackson CGR, Banchero N, Pearce WH. Scalene muscle abnormalities in traumatic thoracic outlet syndrorne. Am J Surg 1990;159:231-236

[47] Kai Y, Oyama M, Kurose S, Inadome T, Oketani Y, Masuda Y. Neurogenic thoracic outlet syndrome in whiplash injury. J Spinal Disord 2001;14:487-493

[48] Mackinnon SE. Thoracic outlet syndrome. Ann Thorac Surg 1994;58:287-289

[49] Machleder HI, Moll F, Verity MA. The anterior scalene muscle in thoracic outlet compression syndrome. Histochemical and morphometric studies. Arch Surg 1986;121:1141-1144

[50] Urschel HC, Razzuk MA, Hyland JW, et al. Thoraic outlet syndrome masquerading as coronary artery disease (pseudoangina). Ann Thorac Surg 1973;16:239-248

[51] Wright IS. The neurovascular syndrome produced by hyperabduction of the arms: the immediate changes produced in 15 normal controls, and the effects on some persons of prolonged hyperabduction of the arms, as in sleeping, and certain occupations. Am Heart J 1945;29:1

[52] Adson AW. Surgical treatment for symptoms produced by cervical ribs and the scalenus anticus muscle. Surg Gynecol Obstet 1947;85:687-700

[53] Novak CB, Mackinnon SE, Patterson GA. Evaluation of patients with thoracic outlet syndrome. J Hand Surg Am 1993;18:292-299

[54] Rapoport S, Blair DN, McCarthy SM, Desser TS, Hammers LW, Sostman HD. Brachial plexus: correlation of MR imaging with CT and pathologic findings. Radiology 1988;167:161-165

[55] Collins JD, Shaver ML, Disher AC, Miller TQ. Compromising abnormalities of the brachial plexus as displayed by magnetic resonance imaging. Clin Anat 1995;8:1-16

[56] Demondion X, Herbinet P, Van Sint Jan S, Boutry N, Chantelot C, Cotten A. Imaging assessment of thoracic outlet syndrome. Radiographics 2006;26:1735-1750

[57] Demondion X, Vidal C, Herbinet P, Gautier C, Duquesnoy B, Cotten A. Ultrasonographic assessment of arterial cross-sectional area in the thoracic outlet on postural maneuvers measured with power Doppler ultrasonography in both asymptomatic and symptomatic populations. J Ultrasound Med 2006;25:217-224

[58] Charon JP, Milne W, Sheppard DG, Houston JG. Evaluation of MR angiographic technique in the assessment of thoracic

outlet syndrome. Clin Radiol 2004;59:588-595

[59] Demondion X, Bacqueville E, Paul C, Duquesnoy B, Hachulla E, Cotten A. Thoracic outlet: assessment with MR imaging in asymptomatic and symptomatic populations. Radiology 2003;227:461-468

[60] Fruhstorfer H, Gross W, Selbmann O. Von Frey hairs: new materials for a new design. Eur J Pain 2001;5:341-342

[61] Semmes J, Weinstein S, Ghent L, Teuber HL. Somatosensory Changes after Penetrating Brain Wounds in Man. Cambridge, MA: Harvard University Press;1960

[62] Machleder HI, Moll F, Nuwer M, Jordan S. Somatosensory evoked potentials in the assessment of thoracic outlet compression syndrome. J Vasc Surg 1987;6:177-184

[63] Yiannikas C, Walsh JC. Somatosensory evoked responses in the diagnosis of thoracic outlet syndrome. J Neurol Neurosurg Psychiatry 1983;46: 234-240

[64] Borg K, Persson HE, Lindblom U. Thoracic outlet syndrome: diagnostic value of sensibility testing, vibratory threshold and somatosensory evoked potentials at rest and during perturbation with abduction and external rotation of the arm. In: Proceedings oof the World Congress on Pain. Amsterdam; 1988

[65] Komanetsky RM, Novak CB, Mackinnon SE, Russo MH, Padberg AM, Louis S. Somatosensory evoked potentials fail to diagnose thoracic outlet syndrome. J Hand Surg Am 1996;21:662-666 [Am]

[66] Yilmaz C, Kayahan IK, Avci S, Milcan A, Eskandari MM. [The reliability of somatosensory evoked potentials in the diagnosis of thoracic outlet syndrome] Acta Orthop Traumatol Turc 2003;37:150-153

[67] Rousseff R, Tzvetanov P, Valkov I. Utility (or futility?) of electrodiagnosis in thoracic outlet syndrome. Electromyogr Clin Neurophysiol 2005;45:131-133

[68] Urschel HC, Razzuk MA. Current management of thoracic outlet syndrome. N Engl J Med 1972;286:21

[69] Urschel HC, Kourlis H. Thoracic outlet syndrome: a 50-year experience at Baylor University Medical Center. Proc (Bayl Univ Med Cent) 2007;20:125-135 (BaylUniv Med Cent)

[70] Urschel HC, Paulson DL, McNamara JJ. Thoracic outlet syndrome. Ann Thorac Surg 1968;6:1-10

[71] Hasanadka R, Towne JB, Seabrook GR, Brown KR, Lewis BD, Foley WD. Computed tomography angiography to evaluate thoracic outlet neurovascular compression. Vasc Endovascular Surg 2007;41:316-321

[72] Novak CB, Collins ED, Mackinnon SE. Outcome following conservative management of thoracic outlet syndrome. J Hand Surg Am 1995;20:542-548 [Am]

[73] Vanti C, Natalini L, Romeo A, Tosarelli D, Pillastrini P. Conservative treatment of thoracic outlet syndrome: a review of the literature. Eura Medicophys 2007;43: 55-70Review

[74] Wehbé MA, Leinberry CF. Current trends in treatment of thoracic outlet syndrome. Hand Clin 2004;20:119-121

[75] Lindgren KA. Conservative treatment of thoracic outlet syndrome: a 2-year follow-up. Arch Phys Med Rehabil 1997;78:373-378

[76] Novak CB. Thoracic outlet syndrome. Clin Plast Surg

2003;30:175-188

[77] Novak CB. Conservative management of thoracic outlet syndrome. Semin Thorac Cardiovasc Surg 1996;8:201-207

[78] Janda V. Muscles and cervicogenic pain syndromes. In: Grant R, ed. Physical Therapy of the Cervical and Thoracic Spine. New York: Churchill Livingstone; 1988

[79] Mackenzie RA. Treat Your Own Neck. Waikanes, New Zealand: Spinal Publications; 1983

[80] Aziz K, Straenley CJ, Whelan TJ. Effort-related axilla-subclavian vein thrombosis. Am J Surg 1986;152:57

[81] DeWeese JA, Adams JT, Gaiser DL. Subclavian venous thrombectomy. Circulation 1970;41 Suppl: II158-II164

[82] Adams JT, DeWeese JA. "Effort" thrombosis of the axillary and subclavian veins. J Trauma 1971;11:923-930

[83] Urschel HC, Patel AN. Paget-Schroetter syndrome therapy: failure of intravenous stents. Ann Thorac Surg 2003;75:1693-1696, discussion 1696

[84] Urschel HC, Patel AN. Surgery remains the most effective treatment for PagetSchroetter syndrome: 50 years' experience. Ann Thorac Surg 2008;86:254-260, discussion 260

[85] Drapanas T, Curran WL. Thrombectomy in the treatment of "effort" thrombosis of the axillary and subclavian veins. J Trauma 1966;6:107-119

[86] Campbell CB, Chandler JG, Tegtmeyer CJ, Bernstein EF. Axillary, subclavian, and brachiocephalic vein obstruction. Surgery 1977;82:816-826

[87] Painter TD, Karpf M. Deep venous thrombosis of the upper extremity five years experience at a university hospital. Angiology 1984;35:743-749

[88] Schneider DB, Dimuzio PJ, Martin ND, et al. Combination treatment of venous thoracic outlet syndrome: open surgical decompression and intraoperative angioplasty. J Vasc Surg 2004;40:599-603

[89] Doyle A, Wolford HY, Davies MG, et al. Management of effort thrombosis of the subclavian vein: today's treatment. Ann Vasc Surg 2007;21:723-729

[90] Smith RA, Dimitri SK. Diagnosis and management of subclavian vein thrombosis: three case reports and review of literature. Angiology 2008;59: 100- 106Review

[91] Sanders RJ. Thoracic Outlet Syndrome: A Common Sequela of Neck Injuries. Philadelphia, PA: Lippincott;1991

[92] Urschel HC, Razzuk MA. Neurovascular compression in the thoracic outlet: changing management over 50 years. Ann Surg 1998;228:609-617

[93] Mackinnon SE, Patterson GA. Supraclavicular first rib resection. Semin Thorac Cardiovasc Surg 1996;8:208-213

[94] Mackinnon SE, Patterson GA, Colbert SH. Supraclavicular approach to first rib resection for thoracic outlet syndrome. Oper Tech Thorac Cardiovasc Surg 2005;10:318-328

[95] Urschel HC Jr. Reoperation for thoracic outlet syndrome. In: International Trends in General Thoracic Surgery. Vol 2. St. Louis, MO: CV Mosby; 1986

[96] Urschel HC, Razzuk MA. The failed operation for thoracic outlet syndrome: the difficulty of diagnosis and management. Ann Thorac Surg 1986;42:523-528

13　下肢神经卡压与损伤

著者：Kirsty U. Boyd, Justin M. Brown

翻译：王树峰　李峰　　审校：朱庆棠

13.1　引言

近几十年来，我们对下肢神经卡压有了越来越深入的认识[1]。引起神经病损的病因多种多样，获得性、创伤性、医源性、肿瘤性、血管性和感染性因素均可能导致下肢神经病变，最常见的还是神经在已知的神经卡压点处发生卡压。随着我们对这些卡压点的解剖结构的认识逐渐加深，手术减压是下肢神经卡压有效的治疗方式。

例如，随着卡压综合征病因学和影像学检查的发展，某些曾经被认为是腰椎病变所致的疾病，现在看来可能还有很多其他病因。事实上，腰骶神经根病是最常见的需要借助电生理检查的拟诊情况[2]。脊柱影像学检查对于发现这些病因越来越敏感，但当影像学不能提示与患者症状相匹配的退变性 / 狭窄性病变、脓肿、肿瘤时，需要考虑其他病因。腰骶丛病变尽管没有臂丛病变常见，但是近年来对其认识越来越深刻。

13.2　历史回顾

意大利解剖学家 Giulio Casserio 在 1632 年首次描述了腰骶丛。直到 1960 年，腰骶丛损伤才首次被报道[3]，腰骶丛受累或损伤可能比先前认为的更常见[4]。创伤性腰骶丛损伤不如臂丛损伤常见，由于常合并严重的脊柱和骨盆骨折，其诊断非常困难[5]。腰骶丛的手术治疗很少开展[4]。对于高位腰骶丛损伤，下肢功能的恢复认为是没有希望的，因此很少有人去尝试治疗[5]。

13.3　腰骶丛的手术解剖

腰骶丛解剖没有臂丛那么复杂，业已得到很清楚的描述[4,6,17]（图 13.1），可以细分为根、干、股和终末支。腰骶丛由 L1~S4 神经根前支组成，有或无 T12 神经。腰骶丛可分为由 L1~L3 和部分 L4 神经根构成的腰丛，以及由其余的 L4 和 L5~S4 神经根构成的骶丛。神经根的组成可发生前置或后置，前部神经纤维更多地支配屈侧，而后部神经纤维则主要支配伸侧[3]。

腰丛走行于腰大肌中上部深面，第 2~5 腰椎横突前方，于腰大肌外侧缘发出终末分支。这些终末支在右侧走行于下腔静脉、腹主动脉及髂总血管深面，在左侧走行于髂总动脉和静脉丛深方。

L1、L2 和 L4 神经根出椎间孔后分为上支和下支，L1 神经根上支又分为髂腹下神经（偶尔合并部分 T12）和髂腹股沟神经，L1 神经根下支和 L2 神经根上支构成生殖股神经。L2 神经根下支、L3 神经根和 L4 神经根上支分为前股和后股，较细的前股融合形成闭孔神经，相对较粗的后股融合形成股神经，L2 和 L3 神经根后股同时发出股外侧皮神经。

骶丛跨过骶髂关节，走行于真骨盆深部及梨状肌表面，髂内动脉与神经干伴行，升静脉走行于骶丛表面。部分 L4 神经根参与形成腰丛；剩余的 L4 神经根和 L5 神经根前支汇合，构成腰骶干。腰骶干也分为前、后股，腰骶干前股与 L4~S2 神经根前股汇合构成胫神经，腰骶干后股与 L4~S2 神经根后股汇合构成腓总神经。胫神经和腓总神经组成坐骨神经，由同一神经外膜包

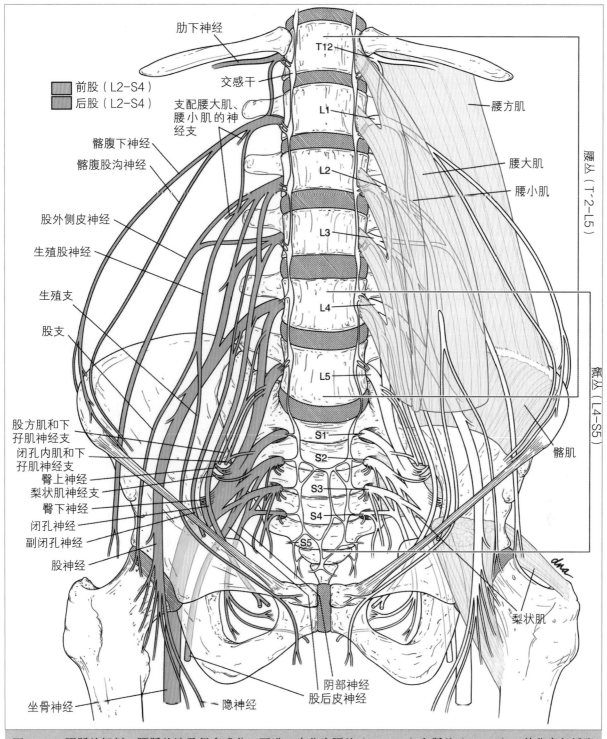

图 13.1 腰骶丛解剖。腰骶丛涉及很多成分，可进一步分为腰丛（T12~L4）和骶丛（L4~S5），其分支包括腹部神经（髂腹下神经、髂腹股沟神经、生殖股神经和股外侧皮神经）、股神经和坐骨神经

裹。骶丛神经还有 3 条重要分支：L4、L5 和 S1 神经根后股分支组成臀上神经，L5、S1 和 S2 神经根后股分支组成臀下神经，S1、S2 神经根后股和 S1~S3 神经根前股分支组成股后皮神经。

髂腹下神经和髂腹股沟神经源于腰大肌近端外侧缘，股外侧皮神经源于腰大肌远端外侧缘，都经后外侧腹壁肌走行。生殖股神经于腰大肌前方发出，走行于腰大肌和腰小肌间隙。股神经在腰大肌外侧缘穿出，位于髂外动脉外侧，走行于腰大肌和髂肌肌间沟，直到从腹股沟韧带下方穿出。闭孔神经和腰骶干源于腰大肌内侧缘，开始时并行，随后腰骶干在髂内血管后方跨过，在梨状肌腹侧与其他上骶丛神经根汇合，然后发出坐骨神经出坐骨大孔；闭孔神经则沿骶骨翼走行于髂总血管后方，直到其穿过闭孔内肌进入大腿。臀下神经在梨状肌下口、坐骨神经下方穿出坐骨大切迹，进入臀大肌。臀上神经从梨状肌上口穿出；阴部神经在梨状肌下缘、坐骨神经下方紧邻坐骨棘出坐骨大孔，随后穿过坐骨小孔进入坐骨直肠窝。

腰丛支配耻骨联合区、部分外生殖器、大腿前侧和内侧、小腿前内侧和内侧的皮肤感觉，支配运动则包括髂肌、腰大肌、大腿前侧和内侧肌群。骶丛支配臀区、腰丛支配区以外的部分外生殖器和下肢感觉；运动支配包括盆底肌肉、臀肌、阔筋膜张肌、腘绳肌以及小腿和足部的所有肌肉。

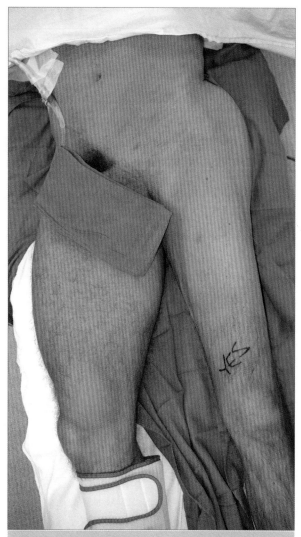

图 13.2　腰骶丛损伤的下肢。表现为不同范围的运动和 / 或感觉障碍，这取决于受损神经的成分。股神经损伤后大腿肌肉长时间失神经支配导致肌肉萎缩

13.4　腰骶丛病的病因学

腰骶丛病表现为不同程度的疼痛、感觉缺失和下肢无力，通常为非对称性的[7]（图 13.2）。功能障碍多由多条起源于盆部的神经受压所导致[11]。腰骶丛病的诊断、病因和治疗基于病史采集、体格检查、影像学检查和电生理检查。

腰骶丛损害的原因较多，可分为炎性、感染性、血管源性、肿瘤性、创伤性和医源性损伤。创伤性臂丛损伤相对常见，而腰骶丛受骨盆保护，

其走行路径上无解剖性狭窄点，也没有上肢那样大的活动度[3, 10]，因而腰骶丛损害的最常见原因为非创伤性的，以肿瘤压迫和糖尿病肌萎缩最常见[9]。

13.5　非手术性病因

腰骶丛病变（LRPN）可累及糖尿病患者（糖尿病性肌萎缩）和非糖尿病患者，这种病最常见于 2 型糖尿病男性患者[10]，被认为是免疫介导

的疾病，可能为在微血管炎症基础上继发缺血性神经损伤[10]。症状通常表现为单侧或双侧背部、臀部或大腿的急性或亚急性疼痛，典型表现为大腿剧烈疼痛，短期内继发大腿肌肉无力、失用，伴轻度感觉障碍[6, 12]。

放射性腰骶丛病多见于妇科、泌尿生殖系统癌症或淋巴瘤患者，放疗后数月到数十年之间[10]。此病常表现为双侧下肢疼痛和肌无力，后期可伴有感觉异常，但是很少发生排便/排尿功能障碍。这种放射性神经损伤当然会表现为疼痛，但与其他下肢神经病变相比，疼痛较轻。病因学包括神经内血管病变和纤维组织形成相关的血管卡压[13]。

另一个相对常见并且值得一提的是分娩期产妇腰骶丛病。妊娠晚期，增大的子宫压迫骨盆，可能造成腰骶丛卡压，通常在分娩时症状最严重，可能由疼痛进展为肌无力，偶尔可出现完全性足下垂。所有的症状通常在分娩后缓解，由于此种改变通常为神经失用症，患者可在几周内恢复[10]。

13.6 血管源性病因

腰骶丛紧邻很多重要的血管，因此这些血管的病变可以伴随神经后遗症。腹主动脉、髂动脉或其分支的血管瘤样扩张可以导致神经压迫[14]，患者通常表现为突发的坐骨神经痛，查体可见 Lasegue 征阳性，与腰神经根病相似[8]（图13.3）。此类患者多首先表现为疼痛，继而逐渐发展为单侧下肢感觉异常、感觉缺失、肌无力，多无尿失禁[10, 14]。

伴随的非神经症状包括尿路梗阻、下肢缺血、水肿和深静脉血栓等[14]。神经丛低灌注也可导致神经丛病，甚至遗留永久性的神经功能障碍[15]。腰骶丛的血供主要来自髂内动脉，骶外侧分支和髂腰分支进入椎间孔，营养马尾神经。腰大肌的侧支血管供应椎管外神经丛。因此，单侧髂内动脉闭塞通常可为对侧的侧支循环所代偿，但对于

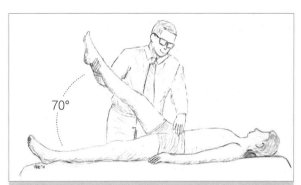

图 13.3 Lasegue 征评估腰神经根病变。膝关节保持伸直，抬高下肢，腰骶丛被牵拉，患者会突然出现疼痛，为 Lasegue 征阳性

合并动脉粥样硬化的老年患者，代偿可能是不充分的[16]。腹膜后血肿也可形成间室综合征，继而导致神经病变[10]。这种出血主要是自发性出血，最常见于抗凝治疗或先天性出血性疾病。髂肌筋膜内相对较小的血肿也可导致神经丛内股神经压迫[17]，大的血肿则可对腰大肌内腰丛神经形成广泛压迫，导致闭孔神经麻痹[8]。这些损伤往往是单侧性的，表现为腹股沟区或下腹部急性或亚急性疼痛，可放射至大腿或小腿。

13.7 肿瘤

原发肿瘤是腰骶丛病的一个重要因素，但是转移瘤则更常见[10]。其中，75% 为肿瘤直接扩散浸润，多数来源于胃肠道和泌尿生殖系统，肉瘤和淋巴瘤也很常见；剩下的 25% 通过血行传播到达神经丛，特别是乳腺癌和肺癌。事实上，乳腺癌转移最常见，此类患者多在神经症状表现出来前已确诊。

肿瘤浸润首发症状通常为疼痛，可累及背部、臀部、大腿、小腿和足部，或累及上述所有区域，取决于侵犯范围；随后可出现感觉异常，最终发展为肌无力。相关症状包括下肢水肿和直肠指诊可触及肿块。

良性肿瘤中，骶神经鞘瘤可导致腰骶丛病症状，最多见的为施万细胞瘤，可生长到很大才产生症状[18]。40%的Ⅰ型神经纤维瘤病患者可有腹腔、盆腔内病变[8]。这些腹膜后病变常起源于腰骶丛，可无症状或表现为慢性进行性神经功能障碍。骶骨巨细胞瘤、骶尾部畸胎瘤、神经母细胞瘤、骶前脊膜膨出、软骨瘤和脊索瘤都有类似表现[19]，通常为局部疼痛，之后伴随多于1条神经根分布区域的神经根痛，逐渐发展为感觉和运动功能障碍，可伴有排便/排尿功能障碍。

13.8 腰骶丛创伤

闭合性腰骶丛创伤相对少见，创伤性腰骶丛损伤的发生率为0.05%~2.50%，但认为正在逐渐增多[11, 20]，常导致非常严重的神经功能障碍[10, 11]。事实上，创伤性腰骶丛损伤可能比报道的更多。很多因素可干扰诊断，如多数年老患者不行电生理检查进行辅助诊断[4, 11]。此外，这些创伤患者损伤严重，伴随大血管损伤，死亡率很高；幸存患者常恢复不完全，多被认为不能手术治疗[11]。不稳定骨盆骨折患者或剪切骨折移位患者伴神经损伤的发生率为50%[11, 21]。

电生理学检查发现神经损伤常累及双侧腰骶丛的3/4，其中包括双侧骶丛。骶丛损伤表现为髋关节内收障碍、不稳定，屈膝障碍和膝以下所有功能障碍。相反，腰丛损伤主要为屈髋和伸膝障碍[22]。除了牵拉伤和断裂伤，也可发生腰骶丛根性撕脱伤，伴假性囊肿形成[23, 24]。持续的剧烈刺痛和灼烧感提示马尾神经根断裂可能，通常合并严重的骨盆或下肢骨折，单侧损伤多见[24]。

骨盆损伤合并血管损伤，包括假性动脉瘤和盆腔血肿，都可加重神经丛病变，但不常发生[25]。目前认为神经损伤的机制主要为牵拉伤，常继发于髋关节屈曲外展、髋关节后脱位和大腿过伸且伴有游离骨盆骨折块外旋[22]。

13.9 "边缘神经"：髂腹下神经，髂腹股沟神经和生殖股神经

13.9.1 历史回顾

很多原因可导致腹股沟区疼痛，从腹腔内疾病和泌尿生殖系统疾病，到腰骶椎病和髋关节疾病[26, 27]。一些学者报道内收肌或腹直肌拉伤、耻骨炎、腹股沟管破坏[28]，都可导致腹股沟区疼痛。髂腹下神经、髂腹股沟神经和生殖股神经病变，或是多条神经同时发生病变越来越常见，并逐渐被了解[26, 28, 29]。虽然直接创伤或过度训练致下腹部肌肉肥大可引发神经损伤，但最常见于腹股沟区手术后[26]。1893年，Ruge创造了"Grenznerven"这个词，在1902年被Bardeen和Elting解释为"边缘神经"，用以指代支配腹部和大腿之间交界区域的这些神经[30, 31]。1942年，Magee描述了生殖股神经灼痛综合征（genitofemoral causalgia syndrome）；1945年，Lyon建议使用"生殖股神经痛（genitofemoral neuralgia）"这一术语[32]。

腹股沟区疼痛累及大腿内侧，包括男性阴囊、睾丸或女性大阴唇区域，都应该怀疑一条或多条"边缘神经"损伤，特别是在运动或下腹部手术后。接触性运动导致髂嵴/侧骨盆损伤，可损伤这些神经。髂腹股沟神经卡压与其在髂前上棘处突然转弯并穿出腹横肌筋膜有关[33]。行肾切除术时有损伤髂腹下神经主干风险，导致其外侧支和前支支配区感觉麻木；其前支在行下腹部手术时有损伤风险，神经横断、神经瘤形成、缝线缝扎、瘢痕粘连和术后筋膜过紧都可导致疼痛[34]。事实上，腹股沟疝修补术后慢性疼痛是一种相对常见的并发症，不同病例随访报道的发生率为1%~12%[34, 35]，典型症状包括腹股沟区感觉异常、感觉迟钝或感觉减退[36]。缝线缝扎常表现为术后即刻剧烈疼痛，疼痛局限于缝线处[37]，术后

几年内仍可有牵拉或搏动性不适感，通常在走路、弯腰或髋关节过伸时症状加重[33, 38]；疼痛常带有烧灼感，有时也可有刺痛和撕裂感[37]。

这些因周围神经损伤导致的术后神经性疼痛的发生机制包括中枢性和周围性因素。创伤后局部炎症反应是一个已知的疼痛因素，甚至可发生于神经轴索未断裂的创伤。神经完全断裂时发生沃勒变性，这个过程包括炎性细胞因子释放和神经营养因子释放，炎性细胞因子包括组胺和血清素。邻近的神经纤维在神经营养因子的作用下向该区域芽生，而在成纤维细胞的作用下形成的瘢痕则阻滞其进入。尽管炎性期只持续几周的时间，但是由于致敏C纤维细胞异常活化、神经纤维过度发芽和再生神经纤维杂乱排列[39]，可能导致持续的慢性综合征。再生神经纤维长入周围瘢痕组织中时，形成神经瘤[40]，A-β神经纤维和C神经纤维异常连接，可产生自发性的神经病理性信号，局部机械刺激可能加剧这些影响。此外，由于失神经支配区感觉传导无法到达脊髓，可能使痛觉相关脑神经结构致敏，从而进一步放大这种疼痛[40]。

在考虑施行任何手术干预之前，对神经病理性疼痛首先要采取保守治疗，包括脱敏疗法、口服药物治疗、经皮电刺激和局部麻醉阻滞。只有上述治疗措施无效时，才考虑神经松解术或神经切断术[34]。

13.9.2 手术解剖

髂腹股沟神经源于L1神经根，有或无T12神经根成分，沿腹壁走行，很像肋间神经，跨过腰大肌，沿腰方肌表面走行，直到近髂前上棘内侧区域[41]发出一条返支，支配髂嵴表面的小片区域感觉；神经在此转向内侧，穿出腹横肌/筋膜，走行于腹横肌和腹内斜肌之间，常穿过腹内斜肌，走行于腹内斜肌和腹外斜肌之间，并发出运动支支配腹内/外斜肌。神经进入精索后，穿过腹股沟管，发出终末感觉支，支配阴囊或

阴唇基底部和大腿近端内侧一小片区域的皮肤感觉[30, 42]。

髂腹下神经源于L1和L2神经根前支。神经穿过腰大肌，经肾脏下极向下走行，于髂前上棘和髂嵴顶点之间穿出腹壁，发出肌支，然后沿髂嵴走行，于髂前上棘附近分为两条终末支，分别为外侧支和前支。外侧支跨过髂嵴，支配臀部上缘的小片皮肤感觉。前支与髂腹股沟神经一起走行，穿过腹横肌筋膜，走行于腹横肌和腹内斜肌之间，并发出运动支支配此两块肌肉。此神经终止于腹股沟韧带上方，支配耻骨上方皮肤感觉[41]。

生殖股神经也源于L1和L2神经根。神经从腰大肌前下方穿出，走行于其表面，在腹膜后沿腰大肌和腰小肌间沟下行，直到腹股沟韧带，分为生殖支和股支。生殖支在腹股沟管内与髂腹股沟神经一起走行，支配阴阜、阴囊或大阴唇皮肤感觉。生殖支和髂腹股沟神经终末支常在感觉支配区相互汇合，使得很难鉴定其最终的感觉分布区域[41]。股支（或称为腰腹股沟神经）常为两条，在腹股沟韧带下方、髂前上棘内侧3~10 cm处走行，支配大腿近端前侧腹股沟三角区域一小片皮肤感觉[27, 41]。生殖股神经还发出运动支支配提睾肌。

13.9.3 诊断

这些神经中任何一支发生损伤都可能导致大腿和腹股沟区疼痛，包括触痛、感觉异常、感觉减退、痛觉过敏或这些疼痛类型任意相结合[34]。患者可能描述钝痛或烧灼痛，也可描述剧烈的刺痛。疼痛可为持续性或间歇性。

损伤更靠近端时，观察其他次要相关区域是否有疼痛或麻木，有助于鉴别神经损伤。例如，始于骨盆环的外侧臀部症状，加上耻骨区疼痛，更像髂腹下神经损伤；包裹于骨盆环的环状皮肤区域疼痛，止于腹股沟区皮肤，更像是髂腹股沟神经损伤。神经终末支单独受累，可发生于腹股沟前内侧切口的操作，此时诊断就变得很难。在

单纯神经卡压综合征中，如果能在已知的卡压点引出 Tinel 征，如髂腹股沟神经在髂前上棘内侧穿出腹横筋膜处，将对诊断很有帮助。电生理学检查对这些神经综合征的诊断价值有限，事实上，想诱发这些神经的电反应在技术上都是极具挑战的[6]，但是，这些检查在排除上腰段神经根病变引起的疼痛中是有价值的。对于髂腹股沟神经，感觉神经动作电位是引不出来的；但如果是手术中的横断损伤，针式肌电图可以显示腹横肌或腹内斜肌失神经支配。对于生殖股神经病理性神经痛，没有有效的电生理检查手段[33, 34]。

神经阻滞是这些疾病诊断和治疗的主要手段，在髂前上棘内侧行浸润麻醉，如果腹股沟区疼痛消失，提示髂腹股沟神经或髂腹下神经受累，基本可排除生殖股神经受累。将注射器针头由髂前上棘内下方向外上方向插入 2~3 cm，直到碰到髂骨内表面；如果是肥胖患者的话，可能需要长达 9 cm 的针头，边退针边注射 1% 利多卡因 10 mL 行浸润麻醉。当针退至皮下时，调整针头方向向上，穿过腹外斜肌、腹内斜肌和腹横肌筋膜，再次如前所述边退针边注射。

生殖股神经阻滞位置在腹股沟外环口，耻骨结节外侧 2 cm 处。针头穿过浅筋膜开始，从外侧向上再向内侧，扇形注射 5~10 mL 1% 利多卡因浸润麻醉。如果症状缓解，则倾向于生殖股神经损伤；但是考虑到这样同时也阻滞了髂腹股沟神经远端支配区，首先进行此阻滞可能将髂腹股沟神经损伤误诊为生殖股神经损伤，因此上述两种阻滞都得施行[34]。如果需要确认是生殖股神经痛，可以施行经腰大肌入路的一种特殊的神经阻滞[37]。

任何与神经损伤相关的疼痛，在考虑手术前都必须进行积极的保守治疗，包括避免加剧疼痛的运动、局部麻醉、脱敏疗法、经皮神经电刺激和服用针对神经病理性疼痛有效的镇痛药物[34, 37, 43]。如患者症状严重、持续时间超过 3 个月，建议手术干预。

13.9.4　手术技术

手术治疗计划是在采用神经阻滞治疗的基础上，与疼痛治疗师协商后一起制订的。一般来说，由髂腹股沟神经和生殖股神经损伤引起的神经痛，多出现于腹股沟疝修补术后，如果疼痛治疗师认为患者适合手术，倾向于采取腹膜后入路处理此两条神经。除非患者有过下腹部或腹股沟区手术史或开放创伤史，否则不推荐这个手术。例如，不推荐对钝性损伤患者施行此手术。

通过原有手术切口进行探查，试图切除疼痛性神经瘤鲜可成功。我们建议采取腹膜后入路，在神经损伤部位以近探查受累神经（通常为髂腹股沟神经、髂腹下神经和生殖股神经）[34]。

最好在患者取仰卧位、患侧抬高的情况下采取腹膜外侧入路，取横向侧切口，从脐上外侧向腋前线前外侧延伸，断开腹外斜肌和腹内斜肌，沿纤维走行分开腹横肌，将腹膜和腹膜外脂肪向内侧牵拉，辨认腰方肌表面区域，找到并保护输尿管和股血管，显露腰大肌，生殖股神经在其前面走行（图 13.4）。

作者通常会携带一本解剖图谱进入手术室以帮助辨认所有的神经。生殖股神经在腰大肌上走行，沿股支向近端分离时一定要注意生殖支，其走行于内侧，常被忽略。刺激生殖股神经可引起提睾肌收缩。

向外走行的神经为股外侧皮神经，刺激时不会引起任何肌肉收缩，为纯感觉神经。牵拉股外侧皮神经可导致大腿外侧皮肤"牵拉"或"凹陷"，这就是皮神经的拖拽试验。髂腹股沟神经在股外侧皮神经近端外侧发出，髂腹下神经常与其伴行，刺激这些神经会引起腹前壁肌肉收缩。如果这些神经紧密包裹在一起走行，可将其视为一条神经处理，不应试图将其分开。

确认这 4 条并行的神经后，切断生殖股神经和髂腹股沟神经（髂腹下神经，图 13.4）。首先钳夹神经近端，造成 II 度损伤（轴索断裂），然后切断并烧灼神经远端，将近端埋置于腰大肌。

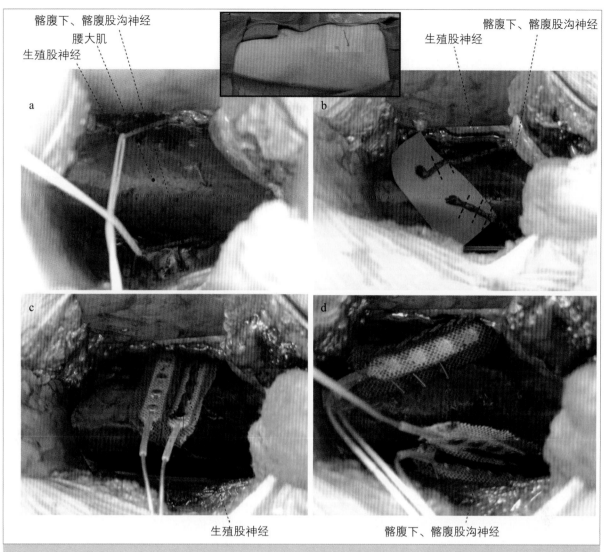

图 13.4　左侧髂腹股沟神经和生殖股神经损伤，损伤后出现神经疼痛。（a）找到髂腹股沟神经和生殖股神经。（b）切断、灼烧、并钳夹神经，近端倒转埋置。（c，d）此特殊病例中使用神经刺激仪治疗神经痛

有两例患者，我们不仅对其进行了上述操作，同时放置了周围神经刺激器。其中一例患者疼痛无缓解，要求移除神经刺激器；另一位在 2000 年接受神经刺激器置入，术后效果非常显著，疼痛完全缓解，在术后第 5 年和第 10 年分别更换了电池。

周围神经刺激器的放置是很繁琐的，鉴于我们自己的两例患者的疗效截然不同，因此不建议在此类患者中放置（图 13.4）。

13.9.5　结果

手术治疗边缘神经损伤和神经瘤通常效果较好，但是也有很大的差异。许多研究只是简单的案例研究，使用的方法学较差。Kim 等报道，90%~91% 的髂腹股沟神经和髂腹下神经损伤患者术后疼痛明显缓解[44]。Vuillemeyer 等报道腹股沟疝修补时移除网状补片，同时彻底切断神经，效果显著[45]。Starling 和 Harms 报道腹股沟疝修补术后切除受累节段的髂腹股沟神经，

89% 的患者疼痛缓解[38]。Stulz 和 Pfeiffer 报道仅 69% 的患者效果较好，并且其他患者残留慢性瘢痕痛[46]。神经瘤的治疗总的来说不是很乐观，治疗时必须注意影响疗效的因素，包括症状是否分布于单一的神经支配区、持续时间，以及先前的手术次数和神经阻滞的效果。对于神经切断术后慢性神经痛患者，也许适合行脱敏疗法联合无痛性刺激的再教育，或使用（脊髓）后柱刺激器[40]。我们自己仔细挑选的患者的成功率也只有 50%~60%，因此建议在谨慎选择患者的基础上行此手术。

13.10 感觉异常性股痛

13.10.1 历史回顾

感觉异常性股痛也叫伯恩哈特—罗斯综合征（Bernhardt–Roth syndrome），但前者使用更为广泛，在 1878 年被首次描述[47]。1900 年，Harvey Cushing 首次对其行减压术进行治疗[47]。作为最早描述的神经卡压征之一，由股外侧皮神经在穿过腹股沟韧带出骨盆处受卡压引起神经症状。这种综合征常见于腹股沟韧带区域损伤、长时间保持蹲姿以及双腿长度有差异的患者，骨盆倾斜导致阔筋膜拉伸，从而使神经在此处受压[26,27]。孕妇和肥胖相关性血管翳是最常见的因素，但是紧身衣、枪套、取髂骨移植和手术瘢痕等都可导致卡压[47]。腹股沟疝修补可增加腹股沟韧带张力，导致卡压；取 Pfannenstiel 切口也可导致神经卡压症状，可能是牵开器将神经向在髂嵴所致[48]。多数病例找不到明确的病因，推测为神经经过腹股沟韧带时扭曲所致。尸检结果显示，约一半的标本中此神经发生卡压相关性改变[42]。

13.10.2 手术解剖

在接受 L2、L3 神经根后股纤维后，股外侧皮神经（LFC）穿过腰大肌，于髂肌表面走行，

在进入腹股沟韧带时穿出髂肌筋膜[33]，通常从股三角（外界为髂前上棘，前界为腹股沟韧带，后界为缝匠肌筋膜）穿出，但也常有变异，主要分为三种类型；A 型为从髂前上棘后去穿出，跨过髂嵴；B 型为从髂前上棘前方、缝匠肌表面、腹股沟韧带中穿出；C 型为从髂前上棘内侧、缝匠肌起点处穿出。股外侧皮神经也可有多条分支[47]。出骨盆后，神经走行于大腿深筋膜下方，穿出深筋膜后到达皮肤支配区，支配大腿前外侧的感觉。需要注意的是，生殖股神经股支有时重叠支配 LFC 的支配区，从而使诊断困难[47]。

13.10.3 诊断

这条纯感觉神经发生病变时的主要症状为大腿外侧疼痛和感觉异常，可进展为麻木，站立或走动时加剧，坐下时缓解[33]。疼痛和 Tinel 征常可见于髂前上棘区域，并向 LFC 支配皮肤区放射，在髂前上棘内侧神经穿出处抓痕破坏试验常为阳性。电生理检查可见感觉神经动作电位衰减和感觉神经传导速度减低[48]，尽管在部分病例中此检查特异性高达 98%，但是没有发现与症状程度和神经恢复质量相关的指标[48]。此外，在髂前上棘和腹股沟韧带交界区行神经阻滞，可确诊并排除其他神经受累，尤其是在诊断不明确的病例。

虽然多数患者随着时间推移症状可缓解，但必须给予试验性保守治疗，包括减重、避免衣服或配件导致这一区域受压、NSAIDs 以及局部麻醉或激素注射[49]，对症状严重并持续数月的患者应行手术减压。

13.10.4 手术技术

由于这不是一种常见手术，通常我们会带解剖学课本进手术室。在髂前上棘下方，沿腹股沟韧带做一个 4 cm 横行切口，分离至阔筋膜，仔细从缝匠肌中分离股外侧皮神经，向远端打开阔

筋膜减压（对每一条明确的分支重复行此操作）；然后向近端分离，切断部分腹股沟韧带和髂筋膜腱弓[48, 49]（图13.5）。

对减压术后仍表现顽固性症状者，可以行神经切断术，部分学者（不包括我们）认为这是首选的手术[48]。在此例患者中，神经可于腹股沟韧带下方显露、松解，使远、近端都可移动，沿神经走行牵拉盆腔内段神经，尽可能靠近端切断，让断端缩回至腹膜后间隙。我们建议对神经断端进行电凝，可避免在切口处形成神经瘤；也应尽可能地在近端钳夹并灼烧神经，然后在远端切断，将断端反折入腹膜后间隙，这是我们首选手术方法。如果手术失败，可再行腹膜后入路进行手术治疗。

13.10.5 结果

不同的病例报道结果差异较大，60%~95%的患者症状部分或完全改善；效果最好的一组病例报道，其术前诊断更为严格，术中更加注意解剖变异[47, 49]。病程较长的、受累神经多于一条

或病变区域的神经支配不明确和肥胖患者预后相对较差[47, 49]。我们的患者在接受神经减压术后（不像髂腹股沟神经和髂腹下神经）效果满意。

13.11 股神经

13.11.1 历史回顾

虽然特发性股神经卡压很少见，但是多年以来也有相关病案报道[50, 51]。糖尿病性肌萎缩是股神经病变最常见的原因，部分学者认为这是已报道的部分特发性股神经卡压的真正病因[51]。出血性疾病或抗凝引起的出血，造成髂筋膜内股神经卡压的病例也已有报道，此种情况最常见的卡压点包括腹股沟韧带、腰丛神经根水平和髂腰肌之间的筋膜间隙，此处筋膜较厚[52]。髋关节置换（0.1%~2.3%）、股动脉穿刺、妇产科手术（经腹子宫切除术或截石位的手术）、泌尿外科手术、妊娠或产程延长等引起的股神经损伤都有报道。多数卡压发生在腹股沟韧带以下，股神经在此区域的走行靠近股骨头、股中间肌腱性附着

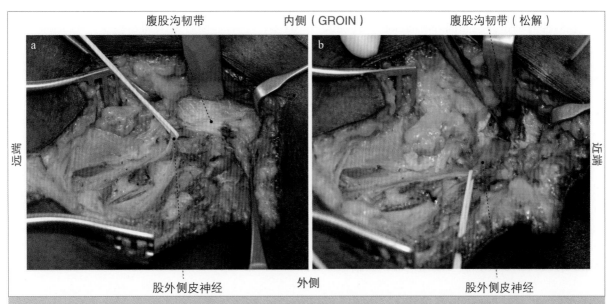

图13.5 左侧股外侧皮神经卡压。（a）腹股沟韧带可卡压股外侧皮神经，导致大腿外侧感觉改变。（b）松解腹股沟韧带，使股外侧皮神经减压。（白色的）血管吊索牵拉神经

点、腰大肌肌腱和关节囊。此外，股动脉搏动撞击神经引起的微小创伤或神经病变也有报道[50]，甚至肌肉滑动引起的股神经切割也有造成神经病变的可能[52]。

13.11.2　手术解剖

股神经由 L2~4 神经根后股组成，部分变异可来自 L1 或 L5 神经根，在腰大肌内汇合之前，这些神经根发出腰大肌和髂肌分支，汇合后股神经从腰大肌外侧缘穿出，走行于髂腰肌间隙。髂筋膜包裹着股神经和髂外动脉、股神经继续向腹股沟韧带方向走行，发出额外的小分支支配髂肌和腰大肌，经腹股沟韧带下方穿行，发出分支支配耻骨肌，然后在股动脉外侧进入股三角区，通常股神经在距离腹股沟韧带远端 4 cm 左右分为前、后股。前股支配缝匠肌，并发出股内侧和股中间皮神经，支配大腿前侧皮肤感觉；后股发出隐神经，支配膝关节前、内侧皮肤感觉和小腿内侧皮肤感觉。此外，后股也发出运动支支配股四头肌。

13.11.3　诊断

股神经病变最常见的临床表现为腹股沟区疼痛，髋后伸时加重，髋屈曲外旋时减轻，伴随大腿前侧和小腿前内侧感觉迟钝，严重者可进展为麻木。肌力减弱可表现为跛行，继而进展为在支撑自身体重时无意识的膝关节屈曲，严重者需要保持小腿过伸，依靠健侧腿上楼梯[51]。膝关节支具可帮助此类患者。如果病变位于腹股沟韧带以近，查体可见屈髋、伸膝肌力减弱，膝反射也受损。

电生理学检查有助于病变评估，包括在腹股沟韧带上、下测量神经传导，在腹股沟三角进行刺激，在股内侧肌放置盘状表面电极记录信号。

隐神经检查可表现为感觉神经动作电位衰减。此外，通过针电极检查椎旁肌、腰大肌和髋内收肌群，可排除部分神经丛病变。神经卡压或者闭合性牵拉伤通常为 Ⅰ ~ Ⅲ 度损伤，恢复效果好，3~4 个月后行肌电图检查可见神经恢复（运动单位动作电位 MUAPs）。如果在腹股沟韧带局部神经激惹征呈阳性（Tinel 征或划痕坍塌实验等），于此处手术松解可加速神经恢复。

13.11.4　手术

腹股沟韧带卡压股神经可行手术探查，从腹股沟韧带近端横跨韧带延伸到股三角，做一个纵行的长 S 或 Z 形切口，切开皮下组织，可见股神经被包绕在股动脉外侧的脂肪中。顺着神经向近端游离至腹股沟韧带下方，贴着神经表面伸入探针可评估韧带卡压情况。然后切断韧带，仔细检查神经。病变严重时，由于发生纤维化需要行神经内松解。对于神经横断伤需行神经移植者，应采用腹股沟和腹膜后联合入路；如果及时手术治疗，不超过 10 cm 的神经移植可取得好的效果。

13.11.5　结果

目前对由于股神经损伤病例较少报道、病因繁多，手术干预后效果知之甚少。Azuelos 等报道血管卡压所致股神经损伤的病例，所有的 30 例患者均效果显著[50]。股神经直接损伤后可行神经移植修复，效果显著。由于股神经大部分为运动神经，因此神经匹配不是问题，需要同时行大腿和腹膜后的解剖，获得正常的神经远、近断端。

有一些行闭孔神经移位修复股神经获得成功的报道，尽管神经大小明显不匹配。如果近端没有残留正常的神经断端，此神经移位是合适的。

13.12 隐神经

13.12.1 概述

隐神经炎在临床也被称为感觉异常性膝痛，也称灼烧性膝痛，可导致大腿内侧和膝关节疼痛，小腿和足部内侧感觉异常。虽然神经卡压可发生于收肌管的任何位置，但最常见于靠近膝关节，神经穿出收肌管远端筋膜处[51]。此外，神股血管和鹅足滑囊炎可导致神经卡压，也可来源于直接损伤或多种手术损伤，包括静脉曲张手术和膝关节内侧手术操作[51, 53, 54]。

13.12.2 手术解剖

股神经在腹股沟韧带以远发出隐神经，走行于股四头肌内，与股动脉一起走行在缝匠肌深面

通道（Hunter 管）。此筋膜构成的通道起源于股三角顶点，远端为收肌腱裂孔，大收肌和长收肌构成收肌管的底部，股内侧肌为其前外侧缘，顶部为股内侧肌、缝匠肌和收肌的筋膜[53]。隐神经并非像股动脉和股静脉那样从收肌腱裂孔穿出，而是行于缝匠肌和股薄肌之间，在此发出髌下支，支配髌骨前面的感觉（图 13.6）；然后在膝上 10 cm 左右、缝匠肌和股薄肌之间穿出筋膜。隐神经横跨鹅足滑膜囊，沿着胫骨内侧面下行，在小腿内侧与大隐静脉伴行。在小腿下 1/3 处发出两条分支，一支继续径直走行至踝关节，另一支与大隐静脉一起跨过内踝前方，直到踇趾胫侧。

13.12.3 诊断

隐神经卡压的特征性表现为大腿深部酸痛，伴有膝部疼痛以及小腿和足部内侧皮肤感觉异

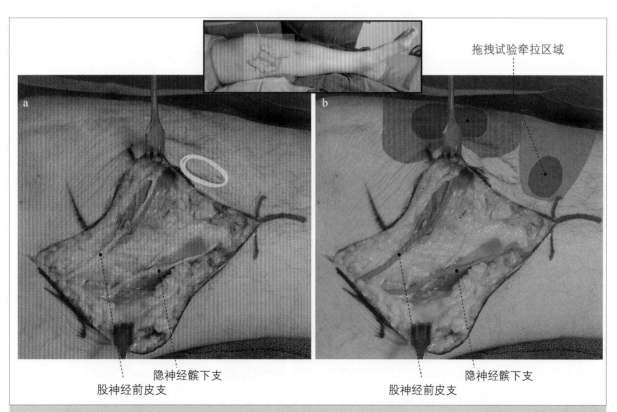

拖拽试验牵拉区域

隐神经髌下支
股神经前皮支

隐神经髌下支
股神经前皮支

图 13.6 股神经前皮支和隐神经髌下支。股神经前皮支支配膝关节前部皮肤感觉（紫色），隐神经髌下支更靠远端（绿色），拖拽试验以拖动皮肤有助于界定感觉支配区。在此病例中，股神经前皮支在关节镜入路处发生医源性损伤。请注意，黄色圆圈是患者在术前标记的最疼痛的部位，正好在切口中部前方

常。在股骨内侧髁近端对应于其穿出筋膜的地方按压或叩击，可出现 Tinel 征或再现上述症状。于此处行神经阻滞可消除相关疼痛。神经传导检查可用于较瘦的患者。由于隐神经为纯感觉神经，如果有任何运动神经异常，应考虑股神经病变可能。患者既往有开放性伤口或在膝关节术后可继发神经瘤，尤其是隐神经髌下支（图 13.6），通常可在神经瘤区域引出 Tinel 征和划痕坍塌实验阳性。需要注意的是，确保没有累及股神经终末皮支的支配区域。再次强调一本好的解剖书对检查者确认受累神经很有帮助，诊断性神经阻滞也是有帮助的。

13.12.4 手术

与其他感觉神经病变一样，确认保守治疗无效即可进行手术干预，包括神经减压和神经瘤移位术。对于隐神经卡压，应行大腿内侧探查，在缝匠肌远端前面做纵切口，找到缝匠肌向远端分离，直到其腱性部分（图 13.7），可发现神经在此处穿出内侧筋膜，向远近端切开筋膜，确保神经走行区没有卡压。

在 Hunter 管行隐神经卡压松解术（图 13.8，图 13.9），于缝匠肌深面向近端伸入一根手指，确保没有其他的神经卡压点。由于这不是

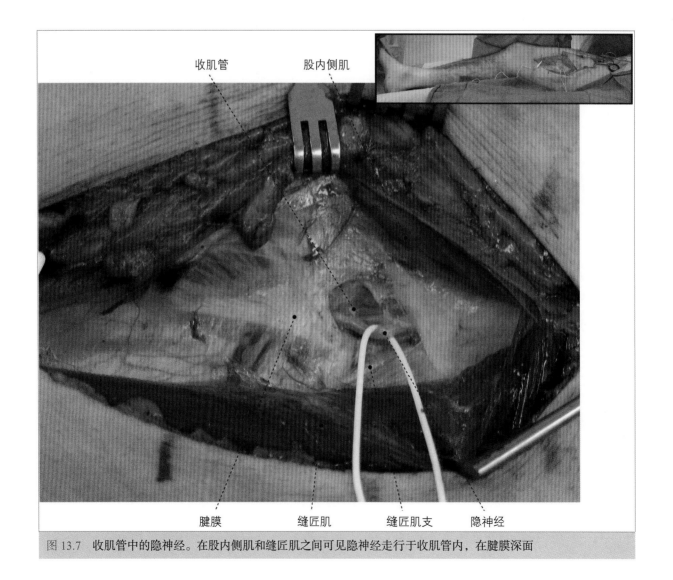

图 13.7 收肌管中的隐神经。在股内侧肌和缝匠肌之间可见隐神经走行于收肌管内，在腱膜深面

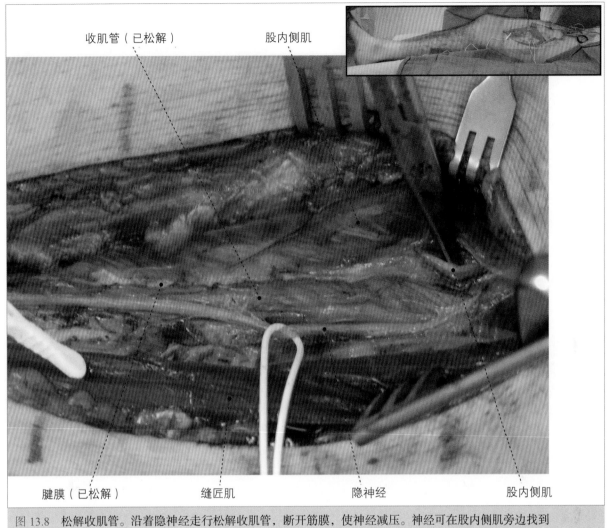

收肌管（已松解）　　　　　股内侧肌

腱膜（已松解）　　　缝匠肌　　　　隐神经　　　　股内侧肌

图 13.8　松解收肌管。沿着隐神经走行松解收肌管，断开筋膜，使神经减压。神经可在股内侧肌旁边找到

一种常规手术，解剖图谱是有帮助的。

对于小的神经瘤，术前让患者自己标记神经瘤的位置很必要。通过纵切口找到髌下支和股神经皮支，在近端钳夹，远端烧灼，然后倒转埋置（图 13.6）。

隐神经也可在踝关节处损伤，如踝管手术，损伤位于踝关节前侧或内侧，手术方式为倒转埋置。

13.12.5　结果

隐神经减压在文献中有描述，但是这些报道案例数较少，随访时间有限。有些学者首选单纯减压，效果尚可；如果减压失败，再行神经切断术[55~57]。我们的病例经上述治疗后效果显著。

13.13　闭孔神经

13.13.1　历史回顾

闭孔神经病由 Bradshaw 等于 1997 年首次报道，并描述为运动员腹股沟区疼痛综合征，此组 32 例患者诉大腿内侧疼痛，运动时恶化，电生理学检查显示收肌群失神经支配[58]。行短收肌表面筋膜松解后症状缓解。此外，闭孔神经损伤可继发于创伤，但单纯的闭孔神经损伤很少见，

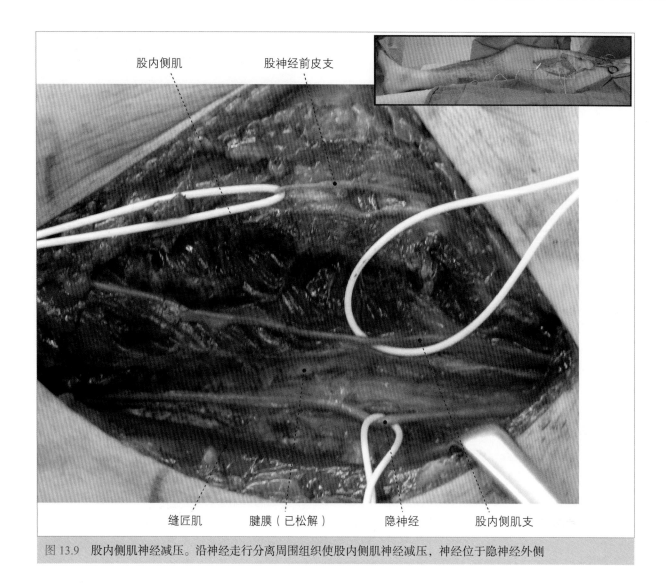

图 13.9　股内侧肌神经减压。沿神经走行分离周围组织使股内侧肌神经减压，神经位于隐神经外侧

除非是医源性损伤。闭孔神经损伤可发生于骨盆创伤、骨折，或分娩时产程延长，神经卡压于婴儿头部和盆壁之间。髋关节或骨盆手术造成的牵拉或卡压伤也是此类损伤的一个来源[51, 59]。闭孔神经前支可在走行于短收肌处被筋膜卡压而绷紧，容易因牵拉而造成神经损伤。腹膜后出血和盆腔内肿瘤也可导致闭孔神经病变。疼痛由运动诱发者，常起于内收肌群起始部，向远端放射至大腿内侧。运动员在跑步时可能感觉到小腿运动不协调，但皮肤感觉麻木不常见。

对于持续性神经病变，最常见的症状是大腿内侧感觉改变，大腿内侧和腹股沟区疼痛也很常见；也可出现耻骨部内收肌区域的酸痛，沿大腿内侧一直延伸到膝关节近端。使筋膜绷紧的动作，包括髋外展或小腿伸直，均可使症状加重。可有髋内收肌力减弱，但进展为肌萎缩罕见。严重的内收内旋肌力减弱可导致小腿外展外旋的环形步态[46]。

13.13.2　手术解剖

闭孔神经由 L2~L4 神经根腹侧支的前股在腰大肌内汇合而成，在骶髂关节水平于髂总血管内侧深面穿出，沿腰大肌内侧走行跨过骨盆上口，沿小骨盆外侧缘进入闭孔[60]。这是一个由骨性孔道、闭孔内肌和闭孔外肌以及其膜性结构组成的通道。神经在此平面分为几支：前支、后支、立即进入并支配邻近的闭孔外肌的运动支，以及另一条关节支。闭孔神经前支在闭孔外肌和短收肌前方、耻骨肌和长收肌深面向下走行，在闭孔远端发出运动支支配短收肌、长收肌和股薄肌。神经终末支进入缝匠肌下方的神经丛，在此与股前皮神经和隐神经的分支汇合。后支穿过闭孔外肌并发出运动支支配此肌，随后走行于短收肌和大收肌之间并支配这些肌肉，终末支为止于膝关节的感觉神经。

13.13.3 诊断

MRI 有助于发现内收肌群萎缩，但并未发现其在辨别纤维—骨性通道内受卡压的神经有何价值。对于闭孔神经损伤，电生理学检查是有用的。如内收肌群有失神经表现，而邻近的其他肌肉或股四头肌都没有相似表现，则可以确诊。透视下在闭孔处行神经阻滞，即使是电生理学检查阴性者，如再次产生感觉异常，也可确诊，同时也能排除其他腹股沟痛病因。而且，神经阻滞效果好的患者，提示手术效果也好[61]。

保守治疗包括物理治疗以改善力量和维持活动度、NSAIDs、休息、活动方式调整、按摩和神经阻滞。急性起病的患者保守治疗效果较好，而慢性症状者的效果则远不如前者。手术适应证为疼痛、乏力且保守治疗无效[61]。

13.13.4 手术

为行神经减压术，在耻骨结节远端、长收肌外侧缘，平行于腹股沟皮肤褶皱做一 3 cm 长斜形切口。仔细分离皮下组织，找到大隐静脉，用橡皮条牵拉至外侧。显露内收肌和耻骨肌筋膜，沿内收肌外缘打开筋膜，分开内收肌和耻骨肌肌间隙。在此间隙内可见闭孔神经前支走行于短肌表面的致密筋膜上（图 13.10）。沿神经走行分开筋膜，向近端追踪至耻骨肌下方，烧灼并切

断横跨的血管（通常来自于旋股内侧动脉分支）。术者在闭孔处用一根手指做钝性分离以打开闭孔，此时操作需小心，避免损伤此区域的血管。分离完成后充分止血，按常规关闭切口。

对于骨盆手术后的医源性损伤，我们可以找到骨盆深处的近端和大腿内侧的远端，行神经移植。

13.13.5 结果

闭孔神经卡压病变行神经减压术的报道很少见，Kitagawa 等报道了 6 例患者，行减压术后疼痛、感觉异常和内收力量均得到改善[62]。运动员行闭孔神经手术减压效果较好，能重返赛场[58]。

13.14 腓总神经

13.14.1 历史回顾

腓总神经于腓骨颈处走行表浅，位于皮下，容易损伤，是下肢易损伤的周围神经[1, 63]。腓总神经固定于腓骨坚硬的表面，特别容易受到直接创伤和切割伤。简单的跷二郎腿、下蹲或手术体位压迫，都足以造成神经损伤。造成足下垂的原因包括石膏、支具和过紧的绷带在腓骨颈处压迫神经[64]。由于腓总神经相对固定，膝关节骨折、膝关节韧带损伤，甚至关节成形术都可引起神经牵拉伤[63, 65]。非创伤性因素包括肿物，如起源于胫腓关节的腱鞘囊肿，以及更为少见的病因，如神经鞘瘤、脂肪瘤、骨瘤和骨痂。腓总神经损伤与体重下降、长时间住院以及手术时间过长有关。

此处是众所周知的神经卡压部位，下肢手术特别是膝关节手术后，腓总神经发生亚临床卡压者越来越多见。髋关节手术发生坐骨神经牵拉伤者，当神经向远端再生时也可在腓骨头处发生卡压。如果患者 Tinel 征或划痕坍塌实验阳性，单纯在腓骨头处减压通常有助于神经恢复。

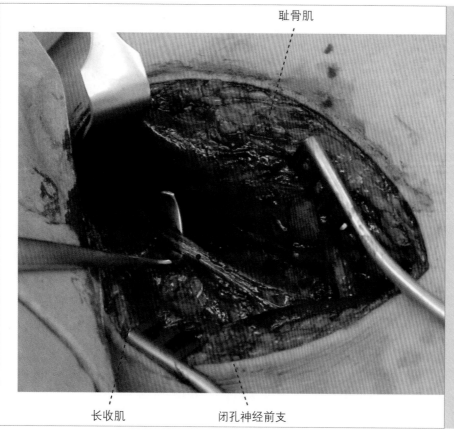

耻骨肌

长收肌　　　　闭孔神经前支

图 13.10　左侧闭孔神经减压。在大腿内侧耻骨肌和长收肌之间，于短收肌前表面减压闭孔神经前支

13.14.2　手术解剖

如上所述，L4 神经根发出分支进入腰丛后，剩下的 L4 和 L5 神经根前支汇合形成腰骶干，腰骶干再分为前股和后股，然后来源于 L4~S2 的后股汇合组成腓总神经。腓总神经与胫神经组成坐骨神经，走行于大腿，在近端发出分支支配股二头肌短头。在腘窝近端，腓总神经和胫神经分开，腓总神经沿股二头肌肌腱下行，跨过腓肠肌外侧头，然后在腓骨长肌边缘下潜行至腓骨表面。在此处，神经经过腓骨长肌两个头形成的通道。腓骨长肌后缘是神经穿行的地方，肌肉边缘增厚、纤维化，会在此处与腓骨外侧缘构成缩窄点（图 13.11）。我们认为这种腱性起始缘，同时也是小腿后肌间隔，是最常见的腓总神经卡压点。钟世镇以及 Sunderland 和 Bradley 注意到腓

总神经从腘窝走行至腓骨头这一段，神经内部有明显的解剖学变化[66, 67]，包括神经内结缔组织成分（51%~68%）和神经束数目都显著增加[23, 48, 66, 67]，而胫神经没有类似的改变。相反，在此区域，腓总神经所能抵御的不发生断裂的应力不如胫神经，使得其更易受损[67]。术中发现在膝关节伸直时，腓总神经张力变大，屈膝时则张力减低（图 13.11）。

腓总神经穿过腓骨长肌起始部后，下一个可能的卡压点位于被称之为小腿前肌间隔的腓骨肌与胫前肌群之间的筋膜间隔（图 13.12）。神经在小腿外侧筋膜室内向远端的走行越来越表浅，在小腿下 1/3 段穿过筋膜延伸为背侧皮神经。腓深神经在穿过腓骨长肌的纤维性边缘后立即发出分支支配胫前肌，这些分支使得神经被紧紧地固定于腓骨长肌深面，腓深神经在小腿前肌间隔通

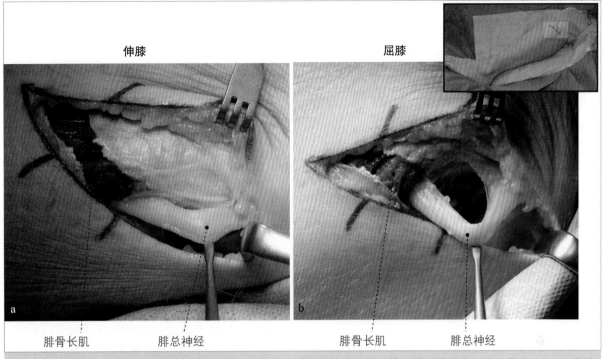

图 13.11　膝关节不同位置下腓总神经张力变化。（a）膝关节伸直，腓总神经跨过腓骨头，神经紧张。（b）膝关节弯曲时，腓总神经松弛

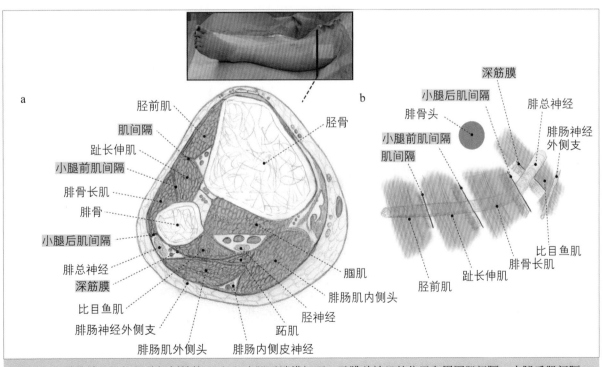

图 13.12　腓总神经松解相关解剖结构。（a）小腿近端横切面，示腓总神经的位置和周围肌间隔。小腿后肌间隔、前肌间隔、胫前肌和趾长伸肌之间的肌间隔、比目鱼肌表面的深筋膜都需要松解。（b）腓总神经及周围肌肉和肌间隔纵向示意图，图中小腿屈曲，腓总神经围绕腓骨头走行

道中穿行时同样有此现象。腓深神经继续在小腿前间隔向远端走行，发出分支支配踇长伸肌、趾长伸肌和第三腓骨肌。这是最常见的一种解剖形态，但也存在很多变异，如腓骨长肌支可起源于腓总神经主干、腓深神经、腓浅神经、腓深副神经或以上所有神经[68]。

对腓神经内部结构的认识曾存在争议。腓骨颈以近几厘米处的腓总神经可被解剖为前、后两部分纤维束，前束通常为腓深神经，而后束为腓浅神经。我们的体会是这些纤维束走向腓骨长肌时，最表浅的神经束一直在前方走行，支配胫前肌和关节[1]。Kudoh 和 Sakai 进行了近乎完美的解剖工作，沿着腓总神经的功能束向大腿近端进行分离[68]，在腘窝顶部，腓总神经可细分为腓深神经束、腓深副神经束和1~2条感觉神经束。和上述所讨论的一致，最常见情况是前束对应腓深神经，而后束对应其余的神经束，偶有变异可见一条感觉神经与腓深神经伴行。腓深副神经支配腓骨短肌和踝关节感觉。

腓神经的浅表感觉支通常有两支，而后支常缺失。两条感觉支都走行于非常长的纤维通道(长达 18 cm)。腓深神经可被踇短伸肌卡压。

13.14.3　诊断

最初的评估为手法检查踝关节背伸和外翻功能。腓总神经卡压的患者表现为足下垂，多数患者需要使用足踝矫形器。此外，患者在某个卡压点出现疼痛、Tinel 征阳性或划痕坍塌实验阳性[69]，也可出现小腿外侧和足背（腓浅神经）或第一趾蹼（腓深神经）感觉异常。与所有的慢性神经卡压一样，症状缓慢进展，从轻微的乏力、易被绊倒到完全足下垂。腓浅神经和腓深神经卡压相关疼痛可以很剧烈，腓肠神经外侧支卡压可导致小腿外侧疼痛。

13.14.4　手术技术

腓总神经减压术可在全麻或硬膜外麻醉下进行。我们喜欢驱血并用止血带，以获得最佳的手术视野。患者取仰卧位，用沙袋支撑足部，使膝关节弯曲（图 13.13 ）。在腓骨头下方，由后上向前下沿神经走行做斜形切口。正确的切口位置是手术的关键，很多对这种松解术经验不足的医生，所做切口太靠近端或虽然切口在腓骨头下方正确的位置，但是长度太短。切口比多数人预想的还要向远端延伸很多，设计切口前触诊确定腓骨头至关重要。

切开皮肤后分离皮下脂肪，切开深面由股二头肌腱和髂胫束扩展而成的筋膜，避免损伤外侧皮神经或其进入腓肠神经的分支（图 13.14 ）。可以在腓骨长肌后缘找到腓总神经，通常为一层黄色脂肪组织覆盖（图 13.15 ）。

用手指可轻易触摸神经。一旦确认神经，沿着神经走行切开 1~2 cm 腓骨长肌浅筋膜（图 13.16，图 13.17 ）。打开这层筋膜后，用小的牵开器将其下方的肌肉向前方牵开，显露筋膜起始缘和深筋膜（图 13.18 ）。

保持肌肉在牵开的位置，小心离断腓骨长肌后侧筋膜，腓总神经最常见的卡压处即位于此腱性边缘（图 13.19 ）。对于比目鱼肌肥大的患者，可以在此肌肉上做一个槽，使腓总神经走行处变得平坦，而不会被肌肉顶起像帐篷一样（图 13.20 ）。应延长切口，显露胫前肌，以评估肌肉活性，排除伴发的筋膜室综合征。另一个潜在的卡压点位于腓骨长肌和趾长伸肌间的肌间隔。

用手术钳提起筋膜，由浅到深切开筋膜，注意避免损伤下方的神经分支和伴行小血管，在靠近肌间小神经分支时应使用小型双极电凝（图 13.21 ）。在趾长伸肌和胫前肌间还有一个肌间隔（图 13.22 ），可卡压腓神经远端。虽然此肌

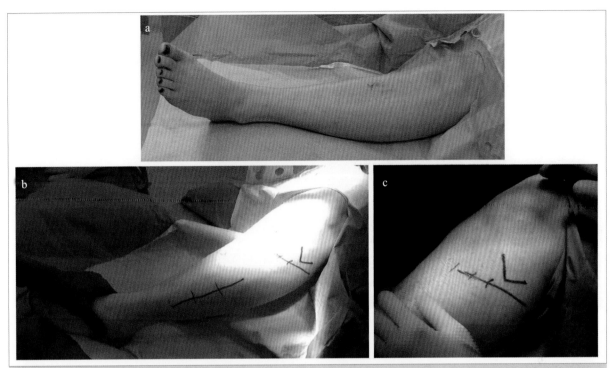

图 13.13 腓总神经松解的定位、体位和切口。(a)准备好左腿。(b)膝关节轻度屈曲,此体位下腓总神经没有张力。(c)标记腓骨头,在腓骨头下做切口,腓总神经有一段在腓骨头下走行。松解术中最主要的一步就是于略低于腓骨头处标记切口位置。切口有靠近端的倾向。在足外侧缘放置一个沙袋,保持膝关节处于轻度屈曲状态

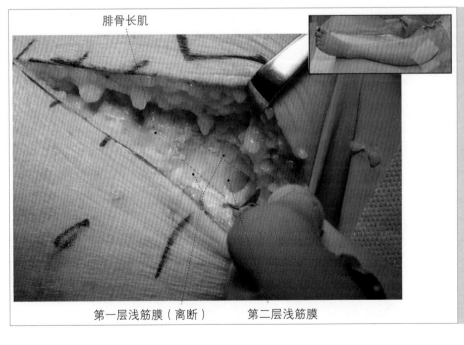

腓骨长肌

第一层浅筋膜(离断)　　第二层浅筋膜

图 13.14 显露并切断腓总神经浅层的筋膜。完成显露后,切断腓骨长肌和小腿近端外侧的结缔组织,才能看清深部的腓总神经。神经可在腓骨头下方触及,找到并切断神经浅面的两层筋膜以显露腓总神经

413

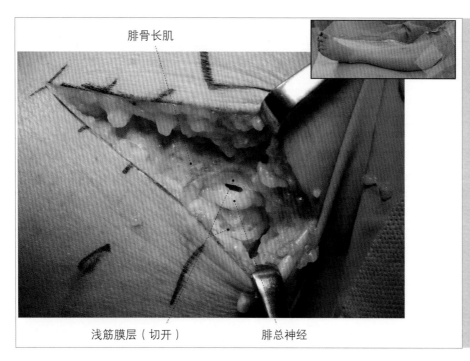

腓骨长肌

浅筋膜层（切开）　　腓总神经

图 13.15　显露并找到腓总神经。切开神经表面的筋膜层后，可见腓总神经绕腓骨头走行，并在腓骨长肌深面继续下行

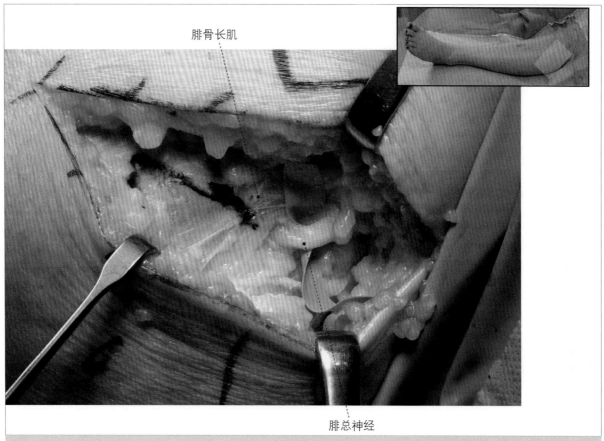

腓骨长肌

腓总神经

图 13.16　在腓骨长肌浅面的筋膜标记切口。沿神经走行方向在肌肉浅面的筋膜标记切口，进一步显露腓骨长肌和引起卡压的肌间隔

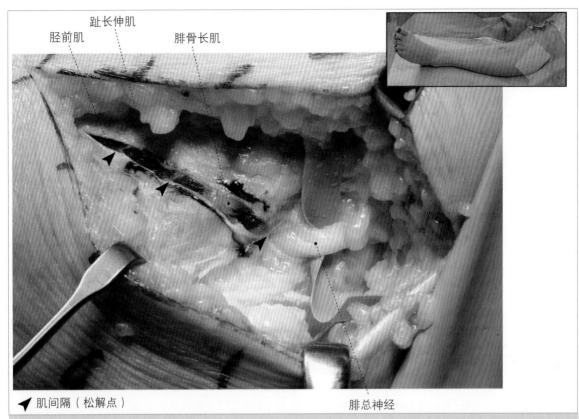

胫前肌　趾长伸肌　腓骨长肌

肌间隔（松解点）　　　　　　　　　　　　腓总神经

图 13.17　肌肉表面筋膜切口，找到肌间隔。找到腓骨长肌间隔（箭头）并予以松解。近端肌间隔（小腿后肌间隔）是最主要的卡压点，卡压于腓骨长肌腱性起始缘。远端可见小腿前肌间隔和趾长伸肌，以及临床不太提及的胫前肌间肌间隔

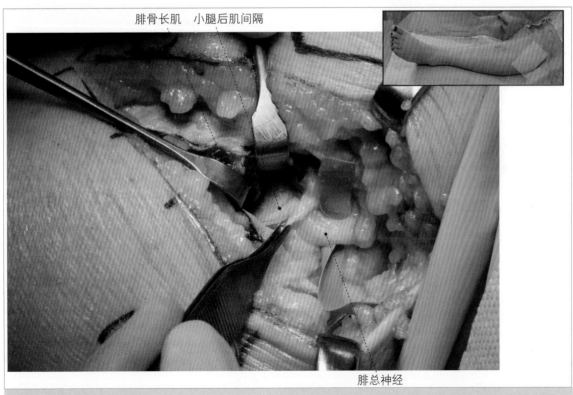

腓骨长肌　小腿后肌间隔

腓总神经

图 13.18　作为最主要的卡压点，显露小腿后肌间隔。向远端牵开腓骨长肌，可见腓总神经浅层一个致密的、紧绷的腱性间隔，应予以松解，这是主要的卡压点。注意牵开肌肉才能发现肌间隔并方便松解

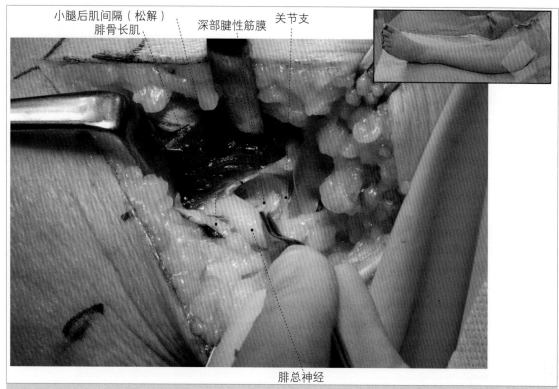

小腿后肌间隔（松解） 深部腱性筋膜 关节支
腓骨长肌

腓总神经

图 13.19　松解小腿后肌间隔并找到深部腱性筋膜。沿腓总神经向远端松解后肌间隔，不同患者的肌间隔长度变化不一，医生应确保松解到最远端腱性部分。之后可在腓总神经深面找到深部腱性筋膜，将其切断，为神经创造一个柔软的神经床。腓总神经此处发出一根关节支

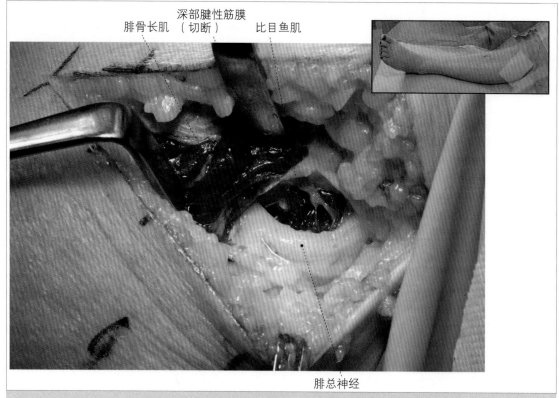

深部腱性筋膜
腓骨长肌 （切断） 比目鱼肌

腓总神经

图 13.20　离断深部腱性筋膜和比目鱼肌。沿腓总神经走行切断深部腱性筋膜和部分比目鱼肌，形成一条槽供其走行，这可以使神经平顺地走行于膝关节外侧

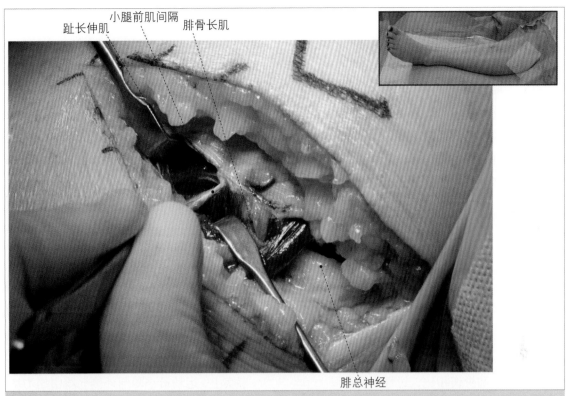

图 13.21　松解腓骨长肌和趾长伸肌间的小腿前肌间隔。松解腱性小腿前肌间隔，在此平面可见血管和小的神经分支。应小心松解，注意避免灼烧血管和损伤周围小的神经分支

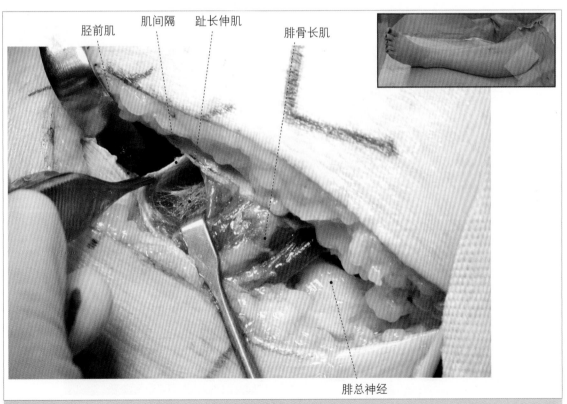

图 13.22　找到趾长伸肌和胫前肌之间的远端肌间隔。趾长伸肌和胫前肌之间的远端肌间隔是需要松解的第三个腱性间隔，也是术中松解的第三个间隔。应小心松解，避免灼烧血管和损伤周围小的神经分支

间隔和小腿前肌间隔相似，但与之相比，腱性成分更少，可按如前所述方式松解此肌间隔（图13.23）。

松解后提起神经，在腓骨头腓骨长肌边缘的近端显露神经深面的筋膜束带，切开并松解此筋膜束带。筋膜束带完全松解后，远端部分会向下回缩，呈完全分开状态。沿神经向下分离至其分为腓深神经和腓浅神经处，再继续分离至其进入伸肌数厘米处，确保没有其他的筋膜束带卡压。

13.14.5 结果

我们对腓总神经减压术的结果很满意并常做此手术[70]。其他学者也报道 2/3 的患者单纯行神经减压术后完全恢复，同时行胫骨肌移位可进一步改善预后[71]。手术结果也取决于神经损伤病因，与挤压伤和枪伤相比，锐性损伤和膝关节脱位致神经损伤预后更好[71]。

膝关节脱位后除了行减压术外，也建议行神经松解[72]。我们认为当神经外膜因之前的手术或创伤形成广泛瘢痕化时，应常规行神经松解术。在原发的神经卡压病变中，无须或不建议行神经松解。如果神经有瘢痕，建议逐级行神经松解，直至看到 Fontana 带，提示神经已经够松弛。

13.15 腓浅神经卡压

13.15.1 历史回顾

Kopell 和 Thompson 于 1960 年指出，腓浅神经在小腿远端穿出深筋膜的部位，之前被认为是痛性肌疝的根源，实际上可能是神经在穿出筋膜时受卡压，而不是肌肉本身所致的疼痛[57, 73]。事实上，运动员小腿前外侧筋膜室压力增高，

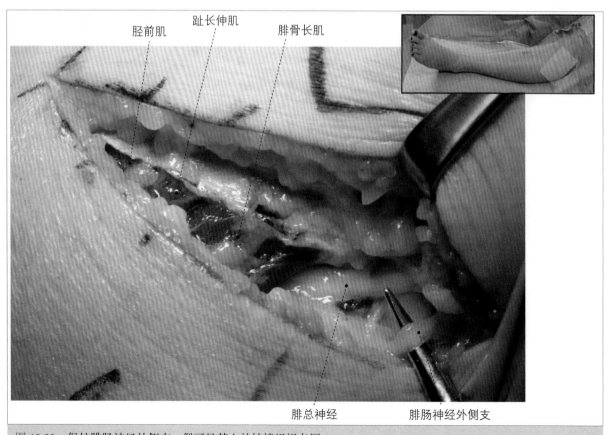

图 13.23　保护腓肠神经外侧支，偶可见其上的结缔组织卡压

胫前肌　趾长伸肌　腓骨长肌

腓总神经　腓肠神经外侧支

常因腓浅神经在此受卡压而产生疼痛，类似一过性的筋膜室综合征[74-76]。我们认为"生长痛"和胫骨应力综合征也可能与腓神经卡压相关。

13.15.2　手术解剖

腓浅神经从腓骨短肌远端穿出后走行越来越表浅，直至其穿过小腿深筋膜，穿出点通常位于外踝近端约 12 cm 处，在此处神经分为内侧支和支持带下方的中间支。腓浅神经的走行可有变异，对于神经卡压的患者，这两支通常走行于独立的纤维通道，长达 18 cm[74, 77]。

13.15.3　诊断

腓浅神经卡压的特征性表现为足背或小腿外侧感觉缺失，不伴腓骨肌肌力减弱。用力使足内翻时，神经穿出深筋膜处相对固定，使神经受牵拉，可使疼痛加剧。通常患者没有症状，除非小腿进行剧烈或重复运动。此类患者在进行评估时可无感觉异常，查体可见筋膜薄弱处肌肉膨隆，尤其是足背伸时更明显。即使没有肌肉膨隆，也可发现此处有 Tinel 征和划痕坍塌实验阳性[78]。

值得注意的是，患者的腓浅神经有多处卡压时，很难确认是神经受累是其他潜在的卡压还是更近端的卡压造成的。逐级划痕坍塌实验是确定神经多处卡压的有效方法。对已经证实为划痕坍塌实验阳性的区域使用氯乙烷可对其表面麻醉，再搔刮此部位时，肢体不会向内侧坍塌。在主要卡压位点麻麻木后，其他卡压位点划痕坍塌实验可表现为阳性。如此，通过麻痹阳性部位，再去寻找其他阳性部位，可有效地逐级明确卡压位点。一旦氯乙烷被清除，原来的部位又会出现划痕坍塌实验阳性[78]。

疼痛可放射至小腿近端前面，不伴运动功能障碍；而如果有运动功能障碍，则说明在腓骨头处卡压。神经传导测定可见沿腓浅神经行程有局部传导障碍，而腓骨头处无异常，踇短伸肌功能和第一趾蹼皮肤感觉正常。

13.15.4　手术技术

如果患者有肌肉膨隆，术前标记并以此为中心做纵切口。如果没有肌肉膨隆，以外踝近端 10~12 cm 处为中心于胫骨嵴外侧两横指处做纵切口（图 13.24）。

术中可根据需要向近端或远端延长切口，一般长达 18 cm。分离皮下组织，显露筋膜层，通常可见两条线性隔膜（图 13.25），靠内侧的含有明显的黄色"脂肪条纹"，神经走行于外侧的间隔（图 13.26）。纵行切开此处筋膜，V 形显露筋膜间隙，可见神经在内走行（图 13.27）。向远端分离神经，确保没有其他筋膜卡压（图 13.28）。

注意完全减压神经远近端，不要损伤任何小分支，尤其是神经穿出筋膜发出分支进入皮下组织处（图 13.29~31）。我们纵行分开筋膜隔，同时横行切开 2~4 个口以完全松解筋膜通道（图 13.32，图 13.33），同时也进行了前侧和外侧间室筋膜切开术（图 13.34）。

13.13.5　结果

与筋膜室综合征切开减压类似，腓浅神经手术减压也相当成功。病例研究报告指出可使患者缓解疼痛，恢复感觉并回归竞技运动[79, 80]。我们的经验表明，对于这类患者通常需减压所有的 3 个卡压点，以成功缓解疼痛。

我们遇到过踝关节外侧创伤后导致的神经病理性疼痛的特殊病例。由于多条神经而不是单一神经受累，处理起来非常棘手。这类病例类似上肢的桡神经感觉支损伤，前臂外侧皮神经也可受累，并且与桡神经感觉支的支配区有重叠。对于此类踝关节损伤的患者，应详细检查腓浅神经和腓肠神经是否受累。通常如腓肠神经有神经瘤形成，腓浅神经也可能有神经瘤，应切除神经瘤并倒转埋置；神经卡压则仅需行松解，小腿外侧疼痛可能为腓肠神经外侧支卡压所致（图 13.35）。

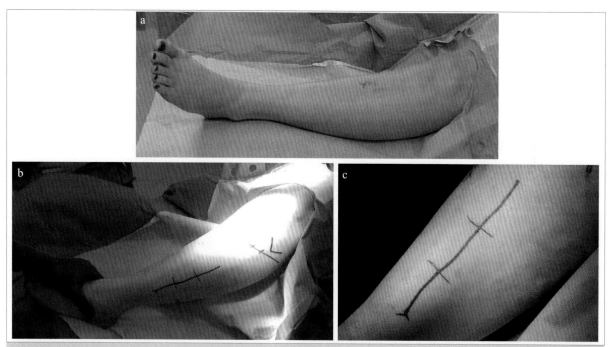

图 13.24　腓浅神经松解的定位、体位和切口。（a）准备好左腿。（b）术中伸直膝关节以暴露外侧间室。（c）沿腓浅神经走行在小腿远端前外侧标记切口，胫骨前缘向外侧旁开 3~4 cm，标记切口长 15 cm，从距离外踝中心近端 10 cm 处开始

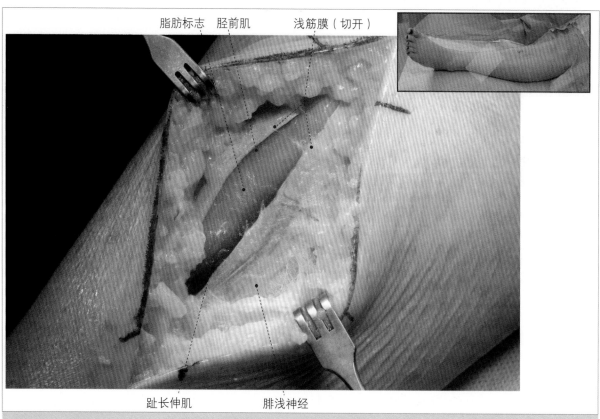

脂肪标志　胫前肌　　浅筋膜（切开）

趾长伸肌　　腓浅神经

图 13.25　显露并标记腓浅神经处筋膜，完成显露后，在脂肪条纹外侧找到浅筋膜，透过浅筋膜可见两条黄色的纵行标志线，前方的标志线是分开胫前肌和趾长伸肌的脂肪层。切开浅筋膜以显露此脂肪标记。不要花时间在脂肪内寻找神经，而应移向外侧。在此标志线的后面是第二条黄色/白色的纵行标志线，这是腓浅神经穿出浅筋膜的地方

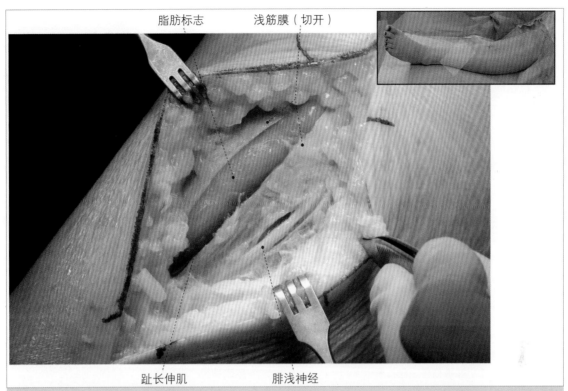

脂肪标志　　　浅筋膜（切开）

趾长伸肌　　　腓浅神经

图 13.26　显露腓浅神经。在脂肪标志后方几厘米处找到腓浅神经，松解神经表面的浅筋膜，显露神经走行。神经于此处常走行于一个纤维通道内

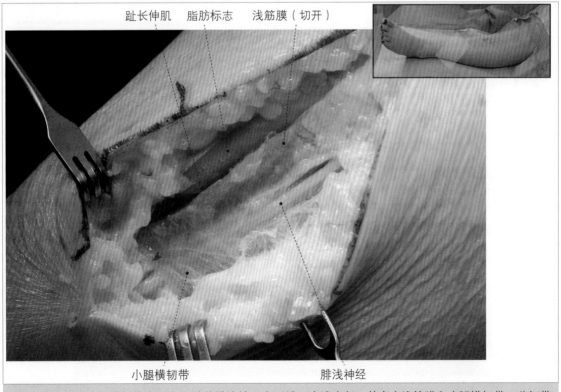

趾长伸肌　　脂肪标志　　浅筋膜（切开）

小腿横韧带　　　腓浅神经

图 13.27　找到小腿横韧带卡压点。随着腓浅神经向远端、表浅走行，其穿出浅筋膜和小腿横韧带，此韧带为腓浅神经的主要卡压点。图中可见神经卡压于韧带远端的锐利边缘（箭头），此处常有 Tinel 征和划痕坍塌实验阳性

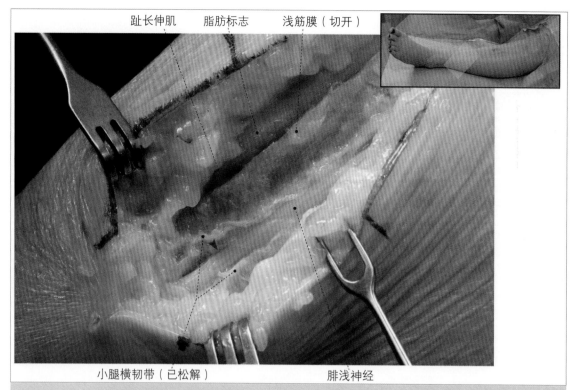

趾长伸肌　　脂肪标志　　浅筋膜（切开）

小腿横韧带（已松解）　　腓浅神经

图 13.28　松解小腿横韧带和神经受压的特征。沿腓浅神经向远端松解浅筋膜和小腿横韧带，直到其穿出处。图中可见神经穿出时发生轻微的颜色改变，由黄色变为白色（箭头），这是神经受压的特征性表现。神经卡压点一般位于外踝上 10 cm，此时应继续向近端再松解 10 cm 筋膜

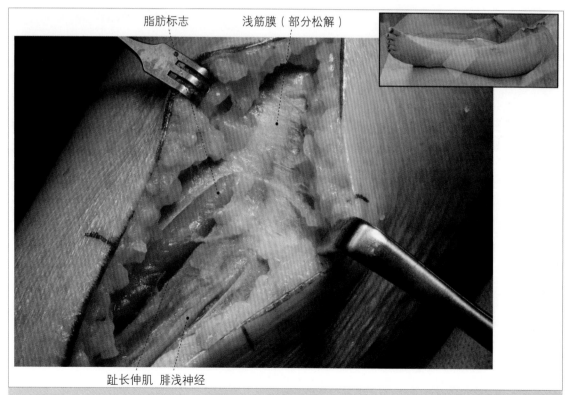

脂肪标志　　浅筋膜（部分松解）

趾长伸肌　腓浅神经

图 13.29　找到并松解近端浅筋膜，向近端松解浅筋膜，直到腓浅神经在腓骨长肌和趾长伸肌之间从深层穿出处。图中显示卡压筋膜和筋膜部分松解

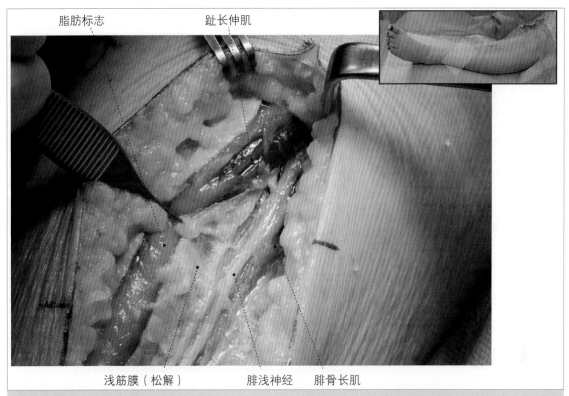

脂肪标志　　　趾长伸肌

浅筋膜（松解）　　腓浅神经　腓骨长肌

图 13.30　松解近端浅筋膜直到腓浅神经从深部穿出。松解浅筋膜，直到腓浅神经在腓骨长肌和趾长伸肌之间从深层穿出处。可见神经穿出点，进一步切除脂肪标志表面的浅筋膜，降低纵向张力

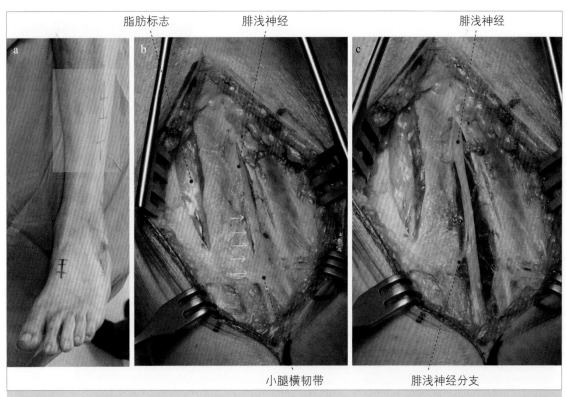

脂肪标志　　　腓浅神经　　　　　　腓浅神经

小腿横韧带　　　腓浅神经分支

图 13.31　松解小腿横韧带时注意不要损伤任何小的神经分支。（a）左侧腓浅神经松解定位。（b）小腿横韧带深面可见腓浅神经的一条小分支（黄色箭头）。（c）松解小腿横韧带，显露小分支

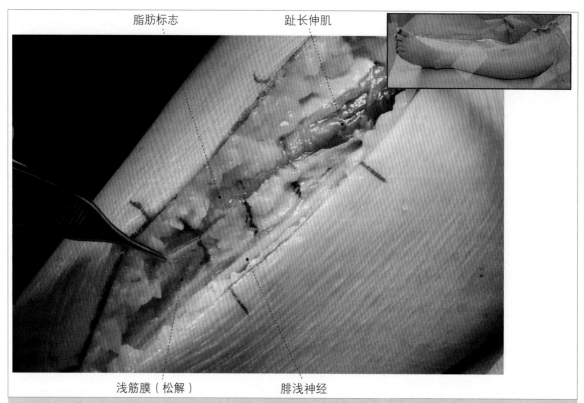

脂肪标志　　　趾长伸肌

浅筋膜（松解）　　　腓浅神经

图 13.32　水平面松解浅筋膜的标记。沿脂肪标志松解浅筋膜，同时在紫色的水平面标记处松解腓浅神经，降低可能存在的张力

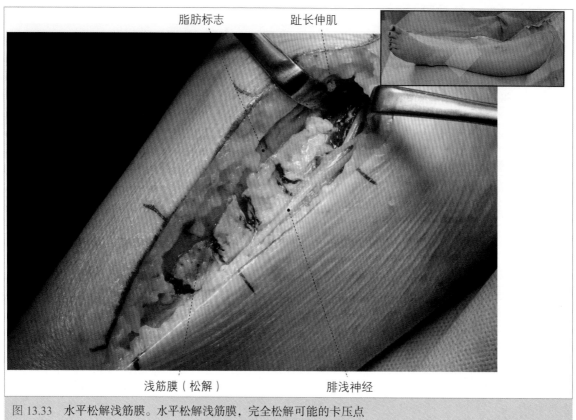

脂肪标志　　　趾长伸肌

浅筋膜（松解）　　　腓浅神经

图 13.33　水平松解浅筋膜。水平松解浅筋膜，完全松解可能的卡压点

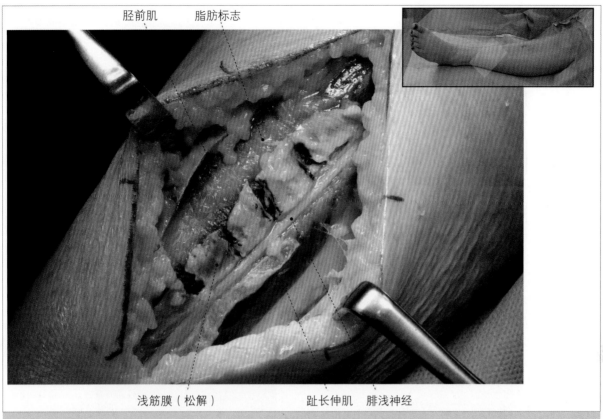

胫前肌　　脂肪标志

浅筋膜（松解）　　　　趾长伸肌　腓浅神经

图 13.34　腓浅神经松解。腓浅神经后方的浅筋膜也要松解，以期达到完全减压的效果。神经远端有一段走行于趾长伸肌之上

如果这些神经受累，恰当的手术处理包括腓浅神经和腓肠神经近端倒转埋置、腓总神经减压和腓肠神经外侧支探查。神经近端倒转埋置处理神经病理性疼痛的手术技巧在疼痛章节有进一步的描述，包括近端钳夹、远端烧灼和近端倒转埋置。踝关节创伤经过多次手术重建仍失败的病例，行此手术处理可明显缓解疼痛[81]。

13.16　腓深神经

13.16.1　历史回顾

Marinacci 于 1968 年描述了 1 例踝关节前方、伸肌支持带深面神经卡压病例，将其称为"前踝管综合征"[82]。此综合征表现为特征性的三联征：无力，疼痛，足踝部特别是第一趾蹼处感觉改变[83]。此外，我们也报道了第二个重要的神经卡压点，位于第一、第二楔骨与距骨连接处的姆短伸肌（EHB）下方。此病也可见于远端 1/3 胫骨骨折[84]。

13.16.2　手术解剖

在踝关节近端约 2.5 cm 处，腓深神经在姆长伸肌肌腹下穿出，走行于其肌腱（以及胫前动脉）外侧、趾长伸肌腱内侧。腓深神经在 Y 形伸肌支持带的上、下束深面下行，并分为内侧支和外侧支，其进入伸肌支持带上、下束的分支在趾伸肌腱的内侧缘发出。这些支持带上、下束又分出伸肌支持带内上束和内下束，跖屈时腓深神经常卡压于伸肌支持带内下束深面的距舟关节处。

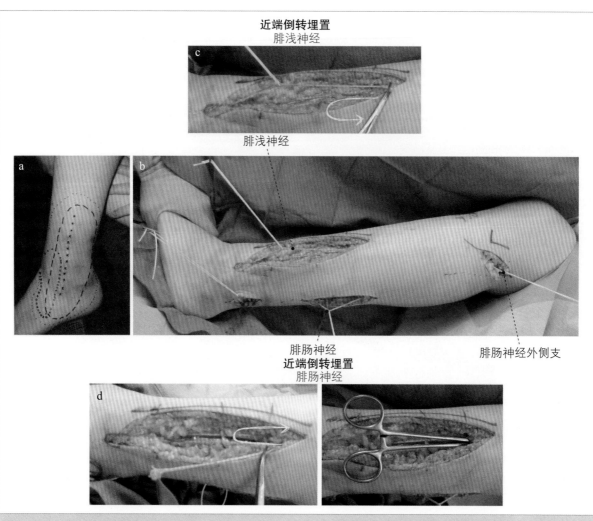

近端倒转埋置
腓浅神经

腓浅神经

腓肠神经
近端倒转埋置
腓肠神经

腓肠神经外侧支

图 13.35　患者踝关节内翻扭伤后疼痛，行踝关节重建术，术后出现剧烈的神经痛。（a）左踝关节处不同类型的疼痛区域。（b）手术治疗包括腓总神经松解和腓肠神经外侧支、腓浅神经和腓肠神经探查。（c）受累的腓浅神经近端倒置包埋。（d）受累的腓肠神经近端倒置包埋，近端神经用止血钳"钳夹损毁"，造成神经轴索断裂损伤。术后患者诉神经痛明显缓解（引自 Watson CP, Mackinnon SE. Nerve resection, crush and re-location relieve complex regional pain syndrome type II: a case report. Pain. 2014; 155(6):1168–1173. ）

腓深神经内侧支发出于伸肌支持带处，沿足背动脉下行，终支支配第一趾蹼感觉，也可能支配内侧两个足趾背侧大部分区域的感觉。外侧支在伸肌支持带下束深面向外走行，沿趾短伸肌深面走行，并在其深方发出分支支配此肌。神经继续向远端走行于踇短伸肌腱深方，由内侧向外侧走行，与动脉相交叉。

13.16.3　诊断

此处神经卡压的患者最常见的症状是足背酸痛不适，走路时加重，休息时减轻。与周围皮肤相比，可见神经支配区感觉减退。在伸肌支持带下束或更远处，神经被踇短伸肌腱卡压，此处可有压痛、Tinel 征或划痕坍塌实验阳性。此外，当双足趾抗阻背伸时，有时可见趾短伸肌不对称。如出现这种情况，检查者应意识到神经卡压点肯定是在更近端的 2 个卡压点。

电生理学检查对诊断无帮助，局部神经阻滞反而有助于明确诊断。在 Tinel 征近端注射 3 mL 1% 利多卡因，15 分钟后患者应该可以踮起脚尖走路或站着而不感觉疼痛。如果疼痛没有完全缓解，需要考虑更近端存在卡压。

13.16.4 手术技术

患者取仰卧位，下肢驱血后上止血带，在跨长伸肌腱和趾长伸肌腱之间，沿神经走行做 3 cm 切口。切开皮下，小心保护腓浅神经分支，可见下方的肌腱和筋膜。然后切开伸肌支持带内上束和内下束。显露并切开浅筋膜，可显露跨短伸肌（图 13.36，图 13.37）。切除卡压神经的肌腱，可见神经在其深面走行，一层深筋膜包裹腓深神经和足背动脉，固定于跖骨处。需要切开这些结构，松解神经。需仔细观察，排除腱鞘囊肿、骨刺或神经与周围组织粘连等因素，如果发现这些因素，应进行相应处理。

13.17 腓肠神经

13.17.1 手术解剖

腓肠神经在腓肠肌内、外侧头之间下行，走行逐渐表浅，向外侧走行于跟腱与外踝中点之间，多与小隐静脉伴行。腓肠神经支配小腿后外侧和足外侧皮肤感觉。

腓肠神经由腓肠神经外侧支和内侧支汇合而成，外侧支源于腓总神经，内侧支源于胫神经。腓总神经在腓骨颈近端发出腓肠神经外侧支，支配小腿外侧到第五趾外侧的皮肤感觉。腓肠神经内侧支来源于胫神经，支配外踝、足跟和第五趾皮肤感觉，多数患者的内、外侧支在外踝上 16 cm 处于筋膜浅层或深层汇合。我们发现，小腿外侧皮神经从腘窝穿出髂胫束与小腿深筋膜汇合处的筋膜时可发生卡压。另一个潜在的卡压点在远端，即神经穿过腓肠肌表面筋膜处，这里的解剖可有高度变异。非手术治疗是成功的，但是

腓肠神经卡压是一种不常见的疾病，文献几乎没有报道。相反，腓肠神经神经瘤很常见，多继发于腓肠神经切取或活检。虽然腓肠活检是很常见的操作，但也会导致并发症。随着我们对周围神经内部结构的理解加深，在上、下肢选择可牺牲的运动和感觉神经进行活检更为理智。我们建议由接受过周围神经外科训练的手术医师，而非普通外科医师，行神经活检术。腓肠神经瘤的处理将在第 20 章讲述，总的来说，包括通过近端纵切口找到腓肠神经，钳夹近端神经，切断远端神经和 / 或切除神经瘤并灼烧，神经近端可倒转埋置于肌肉内。腓肠神经内、外侧支可倒转埋置在其各自的走行路线上，通常来说外侧支较内侧支走行表浅。

13.18 胫神经

13.18.1 历史回顾

对胫神经在比目鱼肌边缘的卡压的认识相对较新。比目鱼肌束带或腱性边缘位于腓肠肌深面，创伤后可卡压胫神经[85]。我们最近发现数例患者表现为小腿疼痛，运动时加剧。与前臂掌侧指浅屈肌腱性边缘和正中神经的位置关系类似，比目鱼肌边缘也可卡压胫神经，造成短暂的神经缺血症状。划痕坍塌实验有助于诊断，但由于神经走行于小腿深部，需要用力向深部按压卡压点而不是轻轻搔刮。与健侧小腿进行对比，也可发现在此水平有压痛。Tinel 常为阴性，这可能是表面的肌肉体积较大的缘故。

13.18.2 手术解剖

胫神经源于 L4~S3 神经根，是坐骨神经的一条分支，于腘窝处穿行，在腓肠肌内外侧头之间进入小腿。胫神经走行于比目鱼肌深面、小腿后方的深层筋膜室，沿趾长屈肌和跨长屈肌之间下行，在内踝后方进入踝管。

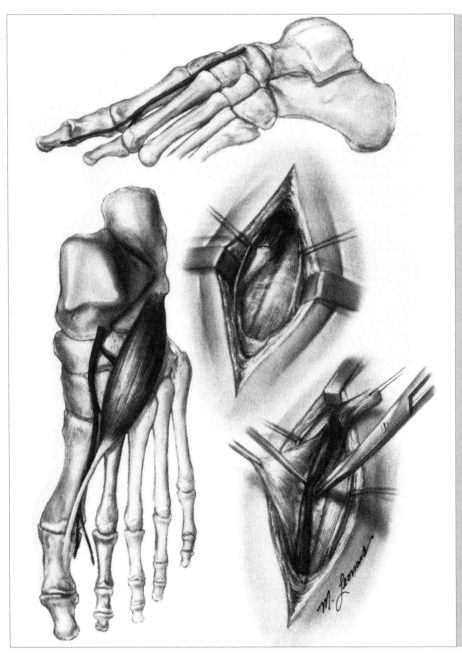

图 13.36 第一、第二跖骨和楔骨连接处，腓深神经和踇短伸肌的关系。松解深筋膜，保留腓浅神经的交叉分支，切除踇短伸肌腱，找到将腓深神经感觉支固定于骨质的筋膜，松解筋膜，减压神经（引自 Mackinnon SE, Dellon AL, eds. Surgery of the Peripheral Nerve. New York, NY:Thieme; 1988:332.）

13.18.3　手术技术

患者取俯卧位，膝上使用止血带，在腘窝远端，小腿上、中 1/3 交界处做弧形切口，注意避免损伤走行于腓肠肌内或其筋膜浅面的小隐静脉和腓肠神经。沿腓肠肌中线向近端深部钝性分离，向远端用双极电凝仔细分离，显露比目鱼肌腱性边缘（图 13.38，图 13.39）。

术中可见胫神经于腱性边缘深面走行，在腱性边缘做多个放射状切口，解除神经卡压（图 13.40）。注意避免损伤伴行的胫后动脉。沿神经走行向远端伸入一根手指，以探查有否其他的卡压点。松解后不再缝合腓肠肌。彻底止血，术后制动防止血肿形成。我们在术区使用纤维蛋白胶、引流管和镇痛泵。

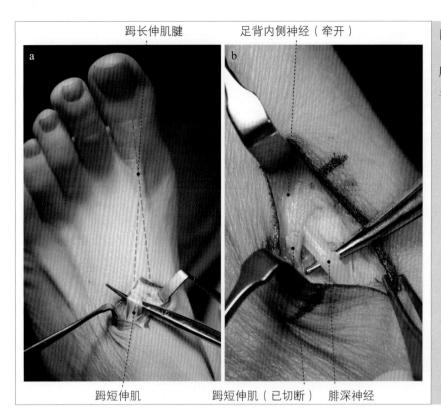

姆长伸肌腱　　　足背内侧神经（牵开）

姆短伸肌　　　姆短伸肌（已切断）　腓深神经

图 13.37　足部腓深神经松解。（a）姆短伸肌远端附着点可卡压腓深神经。（b）切断姆短伸肌，显露并减压足部腓深神经

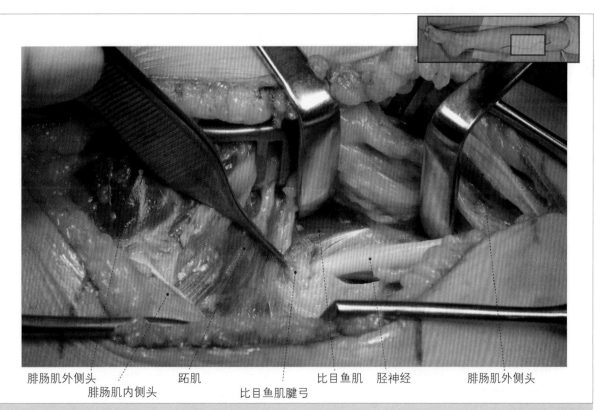

腓肠肌外侧头　　　　腓肠肌内侧头　　　跖肌　　比目鱼肌腱弓　　比目鱼肌　胫神经　　腓肠肌外侧头

图 13.38　找到小腿胫神经。在小腿后上方腓肠肌内、外侧头之间找到胫神经，胫神经在比目鱼肌和其腱弓深面走行

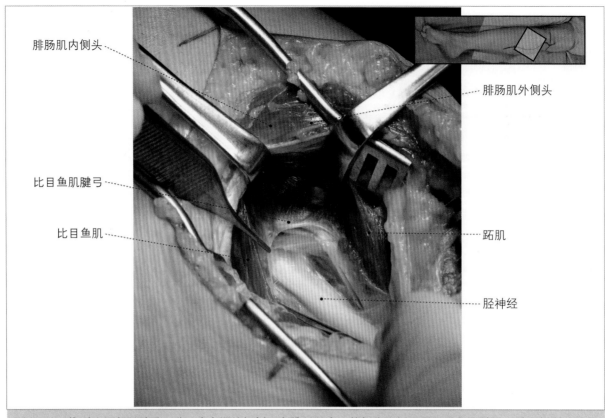

腓肠肌内侧头

比目鱼肌腱弓

比目鱼肌

腓肠肌外侧头

跖肌

胫神经

图 13.39　找到比目鱼肌腱弓。进一步向深处解剖，在腓肠肌内、外侧头之间显露比目鱼肌腱弓，腱弓锐利的弓状缘造成神经卡压

13.19　踝管综合征

13.19.1　历史回顾

Kopell 和 Thompson 于 1960 年描述了胫后神经在足踝部卡压的可能[57]，同时提供了一幅图片，显示足底内侧神经和足底外侧神经进入独立的纤维通道。1962 年，Kech 创造了"踝管综合征"这个词，指胫后神经向足底走行时于屈肌支持带深面发生卡压而引起的一种综合征。报道显示仅切开筋膜减压的有效率为 90%，目前多数学者推荐同时对更远端的足内侧、足外侧和足跟神经进行减压。症状一般累及足底，虽然多数学者认为也包含足跟。最常见的病因为踝关节创伤后继发的水肿，此外还有关节炎。最近，我们发现足姿在踝管综合征发展与治疗中也有重要作用，我们请专门的足部理疗师来帮助管理踝管综合征合并有典型足外翻的患者（图 13.41）。患者被建议"弯曲"足趾，以期重建足弓，纠正外翻。

13.19.2　手术技术

1938 年，Horwitz 最早描述了胫后神经的变异[87]。胫后神经在内踝上方 3.5~4 cm 处发出足底神经分支，位于最后方的分支发出一条或多条足跟支。1984 年，一项类似的解剖研究表明，足底内、外侧神经多于距离内踝—足跟轴线 1 cm 内发出（图 13.42）。足跟支的变异较多，可源于踝管内或踝管近端，几乎不发自足底内侧神经。在神经松解手术时，足跟支由于走行在足底外侧神经浅层，可能被误认为是筋膜条索而被损伤。

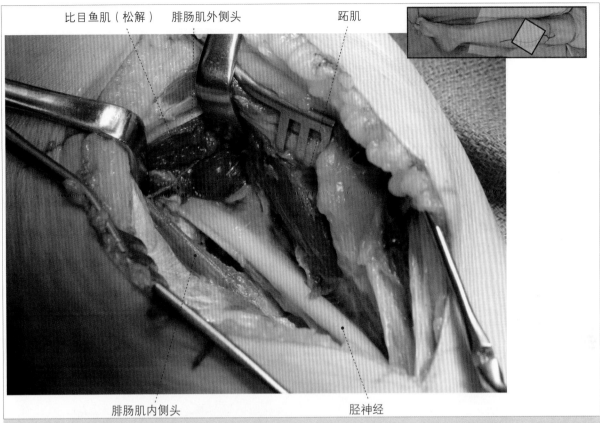

比目鱼肌（松解）　腓肠肌外侧头　　　　跖肌

腓肠肌内侧头　　　　　　　胫神经

图 13.40　于比目鱼肌处对胫神经进行减压。沿着腱弓在比目鱼肌多处行减压术，松解比目鱼肌腱弓；发现比目鱼肌肌腱卡压胫神经处，行肌腱延长 / 切断术

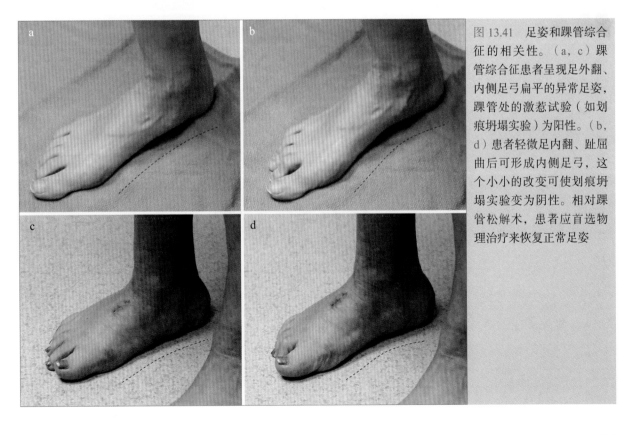

图 13.41　足姿和踝管综合征的相关性。（a，c）踝管综合征患者呈现足外翻、内侧足弓扁平的异常足姿，踝管处的激惹试验（如划痕坍塌实验）为阳性。（b，d）患者轻微足内翻、趾屈曲后可形成内侧足弓，这个小小的改变可使划痕坍塌实验变为阴性。相对踝管松解术，患者应首选物理治疗来恢复正常足姿

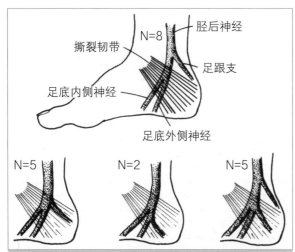

图 13.42　胫后神经发出足跟支类型。20 例患者胫神经发出足跟内侧支的类型（引自 Dellon AL, Mackinnon SE. Tibial nerve branching in the tarsal tunnel. Arch Neurol. 1984;41:645–646.）

踝管顶部为增厚的小腿深筋膜，附着于内踝到足跟的屈肌支持带（图 13.43）。胫后神经和胫后肌、踇长屈肌和趾长屈肌肌腱一起进入踝管，神经出踝管后分为足底内侧神经和足底外侧神经，随后这两条神经走行于各自独立的纤维通道（图 13.44）。足底外侧神经的纤维通道由跖腱膜的起始部形成，足底内侧神经的纤维通道则由踇短展肌的起始部形成。两个通道之间为纤维间隔，源于踇长屈肌腱的纤维—骨性通道或直接起源于跟骨。

13.19.3　诊断

足底部感觉异常、疼痛和麻木是踝管综合征特征性的三联征[88]。症状最常见于足趾或跖骨

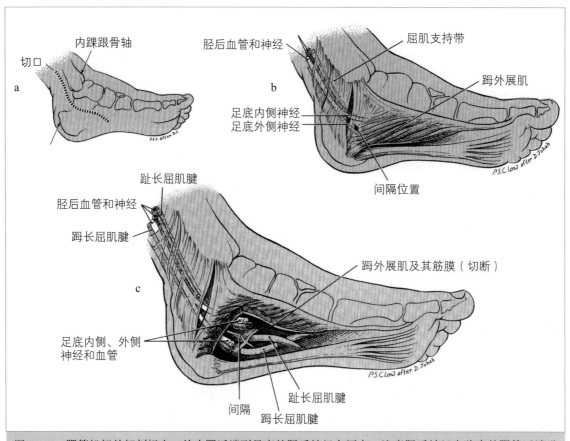

图 13.43　踝管松解的解剖标志。从内踝近端到足底的胫后神经卡压点，注意胫后神经在狭窄的踝管近端进入踝管，分为足底内、外侧神经，分别走行于独立的通道。（a）切口标记，我们的入路使用两个切口，保留一个短的皮桥；（b）屈肌支持带解剖；（c）踇外展肌解剖（引自 Mackinnon SE, Dellon AL. Homologies between the tarsal and carpal tunnels: implications for surgical treatment in the tarsal tunnel syndrome. Contemp Orthop. 1987;14:75–78.）

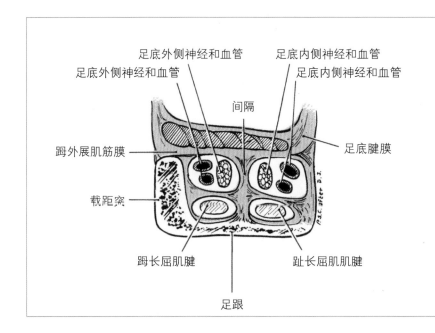

图 13.44　足底内、外侧神经通道间隔。踝管远端横切面显示独立的足底内、外侧神经走行通道，注意通道的顶部由起源于跟骨筋膜的蹞展肌筋膜构成，向远端延伸为跖腱膜（引自 Mackinnon SE, Dellon AL. Homologies between the tarsal and carpal tunnels: implications for surgical treatment in the tarsal tunnel syndrome. Contemp Orthop. 1987;14:75–78.）

头下方，但也可累及足跟。有时足跟部疼痛是最主要的症状。足跟支神经激惹有时很难与足跟部骨刺相鉴别，足跟部骨刺常见于 50 岁以上人群。踝管综合征的疼痛可向近端小腿放射，提示伴有比目鱼肌腱弓处胫神经卡压。部分患者可诉脚趾"卷曲"或夹压于足部。虽然肌力减退少见，但查体时偶尔可见蹞展肌肌力减弱，足内在肌无力导致爪形趾。踝管综合征的症状通常在走路或站立时加重，部分患者则在晚上加重。近来，作者注意到足姿与踝管综合征显著相关，患者常表现一种特殊的足姿，即足弓塌陷伴足外翻（图 13.41）。休息和抬高患肢可改善症状，指导患者屈曲足趾，加强足内肌肌力，从而重建足弓，纠正足外翻也可改善相应症状。创伤、糖尿病、甲状腺功能减低、酗酒和慢性下肢水肿都可引起踝管综合征，使用足部矫形器可短时间解决问题，但是很昂贵、不舒适、不方便。我们试图鼓励患者纠正足部不良姿势，增强足内在肌肌力，其实就是通过足部理疗锻炼进行足部矫形，就像我们通过理疗锻炼而不是在肩胛部贴胶带来治疗肩胛肌不平衡伴发的胸廓出口综合征那样。查体可见内踝后方水肿，此区域 Tinel 征阳性，特别是在神经进入屈肌支持带处。

此外，在足底更远端，内侧神经和足底外侧神经可引出不同的 Tinel 征，足底内侧神经放射至第一足趾，足底外侧神经放射至第五足趾。如上所述，运动检查可发现蹞展肌无力或萎缩。踝管综合征患者常被误诊为足底筋膜炎、背侧感觉神经瘤或 Morton 神经瘤，虽然这些也可同时发生。神经松解不完全，术后症状复发也很常见。作者发现划痕坍塌实验在诊断踝管综合征非常有价值，特别是与电生理学检查不一致时[89-91]（图 13.45）。我们也将划痕坍塌实验应用于纠正足姿，患者仅仅屈曲足趾，即可"逆转"划痕坍塌实验的阳性结果。这可促使患者坚持足部锻炼。我们通过相同的方法让肌力失衡伴胸廓出口综合征的患者纠正背部和肩部姿态，可"逆转"肩胛带肌表面的划痕坍塌实验阳性结果。

13.19.4　手术技术

患者取仰卧位，小腿驱血，在大腿使用止血带。我们常规取两个切口，以避免遗留较

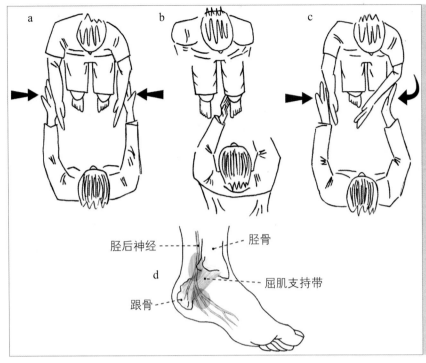

图 13.45　划痕坍塌实验评估踝管。（a）患者手臂放在身体两侧，肘关节屈曲 90°，可抵抗检查者使上肢内旋的力量。（b）检查者搔刮拟检查的特殊部位，此例为踝管。（c）搔刮后同侧上肢不能抗阻上肢内旋的力量而向内坍塌，即为划痕坍塌实验阳性。（d）划痕坍塌实验中搔刮踝管的区域

胫后神经

胫骨

屈肌支持带

跟骨

长的瘢痕，使伤口愈合更好，患者更舒适（图 13.46~48）。第一个切口位于胫神经血管走行位置，起于内踝近端。距内踝的距离应足够长，以免损伤隐神经远端分支，也有利于找到屈肌支持带近端（图 13.49）。切开皮下组织，可见胫神经与血管束伴行，通过蓝色的静脉可以很容易地找到位于其深面的神经，全程切开屈肌支持带（图 13.50）。

胫神经近端充分减压后，在姆展肌表面做另一个切口（图 13.51），注意找到并保护来自于足底内侧神经的一条小皮支，其支配跖底内侧面一小片皮肤。此神经很容易在跖筋膜松解术时受损伤。

切开姆展肌表面筋膜，牵开肌肉，显露深面的筋膜，此筋膜构成隧道的顶部（图 13.52，图 13.53）。用鼻中隔剥离子插入隧道以明确其走向，然后切开隧道顶部筋膜，小心避免损伤神经或血管（图 13.54，图 13.55）。通常首先减压的是足

底外侧神经走行的通道，足底内侧神经走行的通道更靠前，同样牵开姆展肌，找到隧道顶部，予以切开（图 13.56~58）。

再次将剥离子插入这些通道，确保通道得到完全松解，没有束带残留。可以同时向近端切断两通道间的隔膜，为这两条神经制造一个大通道，但不是必需的。我们也松解近端跖腱膜，将姆展肌拉向远端，确保能看到足底内、外侧通道完全松解。我们用一个小的牵开器牵开两个切口间约 1 cm 的皮桥，确保胫神经及其远端分支得到完全减压（图 13.59~61）。

足跟神经通常于近端发出，沿着足跟向远端走行，应松解其行程中任何可见的筋膜束缚。需要考虑副足跟神经存在的可能，既要避免一不小心将其离断，也要保证所有的神经支得到充分减压。此神经损伤可形成瘢痕，引起疼痛，并向足跟放射。

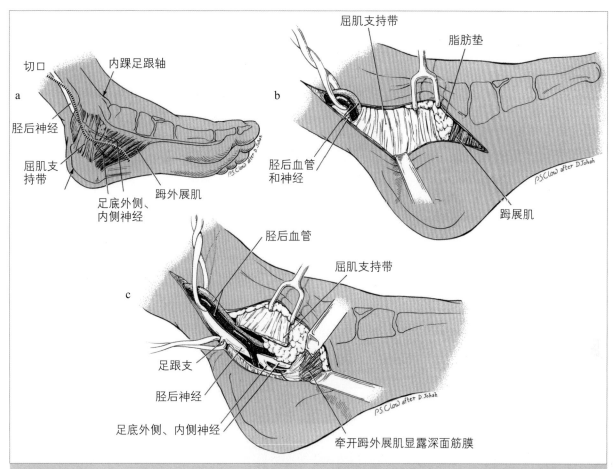

图 13.46　踝管综合征松解的手术技术。（a）踝管综合征松解包括两个切口，保留一个短的皮桥（这里没画出）。单纯的 S 形切口是传统入路。（b）显露浅筋膜，找到屈肌支持带。（c）横断屈肌支持带，松解踝管内胫神经（引自 Mackinnon SE, Dellon AL, eds. Surgery of the Peripheral Nerve. New York, NY:Thieme;1988:311.）

13.20　Morton 神经瘤

13.20.1　历史回顾

跖侧趾总神经卡压是最早被认识的神经卡压病变之一。Morton 于 1876 年首次报道了 11 例患者[92]，症状位于第四、第五趾。通常，此病表现为走路时第三、第四趾疼痛，第四趾是最痛的。Morton 的手术方案包括切除第四跖骨头，同时切断邻近的神经。目前此手术方法仍在应用，可成功减轻疼痛。但是，我们认为此病应被视为跖趾总神经受卡压，首选跖骨间韧带松解术。

13.20.2　手术技术

足底外侧神经发出一条分支到第三、第四趾间趾蹼，此区域也常接受足底内侧神经分支支配。趾屈曲时，足底内、外侧神经两条分支牵拉其汇合后的神经向近端回缩，容易造成神经卡压。跖侧趾总神经在第三、第四跖骨间韧带浅层走行，随后发出终末支，支配相应足趾皮肤感觉。跖屈时，重量负荷在跖骨头处；趾背伸时，趾总神经向远端被牵拉，近端仍被拴紧。趾总动脉与神经伴行，可发现血管壁增厚、血管闭塞，造成神经缺血，可能是导致此病的一个原因。有人提出第

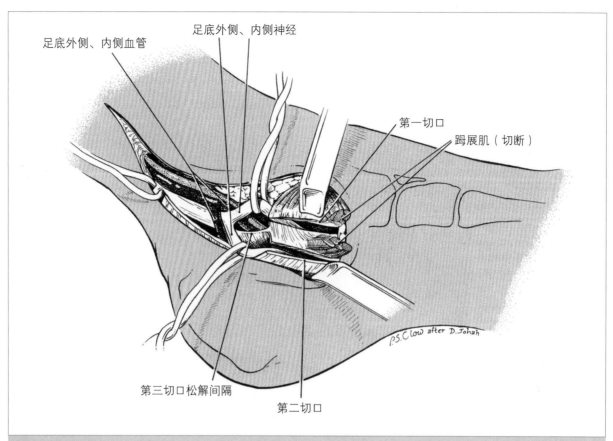

足底外侧、内侧血管　　足底外侧、内侧神经

第一切口

蹈展肌（切断）

第三切口松解间隔

第二切口

P.S.Clow after D.Johah

图 13.47　足底内侧、外侧神经通道松解的手术技术。足底内侧、外侧神经通道松解包括切开通道上方的蹈展肌腱性筋膜。有一个间隔将两个通道分开（引自 Mackinnon SE, Dellon AL, eds. Surgery of the Peripheral Nerve. New York, NY:Thieme 1988:312.）

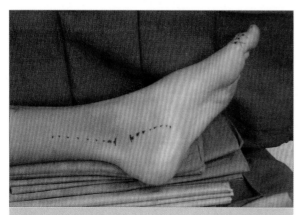

图 13.48　切口和体位。踝管综合征松解包括两个切口，第一个切口在小腿远端 1/3 内侧胫神经走行区，第二个切口在足部足底外侧神经走行区。我们的经验是，通过保留短的皮桥可以促进这两个线性切口的愈合

二种发病机制，与神经位于跖骨头间有关。穿过紧的鞋会使跖骨头彼此相互靠近，使得在负重时对神经造成直接的撞击，而正常情况下这些跖骨头应该是分开的。此区域的跖骨滑囊也有报道，病理检查显示神经束膜和束间神经外膜显著增厚，大的有髓神经纤维消失，反映了神经卡压的正常过程而不是神经瘤形成。保守治疗包括更换鞋子、使用足趾分开器和教育患者分开并伸直足趾。

13.20.3　诊断

Morton 神经瘤的典型表现为第三、第四跖骨间疼痛，尤其是行走时，可放射至足趾头，休息或足抬高时可缓解，夜间症状不加重。

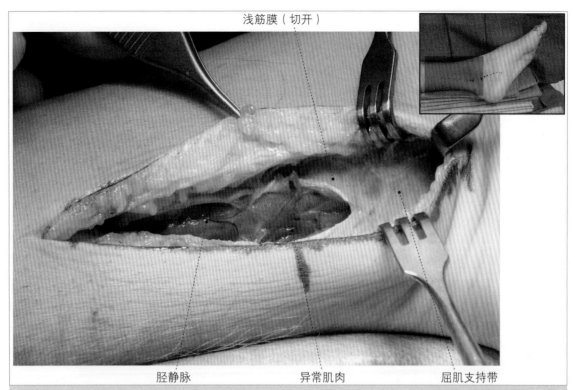

浅筋膜（切开）

胫静脉　　　　　　异常肌肉　　　　　　屈肌支持带

图 13.49　近端切口显露屈肌支持带。在近端切口，通过浅筋膜找到胫静脉，先找到蓝色的静脉比白色的神经要容易，静脉深方即为胫神经。在浅筋膜远端找到屈肌支持带，此患者可在浅筋膜和屈肌支持带深面见到异常肌肉组织，将其切断

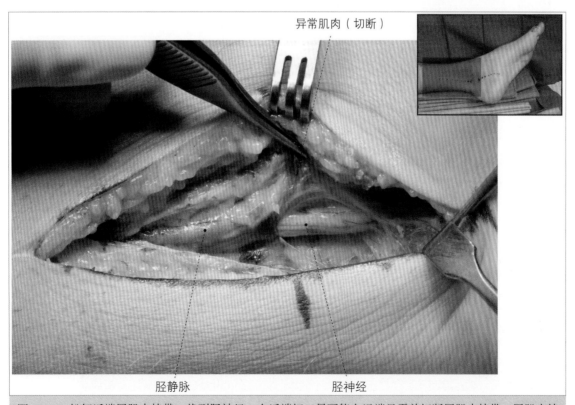

异常肌肉（切断）

胫静脉　　　　　　　　胫神经

图 13.50　松解近端屈肌支持带，找到胫神经。在近端切口尽可能向远端显露并切断屈肌支持带。屈肌支持带的远端松解通过远端切口进行，胫神经在胫静脉的深面

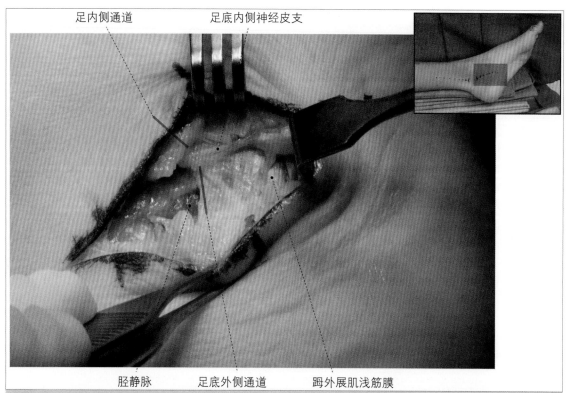

图 13.51　显露足底外侧神经通道和踇展肌浅筋膜。在远端切口，显露并保护足底内侧神经的一条皮支。找到踇展肌的腱性浅筋膜，于此肌肉近端深面可找到足底外侧神经通道和胫血管。找到位于此通道前方、足底内侧神经通道后方的间隔

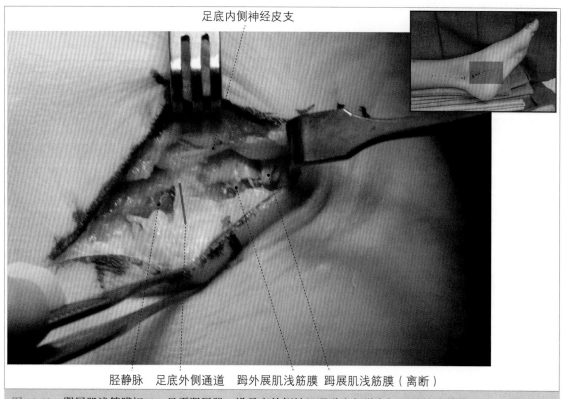

图 13.52　踇展肌浅筋膜切口。显露踇展肌，沿足底外侧神经通道走行纵向切开腱性浅筋膜

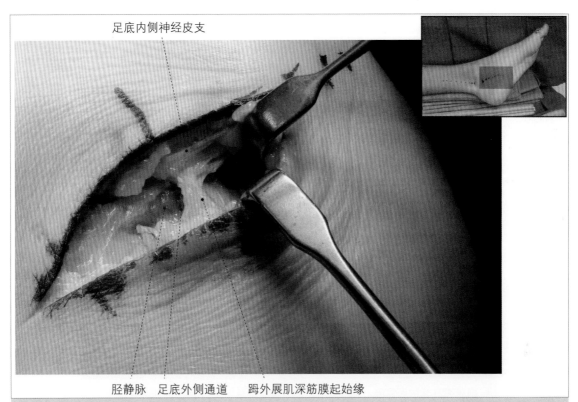

足底内侧神经皮支

胫静脉　足底外侧通道　姆外展肌深筋膜起始缘

图 13.53　找到姆展肌深部的筋膜卡压处。向远端牵开姆展肌，使其与深部筋膜分开，显露足底外侧神经通道的腱性起始缘。切开姆展肌深部的腱性筋膜，松解足底外侧神经

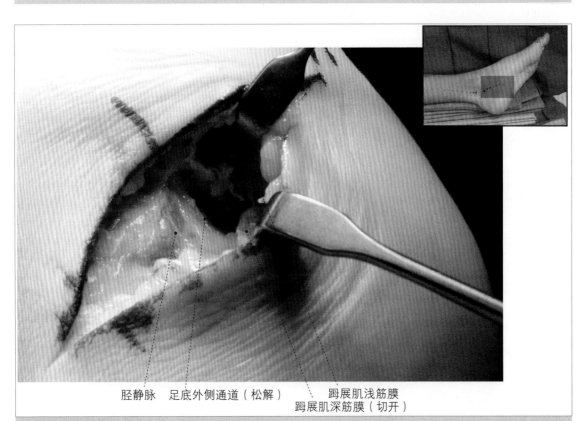

胫静脉　足底外侧通道（松解）　姆展肌浅筋膜
姆展肌深筋膜（切开）

图 13.54　全长切断姆展肌深筋膜。切开姆展肌深筋膜，显露足底外侧神经通道，减压足底外侧神经，神经位于静脉深面。图中拉钩向远端牵开，术者向通道远端检查

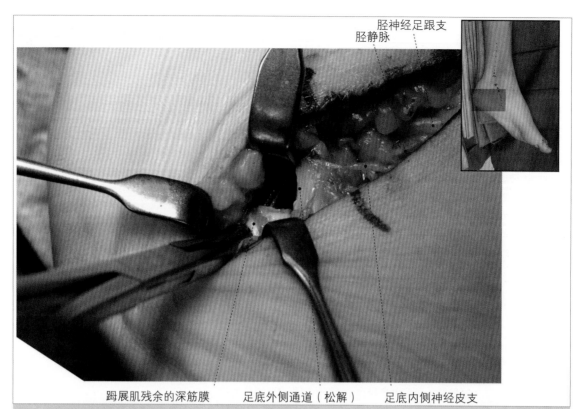

胫神经足跟支
胫静脉

蹈展肌残余的深筋膜　　　　足底外侧通道（松解）　　　足底内侧神经皮支

图 13.55　进一步切断蹈展肌深筋膜。注意与上图相比，检查方向的改变。蹈展肌腱性深筋膜可向远端延伸，将其找到并完全松解是很重要的。辨认并松解蹈展肌其余的深筋膜。图中拉钩向近端牵开，术中向通道的近端查看

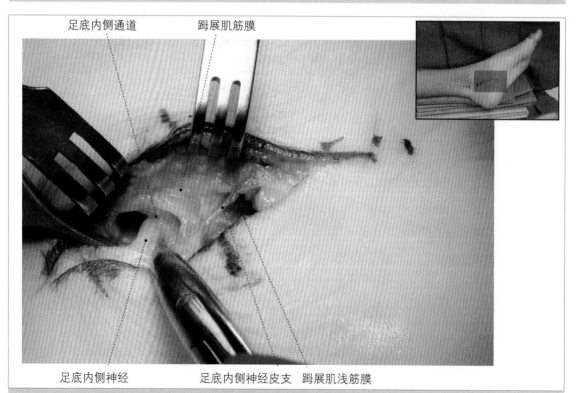

足底内侧通道　　　　蹈展肌筋膜

足底内侧神经　　　　足底内侧神经皮支　蹈展肌浅筋膜

图 13.56　显露足底内侧神经通道和蹈展肌筋膜。注意又回到原来的方向。向前方解剖，在蹈展肌腱性筋膜深面，足底内侧神经在通道内走行，找到位于此通道后方、足底外侧神经通道前方的间隔

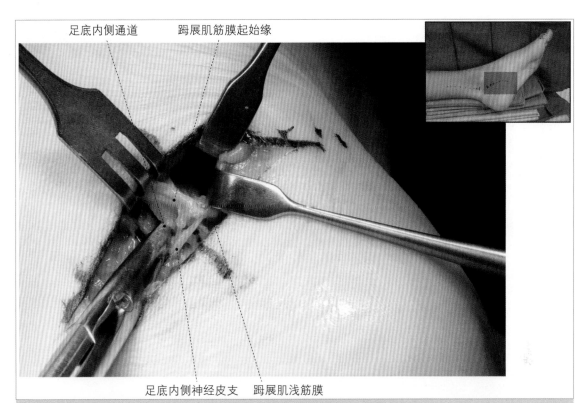

足底内侧通道　　　　蹈展肌筋膜起始缘

足底内侧神经皮支　　蹈展肌浅筋膜

图 13.57　找到蹈展肌腱性筋膜。在足底内侧神经浅层找到蹈展肌腱性筋膜起始缘，松解筋膜，减压足底内侧神经。剪刀在足底内侧神经通道内上推间隔，帮助确定方向，找到正确的通道

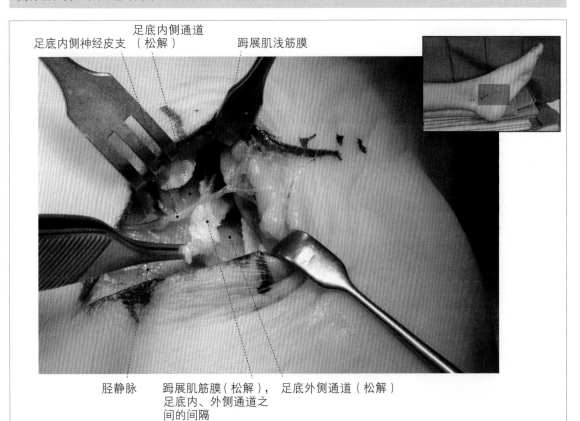

足底内侧神经皮支　　足底内侧通道（松解）　　蹈展肌浅筋膜

胫静脉　　蹈展肌筋膜（松解），　足底外侧通道（松解）
足底内、外侧通道之
间的间隔

图 13.58　切断蹈展肌筋膜。沿足底内侧神经通道尽可能地向远端纵向切断蹈展肌筋膜，松解足底内侧神经通道，减压足底内侧神经，可见分隔足底内、外侧神经通道的间隔

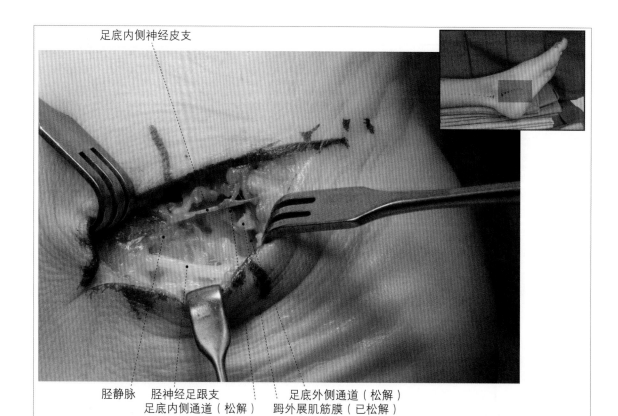

足底内侧神经皮支

胫静脉　胫神经足跟支　　足底外侧通道（松解）
　　足底内侧通道（松解）　　跆外展肌筋膜（已松解）

图 13.59　松解胫神经足跟支。通常，胫神经的足跟支有独立的走行通道，松解通道可减压此皮支。足跟支从胫神经近端、后方发出

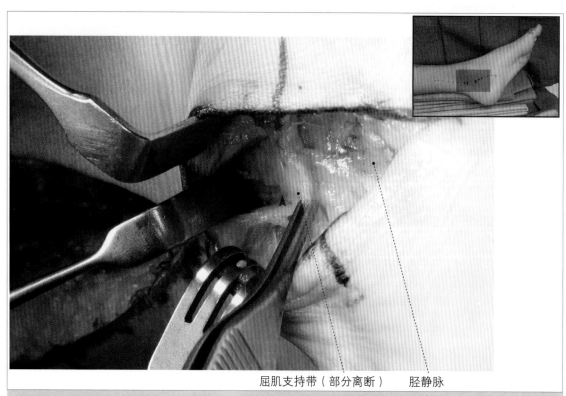

屈肌支持带（部分离断）　　胫静脉

图 13.60　在远端切口内找到屈肌支持带。找到在近端切口没有松解的屈肌支持带，确保皮桥下的支持带得到完全松解

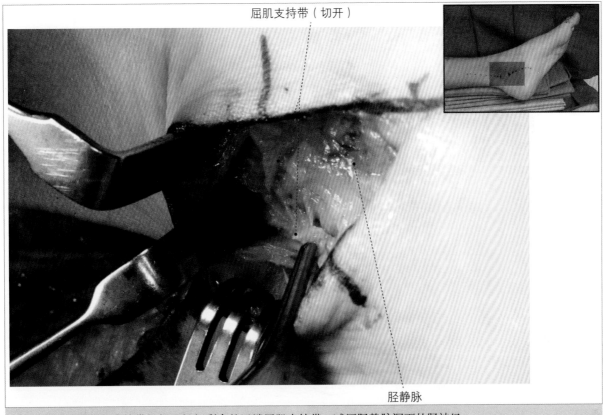

屈肌支持带（切开）

胫静脉

图 13.61　远端屈肌支持带松解。松解剩余的远端屈肌支持带，减压胫静脉深面的胫神经

检查时，在跖骨头间趾蹼区域施压可诱发疼痛。

13.20.4　手术技术

很多的趾神经减压手术方法已被报道。作者倾向于避免在足底（承重面）做切口，而是在受累趾蹼做一长 2 cm 的纵切口（图 13.62）。用足趾分开器牵开跖骨头并向跖侧压足趾，以评估跖骨间横韧带，然后将其切断。这样可以使趾神经减压，没必要行神经切断术。我们只有在此手术失败时才行神经切断术。

对于之前接受背侧神经切断术后因疼痛加重而转诊来的患者，我们于非承重区足底做切口（图 13.63）。手术时，我们会带一本解剖书进入手术室，有助于辨认相应结构。我们找到相应趾神经，用拖拽试验牵拉趾神经，确保其为我们要找的神经，避免引起正常趾蹼失去神经支配。当我们牵拉趾神经时，可以看到相应的趾蹼区皮肤被"拉起"。

用止血钳钳夹受累神经近端，切断并烧灼，然后向近端深埋，保证神经瘤远离足部皮肤。通过足底入路行神经减压术也是可行的，但是会使足底负重区产生瘢痕，不推荐作为首选方案（图 13.64）。

13.21　小结

医生通常可以很熟练地诊断和治疗上肢神经卡压病变，特别是腕管综合征；但是，他们通常不会将此推广至下肢。对于前臂创伤伴正中神经支配区感觉缺失，他们会立刻行腕横韧带减压术；而对于膝关节或小腿类似的创伤导致的完全足下垂，他们的态度常常是"等等看"，而不是考虑在腓骨头处行腓神经减压术。我们鼓励医生

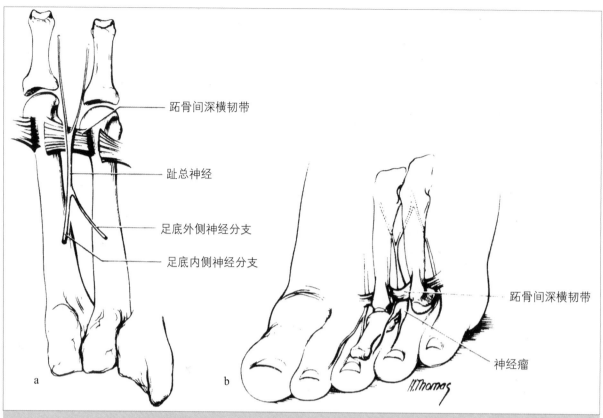

图 13.62　第三、第四趾蹼的慢性跖趾总神经卡压病理机制示意图。趾总神经卡压导致 Morton 跖痛，注意此神经在近端跨过趾短屈肌处，被其两个属支拴紧（于足底内、外侧神经），在足趾屈曲时将神经向近端牵拉。注意在足跖屈、跖骨头负重时，趾总神经被足趾拉向远端，而此时神经被覆盖的跖骨间韧带卡压着，这使得此处神经发生反复损伤，同时神经也间歇性地被两旁的跖骨头卡压（引自 Mackinnon SE，Dellon AL，eds. Surgery of the Peripheral Nerve. New York，NY: Thieme; 1988:340.）

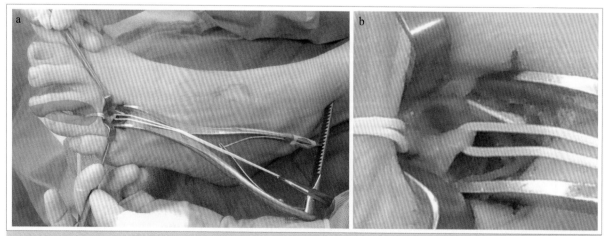

图 13.63　Morton 神经瘤减压术。（a）背侧入路，于受累趾蹼处做纵切口，牵开跖骨头，切断跖骨间横韧带，松解趾神经。（b）放大显示松解后的趾神经

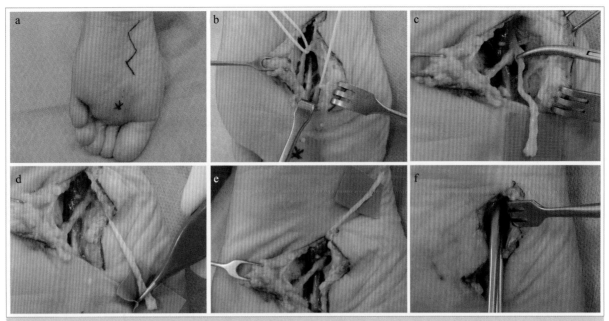

图 13.64　Morton 神经瘤复发行神经切断术，倒转埋置。（a）足底入路，于趾神经瘤近端做 Brunner 切口。（b）找到受累趾神经。（c）受累趾神经远端切断，近端毁损。（d）灼烧近断端。（e）灼烧和毁损后，受累趾神经向近端倒转埋置。（f）用止血钳引导神经近断端，沿着神经走行向近端埋置于肌间

们对于已知卡压部位的病变造成的下肢神经功能障碍，要像他们现时对待最为熟知的腕部神经卡压（腕管综合征）那样，进行深入思考。

13.22　参考文献

［1］Mackinnon SE, Dellon AL. Other lower extremity nerve entrapments. In: Mackinnon SE, Dellon AL, eds. Surgery of the Peripheral Nerve. New York: Thieme; 1988:319-345

［2］Tarulli AW, Raynor EM. Lumbosacral radiculopathy. Neurol Clin 2007;25:387-405

［3］Stevanato G, Vazzana L, Daramaras S, Trincia G, Saggioro GC, Squintani G. Lumbosacral plexus lesions. Acta Neurochir Suppl (Wien) 2007;100:15-20

［4］Alexandre A, Corò L, Azuelos A. Microsurgical treatment of lumbosacral plexus injuries. Acta Neurochir Suppl (Wien) 2005;92:53-59

［5］Sivaraman A, Altaf F, Carlstedt T, Noordeen H. Intradural repair of lumbar nerve roots for traumatic paraparesis leading to functional recovery. J Spinal Disord Tech 2008;21:553-556

［6］Acosta JA, Raynor EM. Electrophysiology of brachial and lumbosacral plexopathies. In: Blum AS, Rutkove SB. The Clinical Neurophysiology Primer. Totowa, NJ: Humana Press; 2007:299-311

［7］Karli N, Akgoz S, Chaudhry V. Lumbosacral plexopathies: etiology, frequency, and electrodia-gnostic localization. J Clin Neuromuscul Dis 2007;8:195-201

［8］Planner AC, Donaghy M, Moore NR. Causes of lumbosacral plexopathy. Clin Radiol 2006;61:987-995

［9］Tung TH, Martin DZ, Novak CB, Lauryssen C, Mackinnon SE. Nerve reconstruction in lumbosacral plexopathy: case report and review of the literature. J Neurosurg 2005;102 Suppl:86-91

［10］Wilbourn AJ. Plexopathies. Neurol Clin 2007;25:139-171

［11］Kutsy RL, Robinson LR, Routt ML. Lumbosacral plexopathy in pelvic trauma. Muscle Nerve 2000;23:1757-1760

［12］Bhanushali MJ, Muley SA. Diabetic and non-diabetic lumbosacral radiculoplexus neuropathy. Neurol India 2008;56:420-425

［13］Dahele M, Davey P, Reingold S, Shun Wong C. Radiation-induced lumbo-sacral plexopathy (RILSP): an important enigma. Clin Oncol (R Coll Radiol) 2006;18:427-428

［14］You JS, Park YS, Park S, Chung SP. Lumbosacral plexopathy due to common iliac artery aneurysm misdiagnosed as intervertebral disc herniation. J Emerg Med 2011;40:388-390

［15］Abdelhamid MF, Sandler B, Awad RW. Ischaemic lumbosacral plexopathy following aorto-iliac bypass graft: case report and review of literature. Ann R Coll Surg Engl 2007;89:W12-3

［16］Abdellaoui A, West NJ, Tomlinson MA, Thomas MH, Browning N. Lower limb paralysis from ischaemic neuropathy of the lumbosacral plexus following aorto-iliac procedures. Interact Cardiovasc Thorac Surg 2007;6:501-502

［17］Souayah N, Sander HW. Lumbosacral magnetic root

stimulation in lumbar plexopathy. Am J Phys Med Rehabil 2006;85(1):858-861

[18] Klimo P, Rao G, Schmidt RH, Schmidt MH. Nerve sheath tumors involving the sacrum: case report and classification scheme. Neurosurg Focus 2003;15:E12

[19] Payer M. Neurological manifestation of sacral tumors. Neurosurg Focus 2003;15:E1

[20] Siegmeth A, Müllner T, Kukla C, Vécsei V. [Associated injuries in severe pelvic trauma] Unfallchirurg 2000;103:572-581

[21] Birch R. Nerve injuries of the lower limbs. Foot Ankle Surg 2002;4:109-117

[22] Lang EM, Borges J, Carlstedt T. Surgical treatment of lumbosacral plexus injuries. J Neurosurg Spine 2004;1:64-71

[23] Harris WR, Rathbun JB, Wortzman G, Humphrey JG. Avulsion of lumbar roots complicating fracture of the pelvis. J Bone Joint Surg Am 1973;55:1436-1442

[24] Murata Y, Lee M, Mimura M, Murata A, Shimizu S. Partial avulsion of the cauda equina associated with a lumbosacral fracture-dislocation: a case report. J Bone Joint Surg Am 1999;81:1450-1453

[25] Chiou-Tan FY, Kemp K, Elfenbaum M, Chan KT, Song J. Lumbosacral plexopathy in gunshot wounds and motor vehicle accidents: comparison of electrophysiologic findings. Am J Phys Med Rehabil 2001;80:280-285, quiz 286-288

[26] Morelli V, Weaver V. Groin injuries and groin pain in athletes: part 1. Prim Care 2005;32:163-183

[27] Nakano KK. The entrapment neuropathies. Muscle Nerve 1978;1:264-279

[28] MacLeod DA, Gibbon WW. The sportsman's groin. Br J Surg 1999;86:849-850

[29] Akita K, Niga S, Yamato Y, Muneta T, Sato T. Anatomic basis of chronic groin pain with special reference to sports hernia. Surg Radiol Anat 1999; 21:1-5

[30] Ruge G. Verschiebungen in den Endgebieten der Nerven des Plexus lumbalis der Primaten [in German]. Morph Jahrb 1893;20:305-397

[31] Bardeen CR. A statistical study of the abdominal and border-nerves in man. Am J Anat 1902;1:203-228

[32] Murovic JA, Kim DH, Tiel RL, Kline DG. Surgical management of 10 genitofemoral neuralgias at the Louisiana State University Health Sciences Center. Neurosurgery 2005;56:298-303, discussion 298-303

[33] Reid V, Cros D. Proximal sensory neuropathies of the Leg. Neurol Clin 1999;17:655-667, viiiviii.

[34] Choi PD, Nath R, Mackinnon SE. Iatrogenic injury to the ilioinguinal and iliohypogastric nerves in the groin: a case report, diagnosis, and management. Ann Plast Surg 1996;37:60-65

[35] Alfieri S, Di Miceli D, Doglietto GB. Prophylactic ilioinguinal neurectomy in open inguinal hernia repair. Ann Surg 2007;245:663

[36] Ducic I, Dellon AL. Testicular pain after inguinal hernia repair: an approach to resection of the genital branch of genitofemoral nerve. J Am Coll Surg 2004;198:181-184

[37] Perry CP. Peripheral neuropathies and pelvic pain: diagnosis and management. Clin Obstet Gynecol 2003;46:789-796

[38] Starling JR, Harms BA. Diagnosis and treatment of genitofemoral and ilioinguinal neuralgia. World J Surg 1989;13:586-591

[39] Lewin-Kowalik J, Marcol W, Kotulska K, Mandera M, Klimczak A. Prevention and management of painful neuroma. Neurol Med Chir (Tokyo) 2006;46:62-67, discussion 67-68

[40] Stokvis A, van der Avoort DJ, van Neck JW, Hovius SE, Coert JH. Surgical management of neuroma pain: a prospective follow-up study. Pain 2010;151:862-869

[41] Rab M, Ebmer And J, Dellon AL. Anatomic variability of the ilioinguinal and genitofemoral nerve: implications for the treatment of groin pain. Plast Reconstr Surg 2001;108:1618-1623

[42] McCrory P, Bell S. Nerve entrapment syndromes as a cause of pain in the hip, groin and buttock. Sports Med 1999;27:261-274

[43] Vernadakis AJ, Koch H, Mackinnon SE. Management of neuromas. Clin Plast Surg 2003;30:247-268, viivii.

[44] Kim DH, Murovic JA, Tiel RL, Kline DG. Surgical management of 33 ilioinguinal and iliohypogastric neuralgias at Louisiana State University Health Sciences Center. Neurosurgery 2005;56:1013-1020, discussion 1013-1020

[45] Vuilleumier H, Hübner M, Demartines N. Neuropathy after herniorrhaphy: indication for surgical treatment and outcome. World J Surg 2009;33:841-845

[46] Stulz P, Pfeiffer KM. Peripheral nerve injuries resulting from common surgical procedures in the lower portion of the abdomen. Arch Surg 1982; 117:324-327

[47] Ducic I, Dellon AL, Taylor NS. Decompression of the lateral femoral cutaneous nerve in the treatment of meralgia paresthetica. J Reconstr Microsurg 2006; 22:113-118

[48] Benezis I, Boutaud B, Leclerc J, Fabre T, Durandeau A. Lateral femoral cutaneous neuropathy and its surgical treatment: a report of 167 cases. Muscle Nerve 2007;36:659-663

[49] Siu TL, Chandran KN. Neurolysis for meralgia paresthetica: an operative series of 45 cases. Surg Neurol 2005;63:19-23, discussion 23

[50] Azuelos A, Corò L, Alexandre A. Femoral nerve entrapment. Acta Neurochir Suppl (Wien) 2005;92:61-62

[51] Busis NA. Femoral and obturator neuropathies. Neurol Clin 1999;17:633-653, viivii.

[52] Vázquez MT, Murillo J, Maranillo E, Parkin IG, Sanudo J. Femoral nerve entrapment: a new insight. Clin Anat 2007;20:175-179

[53] Morganti CM, McFarland EG, Cosgarea AJ. Saphenous neuritis: a poorly understood cause of medial knee pain. J Am Acad Orthop Surg 2002;10: 130-137

[54] Pendergrass TL, Moore JH. Saphenous neuropathy following medial knee trauma. J Orthop Sports Phys Ther 2004;34:328-334

[55] Worth RM, Kettelkamp DB, Defalque RJ, Duane KU. Saphenous nerve entrapment: a cause of medial knee pain. Am J Sports Med 1984;12:80-81

［56］ Luerssen TG, Campbell RL, Defalque RJ, Worth RM. Spontaneous saphenous neuralgia. Neurosurgery 1983;13: 238-241

［57］ Kopell HP, Thompson WAL. Knee pain due to saphenousnerve entrapment. N Engl J Med 1960;263:351-353

［58］ Bradshaw C, McCrory P, Bell S, Brukner P. Obturator nerve entrapment: a cause of groin pain in athletes. Am J Sports Med 1997;25:402-408

［59］ Sorenson EJ, Chen JJ, Daube JR. Obturator neuropathy: causes and outcome. Muscle Nerve 2002;25:605-607

［60］ Hollis MHL, DE, Jenson RP. Nerve entrapment syndromes of the lower extremity. EMedicine 2008

［61］ Tipton JS. Obturator neuropathy. Curr Rev Musculoskelet Med 2008;1:234-237

［62］ Kitagawa R, Kim D, Reid N, Kline D. Surgical management of obturator nerve lesions. Neurosurgery 2009;65 Suppl:A24-A28

［63］ Kim DH, Murovic JA, Tiel RL, Kline DG. Management and outcomes in 318 operative common peroneal nerve lesions at the Louisiana State University Health Sciences Center. Neurosurgery 2004;54:1421-1428, discussion 1428-1429

［64］ Stewart JD. Foot drop: where, why and what to do? Pract Neurol 2008;8:158-169

［65］ Baima J, Krivickas L. Evaluation and treatment of peroneal neuropathy. Curr Rev Musculoskelet Med 2008;1:147-153

［66］ Shizhen AX, T., Muzhi L. The microanatomy of peripheral nerves. In: Shizhen Z, Yongjain H, Wenchum Y. eds Microsurgical Anatomy. Lancaster, UK: MTP Press; 1985: 299-350

［67］ Sunderland S, Bradley KC. The cross-sectional area of peripheral nerve trunks devoted to nerve fibers. Brain 1949;72:428-449

［68］ Kudoh H, Sakai T. Fascicular analysis at perineurial level of the branching pattern of the human common peroneal nerve. Anat Sci Int 2007;82:218-226

［69］ Gillenwater J, Cheng J, Mackinnon SE. Evaluation of the scratch collapse test in peroneal nerve compression. Plast Reconstr Surg 2011;128:933-939

［70］ Humphreys DB, Novak CB, Mackinnon SE. Patient outcome after common peroneal nerve decompression. J Neurosurg 2007;107:314-318

［71］ Garozzo D, Ferraresi S, Buffatti P. Surgical treatment of common peroneal nerve injuries: indications and results: a series of 62 cases. J Neurosurg Sci 2004;48:105-112, discussion 112

［72］ Bonnevialle P, Dubrana F, Galau B, et a. Common peroneal nerve palsy complicating knee dislocation and bicruciate ligaments tears. Orthop Traumatol Surg Res 2010;96:64-69

［73］ Kim DH, Midha R, Murovic JA, Spinner RJ, Teil R. Kline and Hudson's Nerve Injuries. 2nd ed. Elsevier; 2008

［74］ Prakash, Bhardwaj AK, Singh DK, Rajini T, Jayanthi V, Singh G. Anatomic variations of superficial peroneal nerve: clinical implications of a cadaver study.Ital J Anat Embryol 2010;115:223-228

［75］ Brief JM, Brief R, Ergas E, Brief LP, Brief AA. Peroneal nerve injury with foot drop complicating ankle sprain-a series of four cases with review of the literature. Bull NYU Hosp Jt Dis 2009;67:374-377

［76］ Lorei MP, Hershman EB. Peripheral nerve injuries in athletes: treatment and prevention. Sports Med 1993;16:130-147

［77］ Ducic I, Dellon AL, Graw KS. The clinical importance of variations in the surgical anatomy of the superficial peroneal nerve in the mid-third of the lateral leg. Ann Plast Surg 2006;56:635-638

［78］ Davidge KM, Gontre G, Tang D, Boyd KU, Yee A, Damiano M, Mackinnon SE.. The hierarchial scratch collapse test for identifying multilevel ulnar nerve compression Hand 2014

［79］ Rehman S, Joglekar SB. Acute isolated lateral compartment syndrome of the leg after a noncontact sports injury. Orthopedics 2009;32:523

［80］ Slabaugh M, Oldham J, Krause J. Acute isolated lateral leg compartment syndrome following a peroneus longus muscle tear. Orthopedics 2008;31: 272

［81］ Watson CP, Mackinnon SE, Dostovsky JO, et al. Nerve resection, crush and relocaiton relieve complex regional pain syndrome type II: a case report. Pain. 2014;[epub ahead of print]

［82］ Marinacci AA. Medical and anterior tarsal tunnel syndrome Electromyography 1968;8:123-134

［83］ DiDomenico LA, Masternick EB. Anterior tarsal tunnel syndrome. Clin Podiatr Med Surg 2006;23:611-620

［84］ Miki RA, Lawrence JP, Gillon TJ, Lawrence BD, Zell RA. Anterior tibial artery and deep peroneal nerve entrapment in spiral distal third tibia fracture. Orthopedics 2008;31

［85］ Williams EH, Williams CG, Rosson GD, Dellon AL. Combined peroneal and proximal tibial nerve palsies. Microsurgery 2009;29:259-264

［86］ Keck C. The tarsal-tunnel syndrome J Bone Joint Surg Am 1962;44:180-182

［87］ Horwitz MT. Normal anatomy and variations of the peripheral nerve of the leg and foot: Application in operations for vascular diseases: Study of one hundred specimens Arch Surg 1938;36:626-636

［88］ Franson J, Baravarian B. Tarsal tunnel syndrome: a compression neuropathy involving four distinct tunnels. Clin Podiatr Med Surg 2006;23:597-609

［89］ Bailie DS, Kelikian AS. Tarsal tunnel syndrome: diagnosis, surgical technique, and functional outcome. Foot Ankle Int 1998;19:65-72

［90］ Ward PJ, Porter ML. Tarsal tunnel syndrome: a study of the clinical and neurophysiological results of decompression. J R Coll Surg Edinb 1998;43:35-36

［91］ Galardi G, Amadio S, Maderna L, et al. Electrophysiologic studies in tarsal tunnel syndrome. Diagnostic reliability of motor distal latency, mixed nerve and sensory nerve conduction studies. Am J Phys Med Rehabil 1994;73:193-198

［92］ Morton TG. Peculiar painful affection of fourth metatarsophalangeal articulation Am J Med Sci 1876;71-37

14　臂丛神经损伤

著者：Thomas H.H. Tung，Amy M. Moore

翻译：李文军　王树峰　　审校：易传军　朱庆棠

14.1　引言

从传统意义上来讲，臂丛神经损伤的手术治疗效果很差。因此，臂丛神经损伤后很少会有人推荐手术治疗。此外，由于臂丛神经解剖的复杂性和靠近头端损伤的特性吓倒了很多外科医生，也就自然没有进行专业培训的必要。随着人类对神经损伤和神经再生理解的加深，一些手术技术的应用使得臂丛神经损伤后的功能得到改善，这些技术包括比较深奥的神经损伤后的神经移植技术。显微神经外科技术的发展，加上精细器械和缝合材料的进步提高了相关技术的精确性，同时也有利于周围神经损伤后的神经再生。在过去的几十年间，神经移位技术的发展和普及极大地改善了臂丛神经损伤手术后功能的恢复效果。随着人们对臂丛神经内部解剖结构的不断理解，再加上远端神经移位的应用，基本上将臂丛神经近端性质的损伤转变为远端性质的损伤，这样就为这种灾难性神经损伤的恢复提供了新的选择。本章节将在复习臂丛神经的解剖结构和臂丛神经损伤治疗历史的基础上，着重探讨当代的手术治疗理念。此外，本章节也会探讨创伤性损伤的流行病学和损伤机制，以及这些患者的诊断和评估。最后，本章节将讨论治疗方式、详细的手术技术、术后管理和治疗效果。

14.2　历史回顾

Thucydiders 在《伯罗奔尼撒战争的历史》（公元前 5 世纪）一书中（译者注：伯罗奔尼撒战争是 公元前 431～前 404 年雅典及其同盟者与以斯巴达为首的伯罗奔尼撒同盟之间的战争，由于雅典势力的扩张而引起）以及 Homer 在《伊利亚特》（公元前 8 世纪）中均描述了继发于肩部创伤所导致的臂丛神经损伤[1]。公元前 1 世纪，罗马的 Galen 首次报道了 1 例臂丛神经损伤的诊断与治疗效果，患者通过保守治疗恢复了手的感觉。在 Galen 的时代，肩关节牵引复位术是治疗肩关节脱位的常用方法。但是直到 18 世纪，Smellie 首次认识到肩脱位牵引复位是导致臂丛神经损伤的一个原因，当时对于该病的手术治疗尚不被推荐[2]。1861 年，Duchenne 首次描述了分娩型臂丛神经损伤（产瘫）[3]；1875 年，Erb 描述了单独的上干型臂丛神经损伤[4]。

古代文献中对医学描述缺乏解剖学或科学方法，多为理论推测或臆断。14 至 15 世纪西方世界人体解剖学研究流行，挑战了医学领域中的旧理念。欧洲文艺复兴时期，艺术家和解剖学家包括达·芬奇等对臂丛神经解剖做了详尽的描述[5]。19 世纪后期，随着对臂丛神经损伤病因理解的深入，对臂丛神经的解剖的描述也更详细了。

1900 年，William Thorburn 首次报道了臂丛神经损伤后的一期修复的病例，该患者 16 岁因铣床损伤上臂导致其臂丛神经损伤[6]，伤后 7.5 个月进行了神经瘤切除和神经修复。术后 4 年随访，屈肘、屈腕功能获得了良好恢复，肩关节功能有少许恢复，而手功能无恢复且手的感觉恢复也较差。Harris 和 Lows 最先提出采用有功能的供体神经移位术来再支配臂丛神经撕脱伤后的靶肌肉功能，这种术式可以避免对臂丛神经损伤区域进行广泛的手术探查[7]。20世纪初，应该有很多医生曾应用此项技术，但临床上却没有相关的应用结果发表。然而，在这一时期，分娩型臂丛神经损伤的手术治疗效果并不满意[8]。由于此项外科技术操作困难、手术时间长且需要特殊的培训，再加上臂丛神经损伤本身的手术治疗效果就差，因此这一术式被否认，不再主张手术治疗。在因第一次世界大战爆发而出现大量臂丛神经损伤患者之前，成人儿童的臂丛神经损伤的手术治疗是被广泛禁止的[5]。

在第二次世界大战期间，由于大量臂丛神经贯穿伤患者的出现，臂丛神经损伤的手术治疗又被再次提出。新诊断技术的出现，如1947年出现的脊髓造影[9]、1948年出现的肌电图（EMG）检查[10]、1949年出现的神经动作电位测量[11]、1954年的组胺实验[12]等，加深了人们对臂丛神经损伤分型的认识。尽管Davis团队[13]和Seddon[14]不时发表有关手术治疗臂丛神经损伤取得满意疗效的报道，但在那个时期，臂丛神经损伤的治疗还是以保守治疗为主。1965年于巴黎举行第十届SICOT（国际矫形与创伤学会）会，在包括会议主席Seddon和Merle以及在臂丛领域权威专家参加的圆桌会议上[15]，与会者认为：①锁骨下臂丛神经的探查对臂丛神经损伤的诊断和预后没有帮助；②臂丛神经损伤的手术修复基本上是不可能的，不能保证任何有效的功能恢复[5]。此次会议讨论的焦点在于如果有必要的话，可以通过手术探查来诊断臂丛神经节前损伤和明确神经的连续性。如果臂丛神经节前损伤确诊，考虑到其预后差，标准的手术治疗包括上臂截肢、肩关节融合和佩戴上肢假肢。如果节前损伤的诊断不存在，可保守治疗至少2年，观察有无自发恢复的可能性；如果无自发恢复，就行上臂截肢。1972年，Seddon发文，认为手术探查的唯一目的就是为了缩短部分臂丛神经损伤患者在进行截肢前的观察等待时间。神经内松解的手术可能会导致进一步的神经损伤，从而减低其自发恢复的

概率，因此并不被推荐[15]。

在此期间，随着手术显微镜[16~18]以及较精细缝合材料和器械的应用，神经显微外科技术也获得较大的发展。19世纪60年代中期，Millessi[17~19]和Narraks[20]以及其他医生通过应用显微外科技术，引领了这一时期臂丛神经损伤的治疗。1975年，Millessi在SICOT会上报告了56例臂丛神经损伤的研究报告，并在2年后发表了这篇文章[21]。5年的随访结果显示，70%的患者有了不同程度的功能恢复，其中2例患者因5条神经根撕脱而排除在随访之外。Narakas在1977年报道了107例臂丛神经损伤的病例，其中60例随访超过2年，手术治疗方法包括神经松解、神经移植、神经移位[22]。与Millessi报道的结果类似，结果是很鼓舞人心的，大部分患者的疗效都很好或非常满意。很快，Alnot很快也报道了一组病例，同样获得了满意的手术效果[23]。随着手术技术的精进，分娩型臂丛神经损伤的手术治疗也获得了较好的疗效[23]。1983年，Tassin报道了110例由Gilbert完成的产瘫患者系列手术治疗的研究报告，到1984年Gilbert完成的产瘫病例数超过180例[24]。这些技术的进步促使神经修复和移植手术更加精确[5]，手术效果也更好，这就更加激发了学者们对臂丛神经损伤手术治疗的兴趣。在此期间，臂丛神经损伤后的疼痛也因为手术重建得到了明显缓解。1980年，Wynn Parry在275例臂丛神经损伤患者随访3~30年基础上，详述了慢性疼痛的发生率和自然史。其研究表明，臂丛神经损伤中，撕脱伤患者的慢性疼痛发生率明显更高[25]。1981年，Narakas综合各种研究结果，提出了手术治疗慢性疼痛的优点[26]。到1989年，国际上手术治疗疼痛的病例已经超过4 000例[27]。

当代臂丛神经损伤的手术治疗已经看到了远端神经移位普及的端倪，这种方法既可以改善对近端神经损伤的疗效，也可以作为利用神经移植解剖重建的替代方法。虽然神经移位术早在

1961 年 Yeoman 和 Seddon 应用肋间神经[28]、1984 年 Alieu 应用副神经[29]时就提出来了,但作为一种主要重建方式直到最近才逐渐被接受。丛内神经的更远端移位技术包括胸背神经和胸内侧神经,由 Dai[30] 和 Mackinnon[31] 分别于 1990 年和 1993 年提出,优点是更靠近靶肌肉和神经再生更快。1994 年,Oberlin 等报道了利用神经内松解完成尺神经束支移位来修复二头肌的结果[32]。2005 年,Mackinnon 等认识到了肱肌对于屈肘功能的重要性,改良了 Oberlin 术式,利用正中神经束支移位来修复肱肌支,并将该术式命名为双束支移位,即用来源于正中神经或尺神经的束支分别修复肌皮神经的二头肌和肱肌功能[33]。不断有人提出创新性的神经移位技术来重建全臂丛神经损伤,以提供更多的供体神经选择和恢复更多的靶肌肉组功能,如手部的功能。包括 1992 年 Gilbert 报道的对侧胸外侧神经[34],Gu 分别在 1989 年、1991 年报道的膈神经和利用带血供尺神经桥接的健侧 C7[35, 36],1996 年 Terzis 报道的部分健侧 C7 移位[37]。最近,对于下臂丛神经损伤的患者,作者在上臂采用肱肌支移位修复旋前圆肌和骨间前神经(AIN)来恢复手部功能[38]。可在上臂的特定部位寻找或从前臂追踪至上臂而找到旋前圆肌支和 AIN。功能恢复后,可将正中神经支配的指深屈肌腱和尺神经支配的指深屈肌腱进行肌腱固定以恢复后者功能。由于汽车和摩托车车祸的增多,创伤性臂丛神经损伤患者也逐步增多;而随着创伤急救和治疗水平的提高,使得这类患者在急性损伤后能成功活下来并需要进行肢体功能的重建。现代的臂丛神经外科治疗技术,包括神经松解、神经修复、神经移位和神经移植等,也在不断衍变、发展并取得更好的疗效。

14.3 手术相关解剖

臂丛神经由 C5~T1 颈神经根组成(图 14.1)。有时 C4 的神经根也有很大的分支加入,称为前置型臂丛神经,但 T1 神经根比较细小。也有 T2 神经根加入臂丛神经组成后置型臂丛神经的情况,而此时 C5 神经根比较细小。从脊柱发出到靶器官,臂丛神经的组成根据不同的部位,分为根、干、股、束、终末分支。脊神经根从前中斜角肌间穿出,然后形成三条干:C5 和 C6 神经根形成上干,C7 单独组成中干,C8 和 T1 组成下干,在颈后三角的下部走行。在上干内,从外向内看,感觉、运动束有其独特性,熟知这些解剖知识有助于重建手术。一般来讲,自外向内,最外侧四分之一的是肩胛上神经,按顺序随后依次为三角肌支、二头肌支,感觉支在最内侧(图 14.2)。在中干,最表浅的两条独立的神经束是胸肌支。此肌支很容易自干支分离出来,可以用做运动神经供体来修复肩胛上神经或副神经的功能。干部的唯一分支是肩胛上神经,在上干的最外侧,此神经支可以很容易地向近端做神经干内分离到其于上干真正发出的起始部位。这种分离对于神经移位重建手术来讲是非常重要的。臂丛神经干部从锁骨下通过,分为前、后股,随后股部以恒定的方式合并于束部,从胸小肌下方通过并组成锁骨下丛。

束部依据其与腋动脉的关系命名。外侧束由上、中干(C5~7)的前后股合并形成,内侧束是下干前股的延续(C8,T1),后束由所有 3 条后股合并而成(C5~T1)。束部的终末分支组成上肢的主要神经。肩带肌的神经也可在锁骨上丛中从根或干部发出。外侧束和内侧束分别发出一支组成正中神经,构成了神经的感觉和运动部分。根据束部对正中神经组分贡献的多少,在上臂,正中神经的运动成分位于神经的内侧,感觉部分位于神经外侧(图 14.3)。外侧束延续为肌皮神经,内侧束在分出正中神经组分后延续为尺神经。后束在分出支配三角肌和小圆肌的腋神经后延续为桡神经。需要注意的是,束部的分支可能来源于组成束部的部分神经根而不是全部神经

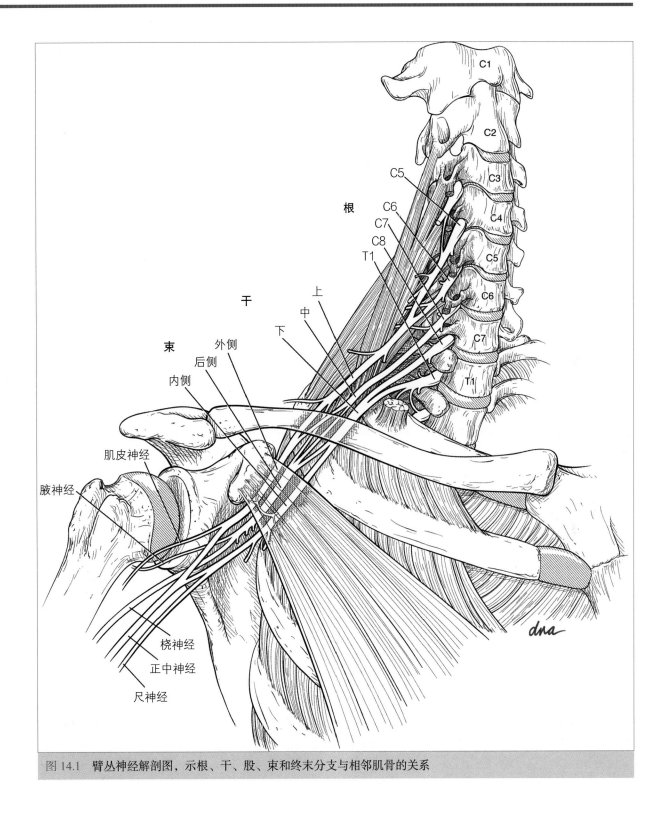

图 14.1 臂丛神经解剖图，示根、干、股、束和终末分支与相邻肌骨的关系

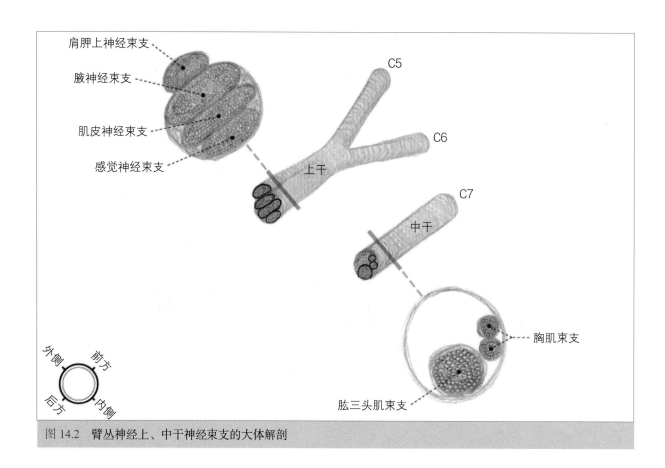

图 14.2　臂丛神经上、中干神经束支的大体解剖

根（图 14.4），如来源于后束（C5~C8，T1）的腋神经（C5，C6）。

　　来源于臂丛神经根的分支有 3 条。胸长神经是由 C5~7 神经根的分支共同组成的，支配前锯肌。肩胛背神经由 C5、C6 神经根分支组成，支配肩胛提肌和菱形肌。这两条分支有重要的临床意义，可以为临床判断臂丛神经损伤水平提供线索，有助于指导手术重建方案的制订，这些内容将在本章节诊断部分中详述。还有一条是由 C5、C6 发出的锁骨下肌支，但临床无法评估其功能，不具有临床重要性。

　　因为肌皮神经参与支配肘关节屈曲功能，所以是臂丛神经损伤中应首要修复或移位重建的神经之一。作为外侧束的终末分支，其发出后就很快穿过喙肱肌，然后在二头肌和肱肌之间走行，并分支支配这几块肌肉。在上臂远端，肌皮神经延续为前臂外侧皮神经（LABC），支配前臂外侧皮肤感觉。肌皮神经的近端在穿过喙肱肌时是处于相对固定的状态，因此在上肢牵拉损伤时容易在此部位造成二次损伤。肌皮神经在肌肉内的解剖对于神经移位手术是非常重要的，其位置是可以预测的。二头肌支在上臂中部水平进入肌肉内，LABC 位于二头肌支和肱肌支之间，其中二头肌支向上翻转进入肌肉，肱肌支向下翻转向内侧进入肌肉。牵拉实验有助于确认 LABC（图 14.5）。

　　肩关节功能在臂丛神经损伤后需要优先重建，通过修复肩胛上神经和腋神经就可以获得肩关节功能的恢复，尽管有时作者也同时修复胸长神经，但肩胛上神经是最重要的。肩胛上神经（C5，C6）是锁骨上丛上干在颈后三角部位的分支。事实上，肩胛上神经是臂丛神经干部水平的唯一分支。该神经于斜方肌深面走行，从肩胛上切迹部位穿过，最终支配冈上肌和冈下肌。肩

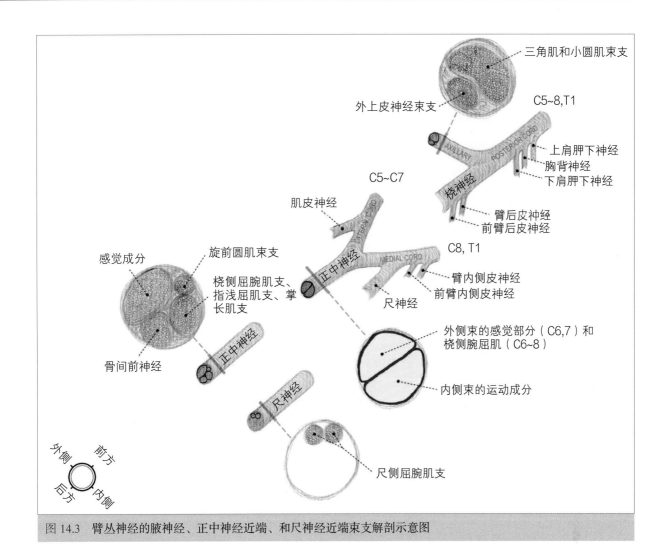

图 14.3 臂丛神经的腋神经、正中神经近端、和尺神经近端束支解剖示意图

肩骨切迹是此神经的远端潜在卡压点，因此在行神经移位修复时，如果方便的话，应切开切迹部位的韧带进行松解。此韧带构成肩胛上切迹的顶，其余部分是骨性通道。臂丛神经损伤中，伴发肩胛上神经在切迹部位的卡压通常不易发现。松解此部位有助于改善肩胛上神经的功能。腋神经是后束的终末支，其穿过四边孔后支配三角肌、小圆肌以及肌肉表面的皮肤感觉。四边孔由肱骨内侧缘、三头肌长头外侧缘，小圆肌为上缘，大圆肌为下缘构成，此部位容易造成腋神经的牵拉损伤和继发性卡压。腋神经的运动神经组分占据了其上部的四分之三，而感觉支构成其腋神经的下四分之一，在重建时应该将其与运动成分分开（图

14.3）。通过前方入路可以将感觉束与运动束分开，牵拉此下四分之一的感觉神经束会在三角肌后部的皮肤上产生凹陷。同样，采用后入路时在牵拉神经的感觉束，也能产生特有的皮肤体征，这是一种区分感觉和运动部分的定位方法。在后方，腋神经分出两支，前支更容易受损。因此，临床上要分别判断三角肌前部和后部功能，以方便区分前支的单独损伤，并对前支进行选择性神经移位修复。

还有其他几条分支也很有临床意义，因为这些分支在臂丛神经损伤后可作为供体神经移位来重建功能。来源于内侧束的胸内侧神经（C8，T1），支配胸大肌的胸肋部；来源于外侧束的

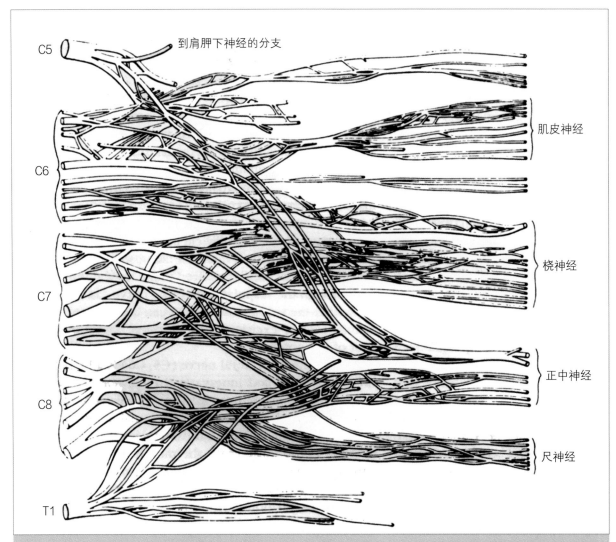

C5

到肩胛下神经的分支

肌皮神经

C6

桡神经

C7

正中神经

C8

尺神经

T1

图 14.4　臂丛神经的神经内解剖结构显示广泛的神经丛和交叉形成，解剖图由 Kerr 提供（引自 Kerr AT. The brachial plexus of nerves in the man: the variations in its formation and its branches. Am J Anat. 1918;23:285.）

胸外侧神经（C5，C6），支配胸大肌的锁骨部，并与胸内侧神经联合支配胸肋部。胸大肌的功能有助于判断束支部损伤的部位。这些分支位于胸小肌的深面，很容易解剖分离出来，如果没有损伤，可以作为供体神经移位来恢复肘关节或肩关节功能。

后束在延续为终末支前发出上、中、下肩胛下神经。胸背神经，也可以认为是长肩胛下或中肩胛下神经，支配背阔肌。该神经由于其粗细、长度合适并且可以牺牲，因此临床上常作为供体

神经来使用。上 / 短肩胛下神经供应肩胛下肌的上部肌肉纤维，而下肩胛下神经支配肩胛下肌的下部纤维和大圆肌。

目前，功能重建中最流行也是最有前途的方法是基于对臂丛神经和肢体大神经内部解剖定位的充分理解而得出的。选择性神经束支移位需要专业的神经定位解剖知识，这样才能优化靶肌肉的神经支配，并减少供体功能障碍的并发症。利用上、中干以及整个或部分 C7 作为供体神经进行近端重建，也是常见的修复技术之一。在上

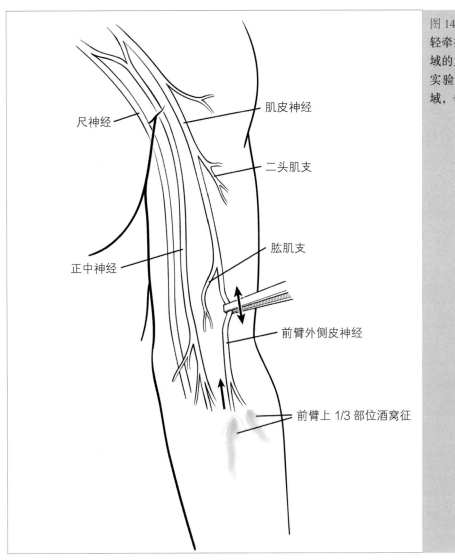

尺神经

肌皮神经

二头肌支

正中神经

肱肌支

前臂外侧皮神经

前臂上 1/3 部位酒窝征

图 14.5 皮神经的牵拉实验。轻轻牵拉皮神经近端，在其支配区域的皮肤会出现酒窝样凹陷。此实验有助于确定皮神经支配区域，也有助于区别神经的类别

干，由外而内，神经内神经束分布有恒定的模式，最外侧的部分是肩胛上神经组分，然后向内依次是腋神经和肌皮神经，感觉成分在最内侧（图 14.2）。中干内部的解剖定位与其在股部和束支部分支是一致的。在干部水平进行束间的神经松解，中干会分离出 4~6 束神经束支，其中位于后上半的神经束支配肩关节功能，而前下的另外一半支配肘关节和腕关节功能[39]。在股部水平也是同样的，后股的神经纤维构成腋神经、桡神经和胸背神经，前股参与肌皮和正中神经的构成[40]。后股的运动神经纤维较前股多 2 倍，因

此一般认为是部分 C7 移位的首选束支[41]。

上臂部位的正中神经和尺神经的内部解剖定位知识，对于利用神经束支移位修复肘关节屈曲功能来讲是至关重要的。Oberlin 最先提出了尺神经束支移位术，利用了位于尺神经外侧的神经束，其主要支配尺侧腕屈肌（FCU）功能[32]。Mackinnon 等最先提出利用正中神经束支移位来更充分地修复肘关节屈曲功能，该术式切取位于该神经内侧的神经束，通常是支配指浅屈肌（FDS）/桡侧腕屈肌（FCR）[33]。总体而言，正中神经来源于外侧束的纤维主要是感觉神经纤

维,而内侧束来源的主要是运动神经纤维。在重建二头肌和肱肌功能时,需要知道的是肌皮神经在分出二头肌支后,最终延续为前臂外侧皮神经(LABC)的神经束位于远端肌皮神经的外侧,而内侧部分为肱肌支。通常在前臂远端或腕部可以进行感觉神经移位,如此可避免手掌部的解剖和瘢痕形成。由于更靠近远端,因此,神经束支解剖毫无疑问地与其终末支一致。

对腕部的正中神经进行神经内解剖的结果表明,在发出运动神经后,最外侧或桡侧的神经束支配第一指蹼的皮肤感觉,最内侧或尺侧的神经束支配第三指蹼皮肤感觉,支配第二指蹼皮肤感觉的神经束位于第一和第三指蹼神经束的中间。令人惊奇的是,在前臂远端的正中神经主干内也很少有神经纤维交叉。尺神经内解剖显示,在尺神经发出手背支后,其远端运动神经纤维位于神经内侧或尺侧,而感觉神经纤维位于外侧或桡侧。在腕部,运用这些来源于临床的解剖知识,当我们在应用 AIN 的终末支移位来修复尺神经运动支时,就完全没有必要从 Guyon 管到前臂远端把尺神经的感觉和运动神经都显露出来了。在前臂更近端,尺神经发出手背支前,尺神经运动神经束就像三明治结构一样位于中间,其内侧是手背支,外侧是支配第四指蹼和小指的感觉支。在对神经进行常规手术操作时,如神经松解减压时,可以利用一个标准的手持式、电池驱动的神经刺激仪(Vari-Stim III,Medtronic,Inc.,Jacksonville,FL)通过刺激来确认神经束解剖;但是在重建手术中,由于神经无功能,无法直接刺激神经采用了。

14.4 流行病学和分类

14.4.1 流行病学

臂丛神经损伤是灾难性的,90% 的损伤病例是年轻人[1, 42]。多数患者是因为机动车车祸伤造成的,其中 84% 是摩托车车祸[43]。一般来讲,

0.67%~1.3% 的机动车事故、4.2% 的摩托车事故会涉及臂丛神经损伤[42]。损伤机制并不一致,但机动车事故容易造成压榨伤,摩托车事故会对没有保护的肢体造成更大的牵拉暴力。损伤的类型绝大多数是根性撕脱伤。其他一些常见的损伤包括行人 / 电动车事故、工业事故、枪弹伤。低速运动损伤,如滑冰摔倒、自行车事故、高处坠落或楼梯滚落等,也会导致臂丛神经的麻痹性损伤。突然发生的头肩分离暴力可以导致臂丛神经牵拉伤,这种类型的损伤通常见于运动损伤或工作中被坠落的物体砸伤。

在牵拉伤中,向下牵拉肢体会造成上臂丛根干部的严重损伤。同时,由于颈部向对侧侧屈,使得头颈部与肩部和上肢产生突然增加的颈肩分离[44],这是摩托车车祸和运动损伤是常见的损伤机制。同样,上肢向近端的暴力牵拉增加了肩肱角,常会造成臂丛神经下干的损伤。比较大的暴力可导致神经或神经根的撕脱伤,而较小的暴力可能仅造成神经的一过性麻痹。除了颈神经根被颈椎体限制固定之外,颈前筋膜也限制了臂丛神经的活动度。因此,长时间的极度外展的上肢手术就有可能造成医源性的神经牵拉性麻痹损伤[45]。在经胸骨正中劈开的心脏手术中,臂丛神经损伤的发生比例约为 38%[46]。此类损伤造成的神经失用,可能是由于手术时在牵拉胸骨造成锁骨和第一肋之间的内侧束受到压迫。大部分神经症状会在几个月内消失,但也有功能长期无法恢复,造成残疾的病例。需要注意的是,此种损伤以及其他类别手术后出现的麻痹也见于部分常规手术患者,这些患者有亚临床神经卡压病变或者如甲状腺功能低下、糖尿病和肥胖危险因素等。

在严重的肩、颈部直接撞击伤中,挤压是造成臂丛神经的主要原因。这些损伤包括临床上常见的机动车车祸、工作中重物坠落砸伤肩部以及如足球之类强力接触的运动损伤。这些损伤病例中,挤压发生在臂丛神经通过第一肋骨和锁骨之

间的肋锁间隙。挤压也可能是邻近组织损伤导致，如锁骨骨折碎片、形成的骨痂或局部血管损伤后形成的血肿、假性动脉瘤。可导致神经性的胸廓出口综合征解剖变异，如颈肋、颈椎横突过长以及先天性的纤维束带等，也增加了臂丛神经对于损伤因素的易感性[47]。

可以确定的是，损伤机制并不相互排斥，不同机制的结合或多个机制不同程度的共同作用，其预后较差。很显然，肢体的位置、损伤暴力的大小将会影响臂丛神经损伤的程度和范围。合并损伤有多种且比较常见，尤其在机动车事故和摩托车事故中，如锁骨骨折、肋骨骨折、肱骨骨折、肩胛骨骨折、头部闭合性损伤、腹部内的脏器损伤以及血管损伤等[48]。

根性撕脱伤

基于牵拉传导至神经根丝和硬膜囊的暴力大小不同，Sunderland 提出了根性撕脱伤的不同损伤机制（图 14.6）[49]。上肢位移会引发损伤的周围型机制，此时施加于臂丛神经的牵拉暴力会传递到神经根丝和硬膜囊。硬膜囊结构缺乏弹性，在神经根丝断裂之前就已经撕裂了。影像学检查，如颈椎管造影会显示假性脊膜膨出，但事实上有时神经根可能还是完好的。头肩部更直接的碰撞是损伤的中央型机制，此时脊髓会向暴力相反的方向位移。对于这类患者，牵拉暴力会直接传递到同侧脊髓而不是硬膜囊，导致神经根断裂，但硬膜囊却是完整的。其他部分解剖因素也会影响损伤的类型。颈部筋膜对颈神经根有保护作用，能够对抗牵拉暴力，在一定程度上保护了颈神经根，因此相对于 C8 和 T1 神经根，其他神经根撕脱伤更为少见[44]。颈神经根前根丝较后根丝短，因此更容易发生撕脱。

背根神经节（DRG）含有感觉神经元胞体，损伤水平与 DRG 的相对位置影响损伤后的临床表现和治疗方式的选择（图 14.7）[50]。DRG 近端损伤称为节前或神经节上损伤，此类损伤的感

觉神经纤维胞体与纤维没有分离，因此不会发生损伤神经的瓦勒氏变性。在这类损伤中，由于神经胞体依然营养其神经轴突，因此神经电生理学检查会显示感觉动作电位正常；但由于神经元胞体与脊髓并不相连，临床表现表现为感觉缺失。DRG 远端损伤称为节后或神经节下损伤，此类损伤的感觉神经纤维胞体与纤维分离，神经轴突不再有活性，因此会发生瓦勒氏变性，也不会引出感觉动作电位。由于运动神经元胞体位于脊髓内，故所有的根性撕脱伤都会造成运动神经轴突的退变，这与胞体是否累及没有关系[51]。相对于 DRG 的损伤位置，为临床提供了是否需要手术重建的可能性。节后损伤意味着更远端的损伤类型，提示神经残端可能相对健康，通过神经移植可以修复；而节前损伤就不大可能找到近端健康的神经残端以移植修复。近端撕脱伤有时也会合并远端牵拉伤，根据远端损伤程度的不同，感觉神经传导的电活动可以正常或减弱。

14.4.2 诊断

臂丛神经损伤的患者初次就诊多在急诊室，通常为多发性创伤，对于这类患者的救治要遵循标准的创伤救治原则。由于患者是能察觉臂丛神经损伤的主体，对于伤后没有意识、需要镇静或麻醉后的患者，诊断肯定会延误。

病 史

通过详细询问病史可以确定臂丛神经的损伤机制，重点的体格检查更有助于确定可能的损伤类型。对于机动车事故来说，相关信息包括车祸时的车速、气囊是否弹出、是否戴头盔或系安全带、患者是否被抛出以及抛出的距离等，对于诊断是非常重要的。对于职业性或工业性损伤来说，损伤涉及的机器类型、机器牵拉的力量和方向，以及是否有同事试图把患肢从机器中拉出，这些都有助于评估损伤程度。类似的信息，包括坠落物体的大小、重量，以及患者被卡住的部位、物

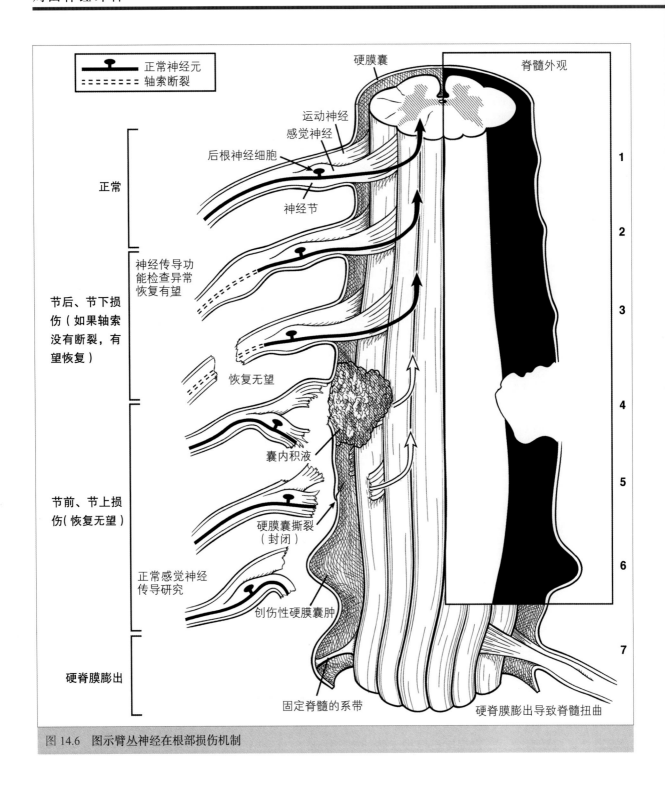

正常神经元

轴索断裂

硬膜囊

脊髓外观

运动神经

感觉神经

后根神经细胞

神经节

正常

1

2

神经传导功能检查异常恢复有望

节后、节下损伤（如果轴索没有断裂，有望恢复）

3

恢复无望

囊内积液

4

5

节前、节上损伤（恢复无望）

硬膜囊撕裂（封闭）

正常感觉神经传导研究

6

创伤性硬膜囊肿

硬脊膜膨出

7

固定脊髓的系带

硬脊膜膨出导致脊髓扭曲

图 14.6　图示臂丛神经在根部损伤机制

体或患者坠落的高度、患者如何落地等，都应该认真记录。任何伤后功能的恢复都要有记录，这甚至可改变治疗过程。

有很多臂丛神经损伤的患者合并疼痛，这是一个很棘手的问题[52]。应询问患者疼痛的性

质、严重程度以及用药后的缓解程度。作者所在的临床中心有标准的疼痛问卷，作为疼痛基线并记录变化，有助于疼痛的定量和定性管理（详见第 20 章）。疼痛可能是偶发的或持续的，可能会逐渐消失或者变为慢性疼痛。如果常规的疼痛

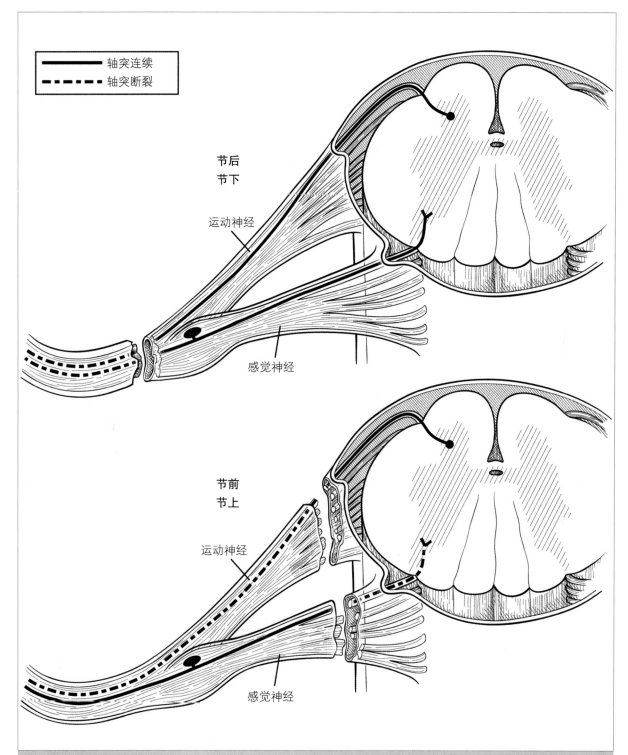

图 14.7 节前和节后损伤。图示节后损伤与节前损伤的区别。节后损伤中，感觉和运动轴突与胞体分离，都会发生瓦勒氏变性；节前伤中，感觉神经轴突与胞体仍然连续，因此不会发生瓦勒氏变性，但由于胞体与脊髓联系中断，就不会有感觉反馈

治疗不能缓解的话，就需要疼痛科专家介入进一步治疗。50%的神经损伤患者会出现抑郁，需要相应的会诊以评估[53]。

术前评估要包括患者对于这种长期折磨人的、改变生活方式的损伤的应对能力和决心，以及如何去面对可能的多次手术和长期康复的耐心[1]。任何有助于患者获得就业的职业培训也需要考虑在内，如职业康复就可能很有帮助。

体格检查

详细完整的体格检查对于治疗方案的选择和手术方案的制订是至关重要的。需要评估手、腕、肘及肩关节等的活动度。要向患者强调关节活动的重要性，如果关节有僵硬就需要进行理疗，有助于优化运动功能的重建[54]。应记录上肢部位的瘢痕，这可能代表了神经损伤的部位也许需要手术处理，或丧失了可能的神经移位供体。骨科或血管损伤的手术瘢痕可能会影响手术入路甚或整体重建方式。要评估所有肩部和上肢肌肉的功能情况，有助于确定重建优先顺序。评估可能作为供体神经和肌肉的数量，有助于制订现实的重建计划。肌肉失神经的程度，可以用来判断神经损伤的程度和平面。

神经根性撕脱伤的诊断可以通过组成神经根水平的分支所支配的肌肉功能的丧失来得出。在临床上，仅有少数几块这样的肌肉是可以通过体检来准确评估。胸长神经（C5~C7）支配前锯肌，肩胛背神经（C4-C5）支配肩胛提肌和菱形肌，膈神经（C4-C5）支配相应的半侧膈肌。前锯肌功能的丧失会导致翼状肩胛，但在上肢瘫痪的患者中很少见。只有非常近端的损伤才会有上述肌肉的麻痹，这种麻痹代表了根性撕脱伤。EMG检查有助于前锯肌功能的评估。C8-T1神经根的撕脱伤会出现Horner综合征（上睑下垂、瞳孔缩小、无汗症），这是由处于同一水平的颈交感神经纤维损伤所致。颈交感神经纤维与三叉神经同行至眼眶，支配瞳孔的功能[50]。

在干的水平，肩胛上神经（C5-C6）是仅有的可以通过体检来评估功能的神经。肩胛上神经是上干的分支，支配冈上肌和冈下肌，可使肩关节外旋和外展。这两块肌肉失神经萎缩会使肩胛冈显得更为突出。如果肌皮神经功能良好，冈上肌肌力可以通过肘关节屈曲，抗阻力（阻抗前臂）肩关节外旋来检查。

在锁骨下部，束部发出多条运动分支。胸外侧和胸内侧神经分别来自外侧束和内侧束。胸外侧神经支配胸大肌锁骨部和胸肋部，而胸内侧神经只支配胸肋部。上臂抗阻力内收时，在腋前皱襞部位可以触及胸大肌。内侧束同时发出前臂内侧皮神经（MABC），该神经支配前臂内侧掌侧的皮肤感觉。臂丛神经后束发出3条分支，支配肩部和腋部后方的肌肉。上/下肩胛下神经分别支配肩胛下肌和大圆肌。胸背神经支配背阔肌，患者咳嗽时，在腋后襞可以清晰地触及这块肌肉。腋神经是后束的终末分支，支配三角肌和小圆肌。三角肌失神经可以出现肌肉萎缩，体检时明显可见，导致肩外展功能力弱或丧失。

束部的终支形成上肢的主要支配神经。外侧束的终支是支配喙肱肌、肱二头肌、肱肌的肌皮神经，其他部分构成正中神经的感觉部分。内侧束的终支构成尺神经和正中神经的运动部分。后束的终支是桡神经。主要神经的功能状态可以通过检查手和腕的功能及其相应的感觉区域来评估。

电生理学诊断

术前应对每一位患者行EMG检查，而且需要重复检查以评估肌肉功能的恢复情况。周围神经损伤，如臂丛神经损伤后会出现肌肉失神经改变，在EMG电极针插入肌肉时会出现自发性放电（纤颤电位），而正常肌肉在插入电极时不会有任何电活动发生。失神经后的72小时内，肌肉在直接刺激下仍会收缩；此后，只要是比神经功能失用更严重的损伤，损伤远端就会发生瓦勒氏变性，神经递质将不再出现于损伤神经的远端。由于神经损伤后 6 周才会出现纤颤电位，因此，在损伤后 6 周内做 EMG 检查临床意义不大。EMG 结果也能反映神经损伤的程度，也能随访肌肉功能恢复情况。在任何有临床证据的肌肉功能恢复之前，先会出现多相低波幅电位或新生神经电位。随着肌肉功能的持续恢复，纤颤电位会持续减少，出现相应的自主运动单位动作电位（MUAPs）[55]并逐渐增加。MUAPs 反映了未损伤轴突的远端侧芽生长，而新生电位反映损伤轴突再生并与运动终板建立连接。损伤后 3~4 个月有 MUAPs 或新生电位的出现，是肌肉功能最终恢复的有力证据。因此，手术重建前一定要检查 EMG。MUAPs 的出现提示无须手术干预，出现肌肉功能的恢复指日可待。不过，在已知的常见卡压部位去松解"恢复"中的神经，会加快神经功能恢复。

放射学检查

X 线检查可以确认骨折的存在，有助于评价神经的损伤程度和部位，也有助于确认有可能作为移位供体神经。由于横突和神经根之间有颈部深筋膜连接，因此，颈椎横突骨折提示神经根撕脱伤的可能[56]。锁骨骨折提示可能会出现下方神经丛的压迫或碎骨块对神经丛的刺伤。如果想利用肋间神经移位来修复全臂丛神经损伤的话，X 线片显示的肋骨骨折则会让临床医生放弃这种选择。同样，胸片可以评估膈肌的功能，这样就可以间接评估膈神经的功能，从而确认其是否可以做移位动力用。肩胛骨骨折、第一和第二肋骨骨折，都提示高暴力导致的严重损伤。

CTM

CTM 是颈部 CT 扫描联合造影来显示硬膜囊及其周围神经根的方法。在神经根撕脱伤中，硬膜鞘撕裂愈合后会形瘢痕组织，CTM 影像会表现为假性脊膜膨出。如果特定层面中神经根缺失，就可以诊断为神经根撕脱。假性脊膜膨出常伴有神经根的撕脱性损伤，但并不具有诊断性，因为可能有神经根撕脱但不伴硬膜撕裂，或有硬膜撕裂但不伴神经根撕脱伤。此检查最好在伤后一个月再做，这样的话硬膜鞘损伤就有足够的时间愈合了。如果检查太早，造影剂会通过未愈的硬膜裂口进入周围间隙，使得图像模糊；或者残存的血凝块会影响造影剂的充盈，产生伪影。CTM 是一种比较常用的检查，敏感性和特异性分别为 95% 和 98%[1, 57]。

MRI

磁共振成像（MRI）也可以用于评估臂丛神经损伤情况，与 CTM 相比有一定的优势。首先，MRI 扫描是无创的，患者无须使用镇静剂。MRI 可以直接看到整个臂丛神经和周围组织的影像，能够从三维层面获得周围组织清晰的解剖关系。若有组织损伤，如水肿或炎症，MRI 影像会显示增强信号。神经瘤在 T1 加权像表现为区域性增厚，T2 加权像表现为异常增强信号。MRI 扫描具有多层面成像的能力，有助于显示臂丛神经远端[58]。颈神经根在轴位平面最容易看到，干部在斜冠状位看得更清楚；对于束支部，矢状位和斜冠位成像是首选。神经移位技术的使用和普及，使得这些诊断技术的实用价值受到了质疑。例如，C5-C6 的损伤，即使有非常靠近近端的 C5 或 C6 神经根残留，多数情况下临床依然会采用远端神经移位来恢复肩关节和肘关节功能，并不用神经移植的方法。对于完全性撕脱伤的患者，此类检查有助于让医生尽早施行重建手术，而不再通过自发恢复来预测。MRI 的新技术和新的扫描方式可以提供更精细的三维图像，能为臂丛神经损伤的精准手术规划提供帮助[59]。

14.4.3 治疗原则

总的来说，开放性臂丛神经损伤需要手术探查和修复，但需要根据受伤的机制来决定。开放性损伤，如果损伤机制是牵拉或撕脱，损伤范围又不好判断，则应推迟行神经移植，这个原则将在手术治疗章节中详细讨论。除了明确的神经根撕脱性损伤或更远端的神经断裂之外，其他所有的闭合性损伤都应行保守治疗。可以观察患者，并行临床和 EMG 检查密切随访 3 个月，以期出现肌肉功能的恢复。3 个月后，如果随访没有出现临床上的肌肉或肌电功能恢复迹象，就需要手术干预了。

物理治疗

不论是保守治疗的自发恢复还是手术重建后的功能恢复，保持关节最好的活动度对于最终的功能恢复是非常重要的。物理治疗或职业治疗对多数患者是有益的，尤其在早期康复过程中，必要的话需遵医嘱执行。神经重建或肌肉移位后，一旦出现靶肌肉神经再支配，运动功能的再教育和肌肉力量的加强就变得非常重要了。临床上有部分臂丛神经损伤的患者即使经过了非常好的理疗，手部关节十分僵硬依然严重。

疼痛治疗

严重的臂丛神经损伤，特别是撕脱伤，常会伴有致残性神经源性疼痛，通常会在伤后 1 年内减轻。周围神经移位修复感觉和运动功能后会使疼痛减轻，但即使这样，采用疼痛治疗对这类患者是有益的。在初期，可以使用瑞普巴林和三环类抗抑郁药物来缓解或改善疼痛。但是，如果疼痛转为慢性或持续性，让患者接受疼痛科专家的诊治是明智的选择。要根据不同的疼痛分级采用联合用药、神经阻滞等方法来治疗，如果都不见效，可以转诊至神经外科医生施行脊髓后角背根进入区（DREZ）烧灼术[55]。对于损伤不足 1 年的患者，作者并不推荐这种方式。

周围神经卡压

肩胛上神经和腋神经都可以在特定的部位发生卡压，如肩胛上切迹[60~62]和四边孔[63, 64]。这种情况需要减压松解，以实现神经功能最大限度的恢复。这种手术需要与神经重建手术一起进行。肩胛上切迹位于肩胛冈上缘、喙突基底内侧。切迹的顶是肩胛横韧带，通常需要切断。切迹本身可以深而窄或宽而浅，并分为 6 种类型，最常见的是 U 或 V 型，但也有报道韧带完全骨化[65]。肩胛上动脉可与神经伴行通过切迹，但通常在韧带上方走行，然后与神经在冈上窝汇合，神经在此处位于血管内侧。除了支配冈上肌和冈下肌外，肩胛上神经远端还发出分支支配盂肱关节和肩锁关节[66]，以及 2/3 的肩关节囊[67]。外伤可能会造成肩胛上神经的卡压，肩部的直接撞击伤、肿瘤或囊肿也会造成卡压，也有部分患者是特发性的。肩胛冈的极度体位可以牵拉肩胛上神经，导致绷紧或扭曲的神经受到韧带边缘的刺激，产生"弹弓效应"[61, 65, 66]。直接创伤或肩部、臂丛神经牵拉伤的传导应力是肩胛上神经卡压的明显致病因素[68]。最常见的体征是肩后侧和外侧深在的、弥散性疼痛，并会放射至上臂、颈部或前上胸壁。有些病情严重的患者，会出现肌肉力弱或萎缩并伴肌肉失神经的肌电表现。在臂丛神经损伤中，这些体征并不具有特异性，最重要的体征是肩胛上切迹部位的直接压痛[60]。

腋神经从四边孔中穿出，该孔隙正好位于肩关节底部，其中三头肌长头构成内侧缘，肱骨近端为其外侧缘，小圆肌为其上缘，大圆肌为其下缘。腋神经在此处受到卡压，称为四边孔综合征，临床特点是定位不确定的肩部疼痛、非皮肤支配区的感觉异常、四边孔部位不固定的压痛[60]。动脉造影可以发现在肩关节外展时有旋肱后动脉的卡压。手术探查可能会发现斜行的异常束带[69]。此病的病因并不清楚，报道的多数病例是隐匿性发病的[69, 70]，罕有创伤后发病的病例报道[71~74]。以下几个特点支持创伤是致病原因之一：多数病例累及优势肢体，罕见双侧病例；尸体解剖中没有发现卡压因素[69]。此病有可能与组成肩袖的肌肉积累性损伤有关。术中切除致压的筋膜和束带，但无须切断肌肉[63]。从这两根神经自身来讲，其在上述部位的卡压并不常见。因为臂丛神经损伤通常比较严重，致伤暴力较大，肩胛带区域也会受到大范围的损伤。即使软组织的损伤主要集中在锁骨上臂丛神经的部位，但直接或牵拉暴力也会导致远端部位组织的水肿、炎症、纤维化和瘢痕化，这样的软组织改变会阻碍神经移植或移位后的神经再生。因此，对于肩胛上神经和腋神经的卡压，作者首选后入路，此入路易于分别松解肩胛上切迹和四边孔。关于如何重建这两条神经的功能，将在下面的内容里详述。

作者认为，肩胛上切迹和四边孔的松解手术应该作为常规步骤。在神经损伤的恢复中，作者建议在已知的常见卡压部位做神经松解。通过Tinel征来检查患者以证实神经卡压部位的存在，如果该体征为阳性，应该施行神经松解术。临床证实，肘管、腕尺管、正中神经Fröhse弓、腕管部位的松解，有助于尺神经和正中神经功能的恢复。因此，对于臂丛神经损伤的患者，应该考虑在有可能卡压神经的部位做神经松解。

神经痛性肌萎缩（Parsonage-Turner综合征）

神经痛性肌萎缩并不常见，病因不清，可为散发或表现为常染色体显性遗传。1948年，Parsonage和Turner报道了138名军人发病，正是基于此点，本病也称为臂丛神经炎或Parsonage-Turner综合征[75]。神经痛性肌萎缩通常是非创伤性的臂丛神经病变，极少需要手术干预。此病是以严重的神经性疼痛发作后伴有上肢的不完全麻痹为特点。根据Mayo和英国的统计结果，其发病率为（1.64~3.00）/100 000[76,78]。确切的致病因素并不清楚，但与多因素有关，如感染、病毒性疾病、手术、免疫、创伤以及自身免疫机制[79]。在最近报道的199例特发性臂丛神经炎患者，53.2%有前驱事件，最多的是感染（43.5%）、运动（17.4%）和手术（13.9%），但手术的类型并没有特异性。作者有5例臂丛神经炎患者就是在颈椎手术后发病，术中显露了组成臂丛神经的颈神经根。其中，2例患者有其他的诱发因素，包括上呼吸道感染和单纯疱疹病毒（HSV）感染。文献报道有高达1/4的患者有类流感症状出现[80]，也有涉及其他病毒的报道，包括EB病毒、水痘—带状疱疹病毒、柯萨奇B病毒和细小病毒B19[81,82]。围术期的压力可能会激发潜在的病毒感染，就是免疫系统抑制后出现的[83]。颈椎手术很可能会导致臂丛神经炎，主要是由于术中对神经根的激惹，或暴露于免疫性或炎性状况[84]。

最常见的主诉是累及肩部的严重疼痛，通常突然发生，有时患者会被疼醒，有时向下放射至上臂甚或肘部以下，或向上放射至颈部。疼痛可以在数小时或数周内消失，然后会有迟发性肌力下降，这些肌力下降的肌肉可以是单一神经支配的、多神经支配的，也可以是一根、多根神经干或以上形式的复合支配的[85]。最常受累的是腋神经（高达70%的患者）、肩胛上神经、胸长神经和肌皮神经[86~88]。其他临床上相对少见的受累神经包括桡神经、AIN和正中神经[89~98]。因此，最常见的表现为力弱的肌肉有三角肌，然后是冈上肌、冈下肌、前锯肌、肱二头肌、肱三头肌、腕和手部伸肌等，这些肌肉的萎缩程度不一。涉及膈肌的麻痹也有报道，患者合并呼吸困难和呼吸急促[89]。通常也会伴有受累神经支配区的感觉改变。最常见的感觉功能障碍表现为肩和上臂外侧的感觉过敏，也就是腋神经的感觉支配区；其次是前臂桡侧。运动功能缺失通常是完全性的；感觉功能障碍虽然多很严重，但不是完全性的。

诊断通常依据病史和体检的临床诊断，EMG检查是确定部位和诊断最有价值的辅助检查。EMG的结果表现不一，但常会显示急性失

463

神经改变，提示神经轴索病变[92]。神经传导速度可能减慢，特别是远端神经，多数是正常范围[93]。发病数周后的 EMG 结果通常会显示明显的纤颤电位、正向波、远端潜伏期延长、动作电位波幅降低[87, 88, 93, 94]；数月后会出现早期神经再生的表现如多相动作电位[86, 88]。MRI 可能有用，但也有争议[77, 79]。有人报道，病程长的患者的冈上肌、冈下肌、三角肌 T2 加权像表现为高信号，而同一肌肉又表现为弥漫性萎缩[95]。不过，报道的病例仅有 3 例。

一般认为，Parsonage-Turner 综合征通常是良性的、自限性的，3 年内 90% 的患者会完全康复[89]。但是，近年来的研究结果显示，其预后并没有那么乐观。2006 年，Van Alfen 和 VanEngelen 对 246 例 PT 综合征患者随访超过 6 年，结果显示其中有 1/3 合并慢性疼痛，多数患者依然有持续性的运动功能障碍[77]。总的来说，治疗以支持性治疗为主，缓解疼痛和不适的感觉，方法包括使用止痛药物、激素，休息甚或制动[96, 97]。疼痛缓解后，多数学者支持理疗等主动的康复训练来恢复以往的活动水平、关节活动度和肌力[86, 97]。因为病变累及范围广而且靠近端，通常不会采用手术治疗。多数患者经过疼痛治疗和理疗都可以获得满意的结果，但对部分患者也可选择手术治疗[98]。作者对数例肌肉运动功能恢复无望的患者采用了神经移位的手术方式进行了治疗。作者的经验是每隔一个月都要对患者进行评估，如果发病 6~9 个月后仍没有肌电证据表明有神经再生的迹象，就可以考虑神经移位来重建功能。一般来讲，如果肌肉失神经支配 1 年以上，临床上就排除了任何可能的功能恢复机会[99, 100]。基于这一点，成功的手术干预一定要早于这个时间段[101]。作者的另外一组患者在等待 6~9 个月或更多时间仍没有出现任何自发恢复迹象后进行了简单的神经松解术，手术有效，提示可能类似神经"双卡"现象。

放射性臂丛神经损伤

放射性臂丛神经损伤（RIBP）是放疗后的神经源性损伤，可以是一过性的，也可以是永久性的。损伤机制尚不清楚，但考虑是局部继发的缺血和细胞失去增殖能力。微循环不足造成神经内或神经周围软组织纤维化改变，最终导致神经纤维的卡压[102~108]。此外，缺血导致的神经脱髓鞘或神经轴索电解质代谢中断，最终会造成持续性传导功能障碍，常见于 RIBP[108~111]。

总体来讲，女性患者因乳癌放疗后 RIBP 的发生率是 1.2%。其中，接受化疗者的发病率是 4.5%，未经化疗者的发病率是 0.6%[102, 112]。化疗的作用尚不完全清楚，但可能会增强辐射对神经的影响，通常会导致临床潜伏期缩短。在回顾性分析了 150 例乳腺癌患者后，Johansson 等分析了 RIBP 患者的剂量—反应曲线[113]。他们强烈推荐，对放疗后引起的大范围副作用和临床潜伏期长的特性要给予足够的重视。他们的研究结果表明，不论治疗的方案如何，即使当初认为是安全的放疗剂量，5 年内没有任何症状出现，但 5 年后仍可能发生严重的后期副作用。正因为如此，对于有治愈可能的患者，任何基于经济利益考虑的低剂量、分次放疗的治疗方法都不推荐。

临床观察表明，在全部剂量完成后的 6 个月到 20 年间的时间内都有可能出现 RIBP，发病部位不一，平均发病时间是 1.5 年[114]。最常见的初始症状是上肢的运动功能障碍、水肿、感觉改变，如麻木、感觉异常或感觉减退等；疼痛并不常见，但如果出现疼痛的话，常见的部位在肩部和上肢近端。多数人认为肌肉麻痹是轴突损伤导致的失神经造成的。因为 RIBP 患者的神经损伤大多是传导阻滞或神经失用，其神经轴突本身是有活力的，所以受累肌肉的运动功能可以是正常的。文献报道的 RIBP 自然史并不一致。Pierce 发现 80% 的 RIBP 患者症状会自发恢复，但 20% 会进行性加重[112]。其他学者的研究结果表明，不到 1/3 的患者很快恶化，而其他的 2/3 患者会多年保持稳定[115, 116]。

影像学检查，包括 CT、MRI 和正电子发射扫描图像（PET）都可以用来区别 RIBP 而不是肿瘤，这是最主要的鉴别诊断。MRI 是最好的臂丛神经成像技术，弥漫性增厚的神经，其信号增强，与肌肉信号相似，与 RIBP 相关的纤维化改变是一致的[117~121]。相比而言，肿瘤表现为局灶性肿块。PET 扫描可以显示臂丛神经的恶性病变，病变部位会有 18-fluoro-2-deoxy-D-glucose 的浓聚[122]。恶性病变，包括肿瘤的复发或放疗诱发的肿瘤，与 RIBP 相比，神经受累的类型不同。肿瘤会更多表现为局灶性、系统性病灶[103, 123]；RIBP 因为大范围的放射，会出现弥散性表现，很少会累及极近端或极远端。

不论是肿瘤还是放射性臂丛神经病变，90% 的患者的电生理学检查会表现为神经传导异常。63% 的放射性臂丛神经损伤患者会出现肌源性放电（波状震颤，伴不正常的自发性放电）；相比之下，肿瘤患者却只有 4%[124~126]。研究表明，神经传导检测并不能鉴别 RIBP 与臂丛神经肿瘤[111]，但肌电传导阻滞延长并伴有肌源性放电与 RIBP 强烈相关[108~111]。研究表明，放疗后即使无症状的患者，神经电生理学检查也会发现臂丛神经纤维有不同程度的节段性脱髓鞘改变[126]。

对于 RIBP，可以采用很多支持性疗法。物理治疗除了能防止淋巴水肿和萎缩之外，还可以保持关节活动度[103]。药物治疗，包括三环类抗抑郁药、抗心律失常药物、抗惊厥药、非甾体类抗炎药（NSAIDs）和类固醇治疗，可能有助于减轻神经性疼痛[127]。有报道称抗凝剂能在一定程度上促进 RIBP 的功能恢复，理论上讲这可能是由于该类药物能够改善神经的缺血状态，因为缺血是 RIBP 的病理因素之一[128]。如臂丛神经损伤伴有慢性或顽固性的疼痛，可以采用经皮神经电刺激疗法（TENS）、脊髓背侧柱刺激疗法和 DREZ 毁损等方法进行治疗[103, 127, 129]。

手术治疗的目的是松解纤维化组织和任何对卡压臂丛神经和其营养血管的机械性因素，并通过转移富含血运的、未经放射线照射的组织或臂丛神经周围的肌肉来改善神经血运状态。对于少数患者来说，神经松解手术可以在一定程度上缓解疼痛。有些学者推荐神经松解手术联合大网膜或背阔肌皮瓣等血循环丰富的组织移植来改善缺血[130~133]。这些手术的疗效并不确切，但对部分患者可以在一定程度上改善运动功能和缓解疼痛，而有些患者术后症状会加重[116, 134]。对于保守治疗和神经松解手术无效的患者，作者采用神经移位来恢复肌肉功能。在临床实践中我们发现，虽然患者有长时间的功能丧失，刺激神经远端也没有肌肉收缩，但这类患者的靶肌肉看上去还是非常健康的，提示神经近端有传导阻滞。对于这类患者，由于肌肉在功能重建前并没有经历过失神经改变的阶段，这对神经移位十分有利[135]。这些研究结果提示我们，虽然 EMG 检查有纤颤电位出现，但损伤神经最主要的问题是慢性神经失用。

副神经损伤

副神经损伤有若干特点。副神经由于细小并位于颈后三角表浅的位置，特别容易受损，如行颈部淋巴结活检时。副神经支配斜方肌，功能非常重要。由于存在"副"副神经，所以临床中副神经损伤的诊断总是延迟的。因此，临床上副神经表现为有收缩功能是假阳性，常使对副神经完全性损伤的诊断延迟。同样，由于与脊柱旁肌肉的重叠，肌电图检查很困难，如果斜方肌上部纤维存在部分电活动，临床医生就会误判为副神经的不完全损伤，期待功能的自发恢复，但这其实是一种假象。副神经主干完全损伤后，患者的肩外展功能不会超过 90°，但由于斜方肌上部纤维的神经支配存在，仍可以耸肩。让患者在肩外展 90° 后逐渐缓慢放下上臂时，由于肌肉收缩不平衡，此时翼状肩胛非常明显。如果是由于前锯肌麻痹导致的翼状肩胛，可以让患者前屈肩关节，然后慢慢放下上肢，此时可以看到明显的翼状肩胛畸形。正因为副神经对于上肢功能如此重要，所以损伤常常会涉及诉讼。作者的观点是，虽然副神经是一根细小神经，但临床上要做的更多的是对可能出现损伤后的知情同意而不是漠视。虽然在常用的解剖教材中对副神经解剖的描述极其简单，但事实上，颈后三角部位细小神经的解剖是很复杂的。此部位有多根细小的皮神经，非常容易与副神经混淆。一些解剖要点可以帮助辨别副神经，而且对于修复时分辨副神经的远端还是近端非常重要。手术中必须明确损伤神经的远端和近端。在修复时将不是副神经的远、近端错接的情况时有发生，术中将一些细小的皮神经误认为是损伤后没有功能的副神经而修复。

在做副神经修复手术时，作者通常会携带一本详细的解剖课本进入手术室，要知道的是副神经比耳大神经更靠近颈部头端。术中需先找到耳大神经，然后在其头端就能发现副神经。术中先找到胸锁乳突肌支，然后向远端分离进入颈后三角部位。原始损伤部位总会有明显的瘢痕组织。按照副神经走行的方向，越过创伤后形成的瘢痕，仔细分离正常的软组织结构，并找寻损伤副神经的远端，我们称之为慢慢"期许"副神经会自然出现在手术视野中。如果遇到不能确认，损伤副神经的远端时，可以切断斜方肌的锁骨止点部分并将其掀起，继续往远端找寻。副神经远端会在紧贴斜方肌后缘的表面。在这个部位也会有若干条皮神经存在，但其走行远离肌肉。由于这些皮神经与斜方肌毗邻，极易与副神经远端混淆。临床上也会遇到副神经损伤的位置非常靠近近端的情况，即使我们在术中咨询耳鼻咽喉科的同事，有时也找不到损伤的近端。遇到这种情况，作者会采用臂丛神经中干的一部分，即胸肌支，移位以修复副神经远端，也会取得很好的效果[136]。

总之，如果修复及时，副神经损伤重建后的功能恢复还是很好的。

手术治疗

开放性损伤

臂丛神经的开放性损伤的比例并不高，治疗原则与其他神经的开放性损伤相同，只有毗邻的重要组织损伤才是探查修复的指证，如血管损伤。只有锐器伤要考虑一期修复神经，其他损伤因有撕脱或挤压因素在其中，神经损伤的范围大，早期手术探查不能准确判断损伤的范围。如果能准确定位神经的损伤部位，损伤神经的远、近端可以用缝线标记，有助于最终手术时定位；也可将神经缝合以减少神经断端回缩，防止进一步增加神经缺损的长度。损伤3周后，损伤部位的瘢痕形成，足以对损伤范围准确判断，此时可切除损伤节段，行神经移植修复缺损[50]。有时，医生想急诊一期就修复损伤的神经。这种情况下，修复的重点在于切除损伤神经的远、近端，避免在损伤节段内修复。作者的一般原则是，近端神经的修复主要针对疼痛的治疗和肩胛上神经、腋神经功能的恢复，但是如果需要更快地恢复功能，则采用远端神经移位。

枪弹伤造成的臂丛神经损伤多为混合类型，通常是神经震荡和轴突断裂，因此很多会有自发性神经再生和功能恢复[137]。如果合并血管或其他重要结构的损伤，就需要急诊探查。一般保守治疗4~5个月，而其他类型的闭合性损伤应保守治疗3~4个月，因其自发性恢复比率很高。如果此时还没有临床和或肌电的恢复证据，应该考虑手术治疗。

闭合性损伤

大部分臂丛神经损伤是闭合性损伤，统称为创伤性臂丛神经麻痹。治疗的原则是至少观察3个月，以期自发恢复的出现。就像本书前面提到的，对于臂丛神经炎来讲，作者通常会观察6~9个月。其间，要强调的最重要的事是让患者做被动的肩关节、肘关节、腕关节和手部关节的活动；

合适的疼痛治疗，如果常规的止痛药没有效果，可以让患者去疼痛科治疗。

伤后 3 个月，需要对患者再次随访，也要重新检查肌电图。不论是出现肌电还是临床的恢复迹象，都可以继续行保守治疗，仍需要定期继续随访。运动功能的恢复总是按照由近端向远端的顺序恢复的。如果未按照解剖顺序恢复，提示损伤可能为混合型损伤。如果伤后 3~4 个月没有恢复的迹象，就需要手术来重建未恢复肌肉的神经支配。例如，患者已经有了很好的手部功能的恢复，但依然没有肘关节屈曲功能的恢复，那就需要施行肌皮神经功能重建手术[50]。

手术探查

患者仰卧于手术床上，患肢尽量外展置于手术桌上。消毒范围包括下肢、颈部或胸部，以备切取神经进行移植。如果术前计划是进行臂丛神经近端的解剖性重建手术，那就优先采用肩关节处于内收位的锁骨上入路。如果采用远端神经移位进行重建，锁骨下入路或仅消毒上臂或后背足矣。如果术中需要使用肌松剂的话，必须是短效的，而且尽可能在麻醉诱导或等到需要的神经已经显露完毕，功能已经确认后再维持给药。

采用锁骨上 1~2 cm 的横切口，这可以允许进行肩胛上神经的重建（见第 12 章）。如果需要显露臂丛神经根，此切口可以沿胸锁乳突肌下部的后缘延长（图 14.8）。

向前牵开胸锁乳突肌，游离锁骨上脂肪垫，将其往上牵开就可以显露臂丛神经。在分离脂肪垫时，一定要注意保护功能良好的锁骨上感觉神经。神经根从前、中斜角肌间隙中穿出，膈神经从前斜角肌表面的前缘下行。显露锁骨下臂丛神经时，切口从锁骨开始到腋前襞，沿胸三角肌间隙，做 Z 形切口，然后沿上臂沟向下到上臂内侧（图 14.9~16）。为了能更充分地显露臂丛神经，术中需将胸大肌的止点从肱骨上切断，然后向内侧牵开，并将胸小肌从起点切断。在胸小肌的下方，可以确认来自内侧束的胸内侧神经，此神经

支可以作为移位供体神经用。作者不做胸小肌的重建。

术中需要对损伤的神经再次进行评估，包括大体检查、电刺激以及术中的神经传导速度测定，从而判断损伤的范围和程度。在损伤部位，可以通过触摸神经的坚硬程度、有无硬结等，来检查周围组织的瘢痕、神经外膜的增厚。术中，神经松解可以消除或减轻周围组织瘢痕对神经的卡压，这样也可以直接评估神经束的情况。进一步的情况需要用直接的电刺激来确认，作者使用的是手持式神经电刺激仪（Vari-Stim Ⅲ），或术中通过神经传导的测定来评价感觉神经的传导功能。如果神经刺激后有肌肉收缩或明确的神经活动电位，可以仅直接松解瘢痕部位神经；如果没有神经功能活动或肌肉收缩，就需要做神经重建了，如神经瘤切除后神经移植或远端神经移位。

神经移植

神经缺损是神经移植的适应证，如神经直接损伤、断裂、神经瘤切除造成的神经缺损，或神经移位时供体神经离受体神经距离过远等情况[138, 139]。不论何时，最关键的步骤是要切除神经损伤远、近端的瘢痕组织，直到健康的、未受伤的神经束。

臂丛神经损伤重建中，最常用的移位神经供体是臂内侧皮神经（MABC）和腓肠神经。常用 MABC 的原因是因为该神经在显露上臂内侧神经时就能切取，一般不会有后遗症，因为损伤后此神经根本就没有功能。此神经比腓肠神经粗大，而且在上臂没有分支，到肘部会有几条分支，一般可以切取长度为 25 cm 左右。腓肠神经是最长的移植神经，依据患者小腿的长度，每条腿最长可以切取 30~35 cm。其支配的感觉功能区域在足背外侧，是可以牺牲的。腓肠神经由胫神经和腓总神经分支汇合而成，胫神经在腘窝部发出分支，腓总神经在腓骨头部发出分支，沿着小腿后部正中下行。因此，最方便的切取体位是俯卧位，但也可以在仰卧位下切取，仅需要将髋关节

和膝关节屈曲即可。单独的纵切口可以很好地显露腓肠神经的全长，也可以采用 4 个以上的小切口，以减少供区的瘢痕。内镜技术辅助或特殊的

神经切取器可进一步减少切口的数量。总体来说，≤ 6 cm 的神经缺损移植效果非常好。

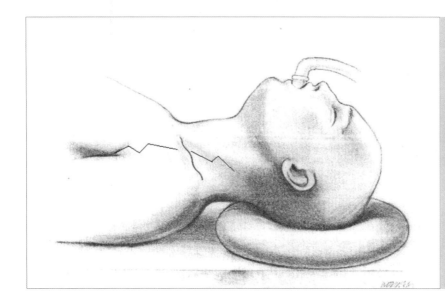

图 14.8　锁骨上横切口位于锁骨上方 1~2 cm 处。此切口可以显露臂丛神经近端，干部和根部。如果需要，切口可以沿胸锁乳突肌后缘向上延长，或向下沿胸三角肌间隙到腋前皱襞 Z 形延长，以防瘢痕挛缩

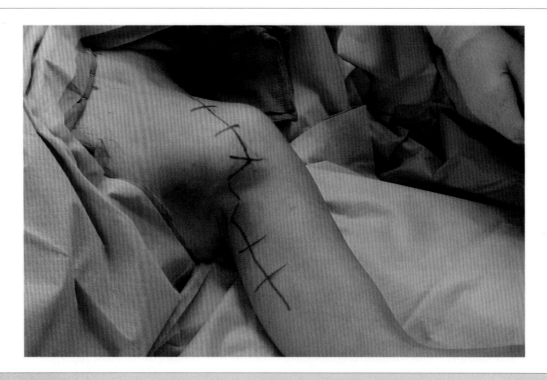

图 14.9　本图和以下的 7 张图片都是锁骨下臂丛神经显露的术中照片。图示锁骨下臂丛神经探查切口。此切口从锁骨下延到胸大肌三角肌间隙，经过腋前皱襞，采用 Z 形切口，以减少挛缩，然后经上臂沟向下延长

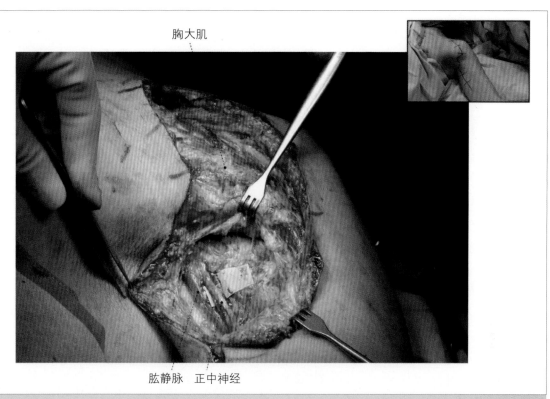

胸大肌

肱静脉　正中神经

图 14.10　在皮下组织深部显露胸大肌及其在肱骨近端的附着点。在止点远端的浅层就是正中神经，肱静脉位于正中神经的内侧

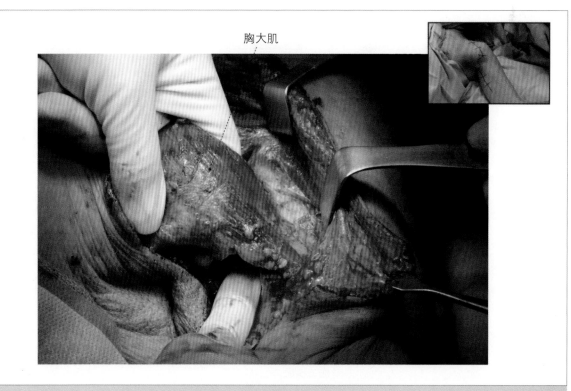

胸大肌

图 14.11　图示胸大肌，与周围的肌肉钝性分离，在肱骨近端找到该肌的腱性附着点

胸大肌

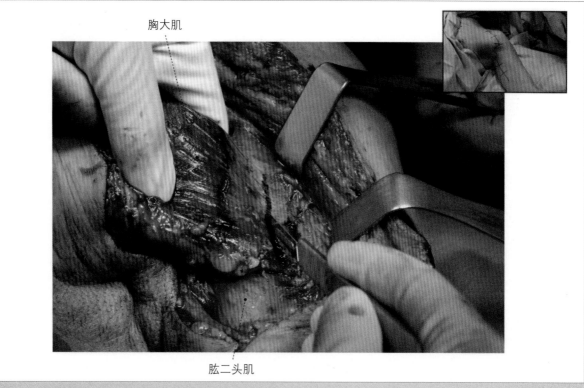

肱二头肌

图 14.12　锐性切断胸大肌止点。在肱骨止点部位要保留部分腱性组织，以方便手术结束前重建胸大肌止点

胸大肌

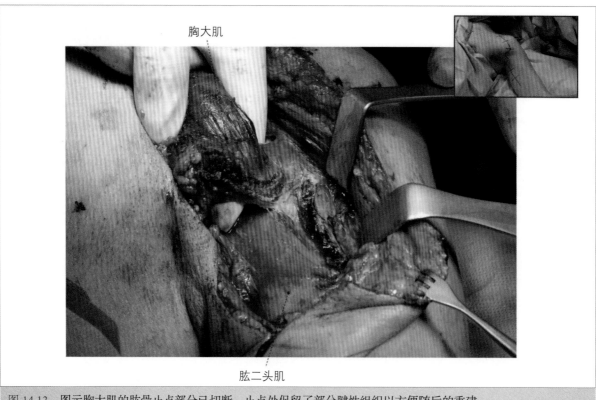

肱二头肌

图 14.13　图示胸大肌的肱骨止点部分已切断。止点处保留了部分腱性组织以方便随后的重建

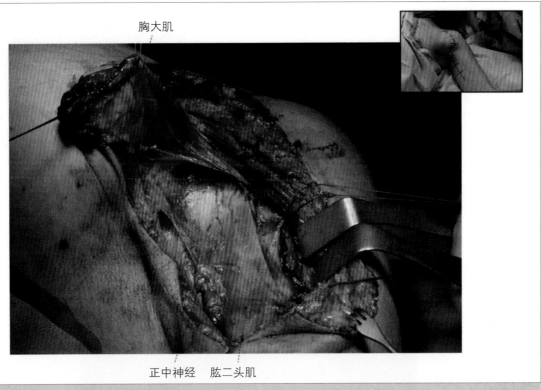

胸大肌

正中神经 肱二头肌

图 14.14 将胸大肌断端用非可吸收缝合线缝合标记并牵开。胸大肌的深部是肱二头肌。于二头肌的内侧可以找到在软组织内走行的正中神经

运动神经移位

对于高位或神经根撕脱的臂丛神经损伤，损伤神经近端可能找不到或不可用，无法通过神经移植进行重建。此时，运动神经移位就是神经修复的唯一方式了。由于此方式有很多的优点，不论神经损伤水平或近端是否可以找到，作者最常用的修复方式是远端运动神经移位术[140]。该方法是在未受损的部位和无瘢痕的部位进行解剖，而且可以缩短再生时间和距离。最好的肌肉再神经化是在神经损伤后 1 年内，能有足够数量的运动神经纤维轴突到达靶肌肉的神经肌肉接头。通常，近端神经修复或神经移植重建后功能恢复效果比较差，主要是由于肌肉运动终板变性和纤维化后所造成的不可逆性减少[141]。就近选择运动神经作为移位供体，可以缩短再生的距离和时间，确保在运动终板永久丧失前完成靶肌肉的再神经

化。与肌肉移位术不同，此手术没有肌腱修复，而且肌肉的解剖位置未改变。因此，粘连性瘢痕对于肌腱和肌肉的滑动性影响小，肌肉原有的生物力学特性也未改变。事实上，Guelinckx 等在一项非常重要的研究中发现，在吻合血管的功能性肌肉移位模型中，神经或血管的修复远没有肌腱修复对肌肉功能的损害大[142]。

最佳供体神经的选择与以下几种情况密切相关，包括运动神经的轴突数量、更靠近靶肌肉以及肌肉功能的协同性。单纯支配肌肉的运动神经或可以从混合神经分离的运动支，如尺神经的尺侧腕屈肌（FCU）分支，是首选的供体神经[33, 143]。采用与靶肌肉功能协同而且是可以牺牲的神经作为供体，有助于术后的功能康复和运动功能的再训练，也能提高手术成功的概率。如果供体神经支配非协同肌抑或是拮抗肌，术后的康复

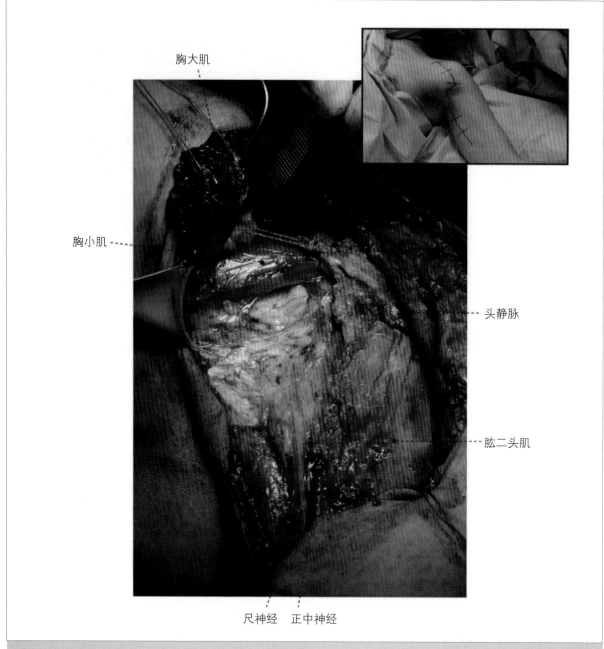

图 14.15　于胸大肌深面找到胸小肌及其附着点。于胸小肌止点处用电刀切断并牵开，不做重建。在本图的显露中，肱二头肌的内侧有正中神经，尺神经在正中神经的内侧

将会更困难，耗时更长，疗效相对较差[144]。最理想的情况是，供体神经功能良好或没有受损；然而，临床上也常用有损伤但随后恢复的神经作为供体神经。在神经供体有限的情况下，有损伤但预期可以恢复的神经也可以考虑作为供体神经使用。在这种情况下，用恢复中的运动神经直接"恢复"重要肌肉的功能。

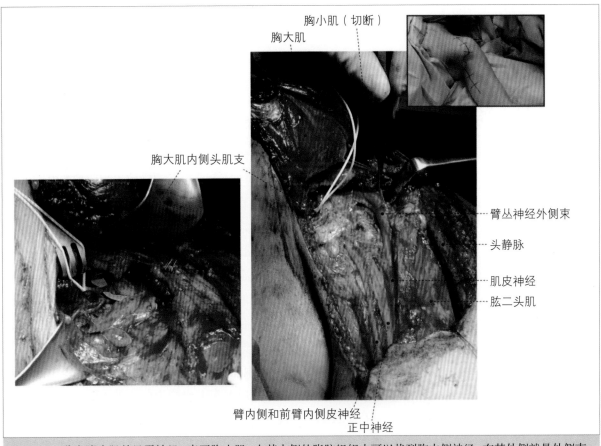

胸小肌（切断）
胸大肌

胸大肌内侧头肌支

臂丛神经外侧束

头静脉

肌皮神经

肱二头肌

臂内侧和前臂内侧皮神经
正中神经

图 14.16 分离胸小肌并显露神经。牵开胸小肌，在其内侧的脂肪组织中可以找到胸内侧神经，在其外侧就是外侧束，此时，通过钝性分离就能显露臂丛神经的束支部了

肘关节功能

一般来讲，对于全臂丛神经损伤，首先需要考虑恢复的功能是屈肘，其次是肩外展功能。遵循此原则，应将直径最大、运动轴突数量最多的供体神经用于恢复屈肘功能。在密苏里州华盛顿大学，如果供体神经可用，依据损伤的严重程度，会按照下列优先顺序选择肌支来恢复肘关节功能：尺神经富余的 FCU 束支、正中神经富余的 FCR 束支或掌长肌束支（通常将二者同时作为供体来修复肱二头肌和肱肌功能）、FDS 肌支、胸内侧神经、胸背神经、副神经远端分支、肋间神经。

上臂丛神经损伤

对于上臂丛神经损伤患者，在有供体神经的情况下，作者的首选是双束支移位（DFT），包括尺神经 FCU 束支修复肌皮神经的肱二头肌或肱肌支，以及正中神经 FCR、FDS 或掌长肌支修复肱肌支、肱二头肌支[33]。由于运动功能的协同性更好，正中神经肌支移位修复肱肌支效果最佳（正中神经支配旋前功能，而肱二头肌有旋后功能）。这种术式的优点是移位神经距屈肘肌的神经肌肉接头的再生距离短；此外，供体神经功能几乎没有影响。Oberlin 最先设计了 FCU 肌支移位修复二头肌支的术式[32]。20 年前强调

473

的仅是肱二头肌功能的恢复，如图 14.17 所示；与肱肌和喙肱肌神经相比，肱二头肌支轴突纤维数更多，但是这两块肌肉同样重要[145]。

作者首先意识到了肱肌对于屈肘功能的重要性，并推荐用 DFT 来同时恢复肱二头肌和肱肌功能（图 14.18），在与 Paul Manske 的私人交流中也证实了此观点，肱肌是肘关节强力的屈肌[33]。

更新的图（图 14.19）反映了我们对屈肘过程中肌肉功能理解的进步，也更加准确地揭示了肌皮神经肱二头肌支和肱肌支解剖，以及前臂外侧皮神经内部分运动神经相对于感觉神经在神经内所处的准确位置[146]。例如，肱二头肌支和肱肌支神经纤维数是 3 500，而 LABC 的神经纤维数超过 7 000。

上臂丛神经损伤中，C5、C6 损伤最常见，但也经常会涉及 C7 的损伤。如果遇到这种情况，可以将双神经移位改为单一神经束支移位（FCU 到肱二头肌），正中神经束支移位修复桡神经或肌腱移位恢复桡神经功能。C7 损伤导致桡侧腕屈肌（C6、C7）不可能作为供体，仅留下尺侧腕屈肌移位来恢复肱二头肌功能并重建肘关节功能。这也是为何详细的体检和特殊的肌电检查是必需的，这些结果将决定手术计划的制订。此外，可能会有旋前力弱，因为在这类损伤中，旋前圆肌的功能可能会受影响。

全臂丛神经损伤

如果尺神经和正中神经不可用，胸内侧神经和胸背神经也是很好的供体，移位修复肌皮神经常可以直接缝合。对于全臂丛神经损伤来说，副神经远端和肋间神经通常也是可用的。副神经远端需要长段的腓肠神经桥接，而且，下面还会讲到，通常会用该神经来修复肩胛上神经以恢复肩外展功能。肋间神经细小，尽管其也可以直接在腋部缝合至肌皮神经近端，但再生距离依然很长。次选方案可以采用对侧部分 C7 和膈神经移位[29, 147]。由于对侧 C7 需要非常长的神经桥接，通常采用以滑车上血管为蒂的带血供的尺神经来桥接[148]。但是，下面将要讨论，此移位通常用于恢复手指的屈曲功能。

尽管膈神经是质量很好的运动神经，但由于其是涉及呼吸功能的重要神经，切取后可能会出现膈肌功能的长期并发症，特别是吸烟患者。

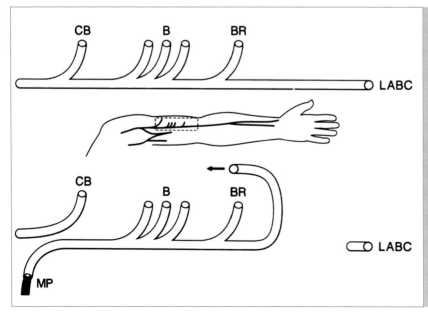

图 14.17 20 年前的示意图，显示肱二头肌支多于肱肌支。B，肱二头肌支；BR，肱肌支；CB，喙肱肌支；LABC，前臂外侧皮神经；MP，胸内侧神经 [引自 Brandt KE, Mackinnon SE. A technique for maximizing biceps recovery in brachial plexus reconstruction. J Hand Surg Am 1993;18(4):726–733.]

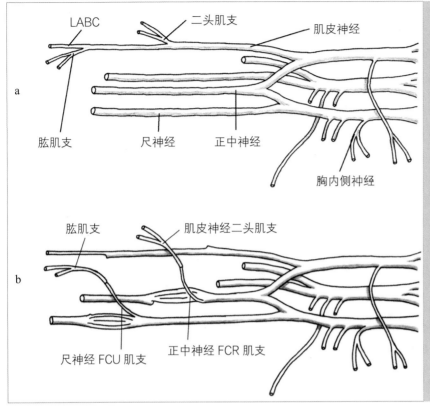

图 14.18 （a）10年前的臂丛神经示意图，主要显示肌皮神经、正中神经和尺神经。（b）图示双神经束支移位技术。FCR，桡侧腕屈肌支；FCU，尺侧腕屈肌支；LABC，前臂外侧皮神经 ［引自 Mackinnon SE, Novak CB, Myckatyn TM, Tung TH. Results of reinnervation of the biceps and brachialis muscles with a double fascicular transfer for elbow flexion. J Hand Surg Am 2005;30(5):978–985.］

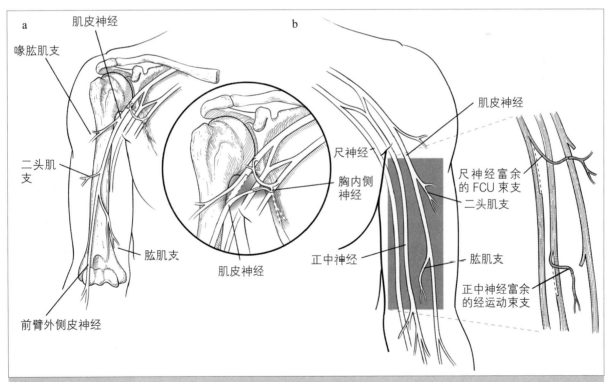

图 14.19 示意图进一步加深对肱二头肌和肱肌神经支配，以及这些肌肉分支与前臂外侧皮神经（LABC）在神经内的相对位置的理解。（a）胸内侧神经移位修复肌皮神经。（b）双神经束支移位，图示用于重建屈肘功能的正中神经和尺神经内供体束支的相对位置。尺神经富余的尺侧腕屈肌（FCU）束支修复肌皮神经肱二头肌支，正中神经富余的或可以牺牲的运动束支移位来修复肱肌

对于全臂丛神经损伤的患者来说，可用供体非常少，采用膈神经移位有望获得功能恢复。由于膈神经能够提供很好的运动神经轴突，也能让重要的靶肌肉获得重新再支配，有报道称采用膈神经移位，也可以很好地恢复肘关节、肩关节和手部功能[35, 35, 149~154]。膈神经切取后也会发生可记录到的呼吸功能下降[35, 149]。研究表明，单侧膈神经切取后，用力肺活量（FVC）、1秒钟用力呼气容积（FEV1）、肺活量（VC）、潮气量（TV）在超过1年的时间内明显减少，肺功能的恢复可能需要长达数年甚至更久的时间[150, 155]。也有报道单侧或双侧膈神经切断后会出现低氧血症[155~157]。相比而言，使用肋间神经后，对FVC、FEV1、VC功能的影响不会超过1个月，而TV减少会持续6个月[150]。与肋间神经相比，膈神经切取后各参数的下降会更明显。

膈肌功能的丧失是灾难性的，很多方法用来恢复膈肌的功能，包括电起搏，通常用于四肢瘫或中枢神经系统疾病患者[158~162]。修复膈神经或神经移位重建的方法均有人尝试。尽管作者只做了1例腹直肌运动支移位修复膈神经，但其他学者报道了类似的移位并取得了满意的效果，包括副神经[136]或肋间神经移位修复[164]。将来，对于那些膈肌不能恢复功能的或没有膈肌的患者，膈肌移植或许是一个选择[165]。作者的胸心外科同事认为膈神经移位是一个"非常不好的主意"，随着年老，患者肺功能会有明显的问题，尤其是吸烟者。

恢复肘关节功能的特殊手术

双神经束支移位术

图14.20~22[166]显示了双神经束支移位手术。沿上臂中上1/3内侧沟取纵切口，切开上臂筋膜，一般不会直接看到肌皮神经，但通过手指抵着肱骨干在切口的近端可触及。而LABC一般会在切口远端，恰好位于肘部的近端，然后可以沿该神经向近端解剖找到肱肌支和二头肌支。

肌皮神经在上臂沟的深层走行于上臂肱肌和肱二头肌之间，支配这些肌肉的分支是独立的。肱二头肌支在上臂中部起源于肌皮神经，然后肌皮神经在远端分为LABC和肱肌支。该神经在上臂的更深部走行，更靠近内侧。术中牵拉两个运动支之间的神经，通过产生前臂近端皮肤的移动来确认LABC。正中神经与肱血管毗邻，尺神经在更靠近内侧的神经血管鞘内走行，二者都需要通过游离并经电刺激确认。

从解剖定位角度来讲，正中神经内运动支在内侧，感觉部分位于外侧。尺神经可以牺牲的部分位于尺神经的外侧或中间（图14.20）。但是要注意的是，正中神经可以牺牲的部分位于两个重要的、不可牺牲的旋前圆肌束支和骨间前神经束支之间（详见第六章）。为确认供体神经有足够的直径和长度来保证直接缝合，需要在二头肌支和肱肌支附近做神经束间松解（图14.21）。肱肌支向近端分离，然后切断并移位到尺神经或正中神经，以选择最匹配的供体神经束支。术中要仔细确定供体神经适合做束支松解的部位，使其与受体神经相对，以利于移位。根据各束支移位至受体神经的便利性，分别选用正中神经或尺神经作为供体神经来修复二头肌支或肱肌支。执笔式神经电刺激仪（Vari-Stim Ⅲ）可用来验证这些可以牺牲的功能束支，包括来源于正中神经经FCR、FDS或掌长肌，以及来源于尺神的FCU束支。电刺激仪的地线放在靠近分离后即将作为供体神经的部位，以更准确地刺激神经。就像原创文章中所讲，使用尺神经中可以牺牲的FCU束支进行移位[167, 168]。

对于正中神经来讲，FCR肌支束支包括或不包括掌长肌支，或者可牺牲的FDS肌支均可采用。选择的神经束支至少游离1~2 cm以方便移位。在移位神经束支切断前，电刺激剩余的正中神经和尺神经，以确认其剩余功能充分。供体神经切断要尽量靠远端，受体神经切断尽量靠近端切断，以便在肢体最大活动范围内能直接无张

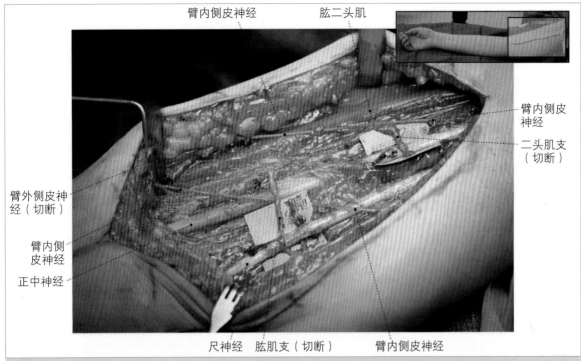

图 14.20　首先分离受体肱二头肌支和肱肌支，然后再确认和游离分离尺神经和正中神经束。先移动受体分支来选择合适的供体神经切取部位，然后分离并游离合适的长度达到无张力缝合的目的。本图显示正中神经（FDS，指浅屈肌）/桡侧腕屈肌（FCR）神经束支适合作为供体神经来移位修复肱二头肌，尺神经尺侧腕屈肌（FCU）神经束支移位修复肱肌支。这种方式可以防止对供体神经束支进行过多的神经内松解。浅层的皮神经予以分离并保护

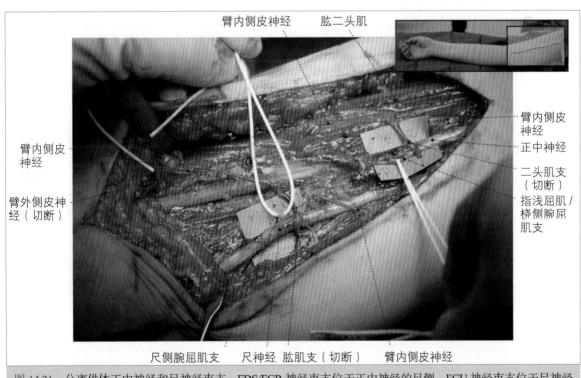

图 14.21　分离供体正中神经和尺神经束支。FDS/FCR 神经束支位于正中神经的尺侧，FCU 神经束支位于尺神经的桡侧。术中电刺激既可用来准确辨认待用的供体神经支的功能，也可用来确认剩余的正中神经和尺神经功能

力吻合。移位神经束支一般占整个神经主干的15%~20%。尺神经FCU束支以端端缝合的方法直接修复肱二头肌支或肱肌支，正中神经神运动支也采用标准的神经显微外科技术与受体神经直接缝合，缝合线用9~0尼龙线（图14.22）。以下是DFT的手术步骤：

1. 找到正中神经并用电刺激确认。

2. 在肱二头肌/肱肌远端间隙找寻LABC。

3. 同样，在肱二头肌/肱肌间隙确认肱肌支（BR）。

4. 沿着肌皮神经向近端到腋窝远端，并确认上臂中段的二头肌支。

5. 电刺激肌皮神经确认无功能存在。

6. 利用体表解剖标记确认尺神经在内上髁部位的走行，然后电刺激切口内的尺神经。

7. 游离肌皮神经的二头肌支、肱肌支和LABC。

8. 将肱肌支和二头肌支移位到正中神经和尺神经的部位。

9. 根据无张力缝合的原则选择神经移位组合，但优先用正中神经修复肱肌支，而用尺神经修复肱二头肌支。

10. 移位供体神经到受体神经的部位，标记可能吻合的部位，然后活动肘关节来确认尺神经最大活动范围，以确定可能的尺神经松解部位。

11. 神经供体松解的部位应该是受体神经束最容易跨越的部位稍远端。

12. 松解正中神经和尺神经的供体束支，最长1 cm。正中神经的供区位于其内侧和前侧，尺神经的供区位于其前侧和外侧。确认并保护正中神经旋前圆肌和AIN功能束支。

13. 将电刺激的地线放置在松解后的神经功能束支旁边，然后刺激预选择的供体神经束支，以确定其功能。

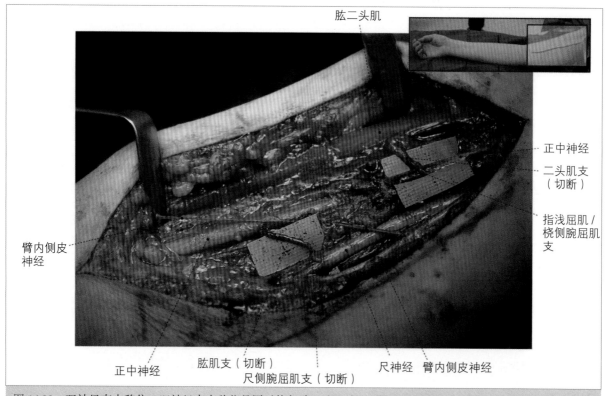

图14.22 双神经束支移位。双神经束支移位是同时修复肱二头肌支和肱肌支，恢复肘关节屈曲功能的术式。正中神经FDS/FCR神经束支修复肱二头肌支，尺神经FCU神经束支移位恢复肱肌支。供体神经可以在无张力下修复任一受体神经。需要注意的是，作者现在常规采用尺神经修复二头肌支，而用正中神经修复肱肌支

14. 电刺激确认正中神经的供体神经束支不含有 AIN 功能和旋前功能的成分。

15. 电刺激尺神经的供体神经束支中不含尺神经内在肌和第四、第五指深屈肌腱的肌支。

16. 于远端切断供体神经束支，在正式缝合前对合断端，确认在肢体活动范围内缝合无张力。

17. 确认受体神经切断缝合后的长度能足以满足关节最大活动度而没有张力，用 9-0 缝合线缝合。

18. 在吻合口的部位放置防粘连贴膜（Seprafilm）或胶原蛋白隔膜（Tisseel）。

19. 上肢吊带固定 10 天。

胸内侧神经移位修复肌皮神经

取上臂内侧肌间沟纵切口显露肌皮神经，通常其在肱肌和肱二头肌之间走行。然后向近端延长切口，在腋前襞的部位行 Z 形切开，目的是减少瘢痕挛缩。然后沿着胸三角肌间隙到达锁骨，显露胸大肌，游离止点周围组织，然后于止点处切断，但要保留附着点的部分，以方便手术结束时止点的修复。然后将胸大肌向内侧牵开，显露胸小肌，分离其近端并切断。术中要使用粗的非可吸收缝合线标记胸大肌的远近端，以方便手术结束时的精准修复。此入路可以将肌皮神经向近端游离至其自外侧束发出的部位，获得更长的长度。胸肌向下和内侧牵开就可以显露位于其深层表面的胸内侧神经血管束。需要特别说明的是，胸小肌一定要切断，在其（不是胸大肌）深面用电刺激"探测"，就能找到胸内侧神经。

通常可以找到 2~3 条胸内侧神经分支，电刺激确认然后分离几厘米备用。将这些分支尽量在远端切断来获得最长的长度，然后将断端移向外侧的肌皮神经；肌皮神经要在尽量靠近近端的地方切断，尽可能缩短移植神经的长度。采用这种方式，通常可以直接缝合至远端的肌皮神经，很少需要神经移植（图 14.9a）。由于胸大肌已向内侧牵开，术中应尽可能游离肌皮神经到近端，

甚至可以直至外侧束。作者也使用该移位修复肱肌支，以加强利用尺神经 FCU 束支移位二头肌支（图 14.23）[146]。FCU 束支移位技术可以参照先前的双神经移位部分。

胸背神经移位修复肌皮神经

沿上臂内侧肌间沟做纵切口，显露肌皮神经，通常其位于二头肌和肱肌之间。尽可能将其向近端游离，如果需要显露肌皮神经在外侧束的起始部，则需要将胸大肌在肱骨止点切断。于腋窝下几厘米处，沿腋中线做胸部侧面纵切口，显露背阔肌前缘，在其深面可以找到胸背神经血管蒂。胸背神经可以用电刺激来确认，然后充分游离其近端和远端，包括前支和后支。于腋窝部皮下做隧道，连接胸壁和上臂切口，注意隧道应浅行，防止损伤腋窝部的重要组织结构。胸背神经应尽量向远端游离，然后将其从皮下隧道中穿出至上臂切口近端。通常情况下，如果尽量在肌皮神经近端切断该神经的话，胸背神经可直接缝合至肌皮神经远断端。不过，偶尔也需要桥接一小段神经（图 14.24）。

远端副神经—肌皮神经移位

该术式通常用于全臂丛神经撕脱伤患者。通过在上臂内侧沿肌间沟的纵切口显露肌皮神经，神经在深层走行位于二头肌和肱肌之间。尽可能向近端游离神经，切断胸大肌止点方可充分显露肌皮神经在外侧束的起始部。在患侧颈根部沿斜方肌前缘做成角或弧形切口，显露斜方肌并向后牵开。副神经在切口近端也就是颈根部走行表浅，沿斜方肌前缘走行；而在切口远端，也就是靠近锁骨外侧的位置，副神经则沿斜方肌深面走行。电刺激有助于术中准确找到副神经。如果术中寻找副神经困难，可以切断斜方肌附着于锁骨的部分并向后方牵开。副神经紧邻斜方肌，这是找寻副神经重要的解剖标记，但在这个部位也有很多其他神经存在。副神经与第二、三、四颈神经有交通，在近端有时会呈丛状排列，使得寻找副神经近断端更困难。

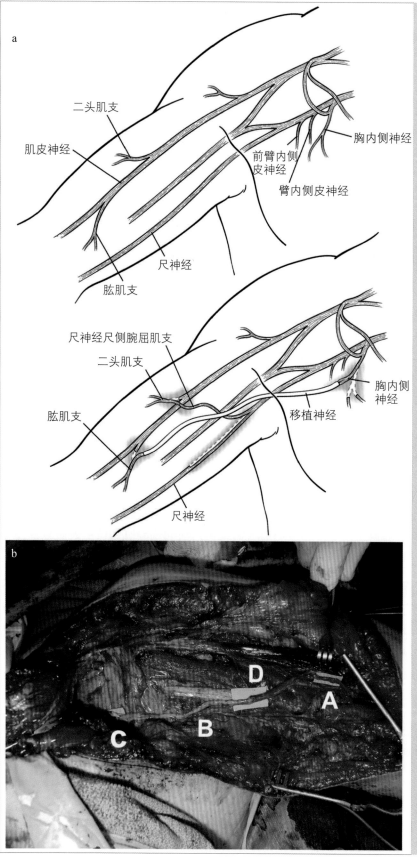

图 14.23 （a）图示改良的 Oberlin 手术，胸内侧神经移位桥接腓肠神经修复肱肌支，加强尺侧腕屈肌（FCU）神经束支移位修复肌皮神经二头肌。（b）改良 Oberlin 技术的术中照片：（A）FCU 束支移位修复二头肌；（B）胸内侧神经桥接神经；（C）修复肌皮神经肱肌支

尽量向深部和后方解剖副神经，直到看见至斜方肌上部纤维的肌支。保留该肌支，然后尽可能在远端游离并切断副神经，以便获得足够的长度向浅层牵拉，有助于实现无张力缝合。术中为了尽量保留上部和中部纤维的肌支，作者也采用

后入路解剖远端副神经，其正好位于肩胛冈上方，切断后桥接移植神经与前方切口内需要修复的神经吻合。应尽可能在近端切断肌皮神经，然后副神经桥接反向的腓肠神经或 MABC，通过肩部和上臂间皮下隧道后修复肌皮神经。

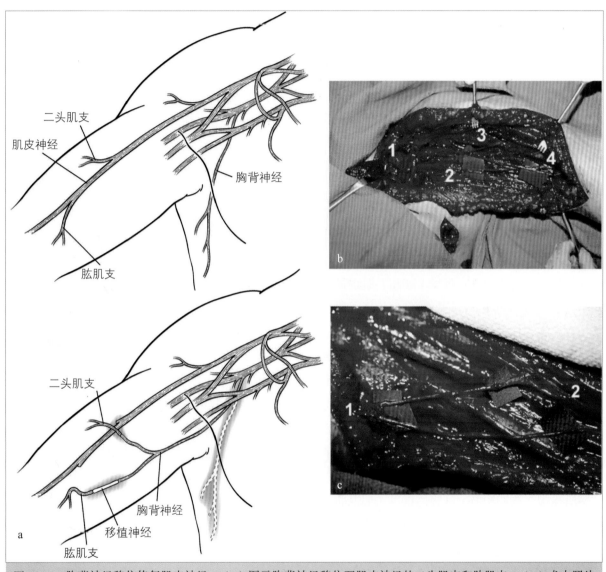

图 14.24 胸背神经移位修复肌皮神经。（a）图示胸背神经移位至肌皮神经的二头肌支和肱肌支。（b）术中照片示胸背神经前支（1）和后支（2），以及肌皮神经的二头肌支（3）和肱肌支（4）（左侧为肩部；右侧为肘部）的分离。（c）完成胸背神经移位（1）肌皮神经分支（2）。极少需要神经移植。胸背神经可以直接修复肌皮神经主干

肋间神经—肌皮神经移位

这种术式也仅用于全臂丛神经撕脱伤患者。采用上臂近端内侧肌间沟的纵切口显露肌皮神经，该神经通常在肱二头肌和肱肌之间走行。尽量将其向近端游离，通常需要将胸大肌于止点切断才能更好地显露肌皮神经起始部。通常取胸部弧形长切口，从腋中线开始，沿肋骨走行向前直到锁骨中线。切口应尽量选取在乳房下皱褶或附近，以避免形成明显的瘢痕（图14.25a）。尽可能游离皮下组织来显露多根肋骨。如果是选用3根肋间神经，通常是T4~T6。切开骨膜，骨膜下剥离肋骨下缘软组织，显露肋间神经血管束，然后尽量向前和向后分离，以获得最大的长度（图14.25b，c）。肋间神经的运动支细小，可以用电刺激确认，直径大的分支通常是感觉神经。在解剖中有时能发现支配腹直肌的肌支，通常在下位肋骨区域，一般要比肋间神经粗。此神经也可以用做供体神经，以提高运动神经供体的质量。肋间神经应尽可能向前（远端）切断，肌皮神经应尽可能在近端切断，以增加神经的长度，避免移植或缩短移植长度。如果采用直接吻合修复，那就需要更充分地分离肋间神经，术后要限制肩外展，以免吻合断裂。通过腋窝部皮下隧道连接胸部和上臂切口，将肌皮神经丛此隧道穿过。如果需要的话，用肋间神经桥接腓肠神经或MABC神经修复肌皮神经（图14.25d）。需要注意的是，切取肋间神经应十分小心。并发症包括胸膜撕裂、胸腔积液、呼吸困难等，切取肋间神经越多，出现并发症的概率越高。同侧肋骨骨折会限制肋间神经的使用，但不是禁忌证[169]。

肩关节功能

其次重要的是肩关节功能的重建，包括冈上肌、冈下肌和三角肌的再支配。标准术式是副神经的远端移位修复肩胛上神经，支配冈上肌和冈下肌。即使在全臂丛神经损伤的患者中，副神经也多未受损，而斜方肌是肩外展功能的协同肌。

此手术可以通过前路或后路来完成，都能直接缝合修复。作者通常采用后入路，这样不仅可以同时松解冈上切迹，也可以尽可能多地保留支配斜方肌上部纤维的肌支。该入路还可提供更大切口以利于神经修复，而且可在更远端完成移位，缩短神经再生的时间和距离[170]。后入路不利之处是患者需要采用俯卧位，该体位不方便显露其他部位（上臂，胸部），必须变换体位时，消毒和铺单延长了手术时间。如果需要长段神经移植，可以在俯卧位下切取一侧或双侧腓肠神经。俯卧位也可以同时完成肱三头肌支移位修复腋神经。

作者也通过前入路来做副神经修复肩胛上神经的手术，效果也很好。作者有时也部分切开副神经外膜，再将肩胛上神经端侧缝合至该处，然后在缝合部位近端，可以用珠宝钳钳夹副神经30秒，造成副神经神经纤维的轴突断裂。作者的经验是此种损伤极少会造成副神经的功能障碍。在有供体神经可用的情况下，应考虑修复腋神经来恢复三角肌功能。三头肌支（通常用内侧头）是一个很好的供体，也可以通过后路切取，并同后路副神经远端移位修复肩胛上神经一起进行。如果不用胸内侧神经修复屈肘功能的话，也可将其用于修复腋神经，而且能直接缝合。胸背神经修复腋神经是很好的选择，可以直接修复，但是术后的训练比较困难，因为胸大肌和三角肌是拮抗肌。如果仅可能修复肘关节屈曲功能，那肩关节融合是能够恢复部分肩外展功能的一种选择。

作者也用肋间神经移位直接修复胸长神经来恢复前锯肌的部分功能，从而改善翼状肩胛和肩胛骨的旋转功能。这是一个非常直接的移位术式，特别是对全臂丛神经损伤的患者用肋间神经做供体重建肘关节功能时。依据神经直径的粗细，作者通常用3根肋间神经来修复肘关节功能，1~2根肋间神经修复胸长神经。如果是单纯胸长神经麻痹患者，作者会切取来中干的胸大肌支移位修复胸长神经，采用之前描述的标准锁骨上臂丛

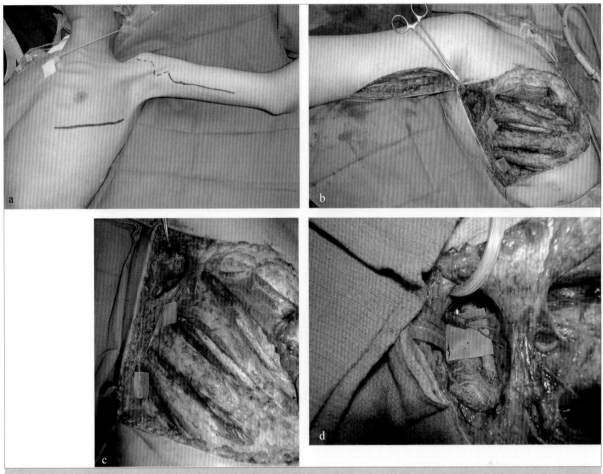

图 14.25　肋间神经移位修复肌皮神经。（a）胸壁切口显露肋间神经，上臂内侧切口显露肌皮神经。（b）术中分离肋间神经，并充分向前游离，切断后向后上牵拉到腋窝。（c）近观。（d）将通过皮下隧道后于腋窝反转移植的腓肠神经的近端与肋间神经的远端缝合

神经入路。为了恢复前锯肌下部纤维的功能，作者同时利用胸背神经在腋部修复胸长神经。如此，可利用来自同侧 C7 的胸大肌支修复支配前锯肌上部纤维的肌义，用胸背神经移位修复胸长神经来恢复前锯肌下部纤维的神经支配。

肩外展功能重建的手术技术

双神经移位（副神经—肩胛上神经移位，三头肌支—腋神经移位）

　　手术在俯卧位下进行。在肩胛冈上 2 cm 处做 7~8 cm 横切口。肩胛上神经一般位于肩胛骨内侧缘与肩峰角连线的中点。在肩关节外侧，

于肱骨头正上方触及的骨突就是肩峰角（图 14.26）。

　　显露冈上肌，将其向下牵拉以显露肩胛骨上缘。在喙突基底的内侧缘显露肩胛上韧带，切断该韧带，松解肩胛上切迹。然后将肩胛上神经尽量向近端游离切断，以获得更长的长度，从而可以更容易向浅层移位以靠近副神经远端。在切口中部的内侧掀起斜方肌，副神经远端一般就位于该肌深面。副神经远端位于胸椎棘突与肩峰连线内侧 44% 到中点间位置。找到副神经远端，尽量向近端和远端充分游离，然后在远端切断。利用神经电刺激在 44% 这个位置"寻找"副神经，

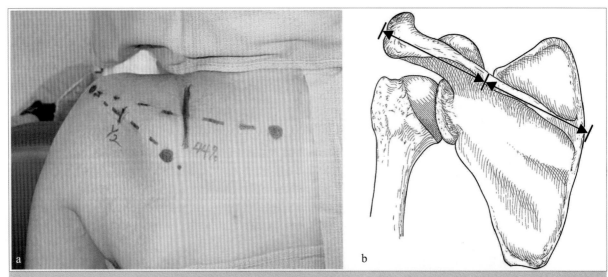

图 14.26　双神经移位术中的肩胛上神经。（a）后入路，标记肩胛上神经和远端副神经的体表位置。远端副神经位于胸椎棘突与肩部肩峰角连线的 44% 部位。在肩胛骨内侧缘与肩峰角连线的中点处，肩胛上神经跨过肩胛上切迹。（b）肩胛骨后位。肩胛上切迹位于肩胛骨内侧缘与肩峰的中点。需要注意的是，切迹位于肩胛骨游离缘的夹角处，而多数解剖教科书都错误地标注切迹是直线，并没有角度

应该在肌肉下方的脂肪层中而不是斜方肌内。

将切断的副神经近端牵向外侧与肩胛上神经汇合，然后直接缝合（图 14.27~36）。

为了进一步减少发生并发症可能，移位以端侧缝合方式进行，切开副神经外膜部分并挤压以促进运动神经的再生，从而改善功能的恢复（图 14.37~39）[171]。

重建腋神经时，沿三角肌后缘的斜切口可以延伸到腋后襞，然后沿上臂后侧向下 5~7 cm（图 14.40~46）。

分离三角肌和三头肌间隙，显露此间隙深面肱骨后方附着的大圆肌。在大圆肌上方解剖就能找到穿过四边孔的腋神经，该孔是由大圆肌（下缘）、小圆肌（上缘）、三头肌长头（内侧缘）、肱骨（外侧缘）围成。如果术者是第一次做这个手术的话，建议你最好带一本详尽的解剖书进入手术室。粗大的腋神经会给术者留下很深的印象。需要记住的是，腋神经下部的分支是感觉神经，牵拉这根神经会有三角肌表面皮肤的牵扯。腋神经上部是三角肌的运动支部分，小圆肌支从腋神经近端分出，向上内侧走行。小圆肌的再支配是非常重要的（图 14.43，图 14.46b）。如果这个部位有瘢痕，如肩部手术后的瘢痕，要记住的是腋神经在血管的上方，术中要首先找到腋神经的感觉部分，然后继续向近端解剖一直到四边孔的位置。通过后入路显露腋神经，会在四边孔处更容易清楚地看到、找到它的两条分支；而前入路比较深在，相对而言，找到并显露这两条分支并不那么容易。找到更深面的前支，然后尽可能地向近端解剖腋神经主干。为了方便显露，可以将三头肌的腱性部分切断，但不要切断肌肉。

向近端充分游离腋神经，以获得足够长的长度，而且你需要在直径更小的近端缝合，而不是直径较的远端分支处。找到腋神经的多条分支，包括小圆肌支和感觉支。在大圆肌的下方，可以找到桡神经及其三头肌支，此神经穿行于上方为大圆肌、内侧为三头肌长头、外侧为肱骨的三边裂隙。利用电刺激确认三头肌内侧头肌支，

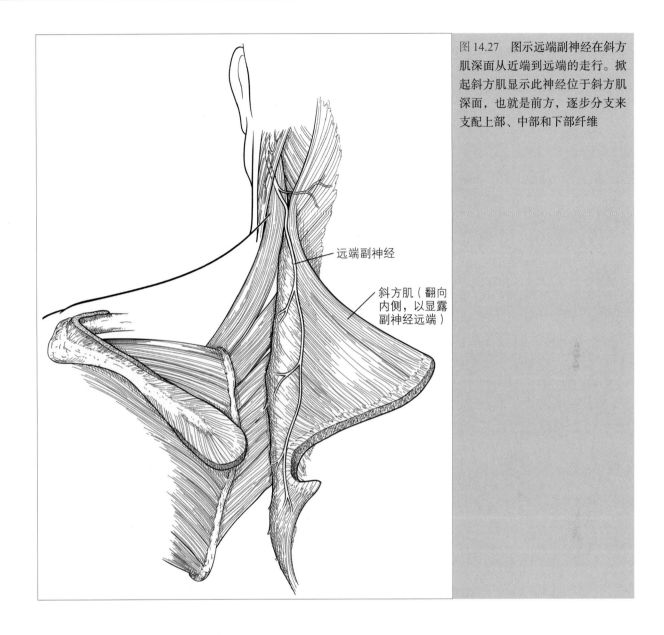

图 14.27 图示远端副神经在斜方肌深面从近端到远端的走行。掀起斜方肌显示此神经位于斜方肌深面，也就是前方，逐步分支来支配上部、中部和下部纤维

远端副神经

斜方肌（翻向内侧，以显露副神经远端）

然后向远端游离，切断后向上翻转。将腋神经尽量靠近近端切断，然后将其翻转与三头肌内侧头肌支直接无张力缝合。术中可以将大圆肌下缘的腱性部分切断，能缩短两个神经断端之间的距离，从而有利于无张力缝合（图 14.40）。Colbert 和 Machinnon 对 Leechavengvong 方法进行了改良，采用的供体神经是三头肌内侧头肌支。内侧头肌支从解剖角度来讲就是"天作之选"，正好"趴在"桡神经的正上方，其长度很长，也非常容易解剖分离，不像其他的三头肌支，长度短而且分

支后很快就入相应肌肉了[172]。

部分中下移位

中干的胸肌支可以作为修复胸长神经和肩胛上神经的供体。于锁骨上一横指处做横切口显露臂丛神经，切断肩胛舌骨肌，牵开皮下的脂肪垫显露臂丛神经，同时显露位于上干外侧的肩胛上神经。可以将前斜角肌切断，进一步显露神经根，但要保护膈神经以免损伤。电刺激确认中干。行神经内松解，然后辨别并分离作为供体神经的胸肌支。在松解过程中会看到独立成束的神经束组，

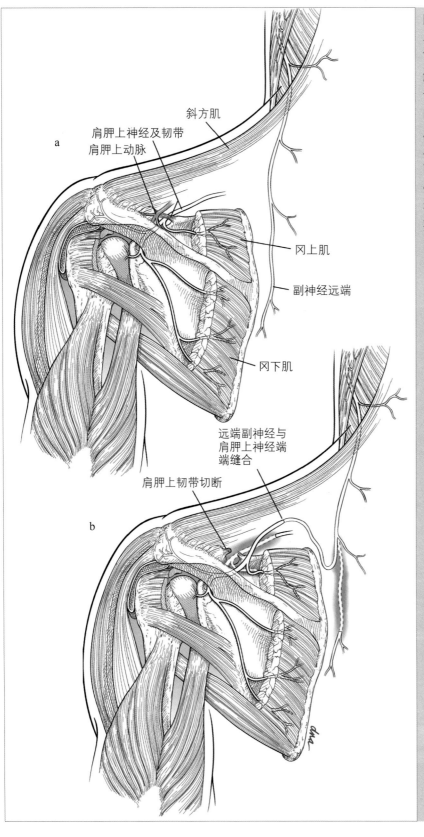

斜方肌

肩胛上神经及韧带
肩胛上动脉

a

冈上肌

副神经远端

冈下肌

远端副神经与
肩胛上神经端
端缝合

肩胛上韧带切断

b

图 14.28 （a）图示肩胛上神经
与副神经远端在其向下沿斜方肌
下内侧部分的深面走行过程中的
解剖邻近关系。（b）在直视下
切断肩胛上韧带，将肩胛上神经
向近端充分游离以获得更多的长
度，方便无张力缝合。同样，要
尽量向远端游离副神经。然后将
两个断端直接缝合。术中切记，
供体神经尽量向远端游离，受体
神经尽量向近端游离，否则就需
要做神经移植，失去了神经移位
的意义

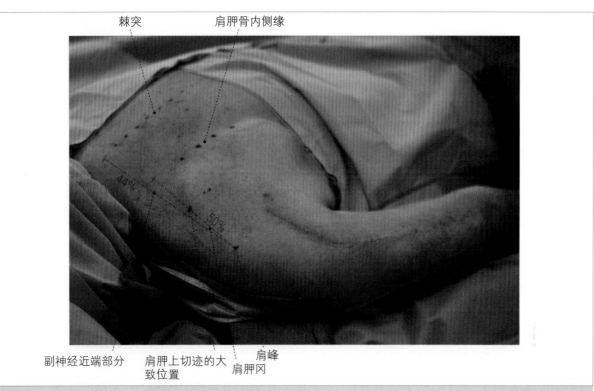

棘突　　　肩胛骨内侧缘

44%

50%

副神经近端部分　肩胛上切迹的大　　　肩峰
　　　　　　　　致位置　　　肩胛冈

图 14.29　后路肩胛上神经和副神经解剖定位标记。找到胸椎棘突、肩胛骨内侧缘、肩峰并标记。副神经远端位于棘突与肩峰角连线 44% 的位置。肩胛上神经跨过肩胛上切迹，正好位于肩胛骨内侧缘与肩峰角连线的中点

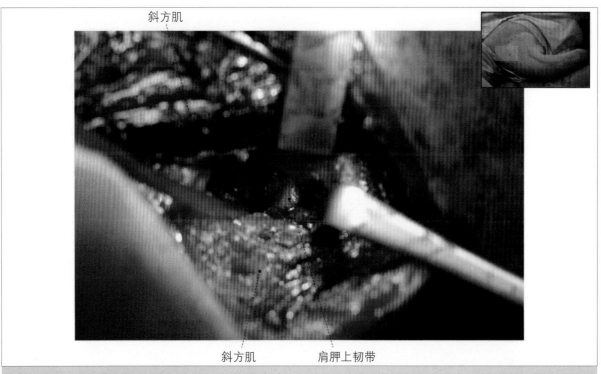

斜方肌

斜方肌　　　肩胛上韧带

图 14.30　术中照片显示后路显露肩胛上神经。沿斜方肌纤维走行方向分开肌纤维，在切口的深部触及肩胛上切迹的部位。利用深部拉钩，显露肩胛上韧带和切迹。在切断韧带前，需要钝性分离以直视肩胛上韧带

斜方肌

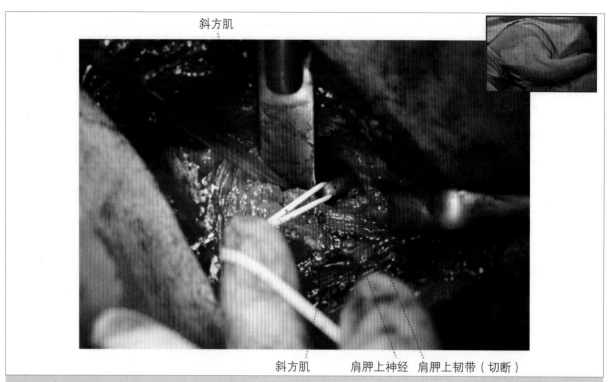

斜方肌　　　肩胛上神经　肩胛上韧带（切断）

图 14.31　在肩胛上切迹处辨认横行通过的肩胛上神经。然后在直视下切断肩胛上韧带，并分离神经

斜方肌

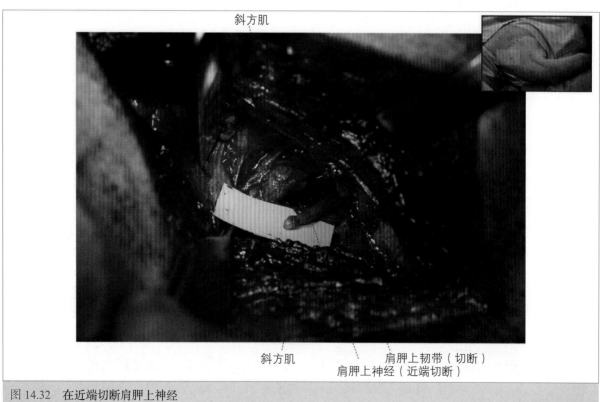

斜方肌　　　　　肩胛上韧带（切断）
肩胛上神经（近端切断）

图 14.32　在近端切断肩胛上神经

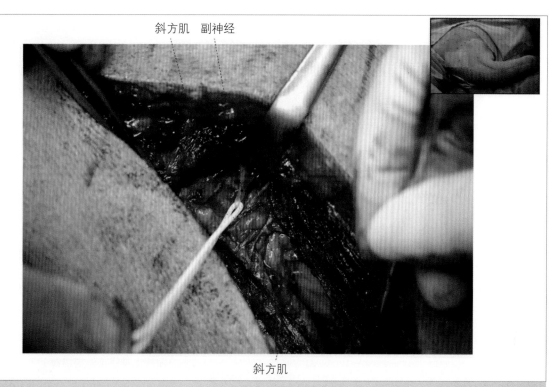

斜方肌　副神经

斜方肌

图 14.33　术中照片显示远端副神经的显露。沿斜方肌纤维走行偏内侧向远端分离，副神经位于该肌肉深面的脂肪组织内。然后尽量将其向远端分离，以获得足够的长度进行端端缝合

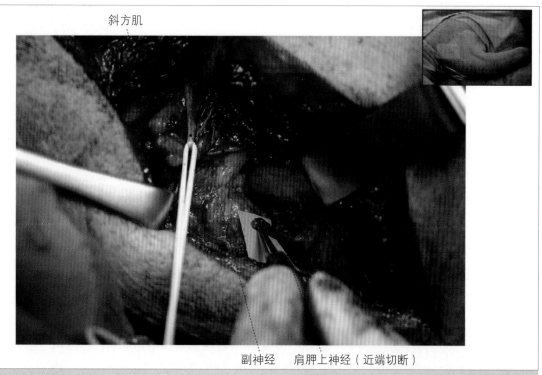

斜方肌

副神经　肩胛上神经（近端切断）

图 14.34　图示术中显露的肩胛上神经近端和远端副神经。此照片中，副神经远端的其他分支还没有被切断

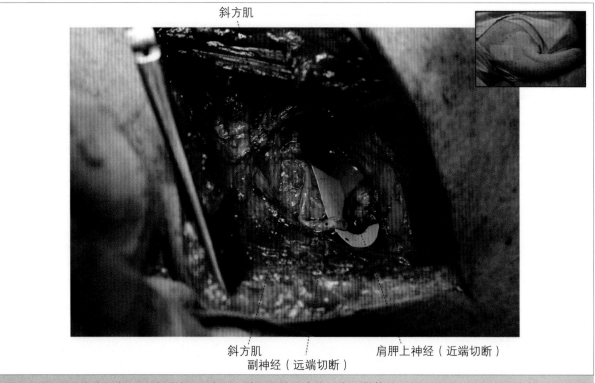

斜方肌

斜方肌
副神经（远端切断）

肩胛上神经（近端切断）

图 14.35　图示术中切断的远端副神经和肩胛上神经翻转后直接缝合。供体神经尽可能在远端切断，受体神经尽可能在近端切断，这样就可以实现无张力缝合

电刺激后主要引起胸大肌收缩。需要将此神经束尽量向远端分离，肩胛上神经要尽可能向近端分离，这样能缩短神经移植的长度。

如果损伤的副神经近断端无法找到，可以用同侧中干部分神经束移位来修复（图 14.47~55）。

对于单独胸长神经麻痹的患者，也可以采用此神经束支移位来修复。如前所述分离中干。副神经从胸锁乳突肌后上方穿出，然后向下走行于斜方肌前缘深面。如果副神经损伤平面较高，就可以尽量充分游离远断端，将其翻转到臂丛神经的位置，以方便用胸大肌支移位直接修复。如果长度不够，可以取前臂内侧皮神经（MABC）移植，然后无张力缝合。如果患者不适合做广泛的臂丛神经松解，通过前斜角肌外侧小范围的臂丛神经解剖就能显露中干，不用切断前斜角肌就能很好

显露。作者就报道了 1 例采用这种方式来修复因神经炎导致副神经麻痹的患者[136]，通过标准锁骨上切口松解臂丛神经，显露中干，做胸肌支神经内游离，向近端游离副神经直到可与中干直接缝合。术后 7 个月，斜方肌的中、下部肌纤维肌力恢复 MRC 4 级。术后 1 年，患者完全恢复了肩关节的各方向活动功能，斜方肌功能良好，仅有轻度翼状肩胛，肩关节前屈可以达到 142°（图 14.56）。

胸内侧神经—腋神经移位

前路显露腋神经需使用完整的锁骨下臂丛入路，切口要从锁骨开始，沿胸三角间隙延伸，通过腋前襞以避免挛缩，然后向下沿臂内侧沟至上臂内侧中段（图 14.57~.61）[173]。

显露胸大肌，将其止点从肱骨的附着部切断，然后翻转，于肌腱肱骨附着处保留部分腱性部分，

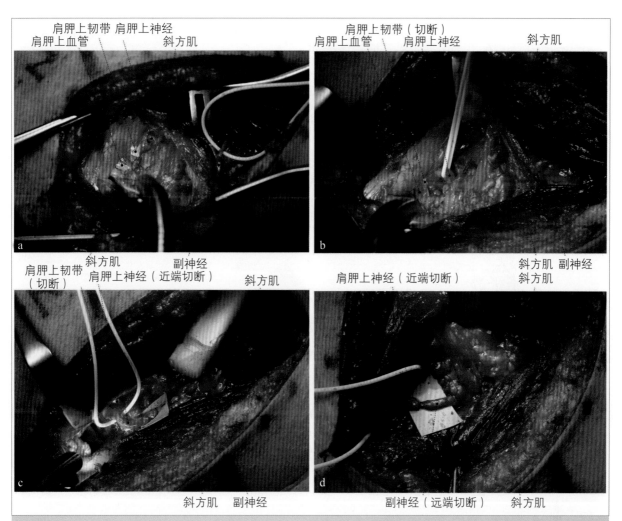

图14.36 （a）图示肩胛上切迹和韧带。肩胛上血管位于该韧带表面的外侧。（b）将肩胛上血管束牵向外侧并加以保护，然后切断肩胛上韧带显露肩胛上神经。（c）将肩胛上神经在近端切断后，翻转牵拉到远端副神经的位置。（d）将远端副神经与肩胛上神经在无张力状态下直接缝合。患者体位为俯卧位，左肩关节，中线在右侧，肩关节位于本图左侧，头部在上

以方便手术结束时重建。将胸大肌向内侧牵开，显露胸小肌，于止点处切断，可以不用修复。然后牵开胸大肌和胸小肌，就可以显露位于其深面的胸内侧神经。在胸小肌深面通常会有 2~3 条胸内侧神经，术中电刺激确认，然后将其尽量向远端游离数厘米。不用在胸大肌深面找寻胸内侧神经。将该肌支尽量靠近远端切断以获得更长的长度，然后向外侧翻转。在肩关节水平切开神经血管鞘，显露束部远端。牵开腋动脉，显露旋肱后动脉，这是术中寻找腋神经的重要解剖标记。腋神经正好位于此动脉自腋动脉发出部位的上方。充分游离腋神经，并在其近端切断，以保证有更长的长度，从而缩短胸内侧神经至腋神经的神经移植长度。再次强调的是，在上臂内侧同时显露的前臂外侧皮神经（LABC）或 MABC，可以作为移植神经用。

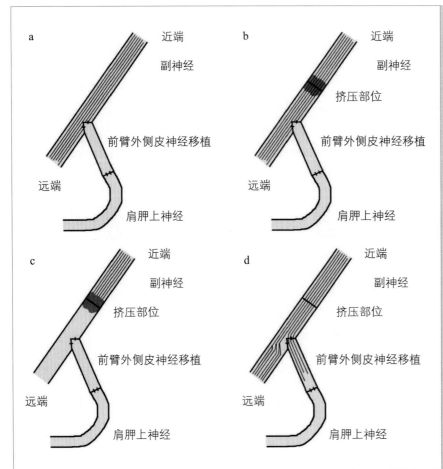

图 14.37　图示采用端侧缝合技术，既可以用副神经修复肩胛上神经来恢复冈上肌和冈下肌功能，也能保留斜方肌功能。（a）对于此例患者，在吻合的部位将副神经的外膜切开，以促进运动神经的发芽再生。（b）此外，通过挤压在端侧缝合的部位造成轴突损伤，促使整个远端副神经和斜方肌的再支配。（c）挤压后，损伤的副神经远端会发生施万变性。（d）随后，再生的轴突会通过端侧吻合的部位从供体神经长入受体神经内。本例患者利用 3 cm 前臂外侧皮神经（LABC）做桥接移植［引自 Ray WZ, Kasukurthi R, Yee A, Mackinnon SE. Functional recovery following an end to side neurorrhaphy of the accessory nerve to the suprascapular nerve: case report. Hand (NY) 2010;5(3):313–317.］

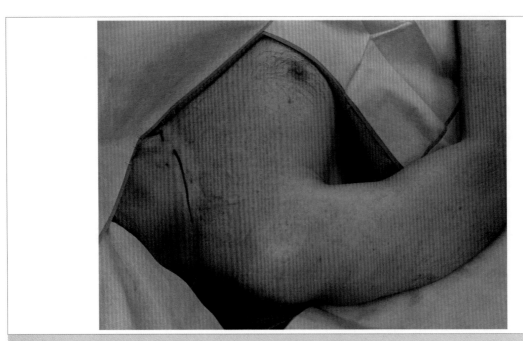

图 14.38　锁骨上切口，前路显露副神经，采用副神经端侧缝合修复肩胛上神经

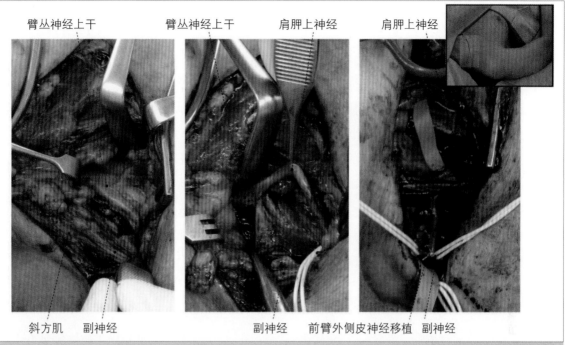

图 14.39　前路副神经移位端侧缝合修复肩胛上神经。（a）于斜方肌上缘寻找作为供体的副神经，显露上干。（b）对受体肩胛上神经在上干部分进行分离。（c）运动神经端侧缝合，具体包括供体神经的外膜切开，近端挤压。通过这个过程实现在保留副神经神经纤维的情况下，再生神经可以连接受体肩胛上神经。无张力缝合需要取 LABC 移植

胸背神经—腋神经移位

　　前路显露腋神经需使用完整的锁骨下臂丛入路，切口要从锁骨开始，沿胸三角间隙延伸，通过腋前襞以避免挛缩，然后向下沿臂内侧沟至上臂内侧中段。显露胸大肌，于肱骨止点处切断胸大肌，保留腱性部分以便手术结束后重建。胸大肌向内侧牵开，于关节水平切开神经血管鞘以便显露束部远端。牵开腋动脉显露旋肱后动脉，此动脉是找到腋神经的标记。桡神经和腋神经正好位于此动脉在腋动脉分出部位的上方。充分游离腋神经，并在近端切断以获得更长的长度，方便移位。

　　沿腋中线在腋窝下方几厘米处做侧胸壁纵向切口。显露背阔肌前缘，然后牵开，显露肌肉深面的胸背神经血管蒂。电刺激确认胸背神经，然后将其向近端和远端充分游离，包括其前支和后支。在侧胸壁切口和上臂切口间做皮下隧道，应避免损伤腋部重要的组织结构。胸背神经应尽可能在远端切断，然后将其翻转通过皮下隧道移位至上臂近端切口内。一般来讲，胸背神经可以直接与腋神经缝合。作者推荐采用胸内侧神经移位来修复腋神经，因为术后的功能再训练比较容易。

双水平神经移位重建胸长神经功能

　　前锯肌功能重建对于肩关节功能的恢复是非常重要的。作者曾报道采用胸背神经的肌支来重建胸长神经功能（图 14.62）[174]。

　　如今，作者将此术式与锁骨上丛部位的第二个神经移位联合用来治疗胸长神经麻痹（图 14.63~65）[167]。用中干的胸大肌支移位来修复胸长神经，就在后者从中斜角肌分出的部位（图 14.66）。通过这种方式，可以恢复所有的前锯肌纤维的神经支配。

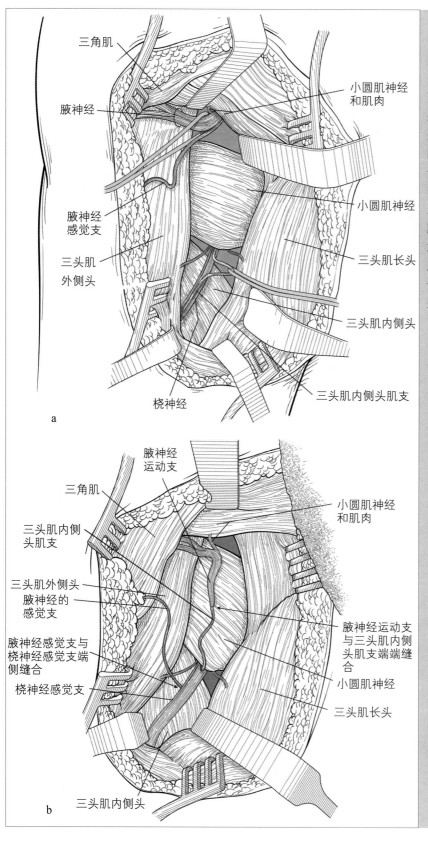

图 14.40　（a）图示患者左肩（俯卧），有关腋神经和桡神经分支的解剖图中已标记。腋神经穿过四边孔，后者是由上缘小圆肌、下缘大圆肌、内侧三头肌长头、外侧肱骨干围成的。桡神经及其三头肌支从三边裂隙中穿过，此裂隙是由大圆肌（上缘）、三头肌长头（内侧缘）、肱骨（外侧缘）围成的。三头肌内侧头肌支位于三头肌内侧头的表面。（b）图示腋神经三头肌内侧头肌支移位修复腋神经。腋神经感觉支（外上皮神经）采用端侧缝合技术，缝合到桡神经的外侧部分来恢复肩关节外侧和上臂的感觉

肋间神经移位修复胸长神经

　　取同侧胸壁长弧形切口，从腋中线开始沿着肋骨呈弧形向前到锁骨中线。切口邻近或在乳房下皱褶可以减少局部难看的瘢痕。充分游离局部的皮瓣以方便显露肋骨。选择 1~2 个肋间隙，分离肋骨下缘的软组织，切开骨膜，找到肋间神经血管束，然后充分向近端和远端游离。肋间神经的运动支很细，找到后通过电刺激确认。粗大神经一般是感觉支。有时会碰到支配腹直肌的肌支，通常位于更靠下的肋间隙，会比肋间神经粗大。可以同时切断此肌支，作为供体神经来促进功能的恢复。胸长神经通常于腋部下的侧胸壁纵行，找到该神经后，分开伴行的血管束，同时将其向上和向下游离。向前（远端）游离肋间神经，切断后翻转与胸长神经汇合。此神经要尽量向上游离，切断后与肋间神经缝合（图 14.67）。如果同时需要用肋间神经修复肌皮神经的话，一般用 T3~T5；T6 ± T7 用于修复胸长神经。否则的话，T3~T5 可以用来修复胸长神经，这样更简单，距离也近。

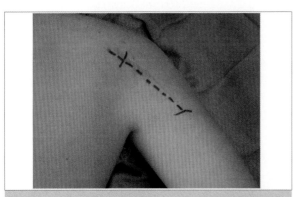

图 14.41　术中照片，右肩，三头肌支移位修复腋神经的切口。沿着三角肌后缘的肩后部切口，延伸到腋后襞，并在上臂后侧向下延伸 5~7 cm

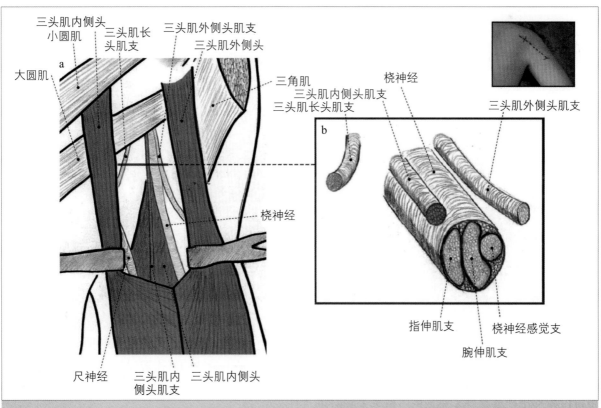

图 14.42　（a）图示右肩后方、桡神经及其三头肌支解剖。（b）桡神经束支和三头肌支穿过三边裂隙。需要注意的是，桡神经的感觉成分位于其外侧。绿色标注的为三头肌内侧头肌支

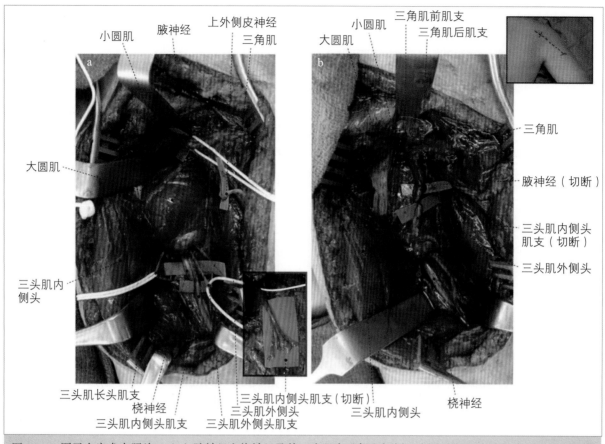

图 14.43　图示右肩术中照片，（a）腋神经和桡神经及其三头肌支毗邻和解剖。小图示向远端游离肱三头肌内侧头肌支至进入肌肉的部位。（b）三头肌内侧头肌支远端移位直接修复腋神经。考虑到内侧头肌支能获得足够的长度，因此，可以和腋神经无张力缝合，这样肩关节就可以自由活动。术中要尽量向近端解剖腋神经，进入四边孔，要在"最细"神经束近端切断，这是小圆肌支，腋神经运动部分和三头肌内侧肌支粗细整体匹配

三头肌功能

　　采用与三头肌内侧头肌支移位腋神经相同的切口。对于三头肌功能障碍，作者已经通过手术的方式恢复三头肌功能（图 14.68~70）[175]。如果除了三头肌功能之外，桡神经的其他都功能良好的话，可以采用桡侧腕长伸肌支来修复三头肌功能。通常来讲，桡神经的感觉支位于外侧，拇伸肌支和伸指肌支在内侧，而腕伸肌支位于中间。作者也曾采用尺神经的一支 FCU 肌支移位来修复三头肌功能，采用后路或前路手术。肋间神经也可以作为供体修复三头肌功能，但手术耗时更长[176]。

手功能

全臂丛神经损伤

　　由于支配手部屈曲功能的神经走行较长，因此目前手部功能的重建依然是最困难的。通常，在肘关节和肩关节功能重建后，几乎就没有留下可供选择的神经供体了。全部或部分健侧 C7 神经根通过桥接带血供的尺神经移位可以来修复正中神经功能。但是，无论是受体肌肉神经恢复的质量还是术后肢体从连带活动到独立活动的功能训练角度来讲，这不是最佳选择[29, 148]。由于这些原因，作者并不推荐使用此种方法。即使肋间神经已经同时用于修复肘关节屈曲和前锯肌功

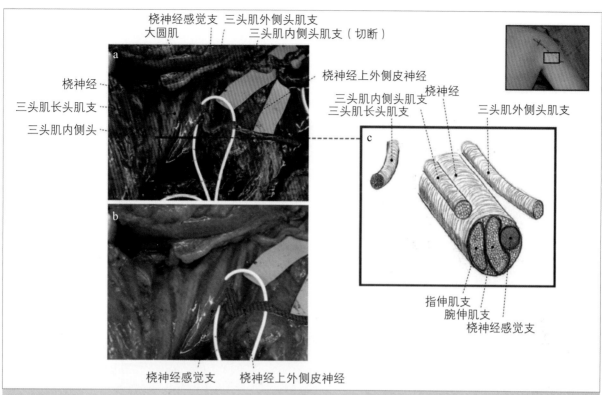

图 14.44 （a）术中照片显示腋神经的感觉支（腋神经的感觉支后上皮神经）与桡神经的感觉束支端侧缝合。（b）桡神经感觉支位于桡神经的外侧（标记为绿色）。腋神经感觉支与桡神经的感觉支端侧缝合，以恢复肩部和上臂外侧的感觉。（c）桡神经束支和三头肌支在出三边裂隙时的解剖。要注意位于桡神经外侧（绿色）的感觉神经束支

能了，由于其丰富，仍可使用 2~3 条肋间神经加上长段神经移植作为供体神经用。如此，在臂丛神经重建的同时，就可以完成游离功能性肌肉移位重建手部功能的第一期手术。游离功能性肌肉移位重建手部功能的内容详见肌肉移位章节。

下臂丛神经损伤

对于下臂丛神经损伤，如果是部分损伤或损伤后功能部分恢复，也可以采用远端神经移位作为主要手段来修复。对于正中神经永久性损伤的患者来讲，可采用桡神经可以牺牲的肌支[177]或肌皮神经的肱肌支[38, 178]来修复 AIN（骨间前神经）和旋前功能（图 14.71）。我们已经绘制出了正中神经在上臂的内部结构图，AIN 位于其内侧深面，掌长肌、桡侧腕屈肌和指浅屈肌支位于其内侧浅层，感觉部分位于其外侧；旋前肌支位于上述感觉和运动支的中间，是一条单独的神经束，可以很容易地在神经的前方分离出来。如果 C7 受累，旋后肌支（C5）可以用来恢复骨间后神经（PIN）功能和伸腕功能[179]。

将肱肌支尽量向远端游离，将其所有的分支移位修复 AIN。如果损伤涉及 C7，同时修复旋前圆肌支和 FCR 肌支。神经功能恢复后，就可以行远端肌腱移位和屈指深肌肌腱固定术。如果正中神经功能恢复良好而尺神经功能没有恢复的话，AIN 的终支也可以用来重建尺神经内在肌功能。C8、T1 完全损伤的患者，AIN 的终支也没有功能。作者采用小指固有伸肌支／尺侧腕伸肌支移位，通过神经移植来修复尺神经深支，恢复内在肌功能[180]。这类远端神经移位的方法通常

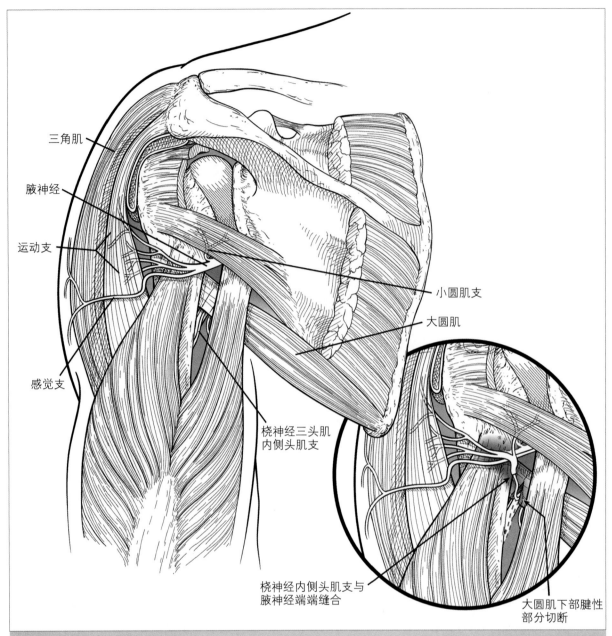

三角肌

腋神经

运动支

感觉支

小圆肌支

大圆肌

桡神经三头肌
内侧头肌支

桡神经内侧头肌支与
腋神经端端缝合

大圆肌下部腱性
部分切断

图 14.45 图示采用后入路，桡神经三头肌内侧头肌支移位修复腋神经。感觉神经没有包括在内。为了防止三头肌内侧头肌支在修复腋神经时发生扭曲或张力大，需要切断大圆肌下缘的筋膜

用来修复臂丛神经以远的神经损伤，详见本书第5章。

其他恢复手部功能的术式

部分 C7 神经移位桥接带血供尺神经修复正中神经

采用对侧锁骨上一横指处的横切口，显露锁骨上臂丛神经。切断肩胛舌骨肌，牵开锁骨上脂肪垫，显露臂丛神经。切断前斜角肌，保护膈神经，然后显露整个臂丛神经根干部。显露 C7 神经根，并用电刺激确认。于神经束内分离，将 C7 后上的部分作为移位供体。将此神经束组向远端尽量分离，以方便翻转到前方与移植神经缝合。作者一般会尽量将 C7 的股部向远端分离，以充分显

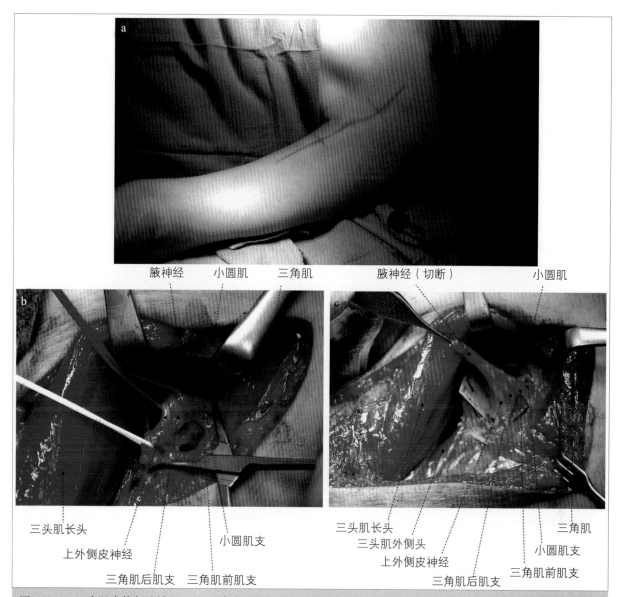

| 腋神经 | 小圆肌 | 三角肌 | 腋神经（切断） | 小圆肌 |

三头肌长头		小圆肌支	三头肌长头	三角肌
上外侧皮神经			三头肌外侧头	小圆肌支
	三角肌后肌支	三角肌前肌支	上外侧皮神经	三角肌前肌支
			三角肌后肌支	

图 14.46　三头肌支修复腋神经。（a）术中照片，右肩，图示为切口标记。沿三角肌后缘做切口，延伸至腋后襞，向下沿上臂后方延长 5~7 cm。（b）图示术中的腋神经。红色条带牵拉的是腋神经主干出四边孔的位置。（c）在近端切断腋神经，包括小圆肌支。腋神经的感觉支没有包括在内，以最大限度恢复腋神经的运动功能。需要注意的是，越向近端分离腋神经，其直径也会越粗，与三头肌内侧头肌支的粗细也会越不匹配

露后股，其更适合做部分移位的供体神经用。在患侧上臂，从腋窝开始沿上臂内侧至肘部做切口，将位于内上髁和尺骨鹰嘴部位的尺神经从肘管部位游离，然后向下沿着前臂尺侧到腕部尺侧解剖。将尺神经从腋部到腕部完全游离，切断其在前臂的感觉和运动支，保留上臂上 1/3 部位的营养尺神经的尺侧上副动脉蒂（图 14.72a）。

从腋窝到对侧的锁骨上切口内做皮下隧道。在此隧道的中间做一个小切口，有助于移植神经的通过。在腕部切断尺神经，将远端翻转通过皮下隧道到达锁骨上切口，然后与预先切断的 C7 束支直接缝合（图 14.72b）。在患侧上臂，将尺神经在尺侧上副动脉近端切断，保留该动脉在尺神经内。在同一水平切断正中神经，然后将尺神

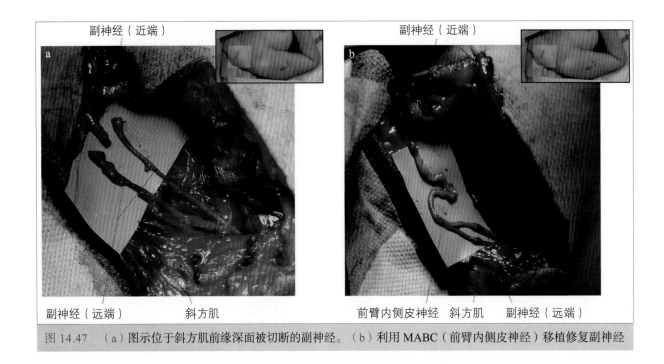

图 14.47 （a）图示位于斜方肌前缘深面被切断的副神经。（b）利用 MABC（前臂内侧皮神经）移植修复副神经

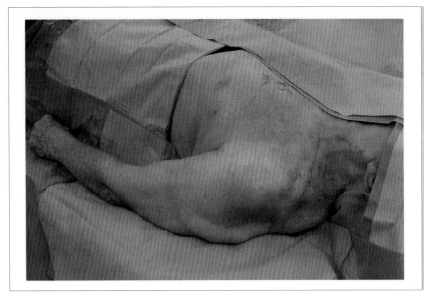

图 14.48 中干的胸大肌支移位修复副神经。锁骨上切口从胸锁乳突肌外侧缘至斜方肌。术中标记胸锁乳突肌的外侧缘

经断端翻转与正中神经远端直接缝合。这就是利用部分健侧 C7 移位桥接长段带血供的尺神经修复正中神经（图 14.72c）。由于此术式采用的是长段神经移植，因此尺神经带血供非常有利于神经再生。在切断尺神经远端时，如果神经远端的血供差，部分学者推荐采用二期手术来完成正中神经的修复，也就是尺神经与 C7 一期缝合，该手术完成数月后，在尺神经有足够血供以利于神经再生的情况下，二期再切断与正中神经缝合。

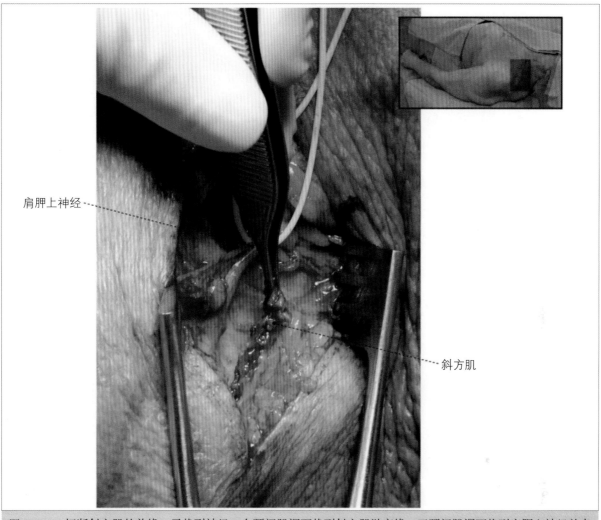

肩胛上神经 ········

斜方肌 ·······

图 14.49　切断斜方肌的前缘，寻找副神经。在颈阔肌深面找到斜方肌游离缘，于颈阔肌深面找到肩胛上神经并牵开保护。掀起切断的斜方肌游离缘显露副神经，一般紧邻斜方肌表面

肋间神经桥接腓肠神经（游离功能肌肉移植的一期手术）

于患侧胸部，从腋中线沿肋骨长轴至锁骨中线做长弧形切口。切口最好邻近乳房下皱襞部位，这样可以避免难看的瘢痕。广泛游离组织，以显露多根肋骨，通常会选择 2~3 根肋骨。如果手术还同时做肋间神经移位修复肌皮神经的话，需要显露下位多根肋骨。骨膜下剥离肋骨下缘软组织，然后切开骨膜，显露肋间神经，并将其向近端和远端游离。肋间神经的运动支细小，可以通过电刺激来确认。较粗大的分支通常是感觉支。有时

会遇到支配腹直肌的肌支，特别是在下位肋骨水平，通常会比肋间神经运动支粗大。如果发现腹直肌支，该神经也可以作为供体神经用，以增加移位神经运动纤维的数量。将肋间神经尽量向前（远端）切断，然后向外侧翻转。在上臂中部做小切口。通过腋窝部，在两个切口间做皮下隧道。胸部肋间神经桥接腓肠神经，然后将此神经通过皮下隧道置于上臂切口内并用缝合线固定，以方便二期手术时寻找。

感觉神经移位

要常规考虑手部感觉功能的恢复。在做运动

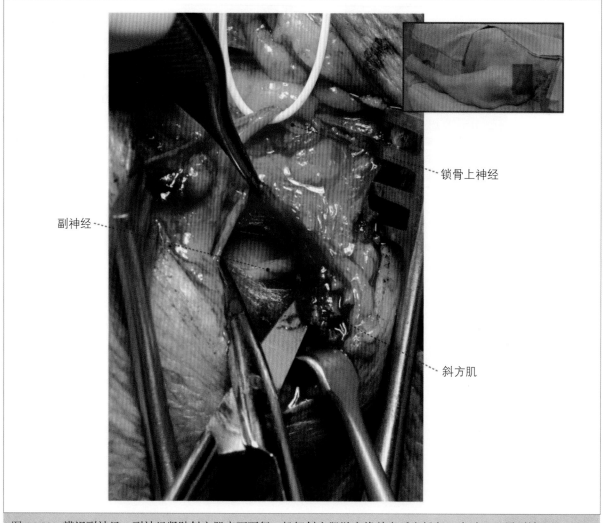

锁骨上神经

副神经

斜方肌

图 14.50　辨识副神经。副神经紧贴斜方肌表面下行。松解斜方肌游离缘并向后方掀起，有助于显露副神经

神经移位时，同一切口内很多感觉神经分支也可显露，因此可一并手术。拇指、示指、中指的感觉可以通过神经移位修复外侧束的正中神经束支来恢复。或者，在上臂段移位修复修复尺神经来恢复手部尺侧半和手指的感觉；然后，在二期手术中，支配第四指蹼的感觉支可以直接移位修复第一指蹼，来恢复拇指和示指的感觉。

可供选择的感觉神经供体包括肋间神经感觉支、锁骨上神经、前臂外侧皮神经（LABC）和肋间臂神经。供体神经的选择需要根据运动神经移位时所显露的感觉神经来定。肋间神经感觉支

在切取运动支时都会碰到。锁骨上神经比较表浅，在锁骨处显露上臂丛神经或通过前路显露副神经和肩胛上神经时都可以碰到。肋间臂神经在解剖显露腋部结构或在做腋部皮下隧道时能碰到。

感觉神经移位也可以在前臂远端或掌部运动神经移位的同时进行或二期手术施行，具体移位详见本书第 5 章。远端移位能够获得快速的感觉功能恢复，有利于功能重建术后的康复训练和运动功能再教育。有功能的尺神经可以作为供体神经移位来恢复高位正中神经损伤后的手指重要感觉功能，可以直接在前臂远端或手部水平移位，

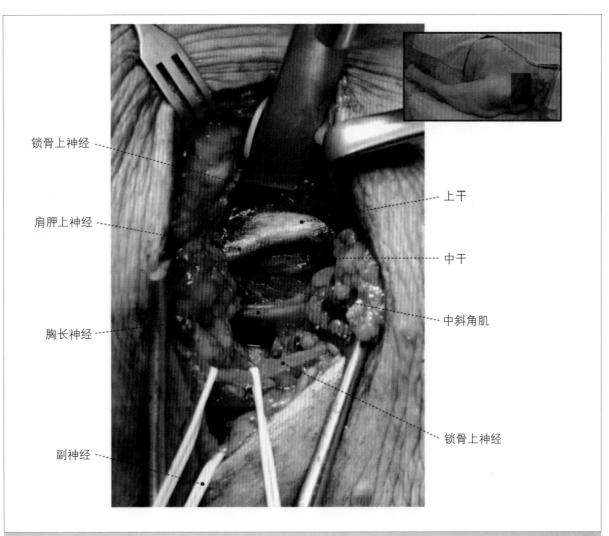

锁骨上神经

肩胛上神经

胸长神经

副神经

上干

中干

中斜角肌

锁骨上神经

图 14.51　找到臂丛神经中干。图示切断肩胛舌骨肌后显露臂丛神经，位于前斜角肌的外侧。找到位于上干的肩胛上神经。在上干的深面找到中干。同时可能看到位于中斜角肌外侧并牵开保护的胸长神经

如尺神经背侧皮神经移位（图 14.73）或手部非重要功能区支配支的移位。

在指蹼部位显露指总神经和指固有神经，用第四指蹼的指神经束直接移位修复第一指蹼感觉。作者用端侧缝合技术来恢复不重要区域的保护性感觉，如作为供体的第三指蹼和第二指蹼（图 14.74）。

第三指蹼感觉神经可以作为供体来恢复重要手指感觉功能，在手掌部手术中可以采用类似的方式，或者在前臂远端用感觉束支移位来修复。

对于尺神经高位损伤或上臂丛神经损伤的患者，作者推荐采用第三指蹼的感觉支作为供体神经。腕部的尺神经和正中神经内部纤维束支排列已经比较明确了。两条神经的感觉和运动部分都能很好地辨认和分离；特别是第三指蹼的感觉神经束支，可以在腕部近端单独游离至前臂中部。但是，作者在解剖中也发现，在同样的部位，分离尺神经的第四指蹼感觉神经束和小指的尺侧感觉神经就不那么容易。因此，作者推荐在选择第四指蹼感觉支作为供体时采用手掌部的指神经移位；选

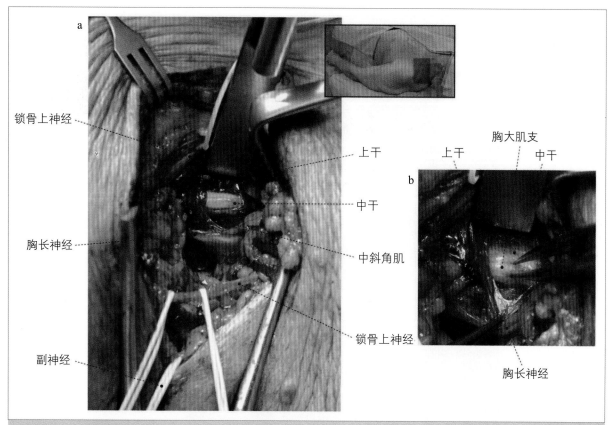

图 14.52　找到中干的胸大肌支。（a）在中干前面可以找到胸大肌支束支，其支配胸大肌。一般可以找到两条神经束，术中上干已牵向内侧。（b）用显微镊子分开位于中干上方表面的胸大肌神经束支

择整个尺神经感觉支作为受体神经重建手部尺侧感觉时，在前臂远端束支移位。对于上臂丛神经损伤（C5、C6）的患者来说，可以用第三指蹼的感觉束移位来修复第一指蹼感觉，以恢复拇、示指的重要感觉（图 14.75）。在所有的神经移位手术中，供体神经束支应尽量向远端游离，受体神经束支应尽量向近端游离，以尽可能地降低吻合口间的张力。对于采用神经束支移位技术的患者，手掌部皮肤切口要避开瘢痕部位，以免损伤掌部血管弓；手术可以与其他手术一起进行，通过同一切口可以同时施行 AIN 终支移位修复尺神经运动支或屈肌腱的腱固定术，详见本书第5章。

肌肉移位

游离功能肌肉移位可以作为挽救性手术，用于臂丛神经损伤后神经修复失败者或靶肌肉神经修复无望者，也可作为一期重建方式而非进行神经移位和 / 或移植[54, 181]。选择肌肉移植或神经移植取决于医生的受训程度、经验和适应性。局部带蒂肌肉移位常用来恢复屈肘功能，合适的供体肌肉包括背阔肌、胸大肌的胸肋部、Steindler 屈肌移位术，以及肱三头肌，即使其是一块拮抗肌[69]。如果有足够的供体肌肉和肌腱，传统的肌腱移位以恢复手部功能永远是一个选择[182]。

如果局部没有肌肉可以转位的话，游离功能性肌肉移位通常是用来重建手部或肘部屈曲功能

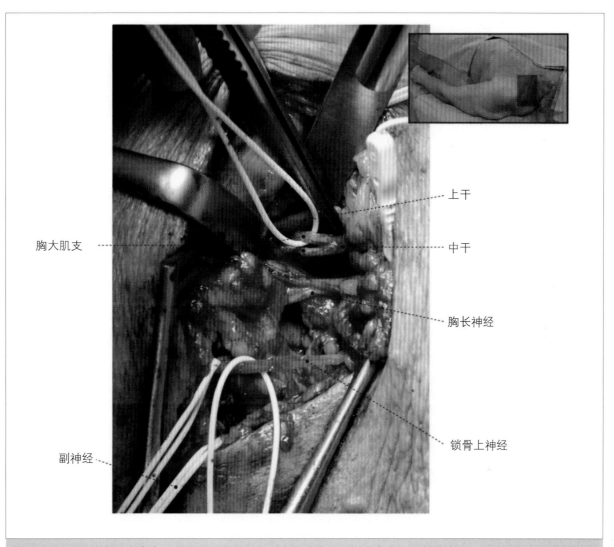

胸大肌支

副神经

上干

中干

胸长神经

锁骨上神经

图 14.53　显露胸大肌支束支。在中干上方表面找到支配胸大肌的肌支束支，电刺激确认，选用一条肌肉收缩强烈的束支作为移位神经供体，一般需要游离 2 cm 长以便于移位

的手术方式。最常用的供体肌肉是股薄肌、背阔肌、胸大肌。对于损伤晚期或就诊较晚的患者，利用股薄肌的长度优势，游离移植后可以同时重建屈肘和有限的手部功能。将股薄肌固定于肩关节附近，远端肌腱缝合到前臂的肌腱，可以恢复屈肘和屈/伸指功能。尽管手指的屈伸功能有限，再次手术行肌腱松解手术通常会改善手部功能。可以结合第二块股薄肌移位，利用肋间神经作为动力神经，来恢复手部的对抗性功能，即所谓的

"DOI 双股薄肌"技术[183]。

二期手术

　　在后期重建过程中，二期手术仍能一定程度地改善肢体功能。例如，患者如果失去了神经移位修复的机会或神经移位手术失败后，肩关节融合可以作为一种候补术式来改善功能。盂肱关节融合后，由于斜方肌功能依然存在，肩胛骨的旋转可以转换为一定程度的肩外展。腕关节融合术有助于稳定腕关节，从而有助于改善手部功能，

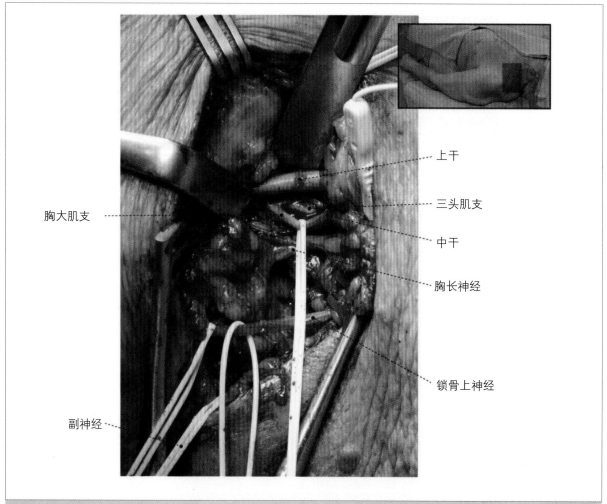

图 14.54　松解供体胸大肌支神经束支，然后移位修复副神经。至少向远端分离出 2 cm 长的神经束，以方便移位。胸大肌支后方 / 内侧的神经束支是三头肌支，可以通过电刺激来确认

或者融合后通过已恢复功能的腕伸或腕屈肌移位来重建手部的功能。

术后管理

重建后的固定时间需要根据重建的方式以及是否有神经移植或神经 / 肌腱的修复来定。神经的直接修复通常固定 1 周，也取决于吻合口部位的张力程度以及吻合口是否能耐受患肢关节的活动。如果采用神经移植，吻合口部位无张力，固定只需要几天就可以了。对于肌腱或肌肉移植来讲，固定 3~4 周后就可以开始轻微的关节活动来预防吻合部位的粘连，出现粘连会影响正常肌肉或肌腱的滑动。如果术中在肱骨的止点处切断了胸大肌，那么术后需要固定肩关节 4 周，有利于止点的愈合。理疗有助于患者逐渐恢复患肢关节的被动活动。靶肌肉再支配后临床的恢复迹象在术后几个月至 1 年内可能并不明显，取决于神经再生到达运动终板的距离。术后 1 个月时，距离肌肉再神经化尚久远，就要针对运动功能再教育的理疗，以刺激皮层重塑和靶肌肉的自发电活动[144]。

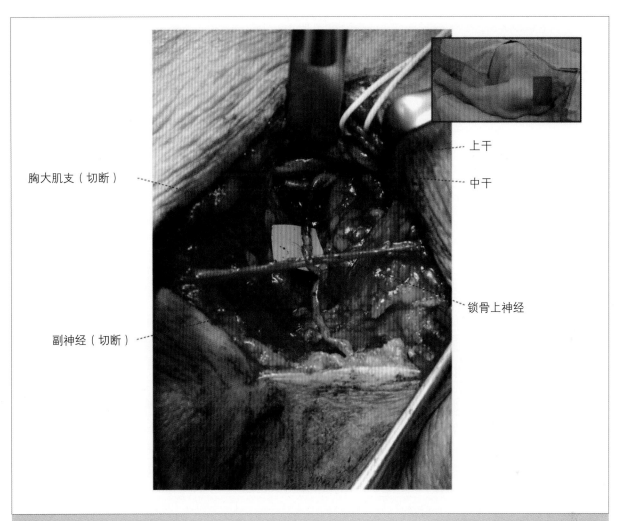

图14.55　胸大肌支移位修复副神经。尽量将胸大肌支神经束支向远端分离，以获得足够的长度；副神经要尽量向近端分离，这样就可以无张力修复了

结　果

臂丛神经损伤重建的结果解释起来比较困难，影响因素有很多。多数臂丛神经损伤患者都合并丛内不同神经的不同程度的损伤，因此准确的分期和损伤的量化均难以标准化。此外，在最佳治疗方式的选择上也缺乏共识，如对于臂丛神经损伤患者是选择神经松解、近端神经移植解剖重建，还是各种远端神经移位或联合治疗方式等，这就更增加了治疗结果分析的复杂性。许多转诊医生对此类患者最佳的手术治疗时机仍处于懵懂状态，结果导致很多患者转诊时治疗"窗口期"

已关闭。

臂丛神经功能重建后的结果取决于损伤的水平、程度以及手术治疗时机的把握。因为从神经再生的部位到靶肌肉的神经支配点的距离较长，所以通常来说神经近端损伤的治疗效果较远端损伤差。此外，由于神经肌肉接头会发生退变和纤维化，因此，手术重建越晚，功能重建的效果就越不满意。依据现代的评定标准，采用神经移植解剖性重建近端神经损伤的早期结果并不乐观。Narakas在1980年报道了100例上、中干损伤的患者[184]，手术采用常规入路，并利用电缆

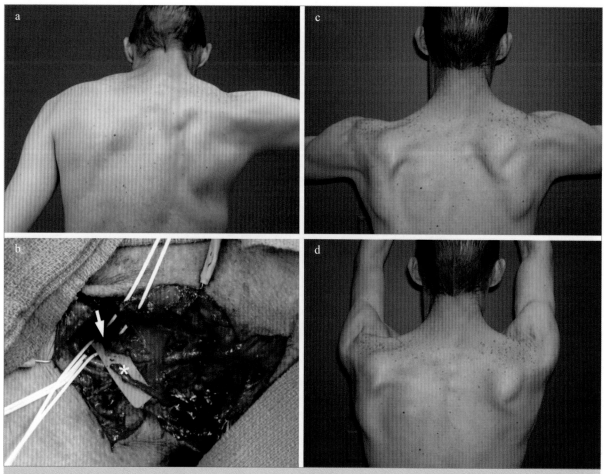

图 14.56　此患者左侧副神经麻痹。（a）术前患者左臂不能外展。（b）术中照片显示左侧颈根部，右上为头部，左下为左肩部。显露副神经（白色星号），C7 近端移位（白色箭头）修复副神经。（c，d）术后 1 年，患者恢复了左侧上肢的各方活动功能

式神经移植来修复，随访了至少 3 年。对于锁骨上或锁骨后的损伤，Narakas 的结果表明优良为 21%，中等为 43%，差或无恢复为 36%。锁骨下和远端神经损伤的结果较好，优良为 33%，中为 40%，差或无恢复为 27%。但是，报道的这些病例并没有定义结果的分级。Millesi 在 1984 年也报道了 158 例采用各种方式治疗的效果[185]。他在报道中对损伤后恢复的有用功能作了定义，需要满足下列的标准：没有肩关节的半脱位，一定程度的肩关节主动活动，一定程度的肩关节外旋但不一定有外展，强有力的肘关节屈曲。结果表

明，23 例患者采用神经松解，72.2% 获得了有用的功能恢复；89 例患者采用神经移植，70.3% 获得了有用的功能恢复；44 例患者采用了肋间神经移位，40.9% 获得了有用的功能恢复。这些早期研究，使用的评价方法不同，数据来自不同机构且使用的治疗方式不同，因此无法进行比较，更不用说与近期的研究结果相比较了。但是，最近的一篇包含 31 项研究共 299 例上臂丛神经损伤患者的综述表明，与传统的神经移植相比，双神经移位的肘关节屈曲和肩关节功能恢复效果更明显[186]。

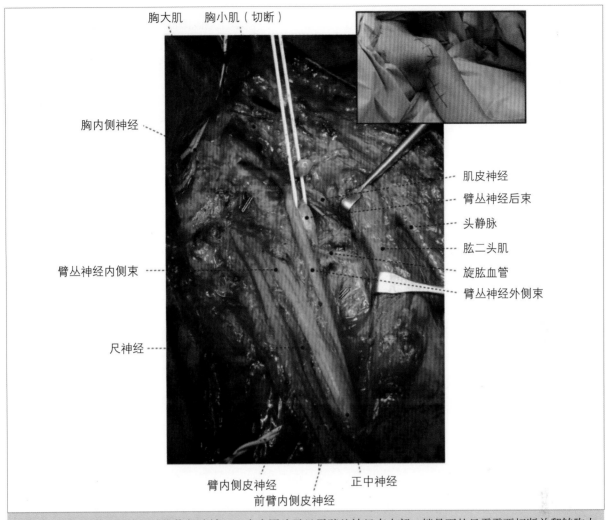

胸大肌　胸小肌（切断）

胸内侧神经

臂丛神经内侧束

尺神经

肌皮神经
臂丛神经后束
头静脉
肱二头肌
旋肱血管
臂丛神经外侧束

臂内侧皮神经　　　正中神经
前臂内侧皮神经

图 14.57　图示胸内侧神经移位修复腋神经。术中图片示显露臂丛神经束支部。锁骨下的显露需要切断并翻转胸大肌和胸小肌。胸内侧神经位于胸小肌深面，应牵开保护。显露内侧束和外侧束，牵开保护。外侧束和腋部的血管向内侧牵开显露后束，图中标记的是牵开的后束。肱二头肌向外侧牵开有助于术中显露。术中找到旋肱前血管束，其与桡神经 / 后束交叉，是寻找腋神经的一个解剖标记

　　Kline 等利用路易斯安那州大学健康科学中心（LSUHSC）评价系统[187]进行评分，此评分系统更类似目前最常用的改良医学研究协会（MRC）系统（表 14.1）[188]。

　　不同的是，类似 Millesi 分级，此评分系统是对整个肢体的总体功能而不是单个功能活动，如肘关节屈曲或肩关节外展进行评价。其也定义功能 2 级（中）就可以抗重力，与 MRC 的 3 级类似，但又进一步分为神经支配近端肌肉收缩可以抵抗重力，但远端肌肉没有收缩；而 LSUHSC（3 级）就是近端肌肉收缩能抗重力，部分远端肌肉也能抗重力收缩。此评分标准最高分值也是 5 分，因此在用此标准与其他结果比较时要小心。另外，此标准也很难解释和比较特定的运动功能，因此就很难比较针对特定功能的不同方式的结果。尽管存在这些不足，在对 208 例 C5~T1 完全损伤采用近端神经移植修复的结果评价中，仅 35% 的患者恢复到了 LSUHSC 评分

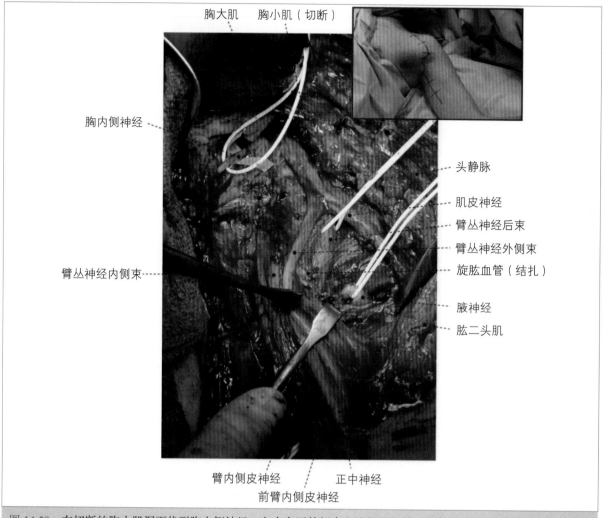

图14.58　在切断的胸小肌深面找到胸内侧神经。向内牵开外侧束和腋部的血管，显露后束。此图中，旋肱前血管已结扎以方便显露位于其后方的腋神经，其在血管的深面横向走行。将腋神经向近端游离以获得更长的长度，方便无张力修复

中的 3 级（中）或更好[189]。Kline 等最近联合应用了近端神经移植和各种方式的神经移位，供体包括副神经、胸背神经、胸内侧神经、肋间神经，明显改善了肩关节和肘关节功能的评分[190, 191]。

Bentolilia 和 Sedel 报道了 63 例患者采用近端神经移植和神经移位的效果[192]。对于肘关节功能来讲，44 例患者采用近端神经移植修复，19 例采用单独副神经移位、副神经联合肋间神经或近端神经移植。在神经移植组，44 例中有 28 例（63%）的肘关节屈曲的结果达到优良（3 级 + 或更好），其他效果较差。在神经移位组，19 例中有 11 例（58%）的效果达到优良，其余的为中或差。近端神经移植组的手部和腕部功能恢复优良率仅为 16%。显著影响预后的因素有 4 个：手术距受伤的时间，既往血管病变手术史，是否存在血管舒缩问题以及 Horner 征。

随着越来越多的中心采用神经移位治疗这

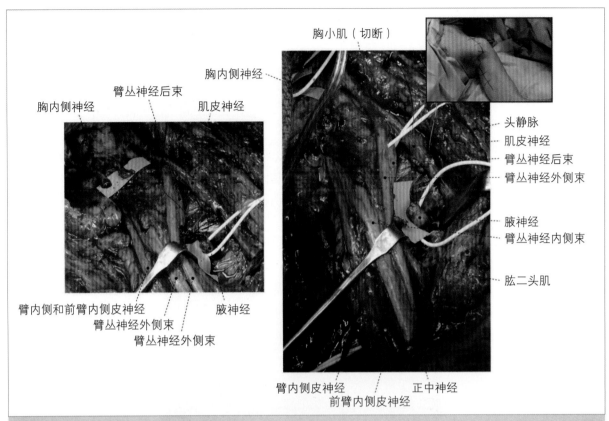

胸小肌（切断）

胸内侧神经

胸内侧神经　臂丛神经后束　肌皮神经

头静脉
肌皮神经
臂丛神经后束
臂丛神经外侧束

腋神经
臂丛神经内侧束

肱二头肌

臂内侧和前臂内侧皮神经　　腋神经
臂丛神经外侧束
臂丛神经外侧束

臂内侧皮神经　　正中神经
前臂内侧皮神经

图 14.59 （a）腋神经从近端切断，断端用蓝色的显微缝合线标记。充分游离胸内侧神经后在远端切断。（b）尽管管术中已将供体神经向远端、受体神经向近端充分游离，但此患者最终还是有神经缺损的存在

表 14.1 周围神经损伤和重建后功能状态评估的改良 MRC 系统 *

分级	定义
5	肌力正常
5−	难以觉察到的肌力减弱
4+	类似 4 级，但肌肉收缩可以抵抗中等到最大力量的阻力
4	肌肉收缩可以对抗重力和中等程度的阻力
4−	类似 4 级，肌肉收缩仅可以对抗很小的阻力
3+	肌肉收缩可以对抗重力而活动度完全，可以一过性地对抗阻力，但瞬间消失
3	肌肉收缩可以完全抵抗重力，但对抗阻力
3−	肌肉收缩可以对抗重力，但关节活动范围小
2	重力消除时，肌肉可以有活动
1	可以看到有肌肉收缩或摸到肌肉颤动
0	无活动

* 针对特定关节功能

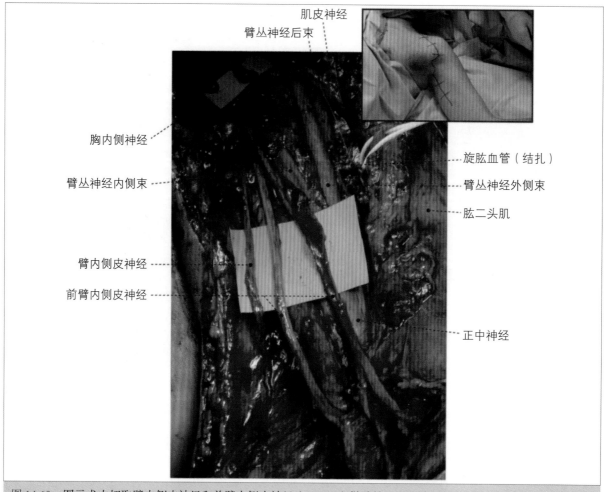

图 14.60　图示术中切取臂内侧皮神经和前臂内侧皮神经（MABC）做移植。这些神经从内侧束发出后向远端走行，前臂内侧皮神经位于贵要静脉的上方

种疾病，相关的临床应用结果的报道也越来越多。尽管其中许多技术比较新，许多研究报道的病例数有限，但总结这些结果也是非常有用的。远端运动神经移位的结果是相当稳定的，特别是近端神经损伤或神经根性撕脱的患者，结果要明显优于长段神经移位的患者。MRC 分级系统常用来评价具体的运动功能恢复情况，有时会联合应用提重物的最大重量来衡量效能。远端神经移位能使再生的运动神经轴突更靠近运动终板，从而更快地让其获得再支配，并获得肘关节屈曲功能的恢复。两项研究报道了正中神经和尺神经束支移位修复肌皮神经的二头肌支和肱肌支。

Mackinoon 等报道了 6 例患者，平均随访 20.5 个月[33]，4 例患者肘关节屈肌肌力恢复到了 MRC 4+/5 级，2 例在 4/5 级（图 14.76）。

临床结果显示，术后靶肌肉神经再支配的时间平均为 5.5 个月。Liverneaus 等采用同样的技术，报道了 10 例患者，所有患者的屈肘肌肌力都恢复到了 4/5 级[193]。在这些系列研究中，都没有出现同侧手部功能永久性的感觉和运动障碍。与单纯的修复肱二头肌支比较，联合修复肱肌的屈肘功能要明显有力，可见肱肌对于肘关节屈曲功能的贡献很大。Teboul 等先前报道了 32 例采用尺神经修复肌皮神经肱二头肌支的病

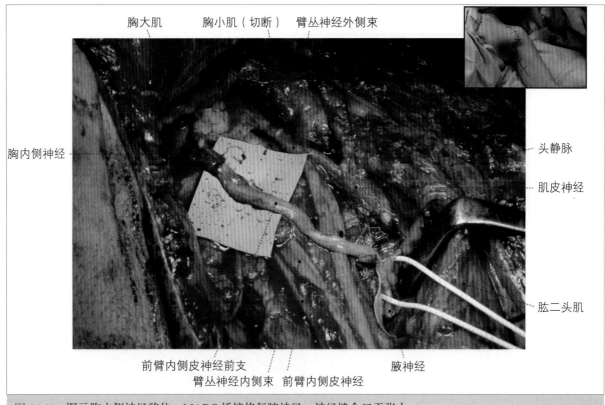

胸大肌　　胸小肌（切断）　臂丛神经外侧束

胸内侧神经

头静脉

肌皮神经

肱二头肌

前臂内侧皮神经前支

臂丛神经内侧束　前臂内侧皮神经

腋神经

图 14.61　图示胸内侧神经移位，MABC 桥接修复腋神经，神经缝合口无张力

例[194]，20 例患者的屈肘功能恢复到了 MRC 4 级，4 例患者恢复到了中级或 3 级，8 例患者结果差，仅有 2 级或更差；11 例患者施行了二次手术，利用 Steindler 屈肌成形术来进一步改善屈肘功能。最近，Ray 等报道了 29 例患者随访 19 个月的结果[166]。除了一例患者，其余患者都恢复了肘关节屈曲功能（97%），其中 8 例为 MRC 5 级，15 例为 4/4 级，4 例恢复到了 3/5 级。同样，这些病例中也没有发生功能障碍的并发症。

作者认为，如果尺神经或正中神经功能没有恢复，胸背神经是一个很好也很可靠的供体运动神经，但临床应用的报道很少，估计是因为供区的牺牲显而易见。尽管该手术会削弱肩内收功能，但对于已经丧失肘关节和手部功能的肢体来讲，肩关节内收功能无或力量很弱，对于多数病例来说影响是微不足道的。但是，如果患者开始利用

上臂和胸部夹持物体的话，做此手术就需要在削弱肩关节内收功能和获得肘关节屈曲功能之间进行"权衡"。Novak 等报道了 6 例胸背神经移位重建二头肌和肱肌功能，手术结果为 MRC5 级 1 例，4 级 4 例，2 级 1 例[195]。Samardzic 等综述了 27 例胸背神经移位患者，其中 12 例修复肌皮神经，14 例修复腋神经[196]。在 8 例单纯用胸背神经移位修复肌皮神经的病例中，2 例屈肘肌力恢复到 MRC 4+ 级，功能优；5 例恢复到了 4 级，功能良；1 例 3 级，功能中。另外 4 例，联合肋间神经、肩胛下神经或胸长神经移植，1 例优，3 例良。尽管该术式不是作者的首选，但在首选的供体神经（正中神经和尺神经）不可用时，胸背神经是一个恒定的、可靠的供体神经，可于移位恢复肘关节屈曲功能，多数患者都可以达到优良的效果。

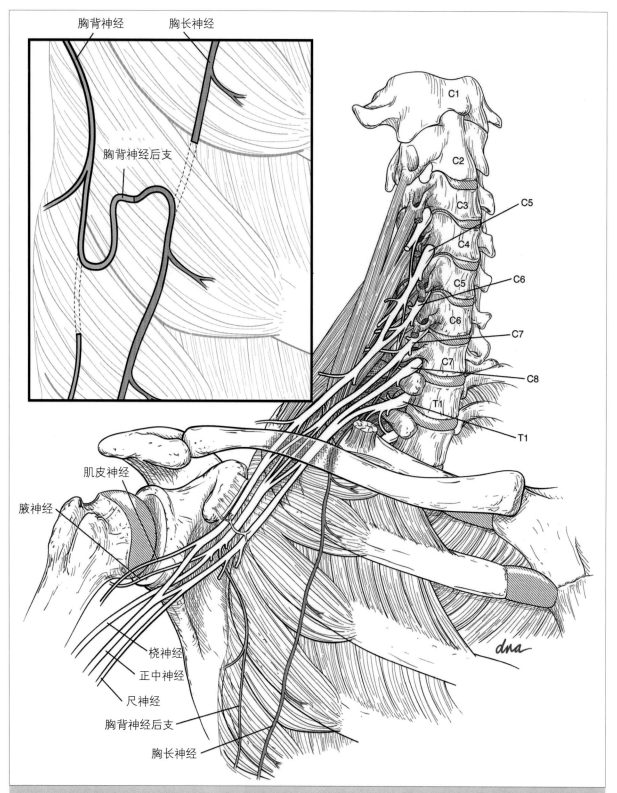

图 14.62 胸背神经移位重建胸长神经功能。胸背神经是可以牺牲的，移位后用来修复胸长神经能恢复前锯肌远端纤维功能。术中的胸长神经要尽可能靠近近端切断。前锯肌越靠近近端的肌纤维，其功能越重要

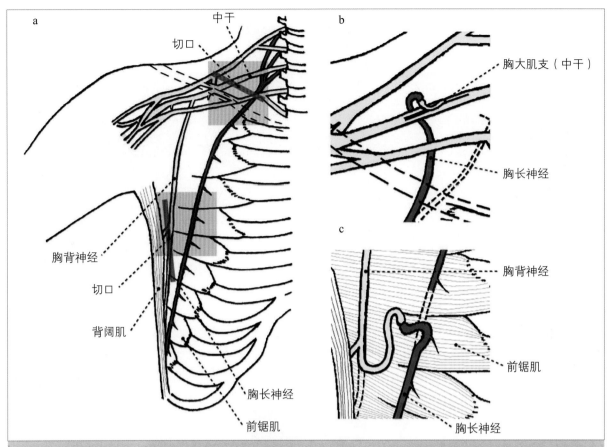

图 14.63　双水平移位修复胸长神经功能。虚线示锁骨。（a）双水平移位可以恢复前锯肌近端和远端的肌肉功能。（b）在近端，以中干的胸肌支移位来恢复前锯肌上部纤维功能。（c）在远端，以胸背神经的分支恢复前锯肌下部纤维功能［引自 Ray WZ, Pet MA, Nicoson MC, et al. Two-level motor nerve transfer for the treatment of long thoracic nerve palsy. J Neurosurg 2011:115(4):858–864.］

　　胸内侧神经的分支也是一个很好的运动神经移位的供体神经。显露该神经需要广泛的解剖，术中需要在肱骨的止点处切断胸大肌，并将其和胸小肌向内侧翻转，以显露其深面的血管神经束。该神经的分支很细小，因此要选择几支一起切断来匹配肌皮神经的粗细。如果胸大肌肱骨止点愈合很好的话，供区功能影响很小，胸大肌依然有胸外侧神经支配。1993 年，Brandt 和 Machinnon 报道了 4 例患者采用胸内侧神经移位修复肌皮神经的结果[145]。LABC（前臂外侧皮神经）在远端切断后与肌皮神经缝合，以修复肱二头肌神经。3 例患者屈肘肌力恢复到 4 级，1 例 1 级。手术后 6~8 个月就有肌肉恢复的临床

迹象。Samardzic 等报道了大宗神经移位病例的结果，其中包括 25 例胸内侧神经移位，14 例移位修复肌皮神经，另外 11 例移位修复腋神经[197]。在修复屈肘功能的患者中，2 例 4+ 级，优；4 例 4 级，良；3 例 3 级，中；1 例没有恢复，差。另外的 4 例患者联合副神经或肋间神经移位加强，2 例优，1 例良，1 例差。总体的屈肘肌力恢复有效率达 80%~85%。该手术缺点是需要广泛的解剖、供体运动神经细小、分离距离短，多需要神经桥接。

　　对于全臂丛神经损伤的患者，由于缺乏丛内神经作为供体来移位，治疗比较棘手，效果也较差。这些患者最常用的供体神经是远端副神

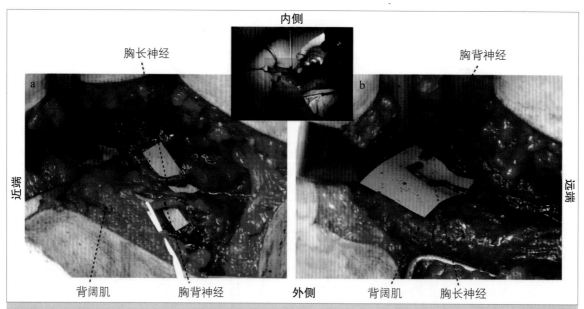

图 14.64　胸背神经分支作为供体，远端神经移位恢复胸长神经功能。（a）通过右侧腋下切口显露胸长神经和胸背神经。胸长神经位于前锯肌的表面，胸背神经在背阔肌深面。（b）胸背神经移位修复远端胸长神经［引自 Ray WZ, Pet MA, Nicoson MC, et al. Two-level motor nerve transfer for the treatment of long thoracic nerve palsy. J Neurosurg 2011:115(4):858–864］

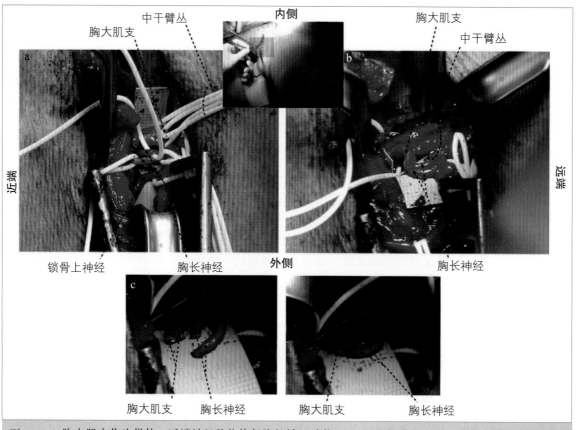

图 14.65　胸大肌支作为供体，近端神经移位修复胸长神经功能。（a）右侧锁骨上切口显露中干，找到并分离胸大肌的两条肌支。于中干外侧可以找到胸长神经的两条分支。（b）用两条胸大肌支移位来修复胸长神经。（c）胸大肌的每条肌支与胸长神经的两条肌支粗细匹配，分别完成缝合［引自 Ray WZ, Pet MA, Nicoson MC, et al. Two-level motor nerve transfer for the treatment of long thoracic nerve palsy. J Neurosurg 2011:115(4):858–864］

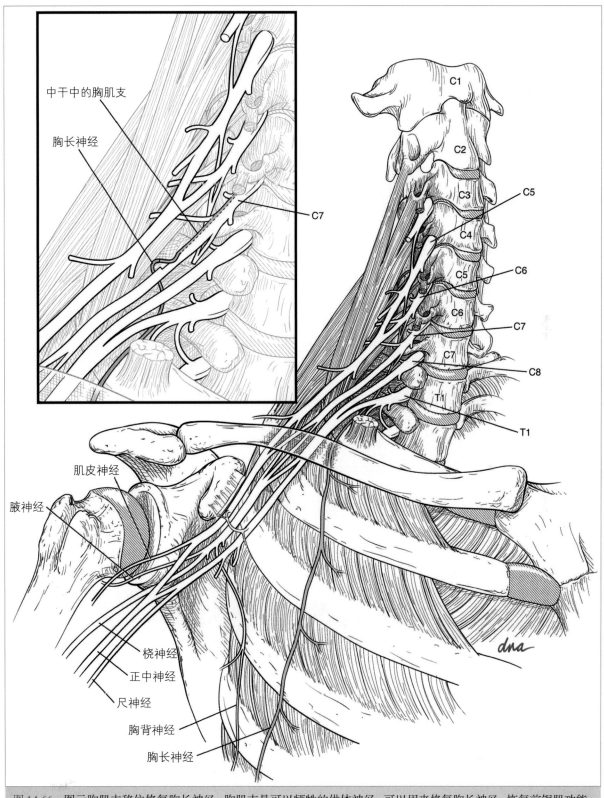

图 14.66　图示胸肌支移位修复胸长神经。胸肌支是可以牺牲的供体神经，可以用来修复胸长神经，恢复前锯肌功能。可以切取两条胸肌支

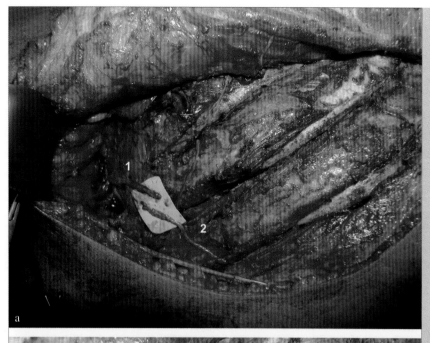

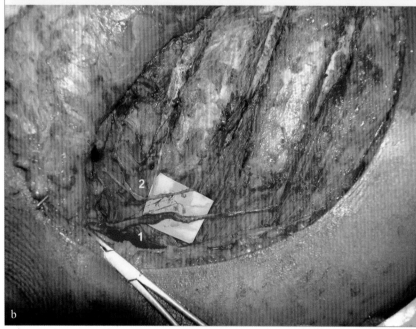

图 14.67 （a）胸长神经术中照片。（1）在上方切断，然后向下翻转（图中向右）靠近肋间神经。（2）肋间神经靠近前方切断，向上翻转。（b）神经缝合（1）图示还有其他肋间神经用于移位（2）。图示方向，头部是左侧，足为右侧

经和肋间神经。在解剖远端副神经时，重要的是保留斜方肌上部和中部纤维的肌支，切取最远端的肌支，以保留耸肩和一定程度的肩胛骨旋转功能，此功能对于需要做肩关节融合的患者是非常重要的。如果此神经移位用来修复肌皮神经的话，需要采用通过皮下隧道的长段神经移植。此手术结果与前述的其他丛内神经移位相比效果稍

差，但根据经验要比肋间神经的移位效果稍好。Songcharoen 等报道了他们自己的 577 例副神经移位修复肩关节和肘关节功能的效果[198]。修复肌皮神经需要神经移植，恢复时间约为 1.5 年。74% 的患者获得了有用的功能恢复，达到 3 级或更好的效果，但文章并没有提及患者伤后的详细情况和手术时间。

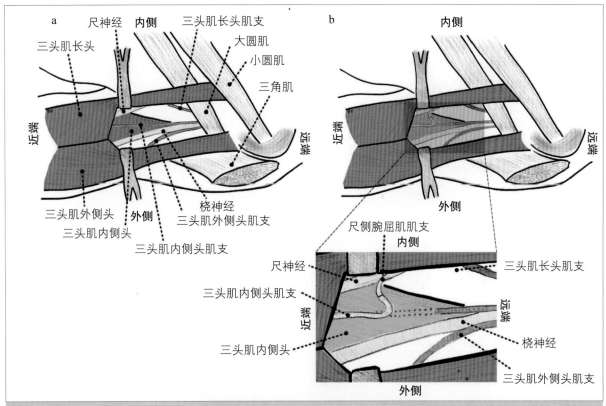

图 14.68　图示尺神经 FCU 束支移位修复三头肌内侧头运动支。图中患者取俯卧位，右侧上肢为后方，头部为右侧，足为左侧。（a）采用后方入路，尺神经位于肢体内侧，三头肌长头的深面。（b）神经移位修复三头肌内侧头。失神经支配肌标记为红色，恢复神经支配肌肉为绿色，有功能的神经或恢复功能的神经为黄色，无功能神经为紫色。右侧上肢，俯卧位，后方入路〔引自 Pet MA, Ray WZ, Yee A, Mackinnon SE. Nerve transfer to the triceps after brachial plexus injury: report of four cases. J Hand Surg Am 2011;36(3):398–405.〕

　　如果前述的这些优选供体神经不可用的话，可使用肋间神经。缺点是细小和距离靶肌肉较远；此外，切取费时费力，而且切取多平面的肋间神经对于肺功能的远期影响也不得而知。作者建议，在患者合并肋骨骨折时或膈神经损伤，或同侧的膈神经也作为供体神经时，还是不要用肋间神经作为供体。2007 年，Terzis 和 Kostopolous 报道了 718 例肋间神经移位修复屈肘、伸肘以及肩关节功能的结果[199]，表明下位肋间神经（T7~T10）的效果要好于上位肋间神经（T3~T6）；采用 3 根或以上的移位要好于 2 根；72% 的患者获得了优良的屈肘功能。

　　Songcharoen 等报道了 22 例肋间神经移位

修复肌皮神经的效果[198]，65% 的患者恢复了 MRC 3 级或以上的屈肘肌力，恢复 3 级肌力的平均时间是 12 个月左右。在这些病例中，最大肌力是提 5kg 重物，屈肘达到 90°。Chuang 等回顾性分析了 66 例 3 根肋间神经移位修复肌皮神经的病例，这些病例都没有做神经移植，67% 的运动功能恢复到 4 级或更好[200]。最近，Chuang 更新了随访的效果，有 80% 的患者恢复到 3 级或更好[201]。Merrell 等对 1 088 例患者的神经移位效果作了荟萃分析，结果表明神经移位的总体成功率是 66%，其中 72% 的肘关节屈曲肌力恢复 3/5 级，其中 37% 的患者至少达到 4/5 级[202]。

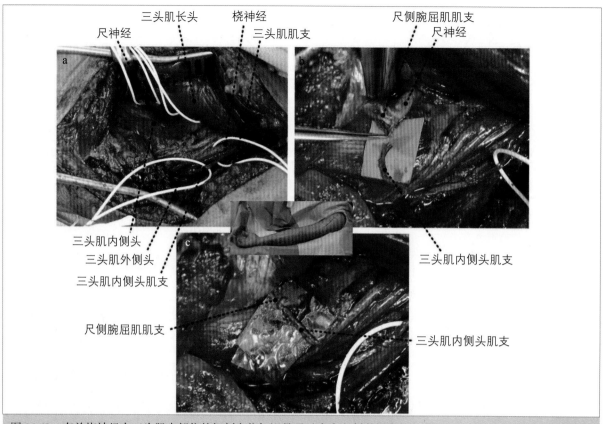

图 14.69　有关桡神经在三头肌支部位的解剖定位知识是通过术中电刺激得来的。从内侧到外侧有三个分区，伸指、伸腕和感觉成分（右侧上肢，俯卧位，后入路）〔引自 Pet MA, Ray WZ, Yee A, Mackinnon SE. Nerve transfer to the triceps after brachial plexus injury: report of four cases. J Hand Surg Am 2011;36(3):398–405〕

作者并不提倡采用膈神经作为供体用，虽然临床上也有很多学者用，主要用来恢复屈肘曲功能。Gu 和 Ma 报道了从 1970 年开始的 180 例膈神经移位效果[149]。65 例随访了 2 年以上，84.6% 的患者的屈肘肌力恢复 3 级或以上，恢复 3 级肌力平均的时间是 9.5 个月。1 例患者术后出现了一过性的呼吸问题，检查显示术后第一年肺功能较术前下降，但术后第二年就开始改善。Songcharoen 等在 2005 年报道了 306 例膈神经移位的病例，其中 151 例随访至少 2 年以上[198]。移位方式包括以肩胛上神经和腋神经恢复肩关节功能、肌皮神经恢复肘关节功能，结果表明 60% 的患者上述功能恢复到了 3 级或以上。他们发现术后 73% 的患者肺功能会降低，肺活量平均降

低 9.4%，但术后 6~24 个月，肺功能逐渐恢复到术前水平。

肩关节功能的恢复要比肩关节融合后的功能要好，但相比之下，不如屈肘功能的恢复。之前的研究经验表明，优先修复肩胛上神经或腋神经来恢复肩关节功能，结果可与肩关节融合相媲美或稍好一些。最近报道的 6 例肩关节融合结果表明，其外展可以达到 47.5°（30°~60°），屈曲达 56.6°（30°~75°）[203]。Chammas 等在 1996 年报道了 18 例患者臂丛神经损伤后盂肱关节固定的随访结果，平均随访 6 年[204]。术后外展和屈曲恢复平均 60°，伸直 14°，内旋恢复平均 48°，外旋 0°。最常见的并发症是融合失败，需要再次手术植骨融合；其次是肱骨骨折，

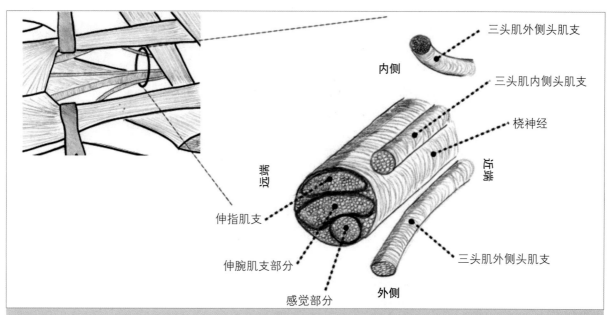

图 14.70　图示尺神经 FCU 束支移位修复三头肌内侧头功能。（a）通过后入路显露桡神经和尺神经。（b）尺神经 FCU 束支（标记），受体桡神经三头肌内侧头肌支也在图中有显示。（c）神经以端端缝合方式修复（右侧肢体，俯卧位，后入路）〔版权属于 Pet MA, Ray WZ, Yee A, Mackinnon SE. Nerve transfer to the triceps after brachial plexus injury: report of four cases. J Hand Surg Am 2011;36(3):398–405.〕

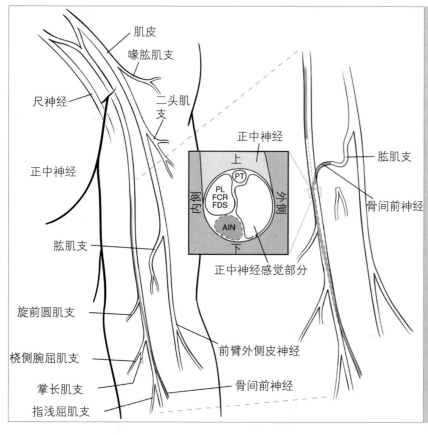

图 14.71　图示肱肌支移位修复骨间前神经。为了恢复骨间前神经（AIN）功能，可以采用肱肌支作为供体神经移位。在上臂中部，正中神经的骨间前神经位于后内侧。此神经束支向远端走行，并逐渐旋转至正中神经的后外侧。如果 C7 也有损伤，就可以采用肱肌支修复 AIN、旋前圆肌和桡侧腕屈肌。术中可以把肱肌支分离得比此图所示的部位更向远端，以获得更粗和更靠近受体神经靶器官的神经束

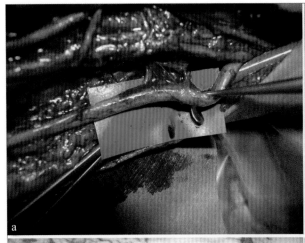
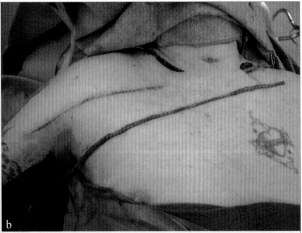

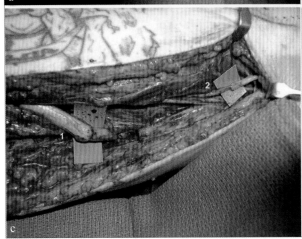

图 14.72 （a）尺侧上副动脉血管蒂在上臂近 1/3 部位营养尺神经。本图中肩部在右侧，肘部在左侧。（b）从腋窝部到对侧颈部做皮下隧道。在腕部切断尺神经，将其翻转后通过皮下隧道到达对侧颈部切口内，与预先切断的部分 C7 缝合。（c）将带血供的尺神经远端切断后与正中神经远端直接缝合（1）联合肋间神经移位（2）。本图肩部在右侧，肘部在左侧

但可以保守治疗。Songcharoen 等报道了 577 例副神经移位修复肩胛上神经和腋神经[198]的临床结果。最好的结果是副神经远端直接修复肩胛上神经，80% 的患者恢复了有用的运动功能，肌力恢复 MRC 3 级或更好。例如，肩外展可以达到 30°、屈曲 60°、外旋 30° 的良好结果，术后平均需要 17.5 个月恢复 3 级。

Terzis 和 Kosta 报道了 118 例肩胛上神经修复的临床结果[205]。80 例患者中，利用远端副神经移位来直接修复的有 65 例，移植修复的 15 例。直接移位修复者，平均肌力为 3.9 级，肩外展为 58°；而神经移植的病例，平均恢复肌力为 3.1 级，肩外展为 44°。副神经移位的效果要比其他的丛外神经移位，如肩胛背神经、C3 和

C4 运动神经功能恢复得要好。远端副神经移位直接修复的效果可以与来源于 C5~C8 丛内的神经移位效果相媲美，肌力平均恢复 3/5 级，肩外展为 58°，但此手术操作简单，手术时间短。修复腋神经可以作为不修复肩胛上神经的备选方案，但效果要比直接修复肩胛上神经差。Songcharoen 等报道，采用副神经作为备选方案，并且需要桥接神经[198]。结果表明，60% 的患者恢复了有用的功能，肌力达 3 级或以上。好的结果是肩外展达 60°，屈曲达 45°。Chuang 在分析了 266 例经神经移位修复肩关节外展功能恢复效果后认为，其对中上干撕脱伤（C5~C7）的效果要好于全臂丛神经损伤，主要原因是由于肩关节运动功能的复杂性和多肌肉

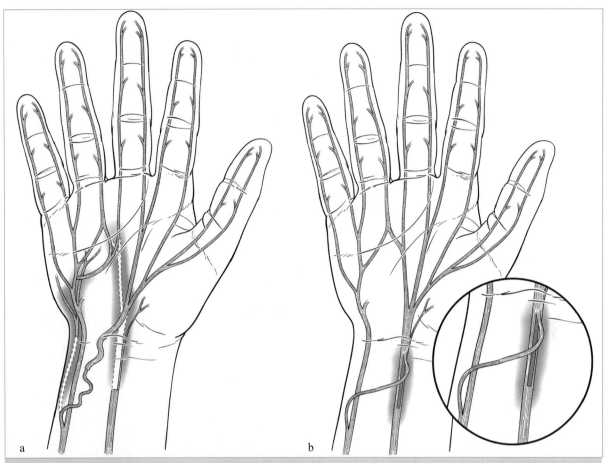

图 14.73 （a）有功能的尺神经可以作为供体神经，通过移位来恢复高位正中神经损伤后的手指重要感觉功能，可以直接修复，如手背侧皮神经移位修复正中神经第一和第二指蹼感觉神经。图中显示采用端侧缝合技术将不重要的第三指蹼指神经与尺神经缝合。（b）此手术也可以在腕部 / 前臂远端进行，作者推荐采用这种方式

参与的协调性[201]。

很显然，最好的肩关节功能恢复方法是用肩胛上神经和腋神经同时修复，这是 Merrell[202] 在对 1 088 例神经移位患者的荟萃分析时，比较了单一神经移位的结果得出的结论。Witoonchart 等和 Leechavengvongs 等首次通过解剖和临床研究分别报道了经后入路的桡神经三头肌支移位来修复腋神经的技术[206, 207]。临床报道了 7 例患者，均采用后入路桡神经三头肌长头肌支修复腋神经前支，同时采用远端副神经移位修复肩胛上神经。所有患者的三角肌功能都恢复 MRC 4 级，其中 5 例优，另外 2 例良。6 例患者的肩外旋恢复了

4/5 级，1 例 3/5 级。平均肩外展达到 124°，范围为 70° ~160°。所有患者的盂肱关节半脱位都得到了解决，供区功能没有任何受损。

Bertelli 和 Ghizoni 报道了采用副神经和三头肌长头肌支或外侧头肌支移位来修复肩胛上神经和腋神经的恢复效果[208]。10 例患者也进行了屈肘功能的重建。3 例患者肩外展功能达 4 级，其余的患者都恢复 3 级。2 例肩外旋达 4 级，5 例 3 级，3 例 2 级，平均的肩外展功能达 92°，活动范围为 65°~120°。所有患者没有任何供区功能障碍的表现。作者采用双神经移位技术来修复，结果也是非常喜人的（图 14.77）。作者改

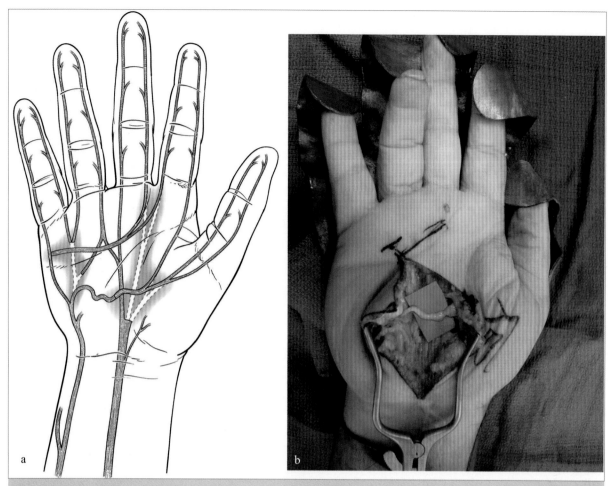

图 14.74 （a）图示手部感觉神经移位来恢复正中神经支配区感觉。（b）感觉功能重建的时候，先显露指总神经和指固有神经，并分离到指蹼水平，将第四指蹼感觉神经直接移位至第一指蹼。第二指蹼感觉支断端采用端侧技术缝合到有功能的尺神经感觉支，以恢复保护性感觉，同时也不造成供体神经支配区感觉功能障碍

良了 Wittonchart 和 Leechavenvong 的手术技术，采用内侧头肌支移位；此外，作者发现腋神经的前支通常是不可恢复的，需要神经移位修复，而后支损伤要轻。如果可能的话，作者也同时尽力恢复胸长神经功能，如前所述的挤压副神经近端的部分损伤，对副神经的功能影响微乎其微。

由于靶肌肉都在肢体远端，手部功能的恢复是最具有挑战性的[209]。对于此类患者，通常利用游离功能肌肉移植手术来修复。对侧 C7 的全部或部分移位已经被临床用来恢复屈肘或手部功能[30, 210]。Gu 等报道了 32 例随访 2 年以上的对

侧 C7 神经根移位修复的效果[211]。32 例中，14 例患者采用正中神经移位恢复手部功能，7 例患者手指屈曲功能恢复达 3 级或以上（50%），12 例感觉恢复达 3 级或以上（85.7%）。Waikakul 报道了 96 例采用 C7 前股来修复手部功能，随访 3 年以上[212]。所有的患者同时施行了肩关节和肘关节功能的重建手术。感觉功能恢复非常满意，83% 的患者恢复了 3 级或以上；但是，运动功能恢复差，33% 的患者恢复了旋前功能，29% 屈腕肌力恢复 3 级，21% 的患者的屈指功能恢复到了 3 级。Gu 采用对侧 C7 获得的良好功能可

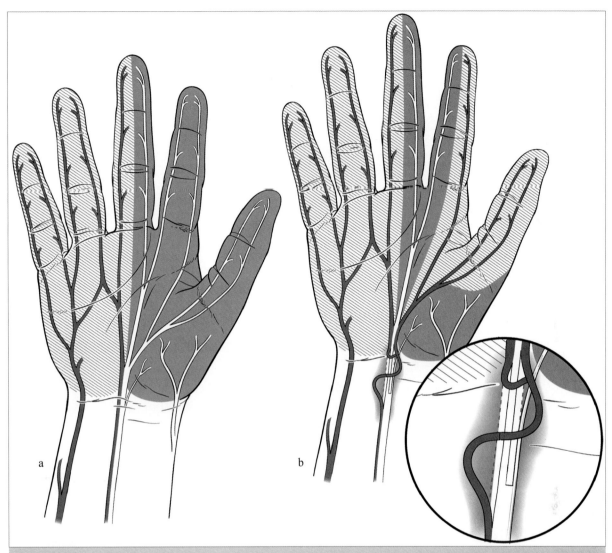

图 14.75　图示上臂丛神经损伤的患者（C5~C6），采用正中神经第三指蹼束支移位修复第一指蹼神经，来恢复拇示指的重要感觉功能。第三指蹼神经远端通过端侧缝合技术缝在第一指蹼的感觉支，来恢复第三指蹼的保护性感觉（插入的小图）

能与他们采用全部 C7 神经根或后股有关。研究表明，后股的运动神经纤维数量比前股多 2 倍。此外，带血供尺神经桥接和分期手术与效果也有关系[30]。

Songcharoen 等报道了 111 例用对侧 C7 移位修复正中神经的临床效果[198]。随访超过 3 年，30% 的患者恢复了良好的运动功能（3 级），20% 获得了 2 级的运动功能。感觉功能恢复效果很好，83% 的患者恢复了保护性感觉（2/5 或更好），50% 的患者感觉功能恢复达 S3，33% 的患者达 S2。运动功能达 3 级和感觉功能达 3 级的平均恢复时间是 35 个月。术后虽有 97% 的患者出现供区相关并发症，包括健侧示指正中神经支配区和肩部区域感觉功能的改变，但都在术后最长 7 个月、平均 3.75 个月后恢复正常。3 例患者术后出现三头肌运动功能障碍，肌力为 4/5 级，手指伸直肌力 2/5 级。三头肌功能在术后 2 个月恢复正常。作者同意其他学者的建议，认为对侧

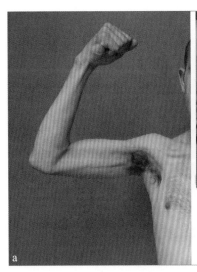

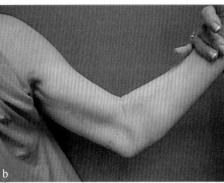

图 14.76 图示双神经束支移位修复肱二头肌和肱肌术后恢复了非常好的屈肘功能，肌力达 MRC 4+/5 级

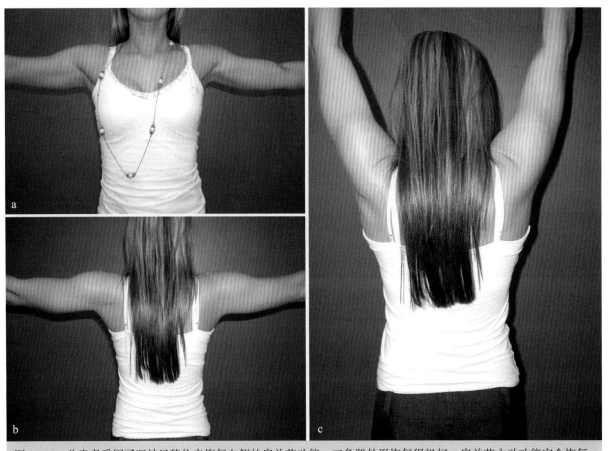

图 14.77 此患者采用了双神经移位来恢复左侧的肩关节功能，三角肌外形恢复得极好，肩关节主动功能完全恢复

C7 部分移位的效果不好，与其术后的并发症相比，并不值得应用[213]。

如果通过神经修复来再支配靶器官的"窗口期"已关闭，游离肌肉移位是最后的修复方式了。有足够经验和专业化的团队能够取得可靠而稳定的效果。Barrie 等报道对 79% 的患者采用单一股薄肌移位重建屈肘功能[214]。利用肋间神经或副神经作为供体获得的结果相当。17 例患者中 2 例虽然移位的肌肉成活，但并没有恢复收缩功能。Doi 等采用双股薄肌移植技术来恢复肘、腕关节和手部功能[215]。结果表明，96% 的患者恢复了极好的屈肘功能，65% 的患者在施行了第二块肌肉移植后恢复了 30° 的手指屈曲功能。他们认为肌肉移植同时恢复屈肘和伸腕（63% 达到 4/5 级或以上）功能要比单独肌肉移植修复屈肘功能（79%）的效果差，而手部抓握功能的恢复并不可靠[216]。Terzis 等研究也得出了同样的结论，即：单一肌肉移植恢复两种功能时手部功能的恢复不稳定，应该只恢复屈肘功能[217~220]。但是，Chuang 报道采用股薄肌移位很满意地同时恢复了两种功能[221]。

臂丛神经损伤手术重建对于患者职业和生活的影响，一般都会在患者汇报结果的研究中进行长期的评估[43]。对于那些受伤时就从事有薪酬职业的患者来说，54% 可以回归工作，多数伤后 1 年内。对于工作的满意度评估，70% 的患者能达到中等或较高的满意度；而相比之下，一般人群的满意度在 85%。对于那些不能回归工作的患者，大都觉得损伤所致的肢体残疾是不能回归工作的主要原因。但是，一般来讲，78% 的臂丛神经损伤患者对他们的生活质量满意；相比之下，普通人群的满意度是 87%。最近的研究结果发现，高达 87% 的患者对于手术重建的效果表示满意，尽管仍有永久的肢体残疾，但 83% 的患者仍然表示仍愿意选择施行手术重建[222]。总的来讲，尽管伤后运动和感觉功能不正常，从而导致了长期的肢体残疾，但多数患者对自己的工作还是保持了乐观和满意的态度。对于这类患者，伤后工作和生活的总体幸福感并不总是取决于上肢的功能状况。如此看来，对于这类不幸的患者来讲，现在和过去已经大不一样了，从臂丛神经损伤手术重建疗效的悲观失望到功能的持续改善，并确保了积极乐观的愿景。

14.5　小结

臂丛神经损伤是灾难性的，会使上肢产生永久性的功能残疾。及时治疗是获得最佳运动功能恢复的必要条件。目前，涌现出很多的手术技术用来治疗这类损伤，其中包括对急性损伤神经的一期修复、松解、神经瘤切除刀口神经移植重建、运动和感觉神经移位以及肌肉和肌腱移位等。此外，一些附加手术，如肩关节融合、腕关节融合也可以进一步加强已恢复的功能。最佳的手术方案和所用的手术技术应个性化，随患者损伤机制、损伤程度、损伤水平、术者的训练方式和经验不同而不同。多学科协作有利于术后康复，包括理疗、运动功能再教育、疼痛治疗的专家团队。整个重建过程通常需要几年，每期手术都要施行多个手术项目，术后还需要长期、高强度的功能康复过程。随着人们对这类损伤治疗理念的认识和理解的不断加深，以及患者依从性和积极性的不断提高，再加上富有责任心的和经验丰富的治疗团队，相信臂丛神经损伤后的患者能实现良好的功能恢复并维持充实和满足的生活。

14.6　参考文献

[1] Terzis JK, Papakonstantinou KC. The surgical treatment of brachial plexus injuries in adults. Plast Reconstr Surg 2000;106:1097-1122, quiz 1123-1124

[2] Smellie W. Collection of Cases and Observations in Midwifery. London: 1768

[3] Duchenne GB. Diagnostic differentiel des paralysies cerebrales de l'enfance d'avec la paralysie atrophique graisseuse de l'enfance et d'avec certaines paralysies traumatiques congenitales de l'electrisation localisee et de son application a la pathologie

et a la therapeutique. Paris: JB Bailleres & Fils; 1861:342-351

[4] Erb W. Diseases of the peripheral cerebro-spinal nerves. In: Cyclopedia of the Practice of Medicine. London: Samson Low, Marston, Searle and Rivington; 1876

[5] Robotti E, Longhi P, Verna G, Bocchiotti G. Brachial plexus surgery: an historical perspective. Hand Clin 1995;11:517-533

[6] Thorburn W. A clinical lecture on secondary suture of the brachial plexus. Br Med J 1900;1:1073-1075

[7] Harris W, Low VW. On the importance of accurate muscular analysis in lesions of the brachial plexus and the treatment of Erb's palsy and infantile paralysis of the upper extremity by cross-union of nerve roots. Br Med J 1903;2:1035-1038

[8] Sever JW. Obstetrical paralysis. JAMA 1925;85:1862

[9] Murphey F, Hartung W, Kirklin JW. Myelographic demonstration of avulsing injury of the brachial plexus. Amn J Roentgenol Radium Ther 1947;58:102-105

[10] Hodes RR, Larrabee MG, German W. The human electromyogram in response to nerve stimulation and the conduction velocity of motor axons: studies on normal and on injured peripheral nerves. Arch Neurol Psychiatry 1948; 60:340-365

[11] Dawson GD, Scott JW. The recording of nerve action potentials through skin in man. J Neurol Neurosurg Psychiatry 1949;12:259-267

[12] Bonney G. The value of axon responses in determining the site of lesion in traction injuries of the brachial plexus. Brain 1954;77:588-609

[13] Davis L, Martin J, Perret G. The treatment of injuries of the brachial plexus. Ann Surg 1947;125:647-657

[14] Seddon HJ. Three types of nerve injury. Brain 1943;66:237

[15] Millesi H. Brachial plexus injuries: management and results. In: Terzis JK, ed. Microreconstruction of Nerve Injuries. Philadelphia, PA: WB Saunders; 1987:347-360

[16] Narakas A. Les greffes nerveuses. Z Unfallmed Be rufskr 1969;3:137

[17] Millesi H, Ganglberger L, Berger A. Erfahrung mit der mikrochirurgie peripherer nerven. Chir Plast Reconstr 1967;3:47

[18] Millesi H. On the problem of overbridging defects of the peripheral nerves [in German]Wien Med Wochenschr 1968;118:182-187

[19] Millesi H. Surgical management of brachial plexus injuries. J Hand Surg Am 1977;2:367-378 [Am]

[20] Narakas A. The surgical management of brachial plexus injuries. In: Daniel RK, Terzis JK, eds. Reconstructive Microsurgery. Boston, MA: Little, Brown; 1977

[21] Millesi H. Surgical management of brachial plexus injuries. J Hand Surg Am 1977;2:367-378

[22] Narakas A. Indications and results of direct surgical treatment in lesions caused by stretching of the brachial plexus: 1. Indications for direct surgical treatment Rev Chir Orthop Repar Appar Mot 1977;63:88-106

[23] Alnot JY, Jolly A, Frot B. Direct treatment of nerve lesions in brachial plexus injuries in adults-a series of 100 operated cases Int Orthop 1981;5:151-168

[24] Gilbert A, Tassin JL. Surgical repair of the brachial plexus in obstetric paralysis Chirurgie 1984;110:70-75

[25] Parry CB. Pain in avulsion lesions of the brachial plexus. Pain 1980;9:41-53

[26] Narakas A. The effects on pain of reconstructive neurosurgery in 160 patients with traction and/or crush injuries to the brachial plexus. in: Siegfried J, Zimmerman M, eds. Phantom and Stump. Berlin: Springer-Verlag; 1981:126-147

[27] Narakas A. Brachial plexus injuries. In: McCarthy J, ed. Plastic Surgery. Philadelphia, PA: WB Saunders; 1990:4776-4780

[28] Yeoman PM, Seddon HJ. Brachial plexus injuries: treatment of the flail arm. J Bone Joint Surg Br 1961;43:493-50

[29] Allieu Y, Privat JM, Bonnel F. Paralysis in root avulsion of the brachial plexus. Neurotization by the spinal accessory nerve. Clin Plast Surg. 1984; 11(1):133-6

[30] Dai SY, Lin DX, Han Z, Shoug SZ. Transference of thoracodorsal nerve to musculoscutaneous or axilliary nerve in old traumatic injury. Hand Surg Am. 1990;15(1):36-7

[31] Brandt KE, Mackinnon SE. A technique for maximizing biceps recovery in brachial plexus reconstruction. J Hand Surg Am 1993;18:726-733

[32] Oberlin C, Béal D, Leechavengvongs S, Salon A, Dauge MC, Sarcy JJ. Nerve transfer to biceps muscle using a part of ulnar nerve for C5-C6 avulsion of the brachial plexus: anatomical study and report of four cases. J Hand Surg Am 1994;19:232-237

[33] Mackinnon SE, Novak CB, Myckatyn TM, Tung TH. Results of reinnervation of the biceps and brachialis muscles with a double fascicular transfer for elbow flexion. J Hand Surg Am 2005;30:978-985

[34] Gilbert A. Neurotization by contralateral pectoral nerve. Presented at the 10th symposium on the brachial plexus. Lausanne (Switzerland), January 19-22, 1992

[35] Gu YD, Wu MM, Zhen YL, et al.. Phrenic nerve transfer for brachial plexus motor neurotization. Microsurgery 1989;10:287-289

[36] Gu YD, Wu MM, Zhen YL, et al.. Phrenic nerve transfer for treatment of root avulsion of the brachial plexus. Chin Med J (Engl) 1990; 103:267-270

[37] Terzis JK, Kokkalis ZT. Selective contralateral C7 transfer in post-traumatic brachial plexus injuries: A report of 56 cases Plast Reconstr Surg 2009;123:927-38

[38] Ray WZ, Yarbrough CK, Yee A, Mackinnon SE. Clinical outcomes following brachialis to anterior interosseous nerve transfers. J Neurosurg 2012;117:604-609

[39] Songcharoen P, Wongtrakul S, Mahaisavariya B, Spinner RJ. Hemi-contrala-teral C7 transfer to median nerve in the treatment of root avulsion brachial plexus injury. J Hand Surg Am 2001;26: 1058-1064

[40] Gu YD. Contralateral C7 root transfer over the last 20 years in China. Chin Med J (Engl) 2007;120:1123-1126

[41] Xu JG, Hu SN, Wang H, et al. Histochemical study on C7 roots and its clinical significance. Chin J Clin Anat 1996;14:243-244

［42］ Midha R. Epidemiology of brachial plexus injuries in a multitrauma population. Neurosurgery 1997; 40: 1182-1188, discussion 1188-1189

［43］ Choi PD, Novak CB, Mackinnon SE, Kline DG. Quality of life and functional outcome following brachial plexus injury. J Hand Surg Am 1997; 22(4):605-612

［44］ Coene LNJEM. Mechanisms of brachial plexus lesions. Clin Neurol Neurosurg 1993;95(Suppl): S24-S29

［45］ Warner MA, Blitt CD, Butterworth JF, et al.. Practice advisory for the prevention of perioperative peripheral neuropathies. Anesthesiology 2000;92: 1168-1182

［46］ Seyfer AE, Grammer NY, Bogumill GP, Provost JM, Chandry U. Upper extremity neuropathies after cardiac surgery. J Hand Surg Am 1985;10:16-19

［47］ Novak CB, Mackinnon SE. Evaluation of the patient with thoracic outlet syndrome. Chest Surg Clin N Am 1999;9:725-746

［48］ van der Werken C, de Vries LS. Brachial plexus injury in multitraumatized patients. Clin Neurol Neurosurg 1993;95 Suppl:S30-S32

［49］ Sunderland S. Mechanisms of cervical nerve root avulsion in injuries of the neck and shoulder. J Neurosurg 1974;41:705-714

［50］ Mackinnon SE, Dellon AL. Brachial plexus injuries. In: Mackinnon SE, Dellon AL, eds. Surgery of the Peripheral Nerve. New York: Thieme; 1988:423-454

［51］ Deletis V, Morota N, Abbott IR. Electrodiagnosis in the management of brachial plexus surgery. Hand Clin 1995;11:555-561

［52］ Bruxelle J, Travers V, Thiebaut JB. Occurrence and treatment of pain after brachial plexus injury. Clin Orthop Relat Res 1988;237:87-95

［53］ Bailey R, Mackinnon SE, Baum CM. Preliminary exploration of qualityof life and participation issues in persons with upper extremity injury. J Hand Surg ［Br］ 2008

［54］ Akasaka Y, Hara T, Takahashi M. Free muscle transplantation combined with intercostal nerve crossing for reconstruction of elbow flexion and wrist extension in brachial plexus injuries. Microsurgery 1991;12:346-351

［55］ Parry CBW. Thoughts on the rehabilitation of patients with brachial plexus lesions. Hand Clin 1995;11:657-675

［56］ Dubuisson AKD, Kline DG. Indications for peripheral nerve and brachial plexus surgery. Neurol Clin 1992;10:935-951

［57］ Leffert RD. Clinical diagnosis, testing, and electromyographic study in brachial plexus traction injuries. Clin Orthop Relat Res 1988;237:24-31

［58］ Panasci DJ, Holliday RA, Shpizner B. Advanced imaging techniques of the brachial plexus. Hand Clin 1995;11:545-553

［59］ Vargas MI, Viallon M, Nguyen D, Beaulieu JY, Delavelle J, Becker M. New approaches in imaging of the brachial plexus. Eur J Radiol 2010;74:403-410

［60］ Post M, Mayer J. Suprascapular nerve entrapment: diagnosis and treatment. Clin Orthop Relat Res 1987:126-136

［61］ Rengachary SS, Neff JP, Singer PA, Brackett CE.

Suprascapular entrapment neuropathy-a clinical, anatomical, and comparative study: 1. Clinical study. Neurosurgery 1979;5:441-446

［62］ Ganzhorn RW, Hocker JT, Horowitz M, Switzer HE. Suprascapular-nerve entrapment. J Bone Joint Surg Am 1981;63:492-494

［63］ Francel TJ, Dellon AL, Campbell JN. Quadrilateral space syndrome: diagnosis and operative decom-pression technique. Plast Reconstr Surg 1991;87:911-916

［64］ Steinmann SP, Moran EA. Axillary nerve injury: diagnosis and treatment. J Am Acad Orthop Surg 2001;9:328-335

［65］ Rengachary SS, Burr D, Lucas S, Hassanein KM, Mohn MP, Matzke H. Suprascapular entrapment neuropathy-a clinical, anatomical, and comparative study: 2. Anatomical study. Neurosurgery 1979;5: 447-451

［66］ Kopell HP, Thompson WA. Peripheral Entrapment Neuropathies. Baltimore, MD: Williams & Wilkins; 1963

［67］ Rose DL, Kelly CR. Shoulder pain: suprascapular nerve block in shoulder pain. J Kans Med Soc 1969; 70:135-136

［68］ Clein LJ. Suprascapular entrapment neuropathy. J Neurosurg 1975;43:337-342

［69］ Cahill BR, Palmer RE. Quadrilateral space syndrome. J Hand Surg Am 1983;8:65-69

［70］ McKowen HC, Voorhies RM. Axillary nerve entrapment in the quadrilateral space: case report. J Neurosurg 1987;66:932-934

［71］ Aita JF. An unusual compressive neuropathy. Arch Neurol 1984;41:341

［72］ Cormier PJ, Matalon TA, Wolin PM. Quadrilateral space syndrome: a rare cause of shoulder pain. Radiology 1988;167:797-798

［73］ Adair WA, Schwartz G. Acquired isolated axillary neuropathy: an unusual complication of quadriplegia. Arch Phys Med Rehabil 1985;66:713-716

［74］ Redler MR, Ruland LJ, McCue FC. Quadrilateral space syndrome in a throwing athlete. Am J Sports Med 1986;14: 511-513

［75］ Parsonage MJ, Turner JWA. Neuralgic amyotrophy: the shoulder-girdle syndrome. Lancet 1948;1:973-978

［76］ Beghi E, Kurland LT, Mulder DW, Nicolosi A. Brachial plexus neuropathy in the population of Rochester, Minnesota, 19701981. Ann Neurol 1985;18:320-323

［77］ van Alfen N, van Engelen BG. The clinical spectrum of neuralgic amyotrophy in 246 cases. Brain 2006; 129:438-450

［78］ MacDonald BK, Cockerell OC, Sander JW, Shorvon SD. The incidence and lifetime prevalence of neurological disorders in a prospective community-based study in the UK. Brain 2000;123:665-676

［79］ McCarty EC, Tsairis P, Warren RF. Brachial neuritis. Clin Orthop Relat Res 1999:37-43

［80］ Moghekar AR, Moghekar AR, Karli N, Chaudhry V. Brachial plexopathies: etiology, frequency, and electrodiagnostic localization. J Clin Neuromuscul Dis 2007;9:243-247

［81］ Kirchhoff-Moradpour A, Huzly D, Korinthenberg R, Berner

R. Neuralgic amyotrophy associated with parvovirus B19 infection in a child. Eur J Pediatr 2001;160:200-201

[82] Tsao BE, Avery R, Shields RW. Neuralgic amyotrophy precipitated by EpsteinBarr virus. Neurology 2004;62:1234-1235

[83] Malamut RI, Marques W, England JD, Sumner AJ. Postsurgical idiopathic brachial neuritis. Muscle Nerve 1994;17:320-324

[84] Park P, Lewandrowski KU, Ramnath S, Benzel EC. Brachial neuritis: an underrecognized cause of upper extremity paresis after cervical decompression surgery. Spine 2007;32: E640-E644

[85] Magee KR, Dejong RN. Paralytic brachial neuritis: discussion of clinical features with review of 23 cases. JAMA 1960;174:1258-1262

[86] Aymond JK, Goldner JL, Hardaker WT. Neuralgic amyotrophy. Orthop Rev 1989;18:1275-1279

[87] Dillin L, Hoaglund FT, Scheck M. Brachial neuritis. J Bone Joint Surg Am 1985;67:878-880

[88] Misamore GW, Lehman DE. Parsonage-Turner syndrome (acute brachial neuritis). J Bone Joint Surg Am 1996;78: 1405-1408

[89] Tsairis P, Dyck PJ, Mulder DW. Natural history of brachial plexus neuropathy: report on 99 patients. Arch Neurol 1972;27:109-117

[90] Wong L, Dellon AL. Brachial neuritis presenting as anterior interosseous nerve compression-implications for diagnosis and treatment: a case report. J Hand Surg Am 1997;22:536-539

[91] England JD, Sumner AJ. Neuralgic amyotrophy: an increasingly diverse entity. Muscle Nerve 1987; 10:60-68

[92] Hershman EB, Wilbourn AJ, Bergfeld JA. Acute brachial neuropathy in athletes. Am J Sports Med 1989;17:655-659

[93] Weikers NJ, Mattson RH. Acute paralytic brachial neuritis: a clinical and electrodiagnostic study. Neurology 1969;19:1153-1158

[94] Walsh NE, Dumitru D, Kalantri A, Roman AM. Brachial neuritis involving the bilateral phrenic nerves. Arch Phys Med Rehabil 1987;68:46-48

[95] Helms CA, Martinez S, Speer KP. Acute brachial neuritis (Parsonage-Turner syndrome): MR imaging appearance-report of three cases. Radiology 1998; 207:255-259

[96] Hershman EB. Brachial plexus injuries. Clin Sports Med 1990;9:311-329

[97] DePalma AF. Shoulder-arm-hand pain of mesodermal, neurogenic, and vascular origin. In: DePalma AF, ed. Surgery of the Shoulder. Philadelphia, PA: JB Lippincott; 1983:597-598

[98] Brown JM, Yee A, Ivens RA, Dribben W, Mackinnon SE. Post-cervical decom-pression parsonage-turner syndrome represents a subset of C5 palsy: six cases and a review of the literature: case report. Neurosurgery 2010;67: E1831-E1843, discussion E1843-E1844

[99] Barwick DD. In: Walton J, ed. Clinical Electro-myography: Disorders of Voluntary Muscle. New York: Churchill Livingstone; 1981:952-975

[100] Bowden REM, Gutmann E. Denervation and reinnervation of human voluntary muscle. Brain 1944;67:273-313

[101] Maggi SP, Lowe JB, Mackinnon SE. Pathophy-siology of nerve injury. Clin Plast Surg 2003;30: 109-126

[102] Olsen NK, Pfeiffer P, Johannsen L, Schrøder H, Rose C. Radiation-induced brachial plexopathy: neurological follow-up in 161 recurrence-free breast cancer patients. Int J Radiat Oncol Biol Phys 1993;26:43-49

[103] Schierle C, Winograd JM. Radiation-induced brachial plexopathy: review. Complication without a cure. J Reconstr Microsurg 2004;20:149-152

[104] Stoll BA, Andrews JT. Radiation-induced peripheral neuropathy. BMJ 1966;1:834-837

[105] Thomas JE, Colby MY. Radiation-induced or metastatic brachial plexopathy? A diagnostic dilemma. JAMA 1972;222:1392-1395

[106] Westling P, Svensson H, Hele P. Cervical plexus lesions following post-operative radiation therapy of mammary carcinoma. Acta Radiol Ther Phys Biol 1972;11:209-216

[107] Johansson S, Svensson H, Larsson LG, Denekamp J. Brachial plexopathy after postoperative radiotherapy of breast cancer patients-a long-term follow-up. Acta Oncol 2000;39:373-382

[108] Esteban A, Traba A. Fasciculation-myokymic activity and prolonged nerve conduction block: a physiopathological relationship in radiation-induced brachial plexopathy. Electroencephalogr Clin Neurophysiol 1993;89:382-391

[109] Roth G, Rohr J, Magistris MR, Ochsner F. Motor neuropathy with proximal multifocal persistent conduction block, fasciculations and myokymia: evolution to tetraplegia. Eur Neurol 1986;25:416-423

[110] Roth G, Magistris MR. Neuropathies with prolonged conduction block, single and grouped fasciculations, localized limb myokymia. Electroencephalogr Clin Neurophysiol 1987;67:428-438

[111] Roth G, Magistris MR, Le Fort D, Desjacques P, Della Santa D. Post-radiation branchial plexopathy: Persistent conduction block. Myokymic discharges and cramps [in French] Rev Neurol (Paris) 1988;144:173-180

[112] Pierce SM, Recht A, Lingos TI, et al.. Long-term radiation complications following conservative surgery (CS) and radiation therapy (RT) in patients with early stage breast cancer. Int J Radiat Oncol Biol Phys 1992;23:915-923

[113] Johansson S, Svensson H, Denekamp J. Dose response and latency for radiation-induced fibrosis, edema, and neuropathy in breast cancer patients. Int J Radiat Oncol Biol Phys 2002;52:1207-1219

[114] Fathers E, Thrush D, Huson SM, Norman A. Radiation-induced brachial plexopathy in women treated for carcinoma of the breast. Clin Rehabil 2002;16:160-165

[115] Kori SH, Foley KM, Posner JB. Brachial plexus lesions in patients with cancer: 100 cases. Neurology 1981;31:45-50

[116] Killer HE, Hess K. Natural history of radiation-induced brachial plexopathy compared with surgically treated

patients. J Neurol 1990;237:247-250

[117] Posniak HV, Olson MC, Dudiak CM, Wisniewski R, O'Malley C. MR imaging of the brachial plexus. AJR Am J Roentgenol 1993;161:373-379

[118] Bowen BC, Verma A, Brandon AH, Fiedler JA. Radiation-induced brachial plexopathy: MR and clinical findings. AJNR Am J Neuroradiol 1996; 17:1932-1936

[119] Thyagarajan D, Cascino T, Harms G. Magnetic resonance imaging in brachial plexopathy of cancer. Neurology 1995;45:421-427

[120] Wittenberg KH, Adkins MC. MR imaging of nontraumatic brachial plexopathies: frequency and spectrum of findings. Radiographics 2000;20:1023-1032

[121] Glazer HS, Lee JK, Levitt RG, et al.. Radiation fibrosis: differentiation from recurrent tumor by MR imaging. Radiology 1985;156:721-726

[122] Ahmad A, Barrington S, Maisey M, Rubens RD. Use of positron emission tomography in evaluation of brachial plexopathy in breast cancer patients. Br J Cancer 1999;79:478-482

[123] Hussussian CJ, Mackinnon SE. Postradiation neural sheath sarcoma of the brachial plexus: a case report. Ann Plast Surg 1999;43:313-317

[124] Harper CM, Thomas JE, Cascino TL, Litchy WJ. Distinction between neoplastic and radiation-induced brachial plexopathy, with emphasis on the role of EMG. Neurology 1989;39:502-506

[125] Lederman RJ, Wilbourn AJ. Brachial plexopathy: recurrent cancer or radiation? Neurology 1984;34: 1331-1335

[126] Boyaciyan A, Oge AE, Yazici J, Aslay I, Baslo A. Electrophysiological findings in patients who received radiation therapy over the brachial plexus: a magnetic stimulation study. Electroencephalogr Clin Neurophysiol 1996;101:483-490

[127] Kori SH. Diagnosis and management of brachial plexus lesions in cancer patients. Oncology (Williston Park) 1995;9:756-760, discussion 765

[128] Glantz MJ, Burger PC, Friedman AH, Radtke RA, Massey EW, Schold SC. Treatment of radiation-induced nervous system injury with heparin and warfarin. Neurology 1994;44:2020-2027

[129] Rath SA, Braun V, Soliman N, Antoniadis G, Richter HP. Results of DREZ coagulations for pain related to plexus lesions, spinal cord injuries and postherpetic neuralgia. Acta Neurochir (Wien) 1996;138:364-369

[130] Brunelli G, Brunelli F. Surgical treatment of actinic brachial plexus lesions: free microvascular transfer of the greater omentum. J Reconstr Microsurg 1985; 1:197-200

[131] Narakas AO. Operative treatment for radiation-induced and metastatic brachial plexopathy in 45 cases, 15 having an omentoplasty. Bull Hosp Jt Dis Orthop Inst 1984;44:354-375

[132] LeQuang C. Postirradiation lesions of the brachial plexus: results of surgical treatment. Hand Clin 1989;5:23-32

[133] Lu L, Gong X, Liu Z, Wang D, Zhang Z. Diagnosis and operative treatment of radiation-induced brachial plexopathy. Chin J Traumatol 2002;5:329-332

[134] Nich C, Bonnin P, Laredo JD, Sedel L. An uncommon form of delayed radio-in-duced brachial plexopathy [in German] Chir Main 2005;24:48-51

[135] Tung TH, Liu DZ, Mackinnon SE. Nerve transfer for elbow flexion in radiationinduced brachial plexopathy: a case report. Hand (NY) 2009;4:123-128

[136] Magill CK, Moore AM, Mackinnon SE. Same modality nerve reconstruction for accessory nerve injuries. Otolaryngol Head Neck Surg 2008;139: 854-856

[137] Fox IK, Mackinnon SE. Adult peripheral nerve disorders: nerve entrapment, repair, transfer, and brachial plexus disorders. Plast Reconstr Surg 2011;127:105e-118e

[138] Millesi H. Brachial plexus injuries: nerve grafting. Clin Orthop Relat Res 1988;237:36-42

[139] Kawai H, Kawabata H, Masada K, et al.. Nerve repairs for traumatic brachial plexus palsy with root avulsion. Clin Orthop Relat Res 1988;237:75-86

[140] Tung TH, Mackinnon SE. Nerve transfers: indications, techniques, and outcomes. J Hand Surg Am 2010;35:332-341

[141] Nath RK, Mackinnon SE. Nerve transfers in the upper extremity. Hand Clin 2000;16:131-139, ix

[142] Guelinckx PJ, Faulkner JA, Essig DA. Neurovascular-anastomosed muscle grafts in rabbits: functional deficits result from tendon repair. Muscle Nerve 1988;11:745-751

[143] Dvali L, Mackinnon S. Nerve repair, grafting, and nerve transfers. Clin Plast Surg 2003;30:203-221

[144] Mackinnon SE, Novak CB. Nerve transfers: new options for reconstruction following nerve injury. Hand Clin 1999;15:643-666, ix

[145] Brandt KE, Mackinnon SE. A technique for maximizing biceps recovery in brachial plexus reconstruction. J Hand Surg Am 1993;18(4):726-733

[146] Tung TH, Novak CB, Mackinnon SE. Nerve transfers to the biceps and brachialis branches to improve elbow flexion strength after brachial plexus injuries. J Neurosurg 2003 ;98:313-318

[147] Hou Z, Xu Z. Nerve transfer for treatment of brachial plexus injury: comparison study between the transfer of partial median and ulnar nerves and that of phrenic and spinal accessory nerves. Chin J Traumatol 2002;5:263-266

[148] Gu Y, Xu J, Chen L, Wang H, Hu S. Long term outcome of contralateral C7 transfer: a report of 32 cases. Chin Med J (Engl) 2002;115:866-868

[149] Gu YD, Ma MK. Use of the phrenic nerve for brachial plexus reconstruction. Clin Orthop Relat Res 1996:119-121

[150] Chalidapong P, Sananpanich K, Kraisarin J, Bumroongkit C. Pulmonary and biceps function after intercostal and phrenic nerve transfer for brachial plexus injuries. J Hand Surg [Br] 2004;29:8-11

[151] Monreal R. Restoration of elbow flexion by transfer of the phrenic nerve to musculocutaneous nerve after brachial plexus injuries. Hand (NY) 2007;2:206-211

[152] Cardenas-Mejia A, O'Boyle CP, Chen KT, Chuang DC. Evaluation of single-, double-, and triple-nerve transfers for shoulder abduction in 90 patients with supraclavicular brachial plexus injury. Plast Reconstr Surg 2008;122:1470-1478

[153] Xu WD, Xu JG, Gu YD. Comparative clinic study on vascularized and nonvascularized full-length phrenic nerve transfer. Microsurgery 2005;25:16-20

[154] Xu WD, Gu YD, Xu JG, Tan LJ. Full-length phrenic nerve transfer by means of video-assisted thoracic surgery in treating brachial plexus avulsion injury. Plast Reconstr Surg 2002;110:104-109, discussion 110-111

[155] Graham DR, Kaplan D, Evans CC, Hind CR, Donnelly RJ. Diaphragmatic plication for unilateral diaphragmatic paralysis: a 10-year experience. Ann Thorac Surg 1990;49: 248-251, discussion 252

[156] Dowman CE. Relief of diaphragmatic tic, following encephalitis, by section of phrenic nerves. JAMA 1927;88: 95

[157] Eisele JH, Noble MI, Katz J, Fung DL, Hickey RF. Bilateral phrenic-nerve block in man: technical problems and respiratory effects. Anesthesiology 1972;37:64-69

[158] Onders RP, Elmo MJ, Ignagni AR. Diaphragm pacing stimulation system for tetraplegia in individuals injured during childhood or adolescence. J Spinal Cord Med 2007;30 Suppl 1:S25-S29

[159] Taira T, Hori T. Diaphragm pacing with a spinal cord stimulator: current state and future directions. Acta Neurochir Suppl (Wien) 2007;97:289-292

[160] Mitsuyama T, Taira T, Takeda N, Hori T. Diaphragm pacing with the spinal cord stimulator. Acta Neurochir Suppl (Wien) 2003;87:89-92

[161] Chervin RD, Guilleminault C. Diaphragm pacing for respiratory insufficiency. J Clin Neurophysiol 1997;14:369-377

[162] Chervin RD, Guilleminault C. Diaphragm pacing: review and reassessment. Sleep 1994;17:176-187

[163] Tubbs RS, Pearson B, Loukas M, Shokouhi G, Shoja MM, Oakes WJ. Phrenic nerve neurotization utilizing the spinal accessory nerve: technical note with potential application in patients with high cervical quadriplegia. Childs Nerv Syst 2008; 24: 1341-1344

[164] Krieger LM, Krieger AJ. The intercostal to phrenic nerve transfer: an effective means of reanimating the diaphragm in patients with high cervical spine injury. Plast Reconstr Surg 2000;105:1255-1261

[165] Krupnick AS, Gelman AE, Okazaki M, et al.. The feasibility of diaphragmatic transplantation as potential therapy for treatment of respiratory failure associated with Duchenne muscular dystrophy: acute canine model. J Thorac Cardiovasc Surg 2008;135:1398-1399

[166] Ray WZ, Pet MA, Yee A, Mackinnon SE. Double fascicular nerve transfer to the biceps and brachialis muscles after brachial plexus injury: clinical outcomes in a series of 29 cases. J Neurosurg 2011; 114:1520-1528

[167] Weber RV, Mackinnon SE. Nerve transfers in the upper extremity. J Am Soc Surg Hand 2004;4:200-213

[168] Tung TH, Weber RV, Mackinnon SE. Nerve transfers for the upper and lower extremities. Oper Tech Orthop 2004;14:213-222

[169] Kovachevich R, Kircher MF, Wood CM, Spinner RJ, Bishop AT, Shin AY. Complications of intercostal nerve transfer for brachial plexus reconstruction. J Hand Surg Am 2010;35:1995-2000

[170] Bahm J, Noaman H, Becker M. The dorsal approach to the suprascapular nerve in neuromuscular reanimation for obstetric brachial plexus lesions. Plast Reconstr Surg 2005; 115:240-244

[171] Ray WZ, Kasukurthi R, Yee A, Mackinnon SE. Functional recovery following an end to side neurorrhaphy of the accessory nerve to the suprascapular nerve: case report. Hand (NY) 2010; 5:313-317

[172] Colbert SH, Mackinnon SE. Posterior approach for double nerve transfer for restoration of shoulder function in upper brachial plexus palsy. Hand (NY) 2006;1:71-77

[173] Ray WZ, Murphy RK, Santosa KB, Johnson PJ, Mackinnon SE. Medial pectoral nerve to axillary nerve neurotization following traumatic brachial plexus injuries: indications and clinical outcomes. Hand (NY) 2012;7:59-65

[174] Ray WZ, Pet MA, Nicoson MC, Yee A, Kahn LC, Mackinnon SE. Two-level motor nerve transfer for the treatment of long thoracic nerve palsy. J Neurosurg 2011;115:858-864

[175] Pet MA, Ray WZ, Yee A, Mackinnon SE. Nerve transfer to the triceps after brachial plexus injury: report of four cases. J Hand Surg Am 2011;36:398-405

[176] Gao K, Lao J, Zhao X, Gu Y. Outcome after transfer of intercostal nerves to the nerve of triceps long head in 25 adult patients with total brachial plexus root avulsion injury. J Neurosurg 2013;118:606-610

[177] Hsiao EC, Fox IK, Tung TH, Mackinnon SE. Motor nerve transfers to restore extrinsic median nerve function: case report. Hand (NY) 2009;4:92-97

[178] Mackinnon SE, Yee A, Ray WZ. Nerve transfers for the restoration of hand function after spinal cord injury. J Neurosurg 2012;117:176-185

[179] Ray WZ, Mackinnon SE. Clinical outcomes following median to radial nerve transfers. J Hand Surg Am 2011;36: 201-208

[180] Barbour JR, Gontre G, Daliwal G, Mackinnon SE. Transfer of the extensor digiti quinti and extensor carpi ulnaris branches of the posterior interosseous nerve to the motor branch of the ulnar nerve to restore intrinsic hand function: case report and anatomic study. J Hand Surg Am 2012

[181] Doi K, Hattori Y, Kuwata N, et al.. Free muscle transfer can restore hand function after injuries of the lower brachial plexus. J Bone Joint Surg Br 1998;80:117-120

[182] Burkhalter WE. Early tendon transfer in upper extremity peripheral nerve injury. Clin Orthop Relat Res 1974;104:68-79

［183］Doi K, Kuwata N, Muramatsu K, Hottori Y, Kawai S. Double muscle transfer for upper extremity reconstruction following complete avulsion of the brachial plexus. Hand Clin 1999;15:757-767

［184］Narakas AO. The surgical treatment of traumatic brachial plexus lesions. Int Surg 1980;65:521-527

［185］Millesi H. Brachial plexus injuries: management and results. Clin Plast Surg 1984;11:115-120

［186］Garg R, Merrell GA, Hillstrom HJ, Wolfe SW. Comparison of nerve transfers and nerve grafting for traumatic upper plexus palsy: a systematic review and analysis. J Bone Joint Surg Am 2011;93:819-829

［187］Kline DG, Hudson AR. Nerve Injuries: Operative Results for Major Injuries, Entrapments, and Tumors. Philadelphia, PA: WB Saunders; 1995

［188］John J, Medical Research Council. Grading of muscle power: comparison of MRC and analogue scales by physiotherapists. Int J Rehabil Res 1984;7:173-181

［189］Kim DH, Cho YJ, Tiel RL, Kline DG. Outcomes of surgery in 1019 brachial plexus lesions treated at Louisiana State University Health Sciences Center. J Neurosurg 2003;98:1005-1016

［190］Kline DG, Tiel RL. Direct plexus repair by grafts supplemented by nerve transfers. Hand Clin 2005;21:55-69

［191］Sulaiman OA, Kim DD, Burkett C, Kline DG. Nerve transfer surgery for adult brachial plexus injury: a 10-year experience at Louisiana State University. Neurosurgery 2009;65 Suppl:A55-A62

［192］Bentolila V, Nizard R, Bizot P, Sedel L. Complete traumatic brachial plexus palsy: treatment and outcome after repair. J Bone Joint Surg Am 1999;81: 20-28

［193］Liverneaux PA, Diaz LC, Beaulieu JY, Durand S, Oberlin C. Preliminary results of double nerve transfer to restore elbow flexion in upper type brachial plexus palsies. Plast Reconstr Surg 2006; 117:915-919

［194］Teboul F, Kakkar R, Ameur N, Beaulieu JY, Oberlin C. Transfer of fascicles from the ulnar nerve to the nerve to the biceps in the treatment of upper brachial plexus palsy. J Bone Joint Surg Am 2004; 86-A:1485-1490

［195］Novak CB, Mackinnon SE, Tung TH. Patient outcome following a thoracodorsal to musculocut-aneous nerve transfer for reconstruction of elbow flexion. Br J Plast Surg 2002;55:416-419

［196］Samardzic MM, Grujicic DM, Rasulic LG, Milicic BR. The use of thoracodorsal nerve transfer in restoration of irreparable C5 and C6 spinal nerve lesions. Br J Plast Surg 2005;58:541-546

［197］Samardzic M, Grujicic D, Rasulic L, Bacetic D. Transfer of the medial pectoral nerve: myth or reality? Neurosurgery 2002;50:1277-1282

［198］Songcharoen P, Wongtrakul S, Spinner RJ. Brachial plexus injuries in the adult-nerve transfers: the Siriraj Hospital experience. Hand Clin 2005;21:83-89

［199］Terzis JK, Kostopoulos VK. The surgical treatment of brachial plexus injuries in adults. Plast Reconstr Surg 2007;119:73e-92e

［200］Chuang DC, Yeh MC, Wei FC. Intercostal nerve transfer of the musculocutaneous nerve in avulsed brachial plexus injuries: evaluation of 66 patients. J Hand Surg Am 1992;17:822-828

［201］Chuang DC. Nerve transfers in adult brachial plexus injuries: my methods. Hand Clin 2005;21:71-82

［202］Merrell GA, Barrie KA, Katz DL, Wolfe SW. Results of nerve transfer techniques for restoration of shoulder and elbow function in the context of a metaanalysis of the English literature. J Hand Surg Am 2001;26:303-314

［203］Wong EL, Kwan MK, Loh WY, Ahmad TS. Shoulder arthrodesis in brachial plexus injuries-a review of six cases. Med J Malaysia 2005;60 Suppl C:72-77

［204］Chammas M, Meyer zu Reckendorf G, Allieu Y. Arthrodesis of the shoulder for post-traumatic palsy of the brachial plexus: analysis of a series of 18 cases Rev Chit Orthop Repar Appar Mot 1996;82: 386-395

［205］Terzis JK, Kostas I. Suprascapular nerve reconstruction in 118 cases of adult posttraumatic brachial plexus. Plast Reconstr Surg 2006;117:613-629

［206］Witoonchart K, Leechavengvongs S, Uerpairojkit C, Thuvasethakul P, Wongnopsuwan V. Nerve transfer to deltoid muscle using the nerve to the long head of the triceps: 1. An anatomic feasibility study. J Hand Surg Am 2003;28:628-632

［207］Leechavengvongs S, Witoonchart K, Uerpairojkit C, Thuvasethakul P. Nerve transfer to deltoid muscle using the nerve to the long head of the triceps: 2. A report of 7 cases. J Hand Surg Am 2003;28:633-638

［208］Bertelli JA, Ghizoni MF. Reconstruction of C5 and C6 brachial plexus avulsion injury by multiple nerve transfers: spinal accessory to suprascapular, ulnar fascicles to biceps branch, and triceps long or lateral head branch to axillary nerve. J Hand Surg Am 2004;29:131-139

［209］Flores LP. Brachial plexus surgery: the role of the surgical technique for improvement of the functional outcome. Arq Neuropsiquiatr 2011;69:660-665

［210］Chuang DC. Contralateral C7 transfer (CC-7T) for avulsion injury of the brachial plexus. Tech Hand Up Extrem Surg 1999;3:185-192

［211］Gu Y, Xu J, Chen L, Wang H, Hu S. Long term outcome of contralateral C7 transfer: a report of 32 cases. Chin Med J (Engl) 2002;115:866-868

［212］Waikakul S, Orapin S, Vanadurongwan V. Clinical results of contralateral C7 root neurotization to the median nerve in brachial plexus injuries with total root avulsions. J Hand Surg［Br］1999;24:556-560

［213］Sammer DM, Kircher MF, Bishop AT, Spinner RJ, Shin AY. Hemi-contralateral C7 transfer in traumatic brachial plexus injuries: outcomes and complications. J Bone Joint Surg Am 2012;94:131-137

［214］Barrie KA, Steinmann SP, Shin AY, Spinner RJ, Bishop AT. Gracilis free muscle transfer for restoration of function after complete brachial plexus avulsion. Neurosurg Focus 2004;

16:E8

[215] Doi K, Muramatsu K, Hattori Y, et al.. Restoration of prehension with the double free muscle technique following complete avulsion of the brachial plexus. Indications and long-term results. J Bone Joint Surg Am 2000;82:652-666

[216] Bishop AT. Functioning free-muscle transfer for brachial plexus injury. Hand Clin 2005;21:91-102

[217] Terzis JK, Kostopoulos VK. Free muscle transfer in posttraumatic plexopathies: part 2. The Elbow Hand (NY) 2009

[218] Doi K, Hattori Y, Ikeda K, Dhawan V. Significance of shoulder function in the reconstruction of prehension with double free-muscle transfer after complete paralysis of the brachial plexus. Plast Reconstr Surg 2003;112:1596-1603

[219] Barrie KA, Steinmann SP, Shin AY, Spinner RJ, Bishop AT. Gracilis free muscle transfer for restoration of function after complete brachial plexus avulsion. Neurosurg Focus 2004;16:E8

[220] Berger AC, Hierner R, Kleinschmidt L. Palliative surgery: the elbow and forearm. in: Gilbert A, ed. Brachial Plexus Injuries. London: Dunitz Martin; 2001:23-130

[221] Chuang DC. Neurotization and free muscle transfer for brachial plexus avulsion injury. Hand Clin 2007;23:91-104

[222] Kretschmer T, Ihle S, Antoniadis G, et al.. Patient satisfaction and disability after brachial plexus surgery. Neurosurgery 2009;65 Suppl:A189-A196

[223] Dolan RT, Butler JS, Murphy SM, Hynes D, Cronin KJ. Health-related quality of life and functional outcomes following nerve transfers for traumatic upper brachial plexus injuries. J Hand Surg Eur Vol 2012;37:642-651

15 分娩性臂丛神经瘫痪

著者：Alison K. Snyder–Warwick，Gregory H. Borschel

翻译：江烨　赵新　　审校：劳杰

15.1 引言

第一例产瘫病例由英国脑外科医生 William Smellie 记录于 1768 年。他报道了一例新生儿在接生时被产钳牵拉头部后出现双侧肢体瘫痪：

> 最后，我将手柄移向耻骨，为这位孕妇接生，婴儿的脸是肿胀的，他的头受压变形，就像之前的病例报道的那样：长时间的挤压使得上肢瘫痪了好多天，不久后便通过按摩及涂抹剂而得到缓和[1]。

分娩性臂丛神经麻痹（产瘫）这个名词于 1872 年由 Guillaume Duchenne 提出。他报道了一例新生儿在用产钳接生时处于肩内旋、肘伸直位，但手的活动是完好的[2]。在 1874 年，Wilhelm Erb 描述了 C5~C6 麻痹[3]。第一例关于手术治疗产瘫的报道是在 1903 年。在这些病例中，Kennedy 报道了切除神经瘤后将神经断端缝合。他报道的 3 位患儿在 2 月龄时接受该手术，术后部分恢复肩外展和屈肘功能。同年，Thorburn 描述了最常见的产瘫特点及其解剖基础：

> 我们发现瘫痪始于感应电流的消失，接着是肱二头肌、肱肌、三角肌、长短旋后肌、小圆肌、冈上肌、冈下肌的萎缩，这是一组因 C5、C6 神经根在形成上干的汇合点处损伤导致的症状。在这些病例中，患者的肩膀松弛并且处于内旋位，前臂伸展而手掌向下[5]。

James Sever 分别在 1916 年和 1925 年的一份随访报道中建议对此行非手术治疗。他认为大部分病例应采用非手术治疗，但建议对部分病例行胸大肌和肩胛下肌松解，不对神经进行处理[6-8]。由于 Sever 的报道，之后产瘫的治疗放弃了对周围神经本身进行手术的方式，直至显微外科时代的来临才发生改变。在 20 世纪 80 年代，随着器械和照明的进步，以及对于解剖和病理生理学认识的发展，手术治疗迎来了一轮新的热潮[9-11]。

在显微外科时代，Narakas 基于超过 1 000 例产瘫病例的经验，推出了一套关于损伤严重程度的分类系统[12-16]。Ⅰ 型损伤往往在几周内可自愈，并且通常影响 C5~C6。Ⅱ 型损伤的肩关节功能并不能完全恢复，但肘关节功能恢复良好，通常为 C5~C7 损伤，有时需要肌腱转位重建伸腕和伸指功能。Ⅲ 型损伤更广泛，常有 C7 神经根撕脱和下干损伤，有时还伴有 T1 神经根的损伤。患者出生时的表现可能包括 Horner 综合征，常随时间而缓解。Ⅳ 型损伤的表现类似 Ⅲ A 型，但 Horner 综合征常持续存在，预示可能存在 C8~T1 撕脱伤。Ⅴ 型损伤累及 C5~T1，Horner 综合征不能缓解。Narakas 认为菱形肌和前锯肌同时瘫痪是自愈不良的预后征象。

在 20 世纪 80 年代，Alain Gilbert 普及了产瘫手术治疗的最常见手术指征。他提倡对 3 月龄时仍无屈肘功能的患儿施行神经瘤切除和神经移植（请参见以下关于一期臂丛神经探查适应证的相关内容）[17-19]。他建议将 3 月龄时存在屈肘功能受限作为神经瘤切除和腓肠神经移植的主要指征（"一期手术"）。

对于一些不完全损伤的病例，手术干预的适应证和时机仍存在争议。拥有足够多患者的多学科臂丛神经治疗中心数量较少，并且每一家中心都使用不同的指征和技术。这种国际共识的缺乏使得不同中心对于结果解释很难达成一致，妨碍了诊疗技术的发展。

15.2 病因学

分娩性臂丛神经损伤的发生率为（0.5~3）/1 000 例活产新生儿[20~24]。损伤可能由多种原因造成。传统上，臂丛神经损伤仍被认为源自出生时的胎位异常，尽管神经受压的影响仅次于器械应用或手法操作，而子宫收缩、锁骨骨折和血肿也是可能的原因。胎位不正可能导致肩颈角增大，尤其是在肩位难产时，形成对臂丛神经的牵拉，而这可能会超过神经本身的耐受范围，从而导致损伤。这些多因素的病因常导致混合型神经损伤，包括神经失用到完全的根性撕脱伤。

15.3 系统命名

尽管分娩性臂丛神经损伤这个名词可能是这种疾病最常用的标签，但是很多其他名词也在被使用。产科医生反对使用"分娩的"这个词，因为它暗示着分娩时存在医疗失误，尤其见于美国和其他好讼的国家。很多从事臂丛损伤诊疗的外科医生倾向于使用其他词汇，而不是"分娩的"这一名词，但尚未就此达成共识。部分人认为可用围产期臂丛神经瘫痪、出生时臂丛神经损伤、婴儿臂丛神经瘫痪、新生儿臂丛神经麻痹、新生儿臂丛神经损伤、新生儿臂丛神经病变、出生相关臂丛神经麻痹以及先天性臂丛神经瘫痪等称呼来替代。为了简化，我们在本章内使用分娩性臂丛神经损伤，代指在围产期发生的臂丛神经损伤。

多数病例累及上臂丛，分类为 Erb 型损伤。约 25% 的损伤累及所有的神经根，这些被称为"全瘫"。Klumpke 瘫痪（单纯的下干损伤）在分娩性臂丛神经损伤中并未见到[25~27]。

15.4 评估

15.4.1 围产期病史

婴儿出生后应尽早观察。在我们中心，如果可能的话，我们倾向于在新生儿室内检查婴儿。如果条件不允许，我们希望在 1 月龄前检查他们。与患者及其母亲相关的易感因素是明确的。从围产期病史中可发现母亲方面的因素，如糖尿病、先兆子痫、产程延长和既往的分娩性并发症。分娩相关因素也是确定的，如先露体位（顶先露、臀先露等）、器械的使用、肩难产、复杂分娩以及需要剖腹产。病史包含分娩后即时情况（包括 1 分钟和 5 分钟 Apgar 评分）。病史中儿童相关的因素包括胎龄、出生体重和围生期并发症，如呼吸窘迫、膈神经麻痹、锁骨和肱骨的骨折、肩关节脱位、Horner 综合征以及斜颈。发育迟缓有时会混淆臂丛损伤的诊断，因此发育过程中的重要信息应该被记录。逐渐增长的全身张力提示存在皮质损害。肩关节脱位及锁骨、肋骨、肱骨骨折表现为与臂丛神经损伤类似的上肢功能障碍。仔细检查对于鉴别臂丛神经损伤和其他易混淆的情况十分重要。

有些因素被认为与分娩性臂丛神经损伤相关。发生臂丛神经损伤的婴儿出生体重常比平均值高 0.5~1 kg（1~2 lbs）[20]，并且体重大于 4 kg（9 lbs）时发生产瘫的风险升高[24, 28]。与母亲糖尿病相关的巨大儿也与臂丛神经损伤相关[29]，而患糖尿病的母亲严格控制血糖被发现能够降低肩难产的发生率。在一篇包括 655 例分娩性臂丛神经损伤病例的综述中，Al-Qattan 等[27]发现 39% 的患儿母亲有糖尿病史。母亲有妊娠糖尿病史的婴儿与母亲没有糖尿病史的婴儿相比，如果发生臂丛神经损伤，则更有可能发生完全性臂丛瘫痪。他们同时发现，母亲有糖尿病的并且发生臂丛神经损伤的婴儿与母亲未患糖尿病的婴儿相比，出生体重会更大。虽然存在争议，在糖尿病孕妇疑有巨大儿的病例中，部分作者推荐选择性剖腹产（见下）。前次生产发生臂丛神经损伤的分娩与之后生产发生臂丛神经损伤存在相关性，并且母亲 BMI>30 kg/m² 同样与肩位难产有关[31]。

若分娩时新生儿肩关节撞击母亲骨盆，就会发生肩位难产，阻止产程进展。这种胎位可能导致随后对婴儿头部的侧方牵拉，增大了肩颈角并且引发对于臂丛神经的牵拉[28]。肩位难产能使臂丛神经损伤的风险增加 100 倍[24]，可见于 7% 的妊娠合并糖尿病的病例中[31, 32]。在体重 <4 kg（9 lbs）的婴儿中，肩位难产的发生率为 0.6%~1.4%。与此相比，在体重 >4 kg 的婴儿的发生率在 5%~9%。不幸的是，对于体重处于临界状态的胎儿，目前的超声技术并不能准确确定胎儿体重，因而无法据此建议选择剖宫产。美国妇产科学院不推荐根据超声评估对怀疑体重 >4 kg 的巨大儿进行预防性剖宫产，因为最佳估计值提示，阻止一例臂丛神经损伤的发生需进行 100 例剖宫产[34]。其他部分作者推荐对怀疑巨大儿的病例进行选择性剖宫产[35, 36]。确诊肩位难产后，治疗也很困难，许多策略被运用于处理这样的情况。部分医生应用耻骨弓上按压尝试让胎儿肩膀离开耻骨联合；有人建议调整母亲的体位使其以膝关节和手掌支撑体重，如此可使产道变直。也推荐使用其他分娩技术，如"伍德手法"，即助产士用手向内旋转胎儿，但一篇 Cochrane 综述证实这些策略无效[37, 38]。

除了肩位难产外，分娩过程中使用器械和产程延长也与臂丛神经损伤有关[39]。锁骨、肱骨骨折与臂丛神经损伤有关[40]。在一些不存在真正臂丛损伤的病例中，由于疼痛的存在，这些骨折可能会带来不自主的夹板固定效应，从而引起与真性臂丛损伤类似的假性瘫痪。有人假定在肩难产的情况下，锁骨骨折可能是保护性的，通过使肩向下旋转而阻止臂丛神经纵向压力的增大[41]。然而，没有数据显示，合并肱骨或锁骨骨折者的长期预后更好[40]。

虽然最常见的和臂丛神经损伤相关的胎先露方式是头先露经阴分娩，也有人报道臀先露[27, 42]和剖宫产与臂丛神经损伤相关。臀位分娩的臂丛神经损伤常引起 C5~C6 撕脱伤[42]和 Erb 瘫痪[27]。在最近一项针对 698 例产瘫患儿的回顾性研究报道中，35 例为臀先露。臀先露的患儿存在更高的双侧臂丛神经损伤发生率、更小的出生体重；而与同样发生 Erb 麻痹的头先露的患儿相比，发生 Erb 麻痹的患儿的肩外展和屈曲功能的自行恢复发生率较低[27]。尽管有些违背直觉，但剖宫产后发生的臂丛神经损伤可能与不成功的经阴试产过程中的所受创伤相关，或者可能与通过子宫切口接生相关[43]。

15.4.2 体格检查

由多学科医疗团队进行，包括有经验的理疗和临床治疗师的体格检查，对于评估运动功能和日常生活能力是非常关键的。体格检查的结果决定了治疗。为了方便运动功能的检查，婴儿被置于一个无障碍、安全的环境中，如在一个很大的运动垫上。婴儿的胸部和上肢完全暴露，以便于进行充分的运动检查评估。较大的儿童能够遵循语言和视觉引导，可以站立接受检查。需要寻找并排除非臂丛神经来源的运动受限因素。头颈的张力和姿势检查可以排除斜颈的存在。有臂丛神经损伤的患儿倾向于向健侧看。其原因不清，或许与宫内胎头位置和同侧颈肌的创伤有关[41]。若存在斜颈，那么必须接受理疗，以防止头颈歪斜和胸锁乳突肌挛缩[45]。需要手术松解胸锁乳突肌进行治疗的难治性斜颈很少见。

上肢姿势可提示臂丛损伤的水平。上臂丛损伤，即 Erb 瘫痪，累及 C5、C6，偶尔累及 C7 神经根。上肢保持典型的"索小费征"姿势（图 15.1）：肩关节内收内旋，肘关节伸直，前臂旋前，屈腕，屈指。下臂丛损伤（Klumpke 瘫痪）单纯累及 C8、T1 神经根，并不见于分娩性臂丛神经损伤。产瘫的中臂丛神经损伤则有报道，累及

C7 和 / 或累及 C8 和 T1 [46]。该型的上肢姿势较为多样，取决于多种因素，单独 C7 损伤患者存在肘关节屈曲。全臂丛神经损伤（影响 C5、C6、C7、C8 或进一步累及 T1）表现为连枷肢，无法引出动作。

在休息位检查患儿上肢后，应进一步寻找臂丛神经周围创伤的证据，如锁骨、肋骨、肱骨的骨折、瘀斑或瘢痕（提示之前发生过脂肪坏死），评价肩关节是否存在脱位或半脱位，翼状肩提示

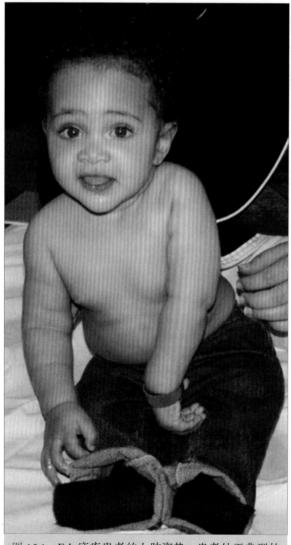

图 15.1　Erb 瘫痪患者的上肢姿势。患者处于典型的"索小费征"姿势：肩内收、内旋位，伸肘，前臂旋前，屈腕 / 屈指

胸长神经损伤（C6，C6，C7）；注意呼吸过程中躯干是否对称，以评价膈神经功能是否正常。膈神经起源自 C3、C4、C5，功能受损提示上臂丛神经损伤。与此相对应的是，Horner 综合征提示下臂丛神经损伤，损伤的 T1 神经根在交感神经纤维从躯体运动纤维分出处的近端。这些节前交感神经纤维损伤表现为特征性体征，包括上睑下垂、无汗症、瞳孔缩小和明显的眼球内陷。

体格检查的关键在于运动检查，能够指导治疗并提示预后。Toronto 儿童医院主动活动量表（AMS）是可靠的工具（表 15.1）。该表适用于不同年龄的患儿，无论患儿能否具有主动配合能力 [45, 48~50]。AMS 让检查者能对患者上肢功能进行评分，将原始评分转化为转化分，转化分的总和即为测试分数。若测试分数大于 3.5，那么推荐非手术治疗。在 AMS 中，评估 15 项活动（包括肩外展、屈曲、内旋和外旋，屈、伸肘，前臂旋前，腕、手指和拇指的屈、伸），每项得分在 0~7 之间。MRC 量表和 Mallet 量表也常用于评估上肢运动功能，然而两者并不适用于所有年龄段的患者。

表 15.1　Toronto 儿童医院主动活动量表

观察项目	分数	转化得分
无重力		
无收缩	0	0
收缩，无活动	1	0.3
活动 < 一半范围	2	0.3
活动 > 一半范围	3	0.6
完全活动	4	0.6
对抗重力		
活动 < 一半范围	5	0.6
活动 > 一半范围	6	1.3
完全活动	7	2.0

引　自：Clarke HM，Curtis CG. An approach to obstetrical brachial plexus injuries. Hand Clin 1995; 11: 563–580.

15.5 术前计划

在最初的一些尝试得到不同的结果后，臂丛神经损伤被认为并不能进行手术治疗。显微外科手术技术的发展重燃对该类损伤的手术治疗兴趣。早期手术干预，即在 3~9 月龄时进行神经移植和转位，现在已经成为臂丛神经损伤合适病例的主要治疗方式[54]。目前的治疗手段简介如下。

15.5.1 一期臂丛神经探查的适应证

多数产瘫患儿并不需要手术治疗，因为上肢功能可自行恢复。中早期轻微瘫痪、快速恢复的患者可以完全或近于完全恢复[55]。据报道，自发完全恢复率在 4 月龄约为 93%[56]。相比而言，更严重的瘫痪，或伴有连枷肢和 Honer 综合征（图15.2），以及没有功能改善证据的患儿，若非手术干预则功能恢复较差[57]。对于产瘫患儿，治疗困难在于对介于上述两者之间的患儿选择恰当的治疗方式。目前而言，对手术适应证和手术的准确时机仍未达成共识。

传统上来说，3 月龄的产瘫患儿屈肘功能不恢复被认为是标准的手术适应证。Gilbert 等[19, 58~60]发现，3 月龄患儿如果仍丧失肱二头肌功能，5 年后的肩关节功能较差，需要更多的后续治疗，据此他们第一次提出该适应证。之后的几年中，该标准受到质疑和细化，手术时间选择在3~9 月龄不等[55, 61~63]。Michelow 等[2, 4]报道，单纯以 3 月龄时肱二头肌功能丧失作为恢复不良的标准，有 12% 的误判率，从而进行不必要的手术。但是，他们认为如果在 3 月龄时同时评估屈肘、伸拇、伸腕、伸指功能，那么误判率可以降至 5.2%。这些运动功能评估工具的编制就是Toronto 评分系统[54]。Chuang 等回顾了他们对78 例分娩性臂丛神经损伤患者进行手术治疗的结果[64]，在平均 19 月龄时接受手术的患者与在平均 4.9 月龄时接受功能重建的患者的肩、肘

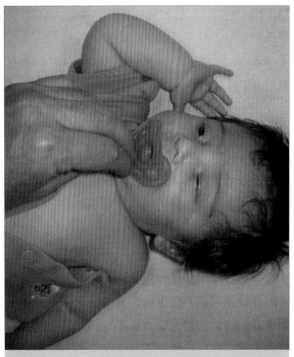

图 15.2　一例全臂丛损伤的 3 月龄患儿。图示左侧 Horner 综合征（左侧上睑下垂）伴左上肢完全性肌张力丧失（连枷肢）

关节功能恢复相似。但是，在婴儿期后接受手术的患儿，手功能恢复很少甚至没有恢复。Chuang等因此建议对屈肘和手功能障碍的患者进行早期手术干预（约 3 月龄），对有屈肘功能障碍但手功能完好的患者持续随访。如果屈肘功能在 6 月龄时仍未恢复，则建议手术干预。

Fisher 等对 4 年内 209 例产瘫患儿进行回顾分析[65]，根据 3 月龄时的屈肘功能恢复与否和是否接受过手术。患儿被分为 4 组，随访 3 年后，组间没有功能的显著差异。因此，单纯以早期的屈肘功能为标准不足以决定手术与否。

本章作者结合 3、6、9 月龄时的运动功能，来决定是否需要手术干预。如果存在指征，那么在其中任意时间点都推荐进行手术。患者在 3月龄时接受 Toronto 评分系统的评估[45, 48, 54]。依据 AMS 评分，不仅评估肱二头肌功能，还同时评估了伸肘、伸腕、伸拇、伸指功能（表

15.1）。评分后进行转化和累加。总分 <3.5 者强烈提示预后不良，建议接受手术。已经有人证实了 Toronto 评分系统用于决定手术干预与否的有效性。6 月龄时，患者再一次根据 AMS 进行运动功能评估，以确认较前一次有无改善。AMS 低评分没有得到改善，意味着需要手术干预。9 月龄时，患儿接受"饼干实验"：在患侧的手掌放上一块很轻的饼干，将肱骨内收靠近胸廓；如果孩子有足够的屈肘功能成功地将饼干喂入口中，并且屈颈角度不大于 45°，便通过了该测试，不建议进行手术干预[45]。

臂丛神经损伤是一类复杂损伤，没有任何单一的评价系统能完全正确预测治疗选择。必须根据患者个体化的情况以及连续时间节点上运动功能的表现，来决定是否进行手术干预。如果患儿最初证实了功能的恢复，但之后没有进一步恢复，或者持续存在部分不足，尽管按上述评分表现了较好的结果，仍然建议手术治疗。

15.5.2 术前影像学评估

如建议手术治疗，患者需接受标准的术前影像学评估，包括膈肌的超声检查、脊髓 CT 造影或 MRI。膈肌超声可记录术前膈神经的功能。脊髓 CT 造影能确定是否存在假性脑脊膜膨出，如果不能见到腹侧根丝，可考虑根性撕脱，该检查的特异度达 0.98[66]。MRI 也能够证实假性脑脊膜膨出，并具有无创、无辐射暴露的优点。正因如此，部分临床中心偏爱使用 MRI 而非脊髓 CT 造影[61, 67]。

15.6 手术治疗：臂丛神经探查，神经移植，神经转位

决定采取手术治疗后，有多种重建选择。臂丛神经重建应基于术中神经损伤的表现、导致的神经缺损大小、神经供体组织的数量来决定。在这里，我们简单介绍在儿童医院使用的手术技术[53]，随后接着回顾臂丛重建的选择。

15.6.1 手术准备

在进行一台耗时长的复杂手术前，仔细进行充分准备有诸多好处，包括提高手术效率和获得更好的疗效。参与手术的团队成员之间的充分交流十分重要，尤其是麻醉师和外科医生之间的交流。一些简单的做法，如在膜性鼻中隔上缝合固定经鼻气管内插管；在头部覆盖干净的塑料幕帘，以便麻醉团队在手术中能观察气管内插管，这些措施能预防严重并发症的发生[68]。另外，避免术中过量补液能够预防术后肺水肿的发生。合适的体位有助于切口的选择和臂丛的显露。如果必须进行神经移植，可以先选择俯卧位以切取双侧腓肠神经，之后改为仰卧位以方便臂丛的显露。在耗时较长的手术过程中，需要保证患者身体上每个着力点都有充分的衬垫，防止压迫坏死。增加术中的沟通，并制订完整的手术计划，可减少并发症的发生。

15.6.2 腓肠神经的获取

在臂丛神经重建中，腓肠神经提供了优良的神经移植材料。双侧腓肠神经的获取提供了较长的移植供体，对于一名 10 kg 的婴儿，如果贴近胫神经的分支点切断，那么每条腿可以提供 13~15 cm 的供体神经。供区牺牲较小，仅在足外侧有小块感觉缺失区。该感觉缺失区域可以测量并且是永久的，但对于在婴儿时期接受腓肠神经移植的患儿长大后进行评估时，他们通常意识不到该区域的感觉缺失[69, 70]。

腓肠神经获取有许多方法，如前所述，在 Foronto 儿童医院，腓肠神经是在内镜辅助下，分别在腿后方的外踝处、腓肠肌肌腹远侧和腘窝处做 3 个横切口来获取的[69, 71]。内镜的应用有助于对腓侧交通支的辨认。一旦神经获取完成，标记神经近断端，然后将移植神经置于安全、无菌的容器内[46]。

15.6.3　臂丛神经的显露

　　腓肠神经获取完毕后，患者取侧卧位来显露臂丛神经。显露臂丛神经时有多种切口可供选择，我们偏好使用锁骨上 V 形切口，垂直于胸锁乳突肌后缘，然后呈弧形横跨越锁骨上方（图15.3）。该入路能够获得充分的暴露，并且之后的瘢痕较不明显。

　　分娩性臂丛神经损伤的手术治疗首先要确定损伤的解剖情况。切开皮肤和菲薄的颈阔肌，继续沿胸锁乳突肌后缘游离，切断（部分）胸锁乳突肌锁骨头，以便显露。可能需要切断颈外静脉。锁骨上感觉神经位于胸锁乳突肌外侧和锁骨上，或许需要作为额外的神经移植材料，因此在应尽可能在远端切断以保留更长的长度并使显露更为充分。分离颈横动脉。显露肩胛舌骨肌，在其中间的肌腱两端缝扎标记，以便于修复并保留该颈部重要的解剖学标志，之后在其腱性部分中点处切断。分离上述结构之后，可显露出布朗脂肪垫（臂丛神经前方的脂肪垫，译者注），将其向外侧游离以便显露臂丛神经。

　　在外侧，辨认肩胛上血管并切断，以便进一步暴露影响臂丛神经的神经瘤。若见一条神经由外向内走行，那便是膈神经，因为颈部只有该神经如此走行。膈神经自 C4 向远端走行，必须小

心从 C4 和 C5 分离。通过刺激膈神经来评估膈肌的反应。切除残留的神经瘤，依次分辨各神经根。C4 神经根位于锁骨上感觉神经近端，同时也是确认 C5 神经根的参照。术中注意分辨并保护胸长神经，其来源于 C5、C6 和 C7 神经根。空的椎孔提示神经根撕脱；无法定位神经根可能是根性撕脱，神经根回缩入神经瘤内。

　　辨认臂丛神经干部。上、中干可能会靠近在一起，取决于神经瘤的位置。肩胛上神经可见自上干后股外侧分出。肩胛背动脉位于上中干或中下干之间，需要切断以方便显露。锁骨下动脉横跨下干表面。小心显露 C8 和 T1 神经根。T1 神经根靠近于壁层胸膜。分离后应该进行气泡实验来证实胸膜的完整性。通常来说，锁骨下显露并不需要切断锁骨，在锁骨下进行牵拉足以显露充分。

15.6.4　神经瘤切除

　　刺激神经根来评估残留的上肢功能。进一步游离臂丛神经以完整显露神经瘤。然后在神经瘤中间切断，继续向远端切除，直至见到柔软、健康的神经断端。通过冰冻切片检查，可以确保向远端切除到没有瘢痕组织的部位。于神经的远端外观健康的部分切断，然后分析神经束的结构。如果束内的瘢痕十分明显，那么可能需要进一步向远端做面包片样切开。标记神经的远端，方便神经重建时辨认，然后确定近端切除的位置。同样，神经近端也需要在外观健康的部分切断，同时需要注意根性撕脱。对近端神经残端也进行冰冻切片检查，以确认神经束足以满足重建需求。在神经重建进行前，由一位神经病理学医师检查冰冻切片确认不存在纤维化，证明神经切断处位于损伤区域以外。对于神经近断端来说，组织学的结果必须结合神经外观、神经电刺激和影像检查结果来评估，以指导治疗方案。椎孔内撕脱的神经可能有正常的组织学表现；至于神经远断端，只要没有瘢痕就适合用于神经重建。

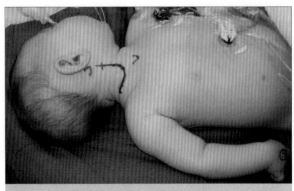

图 15.3　臂丛神经锁骨上暴露的手术标记。在上背部下垫上卷起的小巾，方便显露臂丛神经。颈部轻度伸展，头转向非手术侧

15.6.5 臂丛神经重建

只有当近、远端神经都准备妥当后,才能进行臂丛神经重断,优先恢复手部功能,其次是肘和肩关节。重建方案可能包括神经移植、神经移位或两者结合,取决于损伤的解剖特点、神经缺损情况以及可移植神经的数量。

15.6.5.1 神经移植

神经重建以解剖移植的方式来进行,只要可能,应从原来神经根桥接重建其对应远端神经。根据神经缺损的长度和移植用腓肠神经的长度,来决定神经桥接的方案。通常来说,神经缺损如为 2.5~4.5 cm,那么可以用 6~9 股腓肠神经来桥接。如果还需要神经移植,颈丛也可以作为供体。将移植的腓肠神经反转缝合,以减少轴突的丢失。移植神经的排列需与神经内神经束排列一致。如果神经近端缺失,无法修复其对应的神经远端,必须使用其他来源的神经,可以来源于臂丛内(丛内神经移位)或臂丛外(丛外神经移位)。

在安排好神经桥接方式后,可使用纤维蛋白胶完成神经缝合(Tisseel, Baxter International,

Deerfield, IL)(图 15.4)。虽然相关分析研究中包含的人类研究较少,最近的一项多元分析研究报道,与缝线相比,使用纤维蛋白胶进行神经接合可减少瘢痕形成,促进轴突再生[72]。此外,对于神经近残端,使用纤维蛋白胶可允许在更近端对神经进行切断和重建,而这在使用缝线缝合时将十分困难。

15.6.5.2 神经转位

当臂丛神经根存在供体运动神经缺乏时,如根性撕脱,可以进行神经移位。神经移位可以使用单纯运动神经重建运动功能,并能够通过单一神经重建的方式来实现。该技术也适用于就诊较晚的病例,以及其他运动功能自发性恢复良好而某种特定动作无法恢复的情况。常用神经移位及其疗效将会在下一章讨论。

15.6.5.2.1 副神经移位

副神经远端移位至肩胛上神经,常用于治疗分娩性臂丛神经损伤。从前路进入,副神经相对较容易分离并移位至肩胛上神经,从而恢复冈上

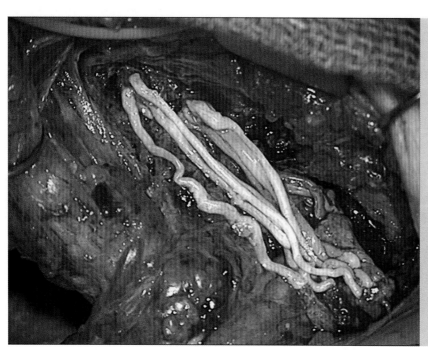

图 15.4 腓肠神经在目标区域进行重新排列,使用纤维蛋白胶接合神经,无须缝合

肌和冈下肌功能[46, 73]。该手术也可以在患者取俯卧位时从后路进行。不论采用何种入路，副神经总位于斜方肌深面，术中需要向远端分离，以保护支配斜方肌上中部的近端分支（图15.5）。采用后方入路时，可以在更远端切断副神经，缩短了恢复目标肌肉功能所需要的距离。需要再次重申的是，肩胛上神经位于肩胛上血管内侧的深面。进行后路手术时，可以同时松解肩胛上韧带，该韧带已知可对肩胛上神经造成压迫，这样的操作不仅有助于神经再生，同时也有利于肩胛上神经的显露，能够在更远端进行神经缝合，缩短了肌肉神经再支配的时间。后方入路主要的缺点在于需要单独切口显露，从而增加了手术时间。

15.6.5.2.2　肋间神经移位

当供体神经不足时，可采用肋间神经移位[76]。手术可能会用到3根或更多肋间神经。这些神经通常有足够的长度可以移位至肌皮神经，以恢复屈肘功能。获取肋间神经时，切口始于腋中线，然后延伸至第四肋间隙乳头内下方。将胸大肌下部从肋间肌处切断。在肋骨表面切开骨膜，接着将骨膜从肋骨下缘掀起。在翻起的骨膜表面做切口，以显露血管神经束。骨膜切口始于乳头内侧1 cm处，向近端延长至腋后线，可最大限度显露神经。Kawabata等建议将肋间神经用纤维蛋白胶集合成束，之后与肌皮神经以缝线缝合[77]。

15.6.5.2.3　Oberlin 移位

在分娩性臂丛神经损伤的病例中，可将尺侧屈腕肌富余的分支移位至肱二头肌支来进行功能重建，即为 Oberlin 移位术[78, 79]。Noaman 等提出 Oberlin 术治疗产瘫的4个适应证[79]。第一种情况是一期手术时臂丛探查发现单独的C5、C6神经根撕脱伤，通常在产瘫中较少见，但在臀先露的患儿中可能发生。肩关节稳定性能够通过副神经移位修复肩胛上神经来获得，屈肘功能可以依靠 Oberlin 神经移位术来获得。第二个适应证是就诊晚的病例。此时，在颈部对臂丛神经进行神经移植或是神经移位后，由于肱二头肌失神经时间太长，功能恢复受影响。在接受Oberlin 术3个月后，肌肉将重获神经支配，因此屈肘功能可在肌肉永久萎缩前得到恢复。第三个适应证是上臂丛神经产瘫自发性恢复，但肱二头肌功能未恢复。第四个适应证是形成与上干相连的传导性神经瘤，肩关于功能接近正常，而肱二头肌无功能[79]。

沿肱二头肌沟做切口，显露肌皮神经肱二头肌支。然后辨认尺神经，其运动束支位于神经的前侧和外侧。寻找到富余的尺侧腕屈肌支，在显微镜下分离，准备好转移至肱二头肌支，无张力缝合。

15.6.5.2.4　双束神经移位

Humphreys 和 Mackinnon 提出利用正中神经和尺神经两者富余的运动肌支重建肌皮神经的肱二头肌和肱肌支[80]。该移位术已经应用于成人和较大儿童的创伤性损伤（非产科因素）。正中神经和尺神经肌支可移位至任何一条受体肌支，但具体的移位组合需术中根据患者的具体情况而定。首先选择修复肱肌的神经供体，因为其肌支长度有限。正中神经运动支位于内侧，而尺神经运动支通常在中间和外侧。从正中神经处获取富余的神经束，应保留骨间前神经和拇指内在肌功能。同样获取尺神经富余的神经束，应保留手内在肌功能。这样的手术方法可用于延期就诊的患者，或采用保守治疗后屈肘功能恢复不佳的患者（如饼干实验）。

15.6.5.2.5　胸内侧神经移位修复肌皮神经

在分娩性臂丛神经损伤的病例中，有人报道采用胸内侧神经移位至肌皮神经[81]。如有必要，可以结合锁骨上切口入路，将切口延伸至胸大肌三角肌间沟。同样，也可以不使用锁骨上切口，

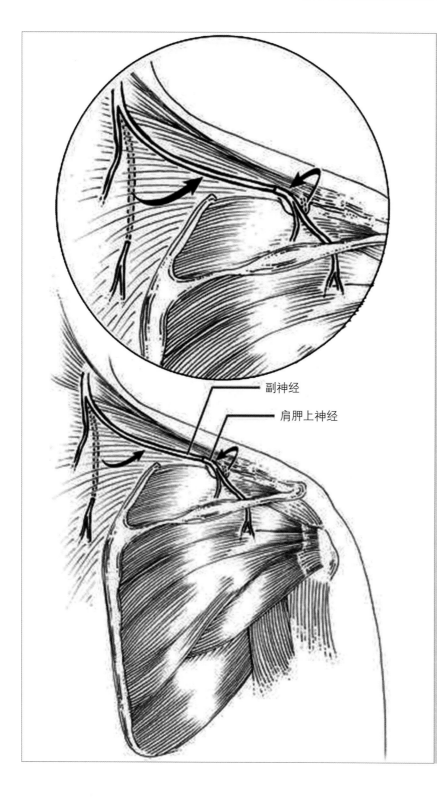

副神经

肩胛上神经

图 15.5　副神经远端移位至肩胛上神经。保存近端支配斜方肌的纤维能防止肩下垂（引自 Mackinnon SE, Colbert SH.Nerve transfers in the hand and upper extremity surgery. Tech Hand Up Extrem Surg 2008;12:20–33）

通过从胸大肌三角肌间沟至腋窝做 Z 形切口，然后向远端延伸至肱二头肌沟，如此可以显露肌皮神经。切断胸大肌止点，将胸小肌自喙突起点处切断。使用神经刺激器定位胸内侧神经进入胸小肌的位置。需要注意的是，根据 Aszmann 等[82] 的解剖学研究，胸外侧神常与胸内侧神经相连。但是，只有那些在直视下随一条神经直接进入肌肉并且神经刺激反应良好的神经方能用于神经移位。如果见到神经进入肌肉，并且刺激时肌肉收缩明显，就可以在其入肌点处切断。在多数上臂丛损伤的病例中，胸内侧神经常有良好的刺激结果。在与肌皮神经缝合时，两者的粗细较为匹配。

15.6.5.2.6　健侧 C7 移位

Chuang 等报道了对分娩性臂丛神经损伤的患者行健侧 C7 移位术。但作者指出"对侧 C7 移位术在产瘫中应用少而且效果差，因为婴儿无法配合康复训练"[64]。然而，部分医学中心在全臂丛根性撕脱的患者中使用了该技术，这样的病例相当少。亚洲医生一直在使用该手术技术，但欧美医生担心对健侧的影响，一直不愿意采用该手术。Chen 等报道了在 7 例全臂丛产瘫的患儿中使用该手术[83]，采用患侧带血管尺神经或腓肠神经移植，将对侧 C7 神经移位至正中神经、外侧束或肌皮神经，并结合其他神经移位方法，获得了不同的治疗结果。

15.6.5.2.7　舌下神经移位

有研究曾报道过对分娩性臂丛神经损伤的患者进行舌下神经移位以实现功能重建[84, 85]。舌运动功能的长期影响使得这项神经移位技术受人诟病，因此该技术不再被提倡。

15.6.5.2.8　膈神经移位

膈神经移位于臂丛神经已经在成人中广泛应用，但不应用于儿童。主要的顾虑在于婴儿和年龄较小的儿童必须使用膈肌呼吸，因此切断膈神经可能引起患者无法接受的频发的呼吸系统并发症。然而，这项移位技术已经有在产瘫中应用的报道[86]。

15.6.6　附加治疗

对于产瘫患儿，肩关节肌肉的不平衡会引起额外的上肢功能损害。只有在 2 月龄时获得完全性功能恢复的患者，盂肱关节活动才不会受影响[55]。在臂丛神经损伤的患者中，肩关节内旋肌群因受双重神经支配，因而大部分功能未受影响，而旋后和外展活动将无力甚至缺失。这种肌肉不平衡会导致肩关节内旋挛缩、盂肱关节畸形和后脱位，所有这些都会进一步限制上肢功能。维持关节活动度对于预防这种灾难性后果十分重要。已经有人使用 A 型肉毒素来降低未受累的肌肉肌力，如肩内旋肌，以防止肌肉挛缩。这可以提高关节被动活动度，以及在臂丛神经重建后神经再生期提高肌肉平衡性，同样也可能促进皮层运动功能的重塑[87, 88]。

15.7　术后处理

伤口使用可吸收单股缝线逐层缝合，所有缝合材料都是埋入式的，并且同时应用氰基丙烯酸盐皮肤黏合剂。这些措施保证了患儿洗澡时不用担心伤口。术后使用 Velpeau 弹力吊带，于肩关节内收位制动 3 周。家庭成员能够很容易学会在需要时替换及调紧吊带。制动 3 周后，婴儿可以自由活动，无须使用石膏和夹板固定。

活动恢复最早可在术后 3 个月时观察到，恢复到术前的活动度通常在术后 3~6 个月，而功能恢复的进展在达到稳定期前需要持续 3~4 年。有时进行二期手术，包括神经移位、肌腱转位和截骨术来纠正残留的问题。

15.8 结果

由于没有广泛接受的疗效评估体系，分娩性臂丛神经损伤的疗效评估受到限制。许多医学中心依据关节活动角度评价活动范围，其他中心则多使用评分方式，如针对肩功能的 Mallet 评分、针对手功能的 Raimondi 评分以及评价肌力的英国 MRC 评分。使用最广泛的疗效评估手段是 AMS，因为该量表能够适用于婴儿和可良好的大龄儿童。

许多臂丛重建技术在全球范围内被不同的外科医生使用。在分娩性臂丛神经损伤中，手术治疗的方法包括神经松解、神经瘤切除和神经移植或神经移位。研究显示，经过 12 个月的随访，对于 Erb 麻痹患儿，神经松解术治疗对于其中有传导能力的、连续性好的神经瘤有效，但对于全臂丛瘫痪者则无效[89]。Capek 等对 26 例进行了神经瘤切除和神经移植的患者与 17 例仅接受神经松解的患者进行了比较[90]，发现神经瘤切除并没有对上肢运动评分产生不利影响；术后 3~6 个月，所有接受神经瘤切除和移植的患者均恢复至其术前功能状态。这项工作的重要性在于，如果患儿经 Toronto 评分注定要接受手术，手术医生不必担心神经瘤切除会导致患儿功能下降。Lin 等回顾性分析了一组前瞻性数据，比较了 108 例分娩性臂丛神经损伤的患者接受不同手术的效果，包括单独神经松解术与神经瘤切除 + 神经移植术[91]。术后 4 年随访时，单独接受神经松解的 Erb 麻痹患者无功能恢复，而进行神经瘤切除 + 神经移植的患者在 7 项活动测试中功能显著改善。相似地，全臂丛麻痹患者在随访 4 年时，单纯进行神经松解患者在 15 项活动测试中没有显著的功能改善，而接受神经瘤切除 + 神经移植桥接的患者在 15 项活动测试中有 11 项获得了显著改善。

2005 年，O'Brien 等发表了一项针对 52 例接受臂丛神经探查和腓肠神经移植术的患儿的研究[61]。虽然作者认为最佳的手术时机为 6 月龄，研究中接受手术的平均年龄是 9.79 个月。结果，C5-C6 损伤患儿，92% 的肱二头肌、92% 的肱三头肌和 83% 的三角肌 MRC 肌力 ≥ 3/5；而 C5-C7 损伤的患儿以上几项数据分别是 76%、76% 和 72%，C5-C8 和 T1 损伤患儿的数据则是 73%、53% 和 67%。并发症包括 2 例伤口感染和 1 例术后一侧膈肌麻痹。

2006 年，Gilbert 等报道了他们 20 余年的经验。对于 C5-C6 损伤患儿，在接受神经瘤切除 + 神经移植术后，术后 4 年随访时 80% 肩功能为优或良[92]。神经探查的指征是 3 月龄时存在肱二头肌功能障碍。在 C5-C7 损伤的患儿中，61% 的患儿在 4 年随访时肩功能优或良；完全损伤的患者，77% 在 8 年随访时达到一般、良好和优秀的结果。报道中的肘功能恢复几乎总是优秀，对完全损伤患儿 8 年随访时发现，有 81% 的患者获得了良好或优秀的结果，手功能的恢复达到"有用"的占 76%。El-Gammal 等报道了他们对 35 例全臂丛瘫痪患儿的随访结果，这些患儿接受了神经松解、神经移植和 / 或神经移位的手术重建[93]。功能恢复最好的是屈肘和伸肘功能预后（77% 为良或优），恢复最差的是伸拇和伸腕（分别有 28% 和 31% 达到了良或优）。

神经移位手术能获得较好的效果。副神经远端移位至肩胛上神经与腓肠神经移植桥接 C5 和肩胛上神经相比，结果没有明显的统计学差异。Tse 等回顾了 177 例接受副神经移位或腓肠神经移植桥接 C5 神经根重建肩胛上神经的患者[94]。术后 3 年时，肩关节外旋的 AMS 评分在这两种手术间没有显著差异。与此类似，Terzis 和 Kostas 发现 53 例接受肩胛上神经重建的患者，无论是接受副神经或其他丛内神经的直接移位还是采用神经移植桥接，其肌力恢复无显著差异，尽管直接重建者肩外展的范围可能更大[95]。他们报道冈上肌功能评分达到良好或优秀的患者占 96%，冈下肌占 75%。50 例手术患者中，40 例肩外旋达到 Mallet Ⅲ 或Ⅳ级。在 Pondage 等的一项研究中，通过对盂肱关节真性旋转角度、被动外旋和 Mallet 手—头动作进行评价后，结果显示功能上没有显著差异[96]。

在一项 van Ouwerker 等的研究中，通过后路用副神经移位修复肩胛上神经[97]。对于自发恢复的患儿，神经移位显著改善了肩外旋功能：所有 54 例患者最初都没有主动的外旋动作（Mallet 评分Ⅱ级），2 年后 40 例患者为 Mallet Ⅳ级，10 例为 Mallet Ⅲ级，而 4 例仍保持 Mallet Ⅱ级。作者建议，对于自发恢复进展相当顺利的患者，应等待 10 个月再行神经移位术。他们推测如果过早进行移位术，额外的中枢运动学习通路会中断，导致皮层整合能力下降。

在 Kawabata 等的报道中，31 例患者接受了肋间神经移位肌皮神经[77]，26 例患者使用了 2 条肋间神经进行移位，5 例使用了 3 条。31 例中有 26 例（84%）的肱二头肌功能达到了 MRC 分级 M4。12 例在 5 月龄前接受手术的患儿，肱二头肌功能全部达到 MRC 分级 M4。El-Gammal 等同样报道对臂丛神经损伤患儿进行肋间神经移位至不同受体神经后获得了功能改善，共 46 例患儿接受了 62 次神经修复手术[98]。他们发现早期手术干预（年龄小于 9 个月）能获得更好的功能结果，尽管差异没有统计学意义。76% 的病例运动功能结果为良或者优。另外，运动功能重建对屈肘功能更可靠，93.5% 的患者为良或优。其他研究[93]则显示，肋间神经移位比上干移植桥接重建能获得更好的屈肘功能。

在 Norman 等进行的一项研究中，7 例患者接受了 Oberlin 移位术[79]，其中 5 例达到了 Gilbert-Raimondi 肘功能评分 4~5 分，4 例肱二头肌 MRC 分级 M4、M5，没有出现尺神经功能障碍。作者推荐的神经移位的适应证已在上文列出，参见手术治疗部分。Al Qattan 于其 2002 年的研究中报道了 2 例患者同时达到了 MRC 分级 M5（Toronto 评分 7）[78]。他建议的适应证包

括单独的 C5 和 C6 撕脱伤以及就诊晚的病例。

2003 年，Blaauw 和 Slooff 报道了 25 例胸内侧神经移位至肌皮神经，移位后 2 个月就有肱二头肌和肱肌恢复神经支配的征象[81]，移位后 6 个月神经再支配基本完成。手术的平均年龄是 5.3 个月。25 例患者中 17 例屈肘肌力可对抗重力，5 例有屈肘动作但无法对抗重力，3 例没有恢复肱二头肌 / 肱肌功能。屈肘功能没能恢复到对抗重力程度的患者，之后接受 Steindler 屈肌成形术。一项综述回顾分析了 20 例接受胸内侧神经移位肌皮神经的产瘫患者，80% 的患者屈肘功能恢复到足够完成用手摸嘴的动作[99]。

在 Chen 等的回顾性研究中，健侧 C7 移位正中神经获得不同的结果[83]。所有患者术后均达到了 MRC 分级 S3 或更好的感觉功能。使用健侧 C7 移位恢复肱二头肌神经支配时，4 例患者中有 3 例肌力达到了 M3；使用健侧 C7 移位正中神经时，7 例患者中有 2 例正中神经功能恢复使肌力达到了 M3 或以上。这些患者中的将一半获得了"基本的"、与健侧同步的活动或感觉。Lin 等回顾了他们进行的健侧 C7 分期移位至肌皮和正中神经的经验[100]，平均随访 50 个月，9 例患者中有 7 例肱二头肌肌力达到了 M3 或 M4，2 例达到了 M2；而正中神经支配的手功能（屈腕屈指）恢复则没有这么理想，9 例患者中 2 例无恢复，2 例达到了 M2，5 例达到 M3 或 M4。所有 9 例患者表现和供侧肢体同步的活动。Lin 等最近报道了使用健侧 C7 移位术治疗产瘫婴儿获得了更好的功能恢复[101]。平均随访 47 个月，15 例接受健侧 C7 移位重建上干或外侧束功能的患者中，11 例达到了 M2+ 或更好的肌力。术后 4 周健侧肩功能获得完全恢复。

通过儿童残疾残余功能评估（PEDI），手功能没有严重损害的产瘫患儿生活自理能力没有明显障碍，而手功能有障碍的儿童的生活自理能力则有缺陷。手功能无损害的产瘫患儿与正常同龄人相比，PEDI 评分上并无区别[101]。虽然与

正常儿童相比，产瘫患儿总体功能和上肢功能评分较低，但有组织的体育活动参与率相似。然而与正常同龄人相比，近42%的产瘫患儿会因为相关体育活动而意识到自己的缺陷，而多数仍参与多种体育活动，受伤风险并不高于正常同龄人[103]。

15.9　小结

分娩性臂丛神经损伤的治疗仍存在挑战。尽管多数患儿无须手术治疗，需要手术的患儿常能依靠不同的技术获得成功治疗。手术干预的合适时机对于结果的最优化至关重要。神经瘤切除和腓肠神经移植仍是治疗的金标准，并有更新的技术来补充，如选择性远端神经移位。预后分析仍旧是评估产瘫患者最佳治疗方案的有价值工具。

15.10　参考文献

[1] Smellie W. A collection of cases and observations in midwifery. Vol 2.4th ed. London: Wilson & Nicol; 1768

[2] Duchenne GBA. De l' Électrisation localisée et de son application à la pathologie et à la thérapeutique par courants induits et par courants galvaniques interrompus et continus. 3rd ed. Paris: Librairie JB Baillière; 1872

[3] Erb, W. Über eine eigenthümliche Localisation von Lähmungen im Plexus brachialis. Verhandlungen. Naturhistorisch-medizinischer Verein. Heidelberg 1874;2:130-136

[4] Kennedy R. Suture of the brachial plexus in birth paralysis of the upper extremity. BMJ 1903;1:298-301

[5] Thorburn W. Obstetrical paralysis. J Obstet Gynaecol Br Emp 1903;3:454-458

[6] Abe Y, Doi K, Kawai S. An experimental model of peripheral nerve adhesion in rabbits. Br J Plast Surg 2005;58:533-540

[7] Sever JW. Obstetric paralysis: report of eleven hundred cases. JAMA 1925;85:1862-1865

[8] Sever JW. Obstetric paralysis: its etiology, pathology, clinical aspects and treatment, with a report of four hundred and seventy cases. Am J Dis Child 1916;12:541-578

[9] Millesi H, Ganglberger J, Berger A. Erfahrungenmit der Mikrochirurgieperi-phererNerven. Chir Plast Reconstr 1967;3: 47-55

[10] Sunderland S. A classification of peripheral nerve injuries producing loss of function. Brain 1951;74: 491-516

[11] Narakas A, Verdan C. Les greffesnerveuses. Zeitschriftffür Unfallmedizin und Berufskrankheiten. Revue de Médicine des Accidents et des Maladies Professionelles 1969;62:137-152

[12] Narakas AO. Injuries to the brachial plexus. In: F W Bora Jr., ed. The Pediatric Upper Extremity: Diagnosis and Management. Philadelphia, PA: WB Saunders; 1986:247-258

[13] Narakas A. Brachial plexus surgery. Orthop Clin North Am 1981;12:303-323

[14] Narakas AO. The treatment of brachial plexus injuries. Int Orthop 1985;9:29-36

[15] Narakas AO. Obstetrical brachial plexus injuries. In: D W. Lamb, ed. The Paralysed Hand. Vol 2. Edinburgh, Scotland: Churchill Livingstone; 1987:116-135

[16] Narakas AO, Hentz VR. Neurotization in brachial plexus injuries. Indication and results. Clin Orthop Relat Res 1988;237:43-56

[17] Gilbert A. Obstetrical brachial plexus palsy. In: R Tubiana, ed. The Hand. Vol 4. Philadelphia, PA: WB Saunders; 1993:575-601

[18] Gilbert A, Khouri N, Carlioz H. Exploration chirurgicale du plexus brachial dans la paralysieo-bstétricale. Constatations anatomiques chez 21 malades opérés. Rev Chir Orthop Repar Appar Mot 1980;66:33-42

[19] Gilbert A, Tassin J-L. Obstetrical palsy: a clinical, pathologic, and surgical review. In: JK Terzis, ed. Microreconstruction of Nerve Injuries. Philadelphia, PA: WB Saunders; 1987:529-553

[20] Eng GD, Binder H, Getson P, O'Donnell R. Obstetrical brachial plexus palsy (OBPP) outcome with conservative management. Muscle Nerve 1996;19:884-891

[21] Strömbeck C, Krumlinde-Sundholm L, Forssberg H. Functional outcome at 5 years in children with obstetrical brachial plexus palsy with and without microsurgical reconstruction. Dev Med Child Neurol 2000;42:148-157

[22] Levine MG, Holroyde J, Woods JR, Siddiqi TA, Scott M, Miodovnik M. Birth trauma: incidence and predisposing factors. Obstet Gynecol 1984;63:792-795

[23] Hardy AE. Birth injuries of the brachial plexus: incidence and prognosis. J Bone Joint Surg Br 1981;63-B:98-101

[24] Michelow BJ, Clarke HM, Curtis CG, Zuker RM, Seifu Y, Andrews DF. The natural history of obstetrical brachial plexus palsy. Plast Reconstr Surg 1994;93:675-680, discussion 681

[25] Foad SL, Mehlman CT, Ying J. The epidemiology of neonatal brachial plexus palsy in the United States. J Bone Joint Surg Am 2008;90:1258-1264

[26] al-Qattan MM, Clarke HM, Curtis CG. Klumpke's birth palsy: does it really exist? J Hand Surg (Br) 1995;20:19-23

[27] Al-Qattan MM, El-Sayed AAF, Al-Zahrani AY, et al. Obstetric brachial plexus palsy in newborn babies of diabetic and non-diabetic mothers. J Hand Surg Eur Vol 2010a;35: 362-365

[28] Al-Qattan MM, El-Sayed AAF, A,-Zahrani AY, et al. Obstetrical brachial plexus palsy: a comparison of affected infants delivered vaginally by breech or cephalic presentation. J Hand Surg Eur Vol 2010;35:366-369

［29］ Gilbert A, Brockman R, Carlioz H. Surgical treatment of brachial plexus birth palsy. Clin Orthop Relat Res 1991;264:39-47

［30］ Wikström I, Axelsson O, Bergström R, Meirik O. Traumatic injury in large-for-date infants. Acta Obstet Gynecol Scand 1988;67:259-264

［31］ Al-Qattan MM, El-Sayed AAF, Al-Kharfy TM, et al. Obstetric barachial plexus injury in subsequent deliveries. Canadian Journal of Plastic Surgery 1996;4:203-204

［32］ Mehta SH, Blackwell SC, Bujold E, Sokol RJ. What factors are associated with neonatal injury following shoulder dystocia? J Perinatol 2006;26:85-88

［33］ Keller JD, López-Zeno JA, Dooley SL, Socol ML. Shoulder dystocia and birth trauma in gestational diabetes: a five-year experience. Am J Obstet Gynecol 1991;165:928-930

［34］ Baxley EG, Gobbo RW. Shoulder dystocia. Am Fam Physician 2004;69:1707-1714

［35］ Rouse DJ, Owen J, Goldenberg RL, Cliver SP. The effectiveness and costs of elective cesarean delivery for fetal macrosomia diagnosed by ultrasound. JAMA 1996;276:1480-1486

［36］ Conway DL, Langer O. Elective delivery of infants with macrosomia in diabetic women: reduced shoulder dystocia versus increased cesarean deliveries. Am J Obstet Gynecol 1998;178:922-925

［37］ Langer O, Berkus MD, Huff RW, Samueloff A. Shoulder dystocia: should the fetus weighing greater than or equal to 4000 grams be delivered by cesarean section? Am J Obstet Gynecol 1991;165:831-837

［38］ Athukorala C, Crowther CA, Willson K, Austrailian Carbohydrate Intolerance Study in Pregnant Women (ACHOIS) Trial Group. Women with gestational diabetes mellitus in the ACHOIS trial: risk factors for shoulder dystocia. Aust N Z J Obstet Gynaecol 2007;47:37-41

［39］ Athukorala C, Middleton P, Crowther CA. Intrapartum interventions for preventing shoulder dystocia. Cochrane Database Syst Rev 2006: CD005543

［40］ de Chalain TM, Clarke HM, Curtis CG. Case report: unilateral combined facial nerve and brachial plexus palsies in a neonate following a midlevel forceps delivery. Ann Plast Surg 1997;38:187-190

［41］ al-Qattan MM, Clarke HM, Curtis CG. The prognostic value of concurrent clavicular fractures in newborns with obstetric brachial plexus palsy. J Hand Surg Br 1994;19:729-730

［42］ Métaizeau JP, Gayet C, Plenat F. Les lésions obstétricales du plexus brachial. Chir Pediatr 1979; 20:159-163

［43］ Gilbert A, Razaboni R, Amar-Khodja S. Indications and results of brachial plexus surgery in obstetrical palsy. Orthop Clin North Am 1988;19:91-105

［44］ Clarke HM, Curtis CG. Examination and prognosis. In: A. Gilbert, ed. Brachial Plexus Injuries. London: Martin Dunitz; 2001:159-172

［45］ Losee JE, Mason AC. Deformational plagiocephaly: diagnosis, prevention, and treatment. Clin Plast Surg 2005;32:53-64, viii

［46］ Clarke HM, Curtis CG. An approach to obstetrical brachial plexus injuries. Hand Clin 1995;11:563-580, discussion 580-581

［47］ Marcus JR, Clarke HM. Management of obstetrical brachial plexus palsy evaluation, prognosis, and primary surgical treatment. Clin Plast Surg 2003;30:289-306

［48］ Al-Qattan MM, Clarke HM, Curtis CG. The prognostic value of concurrent phrenic nerve palsy in newborn children with Erb's palsy. J Hand Surg Br 1998;23:225

［49］ Curtis C, Stephens D, Clarke HM, Andrews D. The active movement scale: an evaluative tool for infants with obstetrical brachial plexus palsy. J Hand Surg Am 2002,27. 470-478

［50］ Bae DS, Waters PM, Zurakowski D. Reliability of three classification systems measuring active motion in brachial plexus birth palsy. J Bone Joint Surg Am 2003;85-A:1733-1738

［51］ Aydm A, Mersa B, Erer M, Ozkan T, Ozkan S. Early results of nerve surgery in obstetrical brachial plexus palsy [in Turkish] Acta Orthop Traumatol Turc 2004;38:170-177

［52］ British Medical Research Council. Aids to the Investigation of Peripheral Nerve Injuries. London: His Majesty's Stationary Office;1943

［53］ Mallet J. Paralysie obstétricale du plexus brachial. Traitement des séquelles. Primauté du traitement de l'épaule-méthode d'expression des résultats. Rev Chir Orthop Repar Appar Mot 1972;58 uppl 1:166-168

［54］ Borschel GH, Clarke HM. Obstetrical brachial plexus palsy. Plast Reconstr Surg 2009;124 Suppl:144e-155e

［55］ Waters PM. Comparison of the natural history, the outcome of microsurgical repair, and the outcome of operative reconstruction in brachial plexus birth palsy. J Bone Joint Surg Am 1999;81:649-659

［56］ Gordon M, Rich H, Deutschberger J, Green M. The immediate and long-term outcome of obstetric birth trauma: 1. Brachial plexus paralysis. Am J Obstet Gynecol 1973; 117:51-56

［57］ Al-Qattan MM, Clarke HM, Curtis CG. The prognostic value of concurrent Horner's syndrome in total obstetric brachial plexus injury. J Hand Surg (Br) 2000;25:166-167

［58］ Bahm J, Gilbert A. Behandlungs strategie beigeburts traumatischen Plexus paresen. Monatsschr Kinderheilkd 1997;145:1040-1045

［59］ Gilbert A. Long-term evaluation of brachial plexus surgery in obstetrical palsy. Hand Clin 1995;11:583-594, discussion 594-595

［60］ Gilbert A, Whitaker I. Obstetrical brachial plexus lesions. J Hand Surg Br 1991;16:489-491

［61］ O'Brien DF, Park TS, Noetzel MJ, Weatherly T. Management of birth brachial plexus palsy. Childs Nerv Syst 2006;22:103-112

［62］ Laurent JP, Lee R, Shenaq S, Parke JT, Solis IS, Kowalik L. Neurosurgical correction of upper brachial plexus birth injuries. J Neurosurg 1993;79: 197-203

［63］ Hale HB, Bae DS, Waters PM. Current concepts in the

management of brachial plexus birth palsy. J Hand Surg Am 2010;35:322-331

[64] Chuang DCC, Mardini S, Ma HS. Surgical strategy for infant obstetrical brachial plexus palsy: experiences at Chang Gung Memorial Hospital. Plast Reconstr Surg 2005;116:132-142, discussion 143-144

[65] Fisher DM, Borschel GH, Curtis CG, Clarke HM. Evaluation of elbow flexion as a predictor of outcome in obstetrical brachial plexus palsy. Plast Reconstr Surg 2007;120:1585-1590

[66] Chow BC, Blaser S, Clarke HM. Predictive value of computed tomographic myelography in obstetrical brachial plexus palsy. Plast Reconstr Surg 2000;106: 971-977, discussion 978-979

[67] Yllmaz K, Caliskan M, Öge E, Aydinli N, Tunaci M, Ozmen M. Clinical assessment, MRI, and EMG in congenital brachial plexus palsy. Pediatr Neurol 1999;21:705-710

[68] La Scala GC, Rice SB, Clarke HM. Complications of microsurgical reconstruction of obstetrical brachial plexus palsy. Plast Reconstr Surg 2003;111:1383-1388, discussion 1389-1390

[69] Capek L, Clarke HM. Endoscopically assisted sural nerve harvest in infants. Semin Plast Surg 2008;22:25-28

[70] Lapid O, Ho ES, Goia C, Clarke HM. Evaluation of the sensory deficit after sural nerve harvesting in pediatric patients. Plast Reconstr Surg 2007;119:670-674

[71] Capek L, Clarke HM, Zuker RM. Endoscopic sural nerve harvest in the pediatric patient. Plast Reconstr Surg 1996; 98:884-888

[72] Sameem M, Wood TJ, Bain JR. A systematic review on the use of fibrin glue for peripheral nerve repair. Plast Reconstr Surg 2011;127:2381-2390

[73] Kawabata H, Kawai H, Masatomi T, Yasui N. Accessory nerve neurotization in infants with brachial plexus birth palsy. Microsurgery 1994;15:768-772

[74] Bahm J, Noaman H, Becker M. The dorsal approach to the suprascapular nerve in neuromuscular reanimation for obstetric brachial plexus lesions. Plast Reconstr Surg 2005;115:240-244

[75] Colbert SH, Mackinnon SE. Nerve transfers for brachial plexus reconstruction. Hand Clin 2008;24:341-361, v

[76] Hattori Y, Doi K, Fuchigami Y, Abe Y, Kawai S. Experimental study on donor nerves for brachial plexus injury: comparison between the spinal accessory nerve and the intercostal nerve. Plast Reconstr Surg 1997;100:900-906

[77] Kawabata H, Shibata T, Matsui Y, Yasui N. Use of intercostal nerves for neurotization of the musculocutaneous nerve in infants with birth-related brachial plexus palsy. J Neurosurg 2001;94:386-391

[78] Al-Qattan MM. Oberlin's ulnar nerve transfer to the biceps nerve in Erb's birth palsy. Plast Reconstr Surg 2002;109:405-407

[79] Noaman HH, Shiha AE, Bahm J. Oberlin's ulnar nerve transfer to the biceps motor nerve in obstetric brachial plexus palsy: indications, and good and bad results. Microsurgery 2004;24:182-187

[80] Humphreys DB, Mackinnon SE. Nerve transfers. Operative Techniques in Plastic and Reconstructive Surgery 2002;9:89-99

[81] Blaauw G, Slooff AC. Transfer of pectoral nerves to the musculocutaneous nerve in obstetric upper brachial plexus palsy. Neurosurgery 2003;53:338-341, discussion 341-342

[82] Aszmann OC, Rab M, Kamolz L, Frey M. The anatomy of the pectoral nerves and their significance in brachial plexus reconstruction. J Hand Surg Am 2000;25:942-947

[83] Chen L, Gu YD, Hu SN, Xu JG, Xu L, Fu Y. Contralateral C7 transfer for the treatment of brachial plexus root avulsions in children-a report of 12 cases. J Hand Surg Am 2007;32:96-103

[84] Blaauw G, Sauter Y, Lacroix CL, Slooff AC. Hypoglossal nerve transfer in obstetric brachial plexus palsy. J Plast Reconstr Aesthet Surg 2006; 59: 474-478

[85] Malessy MJ, Hoffmann CF, Thomeer RT. Initial report on the limited value of hypoglossal nerve transfer to treat brachial plexus root avulsions. J Neurosurg 1999;91:601-604

[86] Xu J, Cheng X, Dong Z, Gu Y. Remote therapeutic effect of early nerve transposition in treatment of obstetrical brachial plexus palsy. Chin J Traumatol 2001;4:40-43

[87] Ezaki M, Malungpaishrope K, Harrison RJ, et al. botulinum toxin A injection as an adjunct in the treatment of posterior shoulder subluxation in neonatal brachial plexus palsy. J Bone Joint Surg Am 2010;92:2171-2177

[88] Price AE, Ditaranto P, Yaylali I, Tidwell MA, Grossman JA. Botulinum toxin type A as an adjunct to the surgical treatment of the medial rotation deformity of the shoulder in birth injuries of the brachial plexus. J Bone Joint Surg Br 2007;89:327-329

[89] Clarke HM, Al-Qattan MM, Curtis CG, Zuker RM. Obstetrical brachial plexus palsy: results following neurolysis of conducting neuromas-in-continuity. Plast Reconstr Surg 1996;97:974-982, discussion 983-984

[90] Capek L, Clarke HM, Curtis CG. Neuroma-in-continuity resection: early outcome in obstetrical brachial plexus palsy. Plast Reconstr Surg 1998;102: 1555-1562, discussion 1563-1564

[91] Lin JC, Schwentker-Colizza A, Curtis CG, Clarke HM. Final results of grafting versus neurolysis in obstetrical brachial plexus palsy. Plast Reconstr Surg 2009;123:939-948

[92] Gilbert A, Pivato G, Kheiralla T. Long-term results of primary repair of brachial plexus lesions in children. Microsurgery 2006;26:334-342

[93] El-Gammal TA, El-Sayed A, Kotb MM, et al. Total obstetric brachial plexus palsy: results and strategy of microsurgical reconstruction. Microsurgery 2010b; 30:169-178

[94] Tse R, Marcus JR, Curtis CG, Dupuis A, Clarke HM. Suprascapular nerve reconstruction in obstetrical brachial plexus palsy: spinal accessory nerve transfer versus C5 root grafting. Plast Reconstr Surg 2011; 127:2391-2396

[95] Terzis JK, Kostas I. Outcomes with suprascapular nerve reconstruction in obstetrical brachial plexus patients. Plast

Reconstr Surg 2008;121:1267-1278

[96] Pondaag W, de Boer R, van Wijlen-Hempel MS, Hofstede-Buitenhuis SM, Malessy MJ. External rotation as a result of suprascapular nerve neurotization in obstetric brachial plexus lesions. Neurosurgery 2005;57:530-537, discussion 530-537

[97] van Ouwerkerk WJ, Uitdehaag BM, Strijers RL, et al. Accessory nerve to suprascapular nerve transfer to restore shoulder exorotation in otherwise spontaneously recovered obstetric brachial plexus lesions. Neurosurgery 2006;59:858-867,discussion 867-869

[98] El-Gammal TA, Abdel-Latif MM, Kotb MM, et al. Intercostal nerve transfer in infants with obstetric brachial plexus palsy. Microsurgery 2008;28:499-504

[99] Wellons JC, Tubbs RS, Pugh JA, Bradley NJ, Law CR, Grabb PA. Medial pectoral nerve to musculocutaneous nerve neurotization for the treatment of persistent birth-related brachial plexus palsy: an 11-year institutional experience. J Neurosurg Pediatr 2009;3:348-353

[100] Lin H, Hou C, Chen D. Modified C7 neurotization for the treatment of obstetrical brachial plexus palsy. Muscle Nerve 2010;42:764-768

[101] Lin H, Hou C, Chen D. Contralateral C7 transfer for the treatment of upper obstetrical brachial plexus palsy. Pediatr Surg Int 2011;27:997-1001

[102] Ho ES, Curtis CG, Clarke HM. Pediatric Evaluation of Disability Inventory: its application to children with obstetric brachial plexus palsy. J Hand Surg Am 2006;31:197-202

[103] Bae DS, Zurakowski D, Avallone N, Yu R, Waters PM. Sports participation in selected children with brachial plexus birth palsy. J Pediatr Orthop 2009;29:496-503

16 面神经损伤

著者：Gregory H. Borschel，Tessa A. Hadlock，Christine B. Novak，Alison K. Snyder-Warwick

翻译：王炜　王文进　丁伟　　审校：易传军

16.1 引言

不论是获得性还是先天性面瘫，都因为发病率很高而引起社会的广泛重视。单侧面瘫的儿童即使智力发育正常，也会被他人认为学习能力低下。不过，面瘫的快捷诊断和规范化的治疗可使这些家庭获益。

直到 19 世纪前，面瘫还被作为一种无法手术治疗的疾病。第一例面神经重建手术很可能是由 Charles Ballance 爵士在 1895 年完成的[1]。之前，第一例手术曾被认为是由 Drobnick 于 1879 年完成的，通过副神经—面神经转位吻合以改善患者面部对称性[2]。然而，进一步调查表明，当时 Drobnick 年仅 21 岁，还只是一个学生[3]。Balance 则是于 1895 年为一名中耳炎术后导致面瘫的 11 岁男孩完成了副神经—面神经的端侧吻合转位术。此病例发表在 1903 年的《英国医学杂志（British Medical Journal）》上[1]。

16.2 病因

成年患者中，大部分面瘫为获得性。在 Cha 等的一项调查研究显示，成年患者面瘫的常见病因为：Bell 面瘫（54.9%）、感染（26.8%）、外伤（5.9%）、医源性（2.0%），以及肿瘤（1.8%）；而儿童患者面瘫的常见病因为：Bell 面瘫（66.2%）、感染（14.6%）、外伤（13.4%）、产伤（3.2%），以及白血病（1.3%）。单纯性疱疹感染、水痘带状疱疹病毒感染、莱姆病或细菌性中耳炎、乳突炎是感染导致面瘫的主要因

素[4]。Evans 等的一项研究回顾了 35 例面瘫患儿，其中感染 13 例、外伤 7 例、医源性 5 例、先天性 4 例、Bell/自发性 3 例、复发 2 例、肿瘤 1 例[5]。1~3 岁和 8~12 岁是感染和外伤性面瘫的两个高峰期。Shih 等的一项类似研究回顾分析了 56 例患儿，也发现了近似的年龄分布[6]。在笔者之一（TAH）的面神经医疗中心治疗的近 2 000 例患者中，病因主要为 Bell 面瘫和前庭神经鞘瘤根治术，其次是头颈恶性肿瘤和医源性损伤（图 16.1）[7]。

其他文献报道的面瘫病因包括弓形虫感染、人获得性免疫缺陷病毒（HIV）感染、耳蜗移植继发感染、颞骨纤维异样增殖、中耳和腮腺肿瘤、Wegener 肉芽肿病、下颌骨牵张成骨术、中风、拔牙、EB 病毒感染、Melkersson-Rosenthal 综合征、Möbius 综合征，半侧颜面发育不全、产伤、遗传性面神经下颌缘支麻痹［也称为先天性单侧下唇麻痹（CULLP）］、重症肌无力以及其他神经肌肉疾病。现已提出对于多种病因的分类系统，各种病因已经被归类，以便专业人员之间交流[8]。

16.3 相关解剖

16.3.1 面神经

面神经分为颅内部分、颞骨内部分、颞骨外部分，不同部分损伤表现各异。支配面部表情肌（以及茎突舌骨肌、二腹肌后腹、镫骨肌）的运动纤维构成了面神经轴索的主要部分。其他的面神经纤维包括内脏运动纤维（唾液和泪液分泌）、

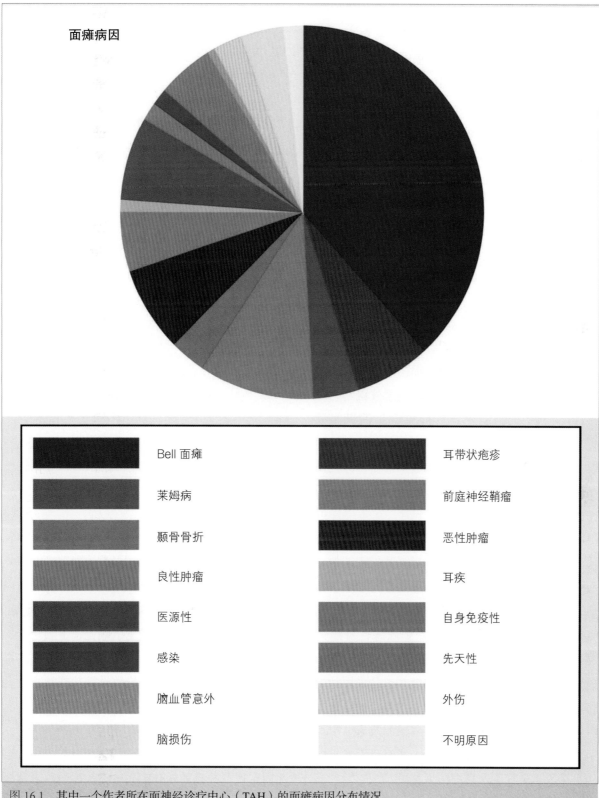

图 16.1　其中一个作者所在面神经诊疗中心（TAH）的面瘫病因分布情况

一般感觉纤维（分布于外耳道），以及特殊感觉纤维（通过鼓索的味觉纤维）。来自运动皮层的神经冲动经过内囊投射到面神经核。面神经颞支支配的额肌接受来自两侧面神经核的冲动，而面部其他部位表情肌仅接受来自对侧面神经核的冲动。这种分布是单侧中枢性面瘫者患侧抬眉功能得以保留的解剖学基础。面神经纤维出脑桥后进入颞骨，在此处很容易受剪切力和压迫性损伤；并且在此部位的面神经解剖分布多变。面神经的颅内部分是发自脑干面神经核，并行走于桥小脑角区域的一小段神经。在纤维性星形细胞瘤切除术、脑干海绵状血管瘤，良性和恶性脑干肿瘤手术，以及其他涉及脑干的脑血管意外等情况时，很容易造成面神经运动核的损伤。在桥小脑脚处，面神经很容易在切除听神经瘤、脑膜瘤和其他桥小脑脚肿瘤的手术中受损。在颞骨内，面神经很容易在颞骨骨折中受挤压甚至被截断（图16.2），50%的横向颞骨骨折和20%的纵向颞骨骨折会导致面瘫。

　　这些患者均需接受类固醇激素治疗，并且发病72小时后，如果发现患侧面肌诱发肌电图动作电位波幅是健侧的10%以下时，在条件许可情况下建议进行面神经减压术。膝状神经节是公认的单纯疱疹病毒潜伏部位，后者能够引起Bell面瘫。此外，血管瘤和面神经鞘瘤常见于膝状神经节。这类面瘫多表现为非典型的面瘫表现（反复发作的Bell面瘫，或在排除腮腺恶性肿瘤情况下患者出现长期的单侧面肌无力）。虽然颞骨内肿瘤的治疗各不相同，但一般共识是采用肿瘤切除＋导管桥接面神经缺损的手术治疗的导致，可达到或稍差于自体神经桥接移植的效果。中耳手术易损伤面神经颞骨内部分，如镫骨手术易损伤水平段，乳突手术易损伤垂直段。

　　颞骨外部分的面神经会在面部贯通伤、腮腺手术或颞下颌关节手术中受损（图16.3）。

　　有时除皱术也会导致面神经麻痹（Ⅰ度损

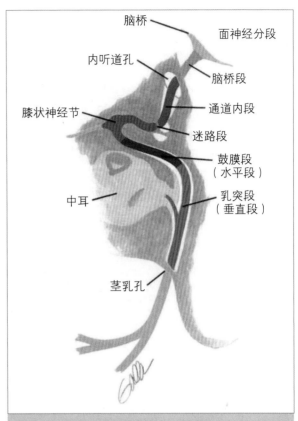

图16.2　颞骨内面神经解剖示意图（引自 Cheney M, Hadlock T. FacialSurgery,Plastic and Reconstructive. London: CRC Press; 2014. ）

伤）或更严重的神经损伤，包括部分分支被切断。面神经从茎乳孔出颞骨后，走行于腮腺浅、深叶之间。随后，面神经分出两条主干，并在腮腺内进一步分支。习惯上，面神经分支归为5条分支：额颞支（又称颞支）、颧支、颊支、下颌缘支、颈支。有不同的分支分布形式，并且分支之间有着丰富的交联，这些交联导致运动功能的富余。有些分支难以分离，如颧支、颊支难以分离，所以称之为颧颊支或许更为合适。

　　出腮腺后，面神经于距离皮面约10 mm层面内走行，并且随着神经向中间走行而越来越浅表。颞支出腮腺远端5 cm处，所在的层面距皮面可能仅几毫米。出腮腺边缘后，面神经可分出8~15条分支。远端存在大量分支及其交通支，

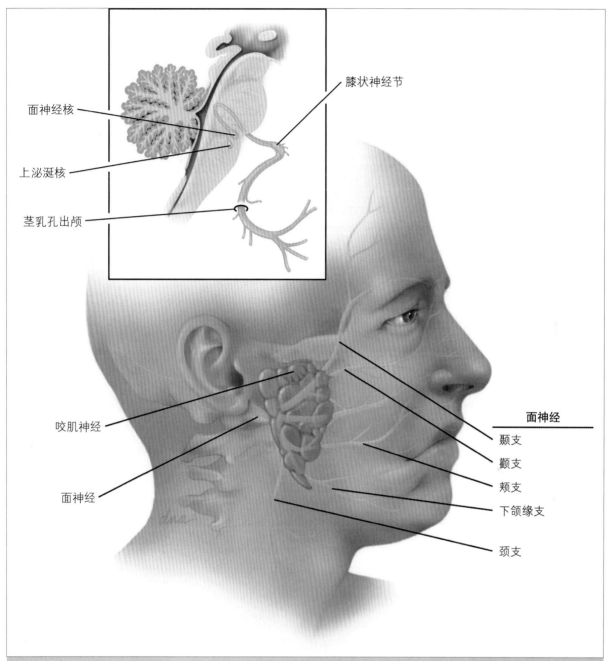

图 16.3　面神经起自位于脑干的面神经核，穿过桥小脑角，走行于颞骨内，自茎乳孔出颅。颞骨外面神经分支走行特异（引自 DNA ilustrations Inc., www.dnaillustrations.com）

从而形成具有重要临床意义的功能上的重叠；单一的颧颊支可支配眼轮匝肌和口轮匝肌。3~4 条颞支的分支走行于颞浅筋膜深层，于距眼眶缘 3~5 cm 处跨过颧弓。额肌外侧缘缺乏脂肪组织，颞支几乎紧贴皮下，颞支受损多半发生于此处。颞支支配额肌和上部的眼轮匝肌。

颧颊支包含 5~8 条分支，其神经支配区域广泛重叠，因而一支或多支受损后神经支配功能可代偿。颧颊支支配眼轮匝肌下部、上唇提肌、口轮匝肌以及颊肌。其中，支配颧大、小肌的分支在面瘫的显微外科修复中具有重要意义。

下颌缘支有 1~3 条，其行径是于下颌升支后 2 cm 处发出，行走在下颌骨 1/2 处，并在下颌角与下颌骨颏部之间穿过。下颌缘支走行于颈阔肌深层，在腮腺边缘外约 3.5 cm 处跨过面动静脉，支配降口角肌、降下唇肌、颏肌，有时也可支配颈阔肌上部和口轮匝肌。

颈支为单支，出腮腺后在下颌角下方，走行于颈阔肌深层，于颈阔肌上、中三分之一处入肌。

16.3.2　面部肌肉

面肌可大致分为括约肌或收缩肌，包括 17 对成对的肌肉以及 1 块单一的肌肉——口轮匝肌。额肌、眼轮匝肌、颧大肌、提上唇肌、口轮匝肌以及降下唇肌在临床上功能显著。

额肌为两块宽扁的肌肉，宽 5~6 cm，厚 1 mm。起自帽状腱膜，止于额骨的眉嵴和眼轮匝肌、降眉间肌、皱眉肌的肌纤维以及表面的皮肤。额肌的功能为动力性提眉，静态张力可防止眉下垂。

眼轮匝肌为收缩眼睑的括约肌，其在睑板前、眶隔前与眶缘浅层的肌肉相延续。在下睑，眼轮匝肌眶部覆盖颧大肌、提上唇肌、提上唇鼻翼肌以及部分咬肌的边缘。多条运动神经分支从肌肉侧缘进入肌内。

颧大肌起自颧骨体的下外侧部，上半部被眼轮匝肌和颧小肌覆盖。颧大肌体表定位为耳轮根

部至口角的连线，止于涡轴（颧大肌、颧小肌、口轮匝肌、颊肌、笑肌、提口角肌和降口角肌的共同止点）。面神经由颧大肌深面走行（支配方式与除提口角肌、颊肌和颏肌外的面肌一致，支配上述 3 块面肌的神经由肌肉表面进入）。降下唇动作由下唇降肌和降口角肌共同作用。颈阔肌，由于部分肌纤维插入下唇降肌，也参与控制降下唇动作。

16.4　评估

对面瘫患者的评估主要包括明确诊断、角膜功能的检查与保护，以及面神经各分支残余功能的评估。包括发病细节在内的完整详尽的病史采集和体格检查对于明确诊断至关重要。突发性面瘫提示感染、损伤或脑血管意外，渐进性面瘫应高度怀疑肿瘤。对于地方性（如美国东部）急性起病患者，需要考虑莱姆螺旋体滴度检查，并进行详细的头颈部检查。中耳情况评估包括是否存在中耳积液、胆脂瘤，以及耳道的滤泡、坏死性外耳炎或肿瘤。舌部检查包括舌裂纹和相应的脑神经检查。对于复发性病例或无法明确起病和恢复过程的病例，往往需要进一步的 X 线检查，以及针对自身免疫病、和一些罕见病的血液学检查。出生即有面瘫的患者则有两种可能，即先天性的发育畸形引起的面瘫和产伤引起的外伤性面瘫，明确病因对于制订治疗方案极为有利。例如，由分娩过程引起的面神经损伤，随着时间的推移，可以观察到患儿面肌功能出现细微的改善。早期电生理学检查亦可作为辅助鉴别手段。如果随着时间推移，患儿面神经功能有所恢复，则倾向于判断面瘫是由外伤性因素引起的；反之，则多考虑面神经或面神经核先天发育缺陷所致。

对于后天引起的面神经瘫痪病例，除了病因学诊断外，在面瘫的早期治疗中必须首要针对患者角膜功能进行明确的评估，包括检查 Bell 征是否存在。Bell 征即眼睑闭合时眼球向头端旋转，

起到了滋润并保护角膜的作用。当 Bell 征缺失，睑闭合时眼球无法向上旋转，导致角膜暴露。此类患者多需要用人工泪液、润滑眼膏以及夜间使用眼部胶带等措施来保护他们的角膜。先天性面瘫患者比后天获得性面瘫患者能够更好地耐受角膜的暴露，并且前者在儿童时期对眼睑手术的需求率也较低。

继发于三叉神经功能障碍引起的角膜感觉丧失，容易导致角膜的进一步损伤。角膜感觉评估可利用棉签制备一缕棉絮丝对患者进行角膜接触试验。检查时患者视线远离检查者，棉丝轻触位于角膜颞侧的巩膜。凡是角膜感觉丧失的患者均应进行规范的眼科检查，应用眼科荧光裂隙灯检查患者角膜，以明确是否存在角膜溃疡。对于这类患者，需要进行积极的治疗，包括进行上眼睑重物置入和 / 或睑缘缝合术。有前期的文献报道角膜感觉功能重建，但是目前尚缺乏丰富的临床经验[9]。

根据患者一系列的面部表情确定面神经分支功能检查，包括最大限度地抬眉、用力闭眼、轻闭眼、大笑、微笑、露齿笑、鼓腮、咧嘴等动作，分别拍摄面部静态和上述动态的照片，同时摄像记录面部动作幅度。多种主观评分系统用于周围性面瘫面神经功能的评估，应用最为广泛的是 House–Brackmann 量表[10]。该量表为美国耳鼻咽喉—头颈外科学会面神经疾病委员会推荐，作为面部神经功能恢复的标准评价量表（表16.1），并于近期添加了关于面肌联动方面的修订[11]。该量表分 I ~ VI 级，临床应用简单、便捷，缺点是总体评分时，区别面神经各分支有时很难，因此主要用于听神经瘤术后或累及面神经所有分支的其他疾病的康复评估，不适用于单一神经分支受累或先天性面瘫的病例。

此外，针对面神经功能的全面评估尚有一系列量表[12, 13]。Sunnybrook 量表[14]提供了针对面神经单个分区功能恢复的评估（图 16.4）。综合评分 100 分，从静态对称性、自主运动以及联

表 16.1	Housee-Brackmann 面神经分级标准	
分级	描述	特性
I	正常	面部各个分区功能正常
II	轻度的异常	大体观察：靠近时，可以发现轻微可见的力量减弱；可能有非常轻微的面肌联动 静态：面部对称性和面肌张力正常 动态： 额部：中度到好的功能 眼睛：轻微闭眼就可完全闭合 口：轻微不对称
III	中度的异常	大体观察：靠近时，可以发现明显的面部两侧不对称；有中度的面肌联动或者半面痉挛 静态：面部对称和面肌的张力正常 动态： 额部：轻到中度的抬眉移动 眼睛：较为用力闭眼就可完全闭合 口：最大努力时有轻度的不对称
IV	较为明显的异常	大体观察：明显可见力量减弱或面部变形 静态：面部轻微不对称和面肌的张力正常 动态： 额部：无功能 眼睛：不完全闭合 口：最大努力仍不对称
V	明显的异常	大体观察：只有少许可见的面部活动 静态：不对称 动态： 额部：无功能 眼睛：不完全闭合 口：轻微的活动
VI	完全性瘫痪	没有活动

动等方面较细致地评定了面神经功能。

Yanagihara 量表（表 16.2）是每项评分 0~4 分的五级量表，在日本广泛采用[15, 16]。该量表运用 10 个不同面部表情评估指标，总分为 10 个评估指标的得分之和，最高分 40 分，面肌联

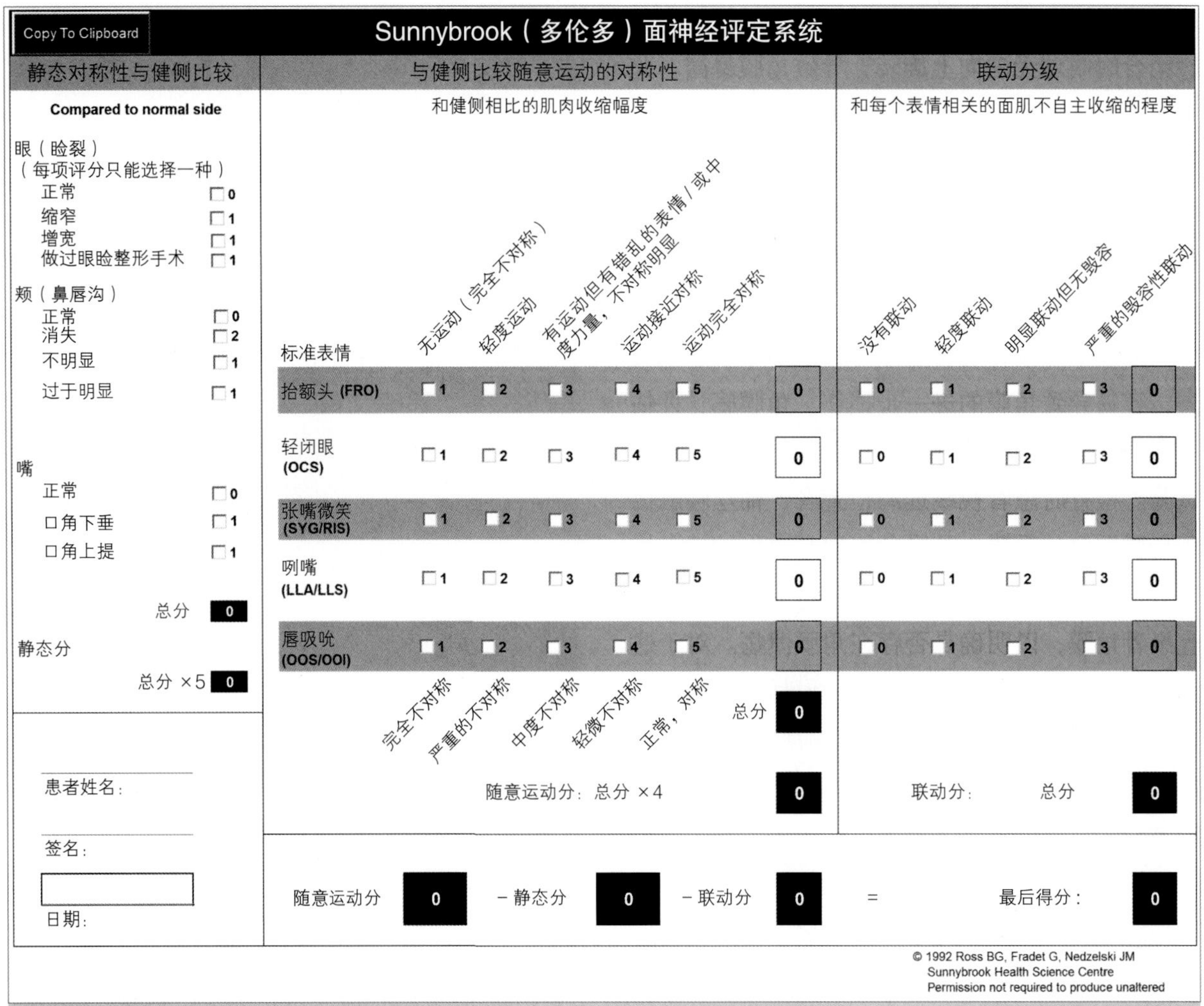

Sunnybrook（多伦多）面神经评定系统

Copy To Clipboard

静态对称性与健侧比较	与健侧比较随意运动的对称性	联动分级
Compared to normal side	和健侧相比的肌肉收缩幅度	和每个表情相关的面肌不自主收缩的程度

静态对称性与健侧比较

眼（睑裂）
（每项评分只能选择一种）
- 正常 □ 0
- 缩窄 □ 1
- 增宽 □ 1
- 做过眼睑整形手术 □ 1

颊（鼻唇沟）
- 正常 □ 0
- 消失 □ 2
- 不明显 □ 1
- 过于明显 □ 1

嘴
- 正常 □ 0
- 口角下垂 □ 1
- 口角上提 □ 1

总分 ▮ 0

静态分 总分 ×5 ▮ 0

患者姓名：

签名：

日期：

与健侧比较随意运动的对称性

列标题（肌肉收缩幅度）：无运动（完全不对称）／轻度运动／有运动但有错乱的表情和/或中度力量，不对称明显／运动接近对称／运动完全对称

联动分级列标题：没有联动／轻度联动／明显联动但无毁容／严重的毁容性联动

标准表情	1	2	3	4	5		0	1	2	3	
抬额头 (FRO)	□1	□2	□3	□4	□5	0	□0	□1	□2	□3	0
轻闭眼 (OCS)	□1	□2	□3	□4	□5	0	□0	□1	□2	□3	0
张嘴微笑 (SYG/RIS)	□1	□2	□3	□4	□5	0	□0	□1	□2	□3	0
咧嘴 (LLA/LLS)	□1	□2	□3	□4	□5	0	□0	□1	□2	□3	0
唇吸吮 (OOS/OOI)	□1	□2	□3	□4	□5	0	□0	□1	□2	□3	0

底部说明：完全不对称／严重的不对称／中度不对称／轻微不对称／正常，对称 — 总分 ▮ 0

随意运动分：总分 ×4 ▮ 0　　联动分：总分 ▮ 0

随意运动分 ▮ 0 － 静态分 ▮ 0 － 联动分 ▮ 0 ＝ 最后得分：▮ 0

© 1992 Ross BG, Fradet G, Nedzelski JM
Sunnybrook Health Science Centre
Permission not required to produce unaltered

图 16.4　Sunnybrook（多伦多）面神经评定系统

动的评估并未列入。目前，面瘫评价量表尚无统一标准，不同的评价系统相互转换困难，临床应用针对不同患者分别选取适合的量表进行评估[12, 16, 17]。

面肌运动亦可通过多种方法直接评估，包括简易的手持尺测量[18, 19]以及基于视频的动作采集系统[20~26]。美国马萨诸塞州眼耳鼻喉医院开发了一款用户友好型软件，在静态数码照片上利用虹膜直径作为标尺对面部特征进行测量[27~29]。还有的将视频整合于术后的面肌康复训练[30, 31]。

按神经支配分区有序记录面肌功能，是面瘫患者评估最为关键的方面。作者（TAH）制订了工作表对面部功能分区进行精细评估（图16.5）。眉部评估包括眉的对称性及提眉动作，眼睑评估包括眼睑的闭合情况及松弛度，鼻翼的评估包括鼻阀是否有塌陷，鼻唇沟是否存在变浅或过度隆起，口角的静态对称性，微笑时的活动幅度，口角上提及下降，下唇下降功能等情况。此外，尚需评估其他面部分区动作时是否会出现上述的不自主运动情况（即面肌联动），以及发双唇辅音"b"和"P"时的言语评估。

表 16.2　Yanagihara 量表

	5 级得分 *				
静止状态下的外观	0	1	2	3	4
皱额	0	1	2	3	4
眨眼	0	1	2	3	4
轻闭眼	0	1	2	3	4
紧闭眼	0	1	2	3	4
受累侧眼睛的闭合	0	1	2	3	4
皱鼻	0	1	2	3	4
吹口哨	0	1	2	3	4
露齿笑	0	1	2	3	4
降下唇	0	1	2	3	4

* 评分包括正常 4 分、轻度瘫痪 3 分、中度瘫痪 2 分、重度瘫痪 1 分以及完全瘫痪 0 分
引自 Berg T, Jonsson L, Engstrom M. Agreement between the Sunnybrook, House-Brackmann, and Yanagihara facial nerve grading systems in Bell's palsy. Otol Neurotol 2004;25(6):1020-1026.

16.5　治疗

面瘫的治疗方式取决于多种因素，包括面瘫的时间、患者的年龄、受累的面神经的分支以及手术意愿等。目前有多位学者建议规范面瘫治疗[32-39]。

首先，如果受损面肌的功能有恢复可能，应该尽可能恢复原有面肌功能，因为原有的面肌能完整表达完整、复杂的面部表情，这是其他治疗方法所达不到的。如果受损面神经近端是可利用的，多数医生会选择一期吻合或通过神经移植来恢复面神经运动核团与面肌的联系。对于急性神经离断伤，神经修复手术应该越早越好。如果早期神经修复能在受伤后 72 小时内完成，那么可以刺激神经干远端，以此来区分各条重要的神经分支[40]。如果神经不能在较小的张力下缝合，可以采用自体神经移植的方式予以修复，常用的自体神经供体为腓肠神经或耳大神经。

如果受损面神经近端是不可利用的，如扩大的颅底手术，术中破坏了面神经脑干段，此时，术者可以选择其他供区神经进行神经移位来修复受损的面神经远端，以支配面肌。神经移位术常用的供体神经为对侧面神经（跨面神经移植）、同侧三叉神经咬肌支、同侧舌下神经、同侧的部分副神经。跨面神经移位术是由 Scaramella、Tobias（1973）[41] 以及 Smith（1972）[42] 分别独立报道，该术式最大的优点在于可以恢复患者自发的、带有情感的微笑，而其他神经移位术式术后需要物理治疗和神经肌肉功能的再训练。

16.5.1　手术技术

跨面神经移植是在全麻下进行的（图 16.6）。术前设计耳前切口，术区皮下予以肾上腺素盐水浸润注射，术中解剖分离层面位于浅表肌肉腱膜系统（SMAS）、腮腺咬肌筋膜的浅面。面神经的各条分支于外眦水平从腮腺筋膜浅出，在这个平面位置需要精细解剖，防止误伤。此时，可用双极神经刺激仪来判断面神经分支的功能。通常情况下，面神经的各条分支之间有较大的重叠支配，所以术中切断 1~2 条分支不会引起健侧明显的面神经功能障碍。术者需要仔细确认健侧保留的面神经能够确保健侧面肌有效的活动。虽有人报道术后出现可觉察到暂时性的健侧面神经供区功能障碍[43]，但在本文作者（TAH）的 55 例患者中，只有 1 例患者出现了健侧面肌的微笑功能障碍。最好选择健侧单纯上提上唇的面神经分支来支配患侧的上唇上提。同理，如果术者准备修复患侧的闭眼功能，最好选择健侧的单纯支配闭眼的神经分支。

健侧面神经的供区分支确认后，就可以将移植神经（通常选择腓肠神经逆行移植）通过皮下隧道到达健侧耳前区域。腓肠神经作为供体移植神经产生的影响很小，患者会有足背外侧的感觉减退。Meek 等报道 20%~30% 的患者多年后仍

鼻塞: Y　　N

静态眉	抬高	口裂静态	下垂
	对称		对称
	下垂		抬高
动态抬眉	无动作	微笑动态	无动作
	轻微		轻微
	轻度		轻度
	中度		中度但不对称
	对称		
		下唇	瘫痪
静态眼裂	增大		对称
	对称		
	缩小	额部	凹陷
			无凹陷
轻闭眼	不完全		
	完全	颈阔肌	正常
			轻度联动
用力闭眼	不完全		中度联动
	完全		重度联动
静态鼻唇沟	消失	眼部联动	正常
	对称		轻度联动
	突出		中度联动
			重度联动
动态鼻唇沟	消失		
	对称	中面部联动	正常
	突出		轻度联动
			中度联动
			重度联动

图 16.5　面瘫静态与动态面部分区评估表

有供区的轻度疼痛（神经瘤性痛）[44, 45]。在显微镜下用 9-0/10-0 的显微缝线无张力缝合。移植神经以 1 mm/d 的速度再生，临床出现面肌功能恢复需要再生的神经到达靶肌肉处，通常在半年后。临床上可以通过 Tinel 征来判断神经再生的具体距离。

跨面神经移植的临床效果在不同的报道中有所差异。Smith 报道了一批 3 例患者，选择健侧的颞支和颊支作为供体神经，通过腓肠神经进行分两期的跨面神经移植，术后可以观察到双侧面部的对称协调性明显改善。Scaramella 报道了 11 例一期跨面神经移植患者的长期随访结果，其中有 5 例获得良好的效果，3 例恢复一般，2 例恢复较差[46]。Anderl 报道了 15 例患者的随访结果，这批患者是通过四组跨面神经移植来分别修复面部的不同区域的，作者认为当患者术前条件良好的情况下，术后可以达到令人满意的效果（50%）[47]。作者同时强调了手术时机的重要性，认为越早修复越能达到较好的效果。Baker 和 Conley 选择较低位置的健侧面神经分支作为供体神经，通过腓肠神经移植修复患者面神经总干，10 例患者中有 6 例恢复一般，剩下病例的基本未见恢复[48]。Galli 报道了 5 例患者通过显露面神经各条分支并逐一测试其功能后选择合适的神经分支作为供区神经（mapping），再用跨面神经移植获得良好的效果[49]。他发现修复时

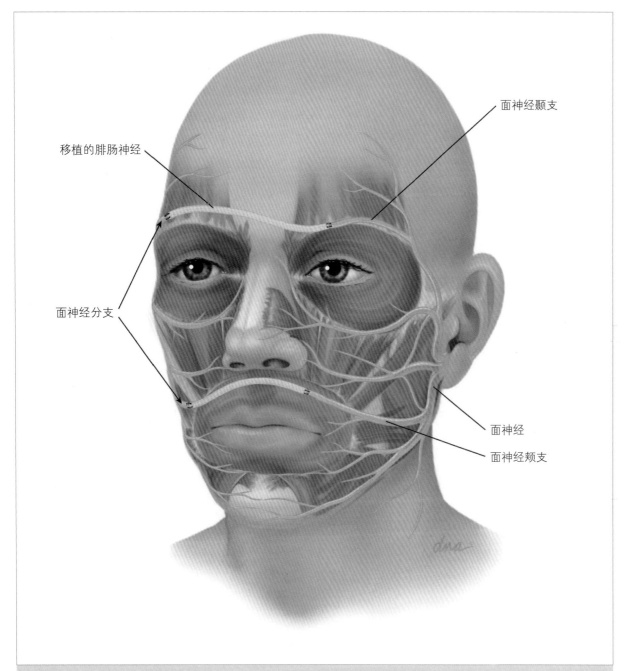

图 16.6 单侧面神经瘫痪的早期重建可以通过健侧面神经的特定分支来修复患侧特定的运动功能，术中注意供区的神经选择以及功能的保护，移植的神经通常选择腓肠神经，桥接在供体神经和受损的神经之间（Reprinted with permission from DNA illustrations Inc., www. Dnaillustrations. com）

间越早，术后效果越好[50]。Terzis 和 Konofaos 建议在失神经后半年内进行神经修复[37]。在他们的一项研究中，72 例接受跨面神经移植的患者中，有 73% 的患者达到良好以上的效果（JK Terzis，未发表数据）。

无论是神经移位还是神经移植，关于肌肉失神经支配后多久还能接受神经再支配（在其发生不可逆的肌萎缩和肌纤维化之前）一直存在争议[3, 6, 51~53]。Terzis 和 Konofaos 主张以失神经支配 6 个月为时间点，超过该时间后，以单一跨面神经移植为基础的修复将不太可能获得成功。但是同时他们也发现某些情况（即利用局部其他神经移位术和跨面神经移植相结合的"Baby-sitter"手术）违反了他们自己的时间表，对瘫痪超过 6 个月的面肌进行跨面神经移植同样可以获得很好的效果[37]。

16.5.2　不同区域治疗方案

眉

为了达到整体最佳的对称性和功能，需要对瘫痪的眉和上面部进行治疗。眉的动态性修复比较困难，除非是面神经颞支被很齐整地切断，可以通过早期探查修复后产生动作。通常情况下，术者主要选择静态悬吊使眉复位并恢复患侧视野。提眉术是一种可以提高双侧对称性和患者的满意度的简单方法[54~56]。该手术可以在局麻下直接进行。术前术者让患者取坐位，为其设计手术切口并通过手提患侧眉来估计皮肤切除量。通常切口设计为椭圆形。椭圆的高度取决于术前确认的需要提升的眉高度。下方切口紧贴眉。术前标记好神经血管束，手术层面在皮下脂肪层，术中注意保护此处的神经血管束。眉外侧手术的操作层面在额肌表面，皮肤切除后直接缝合伤口。术后随访结果提示该手术可靠、安全，而且能提供良好的患者满意度。54 例患者经过提眉术后平均随访 11 个月，其中 52 例患者达到满意及以上，3 例患者出现永久性的感觉异常或减退，

22 例患者术后早期出现暂时的感觉改变[55]。在 Ueda 的研究中，该手术可以使 85% 的患者的视野得到有效改善[9]。

尽管提眉术比较直接并有效，但是目前其慢慢被其他微创手术所替代。内镜提眉术在过去的十年中得到很大的发展，主要因为其可以避免留下明显的瘢痕，主要用于改善面瘫患者的眉的对称性。具体操作方法与美容性内镜提眉术类似[57~62]。简单来说，术前患者取坐位，测量并且标记好双侧眉的差异。标记瞳孔正中线，于瞳孔正中线和发际线的交点作为旁正中切口的中点。术中皮肤提升最大的区域在女性为眉中外 1/3，而在男性则都差不多。另一个切口在发际内，用于置入手术器械。颞部切口设计于鼻翼和外眦连线的发际线内。术区以混有肾上腺素的局麻药浸润麻醉（60 mL 0.125% 的布比卡因加 1∶400 000 的肾上腺素）。从旁正中切口进入，在骨膜下分离，可使用骨膜起子向前、后游离，分至眶上缘位置，然后放入内镜，仔细辨别眶上神经和滑车上神经血管束并予以保护。

分离平面一直分离到颞部，层面在颞深筋膜浅面（如果术中难以确认层次，可以在颞深筋膜上做一个小切口，看到下方的颞肌有助于确认颞深筋膜）。然后通过骨孔缝线固定、螺钉和铆钉或选用 Endotine（Coapt Systems Inc., Palo Alto, CA）将眉固定在骨面上并予以悬吊，与健侧眉相比，患侧眉需要轻度过矫。我们选用的是 3.5 mm 的 Endotine 和 2-0 的 PDS 缝线（环己酮），通过颞部切口将颞浅筋膜缝合在颞深筋膜上。内镜提眉术效果持久、安全，并且患者的满意度较高。在一项临床研究中，31 例单侧面瘫的患者做了内镜提眉术，术前双侧眉毛的平均差异为 6 mm，术后为 1.3 mm。没有并发症发生，尽管有 1 例患者后来二期修整做了直接提眉手术。Kinzel 发现，美容性内镜提眉术在患者中的满意度较高[60]。Rautio 和 Pignatti 报道了 12 例单侧面瘫患者，通过内镜提眉术，其中 10 例患者得

到了有效改善[61]。

上 睑

面瘫对于上睑的影响主要是由于眼轮匝肌的瘫痪导致上睑肌肉收缩无力。对于多数面瘫患者来说，动眼神经和三叉神经功能是完好的。因此，对该类患者来说，角膜的暴露风险是可控的，白天可以通过滴眼液湿润，夜间可以通过眼膏保护角膜。如果三叉神经受损，那么角膜的感觉功能受影响，发生角膜溃疡的风险明显增大。Terzis建议通过对侧眶上神经和同侧的滑车上神经移位来重建患侧无感觉的角膜的感觉[63]。该手术能恢复患侧角膜的保护性感觉，提高视敏感度，减低发生角膜溃疡的风险。

如患者的眼轮匝肌功能丧失，或 Bell 征阴性，或角膜无感觉，那么对这类患者进行上睑手术是有帮助的。上睑功能可以进行静态或者动态的功能重建。上睑置入金片由于简单易行、安全可靠，已在临床应用多年[64]。新的铂金链形置入物已应用了临床，可能比金片更有一定程度的优势[64]。金片置入物是一个刚性单元件置入物，而多连接的白金链状置入物可以通过改变半径以更好地适应上睑缘的球形弧度，使得置入物更加贴合上睑形态。另外，白金的密度比黄金的密度大（分别为 21.5 g/cm³ 与 19.4 g/cm³），所以体积更小，突出更不明显。与以往置入金片的患者相比，最近的 105 例上睑置入薄型铂金片的患者的并发症发生率更低，美学效果更好[65]。无论是何种置入物，置入切口一般选择在睑板上缘，或者睑缘上 2 mm。通过术前将一定重量的物体暂时粘连在上睑来测试并选择置入物的重量。该物体需粘在"兔眼"（"兔眼"畸形指的是闭眼时上下眼睑无法闭合而呈现一定宽度睑裂的状态）最大睑裂的上眼睑的中心位置。置入物放置在眼轮匝肌后、睑板前方。置入物缝合在睑板上，并将眼轮匝肌和皮肤覆盖于其表面，随后缝合关闭切口[66]。

目前报道的上睑置入物的并发症包括置入物移位（8%~10%）、外露（3%~7%）、伤口感染（7%~10%）、上睑下垂（15%~25%）、上睑闭合不全（8%~15%），以及散光（7%~24%）[64, 67, 68]。Schrom 通过对 38 篇文章的 1 000 例患者的多元分析发现，84.5% 的患者通过上睑置入金片可以达到眼睑的完全闭合，而术后的并发症有置入物隆起（13.4%）、移位（6.4%）、挤压（6.8%），角膜散光（11.5%）以及术后感染（7.0%）[69]。

因面瘫而导致的眼睑闭合不全，通过静态的手术治疗，能够明显改善患者眼的舒适度，并提高了患者的生活质量[70]。

下 睑

下睑的稳定性主要由睑板和内、外眦韧带决定。下睑腱膜相当于上睑的上睑提肌。当下睑眼轮匝肌瘫痪时，下睑的支撑力量减弱，导致下睑外翻。而对于老年患者，可能有退化性下睑退缩，会加重下睑外翻。通过下睑皮肤牵拉试验（snap test）可以评估下睑皮肤松弛量：通过牵拉下睑皮肤使下睑离开眼球，如果下睑在不眨眼的情况下能够自动回到原位，则认为下睑皮肤牵拉试验正常。

对于麻痹性下睑外翻，在单纯上睑手术不能完全消除兔眼，或下睑泪点离角膜表面过远而无法形成虹吸作用导致溢泪时，就需要手术治疗。在严重病例中，下睑手术可以和上睑手术同时进行，也可以分期手术，如先完成上睑手术，再完成下睑手术。睑板条修复术可以有效矫正外翻的下睑，先行外眦切开术，将下睑向外上方向牵拉，以估计要去除的多余组织，并将外眦韧带进行折叠；接着去除多余的皮肤、肌肉以及结膜组织，仅保留睑板，形成睑板条。术中用双股不可吸收或者可吸收缝线（4-0/5-0 PDS）将下睑板条固定在眶外侧缘内壁的 Whitnall 结节上，下睑板通过水平褥式穿过眶内侧壁的骨膜后缝合固定在结节上。缝合肌肉，然后用快吸收线缝合皮肤。外眦处要缝合形成尖锐的角，避免缝合不当而形成圆形的外眦畸形（图16.7）。

鼻 翼

很多弛缓性面瘫患者会出现患侧鼻翼塌陷，可以通过筋膜悬吊鼻翼技术来纠正（图16.8）。该操作可以单独进行，也可以和其他静态或者动态的微笑重建手术一起完成，以改善患侧鼻孔的通气情况[71]。

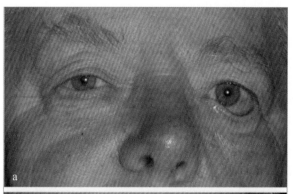
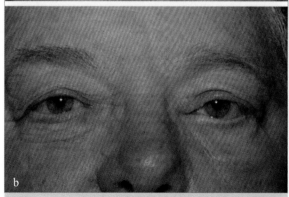

图16.7 这是一例左侧面神经鞘瘤致面瘫患者术前（a）和术后（b）的照片，患者有下睑的外翻，通过下睑的睑板条技术予以修复（Lindsay R, Smitson C, Edwards C, Cheney M, Hadlock T. Correction of the Nasal Base in the Flaccidly Paralyzed Face: An Orphaned Problem in Facial Paralysis. Plast Reconstr Surg. 2010 Oct; 126(4): 185e-186e）

鼻唇沟

面瘫患者的鼻唇沟经常出现位置异常，根据面瘫的不同性质（译者：弛缓性面瘫患者的鼻唇沟消失，非弛缓性面瘫患者的鼻唇沟会加兴深），患侧的鼻唇沟可以表现为消失或者加重。可以通过鼻唇沟两点悬吊手术（图16.9）或简单的面部充填予以矫正，改善患者面部的不对称[33]。

口角和微笑

面瘫患者的面部畸形可以通过静态悬吊、局部肌瓣以及游离肌瓣移植进行矫正。术者和患者根据手术动机、期望值、手术预后和患者的年龄来共同决定手术方案。其中，游离肌肉移植是最复杂的手术方式，但是却能提供最自然的笑容。

游离股薄肌移植的术前评估包括神经和血管情况的评估，以决定哪根是可用的。面部受区血管可以通过触诊进行评估。通常情况下，面血管是比较适合的受区血管，血管很容易触及，或通过手持多普勒探测仪探查。当面动静脉不能使用时，可以选择同侧颞浅动静脉作为受区血管。极少数的情况下，同侧面神经可以作为受区动力神经支配移植肌肉，然而多数情况下需要进行跨面神经移植（具体方法在前面的章节已有介绍）来支配游离移植的肌肉。简单来说，在跨面神经移植术中，可以通过小切口或者内镜切取腓肠神经[72, 73]。通过双极神经刺激仪来发现对侧支配提上唇的面神经分支，挑选出合适的分支，并仔细确认留下的分支可以很好地支配健侧上唇的活动后，切断该神经分支，准备与已切取的腓肠神经相吻合。通过止血钳或其他工具将用于移植的腓肠神经通过上颊部隧道由患侧引至健侧颊部，然后将健侧供区面神经分支和腓肠神经吻合，腓肠神经的另外一端用不可吸收缝线固定在尖牙根部的上颌骨骨膜上，以便二期手术时能很顺利地找到。

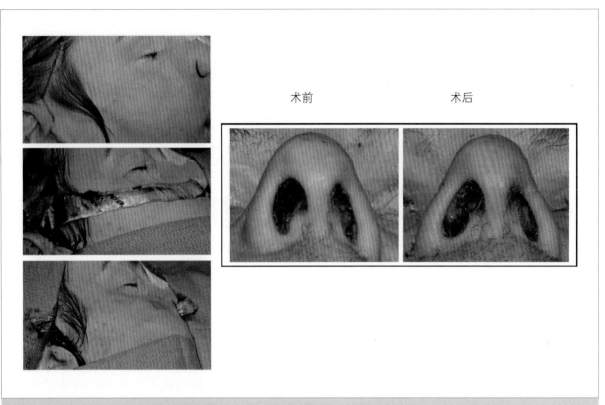

术前　　　　　术后

图 16.8　鼻翼悬吊。左：将阔筋膜从颞部从皮下隧道穿到鼻翼的手术步骤。右：手术前后鼻翼基底的对比照片（Lindsay R, Smitson C, Edwards C, Cheney M, Hadlock T. Correction of the Nasal Base in the Flaccidly Paralyzed Face: An Orphaned Problem in Facial Paralysis. Plast Reconstr Surg. 2010 Oct; 126(4): 185e-186e）

跨面神经移植术后神经轴索再生至对侧一般需要 6~9 个月。可以根据 Tinel 征结果来决定二期手术的时机。肌瓣移植的具体操作包括以下过程：首先在术前根据健侧鼻唇沟的位置标记好患侧鼻唇沟的位置，麻醉完成后消毒铺巾，患者取肩下斜、轻度头高位以及头侧偏对着术者的体位可使术者操作较为方便。切口皮下注射肾上腺素盐水（1∶400 000），采用耳前方切口，自颞部发际内向下经过耳轮脚和耳屏前方，向下绕过耳垂向后，再沿着下颌角向前（图 16.10）。

用手术刀切开皮肤，一旦皮下层次确定后即换低能量电刀进行分离。用解剖剪在咬肌前缘解剖面动静脉，一般情况下面动脉在面静脉的内侧。面动静脉通常在中面部水平分叉，在此处结扎面动静脉较为方便。然后将受区血管向下旋转以便

与移植的肌肉血管吻合。在口角，肌肉缝合的位置极其重要。通常用 1-0 的缝线缝合在口角处的轮匝肌上，然后牵拉缝线检查鼻唇沟的对称性（图 16.11）。口角通常需要固定 3~5 针。

通过上龈颊沟切口找到一期跨面神经移植手术时移植的腓肠神经的远端。如果以咬肌神经作为动力神经，则选择于颧弓下 1 cm 和耳屏前方 3 cm 做切口寻找咬肌神经[74]。通过解剖剪在咬肌内仔细寻找咬肌神经，必要时可以通过手持式神经刺激仪来寻找。咬肌神经在咬肌深面走行，自后上方向前下方走行。自近端向远端显露咬肌神经，在咬肌神经分叉处的远端切断神经（图 16.12）。

通过大腿的上部内侧切口切取股薄肌瓣（图 16.13）。将其血管蒂分离出来，小心保护，并

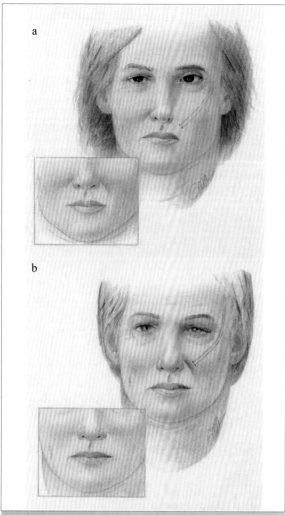

图 16.9　鼻唇沟的矫正。（a）加深鼻唇沟。筋膜条的缝合位置应该在期望鼻唇沟的内侧。（b）放松鼻唇沟。筋膜条的缝合位置应该在期望鼻唇沟位置的外侧，和面部除皱手术类似（Hadlock TA, Greenfield LJ, Wernick-Robinson M, Cheney ML. Multimodality approach to management of the paralyzed face. Laryngoscope. August 2006; 116: 1387）

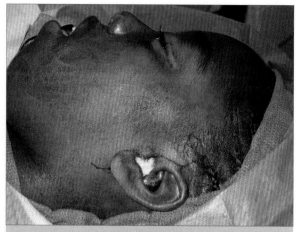

图 16.10　跨面神经移植或股薄肌移植的耳前切口设计

16.15）。在修薄肌瓣的过程中，需要不时地用神经刺激仪来确保剩余的肌肉仍旧保留有收缩功能。

　　测量前耳轮角至口角的距离，并在前后端各加上由于缝合固定而消耗的 1 cm。在切断肌肉血管蒂之前，需要用 3~0 缝合线，采用水平褥式编织的方式分别加强固定肌肉的远近端。然后结扎切断肌瓣的神经血管束，将肌瓣移植到受区面部，通过先前口角固定的缝线，将肌瓣的编织缝合处褥式缝合牢固固定于口角部位。肌肉固定后，用 10-0/9-0 尼龙线吻合肌瓣的血管，无张力下缝合神经。显露颞深筋膜，将移植肌瓣的另一端缝合固定于颞深筋膜上。于耳垂处放置引流管，冲洗伤口逐层关闭切口。其中的一位作者（GHB）报道了采用定制的热塑板，一端缝合于头皮，另一端采用置于口角位置，用来保护口角固定缝合线。术后患者保持头高位，并且 2 周内进食软食。如果动力神经是咬肌神经，则术后 6 周可以观察到移植肌肉的收缩。如果动力神经是跨面神经的，则要等到术后 6~12 个月才能观察到肌肉收缩。术后的康复训练有助于最大限度地恢复移植肌肉的功能（图 16.16），而且多数康复训练可由患者在家中完成。

进一步向近端解剖直至股深动脉。闭孔神经的股薄肌支在血管蒂的近端 1 cm 处进入肌肉。可以在拉钩帮助下向近端分离神经至盆腔。为了缓解肌瓣臃肿，不仅可以纵向劈裂肌肉（图 16.14），在远离神经血管蒂入肌处的区域，还可以进一步地去除约占横截面 50% 的肌肉，使得最终移植的肌肉大小维持在 10~40 g（图

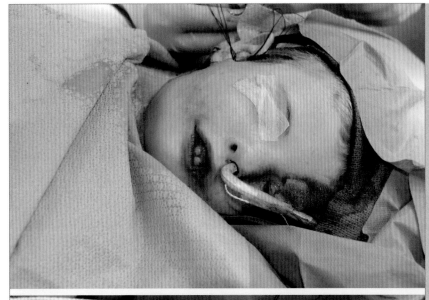

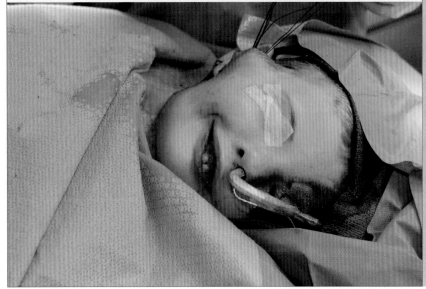

图 16.11 患侧口角的锚着缝合线已经在相应位置缝好。术中通过牵拉缝合线来观察口角的对称性和露齿程度

游离肌肉移植的术后效果评估目前不多并且未标准化。2009 年，Terzis 和 Olivares 报道了一批接受游离肌肉移植术的成年患者的疗效[77]。作者分析了 24 例接受分期跨面神经股薄肌瓣游离移植的患者，至少随访了 5 年。他们观察到移植肌肉的活动幅度在术后 2 年还会有所增加，并且，无论是肌电图还是临床评估，均没有证据显示术后 2 年会出现移植肌肉的功能减退。同样的术式应用于儿童患者，同一作者认为长期效果在术后 2 年以上还会出现改善和提高，并且认为手术没有

对患者的颅颌面骨发育造成不良的影响[78]。游离肌肉移植失败率不尽相同，但是据报道在成人和儿童患者为 9%~21% 不等[79-81]。总体而言，会有 50% 的患者达到良好以上的效果[80]。

Bhama 等报道了 10 年间在同一医疗机构进行的股薄肌游离移植的 154 例患者的随访结果，总体失败概率为 9%；而当动力神经为三叉神经咬肌支时，失败概率会降低。股薄肌游离移植后，患者微笑和面部的对称性均明显改善。与跨面神经支配的肌瓣相比，咬肌神经支配的股薄肌肌

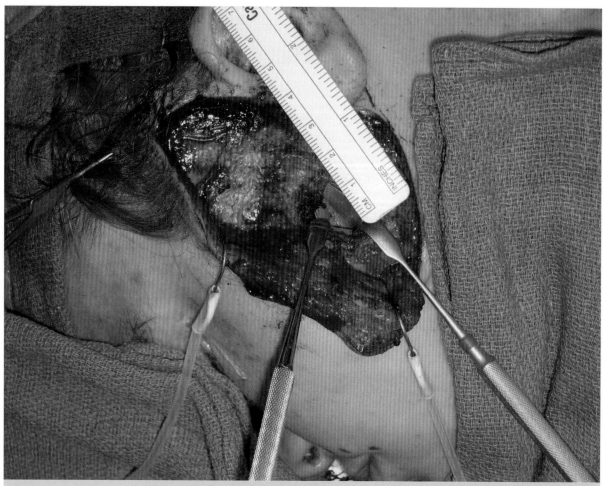

图 16.12　三叉神经咬肌肌支的解剖暴露。该神经通常在耳屏前方 3 cm 以及颧弓下 1 cm 的位置解剖。通常情况下需要分离开咬肌的大部分厚度来暴露该神经

瓣展示出更大的口角活动幅度[82]。在另一篇文章中，作者强调了面神经损伤后临床恢复的复杂性。同时，他们强调了在处理面神经损伤患者时记录患者术前、术中以及术后数据的重要性[83]。

肌肉游离移植或神经移位术后，有时需要通过其他手术以改善术后效果。2009 年 Terzis 和 Olivares 分析了 31 例游离肌肉移位后需要二期修整患者的资料，发现在进行跨面神经移植或其他神经移位的，如部分舌下神经—面神经移位术，经常需要用部分颞肌瓣转位手术来改善术后的疗效[81]。

咬肌神经支配的肌肉的收缩幅度明显大于跨面神经支配的肌肉[19, 84, 85]。不过，咬肌神经支配的肌肉康复训练较跨面神经支配下的活动更为复杂。然而，66%~82% 的患者最终能不需要主动咬牙辅助即能微笑[85~87]。术后康复训练由职业治疗师、理疗师和言语治疗师协调配合来完成。训练的目标为达到最大限度的自发微笑，以及面部的平衡和对称。术后并发症包括感染、移植肌肉没有功能或功能较弱。在肌肉收缩力量较弱的情况下，需要再次手术加强。而如果肌肉收缩力量强，但肌肉止点松脱，可能需要从耳前切口重新打开术区，分离至肌瓣远端，将肌瓣重新固定于口角。该操作是有风险的，可能会损伤移植肌

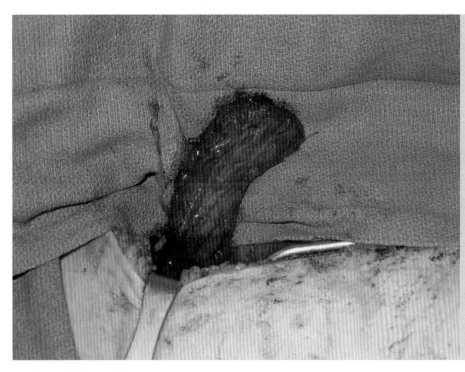

图 16.13 股薄肌通过大腿内侧的切口切取

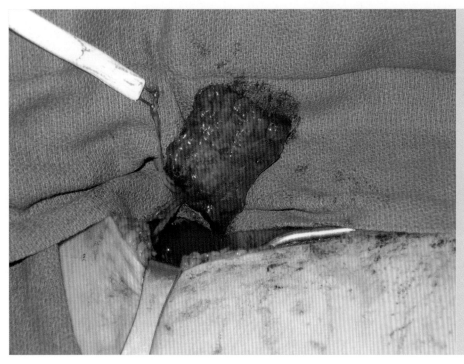

图 16.14 股薄肌被纵向的劈裂部分以减少肌肉的体积。肌肉取下后用电刺激仪来确认肌肉的收缩功能

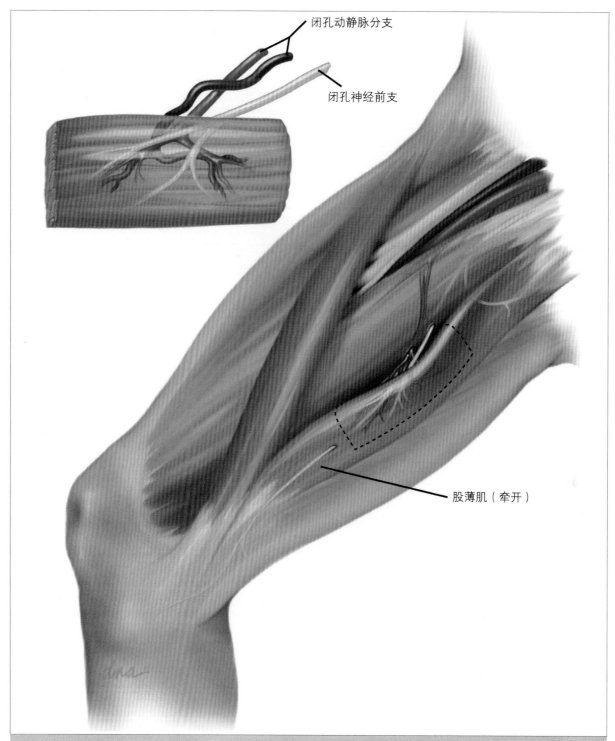

闭孔动静脉分支

闭孔神经前支

股薄肌（牵开）

图 16.15 将股薄肌的一部分移植到面部，能够减轻臃肿。切取带血管神经蒂的股薄肌瓣，随后通过电刺激仪在肌肉移植前确定肌肉的收缩能力（引自 DNA Illustrations Inc., www.dnaillustrations.com）

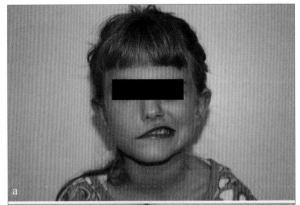

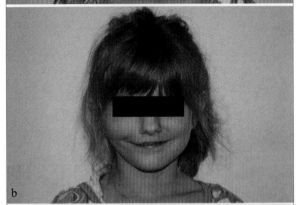

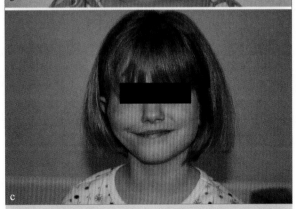

图 16.16 患儿，女，6岁，先天性面瘫。行咬肌神经支配的游离股薄肌瓣修复。术后6周即出现有力的肌肉收缩。通过家庭康复训练，患儿可以很好地控制肌力。（a）术前照片。（b）术后6周。（c）术后3月。该名患儿能够将有意地咬牙微笑转换为自主的情绪控制：术后6周，患儿需要通过有意识的咬牙来控制微笑。术后3个月，在不咬牙的情况下也可激活移植的肌肉

瓣的功能。如果肌瓣仅仅是收缩力量较弱而固定点位置正常，未见松脱，可以将肌瓣折叠以增强力量，或者可以通过颞肌瓣（部分颞肌瓣）来加强肌瓣的收缩力量。

下 唇

对于面神经下颌缘支的损伤，可以通过减弱健侧下唇肌肉力量来改善下唇的畸形[88]。不仅如此，还能像微笑的动态性重建一样，通过在患侧下唇进行动态重建手术来获得下唇的平衡，这两者都是有效治疗措施。下唇畸形的处理方案如图 16.17 所示[89]，主要采用长期有效的减弱健侧下唇力量的方法，开始时给予局部麻醉药观察效果，如果患者对效果满意，而且没有影响语言功能，可永久性地切断健侧下唇降肌。

肉毒素注射的效果一般较为理想（图 16.18），然而其效果在 3~6 个月后慢慢消退，需要不断地重复注射。有些学者倾向于下唇的动态修复[90]，目前没有广泛应用的原因主要由于其操作便利性不如前述方法。

16.6 康复训练

面神经损伤后所导致的面部不对称会产生深远的社会和心理问题[91, 92]。引发面神经功能障碍的损伤会导致肌肉失神经和面部运动丧失，而肌肉功能缺失也会引发皮质改变。随着神经再支配，肌肉的功能也随之恢复；但是，受损的运动皮质不会像损伤后一样发生重构[93~95]。神经肌肉的训练将会有助于改善肌力、面部的对称性和皮质的重构。只进行被动的康复训练，如肌肉电刺激对运动功能的重塑没有帮助的；而大范围的面部运动的训练项目无法有目的地募集和加强力弱的肌肉功能，也不会改善联动。能够改善面部对称性的成功的康复训练，必须通过合适的皮质输入进行选择性的肌肉控制，从而调动靶标肌肉[91, 96~106]。即便对于面神经损伤 3 年的患者，康复训练技术仍然是有效的，可以使患者情况得到改善[107~109]。

面神经损伤后通常会建议患者进行非手术治疗，很多的康复训练项目，包括运动训练、肌肉

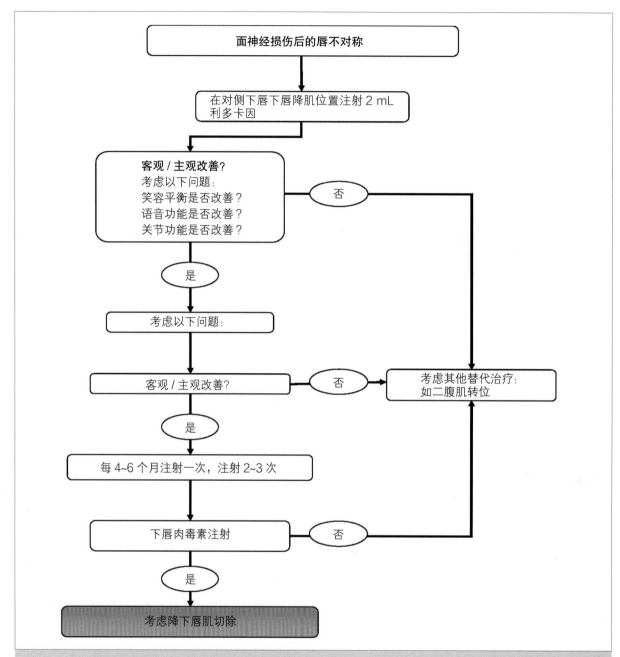

图 16.17 下唇畸形治疗流程图［引自 Lindsay R, Smitson C, Cheney M 和 Hadlock T 的授权。引 A Systematic Algorithm for the Management of Lower Lip Asymmetry, Am J Otolaryngol. 2011 Jan–Feb;32(1):1–7. ］

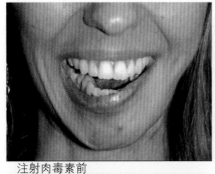
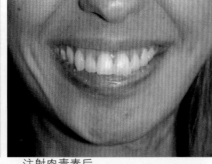
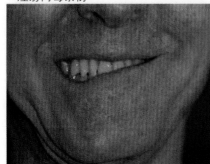
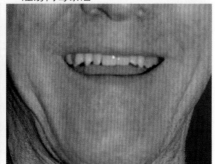

注射肉毒素前　　　　　　注射肉毒素后

注射肉毒素前　　　　　　注射肉毒素后

图 16.18　健侧下唇力量减弱示例。2 例病例均表现为左侧下唇力量减弱，均于右侧下唇降肌注射 5 单位肉毒素［引自 Lindsay R, Smitson C, Cheney M, Hadlock T. A Systematic Algorithm for the Management of Lower Lip Asymmetry, Am J Otolaryngol. 2011 Jan–Feb; 32(1):1–7.］

电刺激、生物反馈训练、运动功能再教育等，都可以推荐给患者[96~98, 101~104, 106, 110, 111]。通常情况下，面神经损伤后，患者表现为患侧面部活动的缺失，即便尽最大努力也无法出现，导致饮食和语音的困难。

尽管根据现有报道，70%~96% 的 Bell 面瘫患者可以完全恢复，对于部分恢复的患者而言会出现不同程度的面瘫和 / 或联动[112, 113]。而最终的面部不对称则是由持续存在的面肌力弱和联动所致。面肌联动指的是伴随面部随意动作所出现的非随意肌肉活动，可妨碍调动特定的肌肉或运动。如果这些异常运动是随意运动的拮抗肌，就会出现面部活动的减弱。例如，面肌联动通常包括口角活动时的眼裂变窄或闭合，这是伴随口轮匝肌或笑肌的活动而出现眼轮匝肌的异常活动。这些异常的联动动作是导致面部的不对称的原因之一。

弛缓性瘫痪患者需要进行眼睛护理的教育以保护角膜。对于没有恢复迹象的患者而言，非手术治疗的价值有限。患者通常会被推荐进行肌肉电刺激治疗，尽管这一疗法的有效性有待于进一步证实[114]。肌肉失神经支配后，需要进行直流电刺激以产生收缩[114, 115]。建议采用直流电刺激的人认为这样可以在肌肉重新获得神经支配前避免肌肉萎缩。但是到目前为止，尚没有随机对照试验证实外源性极刺激对于预防肌肉退变的有效性。一旦肌肉重新获得神经支配，理论上应该可以使用交流电刺激来引发肌肉的收缩；但是对于联动患者而言，电刺激会导致大面积的面部运动，从而加重联动而无助于减少异常的面部活动。就我们其中一位作者（CBN）的经验而言，肌肉电刺激并不能改善联动；相反，相对于不接受电刺激的患者而言反而会加重联动。神经肌肉的重塑训练以及促进选择性的运动和面部对称性的控制训练等治疗方法反而更加有效。

强化大面积的面肌运动和 / 或最大肌肉收缩的训练，对于面瘫患者的作用有限。对于肌张力低或弛缓性面瘫的患者，可以进行包括最大收缩和活动的一般性训练。在肌肉开始重获神经支配时，这一训练可以强化肌肉的活动。但是，一旦有了肌肉再支配的证据，就不应该再继续进行大面积的运动训练，而应该进行强化面部对称性和运动控制的训练。强化大面积面部运动以及最大力量收缩的训练会加强联动动作，从而加重面部的不对称。通过临床（视诊或生物反馈评估）或肌电图的评估获得面肌再支配的证据后，神经肌肉重塑性训练就应当以强化运动控制和选择性的肌肉收缩为主。

面部肌肉的减弱可能是真性肌力减弱，也可能是拮抗肌联动导致的活动度较少所造成的假象。促进大面积面肌活动的训练和一般性的肌肉电刺激治疗会导致面部肌肉的大范围收缩，从而导致很多患者的联动加重。这些训练或治疗不会促进选择性的肌肉调动或减少联动，反而会产生更加不理想的效果。

16.6.1 神经肌肉重塑训练

神经肌肉重塑训练包括选择性的肌肉调动，从而增加肌肉的活动度和肌力并减轻联动。已证实，通过特定的家庭训练项目和表面肌电生物反馈训练所进行的肌肉重塑训练，对于面神经损伤患者是有效的 [91, 96, 100~106, 116]。

Ross 等通过前瞻性随机对照试验评估了反馈训练对于面瘫患者治疗的有效性 [103]。25 例晚期面瘫患者被随机分组进行对镜训练或肌电图生物反馈结合对镜训练。治疗时间为 1 年。有 7 例病例居住地离医院较远，设为对照。1 年后，与对照组相比，对镜训练和肌电图生物反馈结合对镜训练组有明显改善。日本的 Nakamura 也开展了类似的随机对照试验，共纳入 27 例完全性面瘫病例 [102]，治疗组病例接受重塑训练减轻口角运动时的闭眼联动，治疗 10 个月后眼的联动明显改善。Cronin 和 Steenerson 对 24 例神经肌肉重塑训练面瘫患者进行了回顾性研究，发现神经肌肉重塑训练能够明显改善面部运动 [101]。这

些研究都证实，对面神经损伤后的患者，甚至是晚期面瘫患者来说，通过家庭练习进行神经肌肉重塑训练是一种有效的治疗方法。

16.6.2 治疗

初诊时就应教导患者进行眼的护理和保护。对于面肌张力低下的患者，起始训练为大面积面部运动，可能包括最大力量的面部运动和全面部的共同收缩。但是，要非常重视对这些患者进行密切的随访，出现肌肉再支配和联动的早期表现时就应该停止，否则会强化异常运动，加重联动以及肌张力和面部的不对称。此时应进行神经肌肉重塑训练以增强选择性自主肌肉运动，而减少与联动相关的异常运动。

面瘫患者通常比较关注笑容的不对称或口角活动、咀嚼时的闭眼联动，因此针对他们的治疗目标是减轻笑容的不对称和闭眼的程度。实现这些目标并不容易，只有控制了联动才可能实现。初始治疗必须针对减少联动和降低静态时的肌张力。使患者理解基本的解剖、生理学知识，以及神经损伤和修复的过程，有助于帮助患者理解治疗策略和神经肌肉重塑训练。对患者的教育是训练成功的重要一环。

训练初期，有必要让患者了解增加面部肌张力和触发这些肌肉活动的微小刺激 [96]。同时需要设计放松这些肌肉的训练，以将面部肌张力最小化。很多面瘫患者通常会采取头前倾低垂的坐姿，头部向面瘫侧倾斜。姿势的矫正应该首先让患者意识到自己的头部位置以及该体位对面肌张力的影响。很多存在颈阔肌联动的患者在头前倾位时存在面部肌张力过大和联动加重的情况。应该指导患者避免患侧过多的咀嚼活动，如嚼口香糖，因为大幅度的面部活动会增加面肌张力，从而加重联动。部分医师还建议患者避免接触兴奋剂，如咖啡因或尼古丁。按摩和双侧面部轻拍练习可用于促进患侧面部的感觉刺激和血液循环 [96]。有些情况下，注射肉毒素对于减轻

异常的联动活动可能也是有帮助的[33, 39, 108, 109, 117]。

降低静态肌张力是整个康复训练的关键。尽管患侧面部常出现静态肌张力增高并影响面部的对称性，健侧肌力过大同样也会导致明显的面部不对称。轻拍或轻柔按摩面部等方法可能有助于促进肌肉放松。表面肌电图生物反馈对于辅助患者学习如何放松面部肌肉，降低静态肌张力也是一种非常有用的工具[103]。可以通过一种四通道的生物反馈治疗仪监测健侧和患侧面部的肌肉，使得患者能够观察增强的肌肉活动。

面部神经肌肉重塑训练的最初目标是减少联动，进而分离自主的面部活动。有些情况下，很难控制联动动作。van Swearngen 和 Brach 建议鼓励患者加强自主运动，即便可因此出现联动[106]。随着肌肉运动幅度的增大，患者可以再增加一些训练项目来减轻联动动作。尽管对很多患者而言最终的目标是改善笑容，要实现这一目的需要很多肌肉同时运动或放松。患者必须加强对单块肌肉的控制，而开始单个肌肉运动的训练时机取决于对患者重塑训练效果的评价。

要重获面部表情所必需的对成组运动的控制，有必要重新获得对单个自主运动的控制，增加单块肌肉的肌力。与很多的其他神经肌肉重塑训练项目一样[118]，对侧面部肌肉的同步收缩能够增强重塑训练的效果。这些面部活动能够通过视觉反馈加强，而通过生物反馈的训练，如对镜训练或表面肌电训练，对于理解和学习这些活动是非常重要的。健侧面部的小幅度表情活动也可引发患侧的活动。做这些分离动作训练时要保证训练强度不会引发联动，并且双侧的活动是对称的。应该鼓励患者将肌肉活动的起始放慢，因为快速的面部活动会加重不恰当的肌肉动员，并且使联动动作持续存在。

肌电生物反馈和对镜观察训练，有助于患者启动自主动作并控制联动的产生。通过镜子或肌电生物反馈看到健侧面部的活动可以为患者提供视觉证据，从而辅助患者在患侧进行正确的表情活动。这种生物反馈训练能够通过自主运动的加强而减少联动的异常动作。EMG 生物反馈训练可以通过两通道或四通道肌电图元件完成。为了促进患侧过度兴奋的肌肉放松，可以将一个通道放在患侧，一个通道放在健侧。这样可以为患者提供正常肌肉活动和重新神经化肌肉活动的视觉或听觉反馈，而后者即便在休息状态也是过度兴奋的。随着运动的训练的进展，为减少异常活动，可将两个通道都放在患侧，一个通道置于联动肌肉上，另外一个通道放在需要自主运动的肌肉上以增强自主肌肉活动。例如，可将一个通道放在笑肌或眼轮匝肌来控制异常的联动活动，而另一个通道放在口轮匝肌上来增强主动收缩。这一方法可以让患者观察主动运动和同时发生的联动活动。如果有四通道的肌电生物反馈仪可用，可将另外两个通道放在健侧的肌肉上来观察正常的肌肉活动。这种视觉或听觉的反馈是即时的，可以帮助患者正确学习如何增强主动活动而减少联动活动。

正常肌肉的生理特点和再神经化肌肉的反应，可以作为每次训练的时机和时长的依据。Brach 和 van Swearingen 曾报道即便在正常人群也会出现面部肌肉的疲劳[119]。由于面部肌肉很快会出现疲劳，因此必须要据此制订相应的训练计划。每块肌肉只能进行几次训练就会产生疲劳，因此必须要在休息后再继续训练。应该指导患者如何控制运动的起始并维持，随后重复数次。我们更建议每天进行多次训练，而不要一次训练时间过长。对于联动动作控制得越好，自主活动的改善和活动度增加也就越明显。

很多情况下，肌电生物反馈对于神经肌肉重塑训练而言是非常有用的工具。但是很多患者在家中或部分治疗中心是无法获得这些资源的。研究发现，使用镜子进行视觉反馈训练也是有效的。这些训练对于很多患者来说可能更实用，因为其简便易行且能够多次练习。最初的改善肌力和肌肉运动度的重塑训练应该从比较容易分离的肌肉开始。随着对这些肌肉控制力的改善，可以增加更多的肌肉和动作。在条件允许的情况下，肌电生物反馈可以为患者提供准确、实时的反馈，以确保调动肌肉的准确性。但是，这些学会的重塑训练应转化为对镜反馈训练，以便患者进行更频繁的训练。

鉴于眼充分闭合的重要性，应该在康复训练的早期就开始针对改善眼闭合功能的特定训练。将手持式镜子放在面部下方，并要求患者向下盯住镜子，同时试着闭眼。通过镜子的使用，以眼作为目标，以维持眼处于向下的位置。这一训练可以促进眼轮匝肌的闭眼功能。随着闭眼功能的改善，可以将镜子向上移位到一个更加水平的位置以增加眼轮匝肌的活动度。

随着神经肌肉的重塑训练，最初几个月的改善通常都是患者对促进特定运动而抑制联动的训练的理解增强的结果。随着患者学习降低静态肌张力，减少联动的加重，降低患侧的过度运动，面部的对称性就能得到改善。肌肉活动度的增加以及选择性的肌肉调动需要更加复杂的神经肌肉重塑训练，训练进展也会更加缓慢。正如前述的有效性实验所提示，数月的神经肌肉重塑训练和合适的家庭训练，对于改善面部运动和维持面部的对称性是非常必要的。

16.6.3 术后的神经肌肉重塑性训练

在重建手术，如神经缝合、移植、移位或跨面神经移植＋游离肌瓣等手术后，以面部的对称为目的的康复训练，对于实现手术效果的最大化尤为重要。很多之前提到的神经肌肉重塑训练一样可以被用于术后训练。

具体的训练内容取决于手术方式和对患者的评估。术后早期，患者的教育主要针对伤口愈合和眼睛的保护。直接的面神经修复或移植会促进面部肌肉的再神经化和一定程度的联动。因此，

神经肌肉的重塑训练应该按照之前所述的策略进行。对镜训练或生物反馈训练对选择性的肌肉调动有帮助，可减轻联动和改善面部的对称性。

利用三叉神经的咬肌支进行咬肌神经—面神经移位或跨面神经移植，需要特定的训练来调动面部肌肉。在出现肌肉再支配的证据以后，应该开始特定的训练来增强肌肉的控制和力量。神经转位，如咬肌神经—面神经转位，一开始会要求患者收缩供区肌肉来带动受区肌肉收缩。在此情况下，要求患者咬牙来引发咬肌神经所支配的面部肌肉收缩。这一训练最好能够结合视觉反馈进行，可以让患者对着镜子训练。最初的目标是产生与健侧对称的肌肉收缩。由于再支配肌肉的肌力还不是很强，健侧的力量也应当相应较小。随着对患侧肌肉控制的增强和肌力的增加，患者无须通过咬牙即可完成该动作，并可达到双侧的对称性。对于跨面神经移植＋游离肌瓣而言，重塑训练相对简单些，因为大部分面部活动都是双侧同时进行的，因此健侧面部的肌肉收缩会带动患侧的肌肉收缩。与其他的重塑训练一样，训练的目标是增强运动的控制和面部的对称性。

16.7　小结

面神经瘫痪是一种复杂的临床表现，治疗要细致、区域化和持续。面瘫的手术修复方案根据患者的年龄、动机、预后以及局部软组织状况千差万别。反复评估和采用包括药物、手术和康复训练在内的分层治疗手段，将会达到最优化的效果。

16.8　参考文献

［1］Van de Graaf RC, IJpma FF, Nicolai JP. Sir Charles Alfred Ballance (18561936)and the introduction of facial nerve crossover anastomosis in 1895. J Plast Reconstr Aesthet Surg 2009;62:43-49

［2］B.S. L'état actuel de la chirurgie nerveuse. Paris: J Rueff; 1902

［3］van de Graaf RC, Nicolai JP, IJpma FF. Re: cross-facial

nervegraft: past and present. J Plast Reconstr Aesthet Surg 2008;61:462-463

[4] Cha CI, Hong CK, Park MS, Yeo SG. Comparison of facial nerve paralysis in adults and children. Yonsei Med J 2008;49: 725-734

[5] Evans AK, Licameli G, Brietzke S, Whittemore K, Kenna M. Pediatric facial nerve paralysis: patients, management and outcomes. Int J Pediatr Otorhinolaryngol 2005;69:1521-1528

[6] Shih WH, Tseng FY, Yeh TH, Hsu CJ, Chen YS. Outcomes of facial palsy in children. Acta Otolaryngol 2009; 129:915-920

[7] Hohman MH, Hadlock TA. Etiology, diagnosis, and management of facial palsy: 2000 patients at a facial nerve center. Laryngoscope. 2014; [epubahead of print]

[8] Tzafetta K, Terzis JK. Essays on the facial nerve: 1. Microanatomy. Plast Reconstr Surg 2010;125:879-889

[9] Ueda K, Harii K, Yamada A. Long-term follow-up study of browlift for treatment of facial paralysis. Ann Plast Surg 1994;32:166-170

[10] House JW, Brackmann DE. Facial nerve grading system. Otolaryngol Head Neck Surg 1985;93:146-147

[11] Vrabec JT, Backous DD, Djalilian HR, et alFacial Nerve Disorders Committee.Facial nerve grading system 2.0. Otolaryngol Head Neck Surg 2009; 140:445-450

[12] Berg T, Jonsson L, Engström M. Agreement between the Sunnybrook, House-Brackmann, and Yanagihara facial nerve grading systems in Bell's palsy. Otol Neurotol 2004;25:1020-1026

[13] Engström M, Jonsson L, Grindlund M, Stalberg E. House-Brackmann and Yanagihara grading scores in relation to electroneurographic results in the time course of Bell's palsy. Acta Otolaryngol 1998; 118:783-789

[14] Ross BG, Fradet G, Nedzelski JM. Development of a sensitive clinical facial grading system. Otolaryngol Head Neck Surg 1996; 114:380-386

[15] Yanagihara N. On standardised documentation of facial palsy (author's transl) [in Japanese] Nippon Jibiinkoka Gakkai Kaiho 1977;80:799-805

[16] Satoh Y, Kanzaki J, Yoshihara S. A comparison and conversion table of the House-Brackmann facial nerve grading system and the Yanagihara grading system. Auris Nasus Larynx 2000; 27: 207-212

[17] Coulson SE, Croxson GR, Adams RD, O'Dwyer NJ. Reliability of the "Sydney," "Sunnybrook," and "House Brackmann" facial grading systems to assess voluntary movement and synkinesis after facial nerve paralysis. Otolaryngol Head Neck Surg 2005; 132: 543-549

[18] Manktelow RT, Zuker RM, Tomat LR. Facial paralysis measurement with a handheld ruler. Plast Reconstr Surg 2008;121:435-442

[19] Bae YC, Zuker RM, Manktelow RT, Wade S. A comparison of commissure excursion following gracilis muscle transplantation for facial paralysis using a cross-face nerve graft versus the motor nerve to the masseter nerve. Plast Reconstr Surg 2006; 117:2407-2413

[20] Kecskes G, Herman P, Kania R, et al. Lengthening temporalis myoplasty versus hypoglossal-facial nerve coaptation in the surgical rehabilitation of facial palsy: evaluation by medical and nonmedical juries and patient-assessed quality of life. Otol Neurotol 2009;30:217-222

[21] He S, Soraghan JJ, O'Reilly BF. Objective grading of facial paralysis using local binary patterns in video processing. Conf Proc IEEE Eng Med Biol Soc 2008;2008:4805-4808

[22] Terzis JK, Olivares FS. Use of mini-temporalis transposition to improve free muscle outcomes for smile. Plast Reconstr Surg 2008; 122:1723-1732

[23] Frey M, Michaelidou M, Tzou CH, et al. Three-dimensional video analysis of the paralyzed face reanimated by cross-face nerve grafting and free gracilis muscle transplantation: quantification of the functional outcome. Plast Reconstr Surg 2008;122:1709-1722

[24] Frey M, Giovanoli P, Michaelidou M. Functional upgrading of partially recovered facial palsy by cross-face nerve grafting with distal end-to-side neurorrhaphy. Plast Reconstr Surg 2006; 117:597-608

[25] Wang DS, Dulguerov P, Lehmann W. Videomimicography: a new objective evaluation of facial motor function [in Chinese] Zhonghua Er Bi Yan Hou Ke Za Zhi 2004;39:44-47

[26] Mehta RP, Zhang S, Hadlock TA. Novel 3-D video for quantification of facial movement. Otolaryngol Head Neck Surg 2008; 138:468-472

[27] Bray D, Henstrom DK, Cheney ML, Hadlock TA. Assessing outcomes in facial reanimation: evaluation and validation of the SMILE system for measuring lip excursion during smiling. Arch Facial Plast Surg 2010; 12:352-354

[28] Hadlock TA, Malo JS, Cheney ML, Henstrom DK. Free gracilis transfer for smile in children: the Massachusetts Eye and Ear Infirmary experience in excursion and quality-of-life changes. Arch Facial Plast Surg 2011;13:190-194

[29] Hadlock TA, Urban LS. Toward a universal, automated facial measurement tool in facial reanimation. Arch Facial Plast Surg 2012;14:277-282

[30] Coulson SE, Adams RD, O'Dwyer NJ, Croxson GR. Physiotherapy rehabilitation of the smile after long-term facial nerve palsy using video self-modeling and implementation intentions. Otolaryngol Head Neck Surg 2006;134:48-55

[31] Coulson SE, Croxson GR, Gilleard WL. Three-dimensional quantification of "still" points during normal facial movement. Ann Otol Rhinol Laryngol 1999;108:265-268

[32] Tai CY, Mackinnon SE. Surgical options for facial reanimation. Mo Med 2006;103:270-274

[33] Hadlock TA, Greenfield LJ, Wernick-Robinson M, Cheney ML. Multimodality approach to management of the paralyzed face. Laryngoscope 2006;116: 1385-1389

[34] Sarkies NJ. A clinical algorithm for the management of facial nerve palsy from an oculoplastic perspective. Eye (Lond) 1999;13:273

[35] Sadiq SA, Downes RN. A clinical algorithm for the management of facial nerve palsy from an oculoplastic perspective. Eye (Lond) 1998;12:219-223

［36］Mackinnon SE, Dellon AL. A surgical algorithm for the management of facial palsy. Microsurgery 1988;9:30-35

［37］Terzis JK, Konofaos P. Nerve transfers in facial palsy. Facial Plast Surg 2008;24:177-193

［38］Fattah A, Borschel GH, Manktelow RT, Bezuhly M, Zuker RM. Facial palsy and reconstruction. Plast Reconstr Surg 2012;129:340e-352e

［39］Salles AG, Toledo PN, Ferreira MC. Botulinum toxin injection in long-standing facial paralysis patients: improvement of facial symmetry observed up to 6 months. Aesthetic Plast Surg 2009;33:582-590

［40］Watchmaker G, Mackinnon S. Nerve injury and repair. In: Peimer C, ed. Surgery of the Hand and Upper Extremity. New York: McGraw-Hill; 1996

［41］Scaramella LF, Tobias E. Facial nerve anastomosis. Laryngoscope 1973;83:1834-1840

［42］Smith JW. Advances in facial nerve repair. Surg Clin North Am 1972;52: 1287-1306

［43］Cooper TM, McMahon B, Lex C, Lenert JJ, Johnson PC. Cross-facial nerve grafting for facial reanimation: effect on normal hemiface motion. J Reconstr Microsurg 1996;12:99-103

［44］IJpma FF, Nicolai JP, Meek MF, FF IJ. Sural nerve donor-site morbidity: thirty- four years of follow-up. Ann Plast Surg 2006;57:391-395

［45］Lapid O, Ho ES, Goia C, Clarke HM. Evaluation of the sensory deficit after sural nerve harvesting in pediatric patients. Plast Reconstr Surg 2007;119:670- 674

［46］Scaramella LF. Cross-face facial nerve anastomosis: historical notes. Ear Nose Throat J 1996;75:343-, 347-352,354

［47］Anderl H. Cross-face nerve transplantation in facial palsy. Proc R Soc Med 1976;69:781-783

［48］Baker DC, Conley J. Facial nerve grafting: a thirty year retrospective review. Clin Plast Surg 1979; 6:343-360

［49］Galli SK, Valauri F, Komisar A. Facial reanimation by cross-facial nerve grafting: report of five cases. Ear Nose Throat J 2002;81:25-29

［50］Lee EI, Hurvitz KA, Evans GR, Wirth GA. Cross-facial nerve graft: past and present. J Plast Reconstr Aesthet Surg 2008;61:250-256

［51］Thanos PK, Terzis JK. Motor endplate analysis of the denervated and reinnervated orbicularis oculi muscle in the rat. J Reconstr Microsurg 1995;11:423- 428

［52］Kobayashi J, Mackinnon SE, Watanabe O, et al. The effect of duration of muscle denervation on functional recovery in the rat model. Muscle Nerve 1997;20:858-866

［53］Aydin MA, Mackinnon SE, Gu XM, Kobayashi J, Kuzon WM. Force deficits in skeletal muscle after delayed reinnervation. Plast Reconstr Surg 2004;113:1712-1718

［54］Tyers AG. Brow lift via the direct and trans-blepharoplasty approaches. Orbit 2006;25:261-265

［55］Booth AJ, Murray A, Tyers AG. The direct brow lift: efficacy, complications,and patient satisfaction. Br J Ophthalmol 2004;88:688-691

［56］Putterman AM. Intraoperatively controlled small-incision forehead and brow lift. Plast Reconstr Surg 1997;100:262-266

［57］Ducic Y, Adelson R. Use of the endoscopic forehead-lift to improve brow position in persistent facial paralysis. Arch Facial Plast Surg 2005;7:51-54

［58］Mavrikakis I, DeSousa JL, Malhotra R. Periosteal fixation during subperiosteal brow lift surgery. Dermatol Surg 2008; 34:1500-1506

［59］Noel CL, Frodel JL. Eyebrow position recognition and correction in reconstructive and cosmetic surgery. Arch Facial Plast Surg 2008;10:44-49

［60］Kinzel R, Kaduk WM, Cuzalina A, Podmelle F, Metelmann HR. Indication, technique and clinical out come of the endoscopic assisted forehead and brow lift [in German] Mund Kiefer Gesichtschir 2005;9:6-11

［61］Rautio J, Pignatti M. Endoscopic forehead lift for ptosis of the brow caused by facial paralysis. Scand J Plast Reconstr Surg Hand Surg 2001;35:51-56

［62］Ramirez OM. Endoscopic subperiosteal browlift and facelift. Clin Plast Surg 1995;22:639-660

［63］Terzis JK, Dryer MM, Bodner BI. Corneal neurotization: a novel solution to neurotrophic keratopathy. Plast Reconstr Surg 2009;123:112-120

［64］Berghaus A, Neumann K, Schrom T. The platinum chain: a new upper-lid implant for facial palsy. Arch Facial Plast Surg 2003;5:166-170

［65］Silver AL, Lindsay RW, Cheney ML, Hadlock TA. Thin-profile platinum eyelid weighting: a superior option in the paralyzed eye. Plast Reconstr Surg 2009;123:1697-1703

［66］Bergeron CM, Moe KS. The evaluation and treatment of lower eyelid paralysis. Facial Plast Surg 2008;24:231-241

［67］Seiff SR, Sullivan JH, Freeman LN, Ahn J. Pretarsal fixation of gold weights in facial nerve palsy. Ophthal Plast Reconstr Surg 1989;5:104-109

［68］Schrom T. Lidloading in facial palsy Laryngorhinootologie 2007;86:634-638

［69］Schrom T, Wernecke K, Thelen A, Knipping S. Results after lidloading with rigid gold weights-a meta-analysis Laryngorhinootologie 2007;86:117-123

［70］Henstrom DK, Lindsay RW, Cheney ML, Hadlock TA. Surgical treatment of the periocular complex and improvement of quality of life in patients with facial paralysis. Arch Facial Plast Surg 2011;13:125-128

［71］Lindsay RW, Smitson C, Edwards C, Cheney ML, Hadlock TA. Correction of the nasal base in the flaccidly paralyzed face: an orphaned problem in facial paralysis. Plast Reconstr Surg 2010;126:185e-186e

［72］Hadlock TA, Cheney ML. Single-incision endoscopic sural nerve harvest for cross face nerve grafting. J Reconstr Microsurg 2008;24:519-523

［73］Capek L, Clarke HM. Endoscopically assisted sural nerve harvest in infants. Semin Plast Surg 2008;22:25-28

［74］Borschel G, Kawamura D, Ksukurthi R, et al. The motor nerve to the masseter muscle: an anatomic and histomorphometric study to facilitate its use in facial reanimation. J Plast Reconstr Aesthet Surg 2012;65:363-366

[75] Klebuc M, Shenaq SM. Donor nerve selection in facial reanimation surgery. Semin Plast Surg 2004;18:53-60

[76] Zuker RM, Goldberg CS, Manktelow RT. Facial animation in children with Möbius syndrome after segmental gracilis muscle transplant. Plast Reconstr Surg 2000; 106:1-8, discussion 9

[77] Terzis JK, Olivares FS. Long-term outcomes of free-muscle transfer for smile restoration in adults. Plast Reconstr Surg 2009;123:877-888

[78] Terzis JK, Olivares FS. Long-term outcomes of free muscle transfer for smile restoration in children. Plast Reconstr Surg 2009;123:543-555

[79] Hadlock TA, Malo JS, Cheney ML, Henstrom DK. Free gracilis transfer for smile in children: the Massachusetts Eye and Ear Infirmary experience in excursion and quality-of-life changes. Arch Facial Plast Surg 2011;13:190-194

[80] O'Brien BM, Pederson WC, Khazanchi RK, Morrison WA, MacLeod AM, Kumar V. Results of management of facial palsy with microvascular free-muscle transfer. Plast Reconstr Surg 1990;86:12-22, discussion 23-24

[81] Terzis JK, Olivares FS. Mini-temporalis transfer as an adjunct procedure for smile restoration. Plast Reconstr Surg 2009; 123:533-542

[82] Bhama PK, Weinberg JS, Lindsay RW, et al. Objective outcomes analysis following microvascular gracilis transfer for facial reanimation: a review of 10 years' experience. JAMA Facial Plast Surg. 2014; 16:85-92

[83] Bhama PK, Gilkilch RE, Weinberg JS, et al. Optimizing total facial nerve patient management for effective clinical outcomes research. JAMA Facial Plast Surg. 2014;16:9-14

[84] Coombs CJ, Ek EW, Wu T, Cleland H, Leung MK. Masseteric-facial nerve coaptation-an alternative technique for facial nerve reinnervation. J Plast Reconstr Aesthet Surg 2009;62:1580-1588

[85] Manktelow RT, Tomat LR, Zuker RM, Chang M. Smile reconstruction in adults with free muscle transfer innervated by the masseter motor nerve: effectiveness and cerebral adaptation. Plast Reconstr Surg 2006;118:885-899

[86] Woollard AC, Harrison DH, Grobbelaar AO. An approach to bilateral facial paralysis. J Plast Reconstr Aesthet Surg 2010;63:1557-1560

[87] Rubin LR, Rubin JP, Simpson RL, Rubin TR. The search for the neurocranial pathways to the fifth nerve nucleus in the reanimation of the paralyzed face. Plast Reconstr Surg 1999; 103:1725-1728

[88] Hussain G, Manktelow RT, Tomat LR. Depressor labii inferioris resection: an effective treatment for marginal mandibular nerve paralysis. Br J Plast Surg 2004;57:502-510

[89] Lindsay RW, Edwards C, Smitson C, Cheney ML, Hadlock TA. A systematic algorithm for the management of lower lip asymmetry. Am J Otolaryngol 2011;32:1-7

[90] Terzis JK, Kalantarian B. Microsurgical strategies in 74 patients for restoration of dynamic depressor muscle

mechanism: a neglected target in facial reanimation. Plast Reconstr Surg 2000;105:1917-1931, discussion 1932- 1934

[91] Brach JS, VanSwearingen J, Delitto A, Johnson PC. Impairment and disability in patients with facial neuromuscular dysfunction. Otolaryngol Head Neck Surg 1997;117:315-321

[92] Coulson SE, O'Dwyer NJ, Adams RD, Croxson GR. Expression of emotion and quality of life after facial nerve paralysis. Otol Neurotol 2004;25:1014-1019

[93] Bach y Rita P. Central nervous system lesions: sprouting and unmasking in rehabilitation. Arch Phys Med Rehabil 1981;62:413-417

[94] Bach-y-Rita P. Brain plasticity as a basis for recovery of function in humans. Neuropsychologia 1990;28:547-554

[95] Merzenich MM, Jenkins WM. Reorganization of cortical representations of the hand following alterations of skin inputs induced by nerve injury, skin island transfers, and experience. J Hand Ther 1993;6:89-104

[96] Balliet R, Shinn JB, Bach-y-Rita P. Facial paralysis rehabilitation: retraining selective muscle control. Int Rehabil Med 1982;4:67-74

[97] Brach JS, Van Swearingen JM. Physical therapy for facial paralysis: a tailored treatment approach. Phys Ther 1999;79: 397-404

[98] Brach JS, Van Swearingen JM, Lenert J, Johnson PC. Facial neuromuscular retraining for oral synkinesis. Plast Reconstr Surg 1997;99:1922-1931, discussion 1932-1933

[99] Brown DM, Nahai F, Wolf S, Basmajian JV. Electromyographic biofeedback in the reeducation of facial palsy. Am J Phys Med 1978;57:183-190

[100] Brudny J, Hammerschlag PE, Cohen NL, Ransohoff J. Electromyographic rehabilitation of facial function and introduction of a facial paralysis grading scale for hypoglossal-facial nerve anastamosis. Laryngoscope 1988; 98:405-410

[101] Cronin GW, Steenerson RL. The effectiveness of neuromuscular facial retraining combined with electromyography in facial paralysis rehabilitation. Otolaryngol Head Neck Surg 2003;128:534-538

[102] Nakamura K, Toda N, Sakamaki K, Kashima K, Takeda N. Biofeedback rehabilitation for prevention of synkinesis after facial palsy. Otolaryngol Head Neck Surg 2003;128:539-543

[103] Ross B, Nedzelski JM, McLean JA. Efficacy of feedback training in long-standing facial nerve paresis. Laryngoscope 1991; 101:744-750

[104] Segal B, Hunter T, Danys I, Freedman C, Black M. Minimizing synkinesis during rehabilitation of the paralyzed face: preliminary assessment of a new small-movement therapy. J Otolaryngol 1995;24:149-153

[105] Segal B, Zompa I, Danys I, et al. Symmetry and synkinesis during rehabilitation of unilateral facial paralysis. J Otolaryngol 1995;24:143-148

[106] Van Swearingen JM, Brach JS. Changes in facial movement and synkinesis with facial neuromuscular reeducation. Plast Reconstr Surg 2003;111:2370-2375

［107］Lindsay RW, Robinson M, Hadlock TA. Comprehensive facial rehabilitation improves function in people with facial paralysis: a 5-year experience at the Massachusetts Eye and Ear Infirmary. Phys Ther 2010;90:391-397

［108］Kollewe K, Mohammadi B, Dengler R, Dressler D. Hemifacial spasm and reinnervation synkinesias: long-term treatment with either Botox or Dysport. J Neural Transm 2010;117:759-763

［109］Boroojerdi B, Ferbert A, Schwarz M, Herath H, Noth J. Botulinum toxin treatment of synkinesia and hyperlacrimation after facial palsy. J Neurol Neurosurg Psychiatry 1998;65:111-114

［110］Diels HJ, Combs D. Neuromuscular retraining for facial paralysis. Otolaryngol Clin North Am 1997;30:727-743

［111］Farragher D. Trophic stimulation. Nurs Stand 1990;5 Suppl P: 10-11

［112］Axelsson S, Lindberg S, Stjernquist-Desatnik A. Outcome of treatment with valacyclovir and prednisone in patients with Bell's palsy. Ann Otol Rhinol Laryngol 2003;112:197-201

［113］Hato N, Matsumoto S, Kisaki H, et al. Efficacy of early treatment of Bell's palsy with oral acyclovir and prednisolone. Otol Neurotol 2003;24:948-951

［114］Eberstein A, Eberstein S. Electrical stimulation of denervated muscle: is it worthwhile? Med Sci Sports Exerc 1996;28:1463-1469

［115］Michlovitz SL. Is there a role for ultrasound and electrical stimulation following injury to tendon and nerve? J Hand Ther 2005;18:292-296

［116］Barbara M, Monini S, Buffoni A, et al. Early rehabilitation of facial nerve deficit after acoustic neuroma surgery. Acta Otolaryngol 2003; 123:932-935

［117］Filipo R, Spahiu I, Covelli E, Nicastri M, Bertoli GA. Botulinum toxin in the treatment of facial synkinesis and hyperkinesis. Laryngoscope 2012;122:266-270

［118］Duff SV. Impact of peripheral nerve injury on sensorimotor control. J Hand Ther 2005;18:277-291

［119］Brach JS, Van Swearingen J. Measuring fatigue related to facial muscle function. Arch Phys Med Rehabil 1995;76: 905-908

17　功能重建性肌腱移位

著者：J. Megan Patterson, Martin I. Boyer, Charles A. Goldfarb, Douglas M. Sammer
翻译：王立　王健　　审校：劳杰

17.1　引言

只要条件允许，通常对周围神经损伤多采用一期直接修复进行治疗；对于不能一期直接修复者，通过神经移植或神经移位，肌肉仍能够获得满意的神经支配和肌力。然而，仍有一部分恢复不尽满意的患者。此外，有部分患者就诊较晚，由于肌肉失神经支配时间长，无法恢复神经支配。另有一部分患者，更有效的修复是早期肌腱移位而不是神经重建。还有一部分患者，最好同时接受神经重建和肌腱移位。本章将回顾桡神经、尺神经和正中神经麻痹后常见的肌腱移位。

17.2　历史

19世纪，欧洲的脊髓灰质炎在欧洲的蔓延，直接导致了肌腱移位术的发展。早期的肌腱移位术是用于改善患者的下肢功能。两次世界大战期间，大量的上肢外伤患者使得外科医生在短时间内积累了大量的肌腱移位术经验，使得上肢的肌腱移位术得到了快速发展和改良[1]。

17.3　肌腱移位术的原则

多年以来，肌腱移位术的原则得到了阐述和改进（表17.1）尽管依从这些原则并不能确保成功，但是忽视这些原则肯定会招致失败。肌腱移位术应在软组织情况稳定后施行。换句话说，只有将肌腱置于远离未愈合的伤口、水肿和瘢痕的软组织床中，肌腱移位术才能发挥最佳的作用。某些情况下，在肌腱移位前需要先切除大面积的瘢痕或植皮区并用皮瓣进行覆盖。另外，还可将肌腱移位改变路线来避开瘢痕组织区域。

表 17.1　肌腱移位的原则	
软组织稳定	肌腱移位应经过健康的软组织床，避开瘢痕、炎症或伤口
柔软的关节	进行肌腱移位前必须先使关节软化。肌腱移位前必须对挛缩关节进行松解
可牺牲的供体	供体移位后不应造成临床上显著的功能缺陷
足够的力量	供体必须有足够的力量，应与其所替代的肌肉相似
足够的滑程	供体必须有足够滑程，以使关节获得有效活动范围。如果不能，可能需要通过腱固定效应来增加关节活动
一条肌腱，一种功能	一条肌腱移位应重建一个功能。同时重建多个功能将会分散移位肌的力量，增大再训练的难度
协同	协同肌移位易于再训练（如腕屈肌移位重建伸指）
直线牵拉	移位的肌肉肌腱单位在牵拉方向为直线时力量最强。尽管有时候必需改变方向，但力量会因此减弱。但是，移位不应该穿过一个以上的滑车，否则力量和滑程会严重下降

肌腱移位前的关节必须是柔软和没有挛缩的。肌腱移位无法活动僵硬的关节。虽然这道理很浅显，但外科医生经常遇到没有经过手部治疗并伴有严重的挛缩的患者准备进行肌腱移位。对于预计将来要接受肌腱移位的患者，伤后应即刻采用夹板固定和强化的手部治疗来保证充分的被动活动。某些情况下，需要在肌腱移位前对挛缩进行松解。挛缩松解不应该与肌腱移位同时进行，因为关节松解需要早期活动，而肌腱移位术后需要制动一段时间。

供体肌肉—肌腱单位（MTU）应该是可牺牲的，这样在移位后才不会导致临床上显著的功能障碍。如果恢复一种功能但同时会失去同等重要的另一种功能，这是移位是无用的。如果可能，最好使用具有协同功能的肌腱进行移位。协同肌是能共同完成某些特定动作的一群肌肉（如腕伸肌和指屈肌，或腕屈肌和指伸肌）。一个协同肌移位的例子是桡侧腕屈肌（FCR）到指总伸肌（EDC）移位，用一块腕屈肌来恢复伸指。协同肌移位后的再训练要比非协同肌移位容易得多。

此外，只要可能，供体 MTU 应与其所替代的 MTU 具有相似力量和幅度。在正常成人手部，腕屈肌和腕伸肌的滑程约 33mm，外在指伸肌具有 50mm 的滑程，外在的指屈肌则具有 70mm 的滑程[2]。如果使用了滑程不够的 MTU，患者则不能完成充分的活动。在这种情况下，可以用腱固定效应来增加肌腱移位有效的滑移。例如，将 FCR（~33mm 滑程）移位于 EDC（~50mm 滑程）来恢复伸指时，供体 MTU 的滑程不足以提供充分的伸指；但是，如果患者在尝试伸指时屈曲腕关节，移位肌腱的有效滑移增加，患者能完成充分伸指。

MTU 的力量同样重要。过于强大的供体MTU 会导致不平衡的运动、不良的关节姿态甚至挛缩。力量太弱的供体 MTU 则缺乏足够力量来完成所期望的功能。评价供体的力量时，最简单的是比较各上肢肌肉之间的相对力量[3]。

例如，最强的前臂 MTUs 是相对力量为 2 的肱桡肌和尺侧腕屈肌（FCU），剩余的腕屈肌、腕伸肌，指屈肌和旋前圆肌的相对力量为 1。指伸肌的相对力量是 0.5，也就是近似指屈肌和腕屈肌的一半。力量最弱的供体 MTUs 是拇伸肌、拇外展肌和掌长肌，它们的相对力量分别为 0.1。由于移位后的 MTU 的力量通常会降低一级，因此更合理的是使用具有正常力量的供体 MTU 而不是受到过神经损伤或创伤的肌肉[3]。

通常情况下，单一 MTU 应移位后替代一个单一的功能。如一根肌腱移位来完成一种以上的功能（如伸指和伸腕），将会导致运动范围和力量的不足，也使得再训练更加困难。这条规则的例外是用一条肌腱来恢复多个手指完全相同的功能，如用单一肌腱来恢复所有 5 个手指掌指（MCP）关节的伸直。最后，如果可能，肌腱移位的方式是建立一条从肌肉起点到止点直线的牵拉力线。沿着移位行程，明显的方向改变会减弱移位的力量。在决定是采用端侧移位还是端端移位的方式时，这一原则变得十分重要。例如，通常将旋前圆肌移位于桡侧腕短伸肌（ECRB）来恢复桡神经麻痹患者的伸腕功能。如果 ECRB 预期能够恢复，则应该采用端侧移位的方式。尽管这会导致方向的改变，会在一定程度上削弱移位力量，这种方式的移位在 ECRB 恢复后能有助于伸腕。但是，如果 ECRB 预期不能恢复，则应采用端端移位的方式，重建更有效地直线牵拉。在某些情况下，为了达到所期望功能，必须改变方向来实现最佳的力线。例如，指浅屈肌对掌成形术包括指浅屈肌（FDS）移位到拇短展肌（APB）止点。如果沿直线牵拉，这样的移位会导致拇指向掌侧过度外展。为了达到真正的对掌，肌腱必须经过豌豆骨的位置，穿过手掌至 APB 止点。为此，需要在豌豆骨水平重建一个软组织滑车。这种方向的改变虽然会导致移位的削弱，但这是为了达到预期的活动所要求的。

除了上述的原则外，细致的手术技巧也有助于提高移位的成功率。首先，需要向近端尽量游离供体肌肉的肌腹，以获得更好的力线和获得充分的滑程，这对于某些有大量筋膜附着、滑移受限的特定肌肉尤其重要，如肱桡肌。

必须谨慎注意移位的张力。适合的张力是肌腱移位术中最困难的部分之一。一般来说，移位的张力稍高而不是过低。过紧的移位会随着时间在某种程度上松弛，但过松的移位则永远不会紧张起来。文献中有证据表明，大部分肌腱移位所设置的张力都过大。Fridén 和 Lieber 通过测量肌节长度发现，在标准张力下移位后，发现几乎所有的肌腱移位的都是过紧的；如此张力下肌节长度都非最佳，移位肌肉主动收缩力量仅正常的28%[4]。在另一项研究中，还是这些作者探索了使用激光衍射来测量术中的肌节长度，以确定肌腱移位时的最适长度[5]。尽管这些技术仍处于试验阶段，但在未来可以在手术室中来帮助确定肌腱移位的最佳张力。评估腱固定效应的方法也可用以确认张力足够。例如，在 FCR-EDC 肌腱移位中，在被动屈腕时 MCP 关节应可充分"伸直"，而在腕关节被动背伸时，手指应可被动屈曲到手掌。

缝合时应使用锥形的缝合针，因为其比角针对肌腱的损伤更小。缝合通常用 3-0 或 4-0 的编织涤纶缝线就足够了，但是缝线的型号和修复技术必须根据肌腱的尺寸和术后治疗计划统一。通过使用肌腱编织器的 Pulvertaft 编织缝合技术或锚钉将移位肌腱固定于骨骼，通常能提供足够的固定以允许早期的活动[3]。

术后多数移位在最小张力位制动 3~4 周，随后开始监督下的主动活动，6 周开始被动活动。通常术后 8 周开始进行加强训练。术后 3 个月停用夹板固定，允许患者逐渐恢复完全活动。某些患者可以进早期主动活动。

17.3.1 尺神经麻痹的肌腱移位术

解剖和查体

尺神经起自臂丛内侧束，接受来自 C8 和 T1 神经根的纤维。尺神经在前臂近端支配 FCU 和屈指深肌（FDP）的尺侧半。在手部，尺神经支配小鱼际肌、环小指蚓状肌、拇收肌、骨间肌和拇短屈肌（FPB）的深头。

尺神经麻痹可导致手内在肌瘫痪，导致 MCP 和指间关节（IP）运动不同步，从而使抓握变得困难[6]。在正常手部，屈指活动始于由内在肌驱动的 MCP 关节，随后是外在指屈肌驱动的 IP 关节屈曲。这就在手指屈曲是时产生了正常的握杯运动，从而使手指可以抓住物体。于内在肌功能丧失的患者，手指屈曲自 IP 关节开始，然后是 MCP 关节屈曲，从而手指在屈曲时产生卷帘样动作，这种滚动运动会将物体向近端推出手掌，从而使得抓握物体变得十分困难。由于拇收肌和第一骨间背侧肌（FDI）功能丧失，患者的捏力同样会减弱。尺神经功能缺失的患者在查体时有特征性的表现[3, 7]。

Wartenberg 征是尺神经功能丧失后最早出现的征象，表现为小指不能内收。这是由于第 3 骨间掌侧肌无力，而由桡神经支配的小指固有伸肌和 EDC 无拮抗的牵拉所引起的。骨间肌功能的丧失会使手指的侧方移动发生障碍，导致不能交叉手指。

Duchenne 征是环、小指的爪形指（掌指关节过伸、指间关节屈曲）。尺神经支配的骨间肌和蚓状肌萎缩导致掌指关节不能屈曲和指间关节不能伸直，外在的指屈肌和指伸肌失去内在肌的拮抗而导致掌指关节过伸、指间关节屈曲，从而引起爪形畸形。畸形小指比环指更容易受影响。由于正中神经支配的第 1、2 蚓状肌完好，示指和中指很少受影响。50% 的人的环指内在肌受正中神经和尺神经双重支配，进而不形成爪形畸形[8]。需要注意的是，低位尺神经麻痹患者的爪形畸形更为严重，因为这些患者的环、小指的指深屈肌是完好的。高位尺神经麻痹可以出现爪形畸形，但是更为轻微，这是因为外在的指屈肌中仅环、小指的指浅屈肌有功能。高位尺神经损伤患者在神经修复后，随着神经的再生和FDP重获神经支配，爪形将更为明显。因此，对于这种损伤，爪形畸形的加重应该被认为是尺神经功能的改善而不是恶化的表现。

Froment征是拇指在对捏时指间关节过伸。原因是拇指对捏时用拇长屈肌代替无力的拇收肌来稳定指间关节。Froment征可与Jeanne征同时出现，Jeanne征是拇指在尝试对捏时由于掌板松弛而出现的掌指关节过伸畸形。Susan E. Mackinnon强调（个人观点）在内在肌萎缩但没有完全瘫痪的的患者中有"伪Froment征"的存在，就像拇指关节过度松弛一样。即使麻痹的拇指自身并不表现出过伸，这种伪Froment征也意味着双侧拇指有相对不同的姿态。因此，同时对比健侧和患侧拇指的姿态是十分重要的。

尽管这些体征在尺神经麻痹时常见，但是需要注意由于正中神经和尺神经间存在交叉支配，这些体征可能有变异。在17%的个体存在着由正中神经到尺神经的Martin–Gruber交通支[9]。例如，在高位尺神经完全断裂中，Martin–Gruber交通支的存在可以使得手内在肌的功能得以部分保留。

低位尺神经麻痹

可以采用支具固定用来解决尺神经功能障碍和帮助预防爪形畸形。蚓状肌条状支具是一种手部的静态支具，这种支具可将MCP关节维持轻度屈位，从而使外在伸肌通过侧腱束作用来伸直IP关节。动态支具，如Wynn–Parry支具，同样可用来防止MCP关节过伸和帮助始动MCP关节屈曲。可惜的是，这些支具往往十分笨重，患者耐受性差，如果尺神经功能恢复无望，支具固定并不是一种理想的长期解决方案[8]。

低位尺神经麻痹中肌腱移位的首要目的是纠正爪形畸形和改善侧捏（钥匙捏）。需要注意的是，钥匙捏常常能被良好地代偿而不产生功能问题。手术干预前，必须和患者讨论确定患者的功能需求的有效性，或者说对他/她最重要的残缺。表17.2列举了一些尺神经麻痹常用的肌腱移位。

矫正爪形畸形的移位

手术纠正爪形畸形的方法有肌腱固定术、关节囊固定术和肌腱移位术。肌腱固定术和关节囊固定术是被动措施，最适用于被动纠正MCP关节过伸后能够伸直IP关节的患者（Bouvier试验）[10]。肌腱固定术和关节囊固定术的作用都是作为拮抗爪形畸形手的内夹板来防止MCP关节过伸。这些静态措施对于那些纠正MCP关节过伸之后仍不能伸直IP关节的患者是无效的，不能增强握力和手指的同步屈曲。随着时间延长肌腱被拉长，爪形手畸形会复发[3]。但是由于其效果直接且不需要复杂的康复，对于部分患者还是适用的。Zancolli MCP关节囊固定术是将掌板紧缩来防止MCP关节过伸，从而使患者能用外在伸肌来伸直IP关节[11]。通过远侧掌横纹的横向切口来实施关节囊固定术。切开A1滑车，牵开屈肌腱，显露掌板。游离掌板近侧缘，向近端移位掌板，用锚钉固定在掌骨颈部。关节囊固定术应该让MCP关节处于屈曲挛缩20°~30°。近端移位并将掌板嵌入掌骨的效果要比单纯的掌板皱缩更持久。

纠正爪形手畸形的肌腱移位方法有主要两种，作者偏爱使用桡侧腕长伸肌（ECRL）或者FCR通过游离肌腱移植（掌长肌、跖肌或者足趾伸肌腱）移位于侧腱束[3, 12]。ECRL是常用的肌腱移位供体，但是如果需要使用ECRL进行其他移位时，也可选择FCR。ECRL从前臂桡侧绕过，通过游离肌腱延长，从掌侧穿过掌骨间韧带，缝至患指近节指骨侧腱束；或者选择背侧入路，用于延长 ECRL 的游离肌腱束从应的掌骨间隙间穿过，经蚓状肌管（掌骨间深韧带掌侧）止于侧腱束。在腕关节最大背伸、IP 关节伸直、MCP 关节最大屈曲的位置拉紧移位肌腱。

另一种选择是将环指指浅屈肌腱（FDS）改道，然后与 A1 滑车缝合（Zancolli 套索法）、与侧腱束缝合（Stiles–Bunnell 内在肌移位），或者固定于近节指骨（Burkhalter 方法）[3, 12, 13]。固定在滑车系统或近节指骨上的移位能提供主动的 MCP 屈曲，而固定于侧腱束则还能提供主动的 IP 关节伸直。FDS 移位的优点是在技

术上比 ERCL 移位简单，而且不需要肌腱移植。但是，相对 ERCL 或者 FCR 移位，其缺点之一是不能增加握力，甚至可能降低业已无力的手部的握力。此外，对伴有环、小指 FDP 功能缺失的高位尺神经麻痹患者，应注意不要使用环指或小指的 FDS 作为供体 MTU。

Zancolli 套索法是在环、小指远端掌横纹做切口，显露 A1 滑车和 A2 滑车的近端部分。将 FDS 分叉处再向远端分离 2 cm，将两条腱束从掌侧穿过腱鞘后在 A1 滑车近端缝回自身，从而形成一个环[11]。在腕关节中立、MCP 关节屈曲

表 17.2 常见肌腱移位术 *

尺神经麻痹	
爪形手畸形	1. 腱固定术或 MCP 关节囊固定术 2. *ECRL 借助游离肌腱移植穿过蚓状肌管移位侧健束* 3. FDS 移位并缝合到 A1 滑车上（Zancolli 移位）
拇指对捏	1. *ECRB 通过肌腱移植于中、环指掌骨之间移位到拇收肌（如有必要，可包括或不包括 MCP 或 IP 关节融合）* 2. EIP 移位拇收肌（可不需要肌腱移植）
Wartenberg 征	EDQ 移位于小指伸肌腱帽的桡侧
正中神经麻痹	
拇指对掌	1. *EIP 到 APB 止点* 2. EDQ 到 APB 止点（其他方法不适用时的有效移位） 3. PL（Camitz 移位） 4. 环指 FDS 到 APB（低位正中神经麻痹） 5. 分期 FCU/FDS 对掌成形术
高位正中神经麻痹	1. *BR 到 FPL（或者拇指 IP 关节融合）* 2. 示、中指 FDP 与环、小指 FDP 侧 – 侧腱固定术 3. ECRL 到示、中指 FDP
桡神经麻痹	
伸腕	*PT 到 ECRB*
伸指	1. *FCR/FCU 到 EDC* 2. FDS 到 EDC（Boyes 移位）
伸拇	1. *PL 到 EPL* 2. FDS 到 EPL

* 作者偏好以斜体标记

缩写：APB，拇短展肌；BR，肱桡肌；ECRB，桡侧腕短伸肌；EDC，指伸肌；EDQ，小指固有伸肌；EIP，示指固有伸肌；EPL；拇长伸肌；FCR，桡侧腕屈肌；FCRL，桡侧腕长伸肌；FCU，尺侧腕屈肌；FDP，指深屈肌；FDS，指浅屈肌；FPL，拇长屈肌；IP，指间关节；MCP，掌指关节；PL，掌长肌；PT，旋前圆肌

35°位，在最大张力下拉紧 FDS。尽管这种方法能有效纠正爪形畸形，并且允许手指的协同屈曲，但仍不能改善握力，并可能导致近侧指间关节（PIP）因失去 FDS 的支持而形成"鹅颈畸形"。实际上，正如上述所说，对握力已经减小的患者，FDS 移位可能导致握力进一步减小。

改良 Stiles–Bunnell 移位同样使用 FDS 作为供体来纠正爪形畸形[14,15]，可以使用环指或中指的 FDS。对于高位尺神经麻痹患者，中指的 FDS 更合适。向分叉处远端游离 2 cm 中指的 FDS，纵向劈开 5 cm。将这些腱束改变方向，从环、小指掌骨间韧带掌侧深层穿过蚓状肌管，然后将其编织到环、小指的侧腱束上。在腕关节中立位和环小指内在肌阳性位，拉紧移位肌腱。这种移位通过替代环、小指的内在肌和蚓状肌功能，能够改善环小指爪形手畸形和 MCP 关节屈曲。但是，与 ERCB 或者 FCR 移位相同，移位并不能改善手指力量和握力，因此并不适用于年轻患者和对功能要求较高的患者。这种移位的并发症包括鹅颈畸形和 PIP 关节屈曲挛缩。

另一种方式是通过钻孔将移位的 FDS 肌腱固定于近节指骨[13]，这种固定方式能够使 MCP 屈曲而不能使 IP 关节伸直。但是这种移位避免了侧腱束移位时，施加于 PIP 关节上额外的伸直力量，从而能够减少术后鹅颈畸形的发生。也可以将 FDS 直接缝于 A2 滑车上，这样可以增强 MCP 的屈曲。对于长期畸形患者，其手指中央腱束退变，可直接将 FDS 缝合到中央腱束的残余部分，这样可以改善 PIP 关节的伸直，但会增加 PIP 过伸的风险。

改善拇指对捏的移位

尺神经麻痹患者的拇指对捏常能得到良好代偿而不需要重建。但是，部分拇指捏力显著丧失的患者，还是能从肌腱移位中获益。有许多关于改善拇指对捏的肌腱移位的描述。尽管多数移位能有效改善拇指的平衡、外观和功能，但都不能

显著改善拇指的捏力或内收力量[8]。ECRB 移位表现双倍的对捏力量，因此是我们的首选方法[16]。肱桡肌或 ECRB 移位可能都需要肌腱移植。肌腱从中指和环指之间，由背侧向掌侧穿过，将中指的掌骨作为移位肌腱的滑车。在掌侧，肌腱转向拇指，于屈肌腱和神经血管束深层穿过，缝至拇收肌。在腕关节中立位下，拇指与示指桡掌侧边缘紧贴，拉紧移位肌腱。用腱固定的方法来检查移位的张力是否合适。腕关节被动屈曲时，拇指应内收并紧贴示指掌骨；而腕关节背伸时，拇指应能轻松地从手掌外展。如果拇指 MCP 存在过伸（Jeanne 征），为了改善拇指的稳定性，则需要对拇指 MCP 进行关节固定术。如果 MCP 关节是稳定的，但患者有明显的 Froment 征，则需对 IP 关节行关节固定术。

示指固有伸肌腱（EIP）—拇收肌移位可以用来改善拇指侧捏（图 17.1）。这种移位并不能显著增加拇指力量，优点是不需要肌腱移植。手术时应尽可能在远端于示指近节切取 EIP，然后自手背的纵向切口抽出，然后与 ECRB 移位术的方法一样，穿过中环指间隙，缝至拇收肌上。需要注意要修复示指的矢状束，将 EIP 断端与邻近的 EDC 肌腱缝合。尽管有这些预防措施，示指 MCP 关节仍可能出现伸直不充分。

其他低位尺神经麻痹的肌腱移位术

FDI 功能的丧失同样会减弱拇指侧捏的力量。需要注意的是多数病例的 FDI 不需要重建，这是因为示指可以通过邻近手指的对抗在对捏时保持稳定。此外，也有一些肌腱移位的方法来改善 FDI 的功能，包括 EIP 移位、ECRL 移位、APB 或者拇长展肌移位（APL）、小指固有伸肌腱（EDQ）移位、FDS 移位和掌长肌移位[12]。APL 的力线方向与 FDI 最为接近，所以 APL 比较常用。只需要一条 APL 的腱束，但必须通过肌腱移植来增加其长度。

通过将 EDQ 移位到小指的桡侧副韧带或 A2

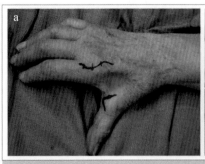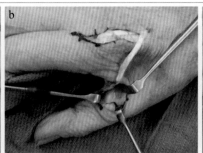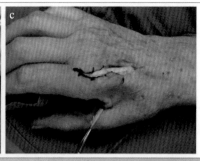

图 17.1　示指固有伸肌腱（EIP）移位于拇收肌。（a）EIP 远端肌腱的切口和固定于拇收肌时的切口；（b）在远端切取 EIP 肌腱；（c）EIP 肌腱通过皮下组织隧道移位拇收肌

滑车的桡侧[2]，如此可矫正 Wartenberg 征，部分患者可能因此受益。但需要注意的是，对于某些患者，小指在外展位是有功能意义的，通过内收小指来纠正 Wartenberg 征，可能会导致某些特定的动作的困难，如打字。

高位尺神经麻痹的肌腱移位术

除了上述肌腱移位术之外，还可以通过移位恢复环、小指 DIP 关节的屈曲，使高位尺神经麻痹的患者受益。最简单的方法就是通过将环、小指的 FDP 和示、中指的 FDP 进行侧—侧腱固定18（图 17.2~6）。

对于示指 FDP 独立功能比较重要的患者，应将环、小指的 FDP 仅与中指的 FDP 进行固定，或者使用 ECRL 移位（通过移植肌腱延长）来加强环、小指 FDP 的力量。对于高位尺神经麻痹患者，不应采用 FCR 作为肌腱移位的供体，因为这样会仅存的屈腕动力丧失。在采用肌腱移位重建环小指 FDP 功能时，应告知那些没有爪形手畸形或畸形程度较轻的患者，重建 FDP 功能后可能会出现爪形手畸形或者原有的爪形手畸形加重。有些患者甚至在重建 FDP 功能之后，还需要进行纠正爪形手畸形的肌腱移位。

17.3.2　正中神经麻痹的肌腱移位术

解剖和查体

正中神经起自臂丛的内侧束和外侧束，包括 C5、C6、C7、C8 和 T1 神经根纤维。正中神经感觉的部分主要来自于外侧束，运动部分来自内侧束。除了 FCU 和 FDP 尺侧半外，其余前臂掌侧肌肉都由正中神经来支配。此外，正中神经还支配大鱼际肌、桡侧两块蚓状肌。详细的正中神经解剖参见第 9 章。

低位正中神经麻痹患者最主要的问题的是感觉缺失和拇指对掌功能的缺矢障碍[3, 19]。由于尺神经支配的骨间肌功能完好，正中神经麻痹患者桡侧的两块蚓状肌功能的丧失常不会产生明显的功能缺陷。高位正中神经麻痹患者拇指 IP 关节以及示指和中指 IP 关节的屈曲功能缺失时[3]，前臂旋前和腕关节屈曲的力量也会减弱，但通常能被良好代偿。

低位正中神经麻痹的肌腱移位术

表 17.2 列举了部分用于治疗正中神经麻痹的常用的肌腱移位术。对于低位正中神经麻痹，肌腱移位术主要用于恢复拇指对掌功能。有时肌

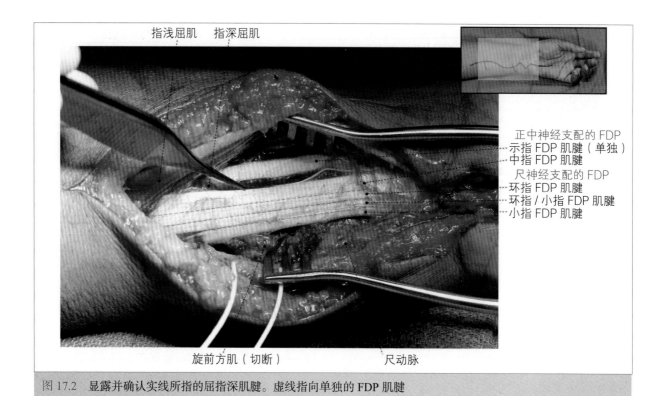

指浅屈肌　指深屈肌

正中神经支配的 FDP
示指 FDP 肌腱（单独）
中指 FDP 肌腱
尺神经支配的 FDP
环指 FDP 肌腱
环指 / 小指 FDP 肌腱
小指 FDP 肌腱

旋前方肌（切断）　　　　　　尺动脉

图 17.2　显露并确认实线所指的屈指深肌腱。虚线指向单独的 FDP 肌腱

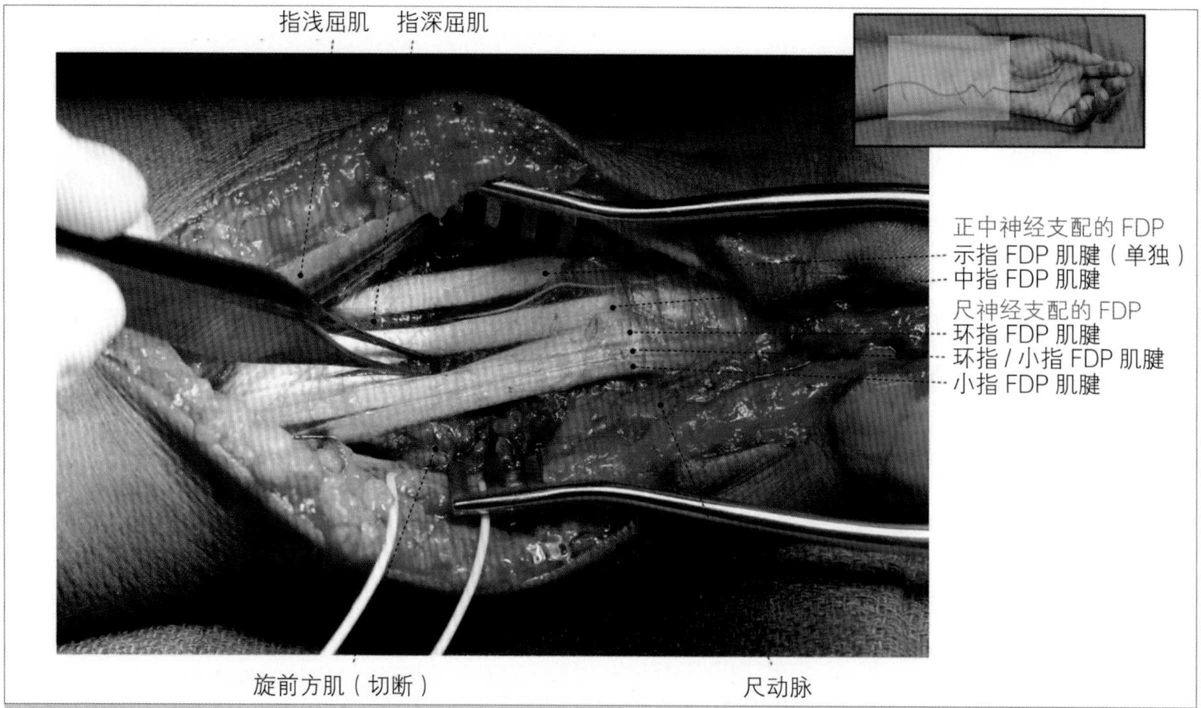

指浅屈肌　指深屈肌

正中神经支配的 FDP
示指 FDP 肌腱（单独）
中指 FDP 肌腱
尺神经支配的 FDP
环指 FDP 肌腱
环指 / 小指 FDP 肌腱
小指 FDP 肌腱

旋前方肌（切断）　　　　　　尺动脉

图 17.3　在正中神经支配和尺神经支配的 FDP 肌腱之间进行分离。图中用镊子展示正中神经支配和尺神经支配的 FDP 肌腱间隔。尺神经损伤时将尺神经支配的 FDP 编织到正中神经支配的 FDP 肌腱上

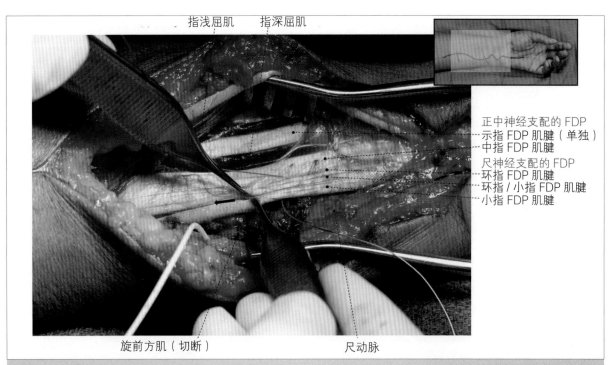

图 17.4 确定尺神经支配的 FDP 的张力，并缝合固定第一针。向近端牵引尺神经支配的 FDP 肌腱（箭头所示）并保持张力，以提高 FDP 腱固定术疗效。固定缝合的第一针尤为重要，移位张力依靠其来确定。首先，缝合固定尺神经支配的 FDP 肌腱，然后调节肌腱张力，最后与正中神经支配的 FDP 肌腱缝合固定（特别是中指 FDP 腱）

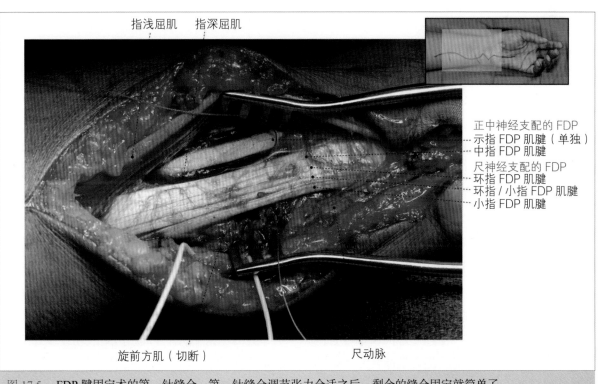

图 17.5 FDP 腱固定术的第一针缝合。第一针缝合调节张力合适之后，剩余的缝合固定就简单了

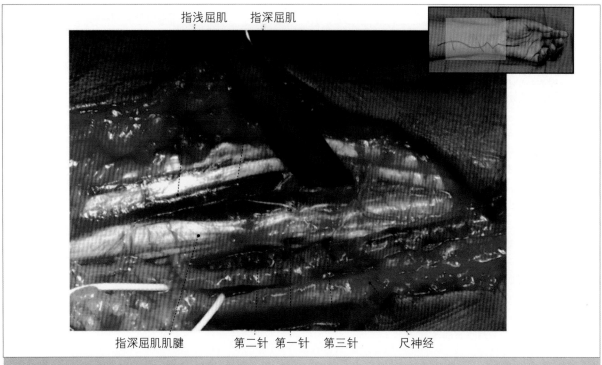

指浅屈肌　指深屈肌

指深屈肌肌腱　　第二针　第一针　第三针　　尺神经

图 17.6　FDP 腱固定术。FDP 腱固定不包括独立的中指 FDP 肌腱，在尺神经损失时中指 FDP 肌腱的的支配不确定

腱移位术与骨性手术同时进行，如采用关节融合术来稳定拇指的 MCP 或 IP 关节。常用的 4 种拇对掌成形术的移位供体 MTUs 包括小指外展肌（ADQ）、EIP、掌长肌和 FDS[18~21]。

1921 年，Huber 报道了利用 ADQ 来重建拇指对掌[18]。Huber 移位术最初用于治疗先天性大鱼际肌缺失的患者，也可以用于其他肌腱移位术不可用的患者。手术采用手掌尺侧切口，辨认 ADQ，将肌肉于筋膜间室内向远端分离，直到其位于近节指骨和伸肌装置的止点处。向近端游离到其豌豆骨的起点。必须注意不能切断 ADQ 起点的桡侧缘，因为此处有神经血管束。然后通过手掌根部宽松的皮下隧道，将 ADQ 缝合到 APB 的止点。ADQ 移位的优点是能恢复大鱼际的丰满感，这对先天性大鱼际肌发育不全的患者尤其重要。ADQ 还具有与其替代肌肉相似的长

度、力量和力线。

Chouhy-Aguirre 和 Zancolli 于 1956 年报道了 EIP 对掌成形术，Burkhalter 推广了这项技术，这也是我们首选的拇对掌成形术（图 17.7）[20]。手术时应在示指近节尽可能靠近远端切断 EIP，然后从前臂远端背侧的切口内于伸肌支持带近端抽出，再经皮下隧道至腕关节尺侧的小切口，通过手掌的皮下隧道缝合到 APB 止点。

EIP 是此种移位的优良供体，具有足够的长度和力量，也不需要滑车（尺骨可以作为滑车），用其进行移位时，仅示指功能有很小损失。重要的是，要修复示指的矢状束并将 EIP 远残端缝合至邻近的示指 EDC，以改善示指 MCP 关节伸指不充分。

另一种移位方法是 EDQ 对掌成形术。尽管这种移位动力的力量较弱，但是也足以使拇指达

到对掌位。与 EIP 移位一样，EDQ 移位不需要重建滑车，通常也不需要肌腱移植。EDQ 移位尤其适用于其他供体 MTU 不可用的情况。

掌长肌移位又称为 Camitz 移位，主要用于陈旧腕管综合征伴有大鱼际肌萎缩，导致拇对掌功能丧失的患者[21]。Camitz 移位与腕管综合征手术同时进行，因此事先设计切口十分重要，以便获取掌长肌，并通过浅层掌腱膜进行延长。将延长的掌长肌移位到 APB 的止点。这种移位不能恢复真正的外展功能，在功能上更像是拇外展成形术。

也可用环指的 FDS 肌腱重建拇对掌功能（指浅屈肌对掌重建术）（图 17.8）[3, 17, 19]，在掌指关节横纹水平切取环指的 FDS，从近端处的手掌抽出。

为获得正确的牵拉力线，需要在豌豆骨处重建一个滑车。有多方法来重建一个对掌成形术的滑车。用 FCU 的桡侧半在豌豆骨水平构建一个腱环，是一种比较简单的方法。将 FDS 穿过 FCU 腱环后，经过手掌的皮下隧道缝至 APB 的止点。这种移位方法会有一些问题，如肌腱粘连会限制肌腱通过滑车时的滑动，滑车可能会拉长或者移位，降低了移位的有效性。与任何 FDS 移位术一样，PIP 关节可能会出现过伸或者抓握

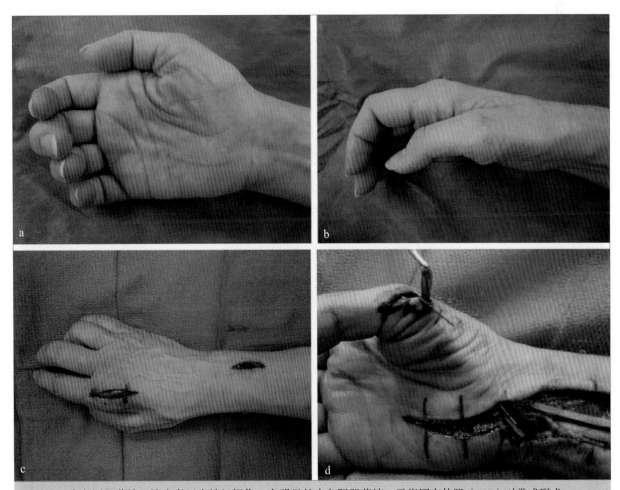

图 17.7 大鱼际肌萎缩。该患者正中神经损伤，有明显的大鱼际肌萎缩。示指固有伸肌（EIP）对掌成形术：（a）切取远端 EIP 肌腱的切口，（b）肌腱在尺骨后侧沿尺骨方向，穿过皮下筋膜隧道到拇外展肌

无力。此外，应当牢记 FDS 拇对掌成形术仅适用于低位正中神经麻痹的患者，高位正中神经麻痹患者的 FDS 是失神经支配的。另一个导致问题复杂化的事实是，低位正中神经麻痹常腕部切割伤造成，多伴有屈肌腱损伤。前期受过伤或者修复过的 FDS 是不能用于该肌腱移位的[1]。

FDS 肌腱移位滑车重建还有其他方法。Bunnell 报道了在豌豆骨水平用 FCU 腱环重建滑车的方法[22]。尽管可能会造成尺神经的卡压，但也有报道采用 Guyon 管作为滑车的方法[19]。也有报道采用腕横韧带的远端和掌腱膜尺侧缘来重建滑车[23]。滑车的位置会决定移位肌腱的力线。理想的牵拉力线是位于豌豆骨水平。一般来说，滑车偏近端会导致拇指过度外展，滑车偏远端则导致拇指过度屈曲。滑车位置的选择取决于医生的偏爱和患者的需求。

术后拇指在最大对掌位位固定 3~4 周，随后开始渐进性的活动训练。

高位正中神经麻痹的肌腱移位术

高位正中神经麻痹的患者需要行拇对掌成形术，但指浅屈肌对掌成形术并不适用。可以采用 FCU/FDS 进行分期对掌成形术（图 17.9）。而且，患者将受益于拇、示指（有时涉及中指）屈曲功能的恢复[3,19]。

用肱桡肌或者 ERCB 移位于 FPL 恢复拇指 IP 关节的屈曲功能（图 17.10），或者选择 IP 关节融合。以 ERCL 作为供体肌腱，或者将 2~4 指

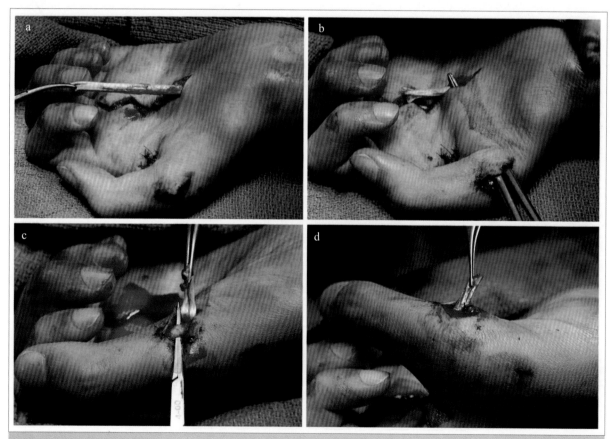

图 17.8　指浅屈肌至拇短展肌（APB）移位：（a）在远端切取环指 FDS，（b）将环指 FDS 肌腱朝向 APB 方向穿过皮下组织隧道（c），辨认 APB（d），缝合 FDS 肌腱到 APB

的 FDP 肌腱行侧侧腱固定术，可以恢复示、中指远侧指间关节（DIP）的屈曲功能[3, 19]。我们的肌腱移位选择是选择将肱桡肌移位于 FPL，将示、中指的 FDP 肌腱和环、小指的 FDP 进行

侧侧腱固定。对于有需要示指独立功能的患者，可以采用 ERCL 移位术。如果 FDP 功能恢复充分，则不需要重建示中指 FDS 的功能。

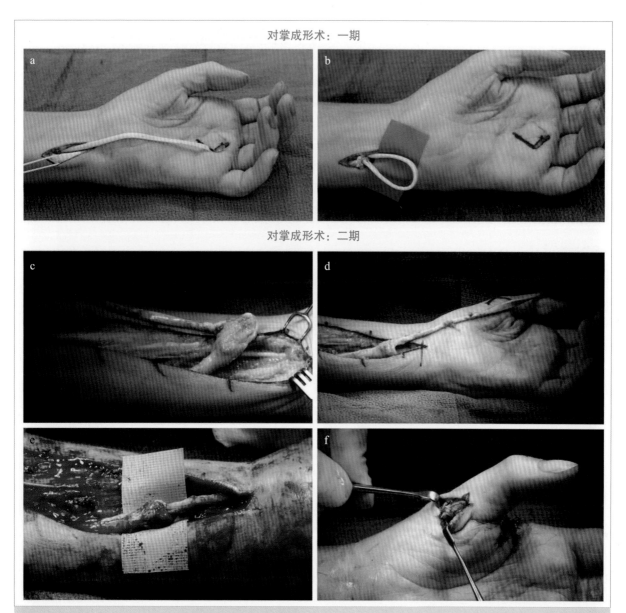

图 17.9　尺侧腕屈肌（FCU）/指浅屈肌（FDS）分期拇对掌成形术。可以在保证移植肌腱完整性的前提下拉伸肌腱。（a）第一期，于远端切取环指 FDS；（b）FDS 肌腱远端缝合至 FCU 肌腱远端；（c）肌腱缝合处愈合后，开始第二期对掌成形术，游离 CU/FDS 缝合处并切断 FDS 近端；（d）向拇短展肌方向移位 FDS；（e）观察 FCU/FDS 缝合处愈合良好；（f）环指 FDS 肌腱远端缝合至拇短展肌

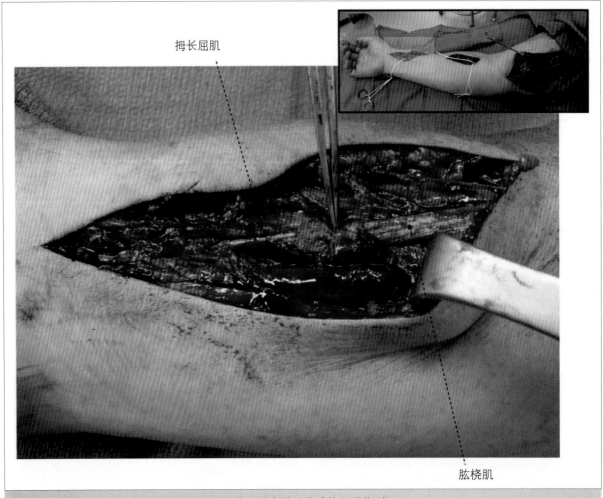

拇长屈肌

肱桡肌

图 17.10　肱桡肌—拇长屈肌（FPL）肌腱移位。游离并移位肱桡肌移位到 FPL

17.3.3　桡神经麻痹的功能重建术

解剖和查体

　　桡神经为臂丛后束的直接延续，其纤维来自 C5、C6、C7、C8 和 T1 神经根。在进入上臂前侧肌间室前，发出肱三头肌肌支。桡神经在肱桡肌与肱肌间从肘关节前方通过，然分为骨间后神经（PIN）和桡神经浅支。肱桡肌和 ECRL 的肌支由桡神经主干发出。ECRB 的运动支由桡神经主干、桡神经浅支或者 PIN 发出[24]。PIN 发出分支支配旋后肌、EDC、尺侧腕伸肌（ECU）、EDQ、APL、拇长伸肌（EPL）、拇短伸肌（EPB）和 EIP。

　　高位桡神经麻痹会导致腕关节、MCP 关节和拇指不能伸直。ECRL 的支配肌支在 PIN 之前由桡神经主干发出，所以 PIN 麻痹的患者（低位桡神经麻痹）由于 ECRL 的功能存在而可以桡侧伸腕。除了伸指功能的缺失，桡神经麻痹的患者由于在强力抓握时的腕关节不稳定，握力明显下降[1]。对桡神经麻痹患者进行查体时，一定要注意区分 IP 关节的伸直和 MCP 关节的伸直。桡神经单独麻痹的患者是可以伸直 IP 关节的，不能把这认为手指伸直功能完好。此外，患者还会下意识地用腱固定的方法使 MCP 关节能小幅度地伸直。医生在检查 MCP 关节伸直时应将腕关节固定于中立位，以防止腱固定的影响。

桡神经麻痹肌腱移位的目的是重建腕关节、MCP 关节和拇指的背伸功能。关于桡神经麻痹的肌腱移位可追溯到 18 世纪晚期。此后，有超过 50 种的改良报道。目前所进行的肌腱移位术中，有关桡神经麻痹的肌腱移位是最可靠、最有效的。表 17.2 列举了部分常用的桡神经麻痹的肌腱移位术。治疗桡神经麻痹常用的肌腱内移组合包括：①旋前圆肌 –ECRB 移位，② FCR-EDC 移位，③ PL-EPL 移位（图 17.11~32）。

伸腕功能重建的肌腱移位术

旋前圆肌最常被用来重建伸腕，这也是我们首选的供体 MTU（图 17.12，图 17.13）。通常将其移位到 ECRB，因为如果移位到 ECRL，会导致腕关节过度桡偏（图 17.22）。旋前圆肌是非常良好的供体 MTU，因为其具有足够的力量，还能保留腕屈肌另作他用。高位桡神经损伤后，早期即可进行旋前圆肌—RECB 移位术，以在神

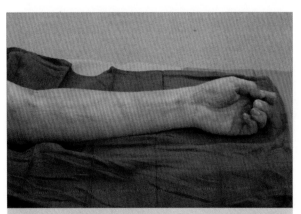

图 17.11 桡神经麻痹肌腱移位术的定位。前臂掌侧长切口显露供体肌腱（旋前圆肌、桡侧腕屈肌、掌长肌）和受体肌腱［桡侧腕短伸肌（ECRB）］。第二个短切口位于前臂远端背侧，显露受体肌腱［伸指总肌（EDC）和拇长伸肌（EPL）］，第三个短切口位于拇指基底部，用于拇长屈肌移位改道。前臂较短时，可在前臂掌侧一个长切口内向背侧达到背侧受体肌腱

经再生过程中作为内置夹板使用。在这种情况下，最好采用 Pulvertaft 编织缝合术对肌腱行端侧缝合。在神经支配恢复后，ERCB 还能发挥伸腕功能（图 17.24~26）。如果预期神经支配不能恢复，则应该行肌腱端端缝合，形成更直接和更有效的牵拉力线。从其止点切取旋前圆肌腱时，沿肌腱切取部分骨膜是很重要的。由于旋前圆肌腱较短，通过骨膜延展增加其长度，才能采用 Pulvertaft 编织缝合法（图 17.14，图 17.15）。

伸指功能重建的肌腱移位术

由于伸指和屈腕动作是协同的，FCU 或 FCR 都可以用来重建伸指功能。我们重建伸指功能时选择 FCR-EDC 移位（图 17.27~29）。理由如下：

1. FCU 比 FCR 力量更强，FCU 的缺失会导致继发性腕关节屈曲力弱且不能做投掷运动。

2. FCU 的切取丧失了仅有的腕关节尺偏动力，会导致腕关节桡偏，尤其是 PIN 麻痹的患者。

3. FCU 的腱性部分较短而肌腹更靠远端，切取时需要向近端更广泛地剥离。

FCR 可以通过前臂远端的尺侧或桡侧缘的皮下隧道，或者直接穿过骨间膜进行移位（图 17.16，图 17.23，图 17.27）。FCR 通常还经腕关节 / 前臂尺侧进行移位，以避免过度桡偏。此外，将 FCR 置于尺侧，可以在腕关节和前臂的桡侧留出空间来进行伸拇功能重建[3]。仍将伸肌腱置于伸肌支持带下方不变，选择在伸肌支持带近端进行肌腱移位（图 17.18，图 17.28），虽然这样使得 FCR 的方向发生改变，并在一定程度上削弱了 FCR 的力量，但是，这样可以使伸肌肌腱保持更好的牵拉方向并防止肌腱出现弓弦样改变。也可以将伸肌腱在伸肌支持带远端抽出，然后在伸肌支持带浅层进行肌腱移位。这种移位产生的牵拉力线更直，力量可能更大，但这种力线是非自然生理状态的。由于 FCR 的滑程（33 mm）不足以使 MCP 关节充分伸直，

肱桡肌

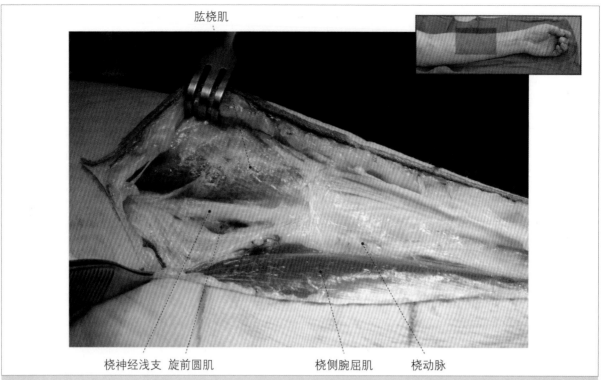

桡神经浅支　旋前圆肌　　　　桡侧腕屈肌　　　桡动脉

图 17.12　显露和辨认供体旋前圆肌。在桡侧血管和桡神经浅支之间确定旋前圆肌腱。桡侧感觉神经位于肱桡肌深层，侧方牵开肱桡肌后就会显露出来

旋前圆肌肌腱位于桡骨上的止点

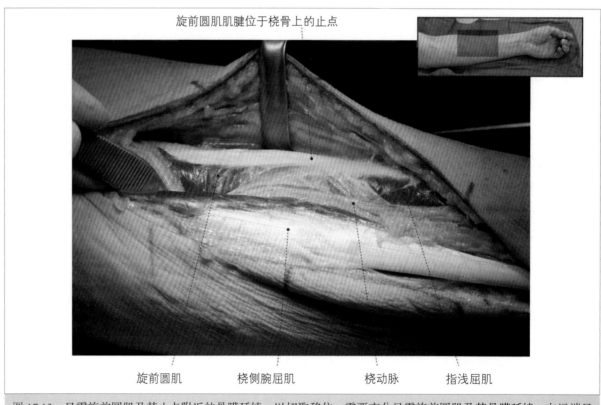

旋前圆肌　　　　桡侧腕屈肌　　　　桡动脉　　　指浅屈肌

图 17.13　显露旋前圆肌及其止点附近的骨膜延续，以切取移位。需要充分显露旋前圆肌及其骨膜延续。向远端显露足够的骨膜，以切取足够长度用于旋前圆肌—ECRB 肌腱移位

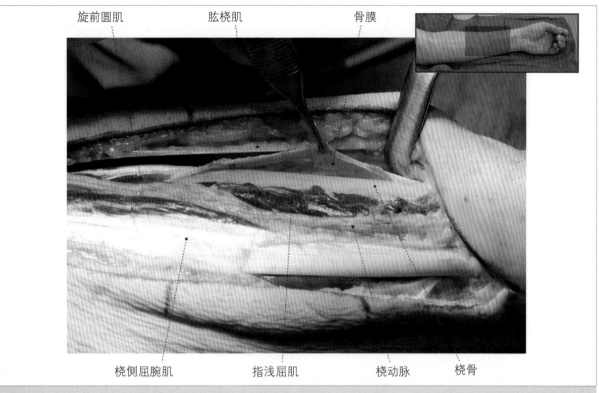

旋前圆肌　　　肱桡肌　　　骨膜

桡侧屈腕肌　　　指浅屈肌　　　桡动脉　　　桡骨

图 17.14　从桡骨上游离旋前圆肌骨膜。用弧形骨膜剥离子从桡骨上剥离骨膜，以为旋前圆肌肌腱获取额外长度

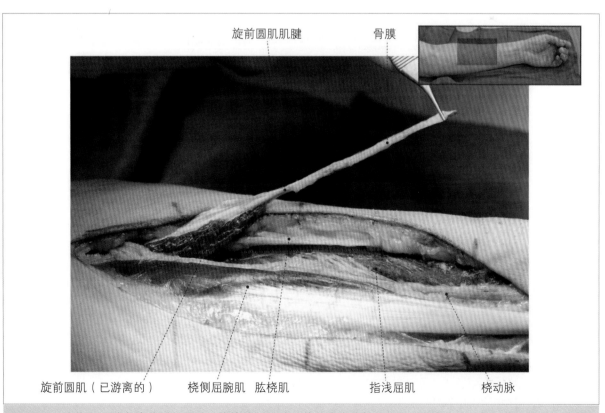

旋前圆肌肌腱　　　骨膜

旋前圆肌（已游离的）　　　桡侧屈腕肌　肱桡肌　　　指浅屈肌　　　桡动脉

图 17.15　从桡骨上游离旋前圆肌肌腱。将旋前圆肌腱及其骨膜附着部从桡骨上游离出来，进行旋前圆肌—ECRB肌腱移位

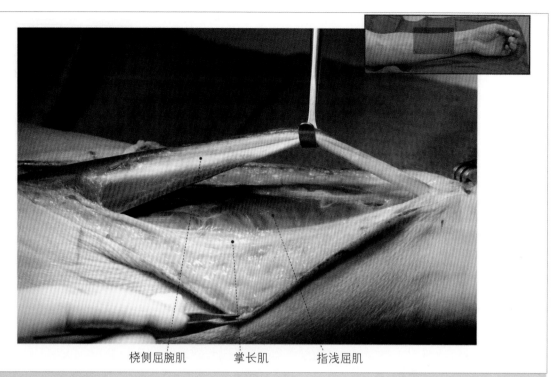

桡侧屈腕肌　　掌长肌　　指浅屈肌

图 17.16　辨认供体桡侧腕屈肌（FDS）。FDS 位于前臂掌侧浅层。切口向远端延长以显露用于移位的腱性部分

旋前圆肌（已游离的）

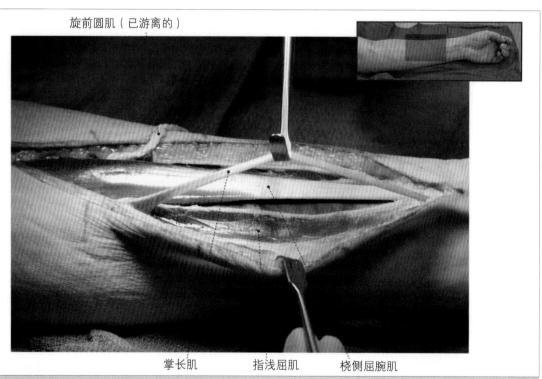

掌长肌　　指浅屈肌　　桡侧屈腕肌

图 17.17　辨认供体掌长肌。辨认位于桡侧腕屈肌内侧的掌长肌，并向远端显露以供移位。显露掌长肌时，特别注意要保护正中神经。要游离肌肉周围的纤维以保证充分的滑动

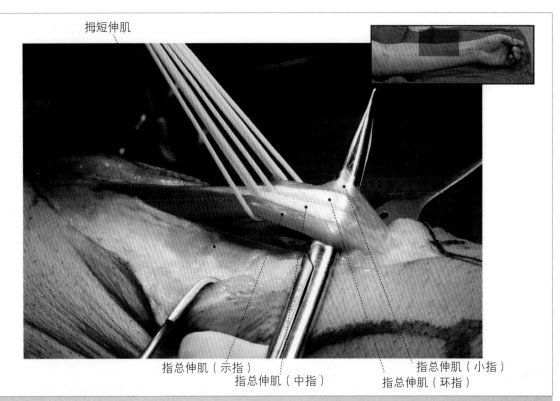

拇短伸肌

指总伸肌（示指）　指总伸肌（中指）　指总伸肌（环指）　指总伸肌（小指）

图 17.18　在前臂背侧做第二个切口，于伸肌支持带近端显露 EDC。对于手指 EDC 的辨认，可通过在近端牵拉肌腱并观察对应手指背伸动作来确认。示指固有伸肌腱（EIP）不用于移位。不要切开远端的伸肌支撑带，以免肌腱弓弦隆起

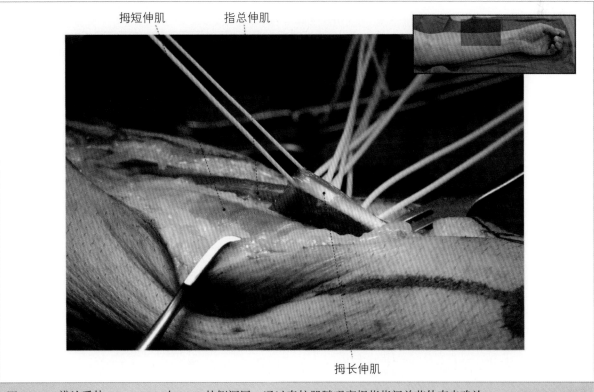

拇短伸肌　指总伸肌

拇长伸肌

图 17.19　辨认受体 EPL。EPL 在 EDC 外侧深层。通过牵拉肌腱观察拇指指间关节伸直来确认

拇短伸肌　　拇长伸肌

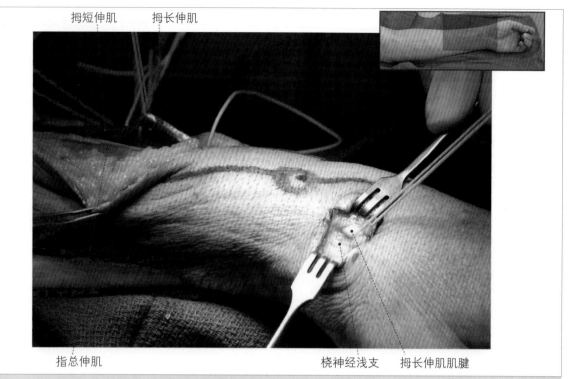

指总伸肌　　　　　　　　　　　　　　　　　　桡神经浅支　拇长伸肌肌腱

图 17.20　再做一切口并辨认 EPL。于拇指基底部再做一切口以游离 EPL。在切口内注意保护邻近 EPL 的桡神经浅支。但在桡神经完全麻痹的患者，感觉神经是没有功能的

拇长伸肌肌腱

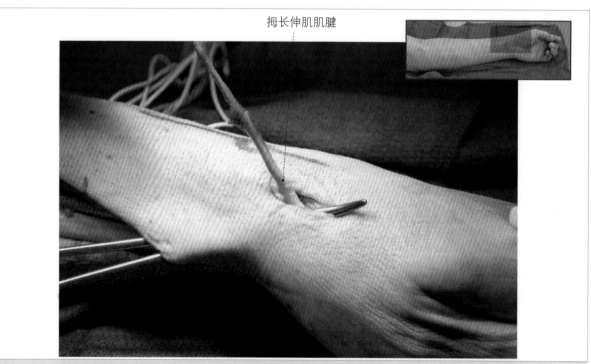

图 17.21　EPL 改道。在前臂背侧的近端切口内切断 EPL，并进一步游离肌腱，然后将肌腱改道引至掌侧切口内以完成 PL-EPL 移位

肱桡肌　桡侧腕长伸肌　桡侧腕短伸肌　头静脉　桡神经浅支

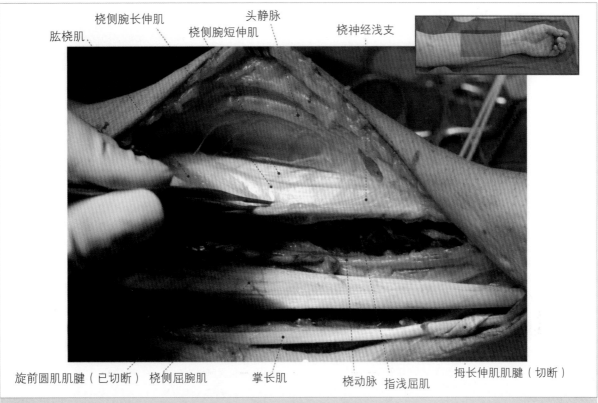

旋前圆肌肌腱（已切断）　桡侧屈腕肌　掌长肌　桡动脉　指浅屈肌　拇长伸肌肌腱（切断）

图 17.22　辨认受体 ECRB。ECRB 位于桡侧腕长伸肌（ECRL）的尺侧（译者注：原文为桡侧）。ECRL 在肱桡肌背侧。可以看到浅层感觉神经于肱桡肌和 ECRL 之间走行

旋前圆肌肌腱（已切断）　肱桡肌　桡侧屈腕肌（已切断）

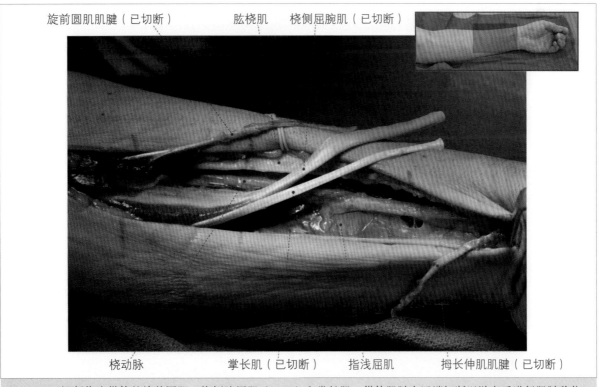

桡动脉　掌长肌（已切断）　指浅屈肌　拇长伸肌肌腱（已切断）

图 17.23　切断作为供体的旋前圆肌、桡侧腕屈肌（FCR）和掌长肌。供体肌腱在远端切断以游离后进行肌腱移位

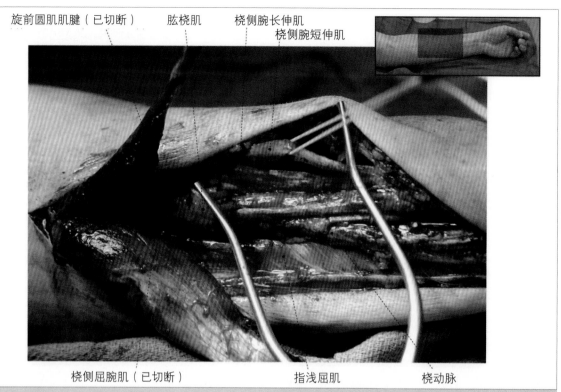

旋前圆肌肌腱（已切断）　　肱桡肌　　桡侧腕长伸肌
桡侧腕短伸肌

桡侧屈腕肌（已切断）　　　指浅屈肌　　　桡动脉

图 17.24　确认将进行移位的供体旋前圆肌和受体 ECRB 移位。旋前圆肌跨过肱桡肌、ECRL 浅层后采用 Pulvertaft 编织缝合至 ECRB。第一针应该缝合肌腱部分。骨膜延长部分用来加强肌腱移位远端

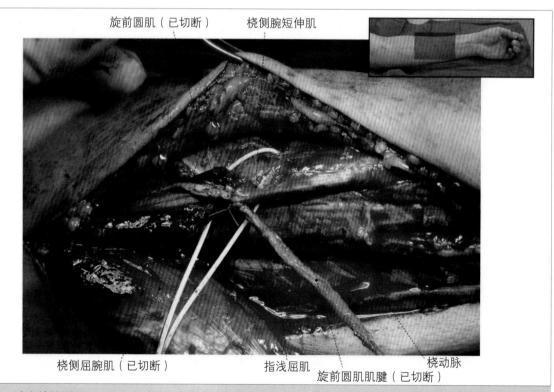

旋前圆肌（已切断）　　桡侧腕短伸肌

桡侧屈腕肌（已切断）　　　指浅屈肌　　桡动脉
旋前圆肌肌腱（已切断）

图 17.25　确定旋前圆肌—ECRB 肌腱移位的张力。缝合第一针的位置是在肌腱对肌腱的地方，缝合前调整张力。张力需维持腕关节背伸位，但可被动屈腕

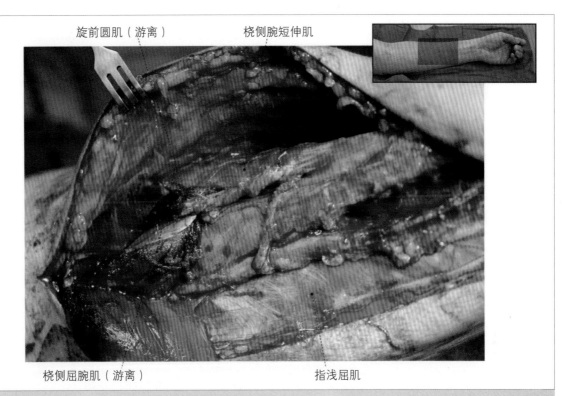

旋前圆肌（游离） 桡侧腕短伸肌

桡侧屈腕肌（游离） 指浅屈肌

图 17.26 旋前圆肌—ECRB 肌腱移位。使用 Pulvertaft 法编织 3~4 次。编织缝合时并不切断受体肌腱，也许桡神经最终会有部分恢复

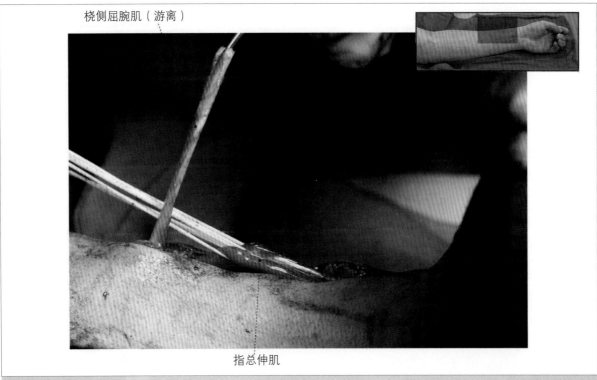

桡侧屈腕肌（游离）

指总伸肌

图 17.27 将桡侧腕屈肌转移到背侧切口。FCR 移向前臂背侧与 EDC 编织缝合。在伸腕伸指状态下完成 FCR—EDC 移位

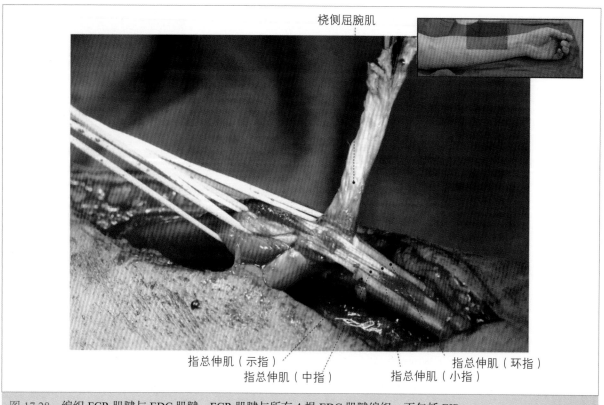

桡侧屈腕肌

指总伸肌（示指）　　　　　　　　　　　　　指总伸肌（环指）
　　指总伸肌（中指）　　　指总伸肌（小指）

图 17.28　编织 FCR 肌腱与 EDC 肌腱。FCR 肌腱与所有 4 根 EDC 肌腱编织，不包括 EIP

手指的伸直必须通过肌腱固定来加强。需要记住的是，接受过腕关节固定术的患者无法通过腱固定来增强伸指。在这种情况下，应考虑使用 FDS（70 mm 滑程）移位。

Boyes 移位采用 FDS 作为供体来恢复伸指[25]。在手掌部 A1 滑车的位置做小切口来辨认 FDS 肌腱。应在此水平切断 FDS 而不是在近节指骨远端切断，因为在远端切取 FDS 可能会使 PIP 掌侧缺乏支撑而导致过伸畸形。从前臂掌侧纵切口内抽出 FDS 肌腱，绕过前臂远端或者穿过骨间膜固定于指伸肌腱。如果通过骨间膜进行移位，骨间膜的切口应位于旋前方肌近端，而且应该足够大以降低粘连形成。Boyes 报道了使用中指 FDS 来重建 EDC 功能，用环指 FDS 重建 EIP 和 ERL 功能[25]。

伸拇功能重建的肌腱移位术

尽管正常拇指的功能需要 EPL、EPB 和 APL 的作用，但是单纯重建 EPL 也可以获得满意的功能恢复[3]。常采用掌长肌作为 MTU 来重建伸拇，这也是我们的选择（图 17.30~32）。将掌长肌从腕部桡侧缘移位至 EPL，将 EPL 从纤维鞘管里游离后向桡侧转移（图 17.20，图 17.30）。将 EPL 从第三伸肌鞘管游离出来可使牵拉的力线更直，这对于如掌长肌这样肌力较小的动力而言非常重要。此外，该移位除了伸直拇指 IP 关节外，还可使拇指有一定程度的桡侧外展。必须注意移位不能张力过大，否则会导致拇指 MCP 关节过伸。如果掌长肌不可用，则常用环指 FDS 来重建伸拇功能。

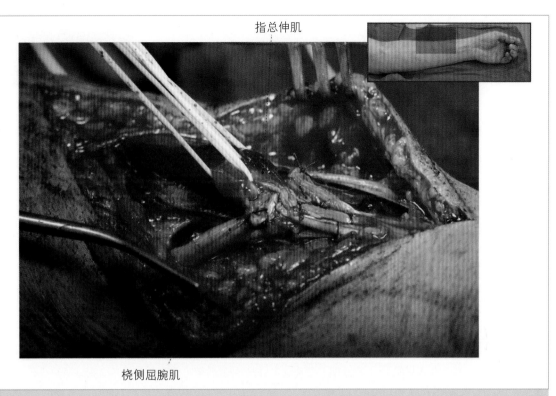

指总伸肌

桡侧屈腕肌

图 17.29　FCR—EDC 肌腱移位。在伸腕和伸指位，调整张力后，通过编织缝合维持张力。明确张力后，再次编织以确保移位牢固

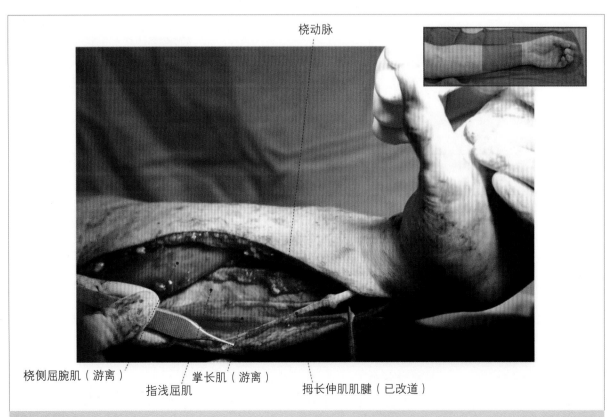

桡动脉

桡侧屈腕肌（游离）　　掌长肌（游离）

指浅屈肌　　　　拇长伸肌肌腱（已改道）

图 17.30　EPL 转移到前侧切口。EPL 改道至掌侧以完成掌长肌—EPL 肌腱移位。张力的调整在伸腕和伸拇位完成

桡侧屈腕肌（移位）

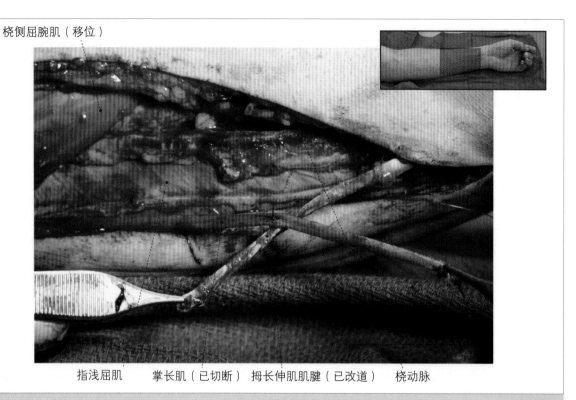

指浅屈肌　　掌长肌（已切断）　拇长伸肌肌腱（已改道）　　桡动脉

图 17.31　调节掌长肌—EPL 肌腱移位的张力。EPL 向前转移。将掌长肌编织到 EPL。张力的调整在伸腕和伸拇位完成。张力调节好之后，拇指应该能被动屈曲

桡侧屈腕肌（移位）

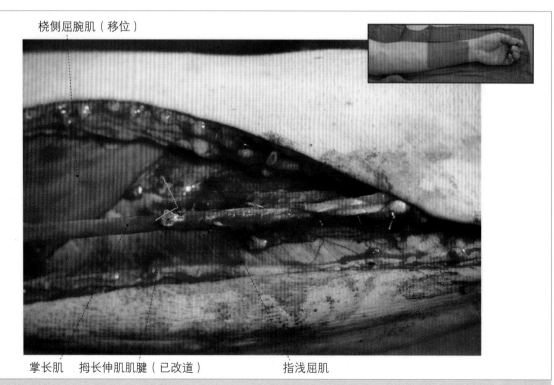

掌长肌　　拇长伸肌肌腱（已改道）　　　　　　指浅屈肌

图 17.32　掌长肌—EPL 肌腱移位。用 Pulcertaft 法完整将掌长肌与 EPL 编织。缝合第一针和完成编织后应检查移位张力

17.3.4 肘关节功能重建的肌腱移位术

手术指征

肘关节屈曲功能的丧失将显著影响上肢的功能。如果不能通过肘关节运动控制来固定手部位置，正常的手部功能也会被削弱。重建屈肘功能最常用于臂丛神经损伤患者，在神经修复、神经重建或者神经移位无效之后进行。此外，如果神经重建后肌肉力量达不到 M4 或者更高，可以考虑通过肌腱移位术来增强肘关节屈曲。其他少见的需要肌腱移位重建屈肘的情况，包括：四肢瘫痪的患者；上肢先天性的畸形患者，如关节挛缩症、上肢肌肉或肌腱缺损。对于手功能而言，伸肘功能由于可通过重力作用而代偿，所以维持手的固定位置是相对次要的。尽管伸肘相对屈肘不那么重要，但在某些特定情况还是需要对伸肘功能进行重建。

屈肘功能重建的肌腱移位术

有关屈肘功能重建的肌腱移位术有很多的描述，胸大肌、胸小肌、背阔肌移位和肱三头肌都可移位重建屈肘功能。Steindler 屈肌成形术则与上述肌腱肌腱移位术不同，是通过将屈肌群的起点向近端移位，从而达到屈肘的目的。其他肌腱移位术，如 Bunnell 报道的胸锁乳突肌移位，过去也曾引起了很多人的兴趣[26]。

Steindler 屈肌成形术

由 Steindler 于 1918 年首先报道。Mayer 和 Green 对这一方法进行了改进，成为目前手术方式的基础[27, 28]。由于 Steindler 屈肌成形术是将屈肌—旋前圆肌群从肱骨内髁上向近端移位，因此前臂的屈肌群和旋前圆肌必须要有良好的神经支配和足够的力量。通过向近端移位，这些肌肉跨过肘关节的力臂增加，从而起到屈肘的作用。

以肱骨内侧髁为中心，在上臂和前臂内侧做弧形切口，切口从肘上至肘下，至少 10 cm，切口在前臂沿着旋前圆肌走行，至上臂则向着中线

方向呈弧形向前。切开皮肤，向两侧掀起皮瓣，注意保护前臂内侧皮神经。辨认并游离尺神经，与尺神经移位术类似，注意保护 FCU 肌支。在切口内显露正中神经和肱动脉，由近及远地分离正中神经至前臂近端。需要仔细保护各条肌支，包括旋前圆肌、FCR、FDS 和掌长肌肌支。完成神经分离后，用骨刀或摆锯行内侧髁切除术，切取的内侧髁应直径约 2.5 cm，厚约 5.0 mm。注意不要损伤肘关节内侧副韧带。

将切取的内侧髁用钳子夹住，轻柔地牵向远端拉，将屈肌和旋前圆肌于肘关节和尺骨的前面分离。在此过程中，一定要注意保护正中神经和尺神经的运动支。必须尽可能地向远端游离，以便能将内侧髁向近端移位 5~7 cm。肘关节需要屈曲 120°~130°，以能够充分向近端移位。保护正中神经和肱动脉，纵向分开萎缩的肱肌直到肱骨表面。在准备将内侧髁移位的位置进行骨膜下剥离，用钻头将肱骨皮质磨出粗糙面。将内侧髁自其起点向近端移位 5~7cm，置于肱骨前方而不是内侧。置于肱骨前方的位置能增强旋后，并有助于预防旋前挛缩。随后用 3.5 mm 单皮质螺钉固定。可以扩大内侧髁上的钻孔，并用垫圈将内上髁固定于肱骨。松开止血带，创面止血，闭合皮肤切口。用夹板于肘关节屈曲 120° 位固定，直到骨质愈合后开始主动活动。不要尝试去纠正肘关节的屈曲挛缩。

需要注意这种方法对术前本身就有部分 Steindler 效应（通过用力屈指、屈腕并前臂旋前，以增加肘关节屈曲力量；或者是维持肘关节屈曲位置）的患者，效果最好[29]。Steindler 屈肌成形术存在一个问题，即已移位的肌肉不能再用于手部的肌腱移位。术前需告知患者术后肘关节可能会有 30°~50° 的屈曲挛缩。这种挛缩会增加移位的机械效应，不应尝试去纠正这种挛缩。对具有术前 Steindler 效应的患者，采用这种方法可获得功能性活动范围，但抬举的力量不会超过 5 lbs（2.3 kg）[29]。

肱三头肌—肱二头肌移位术

Bunell 首先在 1948 年报道了将肱三头肌向前移位到肱二头肌来重建屈肘功能，随后 Carroll 对其进行了改良并推广[30, 31]。该移位的最主要缺陷是伸肘功能的丧失。虽然伸肘能通过重力作用部分代偿，但不能主动伸肘会导致很难完成某些动作，如拄拐、推轮椅、从躺着或坐着的姿势抬起身体等，而且将手举过头顶也会受到限制。Haninec、Szeder 和 Naidu 等报道，可以对肱三头肌长头进行选择性移位，如此可保留主动伸肘功能[32, 33]。肱三头肌的长头在功能上和电生理上都是独立于其他两个头，可以用于移位。尽管这个方法很有吸引力，但是选择性移位肱三头肌长头移位并没有得到广泛采用和研究。

目前的肱三头肌移位的方法是采用 Carroll 和 Hill 所报道的方案[34]。于上臂后侧做纵切口，切口远端越过尺骨鹰嘴，沿尺骨皮下边缘到尺骨近侧 1/3。掀起皮瓣，在肘内侧显露尺神经并进行保护。由远端向近端，从尺骨干上剥离一长条与肱三头肌腱止点相连的骨膜，然后游离肱骨干远端 1/3 的肱三头肌，同时保护好桡神经。将肱三头肌腱性部分卷起来缝合成管状以备移位。在肘窝内做切口显露肱二头肌腱，在肘窝切口和上臂后方切口之间于臂外侧建立皮下隧道，将卷成管状的三头肌腱穿过隧道，采用 Pulvertaft 编织缝合将三头肌腱固定于肱二头肌腱。在肘关节屈曲 90°、前臂旋后位时，在最大张力下进行缝合。屈肘 90° 位固定 4 周，然后开始主动屈曲活动。

Carroll 和 Hill 报道了采用肱三头肌—肱二头肌移位术治疗 15 例关节挛缩或麻痹性障碍的患者[34]。6 例麻痹性障碍患者主动抗重力活动范围为 90°~135°，1 例患者移位肌腱断裂而失败。Rostoucher 等在 1998 年报道了 60 例接受肌腱移位重建屈肘手术的患者，26 例采用肱三头肌—肱二头肌移位术[35]。在 26 例患者中，12 例为优（主动屈曲大于 120°，肌力 4~5 级），10 例为良（主动屈曲小于 120°，肌力 4~5 级），1 例失败。

胸肌—肱二头肌移位

胸大肌、胸小肌或两者一起都可以用于重建屈肘功能[26, 36]。1917 年 Schulze-Berge 首先报道采用胸肌进行屈肌成形术，将肱二头肌腱向近端与胸大肌缝合，目前已不再采用[37]。1946 年，Clark 报道了采用胸大肌移位来重建屈肘功能[38]。尽管有很多方法，胸肌腱通常用阔筋膜移植延长，以便固定于肱二头肌腱[39]。

通过肘窝处的弧形切口分离肱二头肌腱。从肘窝到腋窝前区钝性分离，建立皮下隧道。在肩部前方至上臂，沿胸大肌止点做切口。环形游离胸大肌肌腱并将其自肱骨上切断，然后部分游离肌肉的前、后面。从大腿切取约 20 cm×10 cm 的阔筋膜，卷曲并缝合成管状，穿过皮下隧道，远端与肱二头肌腱进行 Pulvertaft 编织缝合后，闭合远端切口。将肘关节屈曲 90°，移植的阔筋膜近端在最大张力下固定于胸大肌腱。术后肘关节固定 3~4 周，然后开始主动活动。

胸肌移位会造成肩关节内旋，而且可能会进一步削弱已经无力的肩部力量。对于部分患者，该移位可使肩关节更不稳定，进而需要进行关节固定。Beaton 等报道的接受胸肌移位的患者术后肘关节平均活动范围约 90°，和 Steindler 屈肌成形术的疗效相似。

背阔肌—肱二头肌移位

背阔肌同样可以用于重建屈肘功能。与三头肌和胸肌移位不同的是，背阔肌移位常为"双极"移位，背阔肌的起点和止点都需要切断[40]，围绕在神经血管蒂旋转，移位于肱二头肌。将背阔肌的止点编织二头肌近端喙突处的腱性起点，肌肉部分在远端编织固定于肘部的二头肌腱。和胸肌移位一样，背阔肌移位也可能造成肩关节不稳定。

17.4　小结

当神经修复或重建失败，或者无法进行神经修复时，可以采用肌腱移位术来改善上肢功能。遵照肌腱移位的原则，注意手术技术，对于避免术后并发症和获得最好的疗效是十分重要的。

17.5　参考文献

［1］Sammer DM, Chung KC. Tendon transfers: 1. Principles of transfer and transfers for radial nerve palsy. Plast Reconstr Surg 2009;123:169e-177e

［2］Boyes JH. Selection of a donor muscle for tendon transfer. Bull Hosp Jt Dis 1962;23:1-4

［3］Richards RR. Tendon transfers for failed nerve reconstruction. Clin Plast Surg 2003;30:223-245, vivi.

［4］Fridén J, Lieber RL. Evidence for muscle attachment at relatively long lengths in tendon transfer surgery. J Hand Surg Am 1998;23:105-110

［5］Lieber RL, Fridén J. Intraoperative measurement and biomechanical modeling of the flexor carpi ulnaris-to-extensor carpi radialis longus tendon transfer. J Biomech Eng 1997;119:386-391

［6］Riordan DC. Tendon transplantations in median-nerve and ulnar-nerve paralysis. J Bone Joint Surg Am 1953;35-A:312-320, passimpassim.

［7］Sammer DM, Chung KC. Tendon transfers: 2. Transfers for ulnar nerve palsy and median nerve palsy. Plast Reconstr Surg 2009;124:212e-221e

［8］Kalainov DM, Cohen MS. Tendon transfers for intrinsic function in ulnar nerve palsy. Atlas Hand Clin 2002;7:19-39

［9］Leibovic SJ, Hastings H. Martin-Gruber revisited. J Hand Surg Am 1992;17:47-53

［10］Bouvier SHV. Note sur une paralysie partielle des muscles de la main. Bull Acad Nat Med (Paris) 1851;18:125

［11］Zancolli EA. Claw-hand caused by paralysis of the intrinsic muscles: a simplesurgical procedure for its correction. J Bone Joint Surg Am 1957;39-A:1076-1080

［12］Tse R, Hentz VR, Yao J. Late reconstruction for ulnar nerve palsy. Hand Clin 2007;23:373-392, viivii.

［13］Burkhalter WE, Strait JL. Metacarpophalangeal flexor replacement for intrinsic-muscle paralysis. J Bone Joint Surg Am 1973;55:1667-1676

［14］Stiles HJ, Forrester-Brown MF. Treatment of Injuries of the Peripheral Spinal Nerves. London: Henry Frowde and Hodder & Stoughton; 1922

［15］Bunnell S. Surgery of the intrinsic muscles of the hand other than those producing opposition of the thumb. J Bone Joint Surg Am 1942;24:1-31

［16］Smith RJ. Extensor carpi radialis brevis tendon transfer for thumb adduction-a study of power pinch. J Hand Surg Am 1983;8:4-15

［17］Blacker GJ, Lister GD, Kleinert HE. The abducted little finger in low ulnar nerve palsy. J Hand Surg Am 1976;1:190-196

［18］Littler JW, Cooley SG. Opposition of the thumb and its restoration by abductor digiti quinti transfer. J Bone Joint Surg Am 1963;45:1389-1396

［19］Brand PW. Tendon transfers for median and ulnar nerve paralysis. Orthop Clin North Am 1970; 1:447-454

［20］Burkhalter W, Christensen RC, Brown P. Extensor indicis proprius opponensplasty. J Bone Joint Surg Am 1973;55:725-732

［21］Terrono AL, Rose JH, Mulroy J, Millender LH. Camitz palmaris longus abductorplasty for severe thenar atrophy secondary to carpal tunnel syndrome. J Hand Surg Am 1993; 18:204-206

［22］Bunnell S. Opposition of the thumb. J Bone Joint Surg Am 1938;20:269-284

［23］Thompson TC. A modified operation for opponens paralysis. J Bone Joint Surg Am 1942;26:632-640

［24］Abrams RA, Ziets RJ, Lieber RL, Botte MJ. Anatomy of the radial nerve motor branches in the forearm. J Hand Surg Am 1997;22:232-237

［25］Chuinard RG, Boyes JH, Stark HH, Ashworth CR. Tendon transfers for radial nerve palsy: use of superficialis tendons for digital extension. J Hand Surg Am 1978;3:560-570

［26］Bunnell S. Restoring flexion to the paralytic elbow. J Bone Joint Surg Am 1951; 33-A:566-571, passim

［27］Steindler A. Orthopedic reconstruction work on hand and forearm. New York Medical Journal 1918; 108: 1117-1119

［28］Mayer L, Green W. Experiences with the Steindler flexorplasty at the elbow. J Bone Joint Surg Am 1954;36-A: 775-789, passim

［29］Hentz VR, Doi K. Traumatic brachial plexus injury. In: Green DP, Hotchkiss RN, Pederson WC, Wolfe SW, eds. Green's Operative Hand Surgery. 5th ed.Philadelphia, PA: Elsevier; 2005:1319-1371

［30］Bunnell S. Surgery of the Hand. 2nd ed. Philadelphia, PA: JB Lippincott;1948

［31］Carroll RE. Restoration of flexor power to the flail elbow by transplantation of the triceps tendon. Surg Gynecol Obstet 1952;95:685-688

［32］Haninec P, Szeder V. Reconstruction of elbow flexion by transposition of pedicled long head of triceps brachir muscle. Acta Chit Plast 1999;41:82-86

［33］Naidu S, Lim A, Poh LK, Kumar VP. Long head of the triceps transfer for elbow flexion. Plast Reconstr Surg 2007; 119:45e-47e

［34］Carroll RE, Hill NA. Triceps transfer to restore elbow flexion: a study of fifteen patients with paralytic lesions and arthrogryposis. J Bone Joint Surg Am 1970;52:239-244

［35］Rostoucher P, Alnot JY, Touam C, Oberlin C. Tendon transfers to restore elbow flexion after traumatic paralysis of the brachial plexus in adults. Int Orthop 1998;22:255-262

[36] Segal A, Seddon HJ, Brooks DM. Treatment of paralysis of the flexors of the elbow. J Bone Joint Surg Br 1959;41-B:44-50

[37] Schulze-Berge VSR. Ersatz der beuger des vorderarmes (bizeps and brachialis)durch den pectoralis major. Deutsche Med Wochenschr 1917; 43:433

[38] Clark JMP. Reconstruction of biceps brachii by pectoral muscle transplantation. Br J Surg 1946;34:180

[39] Beaton DE, Dumont A, Mackay MB, Richards RR. Steindler and pectoralis major flexorplasty: a comparative analysis. J Hand Surg Am 1995;20: 747-756

[40] Zancolli E, Mitre H. Latissimus dorsi transfer to restore elbow flexion: an appraisal of eight cases. J Bone Joint Surg Am 1973;55:1265-1275

18 周围神经系统肿瘤

著者：John R. Barbour，Kirsty U. Boyd
翻译：宫旭　姜振民　　审校：易传军

18.1 引言

周围神经鞘瘤（PNSTs）占肢体肿瘤的比例不足 5%，即使是专门从事周围神经疾病治疗的外科医生也甚少发现此病。在过去 20 年间，有限的大宗病例研究报道总结了在专门的三级保健管理医疗中心中此类罕见肿瘤的治疗经验（表18.1）。神经肿瘤的临床表现可以包括疼痛、可触及的包块或肢体增粗、感觉异常以及无力。磁共振成像（MRI）、超声检查、计算机断层扫描（CT）或肌电图（EMG）有助于诊断，但是这些检查结果往往不是决定性的，仍需要手术探查和病理组织活检才能确定[1]。

绝大多数周围神经鞘瘤是良性的施万细胞瘤（神经鞘瘤）或神经纤维瘤（图 18.1）；但是，许多其他的良性肿瘤也可累及周围神经，包括纤维脂肪错构瘤、颗粒细胞瘤、神经周围瘤、神经

内囊肿、脂肪瘤、硬纤维瘤和神经内血管瘤等。临床上，切除神经纤维瘤而出现神经功能障碍的风险很高，因此，区分神经鞘瘤和神经纤维瘤很重要。

周围神经鞘瘤恶变很少见。恶性周围神经鞘瘤的鉴别很重要，因为其与高的复发率、发病率和死亡率相关。丛状神经纤维瘤也应与神经鞘瘤和神经纤维瘤的其他亚型相鉴别，因为此类神经纤维瘤有极高的恶变或复发风险。与神经纤维瘤病相关的是，其恶变率高达 10%，出现神经鞘细胞肉瘤的可能比恶性施万细胞瘤更高。

18.2 神经鞘源形肿瘤

18.2.1 历史背景

Friedrich von Recklinghausen[10] 于 1882 年首次强调了神经纤维瘤病中神经与皮肤肿瘤的

表 18.1　周围神经鞘瘤的流行病学

参考文献	患者数量	登记时间	有关组织机构
Ducatman 等[2]	120	1912~1983	Mayo Clinic，Rochester，MN
Kehoe 等[3]	104	1959~1990	Western Infirmary，Glasgow，Scotland
Donner 等[4]	288	1968~1991	Louisiana State University，New Orleans
Artico 等[5]	119	1980~1995	La Sapienza University，Rome，Italy
Wong 等[6]	134	1975~1993	Mayo Clinic，Phoenix，AZ
Cashen 等[7]	80	1972~1997	Massachusetts General Hospital，Boston
Kim 等[8]	546	1969~1999	Stanford University，Palo Alto，CA Louisiana State University，New Orleans
Anghileri 等[9]	205	1976~2002	Istituto Nazionale dei Tumori，Milan，Italy

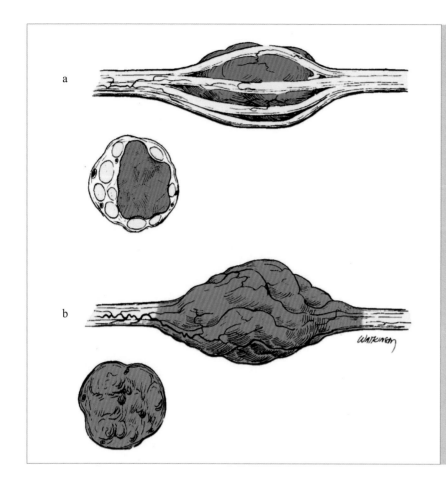

图 18.1 典型的施万细胞瘤和神经纤维瘤的外观和形态示意图。（a）典型施万细胞瘤的外观与横断面。注意正常的、未累及的神经束在肿瘤团块周围并向外移位。（b）典型神经纤维瘤的外观与横断面。注意所有的神经束受累并被缠绕在团块之中。没有正常的神经束存在（引自 Mackinnon SE, Dellon AL, eds. Surgery of the Periperal Nerve. New York, NY: Thieme; 1988: 541）

关系。英国外科医生 Frederick Treves 于 1884 年报道了一例名叫 Joseph Merrick（以下简称为"大象人"）的引人注目的神经纤维瘤病病例，虽然该患者后来被确诊为变形综合征，但这种疾病引起了媒体的注意。这种疾病，正如 von Recklinghausen 所描述的那样，现在被称为神经纤维瘤病 1 型（NF1），占所有神经纤维瘤病的 90%。

1910 年，Verocay[11] 推测部分周围神经肿瘤起源于施万细胞，并且通过分子研究表明，由于神经生长因子紊乱，肿瘤来源于神经嵴细胞。Stout[12] 于 1935 年提出了"神经鞘瘤"（Neurolemmoma）这个术语。1943 年，Ehrlich 和 Martin 用更加恰当的"施万细胞瘤"（Schwannoma）取代了这个术语[13]。Neurolemmoma 是指其神经

外胚层的来源而言，而 Schwannoma 这个词指涉及的受累细胞类型，后者更具体。

18.2.2 施万细胞瘤

施万细胞瘤来源于神经鞘，可以发生在周围神经系统的任何位置。一般而言，其生长缓慢，表现为一个可触及的肿块，神经功能障碍很轻或没有。第八对脑神经受累多于其他脑神经，而这个位置的肿瘤被称为听神经瘤。听神经瘤的临床表现变化很大，多数患者表现为单侧听觉障碍、耳鸣和前庭症状，肿瘤更大者可能出现三叉神经和面神经功能障碍以及颅内压增高的症状。脑干和小脑受压症状出现于伴有巨大肿块的该疾病晚期阶段，表现为患侧上肢或下肢的功能障碍、共济失调、步态障碍。

施万细胞瘤倾向于单发但也可多发，同一条神经上的多发神经鞘瘤已有报道。摘除的单发神经鞘瘤很少复发，文献上报告发生恶变的单发神经鞘瘤仅有 12 例。患有周围神经肿瘤的患者往往无症状，偶尔报告仅有一个小的、可触及的肿块。患者可能会有一些感觉障碍，触诊神经可能会产生刺激性的 Tinel 征样反应。当对肿物进行触诊时，肿物可以横向移动，或从一侧移动到另一侧，但不会沿神经长轴移动。临床上，施万细胞瘤可能很像脂肪瘤和腱鞘囊肿。椎管内施万细胞瘤可以呈现哑铃状，沿神经根延伸到椎管内或椎管外，压迫脊髓可导致肢体无力、麻木、僵硬、尿失禁、肠道功能紊乱和瘫痪等。压迫神经根可导致上肢或下肢的放射性疼痛、无力或麻木。

发病情况

施万细胞瘤是成人中最常见的周围神经肿瘤，尽管在所有年龄段都可发病，但发病高峰多在 30~50 岁。伴有脑神经和颅内病变的女性患者更多，比例为 2：1，但发病率在男女之间无明显差异。神经鞘瘤约占所有颅内肿瘤的 8%，所有原发性脊柱肿瘤的 29%，但在周围神经中仍不常见，占手部肿瘤的比例不足 5%[14, 15]。研究还表明，施万细胞瘤在上肢高发，其发病率通常是下肢的 2 倍[3]。这与神经纤维瘤形成对比，后者在整个神经系统中均匀分布。

组织学

施万细胞在电镜下呈现双基底膜特征，这一点可将施万细胞和成纤维细胞区分开来。虽然周围神经的外膜由成纤维细胞组成，但神经束膜由非常像施万细胞基底膜的神经束周围的成纤维细胞组成。尽管这些神经束周围成纤维细胞不产生髓鞘，但其是传统施万细胞的变体。这些细胞可产生更具侵袭性的神经纤维瘤，而施万细胞则产生侵袭性较低的施万细胞瘤。

施万细胞瘤没有神经纤维。施万细胞本身易于将神经束挤向外侧，使其看起来隆起于肿瘤表面。肉眼观察，施万细胞瘤有包膜，横切面呈实质性或囊性。组织学上，施万细胞瘤有两种形态类型，即 Antoni A 型和 Antoni B 型，两种类型可见于同一瘤体中。Antoni A 型的特征是，由梭状细胞组成并且排列成栅栏状（Verocay 小体）。由施万细胞产生的胶原纤维可在这些呈高度蜂窝状的肿瘤细胞中找到。Antoni B 型的形态特征是缺少细胞，由梭形细胞稀疏、散在地分布于清亮的、黏液性基质中。肿瘤细胞是可被 S-100 和 Leu-7 染色的梭形细胞。继发变性包括透明样变，囊性变，微出血甚至钙化。神经鞘瘤起源于主干神经的单一神经束内，并将其余神经束挤向一侧。

变异

施万细胞瘤的变异包括古老型、蜂窝型、黑色素型。许多之前被认为是恶性神经鞘瘤的病例实际上是良性细胞型施万细胞瘤。细胞型施万细胞瘤是一种罕见的良性神经鞘瘤，表现为细胞密集和核的异型性。良性细胞型施万细胞瘤和恶性神经鞘瘤之间的区别是：前者在每个 40 倍高倍镜视野下存在不超过 6 个核分裂相，并且没有明显的坏死区。坏死通常不存在于细胞型施万细胞瘤中，而是恶性神经鞘瘤的一种表现。同样，在 CT 或 MRI 中，肿瘤中央囊性变是良性神经鞘瘤的明显特征。超声检查被推荐用于区分肿瘤的良恶性。这些肿瘤的存在进一步提示通过仔细的病理学分析来确定周围神经肿瘤性质的组织学诊断的必要性。良性的细胞型施万细胞瘤的预后与其他良性施万细胞瘤相当。

影像学评价

在肿瘤位于神经内或神经外的情况下，MRI 有助于手术计划的制订，而且在肿瘤难以整块切除时有助于识别其解剖结构。高分辨率 MRI［磁共振神经成像（MRN）］首先能明确病灶的性质和特征，是原发性的还是继发性的；其次是那些受影响的神经与周围重要解剖结构的关系，以及神经内在或外在的受累程度。基于肿瘤特征性的表现和对神经内解剖的了解，MRI 通常能鉴别神经纤维瘤和神经鞘瘤。神经纤维瘤通常位于神经鞘内，并有神经束通过肿瘤，这往往使肿瘤呈梭形。相比之下，施万细胞瘤通常为偏心分布，并且较神经纤维瘤有更多的包膜。MRI 有助于鉴别这两种肿瘤，准确率为 60%~79%[16]。神经纤维瘤特征性的影像表现为靶样征，即在 T2 加权像表现为周围的高信号边缘区和中央的低信号区；而 T1 加权像中，施万细胞瘤一般呈弥散性增强（图 18.2）。

多数周围神经鞘瘤在超声中为低回声并有后方的回声增强，使其外观像一个腱鞘囊肿。如果

这样，在彩色多普勒超声仪上血流的存在可用于区分周围神经鞘瘤和囊性病变。如果确定肿物是一个实质性团块，那么还应该评估周围神经的连续性，因为神经连续将暗示肿物为周围神经鞘瘤而不是一个单独的团块。

尽管 MRI 和超声可用于鉴别良性和恶性肿瘤，但这些技术并不完全可靠[14]。靶样征的出现可适度提示良性周围神经鞘瘤，但如果肿瘤能摄取镓则提示恶性周围神经鞘瘤[17, 18]。此外，如能在超声下看到肿瘤边缘浸润则提示为恶性肿瘤[19]。虽然有证据显示术前活检能提高诊断的准确性，但与相关的风险相比是得不偿失的。这些操作有损伤邻近神经的风险，在最终要切除肿物时会增加神经损伤的风险，并存在需要进行神

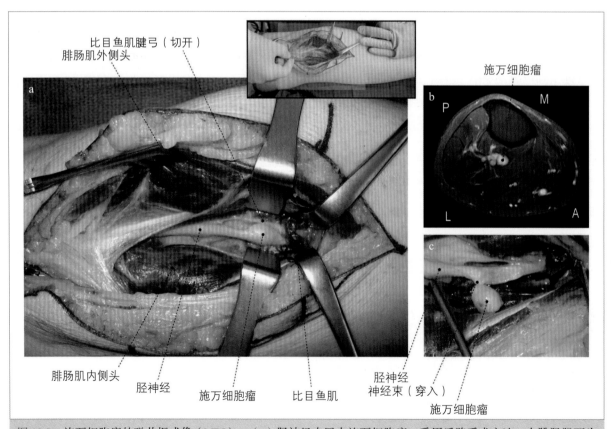

图 18.2　施万细胞瘤的磁共振成像（MRI）。（a）胫神经内巨大施万细胞瘤。采用后路手术方法，在腓肠肌两头之间确定胫神经。（b）在下肢的 MRI 上，胫神经清晰可辨，在胫神经的内部可见一高密度的病灶。（c）在"裸区"切开神经外膜，游离未受累的神经束，直到见到单个的肿瘤供养神经束

经移植或神经移位的风险。因此，当怀疑肿物为周围神经鞘瘤时，建议行MRI和三级医疗转诊，无须活检。

手术治疗

在可接受的损失范围内，施万细胞瘤和神经纤维瘤均可被完整切除，但是需要显微放大以避免损伤神经纤维。90%的施万细胞瘤、80%的神经纤维瘤以及66%的NF-1型的神经纤维瘤在通过手术切除时能成功保留神经功能。采用囊内切除方式切除的施万细胞瘤患者可能有暂时的感觉和/或运动障碍，但是很少有患者有长期的神经功能障碍。约80%患有良性神经鞘瘤的患者术后疼痛好转或者消失。曾经接受过活组织检查或手术治疗的患者往往预后差。肿瘤在完整切除后复发很少见。肿瘤可以在不损伤任何神经束的情况下从神经中摘除。倘若肿瘤是神经鞘瘤，为了移除良性肿物而切除神经是不可接受的。

当肿瘤切除术由有经验的神经外科医生完成时，无论肿瘤位置浅表还是深在均可企及，包括臂丛神经、腰骶神经丛以及椎旁区域（图18.3~14）[20~23]。邻近的神经结构均应游离和保

护。在尝试直接切除肿瘤之前，应辨认和保护肿瘤近端和远端的神经结构。应在肿瘤的"裸区"（无神经束结构处）纵向进行神经外膜切开[24]。术中的电生理或神经刺激法能帮助确定安全区，在其中可进行分离解剖，并有助于确定神经束有无功能，从而有利于手术切除肿瘤[25, 26]。

施万细胞瘤，经常有单一的神经束进入并穿出肿瘤（图18.15）。这支神经束的重建是没有必要的，将其切断不会影响功能，这些神经束已经神经电生理学检查证实是没有功能的。这与神经纤维瘤形成对照，后者常有一些受累神经束是有功能的。在这种情况下，神经束间解剖通常能保留大部分功能性的神经束。一旦确定正确的解剖平面，进而可确定进入并穿出肿瘤的神经束，如此，肿瘤就可作为一个孤立的肿块被切除。

如果牺牲的是有功能的神经束，并且其近端和远端均可识别的情况下，可使用神经间移植术或者神经导管行功能重建。如果患者有正中神经受压的症状，松解腕管可改善症状，因为纤维脂肪组织位于神经外且可被切除。永久性的神经功能障碍常见于肿瘤位于上臂近端者，或肿瘤为固定的、疼痛性的，并且大于4 cm的患者。

18.2.3　神经纤维瘤

神经纤维瘤病由两种不同的常染色体显性遗传综合征组成，分别由编码神经纤维瘤蛋白（NF1）和膜突样蛋白（NF2）的基因突变所引起。这些缺陷导致患者容易发展为兼有良性和恶性的周围神经鞘瘤。施万细胞瘤和神经纤维瘤都来源于具有双基底膜特征的施万细胞；然而，神经纤维瘤也可来源于神经周围的纤维细胞，在胚胎学上较施万细胞更为原始。与施万细胞瘤不同，神经纤维瘤与穿过肿瘤的神经纤维关系密切（图18.1b）。肿瘤侵入神经的内部可能与其更加原始的细胞起源有关。与施万细胞瘤不同，后者虽然位于神经内但本质上与神经组织分开，而在神

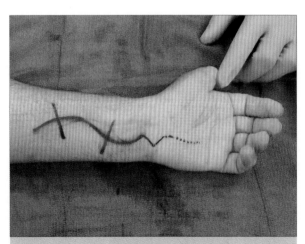

图18.3　施万细胞瘤，病例1：病情介绍。70岁的男性患者于左腕掌侧发现无痛性肿块。图中所示标记为肿瘤近端和远端的位置，手术计划包括开放性腕管松解术

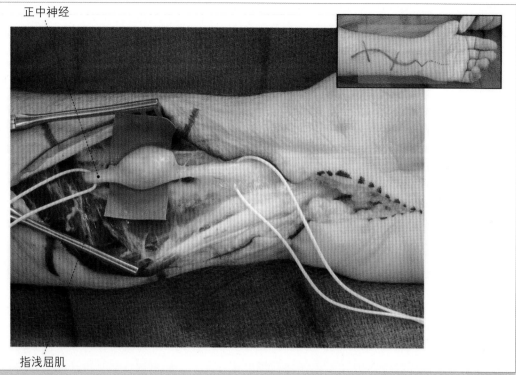

正中神经

指浅屈肌

图 18.4　施万细胞瘤，病例 1：显露施万细胞瘤。采用长切口显露病变神经的近端和远端，包括松解腕管。注意正中神经呈梭形肿胀

经纤维瘤内可发现神经纤维。因此，患有神经纤维瘤的患者主诉神经系统功能异常更为常见。

目前已知四种主要的神经纤维瘤病：中枢型、周围型、内脏型以及不完全型。中枢型神经纤维瘤病以中枢神经系统肿瘤为特征，包括神经胶质瘤、脑膜瘤、施万细胞瘤，以及神经纤维瘤。周围型神经纤维瘤病以多发皮肤肿瘤和丛状神经瘤为特征。内脏型神经纤维瘤病以神经纤维瘤和自主神经系统的星形胶质细胞瘤为特征。不完全型神经纤维瘤病涉及数目有限的皮肤牛奶咖啡斑和身体特定部位的皮肤神经纤维瘤（图18.16~19）。

发病率

NF-1 型在活产的新生儿中发病率为 1/3 000。病情更重的 NF-2 型在活产的新生儿中的发病率为 1/30 000[24]。诊断标准如表 18.2 所示。许多

患有此病的患者有轻微的临床表现；然而，恶变倾向、病情的复杂性以及高的发病率，使神经纤维瘤病成为一个具有独立意义的病种。

组织学

神经纤维瘤病是起源于神经嵴细胞的一种病变，具有不同的临床表现，从皮下结节到累及体内众多器官的致命性病变，并具有恶性倾向。遗传缺陷涉及一个完全外显但表达多变的常染色体显性遗传突变基因。肿瘤的主要特征是皮肤的牛奶咖啡斑以及周围神经系统、自主神经系统和中枢神经系统的神经纤维瘤（图18.16~20）。

虽然施万细胞瘤几乎完全由施万细胞组成，但神经纤维瘤则是由更多的混合成分组成。组织结构上，肿瘤细胞呈梭形并伴有许多胶原纤维存在的黏液样基质。与施万细胞瘤不同的是，神经

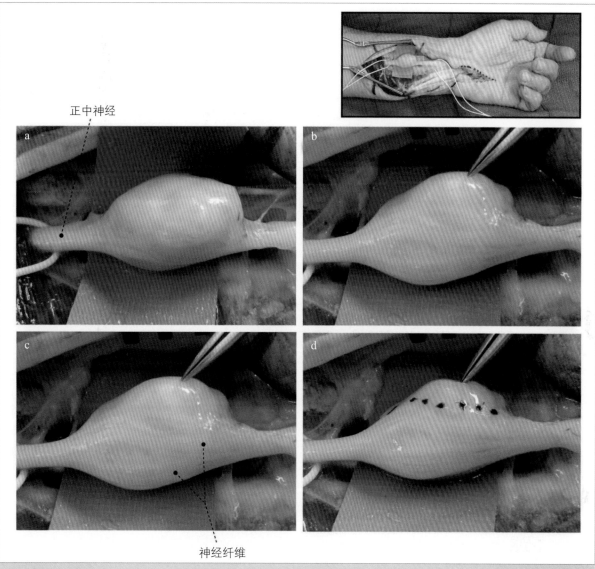

正中神经

神经纤维

图 18.5 施万细胞瘤，病例 1：轴向标识肿瘤。（a）在充分显露神经的远端和近端后，完全显露肿瘤周边。整个正中神经呈梭形肿胀并将神经束挤压到肿块的边缘。（b）将肿瘤扭曲和旋转，检查整个肿瘤的外表面并找出神经纤维最多和最少的区域。（c）在检查完肿瘤的四周后，选择没有浅表神经束的区域作为进入肿瘤的切口。（d）沿距离肿瘤"裸区"最近处的神经束边缘设计切口，标记出切口线

表 18.2 神经纤维瘤病：NF1 型和 NF2 型的鉴别

神经纤维瘤病 1 型（NF1）（具备以下条件 2 条或 2 条以上）	神经纤维瘤病 2 型（NF2）（需具备以下任一条）
• 有 6 个或以上皮肤褐色病变，儿童中最大直径 >5 mm，青少年和成人 >15 mm • 有 2 个或以上神经纤维瘤 • 腋窝或腹股沟有雀斑 • 视神经胶质瘤 • 两个或更多的 Lisch 结节，或者眼虹膜有小肿块 • 骨损害（蝶骨发育不良） • 有一个直系亲属患有 NF1	• 两侧第八对脑神经肿块（双侧） • 直系亲属患有 NF2，并有任意一侧的第八对脑神经肿块，或者有 2 个以下的肿瘤：神经纤维瘤，脑膜瘤，胶质瘤，施万细胞鞘瘤

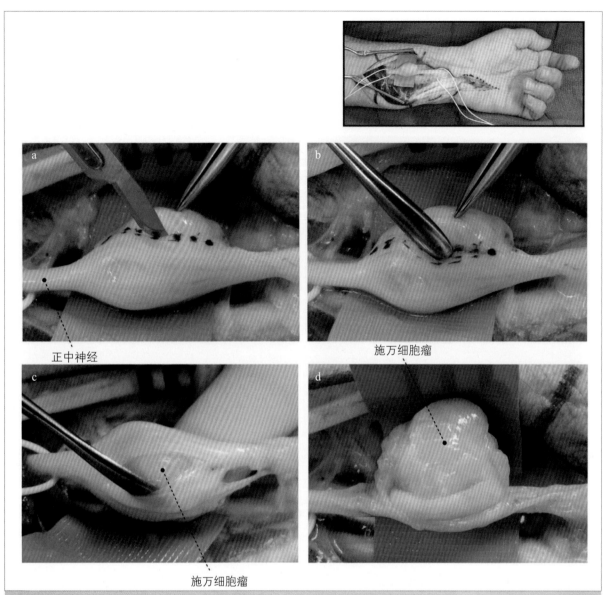

正中神经

施万细胞瘤

施万细胞瘤

图 18.6 施万细胞瘤，病例 1：分离施万细胞瘤。（a）用 15 号手术刀片沿着最接近肿瘤"裸区"的神经束一侧切开神经外膜。（b）使用骨膜剥离器分离神经内的肿瘤。（c）手指放置在神经的后方并施加压力，在骨膜剥离器的辅助下将肿瘤从神经中"推出"。如果平面正确，切除会很容易。如果并不轻松，应该深入更深的组织平面以更接近肿瘤。（d）切除肿瘤。通常可以发现与主干神经纤维无联系的单支神经束进入并穿出肿瘤

纤维瘤中的神经参与肿瘤的构成，并且神经纤维存在于肿瘤本身。皮肤上发现的多数神经纤维瘤是单发的并且与神经纤维瘤病无关。丛状神经纤维瘤只见于神经纤维瘤病的患者，并不作为一种单独的疾病存在（图 18.19）。对于所有单发神经纤维瘤的患者，都应进行神经纤维瘤病的临床证据筛查。

肿瘤中，施万细胞和轴突束出现在结缔组织的基质中。在肿瘤本身中发现神经纤维是神经纤维瘤的一个特点，而神经鞘瘤则不具有。丛状神经纤维瘤在临床上表现为软组织增生，伴有神经增粗，偶尔可以经皮肤触及。大体上来看，这些

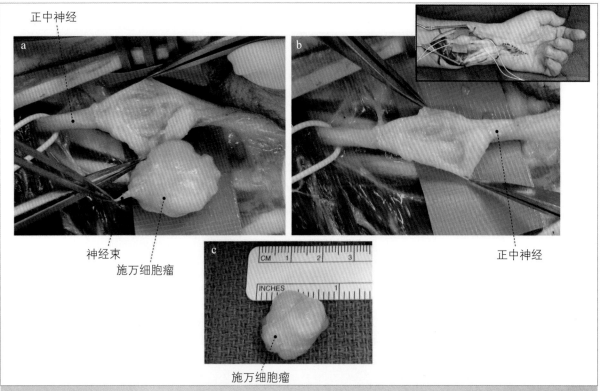

正中神经

神经束

施万细胞瘤

正中神经

施万细胞瘤

图 18.7 施万细胞瘤，病例 1：切除施万细胞瘤。（a）切断进入肿瘤的神经束，整块切除肿瘤，不会遗留神经功能障碍。（b）随着肿瘤切除，可以看到正常的、未受累神经纤维沿正常的方向走行。没有必要缝合神经外膜。（c）大体观察肿瘤可见肿瘤表面包膜光滑，具有明显边界

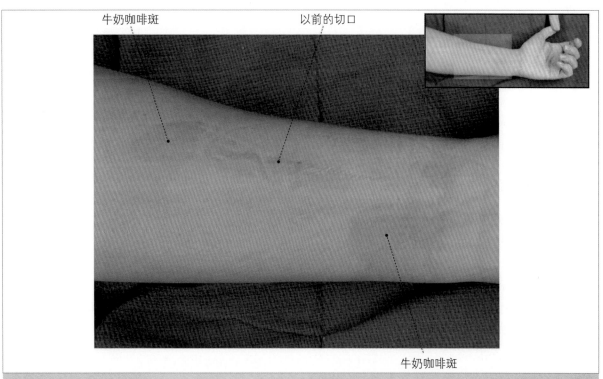

牛奶咖啡斑

以前的切口

牛奶咖啡斑

图 18.8 施万细胞瘤，病例 2：病情介绍。28 岁女性患者因正中神经鞘瘤切除失败就诊，既往有神经纤维瘤病病史和多发牛奶咖啡斑。在患者的前臂掌侧已愈合切口表面可触及肿瘤

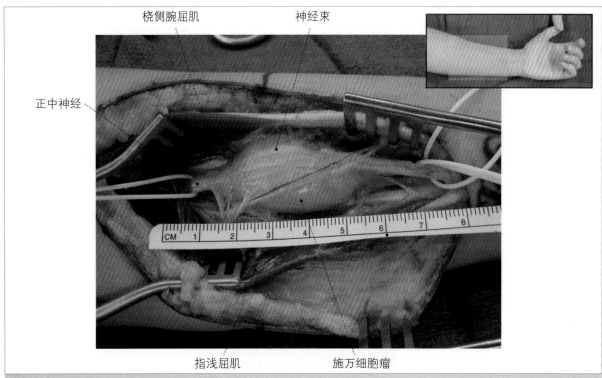

桡侧腕屈肌　　　　　　　　神经束

正中神经

指浅屈肌　　　　　　施万细胞瘤

图 18.9　施万细胞瘤，病例 2：显露施万细胞瘤。充分显露神经的远端和近端后，完全显露肿瘤的四周。整个正中神经呈梭形肿胀并且将神经束挤压到肿块的边缘

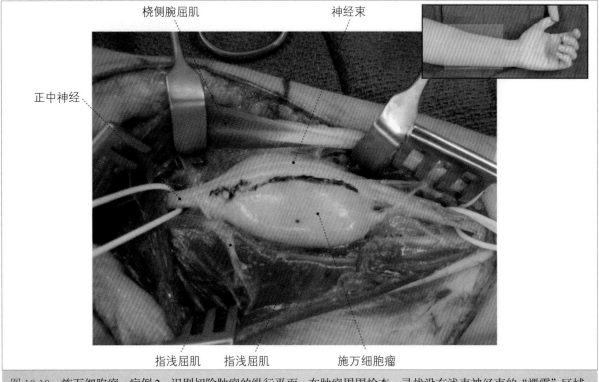

桡侧腕屈肌　　　　　　　　神经束

正中神经

指浅屈肌　　指浅屈肌　　　　施万细胞瘤

图 18.10　施万细胞瘤，病例 2：识别切除肿瘤的纵行平面。在肿瘤周围检查，寻找没有浅表神经束的"裸露"区域，以进入神经进而切除肿瘤。墨水标记的是神经束与肿瘤的交界线

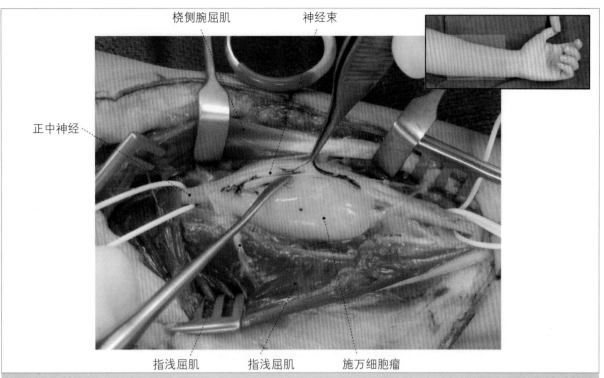

图 18.11　施万细胞瘤，病例 2：掀开神经外膜。在切开神经外膜之后，使用骨膜剥离子从健侧神经束分离施万细胞鞘瘤。如果剥离子处于正确的平面，肿瘤会很容易地取出。如果肿瘤不能轻易取出，则提示剥离平面过浅

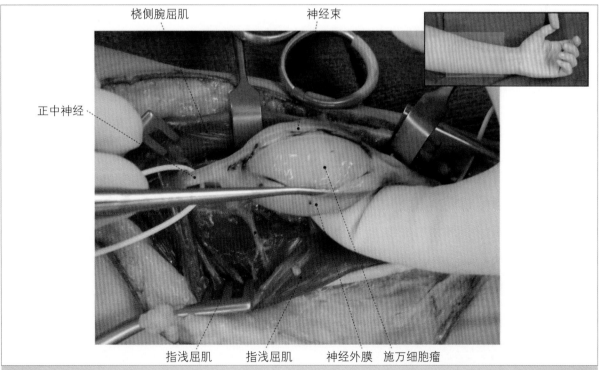

图 18.12　施万细胞瘤，病例 2：在肿物后方施加压力剥离肿瘤。一只手指放在肿瘤的后面轻轻施加压力，方便从正中神经的正常神经束中分离肿瘤

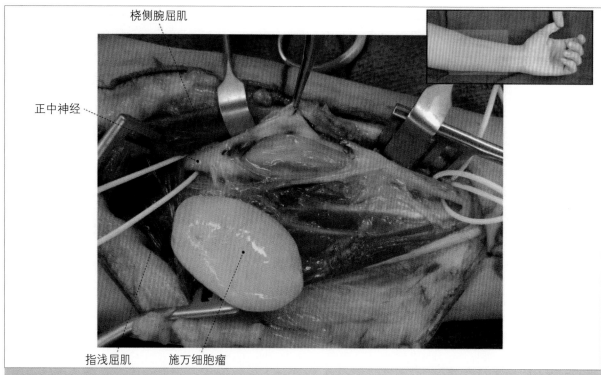

桡侧腕屈肌

正中神经

指浅屈肌　　施万细胞瘤

图 18.13　施万细胞瘤，病例 2：切除肿瘤。切断进入肿瘤的神经束，将肿瘤整块切除，不会遗留神经功能障碍。进入和穿出肿瘤的神经束是没有功能的，无须重建

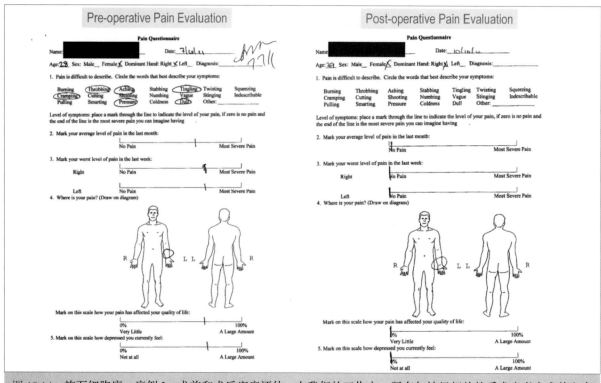

图 18.14　施万细胞瘤，病例 2：术前和术后疼痛评估。在我们的工作中，所有与神经相关的手术患者在术前和术后均需要完成疼痛评估表。该疼痛评估表反映了许多患者对神经性疼痛的特征性描述（如抽筋、跳痛、疼痛、刺痛、钝痛）。在施万细胞瘤被切除后，疼痛可显著减轻

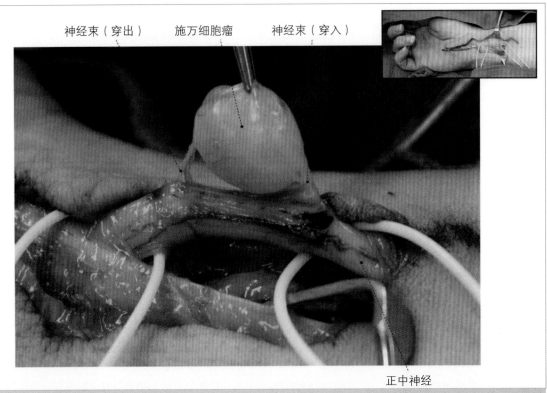

神经束（穿出）　　　施万细胞瘤　　　神经束（穿入）

正中神经

图 18.15　施万细胞瘤，病例 2：进入并穿出施万细胞瘤的神经束。在腕部正中神经中可看到一个巨大的施万细胞瘤。这张图片显示，在从正常的神经束中分离出肿瘤后，可以看到典型的单一神经束进入并穿出施万细胞瘤。在大部分患者中，切除这根神经束并不会产生神经功能的障碍，并且远期疗效优良

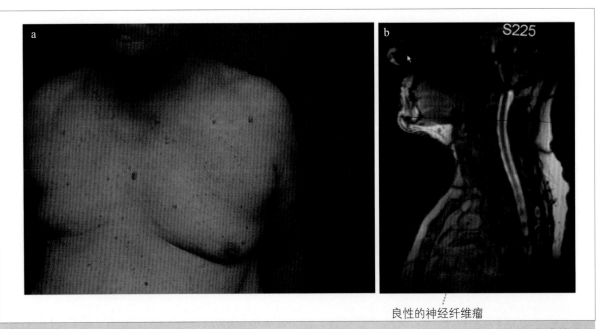

良性的神经纤维瘤

图 18.16　良性的神经纤维瘤病例：病史和影像。56 岁男子因臂丛神经内侧束和外侧束的良性神经纤维瘤就诊。（a）左胸部影像显示锁骨下区有一不易觉察的肿块。（b）颈部矢状面 CT 显示臂丛神经近端的软组织肿瘤

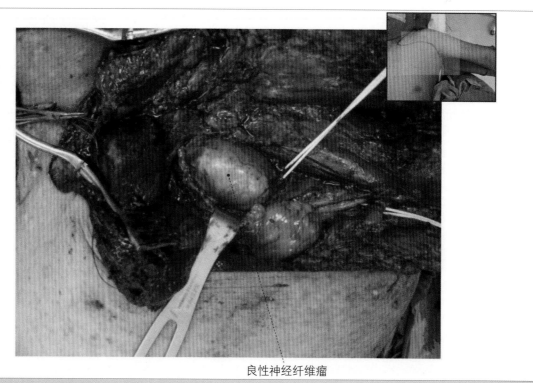

良性神经纤维瘤

图 18.17　良性神经纤维瘤病例：显露臂丛神经和神经纤维瘤。术中照片显示锁骨下臂丛神经处无包膜的肿瘤。切断胸肌充分显露鹅蛋大小肿瘤的近端和远端

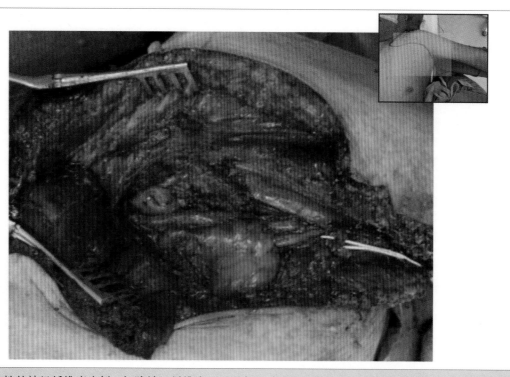

图 18.18　良性的神经纤维瘤病例：切除神经纤维瘤。显示仔细分离和切除肿块后的臂丛神经。因为术中病理标本显示肿瘤是良性的，近乎完全切除肿瘤，未牺牲上肢的运动功能。术中神经刺激用来确认没有重要的神经束被切断

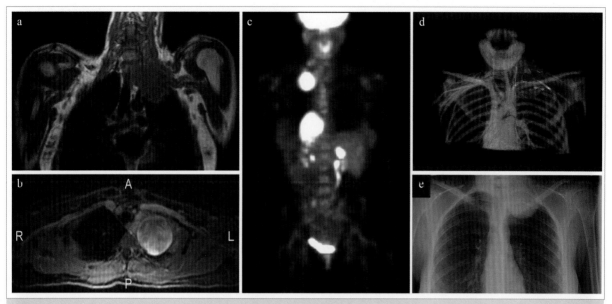

图 18.19 丛状神经纤维瘤病例：影像学表现。患有神经纤维瘤病的 21 岁女性患者，因左上肢刺痛和麻木数月就诊。（a）胸部冠状面 MRI 显示，巨大的臂丛神经纤维瘤向下挤压肺部。（b）上胸部横断面 MRI 影像中，巨大的肿瘤在 T2 加权像为高信号。（c）正电子发射断层扫描（PET）显示［18 F］–2– 氟 –2– 脱氧 –D– 葡萄糖（FDG）浓聚，提示肿瘤癌变为神经纤维肉瘤。左侧 C6 神经根部摄取量增加的区域提示神经鞘瘤，轻度摄取提示良性。（d）胸部计算机断层扫描三维重建，包括骨窗和软组织窗。（e）前后位胸片显示软组织肿块覆盖于左上胸部

丛状神经纤维瘤表现为沿神经走向的神经组织扭曲、肿大并伴有结节。在手术过程中确定病变是良性还是恶性的通常很困难，因为丛状神经纤维瘤与恶性神经鞘瘤一样，都是沿神经主干走行的梭形、椭圆形肿瘤。恶性肿瘤切片通常可看到出血或坏死区，并且恶性肿瘤的微观形态可见有活跃的有丝分裂活动。

变 异

累及神经的丛状神经纤维瘤可能产生松软、多余的组织，而且可能出现周围神经主干的肥大，甚至产生任何受累肢体的巨大畸形。组织学上，这些病变可能表现为正常的神经结构，与排列紊乱的施万细胞、轴突以及胶原蛋白相连。这些肿瘤有类似于纤维肉瘤的未分化形态，并可能会发生癌变。累及主要周围神经的单发丛状神经纤维瘤的治疗，取决于组织活检的结果。

在不导致神经功能障碍的情况下，不可能完全切除累及多条神经束的丛状神经纤维瘤，除非肿瘤位于可牺牲的神经分支上。只要患者不担心肿瘤恶变，就可以行非手术治疗。切除的适应证是对肿瘤恶变的担忧；但是，有限性肿瘤切除和神经内松解对那些难治性的神经性疼痛可能很有帮助。肿瘤恶变（恶变率接近 10%）的前驱表现包括神经功能的快速丧失或疼痛。在这种情况下，不充分的肿瘤局部切除后复发率高，因此提倡彻底的局部切除。

在某些患者的同一部位，各种组合的普通型和丛状神经鞘瘤或神经纤维瘤可能会同时出现患者可能有或者没有神经纤维瘤病。这些肿瘤具有局部破坏性，但不通过淋巴途径转移。已经发现神经内的远距离转移。不幸的是，这些肿瘤对放疗不敏感。

手术治疗

虽然术前神经功能障碍的程度通常较轻，

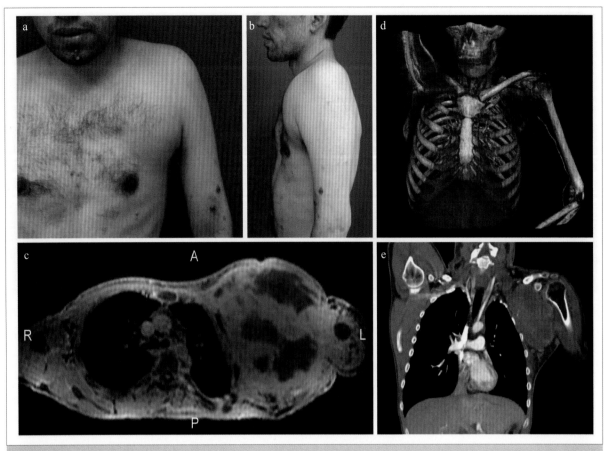

图 18.20 恶性神经纤维瘤病例：病史和影像学。患有神经纤维瘤病 1 型的 27 岁男性患者，因左胸/肩部区域疼痛和增大的肿块就诊。（a）患者正面照显示可触及的肿块和左上肢外展情况。（b）侧位照显示肿瘤体表投影。（c）胸部横断面 CT 示左腋窝内的软组织肿块。（d）胸部 CT 三维重建。（e）胸部 CT 冠状面示肿瘤来源于神经鞘

但当肿瘤与周围神经关系密切时，切除神经纤维瘤存在神经功能丧失的潜在风险。尽管我们被教育说（图 18.1）切除神经纤维瘤不可能不造成功能障碍，实际上，肿瘤常常可以被切除或至少进行肿瘤缩容而不造成明显的神经功能障碍。我们总是尝试使用类似施万细胞瘤切除的技术来对进行神经纤维瘤缩容。在下列情况需要手术探查和切除：确诊，疼痛，美容方面的考虑，进行性神经功能丧失，压迫邻近组织，以及怀疑恶变。只有极少数情况需要切除神经纤维瘤；部分神经纤维瘤可以成功缩容而无神经功能丧失（图 18.16~18）。在这些情况下，神经的连续性可能

需要一期神经修复或神经移植来重建。对于那种罕见的、极其靠近近端的肿瘤，如果认为是良性的而且切除又注定会带来神经功能障碍，最好采取随访观察而非切除的方法，尤其是在肿瘤是偶然发现的且无症状时。

在没有做过活检的情况下，施万细胞瘤能够被完整切除而不遗留神经功能障碍（图 18.8~13）。与施万细胞瘤相反，尝试在显微镜下从完整的神经束中分离神经纤维瘤则经常会导致神经功能丧失。建议使用术中电生理学监测，辅助切除无功能的神经束。据报道，56%~82% 的患者术后疼痛症状减轻或没有变化，但少数患

者疼痛会加重。在切除孤立的神经纤维瘤后，15%~50% 的患者术后会有肌力下降。与施万细胞瘤一样，近端肿瘤的预后通常较差。如果尝试切除神经，那么应该进行神经的一期修复或者神经移植。这种修复很少能重建功能，但是确实有助于防止神经瘤的形成。与施万细胞瘤一样，神经纤维瘤在切除后复发少见。

18.2.4 施万细胞瘤病

施万细胞瘤病表现为多发施万细胞瘤，但不累及前庭。虽然 NF-1 型和 NF-2 型的临床特点、诊断标准和遗传学众所周知，但关于施万细胞瘤病的研究较少[27, 28]。诊断标准列于表 18.3。施万细胞瘤病患者可能在中枢或外周神经系统出现常规或丛状的病灶，但不会发生在前庭神经，这可以与 NF-2 型相区别[29]。

患有神经纤维瘤病和施万细胞瘤病的患者易发周围神经肿瘤。常染色体显性遗传的施万细胞瘤病的家族性病例已有报道。患有施万细胞瘤病的家族存在 INI1/ SMARCB1 的胚系突变，该突变在标志基因 D22S1174 的附近，位于 NF-2 型的患者的 22 号染色体上[30]。

区分施万细胞瘤病与 NF-2 型的患者是有必要的。NF-2 型的患者偶尔会出现颅内和椎管内的肿瘤，如脑膜瘤，并且二者有不同的监测侧重点（如听力筛查）[31]。与 NF-2 型一样，施万细胞瘤病的发病率可能为 1/30 000，而家族性施万细胞瘤病的发病率仍未可知。局部型（节段型）神经纤维瘤病和施万细胞瘤病已有报道。

18.2.5 颗粒细胞瘤

颗粒细胞瘤是一种发生于前臂和手部的少见肿瘤。这些病变貌似来源于神经成分并被认为与周围神经存在极其密切的关系，在近 15% 的病例中可以观察到多发肿瘤病灶，而肿瘤的扩大切除被认为可以完全治愈本病。有报道该肿瘤罕见恶变，并且很难将其与良性病变进行鉴别。这些恶变的肿瘤具有侵袭性较高，需要肿瘤的扩大切除，并考虑化疗和 / 或放疗。

18.2.6 恶性周围神经鞘瘤

恶性周围神经鞘瘤（MPNSTs）是一组异质性的恶性肿瘤，发生于或大或小的周围神经分支或周围神经纤维的髓鞘，来源于施万细胞或者神经嵴起源的多能干细胞[32]。MPNSTs 患者有染色体 17q 11.2-22 的畸变，并有 NF1 基因表达的缺失，导致 ras 癌基因表达增加。MPNSTs 占软组织肉瘤的 5%~10%，是一种起源于神经纤维瘤或施万细胞瘤的恶性肿瘤[33]。恶性周围神经鞘瘤包括既往使用的不同分类方案中的肿瘤名称（如神经肉瘤、神经纤维肉瘤、恶性神经瘤）。

肿瘤恶变在分子水平的改变是一个有意思的课题。NF1 是一种肿瘤抑制基因综合征，其种系突变导致 NF1 基因表达产物——神经纤维瘤蛋白失活。神经纤维瘤蛋白的功能性作用是灭活 p21-ras 的鸟嘌呤三磷酸（GTP），后者是 ras 蛋白的激活形态。在 NF1 相关的肿瘤中，有功能的神经纤维瘤蛋白的缺失导致活化的 p21-Ras

表 18.3　施万细胞瘤病的诊断标准	
施万细胞瘤病诊断标准	**可能 / 可疑施万细胞瘤病**
2 个或以上病灶通过病理检查证实为施万细胞瘤； 以及 年龄 >18 岁但无前庭神经肿瘤的影像学表现	年龄 >30 岁，有 2 个或以上病灶通过病理检查证实为施万细胞瘤，但没有第八对脑神经功能障碍； 或者 任何年龄段，在有限范围内（如单一肢体）有 2 个或以上病灶经病理检查证实为施万细胞瘤，但不伴有第八对脑神经功能障碍

GTP 水平升高，并随之导致细胞生长和增殖[34，35]。随后机体 NF1 的基因突变灭活了正常 NF1 等位基因，导致肿瘤的发生。尽管如此，神经纤维瘤蛋白失活和由此产生的 p21-ras 的高度活化在良性的 PNSTs 和 MPNSTs 的施万细胞中均存在。因此，需要其他的基因变化，以完成从良性肿瘤细胞向恶性 MPNST 细胞的转变[36]。最近的研究表明，DNA 扩增和拓扑异构酶 II a 型（TOP2A）、表皮生长因子受体（EGFR）表达的上调，以及细胞周期蛋白依赖性激酶抑制剂 2A（CDKN2A）和肿瘤蛋白 p53 基因（TP53）

的缺失和失活，都与这种恶变和形成 MPNST 有关[37]。

由于具有其侵袭性的特点，MPNST 的治疗是一种挑战。不幸的是，这种疾病预后差，治疗选择有限。研究表明，与良性的 PNSTs 相比，MPNST 的局部复发和术后神经功能障碍的发生率明显更高[38]。恶性病变可完全新发，或者起源于过去的良性病变。当肿瘤呈现出不规则状、边界不清晰或侵袭性边界、肿瘤内分叶，在 T1 像有高信号区域或增强影像有非匀质增强时，均应怀疑恶性病变（图 18.21）。

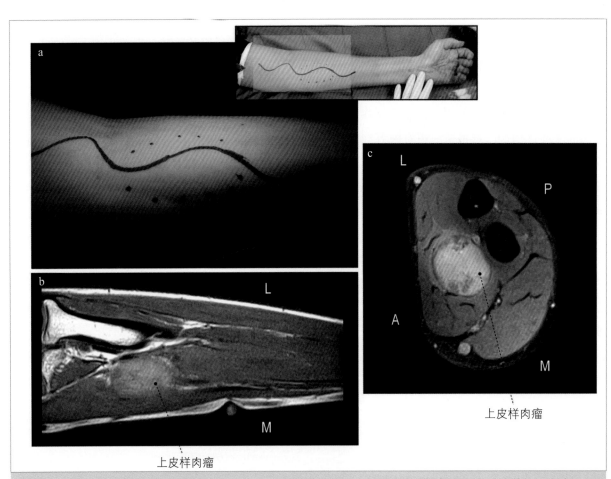

图 18.21　上皮样肉瘤病例：病史和影像学。30 岁男性因腕管手术后左手持续性的刺痛就诊。（a）术前标记皮肤切口。（b）左上肢矢状面 MRI 显示肿瘤位于正中神经内。（c）横切面 MRI 显示肿瘤位于神经鞘内。术前肿瘤放疗科进行了会诊

临床表现

因为这些肿瘤的诊断主要是基于临床怀疑，因此诊断仍是一个问题。有 NF-1、NF-2 或施万细胞瘤病病史的患者，如果出现肿瘤迅速增大、新发、进行性发展的神经症状，或者疼痛加重时，都应该怀疑肿瘤有恶性变。详细询问病史和体格检查是评估的基础，应注意何时出现包块，以及有否功能障碍。包块快速增大或临床症状突然出现，应该立即警惕肿瘤恶变可能。对四肢都应该进行运动检查评分和感觉的检查，任何活动减弱或感觉缺失，其位置和程度都应该明确，感觉检查应侧重于专属神经支配区域。还需进行反射检查，并对怀疑肿瘤的对应神经进行诱发试

验（如 Tinel 征、Phalen 征）。询问感觉异常的情况，包括麻木或"针刺感""触电感"等。我们分别针对低度和高度怀疑建立了对应流程（图 18.22，图 18.23）。

发病率

美国每年有 5%~10% 的软组织肉瘤被诊断为 MPNSTs，其在一般人群的发病率为 0.001%（图 18.24~29）[39]。男女发病无明显差别，没有种族差异[40]。神经纤维瘤病的患者的任何病灶均可能发生恶变；然而，与 NF-2 型相比，NF-1 与 MPNST 有明显更强的相关性[41]。已经发现 2%~10% 的 NF-1 患者存在 MPNSTs；相

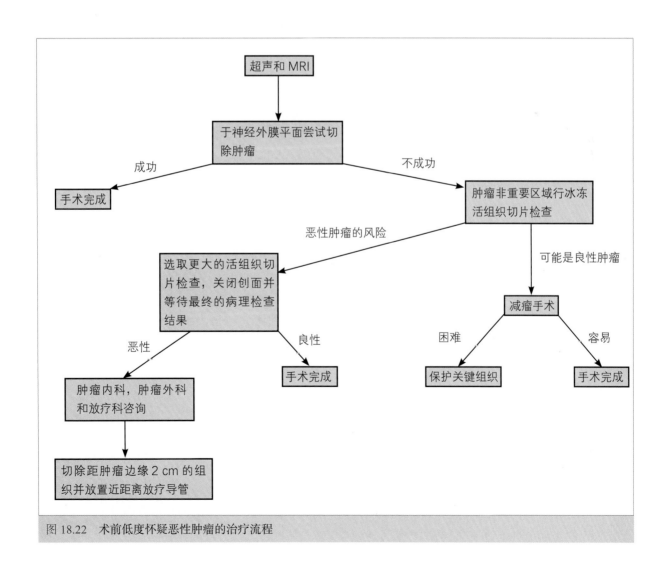

图 18.22　术前低度怀疑恶性肿瘤的治疗流程

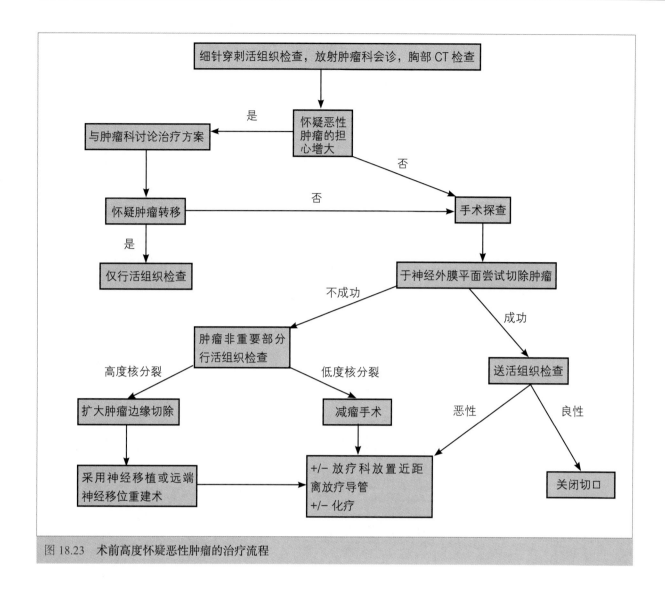

图 18.23　术前高度怀疑恶性肿瘤的治疗流程

反，高达 50% 的 MPNST 患者有 NF-1[42]。多数研究表明，尽管恶变在两个病例群中均可发生在更年轻的年龄段，单发病例中 MPNSTs 发病高峰在 70 岁，但 NF-1 患者的发生 MPNSTs 的高峰期在三四十岁[2, 35, 43]。多数 MPNSTs 发生于 NF-1 型患者，有高达 10% 的累积风险。患有 NF-1 和丛状神经纤维瘤的患者可能发展为 MPNSTs 的风险，是那些没有内在丛状神经纤维瘤患者的 18 倍[44]。据报道，如果神经纤维瘤累及主要神经干，恶变率为 3%~10%。

10% 的 MPNSTs 发生于因其他疾病而曾经历放疗的患者，并且恶变发生在放疗后平均

12~15 年[45]。辐射对周围神经的影响已经被报道，而在患有和不患有 NF-1 型的患者中，根据大型系列研究报道，辐射诱导的 MPNSTs 发病率为 5.5%~11.0%[2, 6]。肿瘤转移到肺、肝、脑、软组织、骨、区域淋巴结、皮肤或腹膜后常见（图 18.30~40）。

影像学

对潜在的神经纤维肉瘤患者，最准确的检查是肿瘤活检，MRI、X 线、CT、骨扫描在定位肿瘤的位置和 / 或可能的转移方面可能有帮助。穿刺活检由于少有疼痛或神经功能受损的风险而

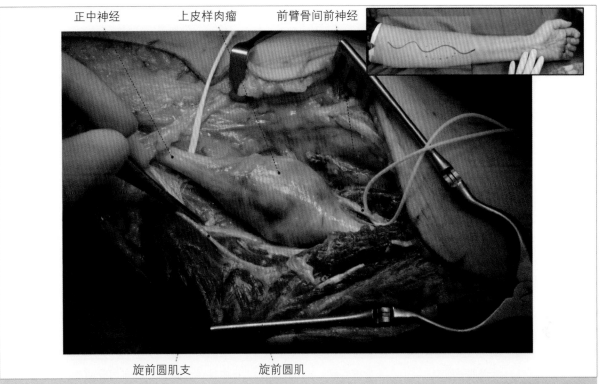

正中神经　　　上皮样肉瘤　　　前臂骨间前神经

旋前圆肌支　　　旋前圆肌

图 18.24　上皮样肉瘤病例：显露神经肉瘤。取宽的弧形切口，显露神经并获取冰冻切片，该病例为高度恶性的肉瘤。在肿瘤放疗科的帮助下，将肉瘤连同周围组织一起被切除，然后等待。最终切片报告切除肿瘤边缘检测阴性

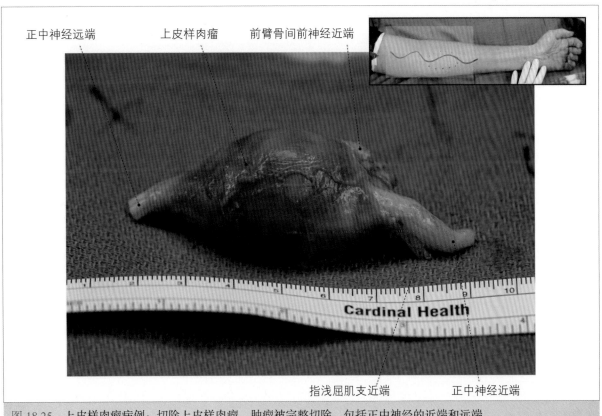

正中神经远端　　　上皮样肉瘤　　　前臂骨间前神经近端

指浅屈肌支近端　　　正中神经近端

图 18.25　上皮样肉瘤病例：切除上皮样肉瘤。肿瘤被完整切除，包括正中神经的近端和远端

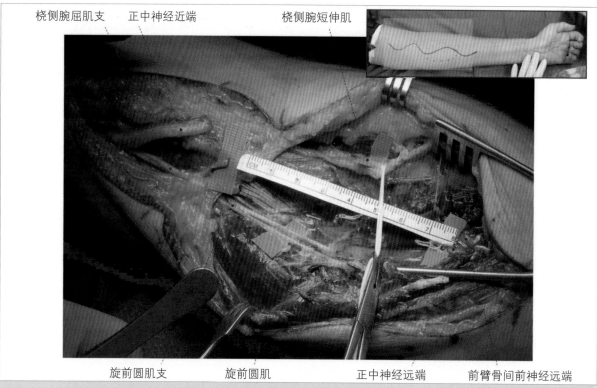

桡侧腕屈肌支　　正中神经近端　　　　　桡侧腕短伸肌

旋前圆肌支　　　旋前圆肌　　　　正中神经远端　　　前臂骨间前神经远端

图 18.26　上皮样肉瘤病例：切除的神经肉瘤。神经切除后，分离正中神经的远端，发现正中神经缺损长度为 8 cm

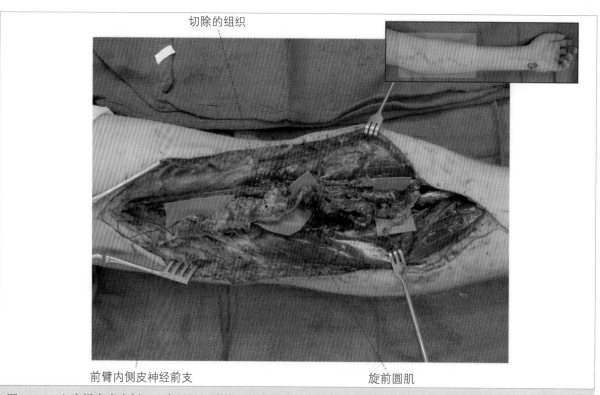

切除的组织

前臂内侧皮神经前支　　　　　　　　旋前圆肌

图 18.27　上皮样肉瘤病例：二次组织切除清理肿瘤边缘。在最终病例切片证实肿瘤为高度恶性后，2 周后由肿瘤外科医生行扩大切除术

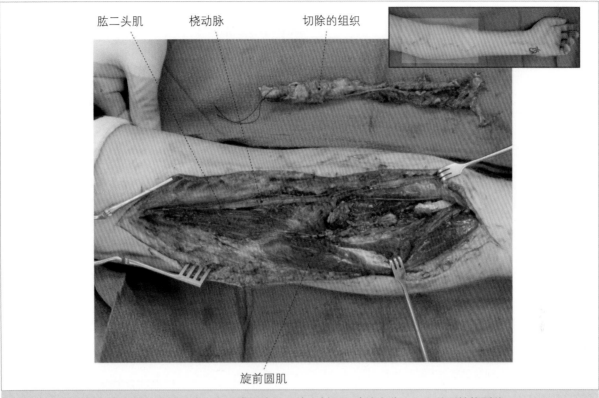

肱二头肌　　　　桡动脉　　　　切除的组织

旋前圆肌

图 18.28　上皮样肉瘤病例：组织切除。在边缘切除后，检查创面以确认充分止血和重要结构覆盖

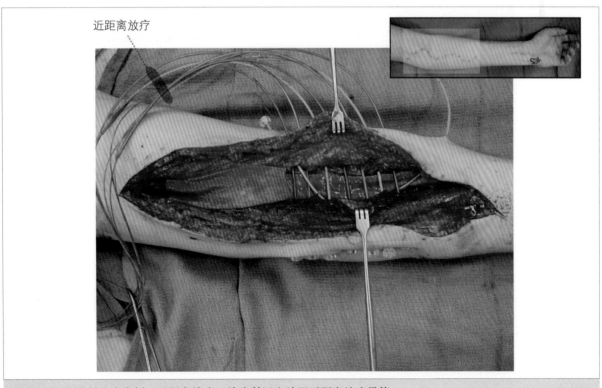

近距离放疗

图 18.29　上皮样肉瘤病例：近距离放疗。放疗科医生放置近距离放疗导管

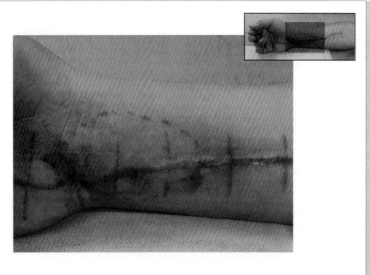

图 18.30 脂肪纤维瘤病例：病情介绍与病史。49 岁男子因神经性疼痛和右腕掌侧大的肿块就诊。该患者以前经历过几次失败的腕管松解术，计划进行肿瘤切除术，然后进行神经移植和神经移位重建。计划行掌中部到前臂中段的大切口，包括开放性腕管松解术。该切口可用于识别神经近端和远端，然后再显露肿瘤

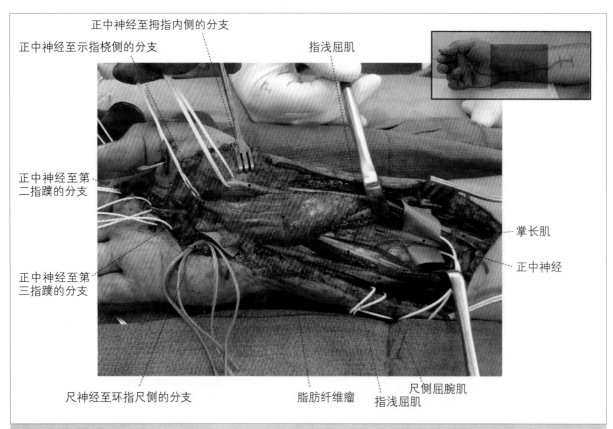

图 18.31 脂肪纤维瘤病例：显露脂肪纤维瘤。在充分的解剖后，确认正中神经和巨大的脂肪纤维瘤。注意在远端解剖出正中神经终末的感觉分支

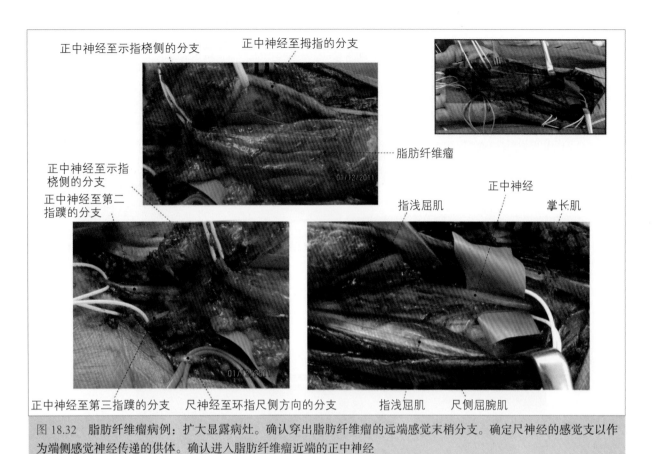

正中神经至示指桡侧的分支　　　正中神经至拇指的分支

脂肪纤维瘤

正中神经至示指桡侧的分支

正中神经至第二指蹼的分支

指浅屈肌　　正中神经　　掌长肌

正中神经至第三指蹼的分支　　尺神经至环指尺侧方向的分支　　指浅屈肌　　尺侧屈腕肌

图 18.32　脂肪纤维瘤病例：扩大显露病灶。确认穿出脂肪纤维瘤的远端感觉末梢分支。确定尺神经的感觉支以作为端侧感觉神经传递的供体。确认进入脂肪纤维瘤近端的正中神经

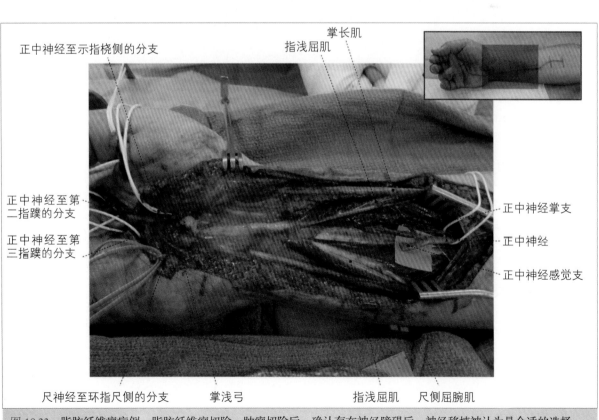

正中神经至示指桡侧的分支

掌长肌

指浅屈肌

正中神经至第二指蹼的分支

正中神经至第三指蹼的分支

正中神经掌支

正中神经

正中神经感觉支

尺神经至环指尺侧的分支　　掌浅弓　　指浅屈肌　　尺侧屈腕肌

图 18.33　脂肪纤维瘤病例：脂肪纤维瘤切除。肿瘤切除后，确认存在神经障碍后，神经移植被认为是合适的选择

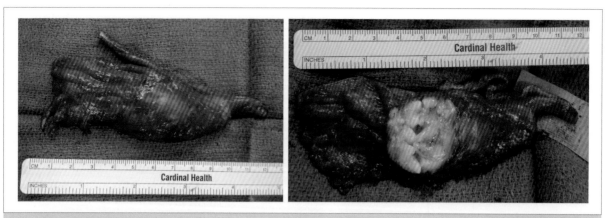

图 18.34　脂肪纤维瘤病例：脂肪纤维瘤。神经瘤的背面解剖示正中神经 10 cm 的纵向长度。肿瘤中段部分横断面示正中神经多条神经束密集地交织在肿瘤内

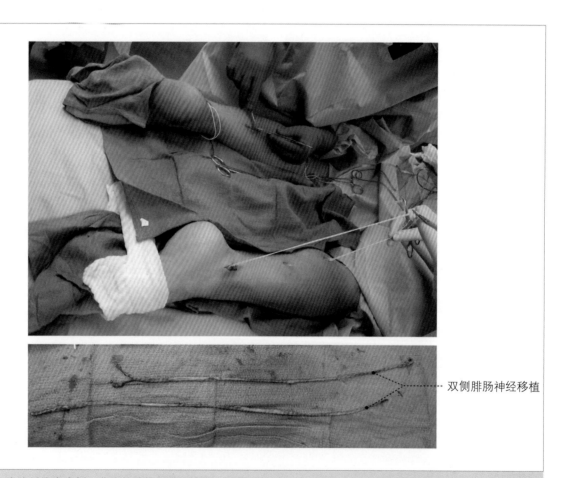

双侧腓肠神经移植

图 18.35　脂肪纤维瘤病例：获取的移植用腓肠神经。获取双侧腓肠神经作为自体神经移植重建

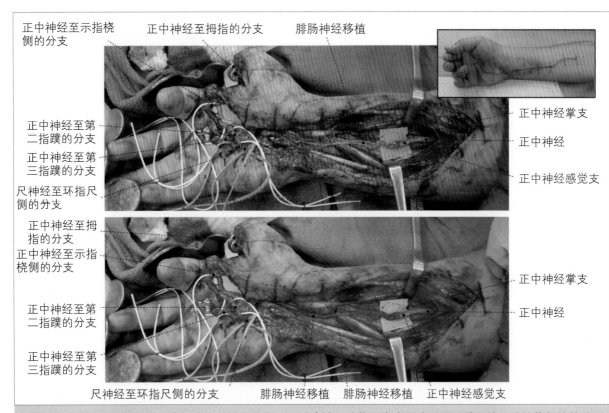

正中神经至示指桡侧的分支　　正中神经至拇指的分支　　腓肠神经移植

正中神经掌支

正中神经

正中神经感觉支

正中神经至第二指蹼的分支

正中神经至第三指蹼的分支

尺神经至环指尺侧的分支

正中神经至拇指的分支

正中神经至示指桡侧的分支

正中神经至第二指蹼的分支

正中神经至第三指蹼的分支

正中神经掌支

正中神经

尺神经至环指尺侧的分支　　腓肠神经移植　　腓肠神经移植　　正中神经感觉支

图 18.36　脂肪纤维瘤病例：神经移植和神经移位，以重建神经功能。术中照片示通过腓肠神经移植修复从前臂正中神经近端到手掌水平远端截断的感觉神经。正中神经返支不参与肿瘤，因此该神经需要保护且不需要重建

被广泛应用，但结果通常不是决定性的。一般情况下，提倡行完整的组织切除以尽量减少采样误差并降低多次操作所带来的神经损伤的风险。

　　周围神经肿瘤影像学诊断的金标准是 MRI，应用增强扫描来评估团块的性质。团块增强性质的信息结合 T1 和 T2 像的表现，可以为病理检查遇到的问题提供有价值的线索。据报道，MRI 诊断 MPNSTs 的灵敏度 >80%，但常规 MRI 技术会受到空间和分辨率的限制，以及运动伪影的影响。我们使用 MRI 的经验是，虽然 MRI 能定位肿瘤，但它在确认肿瘤的组织分型和恶变潜能方面是不准确的。MRN 能增强周围神经病变的可视化和清晰度，并产生与周围软组织区分明显且分辨率更高的神经图像。

　　单一的影像检查难以区分肿瘤的良恶性。出血或坏死灶，不均匀强化以及囊性区提示肿瘤为恶性，但这些表现也可见于良性肿瘤。使用 FDG 的 PET 是一种将细胞中葡萄糖代谢可视化和量化的技术，并可展现恶性肿瘤更高的代谢情况（图 18.20）[46]。FDG-PET 和 PET CT 对于患有 NF1 的 MPNST 患者是敏感和特异的诊断工具，在肿瘤的诊断和复杂情况下的治疗中不可或缺[46]。

分类和等级

　　MPNSTs 的分类基于软组织肉瘤的分类。等级 1~3 表示有丝分裂像的数量、细胞核与细胞的异型度，以及肿瘤的宏观大小[35]。有丝分裂的速率可用每个高倍镜视野下（HPF）有丝分裂像的多少来评价。由于单一的有丝分裂像可能在有细胞增生和核异型性的肿瘤中比较明显，因此每 10 个高倍镜视野下（HPF）有多于 5 个的有丝分

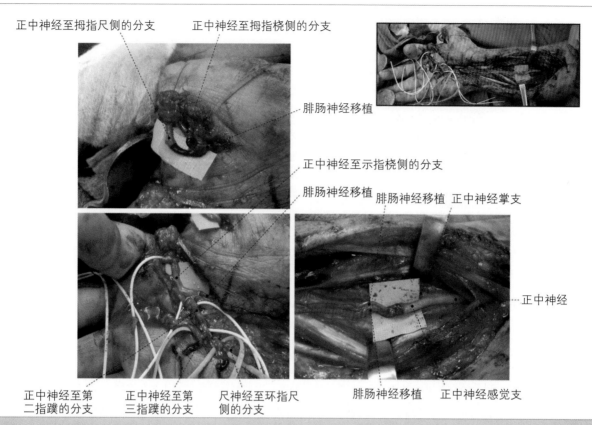

正中神经至拇指尺侧的分支　正中神经至拇指桡侧的分支

腓肠神经移植

正中神经至示指桡侧的分支

腓肠神经移植　　腓肠神经移植　正中神经掌支

正中神经

正中神经至第
二指蹼的分支　　正中神经至第
三指蹼的分支　　尺神经至环指尺
侧的分支

腓肠神经移植　　正中神经感觉支

图 18.37　脂肪纤维瘤病例：在显微镜下行神经移植和神经移位，进行神经重建。关键的感觉区（第一指蹼区）与神经移植物重建，非关键的感觉区（第二、三指蹼区）采用尺神经手指的感觉分支的端端神经移植重建

裂像被归为高度恶性的 MPNST[41]。MIB-1 增殖标志物的细胞染色 >5% 也被认为是高度恶性的[47]。手术中，肿瘤的大小被分为大于或小于 5 cm。神经源性肉瘤 >5 cm 的患者出现运动或感觉障碍通常是神经源性肉瘤 ≤ 5 cm 的患者的 2 倍。此外，肿瘤的大小与病理分级有关，而且提示生存率和肿瘤转移扩散的风险。在神经源性肉瘤 >5 cm 患者中，可发现侵袭性最强的Ⅲ级肿瘤[2, 35, 48]。

MPNSTs 通常采用 Enneking 分期进行分级。Enneking 分期通过肿瘤的组织学形态和转移的可能性对肉瘤和四肢神经肿瘤进行分期，分为Ⅰ期（低度肉瘤；转移率 < 25%）、Ⅱ期（高度肉瘤；转移率 >25%），或Ⅲ期（任何级别；已转移）。

肿瘤又被进一步分为 A 型（局限型）或 B 型（侵犯型）。A 型肿瘤都含有筋膜，并且比 B 型肿瘤更容易通过手术切除进行控制[49]。

组织学

组织学检查包括使用传统的染色剂着色切片，如伊红（HE）和网状染色。因为肿瘤的异型性和分化性，组织学诊断通常是困难的。MPNSTs 是一种无包膜、浸润生长的肿瘤，由排列成条索状的梭形细胞组成，可见不规则核、囊性变和核栅栏。MPNSTs 有一些不同的组织学特征，如肿瘤增殖位于血管的内皮下区并有瘤细胞突入血管腔，以及小血管在大血管的壁内增殖。核分裂像容易看到，每 HPF>1 个，50%~90% 的

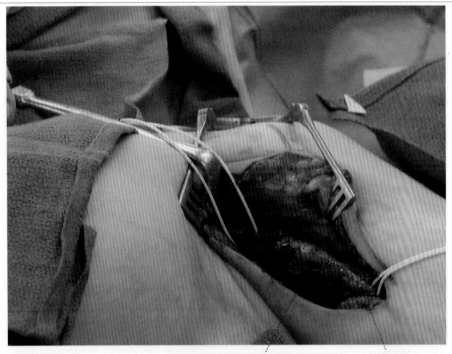

恶性的小 B 细胞淋巴瘤，低度恶性　　　　　　　桡神经

图 18.38　恶性小 B 细胞淋巴瘤病例：显露臂丛神经和桡神经淋巴瘤。56 岁女性患者，有与臂丛神经后束肿瘤相关的桡神经麻痹症状并且累及桡神经本身。术中发现，肿瘤不是良性的并进行组织活检，结果显示为肉瘤，圆形细胞型，非纺锤状，可能是尤文肉瘤和最恶性的肿瘤。术中与肿瘤放疗科会诊认为应给予广泛切除及初步的细胞体外的放疗，但不采用近距离放疗。患者最终的病理结果是小细胞非霍奇金淋巴瘤

病例 S-100 蛋白染色免疫反应呈阳性[50]。也可见到坏死、假囊性变或出血。恶性肿瘤的病理诊断标准为组织的周围被肿瘤细胞浸润，包括血管浸润、多形性核、坏死以及核分裂像。虽然术中冰冻切片检查的结果不是确定性的，但如果肿瘤出现频繁的核分裂像，可以表明肿瘤为恶性的。

通过 HE 染色切片，MPNSTs 可基于细胞结构、多形性核、间变、有丝分裂率（在 10 个 HPFs 中的核分裂相）、微血管的增生、坏死 / 侵袭程度进行分级。MPNST 的诊断不能单独由 HE 切片检查结果得出，因为成纤维细胞或平滑肌细胞来源的肉瘤也可具有相似的外观。组织学分析包括对结蛋白、肌细胞生成素、波形蛋白、S-100、增殖活性标记物 MIB-1 的免疫染色，以及 p53、p27 蛋白和 p16 癌基因表达的检测。

三种免疫组化标记物（S-100，亮氨酸 -7，髓鞘碱性蛋白）虽然不能明确诊断，但可高度支持 MPNST 的诊断[2, 51]。

在电子显微镜下，有提示肿瘤神经源性来源的特征，包括波浪状的、弯曲状的、逗点状的核广泛排列在神经束中，并伴有广泛的嗜神经改变和肿瘤的神经内扩散。血管和肿瘤细胞突入管腔的内皮下区也支持肿瘤增殖。

治疗

MPNSTs 的手术治疗仍有争议，但既往的治疗包括局部扩大切除（图 18.41~46）[35]。肉眼观察下，MPNSTs 通常表现为纺锤形、肉质、灰白色肿块，并有变性和继发性出血的区域。因为肿瘤沿外膜扩散，肿瘤近端和远端的神经可能增

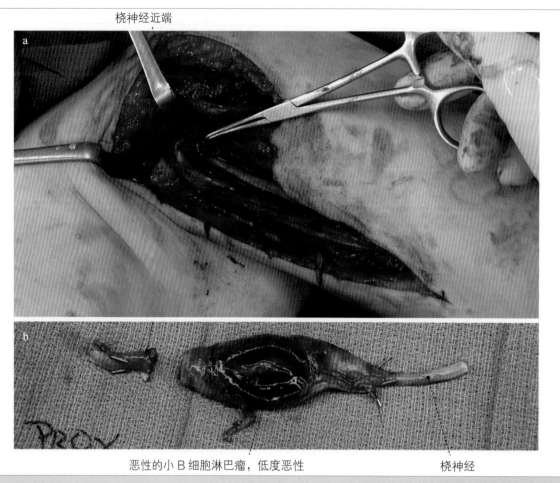

桡神经近端

恶性的小 B 细胞淋巴瘤，低度恶性　　　桡神经

图 18.39　恶性小 B 细胞淋巴瘤病例：桡神经淋巴瘤的切除。（a）从未受影响的神经近端切除肿瘤，保留腋神经完好无损。（b）完整手术切除后的肿瘤团块

粗，但肿瘤的神经来源往往难以判断，尤其是当肿瘤来源于小的周围神经分支时。术中进行运动刺激有助于识别周围神经肿瘤附近有功能的运动神经，对那些复杂的、丛状神经纤维瘤最有帮助[38]。在肿瘤转移前行完全的切除术，可能有良好的预后[52]。据报道，MPNSTs 完全切除后的局部复发率高达 65%[53]。局部破坏性的切除和控制，被认为能降低肿瘤转移的风险并获得更好的总体预后。有些理论认为，显微镜下观察到的切缘阳性可能提示高度侵袭性肿瘤而不是肿瘤切除不充分的反映。

　　手术最终目的是无肿瘤残余的彻底的病灶清除（图 18.21，图 18.24~29，图 18.38~40）[2,

54]。然而，肿瘤完整切除并保留肢体并不总能实现。确认肿瘤为恶性后，在保留肢体不可能的情况下，应于肿瘤近端进行截肢术。选取合适的患者行术前化疗以缩小肿瘤的体积并评估治疗反应；对那些有残余肿瘤边缘的或病理上接近肿瘤边缘的患者，考虑进行化疗和放疗[55]。

　　与施万细胞瘤相比，在神经纤维瘤中于肿瘤两侧进入和穿出的神经束可能更多。使用神经刺激器检测肿瘤表面，可以发现能安全靠近肿瘤的区域，并为肿瘤的切除进行神经束内解剖。非功能性神经束可以去除，但应沿着肿瘤对功能性神经束进行探查并尽可能地加以保护。如果功能性神经束必须被切除，那么神经移植可用以弥补这

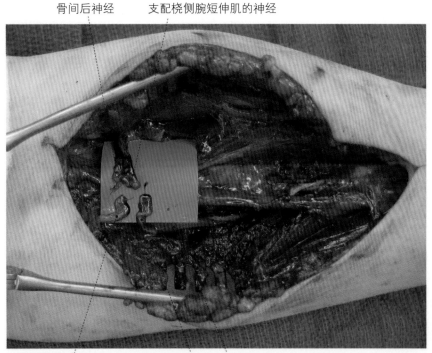

骨间后神经　　支配桡侧腕短伸肌的神经

支配桡侧腕屈肌的神经　支配指浅屈肌的神经　正中神经

图 18.40　恶性小 B 细胞淋巴瘤病例：使用正中神经—桡神经移位的方法进行桡神经功能重建。桡神经功能缺陷采用前臂远端神经移位进行重建。支配桡侧腕屈肌的神经（正中神经）转移到骨间后神经（桡神经），支配指浅屈肌的神经（正中神经）转移到桡侧腕短伸肌（桡神经）。采用外照射进行放疗的患者有优良的长期生存率

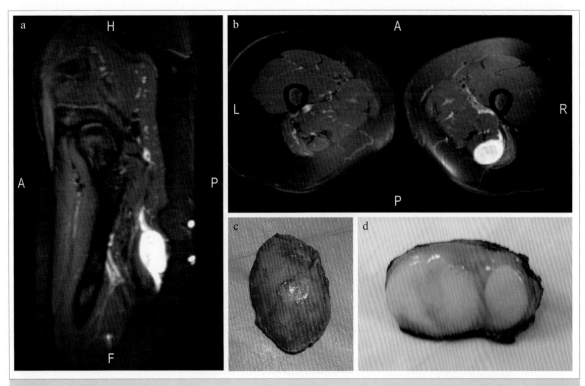

图 18.41　恶性周围神经鞘瘤，病例 1：恶性肿瘤的影像学。（a）术前矢状面 MRI 显示坐骨神经区域为高密度。（b）横断面 MRI 显示从坐骨神经内发出的肿瘤。（c）在彻底的手术切除后，有包膜的肿瘤照片。（d）肿瘤团块的横断面

小的坐骨神经分支

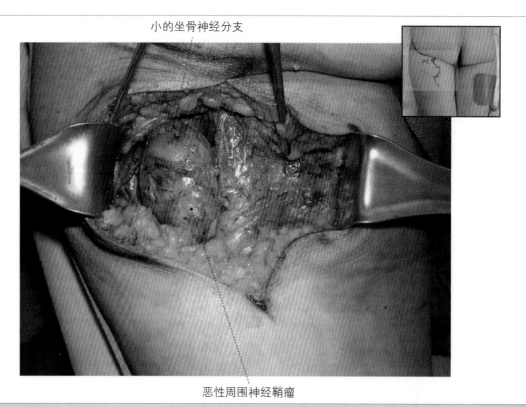

恶性周围神经鞘瘤

图 18.42　恶性周围神经鞘瘤，病例 1：显露恶性周围神经鞘瘤。52 岁女性患者出现下肢疼痛和刺痛的症状。在大腿后褶皱处设计后部的曲线切口，可允许充分显露肿瘤（插图仅供参考）。测量肿瘤的大小为 5.3 cm × 2.1 cm

坐骨神经

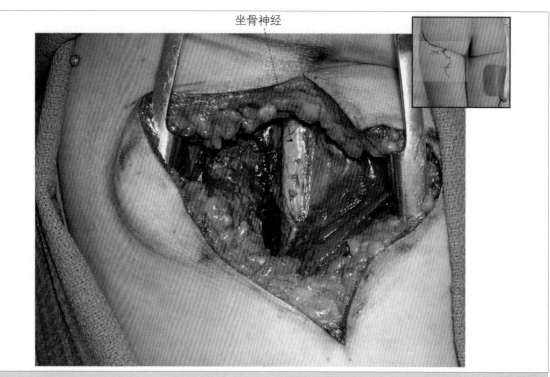

图 18.43　恶性周围神经鞘瘤，病例 1：恶性神经肿瘤的切除。仔细辨认并保护坐骨神经。肿物被确认从坐骨神经外侧突出并完整切除肿瘤的周缘，但不切除坐骨神经未受影响的部分

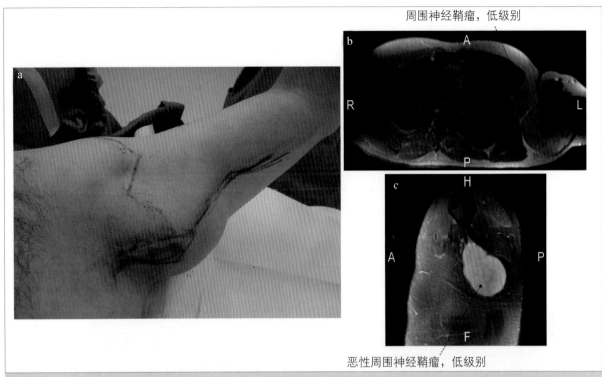

周围神经鞘瘤，低级别

恶性周围神经鞘瘤，低级别

图 18.44　恶性周围神经鞘瘤，病例 2：病情介绍和影像学。29 岁男性患者出现左腋下迅速增大的肿块，并引起左臂的疼痛和麻木。（a）左腋窝内的肿块，包括术前的皮肤标记。肿瘤累及腋窝的皮肤。（b）胸部 MRI 检查结果与周围神经鞘瘤起源于前臂内侧皮神经是一致的。（c）胸部矢状面 MRI 显示肿瘤的尺寸及与之相关的周围肌肉

臂丛神经　　前臂内侧皮神经

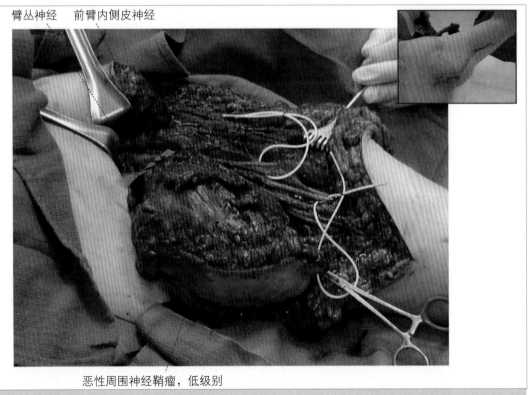

恶性周围神经鞘瘤，低级别

图 18.45　恶性周围神经鞘瘤，病例 2：显露前臂内侧皮神经肿瘤。通过充分的显露和确认臂丛神经所有其他分支进而从肿瘤的四周靠近肿瘤

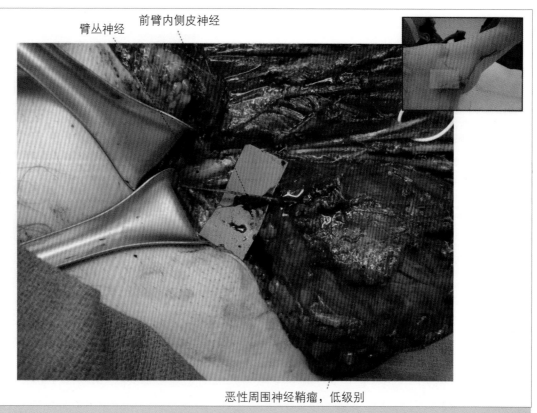

臂丛神经　前臂内侧皮神经

恶性周围神经鞘瘤，低级别

图 18.46　恶性周围神经鞘瘤，病例 2：恶性前臂内侧皮神经瘤。完成手术切除前，肿瘤被证实起源于前臂内侧皮神经

些缺陷，或者采用神经移位术以更快地恢复功能。

在切除恶性臂丛和腰骶丛病变后，保留神经的连续性通常不提倡，因为辅助放疗和化疗会损害轴突及其通向靶器官路径的能力，导致功能重建结果不理想。此外，MPNST 患者通常没有足够长的时间产生神经再支配[54]。截肢可用于广泛性的 MPNSTs 和肿瘤充分切除后复发[41]。我们的做法是切除肿瘤并获得显微镜下肿物阴性的边缘，安排术后近距离放疗和 / 或外照射，以及重建手术部位远端的神经传导。

放　疗

虽然外照射或经导管直接近距离放疗提高了微小残留病灶的局部控制率，但为了提高治愈率，手术切除仍是考虑术前应用新辅助化疗治疗的基础（图 18.29）[56]。另外，虽然放疗可提供局部的控制并延迟复发的开始，但对患者长期存活的影响不大。

对于中度恶性病变和低危肿瘤边缘切除后，应尽可能给予辅助放疗。辅助放疗应包括整个手术区域，以及周围 5 cm 的边缘区。新辅助放疗涉及对单个肿瘤的照射，包括周围 5 cm 的边缘。常用的剂量为 6 000~7 000 cGy。如果肿瘤的位置、体积和分布使在技术上提供最佳放疗比较困难，或如果手术切除预期会沿主要关键结构（关键结构有残留微小病变的可能性）进行，抑或肿物切除后需要远端组织瓣或皮肤移植行创面覆盖，那么建议行术前放疗。术后放疗推荐作为 MPNSTs 统一治疗策略的一部分，就像其他高危软组织肉瘤一样，即便得到了阴性的手术切缘。

化 疗

由于 MPNSTs 罕见的性质，化疗应适当实施，目前没有对 MPNSTs 化疗有效性的多中心试验，而且最新的数据是根据其他软组织肉瘤病例或成功的化疗方案获得的。全身化疗已用于转移性疾病的治疗[35]，而且新辅助化疗给药方案已被认定能减少截肢的必要，允许在手术时对肿瘤进行广泛切除以获得阴性切缘。

很少有药物已被证明是有效的。治疗包括单药阿霉素或多柔比星和环磷酰胺联合用药，局部反应率为 20%~25%[57]。一线药剂是异环磷酰胺和阿霉素，尽管卡铂和依托泊苷已被用于发生转移的、难治性的 MPNST 治疗的一线治疗法并得到了有希望的结果[58]。达卡巴嗪也被注意到有抗 MPNSTs 的活性，已经有联合多柔比星与环磷酰胺、长春新碱、阿霉素组成（CYVADIC）的方案[57]。研究显示，在某些病例中，TOP2A 和 CD117 过表达的作用可作为 TOP2A 抑制剂的重要标记物，如依托泊苷、阿霉素以及伊马替尼（格列卫）[41, 59]。此外，化学疗法可能在新辅助疗法中起作用，使那些原发肿瘤不能切除的患者的肿瘤消退。虽然化疗不能治愈，但对有局部和远处复发的患者有 10 年的无进展生存率，但总的生存获益较小（4%）[60]。

预 后

MPNSTs 预后较差，伴有 NF1 的患者预后似乎更差[61]。预后较差原因是肿瘤转移到肺、肝、脑、软组织、骨、局部淋巴结、皮肤或腹膜后很常见[2]。血行转移扩散最常发生于肺部。集中分布于椎旁的 MPNSTs 比位于外围的肿瘤具有更高的侵袭性，主要是因为完全切除肿瘤很困难[46]。一般来说，恶性肿瘤术后需进行外照射或经导管近距离放疗（图 18.29）。

大样本系列研究报告，该病 5 年的生存率为 16%~52%。神经纤维瘤病的患者恶性变与死亡率相关，比出现类似变化的单发神经纤维瘤患者更高。据报道，不伴有 NF-1 的 MPNSTs 患者 5 年生存率高达 50%，伴有 NF-1 的 MPNSTs 患者 5 年生存率则为 10%[61]。预后不良的因素包括肿瘤大的体积（>5 cm），病理分级高，肿瘤组织学晚期，手术切缘阳性，以及伴有 NF-1[35]。即使积极治疗，患者局部的复发率仍可达 50%[53]。术前或组织内放疗的研究已经表明，肿瘤切缘阳性的患者最终会发生局部复发或远处转移。

18.3 非神经源性肿瘤

18.3.1 纤维脂肪瘤性错构瘤

累及手部的神经纤维脂肪瘤性错构瘤（Fibrolipomatous hamartoma, FLH）非常罕见。典型病例通常经历了数次手术治疗，从开始的神经减压术、神经松解术，到随后的切除术以及针对严重疼痛和功能障碍的重建术等。罹患 FLH 的患者可单独发病，也可伴随手或足部巨指/趾症从而累及正中神经、足底神经及指/趾神经，以正中神经受累最为常见。FLM 也可累及尺神经、桡神经、腓浅神经以及脑神经的分布区域（累及正中神经在腕管内受到卡压）。体积较大的 FLM 可导致与腕管综合征相似的症状，如感觉麻木、肢体无力，出现卡压症状是手术治疗的唯一指征。FLM 的病变特点是纤维脂肪组织增生导致神经外膜和周围神经的纤维化。典型的 MRI 特点为梭形增粗的神经束，在 T1 像为等信号，T2 像为高信号，病灶在冠状位的轴位平面呈类似同心圆的电缆样分布，并且具有"跳跃性"，可纵向损害同一神经，甚至是同侧肢体的其他神经。典型患者通常在 30 岁之前发病，近三分之二的患者由于骨的过度增生和皮下脂肪的进展而合并巨指（趾）症。由于切除该良性病灶后可出现神经缺损症状，所以 FLH 发生在可牺牲的神经上才可进行手术切除（图 18.47~51）。同理，减瘤术在 FLH 中也并没有得到广泛应用。与 FLH 不同，神经内脂肪瘤（脂肪瘤起源于神经外膜）可在行 MRI 检查中因神经组织中的异常脂肪信号而很容易被发现，并且可安全地手术切除[62]。

神经脂肪纤维瘤病应与间质性神经炎（又称 Dejerine-Sottas 病）相鉴别，后者是一种由增生性间质性神经病变引起的周围神经局部肥大的遗传性疾病。Dejerine-Sottas 病的组织病理学改变为施万细胞的增殖和髓鞘变性，同时不伴神经组织的脂肪浸润。由于该病直接累及神经，手术切除会导致神经功能的缺失，因此可能需要后期进行移植重建。

18.3.2　周围神经脂肪瘤

周围神经脂肪瘤（Peripheral Nerve Lipomas）可发生于任何神经分布区，累及正中神经最常见，该病合并巨指（趾）症已在前文述及。发病主要见于儿童或青少年，表现为手部质软肿物，进展缓慢。患者可存在正中神经分布区的疼痛、感觉异常和运动障碍；肿块压迫可继发正中神经卡压或腕管综合征相关的临床症状，腕管松解术通常仅仅能暂时缓解症状。肿瘤可向远端进展，甚至累及指神经。因为该肿瘤是环绕神经生长的，显微外科广泛的神经松解术是可行的，也可通过手术精准清除肿瘤组织而保留全部的神经功能（图 18.52~56）。临床上有时需要切除肿瘤来减轻疼痛，这时可能需要神经移植术来保留手部感觉。之前述及的神经内脂肪瘤、血管瘤和

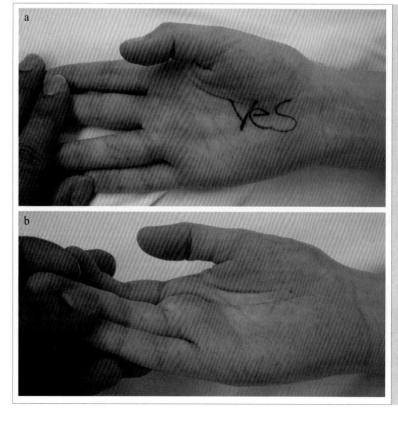

图 18.47　纤维脂肪瘤性错构瘤病例：病情介绍与既往史。22 岁女性，表现为手掌中部可触及的肿块，符合纤维脂肪瘤性肿瘤累及正中神经。（a）右手掌的前后照片示右手掌中部一突出且可触及的肿块，延伸至第三指蹼。（b）右手掌侧位照片可见明显的肿块

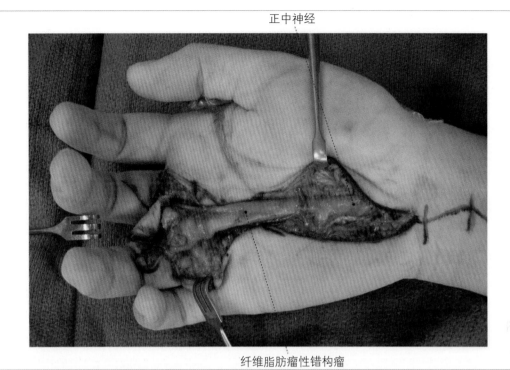

正中神经

纤维脂肪瘤性错构瘤

图 18.48　纤维脂肪瘤性错构瘤病例：显露肿瘤。术中照片示第三指蹼区暴露的神经似从手掌远端的正中神经发出。从腕管处开始，神经全部受累

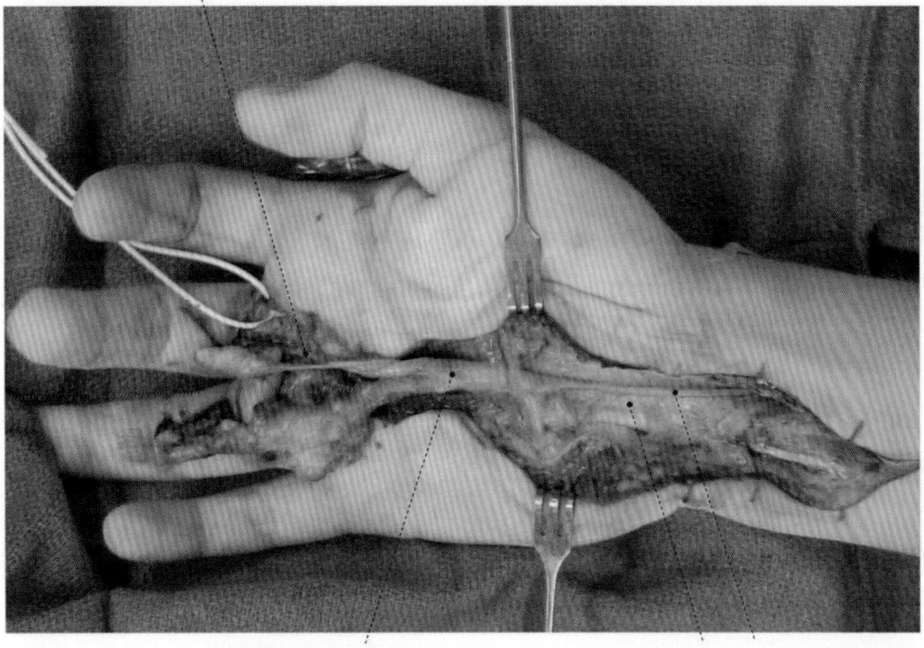

正中神经第三指蹼分支，远端

纤维脂肪瘤性错构瘤　　　　　　　　　正中神经　正中神经第三指蹼分支，近端

图 18.49　纤维脂肪瘤性错构瘤病例：显露正中神经的近端和远端。分离手掌神经后，将切口近端延伸至腕管并识别正常神经的近端边缘，以求更好的近端显露

正中神经第三指蹼分支，远端　　　纤维脂肪瘤性错构瘤　　　　正中神经

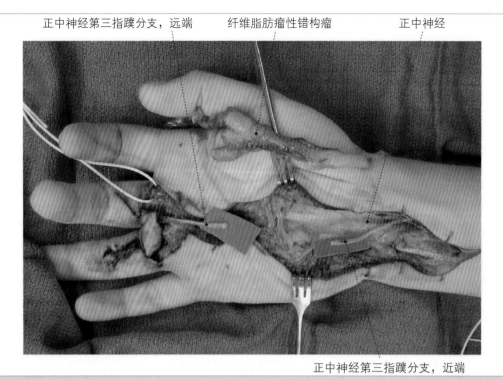

正中神经第三指蹼分支，近端

图 18.50　纤维脂肪瘤性错构瘤病例：肿瘤的切除。病灶部位的手术切除后，显露神经断端的近端和远端，并检测神经功能障碍，以评估通过神经移位或移位来恢复正中神经第三指蹼支敏感性可行性

端侧神经移位
正中神经第三指蹼分支，远端
正中神经中指的桡侧分支

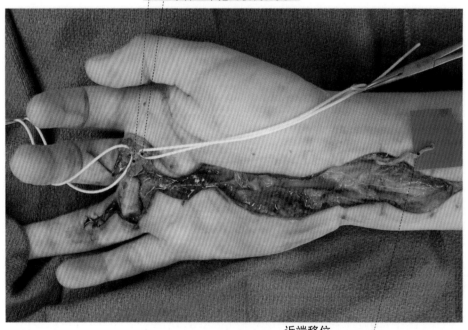

近端移位
正中神经第三指蹼分支，近端

图 18.51　纤维脂肪瘤性错构瘤病例：神经重建和近端移位。采用端侧吻合的方式将正中神经第三指蹼分支的远端部分与中指桡侧指神经吻合，以维持该神经支配区的重要感觉。保护近端神经末梢和近端移位神经，以防止形成痛性神经瘤

腱鞘囊肿，通常表现为可触及的肿块和直接压迫所导致的神经系统症状。上述情况都可以应用显微神经松解术和肿块切除术，而不会导致神经功能受损。

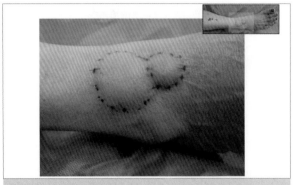

图 18.52 脂肪瘤病例：病情介绍与病史。57 岁女性，表现为"腓浅神经支配区的疼痛及神经走行区突出的双叶样肿物"

18.3.3 周围神经内囊肿

神经内囊肿可发生于任何周围神经，最常发生于近膝关节处的腓总神经，从而导致足部下垂（图 18.57~61）。该病的病理学特点为神经外膜的黏液样变，患者发病前往往有直接或间接的创伤病史。目前，对于神经内囊肿的发病机制仍存在争议，但现有证据支持该病存在关节相关的病理改变而非出现新生物[63]。它被认为是起源于退变的滑膜关节，关节液通过囊性缝隙沿关节支以最小阻力的路径延伸至神经外膜内，从而形成囊肿，对神经具有内在的压迫作用。相反，部分单发的囊肿也可由滑膜关节形成，它们在外部分割神经，但也可对神经形成外在的压迫。外部压力决定了囊肿的大小、形态及其生长方向[64]。手术减压有助于立即松解神经，但复发率高；为了减少复发，我们推荐在手术切除囊肿的同时进行胫腓骨融合术。

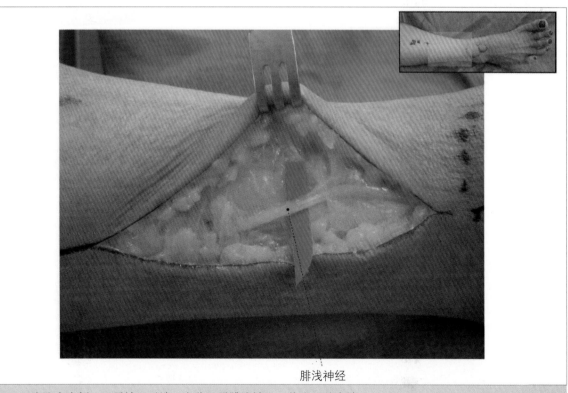

腓浅神经

图 18.53 脂肪瘤病例：显露神经近端。充分显露腓浅神经，找出近肿瘤端

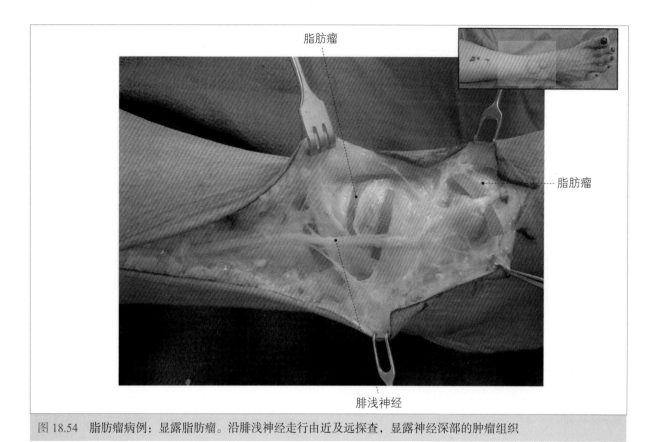

脂肪瘤

脂肪瘤

腓浅神经

图 18.54 脂肪瘤病例：显露脂肪瘤。沿腓浅神经走行由近及远探查，显露神经深部的肿瘤组织

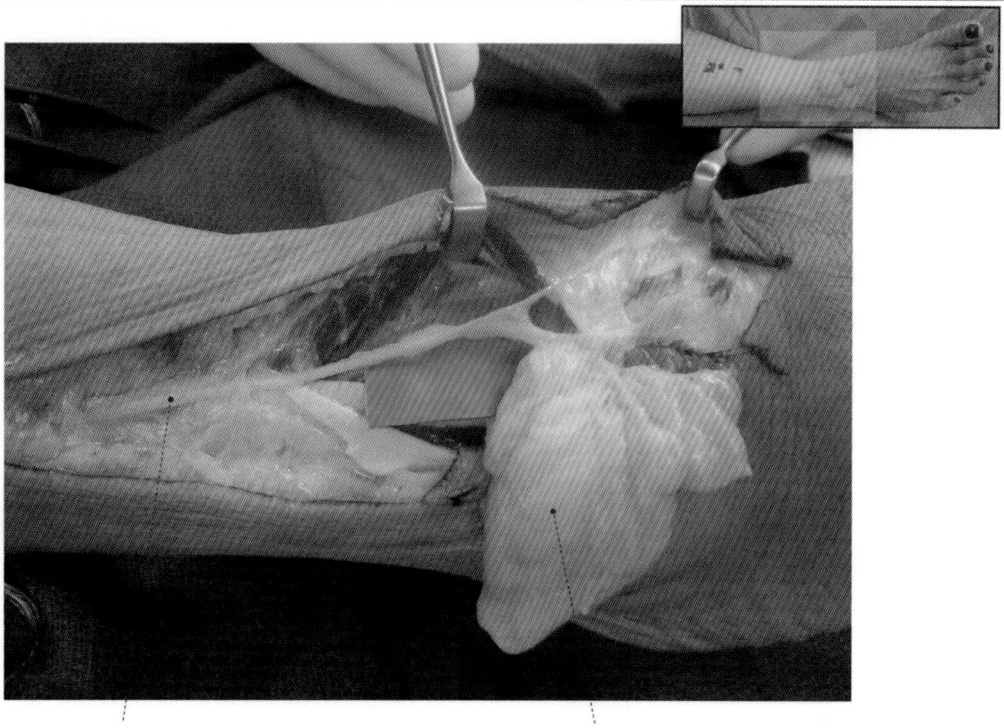

腓浅神经

脂肪瘤

图 18.55 脂肪瘤病例：脂肪瘤的分离。将肿瘤与腓浅神经分离，可观察到肿瘤附着于神经表面

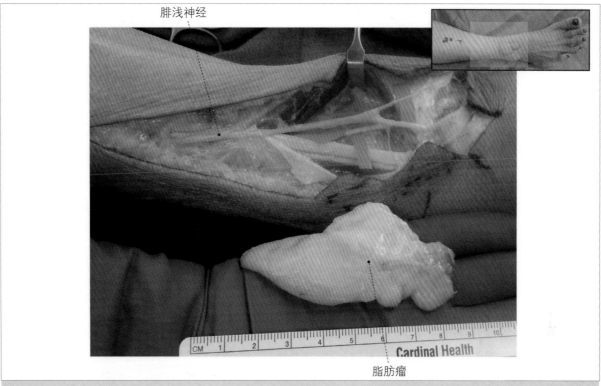

图 18.56　脂肪瘤病例：脂肪瘤的切除。在不损伤腓浅神经的同时，巨大脂肪瘤肿块（长约 7 cm）被切除

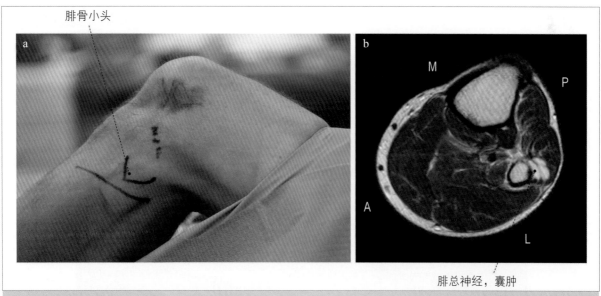

图 18.57　周围神经内囊肿病例：病史和影像学资料。（a）51 岁男性，表现为"进行性左侧踝关节背屈无力"。查体发现腓骨颈处肿块，Tinel 激发试验阳性。（b）MRI 提示沿腓神经走行的分叶状高信号影

腓骨长肌　　　残余小腿后肌间隔　　浅筋膜

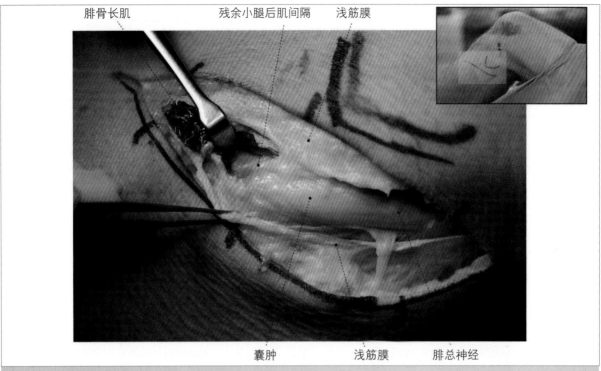

囊肿　　　　　浅筋膜　　　腓总神经

图 18.58　周围神经内囊肿病例。在腓骨小头处腓总神经减压。切开皮肤并行锐性分离后，显露腓总神经鞘内的巨大周围神经内囊肿，通过在浅筋膜广泛分离，在解剖床内对神经的近端和远端进行减压

腓骨长肌　松解后的小腿后肌间隔　　深部腱性筋膜　浅筋膜

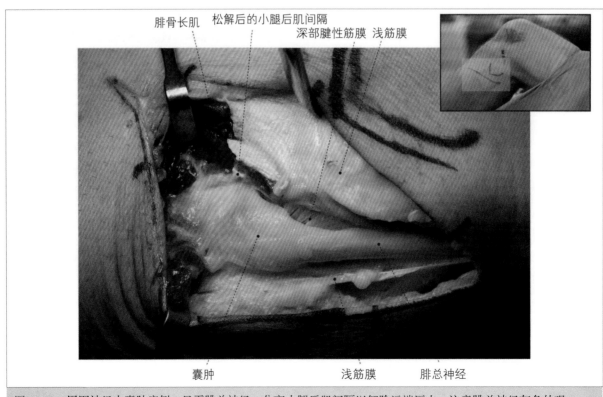

囊肿　　　　　浅筋膜　　　腓总神经

图 18.59　周围神经内囊肿病例。显露腓总神经。分离小腿后肌间隔以解除远端压力。注意腓总神经灰色外观

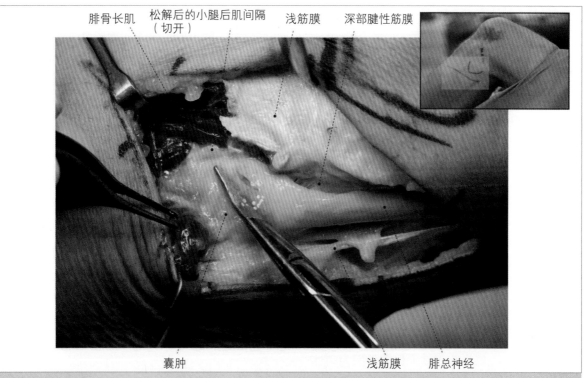

腓骨长肌　松解后的小腿后肌间隔（切开）　浅筋膜　深部腱性筋膜

囊肿　　浅筋膜　腓总神经

图 18.60　周围神经内囊肿病例：清除囊液，切开腓总神经内的囊肿，引流囊液释放压力。在整条神经的多点切开囊肿，但不切除囊肿本身

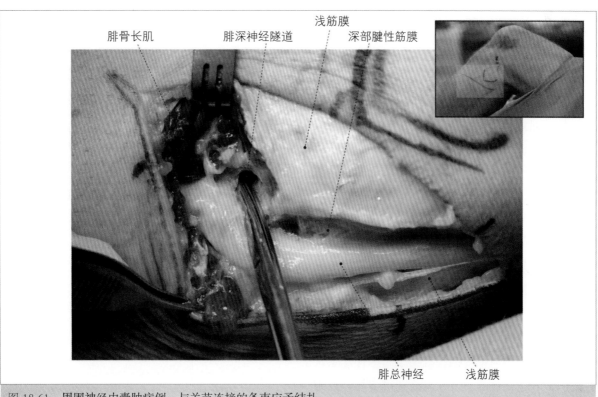

腓骨长肌　腓深神经隧道　浅筋膜　深部腱性筋膜

腓总神经　浅筋膜

图 18.61　周围神经内囊肿病例：与关节连接的条束应予结扎

18.3.4 周围神经瘤

周围神经瘤是罕见的周围神经良性肿瘤，也可发展为神经外肿瘤。该病主要见于儿童或青少年，表现为单侧肢体的进行性无力和感觉减退。周围神经瘤可在形态学、超微结构和免疫组化特征等方面与神经鞘瘤和神经纤维瘤相鉴别。该病以女性多见，与多发性神经纤维瘤无关。MRI通常表现为T1像等密度信号，T2像高密度信号，病灶部位均一强化。病变部位多样，累及上下肢机会均等，边缘清楚但并不封闭。

神经内周围神经瘤（也称为局部肥厚性神经病）是由周围神经细胞在神经内同心圆样层状增生从而导致神经局部的梭形肿胀，MRI提示不同长度的梭形病灶。病变HE染色呈现"假洋葱头"样改变，表现为S-100染色的外层为阴性，核心部分因为由神经纤维组成而染色为阳性，同时上皮细胞膜抗原（EMA）表达亦为阳性[65]。轴索中心周围细胞的EMA、S-100和神经微丝蛋白均为阳性。该病的病理学特点可能是神经损伤后的反应过程，通常在青年的骨间神经处可以发现。另外，神经内周围神经瘤、软组织周围神经瘤和局部肥厚性神经病可能均存在22号染色体的基因缺失。

18.4 小结

良恶性周围神经肿瘤发生于周围神经及其分支，通常为施万细胞或神经嵴多能干细胞来源，在临床工作中并不常见。为了确定神经功能的缺损和识别可能的恶性病变，全面细致的体格检查和病史采集是必要的，因为恶性病变的预后通常不佳。多数神经肿瘤为良性，以施万细胞瘤和神经纤维瘤居多。MRI是影像诊断的金标准，专门针对神经的显像技术（MRN），使得神经影像诊断更准确。根据我们现有关于周围神经系统的认识，对于良性的施万细胞瘤和很多神经纤维

瘤，切除肿瘤多不会造成神经功能缺损。在临床工作中，对于神经鞘瘤和神经纤维瘤的鉴别尤为重要，因为神经纤维瘤切除后神经功能不能保全的可能性更大，应尽量避免由于鉴别失误。

随着近年来分子测序技术的发展和神经病理的技术成果，周围神经肿瘤的预后有了明显改善。今后，对术前的影像学特点、药物和手术介入治疗的认识，以及对病变病理改变的理解仍然有待加强。在不久的将来，随着外科医生对周围神经系统疾病诊疗技术的提高，也会进一步提高影像诊断技术的准确性，如MRN与MRI、超声、PET或其他影像模式的联合诊断。对于分子遗传学的认识，有助于靶向治疗的发展，从而提高对此类患者手术及非手术治疗临床决策的管理。

18.5 参考文献

［1］Zaidman CM, Seelig MJ, Baker JC, Mackinnon SE, Pestronk A. Detection of peripheral nerve pathology: comparison of ultrasound and MRI. Neurology. 2013; 80(18): 1634-1640

［2］Ducatman BS, Scheithauer BW, Piepgras DG, Reiman HM, Ilstrup DM. Malignant peripheral nerve sheath tumors: a clinicopathologic study of 120 cases.Cancer 1986;57:2006-2021

［3］Kehoe NJ, Reid RP, Semple JC. Solitary benign peripheral-nerve tumours: review of 32 years' experience. J Bone Joint Surg Br 1995;77:497-500

［4］Donner TR, Voorhies RM, Kline DG. Neural sheath tumors of major nerves J Neurosurg 1994;81:362-73

［5］Atrico M, Cervoni L, Wierzbicki V. Benign neural sheath tumors of major nerves: Characteristics in 119 surgical cases. Acta Neurochir (Wien)1997;139:1108-1116

［6］Wong WW, Hirose T, Scheithauer BW, Schild SE, Gunderson LL. Malignant peripheral nerve sheath tumor: analysis of treatment outcome. Int J Radiat Oncol Biol Phys 1998;42:351-360

［7］Cashen DV, Parisien RC, Raskin K. Survival data for patients with malignant schwannoma Clin Orthop Relat Res 2004;426:69-73

［8］Kim DH, Murovic JA, Tiel RL. Operative outcomes of 546 Louisiana State University Health Sciences Center peripheral nerve tumors Neurosurg Clin N Am 2004; 15:177-92

［9］Anghileri M, Miceli R, Fiore M. Malignant peripheral nerve sheath tumors Cancer 2006; 107:1065-10-74

［10］Recklinghausen V. Die adenomyome und cystadenome der uterus-und tubenwandung ihre abkunft von resten des woff'schen korpers. Im Anhang:Von W.A. Freund, Klinische

Notizen zu den Voluminosen Adenomyomen des Uterus. Berlin: Verlag von August Hirschwald, 1896

[11] Verocay J. Zur Kenntnis der "neurofibrome"[in German] Beitr Pathol Anat 1910;48:1-69

[12] Stout AP. The peripheral manifestations of specific nerve sheath tumor (Neurilemoma) Am J Cancer 1935;24:751-96

[13] Ehrlich HE, Martin H. Schwannomas (Neurilemomas) in the head and neck Surg Gyn Ob 1943;76:577-83

[14] Strickland JW, Steichen JB. Nerve tumors of the hand and forearm. J Hand Surg Am 1977;2:285-291

[15] Stack HG. Tumors of the hand. BMJ 1960;1:919-922

[16] Baser ME, Friedman JM, Evans DG. Increasing the specificity of diagnostic criteria for schwannomatosis. Neurology 2006;66:730-732

[17] Levine E, Huntrakoon M, Wetzel LH. Malignant nerve-sheath neoplasms in neurofibromatosis: distinction from benign tumors by using imaging techniques. AJR Am J Roentgenol 1987;149:1059-1064

[18] Bhargava R, Parham DM, Lasater OE, Chari RS, Chen G, Fletcher BD. MR imaging differentiation of benign and malignant peripheral nerve sheath tumors:use of the target sign. Pediatr Radiol 1997; 27:124-129

[19] Reynolds DL, Jacobson JA, Inampudi P, Jamadar DA, Ebrahim FS, Hayes CW.Sonographic characteristics of peripheral nerve sheath tumors. AJR Am J Roentgenol 2004;182:741-744

[20] Ganju A, Roosen N, Kline DG, Tiel RL. Outcomes in a consecutive series of 111 surgically treated plexal tumors: a review of the experience at the Louisiana State University Health Sciences Center. J Neurosurg 2001;95:51-60

[21] Das S, Ganju A, Tiel RL, Kline DG. Tumors of the brachial plexus. Neurosurg Focus 2007;22:E26

[22] Dafford K, Kim D, Reid N, Kline D. Pelvic plexus tumors. Neurosurg Focus 2007;22:E10

[23] Cherqui A, Kim DH, Kim SH, Park HK, Kline DG. Surgical approaches to paraspinal nerve sheath tumors. Neurosurg Focus 2007;22:E9

[24] Spinner RJ, Amrami KK. What's new in the management of benign peripheral nerve lesions? Neurosurg Clin N Am 2008; 19:517-531, vv.

[25] Kwok K, Davis B, Kliot M. Resection of a benign brachial plexus nerve sheath tumor using intraoperative electrophysiological monitoring. Neurosurgery 2007;60 Suppl 2:316-320, discussion 320-321

[26] Russell SM. Preserve the nerve: microsurgical resection of peripheral nerve sheath tumors. Neur-osurgery 2007;61 Suppl:113-117, discussion 117-118

[27] MacCollin M, Chiocca EA, Evans DG, et al. Diagnostic criteria for schwannomatosis. Neurology 2005;64:1838-1845

[28] Huang JH, Simon SL, Nagpal S, Nelson PT, Zager EL. Management of patients with schwannomatosis: report of six cases and review of the literature. Surg Neurol 2004;62:353-361, discussion 361

[29] Woodruff JM. Pathology of tumors of the peripheral nerve sheath in type 1 neurofibromatosis. Am J Med Genet 1999;89:23-30

[30] Hulsebos TJ, Plomp AS, Wolterman RA, Robanus-Maandag EC, Baas F, Wesseling P. Germline mutation of INI1/SMARCB1 in familial schwann-omatosis. Am J Hum Genet 2007;80:805-810

[31] Westhout FD, Mathews M, Paré LS, Armstrong WB, Tully P, Linskey ME. Recognizing schwannomatosis and distinguishing it from neurofibromatosis type 1 or 2. J Spinal Disord Tech 2007;20:329-332

[32] Baehring JM, Betensky RA, Batchelor TT. Malignant peripheral nerve sheath tumor: the clinical spectrum and outcome of treatment. Neurology 2003;61:696-698

[33] Woodruff JM, Selig AM, Crowley K, Allen PW. Schwannoma (neurilemoma) with malignant transformation: a rare, distinctive peripheral nerve tumor. Am J Surg Pathol 1994;18:882-895

[34] Guha A, Lau N, Huvar I, et al. Ras-GTP levels are elevated in human NF1 peripheral nerve tumors. Oncogene 1996; 12:507-513

[35] Angelov L, Davis A, O'Sullivan B, Bell R, Guha A. Neurogenic sarcomas: experience at the University of Toronto. Neurosurgery 1998;43:56-64, discussion 64-65

[36] Carroll SL, Ratner N. How does the Schwann cell lineage form tumors in NF1? Glia 2008;56:1590-1605

[37] Spurlock G, Knight SJ, Thomas N, Kiehl TR, Guha A, Upadhyaya M. Molecular evolution of a neurofibroma to malignant peripheral nerve sheath tumor (MPNST) in an NF1 patient: correlation between histopathological, clinical and molecular findings. J Cancer Res Clin Oncol 2010;136:1869-1880

[38] Levi AD, Ross AL, Cuartas E, Qadir R, Temple HT. The surgical management of symptomatic peripheral nerve sheath tumors. Neurosurgery 2010;66:833-840

[39] Hajdu SI. Peripheral nerve sheath tumors: histogenesis, classification, and prognosis. Cancer 1993;72:3549-3552

[40] D'Agostino AN, Soule EH, Miller RH. Sarcomas of the peripheral nerves and somatic soft tissues associated with multiple neurofibromatosis (Von Reck linghausen's disease). Cancer 1963;16:1015-1027

[41] Ferner RE, Gutmann DH. International consensus statement on malignant peripheral nerve sheath tumors in neurofibromatosis. Cancer Res 2002;62: 1573-1577

[42] Yohay K. Neurofibromatosis types 1 and 2. Neurologist 2006; 12:86-93

[43] Scherberich A, Tucker RP, Degen M, Brown-Luedi M, Andres AC, Chiquet-Ehrismann R. Tenascin-W is found in malignant mammary tumors, promotes alpha8 integrin-dependent motility and requires p38MAPK activity for BMP2 and TNF-alpha induced expression in vitro. Oncogene 2005;24:1525-1532

[44] Tucker T, Wolkenstein P, Revuz J, Zeller J, Friedman JM. Association between benign and malignant peripheral nerve sheath tumors in NF1. Neurology 2005;65:205-211

[45] Schwarz J, Belzberg AJ. Malignant peripheral nerve sheath tumors in the setting of segmental neurofibromatosis: case

report. J Neurosurg 2000;92: 342-346

［46］Kourea HP, Bilsky MH, Leung DH, Lewis JJ, Woodruff JM. Subdiaphragmatic and intrathoracic paraspinal malignant peripheral nerve sheath tumors: a clinicopathologic study of 25 patients and 26 tumors. Cancer 1998;82:2191-2203

［47］Yamaguchi U, Hasegawa T, Hirose T, et al. Low grade malignant peripheral nerve sheath tumour: varied cytological and histological patterns. J Clin Pathol 2003;56:826-830

［48］LeVay J, O'Sullivan B, Catton C, et al. Outcome and prognostic factors in soft tissue sarcoma in the adult. Int J Radiat Oncol Biol Phys 1993;27:1091-1099

［49］Enneking WF A system of staging musculoskeletal neoplasms. Instr CourseLect 1988;37:3-10

［50］Johnson MD, Glick AD, Davis BW. Immunoh-istochemical evaluation of Leu-7,myelin basic-protein, S100-protein, glial-fibrillary acidic-protein, and LN3 immunoreactivity in nerve sheath tumors and sarcomas. Arch Pathol Lab Med 1988;112:155-160

［51］Hirose T, Hasegawa T, Kudo E, Seki K, Sano T, Hizawa K. Malignant periphera lnerve sheath tumors: an immunohistochemical study in relation to ultrastructural features. Hum Pathol 1992;23:865-870

［52］Ghosh BC, Ghosh L, Huvos AG, Fortner JG. Malignant schwannoma: a clinicopathologic study. Cancer 1973;31: 184-190

［53］Murphey MD, Smith WS, Smith SE, Kransdorf MJ, Temple HT. From the archives of the AFIP. Imaging of musculoskeletal neurogenic tumors: radiologic-pathologic correlation. Radiographics 1999; 19: 1253-1280

［54］Bhattacharyya AK, Perrin R, Guha A. Peripheral nerve tumors: management strategies and molecular insights. J Neurooncol 2004;69:335-349

［55］Landy H, Feun L, Markoe A, et al. Extended remission of a recurrent median nerve malignant peripheral nerve sheath tumor after multimodal treatment:case report. J Neurosurg 2005; 103:760-763

［56］Grobmyer SR, Maki RG, Demetri GD, et al. Neo-adjuvant chemotherapy for primary high-grade extremity soft tissue sarcoma. Ann Oncol 2004; 15: 1667-1672

［57］Bramwell V, Rouesse J, Steward W, et al. Adjuvant CYVADIC chemotherapy for adult soft tissue sarcoma-reduced local recurrence but no improvement in survival: a study of the European Organization for Research and Treatment of Cancer Soft Tissue and Bone Sarcoma Group. J Clin Oncol 1994;12:1137-1149

［58］Steins MB, Serve H, Zühlsdorf M, Senninger N, Semik M, Berdel WE. Carboplatin/etoposide induces remission of metastasised malignant peripheral nerve tumours (malignant schwannoma) refractory to first-line therapy. Oncol Rep 2002;9:627-630

［59］Skotheim RI, Kallioniemi A, Bjerkhagen B, et al. Topoisomerase-II alpha is upregulated in malignant peripheral nerve sheath tumors and associated with clinical outcome. J Clin Oncol 2003; 21:4586-4591

［60］Sarcoma Meta-analysis Collaboration. Adjuvant chemotherapy for localised resectable soft-tissue sarcoma of adults: meta-analysis of individual data.Lancet 1997;350: 1647-1654

［61］Doorn PF, Molenaar WM, Buter J, Hoekstra HJ. Malignant peripheral nerve sheath tumors in patients with and without neurofibromatosis. Eur J Surg Oncol 1995;21:78-82

［62］Marom EM, Helms CA. Fibrolipomatous hamartoma: pathognomonic on MR imaging. Skeletal Radiol 1999;28:260-264

［63］Spinner RJ, Atkinson JL, Scheithauer BW, et al. Peroneal intraneural ganglia:the importance of the articular branch. Clinical series. J Neurosurg 2003; 99:319-329

［64］Spinner RJ, Amrami KK, Wolanskyj AP, et al. Dynamic phases of peroneal and tibial intraneural ganglia formation: a new dimension added to the unifying articular theory. J Neurosurg 2007; 107:296-307

［65］Hahn AF, Mauermann ML, Dyck PJ, Keegan BM. A 16-year-old girl with progressive weakness of the left leg. Neurology 2007;69:84-90

19　慢性头痛、偏头痛与神经痛的手术治疗

著者：Ivica Ducic

翻译：邸飞　审校：易传军

19.1　引言

国际头痛学会以及部分国际专家和机构已经确认了多种头痛类型，并且新兴的、不断扩展的定义又进一步描述了这些头痛类型的特点、病理生理学特征及其治疗方法[1-4]。虽然一些常见头痛定义（表 19.1）已经指出了其差异，但其命名仍然混乱不清，因为不仅不同类型的头痛的症状有重叠，而且不同类型的头痛或偏头痛可以在不同时间发生于同一例患者。因此，许多患者被误诊也就不足为怪了，也正是因此大大降低了患者得以成功治疗概率[5]。已有的头痛病理生理学的知识已经表明，头痛是血管、激素、中枢神经系统和外周神经系统多种因素而非单个因素作用的结果[6-13]。

由于头痛的病因众多，因而临床表现多样（包括头痛、偏头痛、神经痛），参与治疗的专家来自不同的学科，治疗方案也多种多样。然而，并没有一种理想的治疗方案，主要是因为专家只着重研究单一因素，对头痛的病理生理学理解不够，并且缺乏多学科的协同处理方案[14-16]。正如本章中讨论的那样，治疗需要团队式的处理并有多学科参与，在恰当的时机同步进行治疗，如此方有机会获得更好的治疗结果[16]。为了简便，本章将下述常见头痛情况，如慢性每日性头痛、偏头痛、术后头痛、枕部神经痛、额颞三叉神经痛、伤后头痛、疱疹后神经痛，以及其他一些不太常见的病症统称为慢性头痛。

偏头痛是一种文献记录完善的慢性头痛，特点是具有至少 3 个月的头痛史，每月发病多于

15 天。这符合偏头痛的诊断标准，即在无药物滥用情况下每月发病不少于 8 天的（表 19.1）[1-4]。1/3 偏头痛的患者在偏头痛之前有预兆，持续 15~20 分钟，但不超过 60 分钟。总体而言，偏头痛累及约 12% 的美国人，而全球慢性偏头痛发病率约为 1%（0.5%~2.2%）[17-19]。考虑到成人是偏头痛的典型患者群，并且发病于他们需要养家糊口的壮年时期（25~45 岁是成年人患病率峰值年龄段），因此这种使人逐渐衰弱的病症造成了严重的生产力损失[20, 21]。在美国，单是偏头痛治疗的费用估计每年约 140 亿美元；此外，还有与失业相关的 130 亿美元损失[22]。偏头痛对患者的生活质量及其家庭和社会功能也有严重的负面影响[5]。因此，人们对于更好地了解偏头痛及其他慢性头痛的病理生理学，并寻找到更好的治疗方式热情高涨，也就不足为奇了。无论患者患上的是上述所提慢性头痛类型中的一种还是多种的组合，主要累及三个独立的解剖区域，即头部额区、颞区和枕区。正如下面将进一步讨论的那样，每一个区域，无论是单独的区域或组合区域，都有可能成为患者的慢性头痛（偏头痛，头痛，和 / 或神经痛）的病理生理学触发点。

额颞三叉神经痛（简称 FTTN）是一种病因不明的慢性头痛（表 19.1）[23-25]，表现为单侧或双侧额部和 / 或颞部头痛，伴有眶上神经、滑车上神经、滑车下神经、颧颞和 / 或耳颞神经的疼痛或压迫感。鉴别诊断可能有点挑战性，因为它与以下病症有相同特征：偏头痛和多种头痛；三叉神经痛；鼻窦炎；眼睛、鼻骨、鼻中隔、鼻甲，或颞下颌关节（TMJ）异常；SUNCT 综合

表 19.1　常见头痛的诊断与分类

头痛类型	临床特征	重要表现
偏头痛	• 头部任何一侧头痛发作持续 4~72 小时；搏动性痛，中度至重度；运动后加重；恶心或呕吐；畏光和恐声 • 慢性偏头痛：病史最少 3 个月，≥ 15 天 / 月；符合偏头痛的诊断标准，即头痛 ≥ 8 天 / 月，并且非药物过度使用所致	• 累及美国成年人口的 10%、5% 的幼儿、10% 的青少年 • 女性患病率为男性的 3 倍（2 100 万比 700 万） • 发病高峰：25~45 岁 • 普遍有家族史 • 严重致残并难以管控 • 与偶发性性偏头痛相比，慢性偏头痛通常频繁，常合并疼痛和情感障碍的无痛间歇期更短
紧张性头痛	• 通常为双侧头部的钝痛、压迫感、束带样紧箍感 • 轻中度疼痛，持续 30 分钟至 7 天 • 对声、光敏感，但无恶心感 • 可能影响额部、额颞部、枕部 • 无用力后加重	• 最常见的头痛类型 • 女性患病率高于男性 • 偶发性疼痛发作时间 < 15 天 / 月，慢性头痛发作时间 ≥ 15 天 / 月 • 无其他相关症状
丛集性头痛	• 剧烈的折磨性头痛，单侧，眶部疼痛 • 如不治疗，发作持续 15~180 分钟 • 影响眼眶、眶周或颞区 • 自主神经症状（任意两条）：鼻溢，流泪，面部出汗，上睑下垂，眼睑水肿，结膜充血	• 发病高峰：20~40 岁 • 男性的发病率为女性的 5 倍 • 每天发病 1~8 次，发病周期：一周至一年不等 • 偶发性丛集性头痛发病 <1 次 / 年，慢性丛集性头痛发病 ≥ 1 次 / 年
颈源性头痛	• 通常为单侧，多位于颈部、枕部或额颞部 • 与颈部活动或头部位置有关 • 同侧肩、颈部疼痛，非根性臂部疼痛 • 典型的持续性或间歇性（少见）搏动性痛	• 发病年龄无明显范围 • 男性与女性患病率接近 • 与颈椎畸形有关，少有头晕或恶心
枕神经痛	• 剧烈，烧灼样疼痛、搏动痛，通常起源于颅底部，放射至头顶 • 单侧或双侧 • 枕神经压痛 • 头部仰卧动作困难（"枕头"征） • 眼后疼痛；枕部皮肤高敏感性	• 发病年龄无明显范围 • 男性与女性患病率接近 • 包括枕大神经、枕背神经、枕小神经、和 / 或 C2、C3 神经根 • 严重的眼眶后疼痛
额颞三叉神经痛	• 单侧或双侧额颞部疼痛或压迫感 • 颧颞神经、耳颞神经眶上神经，和 / 或滑车上神经压痛	• 发病无明显年龄范围 • 可能与以下有关：鼻窦问题，颞下颌关节异常，隔膜弯曲，咬合不正，眼科疾病
慢性每日性头痛	• 任何类型的头痛发作 ≥ 15 天 / 月，至少持续 3 个月	• 对其尚在进行研究，需要许多国家与国际组织的共同努力
术后头痛与外伤后头痛	• 在头颈部术后或创伤后出现 • 可能涉及额部、颞部，和 / 或枕部 • 可能表现为神经痛、头痛，和 / 或偏头痛	• 无明显年龄与性别倾向 • 疼痛部位多位于手术区域 • 由于手术或外伤而起病 • 需要多学科交叉处理

TMJ：颞下颌关节

引　自 Headache Classification Committee of the International Headache Society. Classification and diagnostic criteria for headache disorders, cranial neuralgias and facial pain. Cephalalgia 1988;8(Suppl 7):1-96; and Headache Classification Committee of the International Headache Society. The International Classification of Headache Disorders 2nd ed. Cephalalgia 2004;24:1–160.

征（急性单侧神经痛样头痛发作，伴结膜充血和流泪）[26~29]。排除以上原因引致的头痛后，几种不同的治疗方法已经得到应用并取得了不同程度的成功，方法包括甘油注射、局部麻醉阻滞、三叉神经节消融或减压、射频消融、外周神经电刺激、针灸和神经松解术[30~33]。少见情况下，一些患有慢性创伤后或手术后额颞三叉神经相关慢性头痛患者，可能会有明确的神经瘤包裹在瘢痕组织中；如果能够识别这类神经瘤并切除，治疗就能获得成功[34, 35]。据估计，约68%罹患这类疾病的患者需要社会支持。这种无形的痛苦对患者可能是毁灭性的，会引起患者的人际关系失常、情绪不稳定，甚至引致自杀念头。此问题还能转化为严重的社会经济损失，如丢失工作，残疾福利和提前退休[36]。在其他情况下，眶上神经、滑车上神经、滑车下神经、颧颞神经和/或耳颞神经没有明显病变，但可能会受到来自皱眉肌、眶上纤维弓、眶上切迹或眶上孔、颞肌或邻近结构的压迫，导致严重的慢性头痛综合征[28, 37, 38]。这些患者往往经历了多种诊断学检查，或已服用了许多安神药或镇痛药物但收效甚微。与额颞三叉神经痛相关的慢性头痛手术治疗有过报道，但是手术的细节描述模糊不清，并且报道的病例数有限。本章将讲述解剖、手术适应证以及各种术式。

枕神经痛（简称ON）是另一种文献记录较为完全的慢性头痛，治疗困难，是一种致残性疾病，特征是位于枕部区域的中度至重度慢性头痛，常发生于单侧或双侧，主要发病形式为持续性疼痛、烧灼样疼痛、搏动性疼痛或闪痛，常放射至头顶或往前到眶部、脸部或颈部（表19.1），尚未有报告指出其存在特殊发病年龄段或性别差异。患者经常因枕部头皮的超敏无法平卧（"枕头"征），并可偶尔发生严重的眶深部疼痛，尤其是当有压力作用于枕神经时。在枕神经痛的患者，压痛感常分布于枕大神经、枕背神经和/或枕小神经，也可存在异常的C2或C3神经根压

痛。许多患者患病多年，劳动能力降低，对止痛药物的依赖，还产生了对自身和医生的失望情绪。自1821年首次报道以来，对枕神经痛提出过多种病因学假说，也有多种方法用于治疗。其中，人们认为最有可能的病因是邻近结构对枕神经造成的压迫[39-44]。枕神经痛可能是一种特殊疾病，是多种疾病的延续，包括创伤后疼痛、甩鞭伤、颈椎异常、紧张性头痛、慢性每日性头痛和偏头痛等[1, 4, 16, 41]。其他曾使用的名称包括阿诺德神经痛、颈后交感神经综合征、颈部偏头痛、枕神经炎、颈源性头痛及椎体转移性偏头痛[45-47]。尽管诊断标准和命名仍存在争议，一致的表现包括药物无法缓解的枕部头痛和压迫，患侧枕神经麻醉阻滞可暂时缓解头痛[16, 48, 49]。人们已经采用了多种方法进行治疗，包括神经刺激、C2神经节切断术、C2神经节切除术、C2-C3神经根切断术、C2-C3神经根减压术、射频消融术、皮下去神经化、神经切断术，以及包括或不包括下斜肌切断的神经松解术[16, 38, 43, 44, 50-56]。尽管许多研究受限于研究样本量，但均获得了不同程度的成功。在讨论引起各类慢性头痛的病理生理性机制之前，让我们首先回顾相关的周围神经解剖。

19.2 解剖学

19.2.1 眶上神经，滑车上/下神经

三叉神经开始于脑桥外侧，其后根换元的半月神经节位于颞骨岩部内。三叉神经的第一条分支为眼部神经（V1），起于前内侧的半月神经节，然后在滑车神经下方通过海绵窦壁[33, 57]。神经主干进一步分出额支、泪腺支和鼻睫支，通过眼眶上裂进入眼眶。额支位于提上睑肌群上方，通常出颅骨之前分为眶上神经（SON）、滑车上神经（STN）和滑车下（ITN）神经。这些神经支配前额、眼内侧角和上睑皮肤（但不包括角膜）的感觉[30]。眶上神经通常在眶上缘中1/3处，

经由一个可触及的切迹或眶上孔穿出额骨。这个出口变异较大，可以沿眶上缘或其上方，甚至也可能位于眶上缘外侧和上方[58]。滑车上神经通常没有通过的缺口，而且在额骨上也没有痕迹。眶上神经在眶缘上方有两条恒定的分支：一条是浅支或内侧支，经过额肌上方来支配额头和头皮前缘皮肤感觉；另一分支为深支或外侧支，沿帽状腱膜与骨膜间向远端至额外侧[59, 60]。临床上，医生可用手指沿垂直于内侧支的方向来进行触诊，找出眶上神经的位置。滑车上神经位于眶上神经内侧 8 mm 和 10 mm 处。与滑车上神经一样，滑车下神经或眶上神经从皱眉肌下方或皱眉肌内穿过，因此皱眉肌也可成为神经压迫位点（图19.1）。除了穿过眶上切迹或眶上孔，神经通路位置表浅，表面软组织覆盖少并紧邻不可压缩的额骨，导致眶上神经、滑车上神经和滑车下神经容易受损。损伤可能是急性的，或是手术、创伤相关的眶上神经、滑车上神经或滑车下神经的神经瘤形成，也可因慢性卡压损伤所致。无论是哪种情况，与额颞三叉神经痛相关的慢性头痛处理不易，不仅仅需要药物治疗。

19.2.2　颧颞神经和耳颞神经

颧颞神经（ZTN）是三叉神经上颌部的一条分支（V2），是纯感觉神经。上颌神经始于三叉神经节，穿过圆孔，然后经过上颌骨后面的上部，在翼腭窝内分出颧支[57]。接着，上颌神经沿下眶裂通向眼眶及其外侧壁，分成颧颞支和颧面支。颧颞神经（ZTN）沿着眼眶的下外侧角走行，分支至泪腺，然后横行穿过颧骨内的骨管进入颞窝，此处，神经走行于骨和颞肌之间，于颧弓上方 1~2 cm 处穿过颞深筋膜后支配颞区皮肤（相当于眶外缘外侧 6~7 mm 和鼻根水平线上方 7~8 mm 处）（图 19.1）。穿过颞筋膜时，神经向眼眶外角发出一条副交感神经的小分支进入泪腺。颧颞神经有水平分支与耳颞神经交通[61, 62]。有时，ZTN 有第二条分支，神经穿经颞肌或位于颞肌深层，在眶外缘外侧穿过该肌肉。神经通过颞窝和颞肌这段是颧颞神经的潜在压迫点，可能成为压痛起始点，也是额颞三叉神经痛

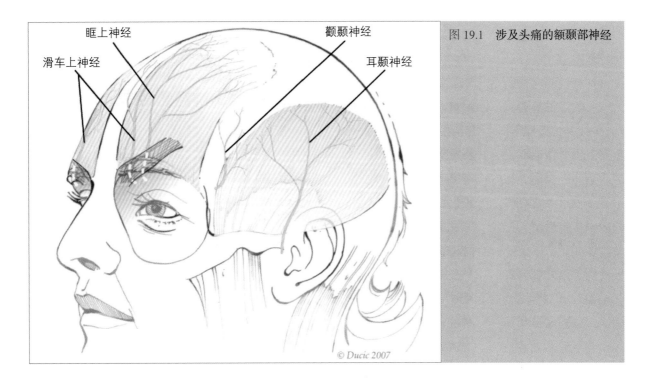

图 19.1　涉及头痛的额颞部神经

眶上神经　滑车上神经　颧颞神经　耳颞神经

© Ducic 2007

相关慢性头痛来源之一。

耳颞神经（ATN）自下颌神经后干（V3）分出。神经在颞下颌关节（TMJ）后侧浅出，在颞浅血管后方，经过颞后支的表面，然后分为颞浅支[57]。分支包括耳上支（支配耳屏 / 耳轮皮肤感觉）、外耳道支（支配耳道皮肤和鼓膜感觉）、关节支（支配颞下颌关节的后部）、腮腺支（腺体的分泌运动纤维）和颞浅支（支配颞区皮肤感觉）。在颞区，颞浅支与颞浅动脉伴行，并与面神经和颧颞神经相交通[61, 63]。与 ZTN 不同，ATN 似乎不存在业经证实的压迫点，尽管术中观察发现，在其走行过程中颞浅动脉和纤维带对其有直接的机械性刺激。查体时神经压痛，以及神经阻滞后可临时症状改善，均提示耳颞神经受累。

19.2.3 枕大神经，枕小神经和枕背神经

枕大神经（GON）在下斜肌深层起于 C2 背支，C2 于此处开始分支[57]。C2 的内侧支就是枕大神经，沿下斜肌横行，表面被覆头夹肌、最长肌和头半棘肌。偶尔，枕大神经也走行于下斜肌实质内，然后向上穿过头半棘肌。在此处，神经翻转，然后穿斜方肌和胸锁乳突肌与上项线间的腱膜纤维而进入头皮[64]。在这个孔内（斜方肌通道），枕动脉（有时还有某些淋巴结）与枕大神经关系密切[65]。在上项线稍下方，神经分为几条终末支：内侧支支配枕部皮肤并延伸到顶部头皮，外侧支进入耳郭后的区域，与枕小神经（简称 LON）连接（图 19.2）。

经证明，枕大神经的平均直径为 3.8 mm ± 1.6 mm，神经穿出头半棘肌位置在中线旁开 14.9 mm ± 4.5 mm、枕外隆凸下 30.2 mm ± 5.1 mm。神经几乎都穿过头半棘肌（98.5%），6.1% 人群中神经会被该肌肉纤维分束，或是分束发生在斜方肌通道内。需要注意的是，在 43.9% 的患者中，双侧枕大神经分布不对称，或是水平或是垂直方向[64~68]。这些解剖数据可用于纠正某些解剖图谱中对枕大神经解剖的错误描绘（图 19.3）。

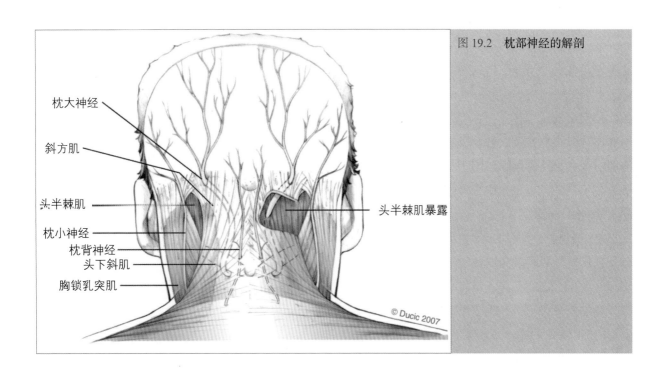

图 19.2 枕部神经的解剖

枕大神经
斜方肌
头半棘肌
枕小神经
枕背神经
头下斜肌
胸锁乳突肌

头半棘肌暴露

© Ducic 2007

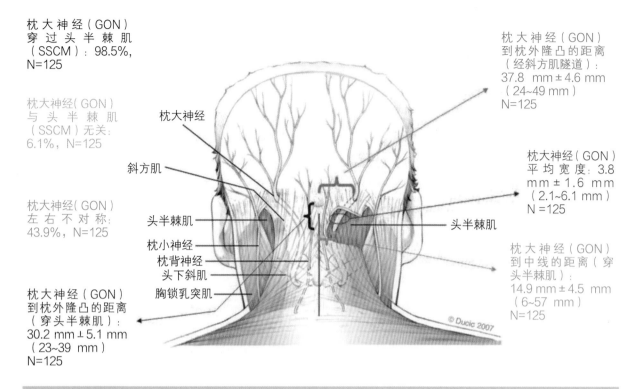

枕大神经（GON）穿过头半棘肌（SSCM）：98.5%，N=125

枕大神经（GON）与头半棘肌（SSCM）无关：6.1%，N=125

枕大神经（GON）左右不对称：43.9%，N=125

枕大神经（GON）到枕外隆凸的距离（穿头半棘肌）：30.2 mm±5.1 mm（23~39 mm）N=125

枕大神经

斜方肌

头半棘肌
枕小神经
枕背神经
头下斜肌
胸锁乳突肌

枕大神经（GON）到枕外隆凸的距离（经斜方肌隧道）：37.8 mm±4.6 mm（24~49 mm）N=125

枕大神经（GON）平均宽度：3.8 mm±1.6 mm（2.1~6.1 mm）N=125

头半棘肌

枕大神经（GON）到中线的距离（穿头半棘肌）：14.9 mm±4.5 mm（6~57 mm）N=125

© Ducic 2007

图 19.3　枕部神经的解剖变异

枕小神经来自 C2 后支，偶尔来源于 C3。神经向上朝枕骨走行，平行于胸锁乳突肌后缘，有时也会穿过胸锁乳突肌[57]。平均直径为 1.2 mm ± 1.6 mm。其在头盖骨附近穿过胸锁乳突肌筋膜（枕小神经易在此处受到压迫），并继续向上至枕骨，并于此处分支支配乳突和枕外侧皮肤，在内侧与枕大神经交通[65, 69, 70]。尽管存在解剖变异，但是枕小神经往往在耳大神经浅出点上方自胸锁乳突肌后缘浅出（图 19.2，图 19.3）。这一位置位于中线旁开 60~70 mm 和外耳道最低点之间的连线下 40~60 mm 处。

枕背神经（简称 DON）起于 C3 后支。C3 后支在横突间肌后方向内侧走行，然后分为内侧支和外侧支。内侧支在头棘肌和颈半棘肌之间走行，穿过头夹肌和斜方肌达到支配皮肤[57, 65, 69, 70]。在斜方肌深面，C3 背支发出外侧支，也就是第三支或称枕背神经。神经穿过斜方肌到达枕骨下方的皮肤。在此处，该神经位于枕大神经内侧并与其交通。枕大神经和枕背神经间交通并不少见（图 19.2，图 19.3）。

19.3　病理生理学

19.3.1　外周与中枢敏化在慢性头痛与偏头痛的触发和持续中的作用

对于头痛的体液机制和细胞机制研究已经十分完善，但对于疼痛产生的确切过程尚没有达成共识。在过去的几十年中，提出了外周敏化和中枢敏化、放射痛、副交感神经激活、疼痛转化、神经和血管等共同作用等各种假说。白细胞介素 –1（IL–1）、肿瘤坏死因子（TNF）和一氧化氮，都被认为是促进头痛产生的介质，特别是痛觉过敏[6-13]。尽管有复杂的分子生物学机制，但是回顾关于这一课题的文献时，可以明确的是，常有外周触发机制，如神经激惹，并由此引发中枢疼痛级联反应（图 19.4）。神经刺激和外周伤害性感受器过度兴奋，可能导致中枢敏化和非伤害性刺激诱发的疼痛[71]。这些类型的头痛对周围神经阻滞的反应进一步证实了这一理论。同样，三叉神经核和上 4 条颈神经根之间的连接可能会形成解剖基础，以使颈部疼痛从颈部扩散到头部[72]。枕动脉和枕大神经间的距离较近，也被认为是发生神经压迫和阵发性、搏动性疼痛的基础[73, 74]。

正如作者总结和文献中所建议的那样，已发现枕大神经有 5 个潜在卡压位点，枕小神经有 3 个，枕背神经有 2 个，都可导致枕神经痛相关的慢性偏头痛或头痛。同样，眶上神经（SON）/滑车上神经（STN）/滑车下神经（ITN）、颧颞神经（ZTN）和耳颞神经 ATN）分别有 4 个、1 个和 2 个潜在的卡压位点（表 19.2）。

人们对慢性头痛的定义和处理的争议仍在继续，但是不管引发头痛的初始机制是什么，其病理生理中均同时存在中枢和外周机制，并且相互存在促进作用（图 19.5）。由于各种慢性头痛和偏头痛的头痛症状表现相互重叠，因此治疗应针对一个或多个可能的致病原因展开。作者认为，虽然最初的治疗主要针对各种中枢性敏化，但是，在治疗进入平台期甚至无效时，应尽快考虑外周脱敏化的手术治疗。这意味着，医师们不应只将重点放在症状和诊断上，而是应着重寻找可能的外周致敏部位，包括可导致中枢敏化，从而诱发各种慢性头疼的神经卡压点[16]。尽管许多患者可能会有相同类型的慢性偏头痛或头痛，但是针对偏头痛同样的药物只对部分患者有效而对其他

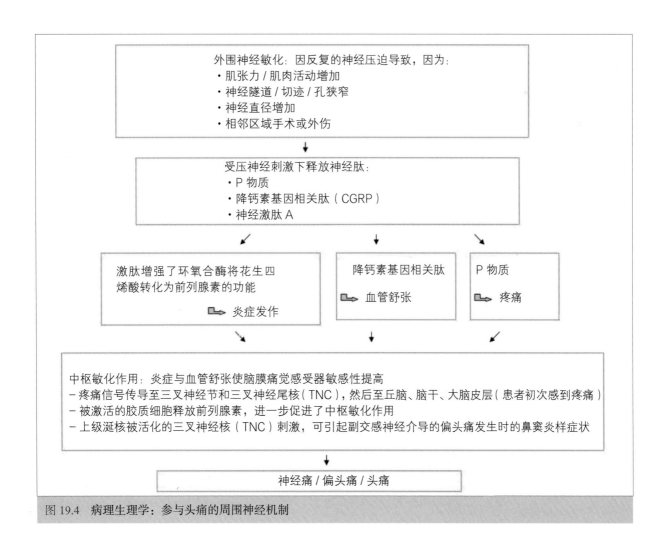

图 19.4　病理生理学：参与头痛的周围神经机制

表 19.2　慢性头痛，偏头痛和神经痛：神经压迫定位

神经	偏头痛／慢性头痛	相关外周神经卡压定位
枕大神经	枕部	• 脊柱 /C2 神经根 • 下斜肌 • 头半棘肌 • 斜方肌隧道（斜方肌及其与枕骨相连的腱膜） • 血管，淋巴管（枕动静脉，和／或位于斜方肌隧道内或远端的淋巴结）
枕小神经	枕部	• 脊柱 /C2，C3 神经根 • 胸锁乳突肌（SCM） • 连接至乳突的胸锁乳突肌
枕背神经	枕部	• 脊柱 /C2，C3 神经根 • 斜方肌及其腱膜
眶上神经—滑车上神经	额部	• 眶上孔 / 眶上切迹 • 皱眉肌 • 眶上 / 滑车脉管系统 • 额肌（罕见）
颧颞神经	颞部	• 颞肌
耳颞神经	颞部	• 浅表颞动脉 • 深筋膜

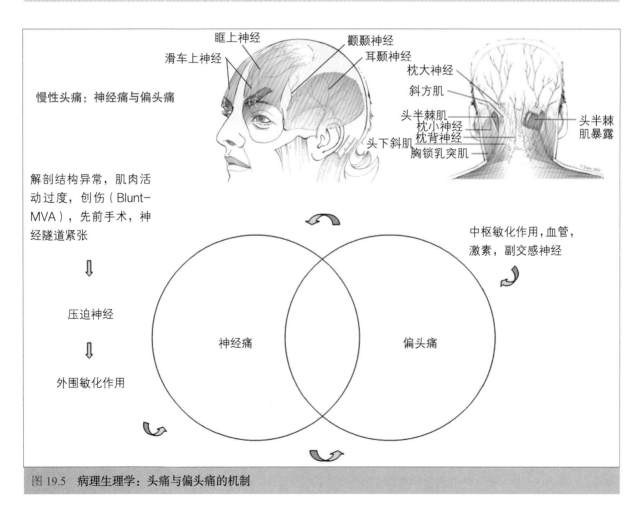

图 19.5　病理生理学：头痛与偏头痛的机制

患者无效，或者只对其中一些患者部分有效，这种佐证了这一观点。不同的机制，如外周神经损伤，或是中枢性、代谢性抑或是混合因素作用，都会引起相同的症候群，具有同一型头痛的特点。因此，基于对不同机制相互间的负反馈作用的理解，有必要进行多学合作治疗，其中也包括手术，作为内科治疗的补充。

19.4 诊断评估与流程

患有任何形式慢性头痛的患者都需要专业的医疗专家提供的治疗，如既有专业知识又对头痛治疗感兴趣的神经科医师和疼痛麻醉专科医师。这些医生都应该在全面评估和检查的基础上做出准确诊断。出于患者安全的原因考虑，除非有专门研究头痛治疗的医师在一旁监督，其他医疗人员和对慢性头痛既无专业知识且又缺乏兴趣的医师，都不应该成为这些患者的一线医疗服务提供者，这主要是为了减少医疗错误、误诊以及一些出于善意却不适当的治疗。

做出正确的诊断并开始治疗之后（表19.1），专科医生应观察患者的病情进展情况[16]。尽管给予了恰当的药物治疗，但是一旦急性/发作性偏头痛、神经痛或头痛演变为慢性病变（每月发病15天或更多，至少持续3个月），应该考虑有周围神经受累诱发患者的头痛发生。在这种情况下，在神经走行略径上已知卡压位点的压痛（表19.2）具有一定提示性，而如这些位点的神经阻滞反应为阳性，即便是暂时性的，也可确认这是周围神经疼痛触发点[16, 48, 49, 72, 75]。对神经阻滞的短暂的阳性反应被定义为头痛/偏头痛的痛感缓解，能够持续几小时、几天甚至几周。除非药物过敏，否则长效的麻醉剂＋类固醇可达到最佳的疗效。在额颞区，类固醇使用剂量应小或根本不用，以防止激素引起的皮肤褪色或皮下软组织萎缩从而影响美观。神经阻滞可以应用于这些位置，并获得最佳的效果。基于一些患者主诉和报告，建议将神经阻滞用于以下位置：

- 枕大神经：枕骨隆突下方3 cm，中线旁开2~3 cm处。
- 枕背神经：枕骨隆突下方3 cm，中线旁开1~2 cm处。
- 枕小神经：枕骨隆突水平线下方3 cm，枕外降凸旁开5~6 cm（胸锁乳突肌的乳突止点的后缘）。
- 枕小神经—滑车上神经（前额头痛）：皱眉肌区域，在眉毛处/眉毛上部。
- 颧颞神经（颞头痛）：眶外缘侧面1 cm、外眦区上方~1 cm处，位于颞肌内。
- 耳颞神经（颞头痛）：沿耳轮顶部水平线、耳前方1 cm处（沿颞浅动脉走行，鬓角上方）

如果神经阻滞无效，可在数周后重复一次；重复阻滞时可以稍微改变位置，以避免因解剖变异导致的无反应性，尤其是在枕区[16, 65, 76]。另一个方法，也是更昂贵的诊断方式是局部注射肉毒素，它能对肌肉张力和血管的生理机能产生直接作用[38, 77, 78]。每个解剖区域注射约15个单位的新制备药物，注射位置是在神经周围而非头颈部。药物起效可能需要1~2周。以作者的经验，神经阻滞适用于>90%的患者，而肉毒素则只用于部分枕区神经痛/偏头痛/慢性头痛，或神经阻滞治疗无效的头痛。如此，神经阻滞能获得同样的信息（被阻滞神经在头痛/偏头痛/神经痛的病理生理学中的作用），但其成本却约为A型肉毒素的十分之一。当然，不管是神经阻滞还是注射肉毒素，常规的用药预防措施（如过敏检查，麻醉注射之前的抽吸术，一次性无菌用品，执业医生对手术步骤的熟练度等）仍然不可缺少。此外，医生可以选择一次阻滞一个解剖区域，以确定该区域在患者的头痛/偏头痛发病机制中的作用，以便进一步确定需要优先开展的手术类型和解剖区域。

对患有枕神经痛相关的偏头痛或慢性头痛者，如果同时伴有颈部疼痛，需要排除可能的颈椎相关病变。如果确定有，并且经脊柱外科医生确定患者需要手术干预，那么该手术应该在针对枕神经的周围神经手术之前进行。同样，与额颞三叉神经痛（FTTN）相关的慢性偏头痛或头痛患者可能需要由多位专家进行评价，如果其症状提示相关问题应由相关专业医师进行处理，如鼻中隔偏曲和鼻窦相关的问题（耳鼻喉科医生），牙齿咬合不正和颞下颌关节的问题（牙医或口腔外科医生），与视觉相关的问题（眼科医师）。在完成这些专科评价后，可以考虑进行周围神经手术，详见下框内容。

19.5　手术技术

19.5.1　与额部疼痛和颞部疼痛相关的慢性头痛或偏头痛

患者取仰卧位，在局部麻醉和全身麻醉下，于患侧上睑皮肤褶皱处做切口，显露眶上神经（SON）、滑车上神经（STN）和／或滑车下神经（ITN）[32]。逐层解剖，经眶前面至眶缘，然后辨认皱眉肌，并进而确定眶上神经（SON）、滑车上神经（STN）和滑车下神经（ITN）。在放大镜下游离神经，根据需要，以松解皱眉肌和眶上切迹／眶上孔的方式进行减压（图 19.6）。同样，松解可以在内镜下完成，如果需要双侧通道，可采用前额头皮上的三点入路[38, 79]。于眶上神经和滑车上神经在眶上缘的出口正上方进行骨膜下剥离，但肌肉的切断应在直视下进行，注意辨认并保护神经分支（图 19.7）。如果是处理创伤性神经瘤，需要进行开放切除手术而不是神经减压术，然后可以考虑将神经断端以端端缝合的缝方式处理，以减少神经瘤复发[34]。

颞前切口可以用于显露颧颞神经，也可作为内镜下松解颧颞神经的入路，还可以结合侧方入路用于眶上神经和滑车上神经的内镜下松

慢性头痛的手术治疗适应证

- 患者由头痛专科医师负责治疗
- 确诊慢性头痛或其中任一形式（表 19.1）
- 其他疾病、药物引发的或特殊解剖部位的病变业已排除或处理，包括：
  - 颈部、脊椎和脑部畸形
  - 鼻中隔偏曲与鼻窦病变
  - 视觉问题
  - 口腔问题（如牙齿咬合不正和颞下颌关节畸形）
- 保守治疗失败（在头痛专科医师监督下治疗，患者的头痛／偏头痛／神经痛症状仍持续至少 3 个月）
- 神经阻滞或肉毒素注射治疗反应阳性（即便是暂时）
- 患者适合手术

解[38]。直视下完成分离，位于颞深筋膜浅层，注意不要穿透面神经额支所在平面。在外眦缘附近见到颧颞神经后，即可以进行神经切断（图 19.8）。如果耳颞神经也需要切除，则应采用一个单独的、更靠后的垂直切口，显露耳颞神经和颞浅动脉并切断神经（图 19.8a）。

19.5.2　与枕神经痛相关的慢性头痛或偏头痛

患者取俯卧位，全身麻醉后，注意姿势得当，避免眼和肢体受压。头颈部中立位或略微弯曲，以减少颈部后伸，避免遮挡术中视野。显露颈大神经的切口应在枕外隆凸下 2~3 cm、中线旁开 3 cm 处（图 19.9）。逐层深入至斜方肌。然后在斜方肌筋膜上做垂直切口，以显露枕背神经和枕大神经。如果术野内有枕背神经小的分支，可在牵拉下切断该分支以使其回缩入肌肉组织，避

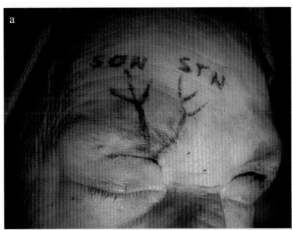

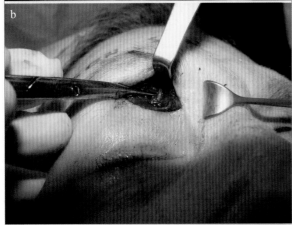

图 19.6　（a）眶上神经 / 滑车上神经（SON/STN）开放手术入路。（b）开放手术术中视野：眶上神经 / 滑车上神经

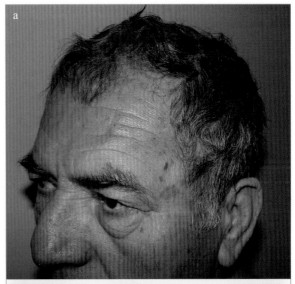

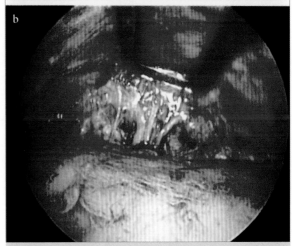

图 19.7　（a）眶上神经 / 滑车上神经 / 颧颞神经（SON/STN/ZTN）内镜手术入路。（b）内镜手术术中视野：眶上神经 / 滑车上神经

免被术区瘢痕压迫而形成疼痛性神经瘤。继续小心分离，直到显露并确认枕大神经，通常枕大神经会穿过头半棘肌（SSCM）（图 19.10）。首先向近端游离，切除靠近枕大神经的头半棘肌的内侧一小部分，然后向下松解覆盖枕大神经的头下斜肌（IOCM）的纤维 [16, 32, 65]。约 6% 的患者的神经在头半棘肌内分束（图 19.11），此时应切断其间的肌肉。约有 40% 的患者在垂直面或水平面存在双侧枕大神经不对称（图 19.12，图 19.13）[16, 65]。随后向远端分离，松解斜方肌管内的神经（在此处，枕大神经穿过斜方肌至

枕骨止点的筋膜）。该管长 1~2 cm，从上向外侧斜行，其中有血管淋巴结构，这也是有待确认的卡压结构 [16, 65]。通常，在上外侧远端，枕动脉和静脉跨过枕大神经。如果血管压迫神经，应将其游离并结扎。如果存在任何增大并邻近的淋巴结与神经接触，也应将其从神经通道中移除，以进一步减压神经。必要时，同一切口也可用于对侧的治疗。逐层缝合，无须引流。在需要进行枕大神经切断术和枕大神经移植术时，也可采用同一入路，除非需要将枕大神经的近端植入较深至头半棘肌下方。当然，如同所有周围神经手术，

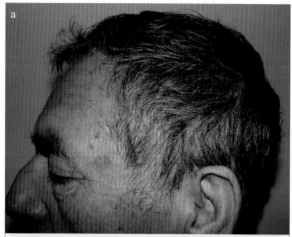

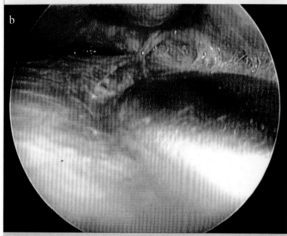

图 19.8 （a）颧颞神经 / 耳颞神经（ZTN/ATN）的手术切口或内镜入路。（b）内镜术中所见：颧颞神经

手术需要显微手术器械和技术并使用 4.0 放大镜。

如果同时进行单侧枕小神经切除术，那么需要在第一切口外侧另外建立一个 3 cm 的切口，该切口位于枕小神经上方、胸锁乳突肌后缘中三分之一处。医生可以对枕小神经进行减压，或切断神经后将其近侧端植入肌肉。如果需要同时进行两侧的枕大神经减压和枕小神经的减压或切除，则需要改变手术切口[16]，采用双侧单独切口，分别显露对应枕大神经和枕小神经（图19.14）。如此，只用两个切口而非三个或四个切口，就足以显露所有的神经。

枕神经和额颞神经手术费时约 1 小时。每次仅进行一个（解剖）部位的手术（枕神经或额颞神经），经过 3~4 个月的观察后，再另一部位的进行手术。这种医疗方法有两个优点：首先，医生可以确认第一个手术部位的手术效果，对于部分患者，如此可预防疼痛扩散到其他部位（如从枕部扩散到额部），从而避免不必要的、额外的手术。如果在枕部充分松解后，额颞三叉神经痛仍持续，则需要继续对额颞区进行手术。第二，单一部位的手术通常都在 1 小时内完成，患者可

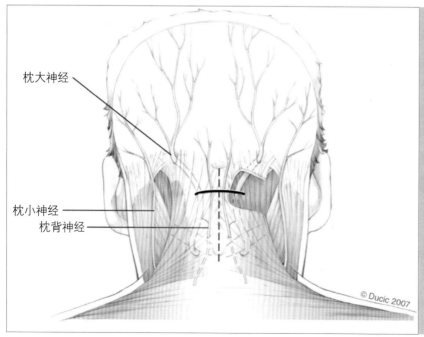

图 19.9 枕大神经 / 枕背神经（GON/DON）开放手术入路

枕大神经

枕小神经
枕背神经

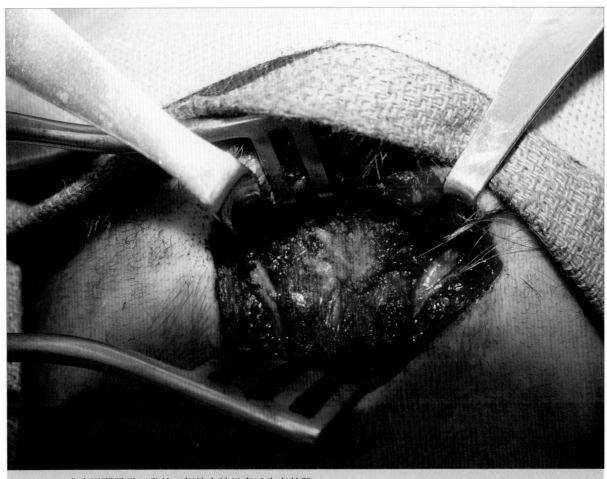

图 19.10　术中视野展示正常的双侧枕大神经穿过头半棘肌

以很好地耐受，并迅速恢复。

19.6　讨论

　　虽然对有关慢性头痛患者手术治疗的各个方面已进行了广泛讨论，但是仍有部分问题有待回答。回顾目前的文献，总可以找到明显相左的信息，使得对任何一种慢性头痛的正确治疗选择更为复杂。

　　报道称，在额颞三叉神经痛患者中，额部或颞部慢性头痛或偏头痛的发病率估计为0.5%~1%[17, 29, 36]。通常情况下，额颞三叉神经痛患者均接受药物治疗或创伤更大的治疗方式来缓解其头痛症状。而针对三叉神经痛的一些治疗

方式（如甘油注射、神经节切除，热凝固术，和Janetta手术）可能会有效，但对于眶上神经和滑车上神经卡压导致的FTTN，这些治疗往往过于激烈或者创伤过大所以不适合[30]。同样，药物治疗可能适用于偏头痛、丛集性头痛和伴结膜充血和流泪的急性单侧神经痛样头痛发作综合征（SUNCT），但对额颞三叉神经痛患者则疗效甚微[14, 28]。据报道，针灸也有一定的疗效[31]。此外，额颞区神经局部阻滞也有疗效，但这些注射往往疗效持续时间短，因而需要经常重复[28, 80, 81]。眶上神经抽出术也被考虑过，但是其症状通常会在6~12个月内复发[30]。偶尔可在手术中或者临床触诊检查时发现神经瘤。据报道，有多种原因导致可导致眶上神经、滑车上神经或

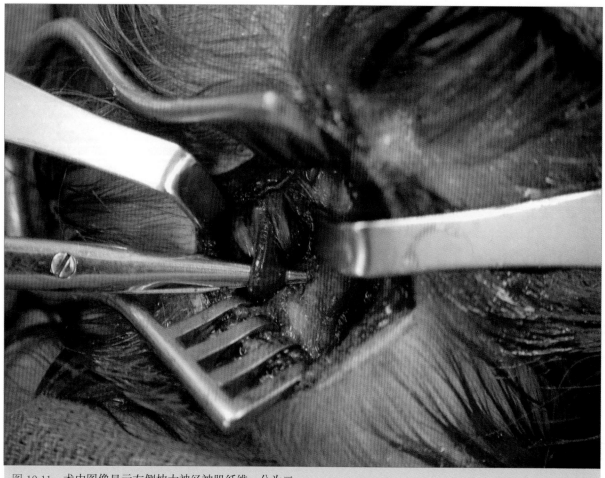

图 19.11　术中图像显示左侧枕大神经被肌纤维一分为二

颞颞神经的创伤性神经瘤形成，包括提眉术、车辆碰撞、锐器损伤，眼眶摘除术、halo架固定、额骨骨折甚至昆虫叮咬[82~86]。对于这些情况，切除神经瘤并残端植入肌肉是最适合的，而非减压术[34]。文献也有单纯性压迫所致，包括"护目镜"头痛、术后瘢痕、麻醉面罩、隐藏性血管瘤和钝性创伤[29, 34, 38, 87, 89]。如此，神经压迫引起的额颞三叉神经痛相关的偏头痛或慢性头痛似乎最适合采用眶上神经/滑车上神经减压术；如果同时伴有颞部头痛，可选择采取或不采取颞颞神经的耳颞神经切断术[38]。对于保守治疗无效的患者，如果有对应的额颞神经压痛且神经阻滞或肉毒素注射有效，应考虑手术治疗。

枕部疼痛可能由其他身体疾病引起，如阿—基脑畸形（Chiari畸形）、肿瘤、椎基底动脉供血不足、脑膜炎、关节炎、痛风、多发性神经病、梅毒、疟疾、斜颈、肌炎、乳突炎、带状疱疹后遗神经痛、上呼吸道感染和颞动脉炎[43, 90~92]。为此，建议在手术前进行神经科会诊。枕神经痛有多种治疗方式[14]。非类固醇抗炎药和麻醉剂通常只能短暂缓解疼痛，因此需要频繁、重复使用[93, 94]。麦角碱衍生物的使用尚有争议，这一疗效是由枕动脉收缩介导的，有人认为它可能有短期疗效，而其他作者认为它完全无效[14, 94]。单独的局麻剂注射治疗或配合糖皮质激素治疗可能会产生持久的疼痛缓解效果[48]。乙醇注射可以减轻症状，但复发率高；没有证据证明硬膜外皮质类固醇治疗有效[95, 96]。不同

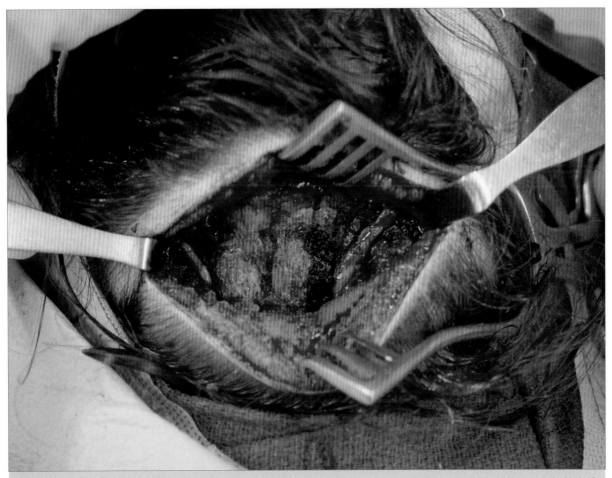

图 19.12　术中图像显示双侧枕大神经在水平面不对称分布，右侧枕大神经紧邻脊柱中线穿头半棘肌，左侧枕大神经距离中线 4 cm。蓝色标记为中线右半侧

的药物方案可以成功应用于某一特定的头痛类型，但对某些患者的疗效可能是有限的，因此需要时常进行调整。

根据药物的处方信息，保妥适（Botox）（A型肉毒杆菌毒素）对于成年（18 岁以上）慢性偏头痛有效（头痛每月不少于 15 天，每天持续时间不少于 4 小时）。尽管有 27% 的患者出现了颈部无力的并发症，但其疗效已被证实但持续时间有限[38, 77, 78]。将使用肉毒素组与安慰剂组进行对比，发现前者的使用不仅明显降低了患者头痛和偏头痛的发病的发作频率，减少了发作天数，还改善了患者的身体机能和生活质量[15, 97]。在这些研究中，肉毒素是以最小剂量 155

单位注射于身体头颈部 7 块肌肉超过 31 个位置。根据疼痛的分布，另外的 40 单位可注射于头颈部 3 块肌肉超过 8 个部位。尽管肉毒素的疗效令人振奋，但仍存在几个重要的问题。直到最近，美国食品药品管理局（FDA）才批准将 A 型肉毒杆菌毒素应用于偏头痛的治疗，所以其长期效果还有待确定。例如，头颈部肌肉既有运动功能又有稳定颈部作用，将其反复麻痹使其无力会有怎样的长期副作用还有待确认。根据偏头痛预防治疗的阶段性临床研究评估（简称 PREEMPT）方案，每位患者的单次疗程需使用 155~200 单位的肉毒素，成本为 1 300~2 500 美元[9, 7]；而且这种治疗每隔几个月需要重复一次，所以这一治

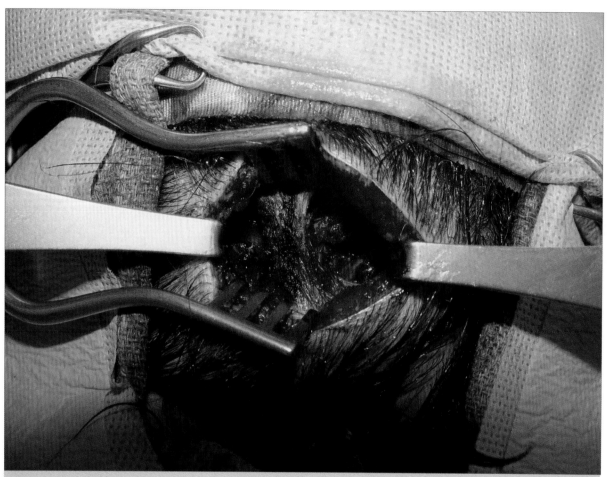

图 19.13　左、右侧枕大神经（GONs）的术中视野，垂直不对称，在不同垂直平面穿行头半棘肌

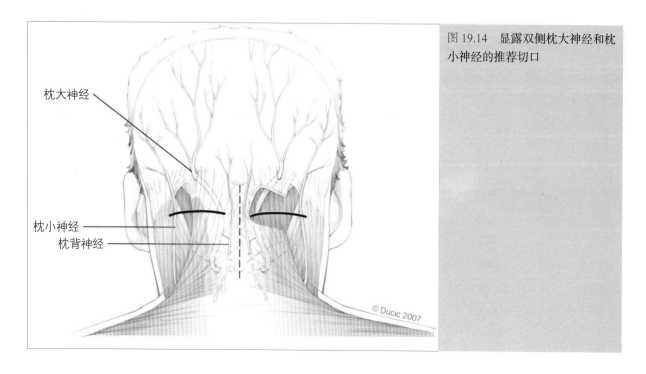

枕大神经

枕小神经

枕背神经

© Ducic 2007

图 19.14　显露双侧枕大神经和枕小神经的推荐切口

疗非常昂贵。因此，其长期作用和成本效益仍需研究确定。

射频消融术（RFA）是一种微创治疗方法，主要由疼痛麻醉使科医生用。RFA需要将电极经皮插入神经附近（通常在透视引导下）[98]，连续模式下的高频交流电流会使靶组织产生热损伤，从而实现神经消融。亚致死强度/频率下的脉冲射频（RF）短高压脉冲产生的神经生理变化更不易掌控，长期疗效更难确认。文献报道中多为小样本病例报告。其中一项研究对接受枕大神经射频消融术的患者进行随访，5个月的随访中，疼痛缓解率为60%~70%。患者必须接受反复治疗才能得到持续的疗效；而其长期疗效仍未知[54]。有15例患者参与的另一项研究表明，在对C3-C6后支进行射频神经切断术后，疼痛缓解持续8.8个月；然而，在随访过程中，疼痛有复发的趋势[99]。有一文献对3项研究进行了综述，每项研究各有超过10例患者，并且有相同的观察指标和结果，因此可将与其他有创性治疗方式进行比较[100~102]。总体来说，131例患者中有72例（55%）有改善，并发症发生率为4.9%。以作者的经验来看，许多在不同地方接受射频消融术的患者疗效欠佳，需要采用神经切除术来减轻疼痛。对于此类患者，射频消融术似乎加重了神经损伤，因为那些在接受射频消融术后仍然有头痛的患者的疼痛常常加剧，特点类似难治性神经瘤。因此，这也是与患者在术前应该需要讨论的一个重要内容。这类患者最终可能需要的是神经切除而不是减压。需要进一步的前瞻性研究，着重关注2~5年的结果，或许可以回答这些悬而未决的问题，从而确定射频消融术在慢性头痛治疗中的真正价值。

同为有创治疗，有文献也对神经电刺激（神经刺激器）进行了评估。这种治疗需要置入电池驱动的发射器，通过连线与置于相关神经附近的电极相连。有一文献对9项相关研究进行了综述，每项研究都有超过10例患者，而且使用了相同的观察指标[47, 50, 103~109]。总体而言，184例患者中126例（68%）有改善，并发症发生率分别为：37%的不严重并发症（导线处疼痛，接触性皮炎，失效不佳，漏电）和31.5%的严重并发症（导线意外"移位"，设备感染，硬件故障导致的二次手术）。另一项研究中，平均随访35个月，30例患者中有16例（53%）疼痛缓解超过50%；另一项类似研究平均随访22个月，发现14例患者中有7例（50%）疼痛缓解超过50%[47, 50]。然而，真正的5年长期效果仍然不得而知。考虑到设备本身和置入过程的巨额成本，感染时需要取出以及需要手术且有瘢痕形成，因此患者需要知情同意的内容很多。最后要提醒的是，如果知晓神经电刺激只是对症治疗，而这种方法对其真正病因没有治疗作用，许多患者会质疑这种方法。

手术治疗是一种有创治疗方式，已有众多方法报道。周围神经手术目的在于解决头痛潜在的病理生理原因和解剖原因，即神经压迫。早期进行的是C2和C3神经根减压术，去除C3关节骨刺后，在11个月的随访期内疼痛完全缓解[43]。有人主张进行在显微镜下切除C2神经节，报道的4例患者术后24个月疼痛完全缓解，但有1例复发[52, 56]。这些患者术后有短暂的恶心和眩晕，并有1例患者出现了脑脊液漏。在另项研究中，17例枕神经痛患者接受C1-C4神经根切断术，其中68.8%的患者认为这一手术效果可以接受[53]。术后，相应皮肤支配区有麻木感。

也有人报道对疼痛受累区的皮肤进行皮下去神经术[55]。术中，掀起包含枕额肌在其中的两块头皮瓣，显露枕大神经和枕小神经。然后，切除这些神经，皮瓣原位缝合。报道称，所有3例患者术后均获得了"满意的疗效"。另一报道中，22例患者进行枕大神经的撕脱神经切除术，在18个月随访时70%患者疼痛缓解[55, 56]。但是，约有30%的患者出现头皮过敏、感觉迟钝、神经瘤或复发。

研究发现，对位于颈深筋膜和斜方肌通道处的枕大神经进行经松解，在18个月内的随访时间内，66%的患者获得短期疼痛缓解；除4例患者外，所有患者疼痛均复发[44]。有趣的是，80%的患者不后悔手术治疗，并且40%的人愿意接受同样的手术。作者推测，这可能是神经松解的深度不够，如没有处理半棘肌。在一项包含34例患者的研究中，切断半棘肌后，所有患者头痛症状均减轻[38]。与此类似，在一项包含13例甩鞭样损伤和枕部头痛患者的研究中，松解斜方肌通道和半棘肌后，72.2%的患者的疼痛缓解效果为优或良[41]。10例患者进行了神经松解并切断下斜肌，平均随访37个月，70%的患者对手术效果满意[110]。迄今为止样本量最大的研究包含206例患者，80%患者在至少12个月的随访中疼痛明显缓解（疼痛缓解超过50%）[16]。其中，43%的患者枕神经痛完全缓解，其余57%的患者疼痛虽然没有完全缓解，但是头痛次数减少、症状减轻，而且药物治疗也更加有效。与其他术式相比，枕大神经没有被破坏，而是对其进行减压。即便切除枕小神经，耳后乳突区形成的感觉丧失也并不明显。这些结果表明，枕神经痛是由周围神经卡压引起的。约20%的患者疼痛缓解程度<50%，即治疗失败，原因是枕大神经减压后无法再生。除了药物治疗，如果枕大神经仍有压痛且神经阻滞有效，应建议患者行神经切除术。如此之后，多数患者症状缓解，但仍有部分患者症状无改善，或有头皮过敏和持续疼痛，需要继续药物治疗。

为减少失败的发生，一定要注意枕大神经的异常分支，枕背神经和枕小神经的走行以及枕大神经和枕血管/淋巴结之间的关系[16, 65, 67, 69]。此外，必须要考虑同一条神经的其他卡压点，当然也需要遵从推荐的治疗流程（表19.2，图19.15）。有综述回顾了14项研究，每项研究病例数超过10，并且采用同样的结果评估指标，因此可对对神经手术和其他有创性治疗进行比

较[16, 38, 78, 110~119]。1 253例中的1 072例慢性头痛患者（86%）因手术获益，139例（11.1%）发生相关的轻微并发症。与其他有创性治疗相比，周围神经手术的有效率（86%）明显高于神经刺激术（68%）和射频消融术（55%）。这些循证医学证据表明，与其他治疗方法相比，针对慢性头痛解剖学病因的周围神经手术是最有可能逆转病情的治疗。将偏头痛的手术治疗与安慰性手术进行比较研究，26例安慰性手术患者中的15例（57.7%）和49例真正手术患者中的41例（83.7%）头痛症状至少缓解了50%；而且，49例手术患者中有28例（57.1%）症状彻底缓解，安慰性手术的26例患者仅有1例（3.8%）。这表明周围神经触发位点与患者偏头痛的发病机理有关，对其减压可改善病情[111]。同样，如果患者乳房过大，其超标的重量会通过斜方肌和筋膜对枕区的外周神经形成慢性压力和张力，由此引发枕神经痛、偏头痛和慢性头痛[120]。乳房缩小术能够消除这种类型的张力和压力，从而改善或消除因乳房过大引起的枕神经痛、偏头痛以及其他形式的慢性头痛。最后，任何手术和创伤，包括震荡后的运动损伤，都可以直接影响枕部、额部和/或颞区的周围神经，并导致不同类型的慢性头痛、偏头痛或神经痛[16, 34, 121]。这些患者成功手术治疗只是进一步佐证业周围神经触发点的存在，并且可由此引起慢性头痛。

19.7 小结

慢性头痛、偏头痛、神经痛的诊断和治疗，是一个充满争议且不断演变的主题。尽管许多研究者强调手术是一种有创性治疗，但是基于药物治疗仅仅部分有效甚至无效，确有必要探索手术治疗和其他治疗方式。因此，对于表19.1中所列的疾病的所有患者，在经过头痛治疗专家至少3个月的药物治疗后症状仍持续者，都应纳入周围神经手术的适应证（如上所述）。手术治疗，

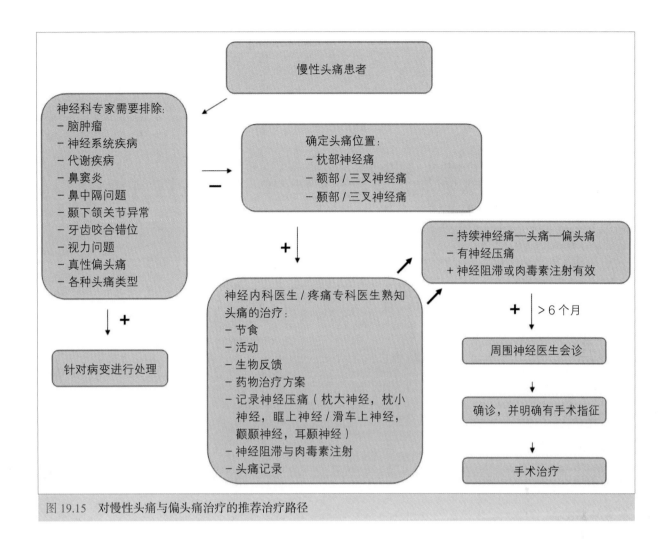

图 19.15 对慢性头痛与偏头痛治疗的推荐治疗路径

通常是减压手术，也包括神经切断术和切除术，针对性解决导致神经压迫的病因，可安全缓解部分额颞三叉神经痛（FTTN）或枕神经痛相关的慢性偏头痛或偏头痛患者的头痛。显然，在达成共识之前仍有很多工作需要完成。希望在此讨论的这些想法可有助于更好地规范手术治疗的适应证和相关的外科技术，以补充现有的药物治疗。

19.8 参考文献

[1] International Headache Society. The International Classification of Headache Disorders. www. i-h-s.org

[2] Headache Classification Committee of the International Headache Society.Classification and diagnostic criteria for headache disorders, cranial neuralgias and facial pain. Cephalalgia 1988;8 Suppl 7:1-96

[3] Martin V, Elkind A. Diagnosis and classification of primary headache disorders. In: Standards of care for headache diagnosis and treatment. Chicago, IL:National Headache Foundation; 2004:4-18

[4] Headache Classification Subcommittee of the International Headache Society.The International Classification of Headache Disorders: 2nd edition Cephalalgia 2004;24:1-160

[5] Bigal ME, Serrano D, Reed M, Lipton RB. Chronic migraine in the population:burden, diagnosis, and satisfaction with treatment. Neurology 2008;71:559-566

[6] Bolay H, Reuter U, Dunn AK, Huang Z, Boas DA, Moskowitz MA. Intrinsic brain activity triggers trigeminal meningeal afferents in a migraine model. Nat Med 2002;8:136-142

[7] Hargreaves RJ, Shepheard SL. Pathophysiology of migraine-new insights. Can J Neurol Sci 1999;26 Suppl 3:S12-S19

[8] Burstein R, Jakubowski M. Implications of multimechanism therapy: when to treat? Neurology 2005;64 Suppl 2:S16-S20

[9] Woolf CJ, American College of PhysiciansAmerican Physiological Society.Pain: moving from symptom control

toward mechanism-specific pharmacologic management. Ann Intern Med 2004; 140:441-451

[10] Waeber C, Moskowitz MA. Therapeutic implications of central and peripheral neurologic mechanisms in migraine. Neurology 2003;61 Suppl 4:S9-S20

[11] Williamson DJ, Hargreaves RJ. Neurogenic inflammation in the context of migraine. Microsc Res Tech 2001;53:167-178

[12] Levy D, Jakubowski M, Burstein R. Disruption of communication between peripheral and central trigemino-vascular neurons mediates the antimigraine action of 5HT 1B/1D receptor agonists. Proc Natl Acad Sci U S A 2004; 101:4274-4279

[13] Silberstein SD. Migraine pathophysiology and its clinical implications. Cephalalgia 2004;24 Suppl 2:2-7

[14] Silberstein SD. Practice parameter: evidence-based guidelines for migraine headache (an evidence-based review): report of the Quality Standards Subcommittee of the American Academy of Neurology. Neurology 2000; 55:754-762

[15] Halker RB, Hastriter EV, Dodick DW. Chronic daily headache: an evidencebased and systematic approach to a challenging problem. Neurology 2011;76 Suppl 2:S37-S43

[16] Ducic I, Hartmann EC, Larson EE. Indications and outcomes for surgical treatment of patients with chronic migraine headaches caused by occipital neuralgia. Plast Reconstr Surg 2009; 123:1453-1461

[17] Lipton RB, Stewart WF, Diamond S, Diamond ML, Reed M. Prevalence and burden of migraine in the United States: data from the American Migraine Study II. Headache 2001;41:646-657

[18] Stovner LJ, Zwart JA, Hagen K, Terwindt GM, Pascual J. Epidemiology of headache in Europe. Eur J Neurol 2006; 13:333-345

[19] Natoli JL, Manack A, Dean B, et al. Global prevalence of chronic migraine: a systematic review. Cephalalgia 2010;30: 599-609

[20] Lipton RB, Stewart WF, Von Korff M. The burden of migraine: a review of cost to society. Pharmacoeconomics 1994;6:215-221

[21] Solomon GD, Price KL. Burden of migraine: a review of its socioeconomic impact. Pharmacoe-conomics 1997; 11 Suppl 1:1-10

[22] Hu XH, Markson LE, Lipton RB, Stewart WF, Berger ML. Burden of migraine in the United States: disability and economic costs. Arch Intern Med 1999;159:813-818

[23] Solomon S, Goodrich JT. Supraorbital neuralgia. Headache 1999;39:680-681

[24] Katusic S, Beard CM, Bergstralh E, Kurland LT. Incidence and clinical features of trigeminal neuralgia, Rochester, Minnesota, 1945-1984. Ann Neurol 1990;27:89-95

[25] Baandrup L, Jensen R. Chronic post-traumatic headache: a clinical analysis in relation to the International Headache Classification, 2nd edition. Cephalalgia 2005;25:132-138

[26] Cady RK, Schreiber CP. Sinus headache or migraine? Considerations in making a differential diagnosis. Neurology 2002;58 Suppl 6:S10-S14

[27] Pareja JA, Caminero AB, Sjaastad O. SUNCT syndrome: diagnosis and treatment. CNS Drugs 2002; 16:373-383

[28] Sjaastad O, Stolt-Nielsen A, Pareja JA, Fredriksen TA, Vincent M. Supraorbital neuralgia: on the clinical manifestations and a possible therapeutic approach. Headache 1999;39:204-212

[29] Sjaastad O, Petersen HC, Bakketeig LS. Supraorbital neuralgia: Vågå study of headache epidemiology. Cephalalgia 2005;25:296-304

[30] Persing JA, Jane JA. Surgical treatment of V1 trigeminal neuralgia: technical refinement. Neurosurgery 1985; 17:660-662

[31] Xia SZ, Wang WM, Chen ZS, Zheng JZ. Acupuncture treatment of 61 cases of supraorbital neuralgia. J Tradit Chin Med 1987;7:116-118

[32] Guyuron B, Varghai A, Michelow BJ, Thomas T, Davis J. Corrugator supercilii muscle resection and migraine headaches. Plast Reconstr Surg 2000;106:429-434, discussion 435-437

[33] Tucker SM, Tarlov EC. Intraorbital surgery for trigeminal neuralgia. Ophthal Plast Reconstr Surg 2005;21:11-15

[34] Ducic I, Larson EE. Posttraumatic headache: surgical management of supraorbital neuralgia. Plast Reconstr Surg 2008; 121:1943-1948

[35] Freidman RM, Rohrich RJ, Finn SS. Management of traumatic supraorbital neuroma. Ann Plast Surg 1992;28:573-574

[36] Lipton RB, Stewart WF, Reed M, Diamond S. Migraine's impact today: burden of illness, patterns of care. Postgrad Med 2001;109:38-40, 43-45

[37] Pareja JA, Caminero AB. Supraorbital neuralgia. Curr Pain Headache Rep 2006;10:302-305

[38] Guyuron B, Kriegler JS, Davis J, Amini SB. Comprehensive surgical treatment of migraine headaches. Plast Reconstr Surg 2005; 115:1-9

[39] Beruto LJ, Ramos MM. Decades de med y cirug pract. 1821;3:145-169

[40] Bogduk N. The anatomy of occipital neuralgia. Clin Exp Neurol 1981;17:167-184

[41] Magnússon T, Ragnarsson T, Björnsson A. Occipital nerve release in patients with whiplash trauma and occipital neuralgia. Headache 1996;36:32-36

[42] Becser N, Bovim G, Sjaastad O. Extracranial nerves in the posterior part of the head: anatomic variations and their possible clinical significance. Spine 1998; 23:1435-1441

[43] Poletti CE. Proposed operation for occipital neuralgia: C-2 and C-3 root decompression: case report. Neurosurgery 1983; 12:221-224

[44] Bovim G, Fredriksen TA, Stolt-Nielsen A, Sjaastad O. Neurolysis of the greater occipital nerve in cervicogenic headache: a follow-up study. Headache 1992;32:175-179

[45] Bovim G, Bonamico L, Fredriksen TA, Lindboe CF, Stolt-Nielsen A, Sjaastad O. Topographic variations in the peripheral course of the greater occipital nerve: autopsy study with clinical correlations. Spine 1991; 16:475-478

[46] Ballesteros-Del Rio B, Ares-Luque A, Tejada-Garcia J,

Muela-Molinero A. Occipital (Arnold) neuralgia secondary to greater occipital nerve schwannoma. Headache 2003; 43:804-807

[47] Slavin KV, Colpan ME, Munawar N, Wess C, Nersesyan H. Trigeminal and occipital peripheral nerve stimulation for craniofacial pain: a single-institution experience and review of the literature. Neurosurg Focus 2006;21:E5

[48] Naja ZM, El-Rajab M, Al-Tannir MA, Ziade FM, Tawfik OM. Occipital nerve blockade for cervicogenic headache: a double-blind randomized controlled clinical trial. Pain Pract 2006;6:89-95

[49] Ashkenazi A, Matro R, Shaw JW, Abbas MA, Silberstein SD. Greater occipital nerve block using local anaesthetics alone or with triamcinolone for transformed migraine: a randomised comparative study. J Neurol Neurosurg Psychiatry 2008;79:415-417

[50] Slavin KV, Nersesyan H, Wess C. Peripheral neurostimulation for treatment of intractable occipital neuralgia. Neurosurgery 2006;58:112-119, discussion 112-119

[51] Stechison MT, Mullin BB. Surgical treatment of greater occipital neuralgia: an appraisal of strategies. Acta Neurochir (Wien) 1994; 131:236-240

[52] Wang MY, Levi AD. Ganglionectomy of C-2 for the treatment of medically refractory occipital neuralgia. Neurosurg Focus 2002;12:E14

[53] Kapoor V, Rothfus WE, Grahovac SZ, Amin kassam SZ, Horowitz MB. Refractory occipital neuralgia: preoperative assessment with CT-guided nerve block prior to dorsal cervical rhizotomy. AJNR Am J Neuroradiol 2003;24:2105-2110

[54] Navani A, Mahajan G, Kreis P, Fishman SM. A case of pulsed radiofrequency lesioning for occipital neuralgia. Pain Med 2006;7:453-456

[55] Martin BC, Fagan PJ. The surgical therapy of certain occipital headaches. Plast Reconstr Surg 1964;33: 266-268

[56] Sharma RR, Devadas RV, Pawar SJ, Lad SD, Mahapatra AK. Current status of peripheral neurectomy for occipital neuralgia. Neurosurg Q 2005;15:232-238

[57] Standring S, ed. Gray's Anatomy. 39th ed. London: Elsevier; 2005

[58] Beer GM, Putz R, Mager K, Schumacher M, Keil W. Variations of the frontal exit of the supraorbital nerve: an anatomic study. Plast Reconstr Surg 1998; 102:334-341

[59] Janis JE, Ghavami A, Lemmon JA, Leedy JE, Guyuron B. The anatomy of the corrugator supercilii muscle: 2. Supraorbital nerve branching patterns. Plast Reconstr Surg 2008; 121:233-240

[60] Fallucco M, Janis JE, Hagan RR. The anatomical morphology of the supraorbital notch: clinical relevance to the surgical treatment of migraine headaches. Plast Reconstr Surg 2012;130:1227-1233

[61] Totonchi A, Pashmini N, Guyuron B. The zygomatico-temporal branch of the trigeminal nerve: an anatomical study. Plast Reconstr Surg 2005; 115:273-277

[62] Janis JE, Hatef DA, Thakar H, et al. The zygomaticotemporal branch of the trigeminal nerve: Part II. Anatomical variations. Plast Reconstr Surg 2010;126:435-442

[63] Janis JE, Hatef DA, Ducic I, et al. Anatomy of the auriculotemporal nerve: variations in its relationship to the superficial temporal artery and implications for the treatment of migraine headaches. Hast Reconstr Surg 2010; 125:1422-1428

[64] Mosser SW, Guyuron B, Janis JE, Rohrich RJ. The anatomy of the greater occipital nerve: implications for the etiology of migraine headaches. Plast Reconstr Surg 2004; 113:693-697, discussion 698-700

[65] Ducic I, Moriarty M, Al-Attar A. Anatomical variations of the occipital nerves:implications for the treatment of chronic headaches. Plast Reconstr Surg 2009;123:859-863, discussion 864

[66] Bogduk N. The clinical anatomy of the cervical dorsal rami. Spine 1982;7:319-330

[67] Natsis K, Baraliakos X, Appell HJ, Tsikaras P, Gigis I, Koebke J. The course of the greater occipital nerve in the suboccipital region: a proposal for setting landmarks for local anesthesia in patients with occipital neuralgia. Clin Anat 2006;19:332-336

[68] Becser N, Bovim G, Sjaastad O. Extracranial nerves in the posterior part of the head: anatomic variations and their possible clinical significance. Spine 1998; 23:1435-1441

[69] Dash KS, Janis JE, Guyuron B. The lesser and third occipital nerves and migraine headaches. Plast Reconstr Surg 2005;115:1752-1758, discussion 1759-1760

[70] Tubbs RS, Salter EG, Wellons JC, Blount JP, Oakes WJ. Landmarks for the identification of the cutaneous nerves of the occiput and nuchal regions. Clin Anat 2007;20:235-238

[71] Ashkenazi A, Levin M. Three common neuralgias: how to manage trigeminal,occipital, and postherpetic pain. Postgrad Med 2004;116:16-18, 21-24, 31-32 passim

[72] Kerr FW. Central relationships of trigeminal and cervical primary afferents in the spinal cord and medulla. Brain Res 1972;43:561-572

[73] Shimizu S, Oka H, Osawa S, et al. Can proximity of the occipital artery to the greater occipital nerve act as a cause of idiopathic greater occipital neuralgia? An anatomical and histological evaluation of the artery-nerve relationship. Plast Reconstr Surg 2007; 119:2029-2034, discussion 2035-2036

[74] Ducic I, Felder JM, Janis JE. Occipital artery vasculitis not identified as a mechanism of occipital neuralgia-related chronic migraine headaches. Plast Reconstr Surg 2011; 128:908-912

[75] Bogduk N. Local anesthetic blocks of the second cervical ganglion: a technique with application in occipital headache. Cephalalgia 1981; 1:41-50

[76] Caputi CA, Firetto V. Therapeutic blockade of greater occipital and supraorbital nerves in migraine patients. Headache 1997;37:174-179

[77] Ashkenazi A, Silberstein SD. Botulinum toxin and other new approaches to migraine therapy. Annu Rev Meal 2004;55: 505-518

［78］Janis JE, Dhanik A, Howard JH. Validation of the peripheral trigger point theory of migraine headaches: single-surgeon experience using botulinumtoxin and surgical decompression. PLast Reconstr Surg 2011;128:123-131

［79］Ramirez OM, Pozner JN. Endoscopically assisted supraorbital nerve neurolysis and correction of eyebrow asymmetry. Plast Reconstr Surg 1997;100: 755-758, discussion 759-760

［80］Klein DS, Schmidt RE. Chronic headache resulting from postoperative supraorbital neuralgia. Anesth Analg 1991;73:490-491

［81］Parris WCV. Chronic headache resulting from postoperative supraorbital neuralgia. Anesth Analg 1992;74:934-935

［82］Benvenuti D. Endoscopic brow lifts with injury to the supraorbital nerve and neuroma formation. PLast Reconstr Surg 1999;104:297-298

［83］Sutula FC, Weiter JJ. Orbital socket pain after injury. Am J Ophthalmol 1980;90:692-696

［84］Messmer EP, Camara J, Boniuk M, Font RL. Amputation neuroma of the orbit:report of two cases and review of the literature. Ophthalmology 1984;91:1420-1423

［85］Okubo K, Asai T, Sera Y, Okada S. A case of amputation neuroma presenting proptosis. Ophthalmologica 1987; 194:5-8

［86］Wirta DL, Dailey RA, Wobig JL. Eyelid neuroma associated with swim goggle use. Arch Ophthalmol 1998;116:1537-1538

［87］Jacobson RI. More "goggle headache":supraorbital neuralgia. N Engl J Med 1983;308:1363-1364

［88］O'Brien JC. Swimmer's headache, or supraorbital neuralgia. Proc(Bayl Univ Med Cent) 2004;17:418-419

［89］Sharma RR, Pawar SJ, Lad SD, Netalkar AS, Musa MM. Frontal intraosseous cryptic hemangioma presenting with supraorbital neuralgia. Clin Neurol Neurosurg 1999; 101:215-219

［90］Weinberger LM. Cervico-occipital pain and its surgical treatment: the myth of the bony millstones. Am J Surg 1978; 135:243-247

［91］Tancredi A, Caputi F. Greater occipital neuralgia and arthrosis of C1-2 lateral joint. Eur J Neurol 2004; 11:573-574

［92］Jundt JW, Mock D. Temporal arteritis with normal erythrocyte sedimentation rates presenting as occipital neuralgia. Arthritis Rheum 1991;34:217-219

［93］Martelletti P, van Suijlekom H. Cervicogenic headache: practical approaches to therapy. CNS Drugs 2004;18:793-805

［94］Martelletti P. Inflammatory mechanisms in cervicogenic headache: an integrative view. Curr Pain Headache Rep 2002;6:315-319

［95］Koch D, Wakhloo AK. CT-guided chemical rhizotomy of the Cl root for occipital neuralgia. Neuroradiology 1992;34:451-452

［96］Martelletti P, Di Sabato F, Granata M, et al. Failure of long-term results of epidural steroid injection in cervicogenic headache. Eur Rev Med Pharmacol Sci 1998;2:10-14

［97］Aurora SK, Dodick DW, Turkel CC, et alPREEMPT 1 Chronic Migraine Study Group. OnabotulinumtoxinA for treatment of chronic migraine: results from the double-blind, randomized, placebo-controlled phase of the PREEMPT 1 trial. Cephalalgia 2010;30:793-803

［98］Lord SM, Bogduk N. Radiofrequency procedures in chronic pain. Best Pract Res Clin Anaesthesiol 2002; 16:597-617

［99］van Suijlekom HA, van Kleef M, Barendse GA, Sluijter ME, Sjaastad O, Weber WE. Radiofrequency cervical zygapophyseal joint neurotomy for cervicogenic headache: a prospective study of 15 patients. Funct Neurol 1998;13:297-303

［100］Vanelderen P, Rouwette T, De Vooght P, et al. Pulsed radiofrequency for the treatment of occipital neuralgia: a prospective study with 6 months of follow-up. Reg Anesth Pain Med 2010;35:148-151

［101］Huang JH, Galvagno SM, Hameed M, et al. Occipital nerve pulsed radiofrequency treatment: a multi-center study evaluating predictors of outcome. Pain Med 2012; 13:489-497

［102］Choi HJ, Oh IH, Choi SK, Lim YJ. Clinical outcomes of pulsed radiofrequency neuromodulation for the treatment of occipital neuralgia. J Korean Neurosurg Soc 2012;51:281-285

［103］Weiner RL, Reed KL. Peripheral neurostimulation for control of intractable occipital neuralgia. Neuromodulation 1999;2:217-221

［104］Popeney CA, Aló KM. Peripheral neurostimulation for the treatment of chronic, disabling transformed migraine. Headache 2003;43:369-375

［105］Oh MY, Ortega J, Bellotte JB, Whiting DM, Aló K. Peripheral nerve stimulation for the treatment of occipital neuralgia and transformed migraine using a C1-2-3 subcutaneous paddle style electrode: a technical report. Neuromodulation 2004;7:103-112

［106］Melvin EA, Jordan FR, Weiner RL, Primm D. Using peripheral stimulation to reduce the pain of C2-mediated occipital headaches: a preliminary report. Pain Physician 2007;10:453-460

［107］Schwedt TJ, Dodick DW, Hentz J, Trentman TL, Zimmerman RS. Occipital nerve stimulation for chronic headache-long-term safety and efficacy. Cephalalgia 2007; 27:153-157

［108］Paemeleire K, Van Buyten JP, Van Buynder M, et al. Phenotype of patients responsive to occipital nerve stimulation for refractory head pain. Cephalalgia 2010;30:662-673

［109］Saper JR, Dodick DW, Silberstein SD, McCarville S, Sun M, Goadsby PJ, ONSTIM Investigators. Occipital nerve stimulation for the treatment of intractable chronic migraine headache: ONSTIM feasibility study. Cephalalgia 2011;31:271-285

［110］Gille O, Lavignolle B, Vital JM. Surgical treatment of greater occipital neuralgia by neurolysis of the greater occipital nerve and sectioning of the inferior oblique muscle. Spine 2004;29:828-832

［111］Guyuron B, Reed D, Kriegler JS, Davis J, Pashmini N, Amini S. A placebo-controlled surgical trial of the treatment of migraine headaches. Plast Reconstr Surg 2009;124:461-468

［112］Guyuron B, Kriegler JS, Davis J, Amini SB. Five-year outcome of surgical treatment of migraine headaches. Plast Reconstr Surg 2011;127:603-608

［113］Dirnberger F, Becker K. Surgical treatment of migraine headaches by corrugator muscle resection. Plast Reconstr Surg 2004;114:652-657, discussion 658- 659

［114］Bearden WH, Anderson RL. Corrugator superciliaris muscle excision for tension and migraine headaches. Ophthal Plast Reconstr Surg 2005;21:418-422

［115］Poggi JT, Grizzell BE, Helmer SD. Confirmation of surgical decompression to relieve migraine headaches. Plast Reconstr Surg 2008;122:115-122, discussion 123-124

［116］de Ru JA, Schellekens PPA, Lohuis PJFM. Corrugator supercilii transection for headache emanating from the frontal region: a clinical evaluation of ten patients. J Neural Transm 2011; 118:1571-1574

［117］Chepla KJ, Oh E, Guyuron B. Clinical outcomes following supraorbital foraminotomy for treatment of frontal migraine headache. Plast Reconstr Surg 2012;129: 656e- 662e

［118］Liu MT, Chim H, Guyuron B. Outcome comparison of endoscopic and transpalpebral decompression for treatment of frontal migraine headaches. Plast Reconstr Surg 2012;129:1113-1119

［119］Liu MT, Armijo BS, Guyuron B. A comparison of outcome of surgical treatment of migraine headaches using a constellation of symptoms versus botulinum toxin type A to identify the trigger sites. Plast Reconstr Surg 2012;129:413-419

［120］Ducic I, Iorio ML, Al-Attar A. Chronic headaches/migraines: extending indications for breast reduction. Plast Reconstr Surg 2010;125:44-49

［121］Ducic I, Felder JM, Endara M. Postoperative headache following acoustic neuroma resection: occipital nerve injuries are associated with a treatable occipital neuralgia. Headache 2012;52: 1136-1145

20　周围神经损伤疼痛后遗症

著者：Stephen H. Colbert

翻译：糜菁熠　赵刚　　审校：易传军　田光磊

"身体疼痛并非一个简单沿神经走行的固定速率的神经冲动，而是由一个神经冲动和整个身体冲突所产生的结果。"

—— René Leriche，《疼痛外科》

20.1　引言

疼痛是一个具有多种含义的通用术语，从最非生理性的意思——如哲学概念的疼痛和一般概念的痛苦，到更具体的对有害刺激的神经生理反应。然而，痛苦所有的定义均与不愉快的事情相关联。这个词本身来自希腊文和拉丁文，本意为"惩罚"。疼痛的临床重要性已经得到认可，尽管普遍认为疼痛是一种主观症状而不是一种客观的表现，但仍被称为"第五生命体征"。

严格意义上，疼痛是一种主观的认知体验，是一种知觉，通常与愉悦截然相反，但也有别于伤害，是对有害刺激的生理反应。换句话说更为浅显易懂——疼痛主要分生理性和精神性两种。虽然生理性疼痛的发生可能与伤害有关，但更准确地来说它是伤害性反应的结果，前者在意识层面上，后者在潜意识层面上。此外，伤害刺激并不一定伴随疼痛，疼痛也可在无生理伤害的情况下存在，如精神或情绪上的痛苦。尽管本章将集中讨论生理性疼痛——这也更符合本文的主题及其所涉及的临床诊疗——然而众所周知的是，生理性疼痛和心理性疼痛一般都是密切联系和共存的。

国际疼痛研究协会（IASP）于1979年提出了疼痛的定义：它是一种与急性的或者潜在的与组织损伤（或术语中描述的诸多损伤）相关的不愉快的感觉或心理感受[1]。这个定义是从Harold Merskey于1964年提出的定义衍生而来的[2]。IASP声明指出，疼痛总是主观的，并且虽然在生物学上与潜在的组织损害有关，但定义完全由心理体验界定，而不考虑其原因或刺激因素。在生物学上，疼痛是一种在进化中获得的生存工具或防御机制，可以促使机体停止或避免受到威胁生存或造成身体损伤的有害刺激。受伤部位因疼痛而能受到保护并促进愈合，所以疼痛是一种促进行为学习的旨在自我保护和促进愈合的刺激。疼痛是神经损伤常见和可以预见的结果，偶尔也是神经手术的一个不良后果。然而，疼痛可以变成慢性的，无须一定的刺激即可发生，并且一个正常的非疼痛性刺激就可以导致异常反应。换句话说，当疼痛看起来不再是生存工具或任何人体的防御能力，就可以成为病理性的。这些病理性疼痛不仅是一些最令人疑惑的生理反应，也是临床上一些最难治疗的疾病。本章节首先讨论正常的生理性疼痛，之后广泛地讨论病理性疼痛反应，尤其是手足外科医生或周围神经外科医生最常见的问题——复杂性区域性疼痛综合征（CRPSs）。本章还阐述了我们关于痛性神经瘤和痛性连续神经瘤的外科治疗观点和技术。在疼痛管理和神经外科的文献中，对外科治疗Ⅱ型CRPS（灼性神经痛）存在着极大的悲观主义，但这绝非我们的经验[3,4]。

20.2　正常的疼痛反应

20.2.1　生理学

疼痛反应，即伤害感受，由于其保护特性也许是最重要的感觉系统。疼痛可以用持续时间、部位和强度来表征。急性疼痛是短暂的，只持续几秒钟、几分钟或几小时。延长的疼痛可持续数天甚至数周的时间，慢性疼痛能持续数月至数年。疼痛可能是躯体的或内脏的。躯体疼痛有深有浅，深部疼痛发生在关节、韧带、骨骼、肌肉；血管由于痛觉感受器少，所以疼痛感觉比较迟钝并难以定位。脏器疼痛的痛觉感受器比血管更少，痛觉感受也更迟钝和模糊，常牵涉其他非脏器部位。我们首先回顾疼痛的三个组成要素——受体、内在神经通路和外在调控途径，以便理解疼痛生理学。

痛觉感受器就是对有害刺激做出反应的受体。痛觉感受器分为 Aδ 型和 C 型两种基本类型，传统上称为"游离神经末梢"，根据感受器相关的传入神经纤维类型来命名。Aδ 型和 C 型神经纤维都相对较细。Aδ 型神经纤维有薄髓鞘包裹，神经传导速度比大而粗的有髓神经纤维慢。C 型神经纤维无髓鞘包裹，传导速度比其他任何神经纤维都慢。Aδ 型受体是机械性感受器，对皮肤的机械变形如挤压等损伤做出应答。C 型受体对有害的高温和化学刺激做出应答。因此，Aδ 型神经纤维往往介导快速而尖锐的疼痛，而 C 型纤维往往介导缓慢和灼伤性的疼痛。冷痛觉感受器也存在，但分布没有 Aδ 型和 C 型这么广。这些感受器对初始的有害刺激做出应答，并进一步由组织损伤所产生的化学介质激活，如组胺、5- 羟色胺、乙酰胆碱、前列腺素和缓激肽等。在没有受伤或其他炎症反应的情况下，这些疼痛感受器在很大程度上处于休眠或相对不应答状态。这些轴突的感觉细胞体积比有较大髓鞘的轴突细胞体积小，并且两者间的神经递质不同，包括被公认的参与痛觉感受相关的 P 物质。P 物质属于速激肽家族中的一种肽，在哺乳动物中被称为神经激肽。它是由初级传入神经元产生和释放的一种神经活性肽，用于调节灰质后角次级感觉神经元的兴奋性。P 物质调节中枢神经系统的兴奋性神经递质谷氨酸的释放。谷氨酸存在于中枢神经系统不同的位置以及初级感觉传入神经纤维终末端，与炎性疼痛有关[5]。

1965 年，Melzack 和 Wall 首次提出疼痛门控理论，奠定了大部分现代疼痛感知理论和多途径治疗的基础。该理论指出，脊髓的中间神经元作为一个门控开关，神经纤维传入伤害信号刺激中间神经元"开门"，神经纤维传入无伤害信号刺激中间神经元"关门"。也就是说，传递无伤害感觉的、速度更快的、更粗大的、髓鞘层次更多的有髓神经纤维 Aβ 抑制疼痛信号传递到大脑。此后的研究证实，疼痛的生理学要复杂得多，有不同的传导通路，并由大脑和脑干的下行信号调节。

疼痛信号通过几个不同的途径传递给大脑，最著名的是脊髓丘脑束。次级神经元位于灰质后角的薄层 Ⅰ、Ⅴ、Ⅵ和Ⅶ区。其轴突越过中线，在对侧前外侧脊髓白质上升至丘脑中央外侧和腹侧的后外侧核终止。三级神经元在丘脑核发出轴突到同侧中央后回体感皮质和相关的皮质区。此外，至少还有其他 4 条明确定义的痛觉通路，包括脑干网状结构、中脑导水管周围灰质、额外丘脑核、下丘脑、基底神经节和其他皮质区。疼痛信号导致疼痛的感知程度涉及所有这些机制，因此相当复杂，包括刺激通路和抑制通路。上行调节通路可以分为两个主要的系统：意识控制的高级"第一疼痛"系统涉及较疼痛识别方面的躯体感觉皮质，较初级的"第二疼痛"系统涉及网状束和"下层"皮质，介导疼痛的动机和情感方面，也就是不愉快的情绪。脊髓丘脑束通过外侧丘脑和躯体初级感觉皮质相连接，组成了疼痛识别系统。脊髓网状丘脑神经束包含内侧丘脑并突向额叶皮层、前扣带回，构成动机情感系统。下行调节通路一般抑制脊髓后角神经元。中脑导水管周围灰质是这些下行抑制信号最突出的调控者，与其他脑干核有兴奋性连接，进而也有与脊髓后角疼痛感受器细胞的抑制性连接。想要阅读疼痛神经生理的更多综述，请参考 Cross[7]、Willis 和 Westlund 的文献[8]。

20.2.2 治疗

治疗生理疼痛反应的主要方法是药物。阿司匹林和其他非甾体类抗炎药（NSAIDs）可以减少炎症反应介导的疼痛感受器兴奋，从而减轻疼痛。疼痛还可以通过作用于抑制调节器来缓解，如初级传入神经元膜 5- 羟色胺和阿片受体都属于该类调节器。非甾体抗炎药和阿片类药物通常与防止进一步疼痛刺激的行为改变和其他治疗手段合理联用，如固定、保护、冷敷和抬高以控制水肿。对于涉及周围神经操作的神经外科医生和其他手外科医生来说，预防可能是避免疼痛最好的方法。在切断神经或进行操作前，应用局部麻醉可减轻疼痛反应并抑制受体敏感性，如此可以减轻术后疼痛感[9~12]。在没有异常疼痛反应的情况下，这些措施通常是足够的；面对异常疼痛反应时，这些措施又远远不够。

20.3 异常的疼痛反应

除了预期对受伤的正常生理疼痛反应，还有两类异常的疼痛反应对患者和周围神经外科医生造成了困扰：痛性神经瘤和疼痛综合征。

20.3.1 神经瘤性疼痛
概 述

神经的任何膨胀在技术上都可以被定义为神经瘤（neuroma）。一般来说，多数有该相同字母后缀（-oma）的医学术语已限用于肿瘤样病变。然而，本章节所使用神经瘤一词主要指创伤性神经瘤，或者神经损伤部位的增生或肿胀（图 20.1）。

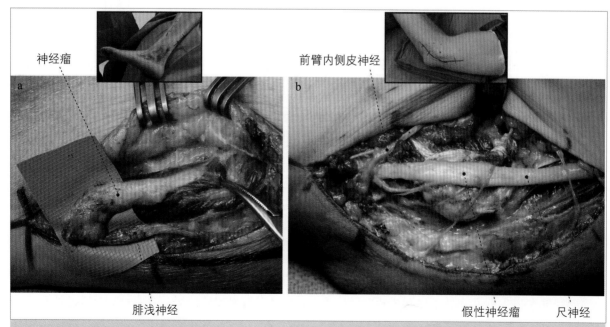

图 20.1 周围神经瘤。（a）该患者有腓肠神经瘤，此前做过两次神经移位和植入肌肉手术。神经断端位置过于靠近远端且有张力。我们在手术中切除了神经瘤，在近端挤压了腓肠神经，将神经移位至非常靠近近端的肌肉间深部并保持无张力。（b）在第二个病例中观察到假性神经瘤，是由尺神经在肘管受卡压所致

神经损伤后的自然反应是生长锥形成和随后的神经再生。沃勒变性，远端的施万细胞增殖，轴突变性、退化又发生再吸收，而近端轴突会尽力重建其与远端靶器官的接触，提示机体在努力修复自身并恢复其原有形式。在神经损伤部位再生的初始过程中，不可避免地涉及神经瘤的形成。多余的轴芽从受伤的轴突发出和"搜索"失去的靶器官。对这些纤维的刺激，会产生不愉快的异常感觉或疼痛。这种对叩击的反应即为临床上的 Tinel-Hoffman 征或 Tinel 征，该体征是以法国神经学家 Jules Tinel 和德国生理学家 Paul Hoffman 命名的，他们在第一次世界大战期间是彼此立场相对的医生。当合适的远端连接建立且靶器官重获神经支配，会完美再生，刺激感消失。在这种情况下，神经瘤消失。然而，如果正常的神经再生被打乱或神经远端不能正确连接，神经瘤则可能持续存在，神经纤维变得混乱，被包裹在致密而杂乱无章的结缔组织中（图 20.2）。这种神经瘤往往对物理刺激敏感并有明显的临床表现，被称为痛性神经瘤。

过去的文献中，切除神经瘤并结合其他措施，如挤压、烧灼或结扎，将神经断端植入骨或肌肉往往可以限制神经瘤的形成，减轻相应的症状[13, 14]（图 20.3），这已经为 Mackinnon 证实[15~18]。其中，将神经断端植入肌肉或骨，可以限制神经纤维紊乱地生长，以及结缔组织基质与成纤维细胞的增殖。

多数情况下，神经并不长入肌肉而是被肌肉包裹。如果神经植入部位发生移动，神经可能受机械刺激或从肌肉的实质内脱出（图 20.4）。如果神经断端被置于或脱出至表浅部位，患者可能因直接刺激或形成神经瘤而感到疼痛。这两种情况代表了神经瘤植入肌肉后持续或复发性痛性神经瘤的主要原因。因此，手术治疗疼痛性神经瘤时，神经断端应尽量置于活动小的部位并尽可能深埋，尽量使神经断端向近端以避免形成张力。对于神经瘤的治疗，我们不用缝合，而用 10 mL 纤维蛋白胶水粘合。

Dorsi 等（Belzberg 研究组）已经开发出一种神经性疼痛模型，来研究神经瘤疼痛的机制[19]。

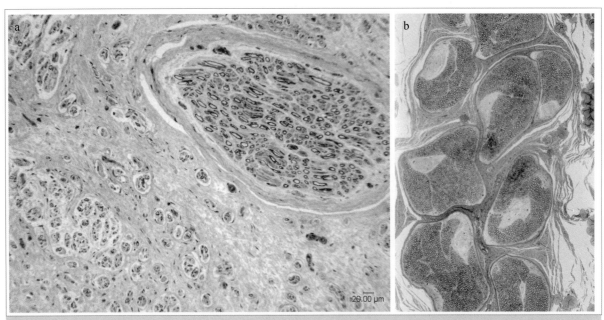

图 20.2 （a）对神经瘤的组织学检查发现神经纤维侧支芽生。标本是来自于一例手指感觉神经。（b）一例桡神经假性神经瘤的组织学检查显示神经束完整伴有雷诺小体，这是神经卡压的常见表现

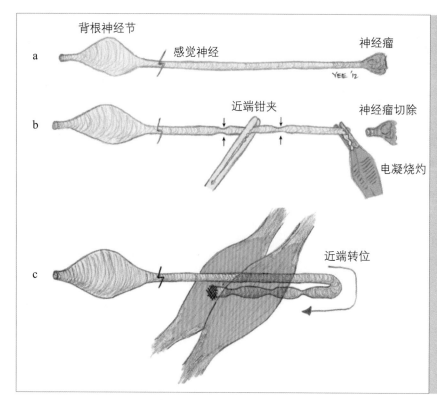

a 背根神经节
感觉神经
神经瘤
YEE '12

b 近端钳夹
神经瘤切除
电凝烧灼

c 近端转位

图20.3 周围神经瘤的手术治疗。（a）损伤后神经末端形成神经瘤。（b）切除神经瘤，近断端予以电凝封闭。尽可能在神经的较近端对神经钳夹造成Ⅱ度神经损伤。（c）在远端电凝和近端钳夹后，将神经转移至近侧肌内。我们的假说是近端神经钳夹损伤（Sunderland Ⅱ度）可以使神经切断后脊髓和脑部的中枢改变"重置"

他们强调周围神经切断后既可以是神经瘤受到直接刺激导致痛觉过敏和异常，也可独立地发生在远离实际损伤的部位（仍在损伤神经的支配区）（图20.5）。该模型强调，神经外科医生必须认识到神经损伤后有两种疼痛来源：近断端和远断端。

我们一直强调神经损伤性疼痛治疗的首要原则，是重建损伤的神经以恢复周围神经的连续性（图20.6，图20.7）。这使得近端神经束得以适当地再生，预防神经瘤的形成。

我们一直强调神经瘤是神经断裂后主要的疼痛点，建议几乎在任何情况下，应用修复、移植或神经导管等来重建周围神经。现在我们认识到，这不仅控制了近端神经瘤性疼痛，也能防止来自于神经远断端及其感觉受体的疼痛。因此，重建神经确实有助于患者减轻神经损伤后的疼痛，不只是因为它能控制近端神经瘤的形成，而且还因为它可以通过重建的神经支配远端靶器官。外科医生需要阻止神经瘤的发生，也需要通过修复重

新恢复远端神经的支配。根据这一原则，进行神经移植时，尤其是对于神经损伤性疼痛患者，我们总是竭尽全力使神经的远断端重新得到支配。我们将供体神经被切断的、失神经支配的远断端，与邻近正常的感觉神经端侧缝合吻合。从我们的实验来看，端侧缝合吻合技术可以使感觉神经发生不同程度的侧芽（运动纤维不会直接芽生，除非运动神经轴突发生直接损伤），如在手指重建时选择前臂内侧皮神经的前支作为供体神经。切取神经后，前臂内侧皮神经前支远端可以端侧吻合到其后支或臂内侧皮神经（图20.8），如此可使前臂内侧皮神经的后支向前支发击侧芽以减少对供区的牺牲，甚至可以部分重建切断后的前臂内侧皮神经前支支配区的感觉。最近，由Dorsi等建立的动物模型强调了不仅要关注痛性神经瘤本身，也要重视失去支配的神经远端。如果不能使其重新获得满意的神经再支配，神经远断端将成为痛觉过敏和异常性疼痛的来源[19]。

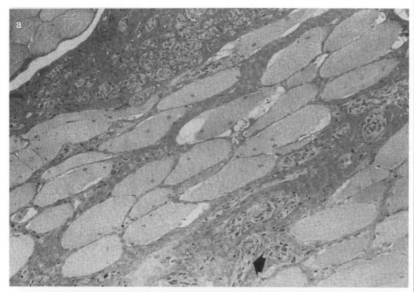

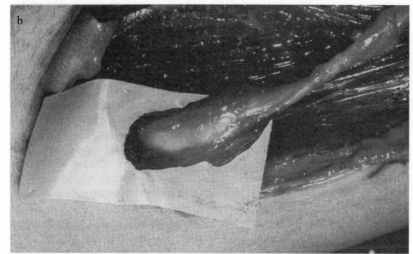

图 20.4 神经埋入肌肉后的组织学检查。（a）对此前已经植入拇长展肌和拇长伸肌的桡神经切取断面。发现神经纤维正"侵入"肌肉。肌肉床未对神经形成限制，神经纤维位于肌纤维间。（b）然而，神经断端大部分被肌肉封闭（甲苯胺蓝染色，169 倍）（引自 Treatment of the painful neuroma by neuroma resection and muscle implantation，Plast Reconstr Surg 1986;77:427–436.）

神经瘤的评估和非手术治疗

痛性神经瘤患者治疗的目标是减轻疼痛和恢复功能，这需要精确的诊断和有选择地对患者进行干预。当然，手术也应遵循基本原则。然而，正如前面的讨论提到的，最好的处理方法仍是预防。

疼痛可能有很多原因，有时候错综复杂，重要的是要区分神经瘤患者和疼痛综合征患者，而细致询问病史和进行体格检查可以提供帮助。除了确定病程、部位、持续时间、性质、诱发和缓解因素外，我们建议使用视觉模拟量表（visual analogue scale，VAS）、身体图和一个专门的疼痛问卷，如本书第 2 章所示。其他测评工具包括：医院焦虑抑郁评分（Hospital Anxiety and Depression Scale，HADS），疼痛性功能障碍指数（Pain Disability Index，PDI），简易疼痛困扰分级（Brief Pain Inventory Interference Scale，BPI-1），健康调查简表（Short Form Health Survey，SF12v2）等健康相关的生活质量评定。疼痛的描述结合其位置和强度可以帮助区分神经瘤性疼痛与非神经瘤性疼痛：前者痛点局限、短暂，为间

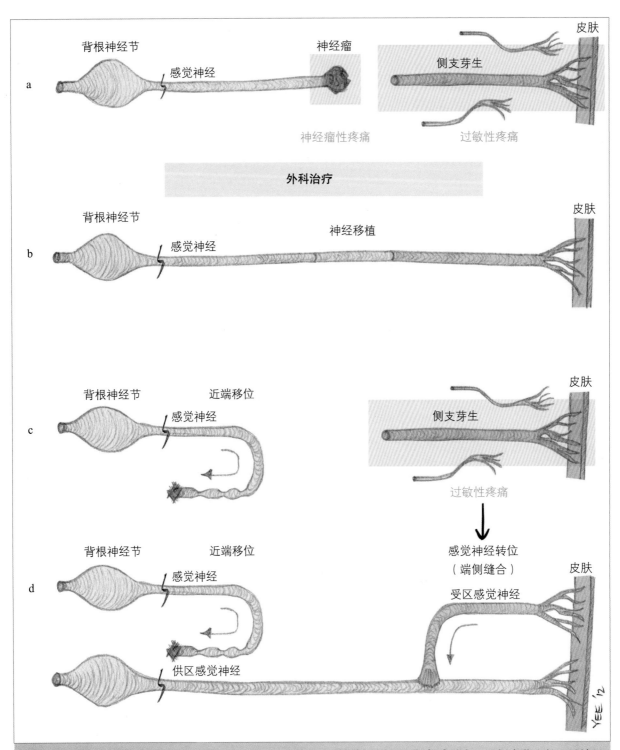

图 20.5　神经瘤性痛和过敏性痛。（a）神经瘤导致疼痛已众所周知，然而，相邻感觉支配区侧支芽生长入无神经支配区域所导致的过敏性疼痛却被忽视了。（b）通过神经移植，同时治疗神经瘤性痛和过敏性痛。（c）手术将神经近断端转移至近端治疗神经瘤性疼痛，但却未能处理过敏性痛。（d）治疗过敏性痛地策略是当近神经残端移位时，通过端侧缝合法将远神经断端缝合到相邻的正常感觉神经

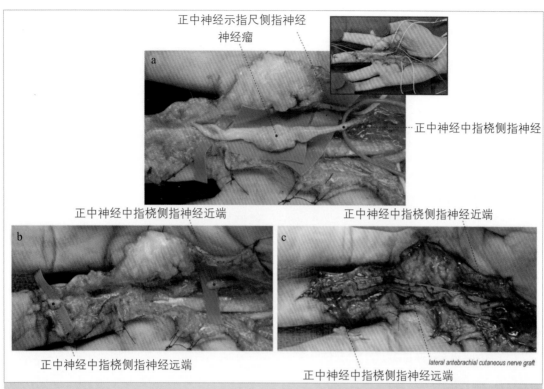

图 20.6 在神经损伤后通过神经移植恢复其连续性。（a）患者由于神经修复失败而表现为连续性神经瘤疼痛（此前已重建中指桡侧指神经）。（b）重建失败的神经切除至损伤段以外的正常区域。（c）以前臂外侧皮神经作为移植神经重建指神经，以恢复其连续性

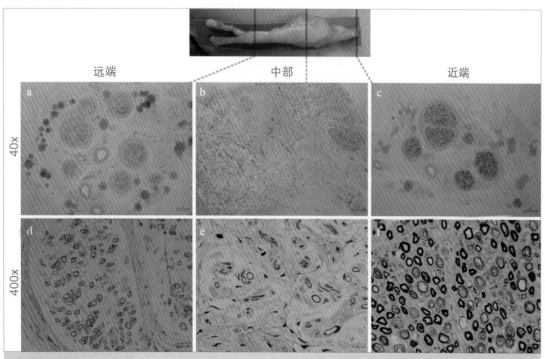

图 20.7 重建失败，形成连续性痛性神经瘤的病理学表现。（a，d）在神经瘤远端，观察到再生神经纤维。然而，患者表现为神经瘤疼痛同时伴有手指区域疼痛。（b，e）在神经瘤内的神经纤维有纵向和横向生长。（c，f）神经瘤近端，观察到正常神经纤维（甲苯胺蓝染色，40 倍，400 倍）

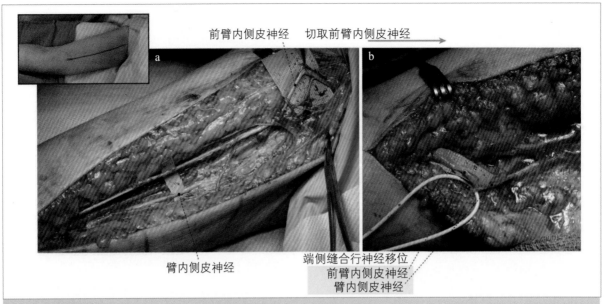

前臂内侧皮神经　切取前臂内侧皮神经

臂内侧皮神经

端侧缝合行神经移位
前臂内侧皮神经
臂内侧皮神经

图 20.8　前臂内侧皮神经移植和神经端侧缝合移位恢复供区感觉。（a）前臂内侧皮神经可以作为供体神经移植重建其他神经。（b）在切取神经后，神经远断端端侧缝合以恢复供区感觉。在该病例中，前臂内侧皮神经的远端转位后与功能正常的臂内侧皮神经通过神经外膜窗行端侧缝合。神经纤维将通过侧支芽生从臂内侧皮神经长入前臂内侧皮神经

歇性、锐性痛，通常疼痛剧烈；而后者症状分散且疼痛性质和持续时间有明显不同（图 20.9）。

　　神经瘤性疼痛的起始治疗应为药物治疗和脱敏理疗。药物包括麻醉剂、镇静剂和抗癫痫药，如加巴喷丁和普瑞巴林等。我们发现，普加巴林的效果实际上大大优于加巴喷丁，因此不再推荐应用加巴喷丁。药物长期使用有成瘾趋势，建议谨慎应用。有时候，尽管高度怀疑神经瘤，但患者的诊断仍不明确。如果病史不确切，怀疑患者装病时可以用一些检查方法，如利用快速交替动作、快速交替握拳、同时任务和其测试结果的变异性来评价病史的可靠性。神经阻滞麻醉是一种兼有诊断和治疗作用的更有效的技术。给予一个或多个神经阻滞后症状缓解效果良好的患者，其手术效果要好于阻滞后效果不佳的患者。那些手术无效的患者，往往之前主诉神经阻滞后症状加重。对这些患者，不建议采取手术治疗。对于每例神经疼痛性患者，我们总是先假设患者的确有

真正的疼痛，通过检查再进行鉴别。

　　接下来，我们和患者一起来核对疼痛评估表，这样可以确认疼痛的位置和程度，是否不同的位置有不同类型的疼痛（图 20.9）。然后我们会问患者是否可以触摸疼痛区域，患者的反应是我们是否可以手术的关键。例如，如果一例桡神经感觉支损伤患者能允许按摩和触摸腕和手的背侧，那么手术就只要松解肱桡肌和桡侧伸腕长肌间隙以解除神经的压迫，而不需要对神经本身进行任何操作。相比之下，如果患者不愿被触碰疼痛的区域，我们就不会碰它。我们将做划痕塌陷试验（scratch-collapse test，SCT），寻找一个位于疼痛区域近端并与其邻近的 Tinel 征阴性部位。尽管在神经的实际损伤或神经瘤部位会有非常强烈的痛性 Tinel 征，但在其近端 4~6 cm 处会有一个疼痛不那么明显的 Tinel 征阴性部位。跟患者强调你不会触碰到疼痛的区域，然后从近端开始，沿着你认为的受损神经走行路径叩击。如此

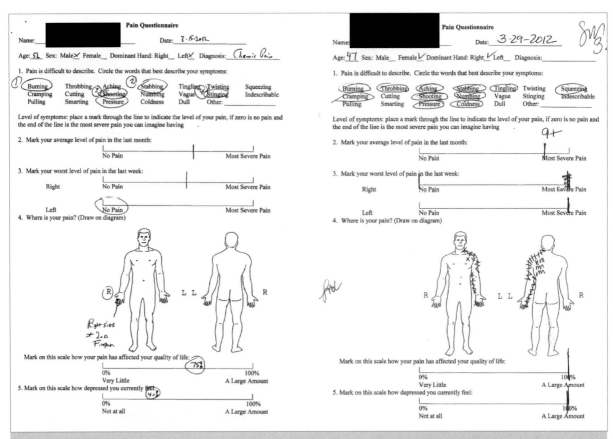

图 20.9　神经瘤性和非神经瘤性疼痛的性质描述。疼痛评估量表对于鉴别疼痛的类型和明确诊断是一个重要工具，有着类似诊断的患者可能表现为区别很大的疼痛分布

可让你能识别神经瘤的支配神经并避免造成患者痛苦；患者也就能够集中注意力，并且告诉你她感到疼痛的区域。这基本上会确认受累的神经。在过去的几年里，我们利用 SCT 试验结合氯乙烷喷雾评估患者神经损伤性疼痛，获得了较大成功。而在这些患者中，电生理学检查无法测量 C 和 Aδ 纤维，影像学检查也无法发挥作用。在第 2 章中，我们已对 SCT 试验进行了详细的描述。另外，登陆 nervesurgery. wustl. edu 也有关于这个试验的详细视频。通过这些技术，周围神经外科医生可以准确识别疼痛性神经瘤，并挑选出那些最有可能从手术治疗中获益的患者。

神经瘤的外科治疗

痛性神经瘤手术的目标是治疗疼痛和尽可能恢复功能，基本原则如下：①尽可能恢复神经的连续性（图 20.10，图 20.11）。②当神经无法重建和 / 或并非重要感觉区域时，切除神经瘤，将神经断端埋在深部组织中，尽可能使其仅承受最小的机械刺激（图 20.12）。③在神经断端尽可能靠近端部位"挤压"神经，造成 2 度神经损伤。这样，在远端神经再生时，近端轴索断裂可以带来一个较为长期的相对无痛的"大脑沉默"期（我们的经验是，2 度损伤神经再生时的疼痛，要比神经瘤相关的 5 度神经损伤再生时的疼痛更轻）。④对于神经瘤切断后的神经远端，将

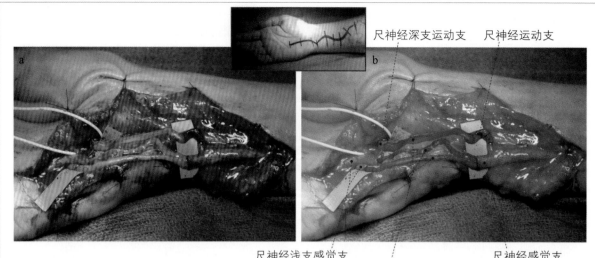

图 20.10　以神经移植治疗神经瘤性疼痛。（a）在这一病例中，患者因完全性尺神经损伤主诉在神经支配区域存在病理性疼痛。（b）基于修复缺损区域和恢复尺神经连续性的目的，选择神经移植修复。感觉神经以粗细匹配的 2 根前臂内侧皮神经移植修复，用 1 根股薄肌支移植修复运动神经

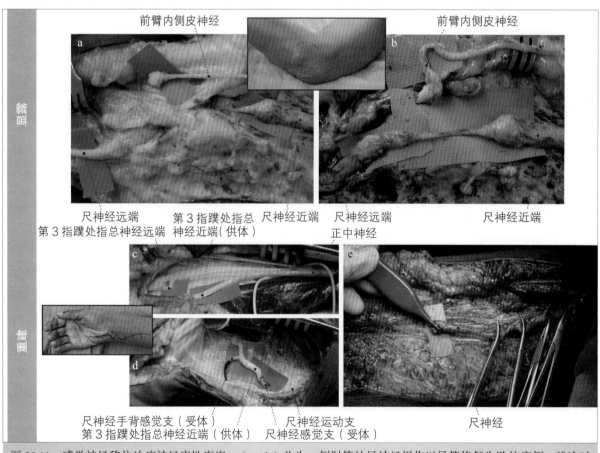

图 20.11　感觉神经移位治疗神经瘤性疼痛。（a，b）此为一例肘管处尺神经损伤以导管修复失败的病例，就诊时神经受损超过 1 年，运动神经移位已为时过晚。（c，d）为恢复重要的感觉，缓解痛觉过敏，选用感觉神经移位术。在此例中，正中神经的第三指蹼神经束转位到尺神经感觉支并与之端端缝合，尺神经背侧皮支与正中神经的第三指蹼神经束端侧缝合。（e）神经瘤性疼痛的处理是通过近端钳夹尺神经，电烧灼神经近断端，最后将其向近端移位埋藏于肌肉间

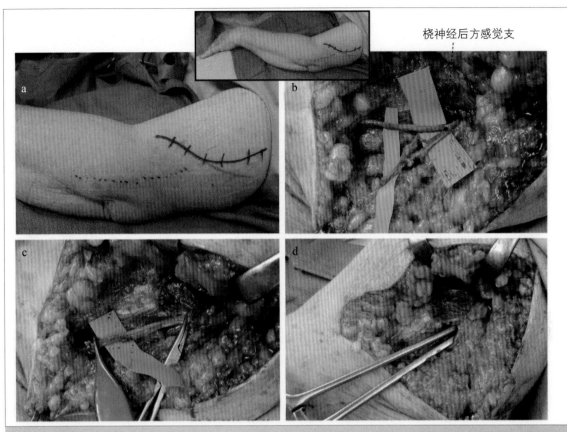

桡神经后方感觉支

图 20.12 近侧移位治疗神经瘤性疼痛。（a）此为一例肱骨远端骨折切开复位内固定术后的病例。患者就诊时诉前臂近端后方有神经性疼痛，该区域与桡神经的前臂后皮神经区域符合。原手术切口已用虚线标出。（b）在原损伤和手术区域近端显露桡神经的后皮支。（c）横断神经，电凝末端，近端止血钳钳夹。（d）之后，神经向近端转位，埋入肌肉，然后用 10 mL 的纤维凝胶固定位置

其与邻近的正常神经端侧缝合，用以恢复该神经支配区的感觉。

　　神经瘤常见于创伤后，存在于指（趾）部、截肢残端，或沿知名的浅表感觉神经走行分布。随着可生物降解神经导管和去细胞同种异体神经（acelluar nerve allografts，ANAs）的应用，只要神经远断端可修复，可以在对非重要手指的神经缺损进行重建的同时而不会带来新的供区损伤。我们对重要的感觉神经进行重建时使用自体移植，对不重要的、直径小、短节段的感觉神经缺损使用去细胞同种异体神经（ANA）。这些神经移植替代物的应用，可以减少自体神经的切取以及因此发生神经瘤的可能（图

20.13，图 20.14）。

　　如果无法修复重建，指总神经或固有神经应被置于手背深层，远离手掌部接触面，以避免机械性刺激。对于截肢残端，或者远端神经无法重建并且其感觉支配区不重要时，应切除神经瘤，将神经近断端埋入近端骨髓腔或深层肌肉，以防止神经滑动或承受其他机械性刺激的风险。强烈建议不要用无神经支配的皮肤覆盖肢体残端，以避免神经因化学性刺激而形成神经瘤。因此，此种情况下应该进一步短缩指骨（图 20.15~18）。同样，对于一期纵列截指术，指神经应解剖至远离皮肤闭合平面的近端，如此可无张力下将神经向近端移位，然后填埋于骨髓腔内（如在第三掌

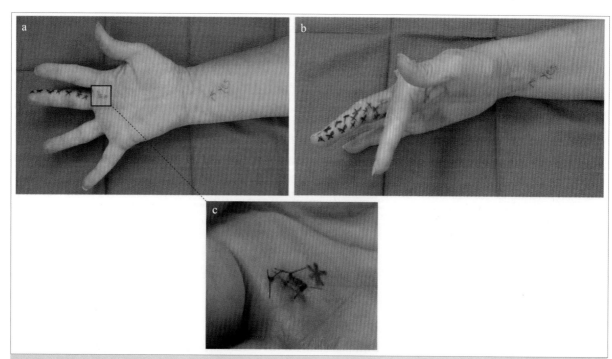

图 20.13　指神经锐器割伤后的检查。该病例右手锐器割伤，外院清洗缝合后立即转入我院就诊。患者诉中指桡侧感觉受损。（a，b）紫色标记"X"为感觉缺失的分布。（c）尽管割痕只有 1 cm 多长，患者描述利器锋口狭长，Tinel 征（紫色的星状标记）位于伤口附近

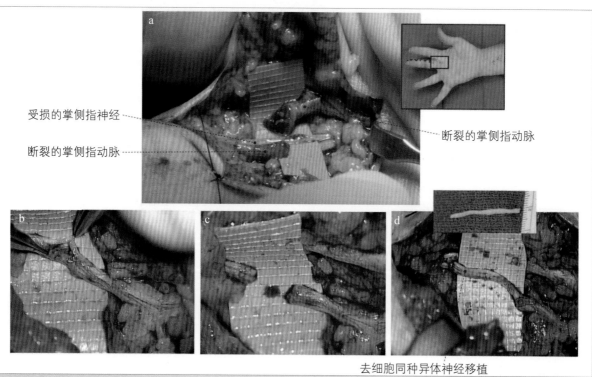

受损的掌侧指神经

断裂的掌侧指动脉

断裂的掌侧指动脉

去细胞同种异体神经移植

图 20.14　用去细胞同种异体神经移植（ANA）修复利器割伤的非重要指神经。（a）术中探查后发现指动脉被切断；中指桡侧指神经连续性存在，但是部分受损。（b）指神经被利器纵向切伤。（c）明确指神经受损后，向远、近端完全切除受损的神经，直至正常神经。（d）用 2 cm 去细胞同种异体神经（ANA, AxoGen Inc., Alochua, FL）无张力桥接断端。注意在桥接后检测手指全幅活动时，确保神经缝合端无张力

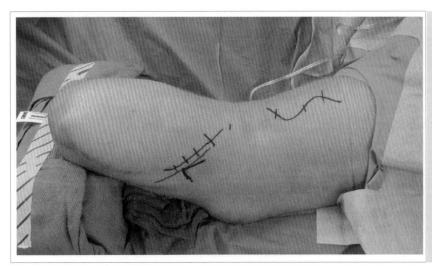

图 20.15 截肢术后残端神经痛的检查。该病例为 27 岁男性患者，膝下截肢。疼痛沿着残肢外侧分布。体位采用俯卧位，右下肢消毒铺巾

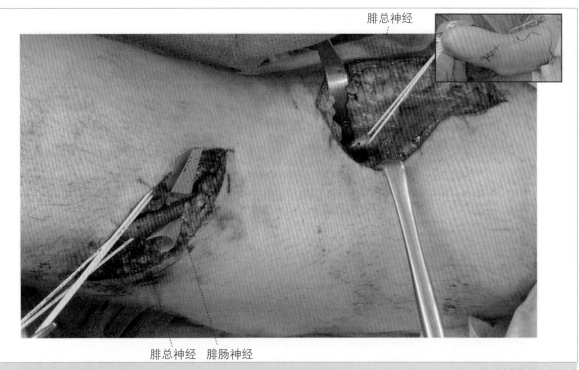

腓总神经

腓总神经　腓肠神经

图 20.16 截肢后神经性疼痛患者，显露腓总神经和腓肠神经。在腓骨头平面附近辨别和显露腓总神经和腓肠神经。为了获得足够长度以向近端移位，在近端另行切口显露腓总神经

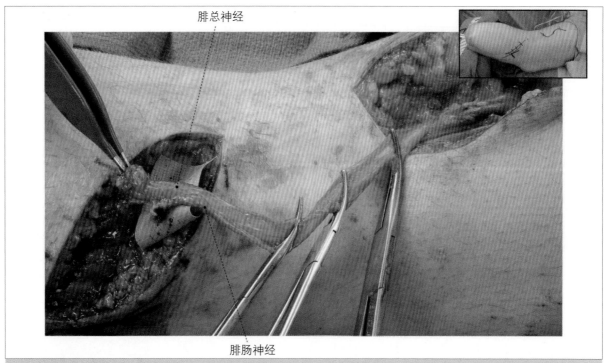

腓总神经

腓肠神经

图 20.17　截肢后神经性疼痛患者，手术治疗。神经在受损平面以上予以切断，末端电凝，近端钳夹

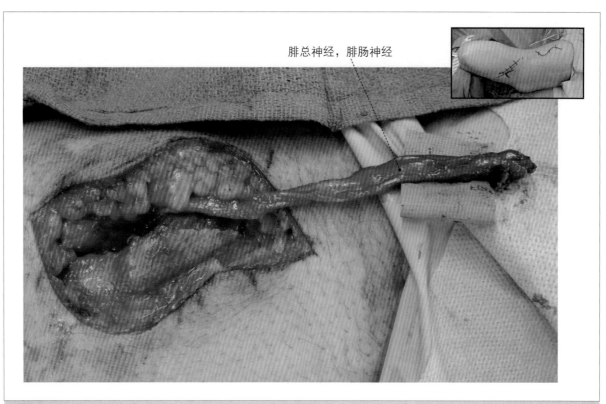

腓总神经，腓肠神经

图 20.18　截肢后神经性疼痛患者，腓神经与腓肠神经向近端移位。在切断、电凝和钳夹后，将神经移向近端深部。图中显示神经牵向近端准备埋入肌肉的位置

骨内），而残端的皮肤仍有神经支配。

对于重要的感觉支配区域，如拇指尺侧与示指桡侧，行神经修复失败或软组织损伤严重，那么就需要行局部转移皮瓣（如 Littler 皮瓣）或远位的带神经的游离皮瓣重建感觉（图20.19~26）。

我们最近完成的尸体解剖研究结果显示，非常令人惊讶的是，即使在前臂水平，正中神经内单独的指神经束之间也极少有神经丛形成。这一发现使我们可以将"问题"指神经在手部范围内完全切除，以避免在手部形成神经瘤。

值得一提的是，需要格外注意腕桡背侧浅表感觉。桡神经感觉支应当被称为"不可宽恕的神经"（J. H. Coert., 未发表）。Mackinnon 认为，桡神经浅支手术治疗效果不确切是因为该区域的疼痛实际上是源于邻近未受损的神经（如前臂外侧皮神经、尺神经手背支、前臂后侧皮神经、掌皮支神经），这些神经均可经侧芽进入桡神经浅

支支配区。同样，这些神经也可以不恒定地成为疼痛的来源，有时阻滞前臂外侧皮神经能缓解疼痛，有时阻滞尺神经手背支能起作用。这些神经对机械刺激极为敏感，容易产生激惹疼痛。如有桡骨茎突狭窄性腱鞘炎（de Quervain 病），神经可能被激惹，原发的神经卡压可能被漏诊或误诊为桡骨茎突狭窄性腱鞘炎。这种激惹或损伤会因桡骨远端骨折、腕骨骨折，特别是那些行经皮内固定者，或手术治疗第一腕掌关节炎而引起。桡神经浅支、前臂外侧神经终末支被覆的软组织相对较少，对于灵活的腕关节而言，该神经有较大活动度。这些区域的感觉神经一般被认为不太重要而易被损伤。因为 75% 的人群中这些神经是重叠支配的，术前要特别注意识别受累的神经（图 20.27）。

在判断时，多次查体和行诊断性神经阻滞是有必要且有价值的（图 20.28）。

尽管远端的感觉能通过重建得到充分恢复，

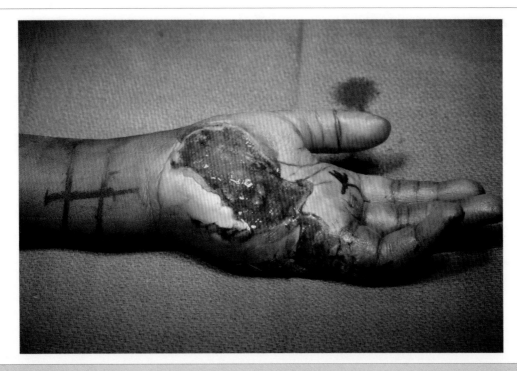

图 20.19　手部枪弹伤病例。患者 5 岁，女，手部尺侧枪伤，初次探查和小指截指术已完成。尺神经感觉支节段性缺损，同时创面外露需要软组织覆盖。患儿诉小指截指后有严重的疼痛

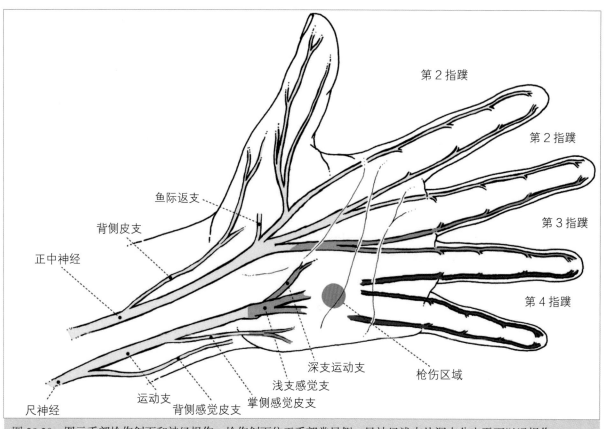

图 20.20　图示手部枪伤创面和神经损伤。枪伤创面位于手部掌尺侧，尺神经浅支从深支分出平面以远损伤

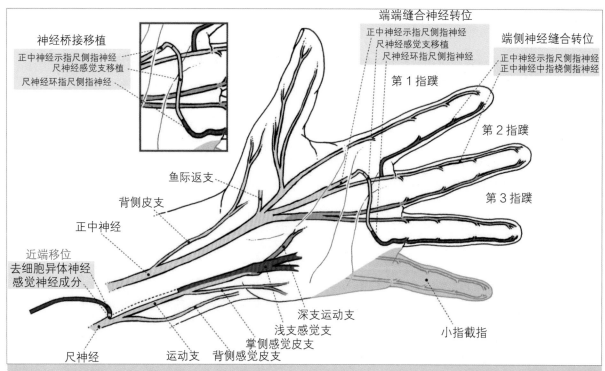

图 20.21　手术修复尺神经感觉支，小指予以截指。由于损伤为爆炸伤，手掌创面软组织覆盖差，因此不予考虑长段神经移植。①选择示指尺侧指神经为供体转位到环指，以修复重建环指尺侧重要感觉区。②切取尺神经感觉支近端部分作为移植神经。③切取后的尺神经感觉支近断端用去细胞异体神经移位至近端肌肉。④为恢复神经供区基本的感觉，将示指尺侧指神经远端与中指桡侧指神经端侧缝合

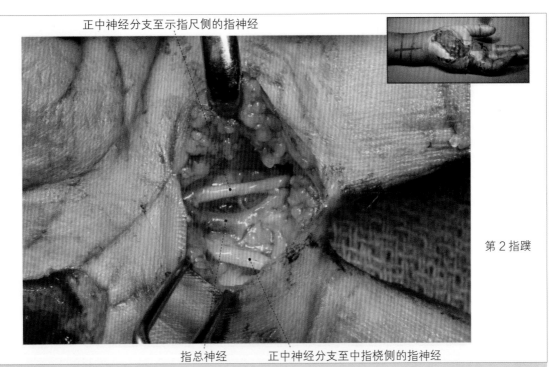

正中神经分支至示指尺侧的指神经

第2指蹼

指总神经　正中神经分支至中指桡侧的指神经

图 20.22　识别供体神经，准备转位。在示、中指之间掌侧做纵切口。显露示指尺侧指神经作为供体神经。以指神经为供体神经有两个原因：相对而言，示指尺侧的感觉没有那么重要，而且示指指远离损伤区域因而基本正常。相邻的中指桡侧指神经也予以显露

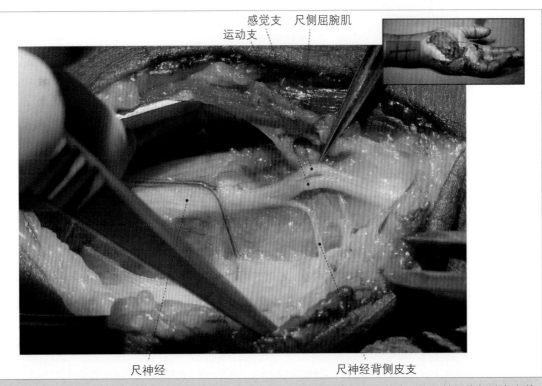

感觉支　尺侧屈腕肌
运动支

尺神经　　　　　　　　　　尺神经背侧皮支

图 20.23　显露尺神经感觉支，用于神经移植并防止神经瘤形成。应用神经束间分离技术，在尺神经桡侧游离出其感觉支。在尺神经感觉支和运动支之间可见一条微血管，可以用来作为解剖标志

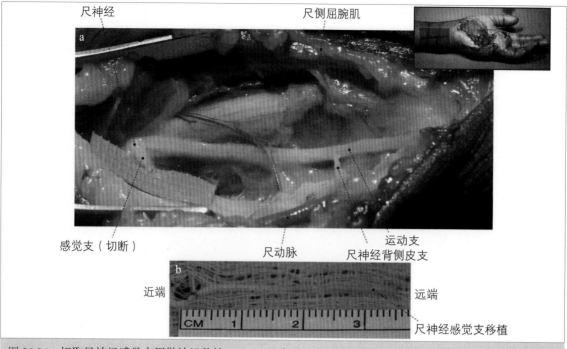

尺神经　　　　　　　　　　　尺侧屈腕肌

感觉支（切断）　　　　　尺动脉　　　运动支
　　　　　　　　　　　　　　尺神经背侧皮支

近端　　　　　　　　　　　　　　　　　远端

尺神经感觉支移植

图 20.24　切取尺神经感觉支用做神经移植。（a，b）切取 3.5 cm 尺神经感觉支用于移植。尺神经运动支予以保护并保持其完整性

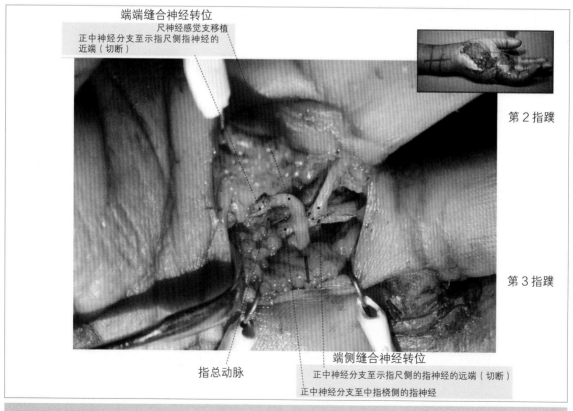

端端缝合神经转位
尺神经感觉支移植
正中神经分支至示指尺侧指神经的
近端（切断）

第 2 指蹼

第 3 指蹼

指总动脉　　　　端侧缝合神经转位
　　　　　　正中神经分支至示指尺侧的指神经的远端（切断）
　　　　　　正中神经分支至中指桡侧的指神经

图 20.25　供体神经借移植神经进行神经移位，通过端侧缝合恢复供区基本的感觉。将切取的一段尺神经感觉支与示指尺侧指神经近端缝合。为恢复神经供区感觉，将示指尺侧指神经与中指桡侧指神经端侧缝合。注意，该病例中选择尺神经感觉支作为移植神经是个特例，因其小指已截指。手术的目标是通过远侧神经移位恢复环指尺侧感觉

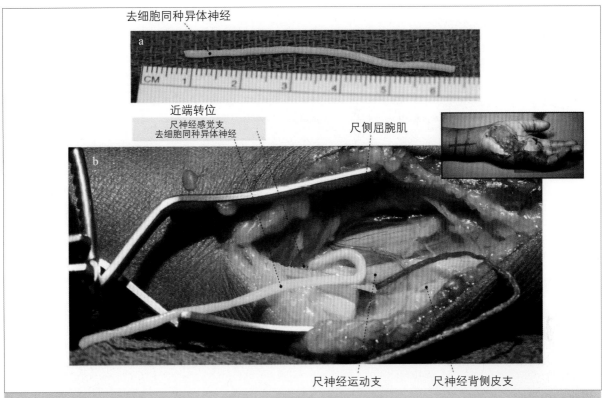

图 20.26 以去细胞同种异体神经（ANA）延长尺神经感觉支后转位至肌肉。（a）使用了长 5.5 cm 的同种异体神经（Avance Nerve Graft, AxoGen）。（b）同种异体神经与尺神经感觉支近断端缝合，转至近端，埋入前臂肌群深层，以防止痛性神经瘤形成

或仅有部分神经受损而行神经切除和包埋，但疼痛常不能完全缓解。因此，我们建议仔细、全面地找出受累神经，切除神经瘤，包埋近断端神经于肱桡肌深面，神经远断端可与附近的感觉神经如正中神经行端侧吻合（图 20.29）。当行修复或移植中行桡神经感觉支重建时，我们也会完全切断肱桡肌腱。在臂近端第二平面，切除和修复桡神经感觉支，并用 3 cm 长的去细胞同种异体神经来修复断端，以将再生的部位尽量移向近端。

20.3.2 疼痛综合征

疼痛综合征的分类

尽管早前就有描述相似病例的报告，但 Silas WeirMitchell 根据对美国内战后受伤士兵的长期治疗观察后，首次对神经受损后支配区域的肢体疼痛和萎缩做出了清晰的描述[27, 28]：“虽然受伤已经过去很长时间，但是神经痛的症状还是倾向于残留，漫长的战后时间一直伴随有这些广泛的疼痛，最终成为了他们在战场中的记忆。”源自希腊语的 Causalgia（灼性神经痛）这个词，代表的就是“热痛”“被烧灼一样的痛”，最初是由 Roblcy Dunglison 引用的。1864 年，Mitchell 与其联合作者 Morehouse 以及 Keen 发表的《枪弹伤和其他受伤机制引起的神经损伤》，使 Mitchell 在世界范围内得到认可，成了这方面的权威[27]。Paul Sudeck 与 Robert Kienbock 分别于 1900 年和 1901 年描述了 Sudeck 萎缩的临床表现和影像学特征，即在疼痛综合征时发生急性骨质疏松[30]。尽管 René Leriche 提出本病的发病原因为交感神经系统的病理活动，并提出采

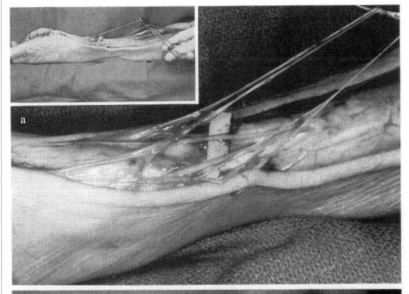

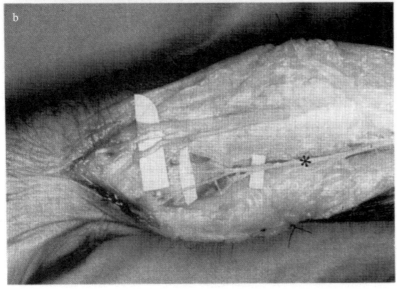

图20.27 尸体解剖显示桡神经浅支和前臂外侧皮神经（LABC）的重叠支配。（a）桡神经浅支在后方作为背景，同时以止血钳挑起前臂外侧皮神经。LABC与桡神经浅支的支配区完全重叠，只是位于桡神经浅支浅面。（b）桡神经浅支和LABC没有重叠，这一类型的发生率为25%〔引自 The overlap of the lateral antebrachial cutaneous nerve and the superficial branch of the radial nerve. J Hand Surg(Am) 1985;10:522–526〕

用动脉周围交感神经切除术作为治疗手段，但反射性交感神经性萎缩（RSD）这一术语则是由 James Evans 定义的。Evans 将反射性交感神经萎缩与灼痛相区分，因为他注意到对于一些患者而言，主要症状是交感神经变化引起的而不是疼痛造成的，这些变化常常远离损伤部位。Oscar Steinbrocker 提出了"肩手综合征"（shoulder–hand syndrome）这一名词，意指上肢反射性交感神经性萎缩，常出现在中枢神经系统损伤后，如常见的脑卒中。"Algodystrophy"（反射交感性萎缩）意同"Painful dystrophy"（疼痛性萎缩），描述了疾病的两大突出表现，但没有明确位置和原因。该名词来自并主要用于欧洲[36]。

鉴于对同一个病理过程如此繁多的命名，20世纪90年代初开始对术语进行规范。1994年，反射性交感神经营养不良（RSD）与灼性神经痛（Causalgia）都各自作为更为全面的复杂性区域疼痛综合征（Complex Regional Pain Syndrome,

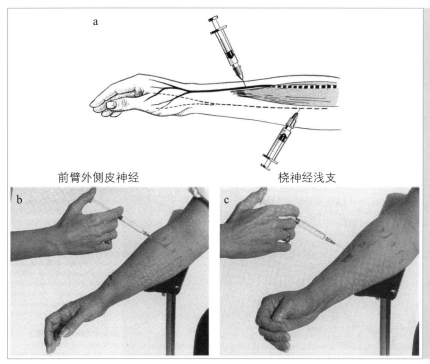

图 20.28　应用诊断性神经阻滞判断神经性疼痛的来源。（a）在头静脉旁阻滞前臂外侧皮神经。在肱桡肌腱腹移行处阻滞桡神经感觉支。在距离腕桡背侧足够远的近端行神经阻滞。（b）在前臂近端阻滞前臂外侧皮神经。前臂在纵向上分为 3 段，神经位于近、中部 1/3 交界处，头静脉旁，肱桡肌内侧。（c）桡神经感觉支位于肱桡肌腱腹移行处背侧（引自 Surgery of the peripheral Nerve. New York.NY:Thieme;1988:481，484.）

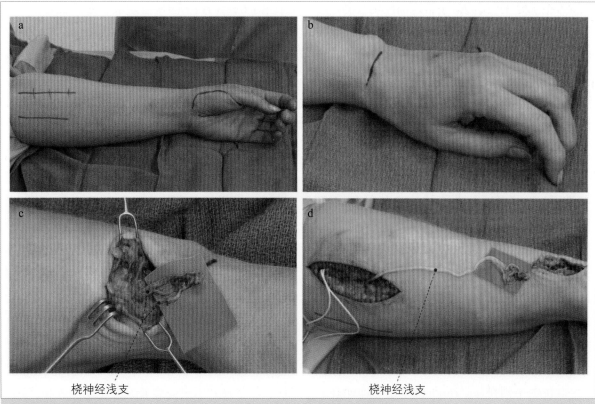

图 20.29　手术治疗桡神经浅支和前臂外侧皮神经支配区的神经性疼痛。（a）在这一病例中，患者曾有腕桡背侧外伤，曾接受（第一）腕掌关节成形术和腕管松解术，但腕桡背侧疼痛未见缓解。（b）沿腕关节标记原切口。（c）充分显露后显示腕桡背侧桡神经浅支神经瘤。前臂外侧皮神经未受损。（d）在近端做切口，充分显露桡神经浅支以获取足够的移位长度。然后切除神经瘤，电凝断端，钳夹近端，向近端移位

CRPS）的一个亚型保留下来[37,38]。CRPS 意味着有害刺激导致的局部过度疼痛、感觉改变、血管舒张性改变。Ⅰ型 CRPS 为反射性交感神经综合征（RSD），不伴有明确的神经损伤。Ⅱ型为灼性神经痛，由明确的神经损伤所致。定义这些概念的关键因素是，没有可认定的病理基础逻辑上可导致这些程度不一的症状。IASP 已经支持 CRPS 这个共识的定义，以及对所有类型的慢性疼痛进行的多轴分类，这样的模式类似《精神疾病诊断和统计手册（DSM-V）》，涉及区域性、全身性、暂时的、强度/持续时间和病原学等分类轴。后者分类系统繁琐，也超出了本文的范围；因此，我们将专注于前边提到的 CRPS 系统亚型，尤其是与手外科和周围神经外科医生相关者。

复杂性区域疼痛综合征（CRPS）的病理生理学

痛觉过敏被定义为对正常疼痛性刺激的过度反应或疼痛阈值降低。痛觉过敏可以发生在原发损伤处，也可以继发出现在远离损伤的部位。触摸痛是由正常的无痛性或是无害性刺激造成的疼痛。这些表现连同慢性病史，构成了疼痛性综合征的特征。这些反应的具体病理生理机制以及在 CRPS 中血管舒缩反应的机制尚不明确。然而，炎性、免疫性和神经源性因素共同参与其中。

Birklein 和 Weber 团队认为，神经肽和神经炎症参与了 CRPS 发病[39,40]，尤其发现在 CRPS 早期，降钙素基因相关蛋白和 P 物质介导血浆蛋白升高。近来，Fechir、Gerber 和 Birklein[41] 的研究指出，这些机制可能参与了"热性"CRPS 的病理进展过程。Bruehl[42] 认为"热性"CRPS 作为一种亚型，在创伤后出现皮温升高；而"冷性"CRPS 会出现剧烈的皮温下降，多为自发性或发生在微小创伤后。Birklein 指出，即使在急性创伤和 CRPS 间存在炎症反应上的相似性，但是 2000 年左右的早期研究表明仍然有证据显示两者之间存在不同，表现为缺少促炎细胞反应，

缺乏对非甾体类抗炎药的反应，以及不同的急性痛觉过敏类型[43]。对于急性创伤，热刺激和机械刺激都可以导致痛觉过敏；急性 CRPS1 型（RSD）仅对机械刺激痛觉过敏。机械敏感性被认为部分是通过中枢致敏后介导的。这些发现支持中枢和周围的神经肽介导的神经炎症导致了周围和中枢的过敏。

和前述有关正常生理性疼痛反应一样，周围的伤害感受器被认为发生了由炎症介导的过敏化[44~46]。Üçeyler 等在研究中检测了 CRPS 患者和正常人中促炎症和抗炎症细胞因子的信使 RNA 和蛋白的水平[47]，发现促炎细胞因子——肿瘤坏死因子（TNF）和白细胞介素 -2（IL-2）mRNA 表达水平升高，同时 CRPS 患者血清中的 IL-2 也上升。另一方面，抗炎细胞因子——白细胞介素 -4（IL-4）和白细胞介素 -10（IL-10）的信使 RNA 水平，随着 CRPS 患者转化生长因子 β1（TGFβ1）的蛋白质水平降低而降低[47]。这显示了在 CRPS 患者中促炎细胞因子的整体特点。动物实验发现，促炎因子 TNF-α、IL-1β 和 IL-6 促使降钙素基因相关肽（CGRP）从感觉神经释放[48]，提示炎性细胞因子和神经性炎症之间存在关联。

交感神经系统在慢性疼痛综合征中的角色尚不清楚，部分慢性疼痛综合征被认为是由交感神经介导的（交感介导性疼痛 SMP），而另外一些则不是（交感非依赖性疼痛，SIP）[50]。阻滞交感系统来减轻疼痛，仅部分患者有效。本章作者和本书主编均认为交感神经系统在持续性疼痛中具有重要作用，并且独立于其他造成疼痛的因素之外[18,51,52]。再回顾一下"热性"和"冷性"CRPS，这清楚地表明了交感神经系统在 CRPS 早期的作用不一，并且随时间变化。然而，除了通常出现的显著临床表现，最近大量的证据提示交感神经系统在 CRPS 中发挥作用。将急性创伤与 CRPS 进行对照，Berklein 团队发现，在出现 CRPS 的患肢有自主血管收缩调节系统失

效伴有交感神经功能的差异，而在急性创伤中则没有[43]。这与该团队早期研究结果一致：在CRPS患者中，血管收缩功能快速减弱，泌汗功能快速增强[53, 54]。

Birklein团队发现，十分重要的是血管舒缩反应与心理活动相关联，但是在其他形式的血管舒缩刺激中并未这种发现异常反应。这意味着这种功能失效与中枢交感相关的神经系统可能有关。相对来说，创伤后局部外周皮温上升与感觉神经末梢释放神经肽、肥大细胞和白细胞释放的血管舒张递质有关，主要发生在外周[55]。交感性血管收缩被认为会减轻神经源性炎症[56]。因此，在CRPS中，交感性缩血管失效不仅可能直接导致炎症加剧，而且还会通过间接促进神经性炎症来进一步增加该作用。Drummond曾经广泛研究了交感神经系统在CRPS中的作用。最近，Gibbs等作了很好的相关证据综述，提出了关于感觉神经和交感神经如何在交感介导性疼痛（SMP）中交互作用的理论[57]。他们认为，去甲肾上腺素和过敏性皮肤疼痛之间存在关联，并且提出这是由炎症致敏位于痛觉传入神经之上水平，或由附近α-肾上腺素受体所介导，同时报道了神经元间接触或非突触电传导对于交感和感觉系统化学偶联以及肾上腺受体介导的超敏的辅助缺少证据支持。机制可能包括C和A-δ神经纤维密度减小有关的皮肤感觉神经的改变，中枢和周围神经的致敏，促炎细胞因子和神经肽释放增加，交感神经系统功能改变和皮质重塑改变疼痛刺激过程[59]。

最后，造成CRPS的神经源性因素也包括中枢神经系统。如前文所述，部分受累的交感神经是中枢性的。在阿片样物质诱导的痛觉过敏中，脊髓部位中枢过敏是通过在延脑头端腹内侧（RVM）的神经传导递质谷氨酸作用于NMDA受体[58]和胆囊收缩素[60]来完成的。此外，研究发现在CRPS患者中会发生感觉[61]和运动[62]

大脑皮质的重塑。

由于交感神经性疼痛（SMP）和非交感神经性疼痛（SIP），或"热性"和"冷性"CRPS之间的不同，提示不同的疼痛综合征患者具有不同发病因素。除了功能性因素，继发性心理性因素可能会在部分疼痛患者中起作用，焦虑、压力和躯体化也会诱发CRPS或类似的症状[63, 64]。

20.3.3 CRPS 的诊断

概　述

疼痛是患者就医的最主要的原因。尽管任何年龄均会发病，但是主要好发于30~50岁，女性与男性之比为3：1~4：1[65~67, 68, 69]。上下肢多受累，最主要的原因是手术、挤压伤、扭伤和骨折[65~67]。重要的是，有部分患者回忆不起有受过任何刺激或相关损伤[65, 66]，这给CRPS的诊断和病理生理研究带来了挑战。

随着CRPS的定义和分类的明确，1994年IASP提出了两种类型CRPS的诊断标准[37, 38]。

国际疼痛研究协会制定的I型与II型CRPS诊断标准
1. 发生刺激性有害事件，同时不伴有（I型）或伴有（II型）明确的神经损伤
2. 自发性或持续性疼痛，触摸痛或痛觉过敏。上述症状并不局限于单一神经支配区域，并且与任何刺激事件程度不成比例
3. 在某一时间，于疼痛区域发生的水肿、皮温、皮肤血流、泌汗或皮肤营养改变
4. 缺少可以引起这种程度疼痛和功能障碍的其他诊断
其中1是非必要条件，2~4是必要条件

这些标准化诊断标准的应用，可以促进对这种疼痛综合征的临床认知和科学研究。然而，

Bruehl 等提出这些标准的敏感性较高，特异性低至 0.36，非 CRPS 神经性疼痛患者如糖尿病性神经病极易得到假阳性诊断[65, 70]。他们提出了一个对标准的改良方案，最初适用于研究目的，但是逻辑上同样适用于临床，被称为 Budapest（布达佩斯）标准，是根据 2003 年在匈牙利布达佩斯进行的国际专家会议的内容制定的[70-72]。Budapest 标准仍然保有 IASP 标准较高的敏感性（0.99），但是在特异性方面有所提高（0.68）：

改良的 CRPS 布达佩斯诊断标准

1. 持续性疼痛，并且不与任何刺激事件成比例

2. 在下列 4 类症状中有 3 类最少出现一种症状

　（1）感觉：感觉过敏和 / 或触摸痛

　（2）血管舒缩反应：不对称温度改变，肤色改变，肤色不对称

　（3）泌汗反应：水肿，异常出汗，非对称出汗

　（4）运动：运动幅度减少，运动障碍（无力，震颤，肌张力障碍），营养改变（毛发，指甲，皮肤）

3. 在评估时，有 2 类或更多类体征组中最少一种体征

　（1）感觉：感觉过敏和 / 或触摸痛

　（2）血管舒缩反应：不对称的温度改变，肤色改变，肤色不对称

　（3）泌汗反应：水肿，异常出汗，非对称出汗

　（4）运动：运动幅度减少，运动障碍（无力，震颤，肌张力障碍），营养改变（毛发，指甲，皮肤）

4. 没有其他诊断可更好地解释这些症状和体征

所有发现被分为 3 类：疼痛和感觉性、自主性与营养性。自主性发现包括血管舒缩和汗液分泌征象，如水肿（80%）[41]，皮肤颜色温度、改变（80%）[73]，以及异常的发汗类型（55%）[74]。运动和营养不良的发现包括肌肉无力、僵硬、活动范围减少、肌张力障碍（30%）[75]和震颤（50%）[76]。感觉变化包括敏感或麻木，见于 90% 的患者。上述所用的诊断标准均较常见，但是，最常见的特征是在某次刺激事件之后发生的不成比例的疼痛，患者描述多为痛苦的、烧灼的、锐性的、闪击样疼痛。疼痛发生于受累身体区域，多是上肢或下肢。

传统上，CRPS 被分为 3 个连续性分期[77, 78]：Ⅰ 期，急性期，多出现典型的疼痛和感觉异常，以及血管舒缩反应和水肿；Ⅱ 期发生在随后 3~6 个月，表现为 Ⅰ 期症状持续或加重，伴有逐渐出现的运动受累和营养不良的症状和体征；Ⅲ 期，晚期，疼痛减轻，局部营养不良症状加重。Bruehl 等的统计研究显示[42]，上述各期之间没有明确分界，并认为疼痛持续时间较长和疼痛持续较短的患者均会出现运动较少和营养不良的改变，因此严重营养不良的出现并不意味着疼痛会持续较长时间。研究分析发现，症状持续时间短的患者，或以血管舒缩反应表现为主，或以疼痛和感觉改变为主；另有一组患者症状更明显且持续时间更长，并且更容易出现营养不良和运动改变。

临床诊断

临床上，疼痛应该尽可能被全面描述，如发作、持续时间、位置、性质、最大和平均的疼痛程度。这最好通过标准的患者问卷和直观模拟疼痛尺度表来完成（疼痛问卷，图 20.29）。对患者的姿势和肢体保护性位置进行简单的观察，会有助于了解对疼痛程度和患者处理的能力。要对上面章节所提及的异常改变进行观察，发生和缺失的情况均要记录。症状典型而严重的患者会将患肢视为异物，避免对其的任何刺激，所以在查体之前一定要征得患者的同意。在被许可的前提下，对轻触觉、皮温、活动范围和出汗情况进行评估（图 20.30，图 20.31）。

对于皮温和出汗可以进行主观和客观的评估。在患者对标准室温适应之后，应用热成像摄影机对患肢指尖皮温进行测量，并与未受累的对侧肢体进行对比。应用量化的泌汗轴突反射试验（Quantitative Sudomotor Axon Reflex Test, QSART）对出汗情况进行量化评估，此测试应用离子电渗的方法测量乙酰胆碱诱发的汗液产生；或应用温控泌汗实验进行定量分析，此方法是在温热环境中，通过淀粉样物的反应来观察区域汗液产生对皮肤温度上升的反应。

辅助性诊断的研究

除了上面所提到的感觉与交感神经的定性和定量测试，电生理学诊断的异常表现会有助于区分 I 型 CRPS 和 II 型 CRPS。然而，此诊断性测试的其他作用较少，在确定治疗方案上没有多少帮助。考虑到进行这种检查的实际困难以及其价值有限，并不推荐这种方法。

目前，对 CRPS 最有价值的诊断研究是对手和腕进行的三相骨扫描技术。首先注射放射性同位素，通过在注射后不同时相应用伽马照相机捕获图像。第一相是即刻发生的，反映的是血管图像；随后是第二相，被称为血池相或组织相，在注射后几分钟于软组织成像。第三相是延迟相，发生在注射后 3~6 小时，显示骨的活性。一些中心推荐第四相，在注射后 24 小时，用来提高对其他病理诊断的特异性。各时相表现为正常，聚集异常或是弥散异常。CRPS 的发现包括在受累肢体三相摄取增加。前两相多表现为不对称的弥散摄取，延迟相表现为关节周围不对称的摄取增加，这是 CRPS 中骨闪烁扫描的诊断特点。尽管文献报道的这项技术对 CRPS 整体诊断敏感性

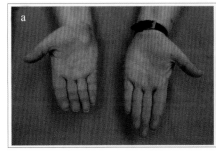
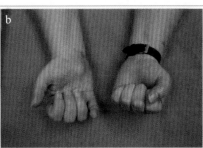

图 20.30　对反射性交感神经营养不良患者和 CRPS 患者的检查。患者右手有皮肤营养不良改变、肿胀、明显的关节僵硬，表现为握拳不能

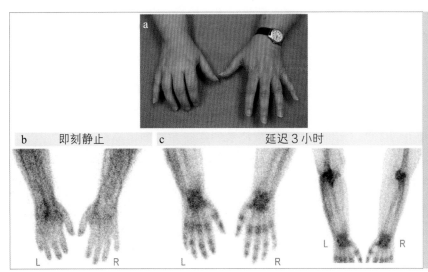

图 20.31　反射性交感神经营养不良患者和 CRPS 患者的三相骨扫描。（a）右手有显著的关节僵硬和皮肤营养不良改变。（b）右手三相骨扫描静态注射后即刻图像显示，右手和右前臂软组织灌注增加。（c, d）延迟像显示与左侧相比，右侧手指关节周围摄取增加

和特异性不高[79,80]，但对于早期交感神经性疼痛SMP的敏感性和特异性较高[81,82]。这种扫描倾向用于症状明显和具有较严重营养障碍的患者[70]，早期诊断价值较高[83,84]。

病程早期的X线片常为正常，在后期多会表现为骨骼密度降低和骨吸收。MRI异常表现有皮肤增厚以及皮肤、软组织、关节、骨和骨骼肌的水肿[85]。标准的T1像显示低信号，而脂肪饱和或钆增强的T1像、T2像和T2 STIR像显示高信号。MRI可以对CRPS、骨坏死、感染以及肿瘤进行鉴别[86]。当骨扫描的敏感性和特异性不确定时，可以应用MRI进行鉴别。然而，MRI发现的骨水肿在病程后期或营养不良显著时会消失[87]。因此，骨扫描比MRI更适合于进行治疗监测。

20.3.4 CRPS 的治疗

CRPS有效的治疗应由有经验的多学科团队进行。其中，物理治疗是主要治疗，同时辅助以药物和介入治疗。尽管治疗的重点是疼痛和水肿的控制，一旦诊断明确后就应该进行功能康复，预防性治疗措施需要重点推荐。

预防措施

多数的CRPS的诱发因素是自发的、无法预测的，但是某些情况下，周围神经外科医生可以对潜在的诱发因素进行干预。许多报道已经证实，桡骨远端骨折复位并石膏固定过紧时发生CRPS可能性较大[88-90]，发生CRPS的患者石膏固定的压力明显高于未发生者[91]。然而，压力是否是确切的致病原因仍不明确。有很多有趣的报道提出各自治疗桡骨远端骨折的优点，然而奇怪的是，其中并没有高质量的对比研究，也没有明确的关于骨折治疗导致CRPS的证据[92]。Zollinger等报道维生素C对CRPS的预防效果，这一发现也为其他研究团队证实[93-95]。对于桡骨远端骨折患者，受伤后口服维生素C 0.5~1.0 g/d，

持续45~50天可以降低CRPS的发生率。或许，未来会证实这对其他情况也有益处。

还有很多预防发生CRPS的方法，主要集中于对导致CRPS复发的危险因素的控制。尽管有多种方法来预防CRPS复发，如围术期镇痛、微创操作、减少止血带应用、术后早期活动、围术期使用降血钙素等，但是这些方法的确切作用尚不清楚[92]。这些方法被推荐用于CRPS的治疗，但是其作用还未报道[96]。Zyluk报道[92]CRPS有2%的复发概率，与Veldman和Goris报道[97]的3%的结果近似。CRPS的复发多是自发性的，多与再次手术无关，因而没有针对受累肢体再次手术采取有针对性的预防措施。被诊断为Ⅰ型CRPS患者非手术治疗至少6个月后，有神经卡压证据以及神经阻滞有效的情况下，Dellon等对病变神经进行干预获得了80%的优良率，手段包括神经松解、关节去神经术、神经瘤切除[98]。这说明部分被诊断为Ⅰ型CRPS的患者也存在神经损伤，与Ⅱ型类似；对受累神经进行手术不仅是安全的，而且还可能对受损神经具有治疗作用。然而，这些研究是回顾性的非对照研究。一般而言，要得出权威性的结论需要更加严谨的前瞻性、对照性研究，但这种疾病的特殊过程使这种研究方法不可能实行。传统观点认为，对于有CRPS病史的患者应避免再次手术干预，直到所有与疾病相关的症状和体征得以缓解。尽管尚未就再次手术风险得出确定性结论，但是其复发率较低的结果还是令人欣慰的。

右旋美托咪定是一种可乐宁样α2受体抑制剂，具有镇静、镇痛、交感神经阻滞和抗焦虑的作用，在围术期静脉应用或术中静脉区域阻滞后可以减轻术后疼痛并达到镇痛要求[99-101,104]。尽管目前还没有研究对这种药物治疗CRPS的疗效进行评估，但是我们认为其特点对于预防术后疼痛综合征的产生是较理想的，推荐用于有患病风险的手术患者[0.5 μg/kg（体重）]。考虑到前面所提到的病理生理理论，我们也推荐在神经

切断前直接局部浸润麻醉，以预防神经过敏的发生。未来的研究将明确上述推荐的有效性。

治疗措施

预防 CRPS 是最为理想的，但是对于多数 CRPS 患者来说，常存在诱发因素而且是自发性的，因此很难进行有效预防。在这种情况下，早期诊断和干预十分重要。治疗应是多学科的，包括以理疗为核心的药物、生理、心理和介入治疗。治疗的重点是早期缓解疼痛，控制水肿和功能恢复。

药物治疗

尽管很少有关于药物治疗的对照性研究，但是仍有一些治疗作用得到了小样本对照研究的支持[102, 103]。强的松龙[105]和甲基强的松龙[106]在 1~3 个月内具有显著的减轻疼痛的作用；二磷酸盐对 I 型 CRPS 可以有效减轻疼痛、水肿，并扩大活动范围[107, 108]。氧自由基清除药物，尤其是局部应用的二甲基亚砜（dimethyl sulfoxide, DMSO）和口服的 N- 乙酰基半胱氨酸（N-acetyl-cysteine, NAC），在单盲随机对照研究中被证实有疗效明确。二甲基亚砜显示对热性 I 型 CRPS 有效[109, 110]，N- 乙酰基半胱氨酸显示对冷性 I 型 CRPS 有效[110]。巴氯芬被用于治疗肌张力障碍。

许多此前被报道有效的药物经过较为严格的评估被证实无效或疗效明显，包括降血钙素、酚妥拉明以及交感神经阻滞剂[96, 111]。尽管缺少对 CRPS 的直接研究，我们仍推荐应用普瑞巴林。这是一种抗惊厥药物，同时有镇痛和抗焦虑作用，主要用于纤维肌痛和糖尿病性神经痛的治疗。另一种可选择的药物为加巴喷丁，这是一种较老的抗惊厥药，我们的经验是对神经性疼痛有治疗效果。其他被认为可以有效治疗 CRPS 的药物都是抗抑郁药物，包括选择性 5- 羟色胺再摄取抑制剂，选择性 5- 羟色胺、去甲肾上腺素再摄取抑制剂等，尤其是存在抑郁表现时。麻醉性贴剂有时会对治疗疼痛与感觉症状有效，尤其是对于症状轻或局限的患者。阿片类药物在缓解疼痛中具有不容置疑的作用，一方面对这类药物不能弃之不用，另一方面也要避免对其产生依赖。考虑到这些药物治疗方案的复杂性，并且疼痛症状多维持较久，疼痛治疗专家对于这类患者的治疗十分重要，是多学科治疗团队中重要一员。

心理治疗

精神方面的异常或明显的疾病状态需要得到精神科专家的诊疗。相关的或者潜在的抑郁症、焦虑和人格障碍，应该接受合适的药物和心理治疗。否则，这些因素将严重阻碍对疼痛恐惧的治疗，影响治疗进程。此外，认知行为治疗对于所有患者克服疼痛恐惧和肢体否认都十分重要，并且有助于促进物理治疗的实施。

交感神经阻滞

交感神经阻滞在 CRPS（RSD 或 SMP）的诊断和治疗中被长期应用，远在这些名词被采用前。尽管交感神经阻滞治疗 CRPS 对照研究远多于其他治疗，但是交感神经切除术的作用仍然不明确[96]。考虑到交感神经切除术对于交感介导的疼痛治疗的有效性缺少证据，以及这种方法可能的并发症，因此很少推荐使用。交感神经阻滞所带来的疼痛缓解是暂时性的，不能治愈疾病，但有时效果会非常神奇。尽管不能治愈，但是对于部分患者来说，药物性区域阻滞交感神经有诊断和辅助治疗价值。阻滞方法常是区域性静脉注射酚妥拉明或胍乙啶，最具有诊断意义的方法是在星状神经节（上肢）或腰椎旁交感神经节（下肢）附近进行局麻，可阻断交感功能但维持躯体功能，如此方可认定为有效的诊断实验[111]。这种阻滞被认为是多方面治疗的一部分。

躯体神经阻滞

尽管缺少所期望的长期效果，交感和躯体神经阻滞对于暂时缓解疼痛均有显著的价值，可以使得患者继续接受更有效的物理治疗。躯体神经阻滞可采用硬膜外、臂丛、腰丛或鞘内阻滞，连续性静脉滴注和留置导管都可采用[111]。

神经刺激

神经刺激的原则和其对于痛觉的效果是根据阈控制理论推导出来的，具体机制尚不明确。通过特异性电流调节对中枢和外周疼痛通路进行控制，从而可以充分阻滞疼痛传导通路而不阻滞其他感觉和运动传导通路。对背根神经节采用脉冲式射频刺激，能有效治疗颈神经根性疼痛，与慢性肩部疼痛采用肩胛上神经注射类固醇效果相似的[112]。脉冲式射频可能会调节突触传递、神经元形态和疼痛信号[112]。经皮电刺激（Transcutaneous electrical nerve stimulation, TENS）对于痛觉过敏和各种原因造成的疼痛是一种有效的治疗方法。该法将高频或低频电流通过表面电极传送，激活中枢和周围的阿片样受体以及周围的 α2 去甲肾上腺素受体来达到镇痛效果[113]。外周作用与深部组织的大直径传入纤维有关而非皮肤的细小纤维传入神经[114]，中枢机制包括抑制谷氨酸盐和天冬氨酸盐递质的释放[115]。一项科克伦系统数据库回顾研究显示，经皮电刺激对于急性疼痛的疗效证据不足[116]，但基于实验室模型的部分研究认为该方法可能对 Ⅱ 型 CRPS 有用[117]，同样也有证据显示该方法对儿童 Ⅰ 型 CRPS 有效[118]。

通过置入周围神经刺激器可以对周围神经直接进行刺激。当其他方法失败时，对部分患者可以尝试这种方法，对于 Ⅱ 型 CRPS 患者效果更为肯定[119, 120]。然而，到目前为止，并没有关于周围神经刺激的随机对照实验，应用时也存在很多并发症，如感染、刺激器移位、神经损伤以及翻修率较高等。但是，报道显示，在对多数患者有明显效果的同时，其严重不良反应的发生率很低[119~122]。

最后，在证实试验性刺激有效后，可埋入置入式电极和电池，通过脊髓刺激中枢神经。这可以获得有效的疼痛缓解，甚至对其他方法都治疗失败的晚期患者也会有效，可提高其生活质量[123, 124]。Olsson 报道了 7 例青春期女性，在置入脊髓刺激器后均获得较好的结果[98, 125]。这项工作推动了欧洲神经学会评估不同方法的神经刺激的效果，以进一步改写治疗指南，结论是置入脊髓刺激器可以有效治疗 Ⅰ 型 CRPS 患者和背部手术失败的患者[126]。他们的评估同样发现周围神经刺激的证据仍不充分。其他学者报道了脊髓刺激（SCS）对难治性心绞痛和周围血管性疼痛的效果[127]。Kemler 和 Furnée 认为，脊髓置入式刺激器在有效治疗的同时，相对于标准的 Ⅰ 型 CRPS 治疗费用更低[128]。Kemler 报道了应用脊髓置入式刺激器治疗 Ⅰ 型 CRPS 患者长达 5 年的随访报告，发现疗效会随着时间而变差，但患者治疗满意度一直较高[129]。

物理治疗

上面所讨论的方法不仅可有效减轻疼痛，而且对于物理治疗的实施也十分关键。不同程度的疼痛均可使患者不活动患肢，而主动活动是维护肢体功能的必要条件。但是，说服患者进行主动活动极为困难。最大限度地控制疼痛能改善患者进行物理治疗的能力，促进他们主观上的配合治疗，使其能看到患肢活动，这是有效的精神鼓励。在患者痛阈以下进行康复治疗十分重要，这样可以不加重疼痛，提高顺应性，避免产生反作用。一旦疼痛被充分控制，物理治疗的首要目的就是逐渐脱敏。最初的刺激应该是无痛的，如柔和的温度与压力改变、运动和按摩。水肿控制是物理治疗的早期治疗目的之一，以促进尽快实现下一步治疗目标，即增加活动度和力量。活动度训练应该采取主动活动而非被动活动。力量训练应该采用等长法，以避免疼痛加重。分级的运动设想（GMI）是一种分为三个阶段的训练方案，包括暗示运动设想训练（左利／右利）、直接运动设想训练（想象运动）和镜像设想治疗。镜像设想治疗和生物反馈被强烈推荐用来辅助克服心理障碍和实施高阶运动治疗[130]。最后，不同性质的职业治疗可以帮助患者融入日常的工作中。

20.4　争论

周围神经外科医生工作中很重要的一部分是治疗神经损伤后的痛性后遗症。与此相对，在非手术治疗疼痛的文献中有武断的评论"再次切除神经痛患者的受损神经会带来灾难性的结果"[131]。该评论是针对1例腓肠神经和腓神经瘤治疗病例的回应。此年轻女性患者有持续13年的神经性疼痛，在切除神经瘤后得到了长期缓解[132]。

这种"非手术治疗"的理论假设基于产生疼痛的始发点从外周迁移到了中枢，这种中枢性疼痛转为慢性，使得对于在周围神经对任何产生神经冲动的手术治疗方案都起不到缓解疼痛的作用[133~137]。针对上述，Devor和Tal警告作为周围神经外科医生我们要批判性地回顾和报道我们所知并信奉的技术，以改善众多的神经痛患者的生活质量。

20.5　小结

疼痛是一个从抽象理论到具体感觉，有着多种含义又对"现实世界"产生影响的复杂概念。尽管其概念难以被单独定义，然而所有形式疼痛却都有一个被大家所能理解的基本的、本质的意义。临床上，疼痛是周围神经外科医生必须熟悉的"不幸"症状。它可以是对损伤的正常反应，也可以是无任何明确病因而又极为顽固的症状。在任何时候都不能忽视疼痛。对于神经瘤性疼痛

的防治始于预防，主要依靠理疗，终于谨慎选择的手术方案和治疗。CRPS的成功治疗需要早期诊断和干预，不仅是治疗疼痛本身，还包括心理治疗和功能康复[138]。

20.6　参考文献

［1］ IASP Subcommittee on Taxonomy. Pain terms: a list with definitions and notes on usage. Pain 1979;6:249

［2］ Merskey H. An investigation of pain in psychological Iilness. DM thesis, Oxford University;1964

［3］ Noordenbos W, Wall PD. Implications of the failure of nerve resection and graft to cure chronic pain produced by nerve lesions. J Neurol Neurosurg Psychiatry 1981;44:1068-1073

［4］ Stokvis A, van der Avoort DJ, van Neck JW, Hovius SE, Coert JH. Surgical management of neuroma pain:a prospective follow-up study.Pain 2010;151:862-869

［5］ Donkin JJ, Turner RJ, Hassan I, Vink R. Substance P in traumatic brain injury.Prog Brain Res 2007;161:97-109

［6］ Melzack R, Wall PD. Pain mechanisms: a new theory. Science 1965;150:971-979

［7］ Cross SA. Pathophysiology of pain. Mayo Clin Proc 1994;69:375-383

［8］ Willis WD, Westlund KN. Neuroanatomy of the pain system and of the pathways that modulate pain. J Clin Neurophysiol 1997; 14:2-31

［9］ Coban YK, Senoglu N, Oksuz H. Effects of preoperative local ropivacaine infiltration on postoperative pain scores in infants and small children undergoing elective cleft palate repair. J Craniofac Surg 2008; 19:1221-1224

［10］ Jerosch J, Saad M, Greig M, Filler T. Suprascapular nerve block as a method of preemptive pain control in shoulder surgery. Knee Surg Sports Traumatol Arthrosc 2008; 16:602-607

［11］ Hong JY, Lim KT. Effect of preemptive epidural analgesia on cytokine response and postoperative pain in laparoscopic radical hysterectomy for cervical cancer. Reg Anesth Pain Med 2008;33:44-51

［12］ Bergmann HM, Nolte I, Kramer S. Comparison of analgesic efficacy of preoperative or postoperative carprofen with or without preincisional mepivacaine epidural anesthesia in canine pelvic or femoral fracture repair. Vet Surg 2007;36:623-632

［13］ Moszkowicz L. Zur Behandlung der schmerzhaften neuroma. Zentralbl Chir 1918;45:547

［14］ Munro D, Mallory GK. Elimination of the so called amputation neruomas of derivative peripheral nerves. J Med 1959;260:358

［15］ Dellon AL, Mackinnon SE, Pestronk A. Implantation of sensory nerve intomuscle: preliminary clinical and experimental observations on neuroma formation. Ann Plast Surg 1984; 12:30-40

[16] Mackinnon SE, Dellon AL, Hudson AR, Hunter DA. Alteration of neuroma formation produced by manipulation of neural environment in primates. Plast Reconstr Surg 1985;76:345-352

[17] Dellon AL, Mackinnon SE. Treatment of the painful neuroma by neuroma resection and muscle implantation. Plast Reconstr Surg 1986;77:427-438

[18] Mackinnon SE, Dellon AL. Surgery of the Peripheral Nerve. New York:Thieme; 1988

[19] Dorsi MJ, Chen L, Murinson BB, Pogatzki-Zahn EM, Meyer RA, Belzberg AJ.The tibial neuroma transposition (TNT) model of neuroma pain and hyperalgesia. Pain 2008;134:320-334

[20] Zigmond AS, Snaith RP. The hospital anxiety and depression scale. Acta Psychiatr Scand 1983;67:361-370

[21] Tait RC, Chibnall JT, Krause S. The Pain Disability Index: psychometric properties. Pain 1990;40:171-182

[22] Chibnall JT, Tait RC. The Pain Disability Index: factor structure and normative data. Arch Phys Med Rehabil 1994; 75:1082-1086

[23] Daut RL, Cleeland CS, Flanery RC. Development of the Wisconsin Brief Pain Questionnaire to assess pain in cancer and other diseases. Pain 1983;17:197-210

[24] Ware JE, Kosinski M, Keller SD. A 12-Item Short-Form Health Survey: construction of scales and preliminary tests of reliability and validity. Med Care 1996;34:220-233

[25] Mackinnon SE, Dellon AL. The overlap pattern of the lateral antebrachial cutaneous nerve and the superficial branch of the radial nerve. J Hand Surg Am 1985;10:522-526

[26] Zyluk A. Historical review of algodystrophy: part 1 [in Polish] Chir Narzadow Ruchu Ortop Pol 1997; 62:269-274

[27] Lau FH, Chung KC. Silas Weir Mitchell, MD: the physician who discovered causalgia. J Hand Surg Am 2004;29:181-187

[28] Mitchell SW, Morehouse GR, Keen WW. Gunshot Wounds and Other Injuries of Nerves. San Francisco, CA: Norman Publishing; 1989

[29] Richards RL. The term "cCausalgia." Med Hist 1967;11:86-90

[30] Sudeck P. Uüber die akute entzuü ndliche Knochenatrophie. Arch Klein Chr. 1900;62:147-156

[31] Leriche R. De la causalgie, envisagee comme une nevrite du sympathique et de son traitement Par la denudation et l'excision des plexus nerveus periarteriels. Presse Med 1916;24:178-180

[32] Evans JA. Reflex sympathetic dystrophy. Surg Clin North Am 1946;26:780-790

[33] Evans JA. Reflex sympathetic dystrophy. Surg Gynecol Obstet 1946;82:36-43

[34] Evans JA. Reflex sympathetic dystrophy; report on 57 cases. Ann Intern Med 1947;26:417-426

[35] Steinbrocker O, Spitzer N, Friedman HH. The shoulder-hand syndrome in reflex dystrophy of the upper extremity. Postgrad Med 1948;3:359-366

[36] Zyluk A. A historical review of algodystrophy: part 2 [in Polish] Chir Narzadow Ruchu Ortop Pol 1997; 62:353-358

[37] Merskey H, Bogduk N, eds. Classification of Chronic Pain: Descriptions of Chronic Pain Syndromes and Definitions of Pain Terms. 2nd ed. Seattle, WA: IASP Press; 1994

[38] Stanton-Hicks M, Jänig W, Hassenbusch S, Haddox JD, Boas R, Wilson P. Reflex sympathetic dystrophy: changing concepts and taxonomy. Pain 1995;63: 127-133

[39] Birklein F, Schmelz M, Schifter S, Weber M. The important role of neuropeptides in complex regional pain syndrome. Neurology 2001;57:2179-2184

[40] Weber M, Birklein F, Neundörfer B, Schmelz M. Facilitated neurogenic inflammation in complex regional pain syndrome. Pain 2001;91:251-257

[41] Fechir M, Geber C, Birklein F, Evolving understandings about complex regional pain syndrome and its treatment. Curr Pain Headache Rep 2008;12:186-191

[42] Bruehl S, Harden RN, Galer BS, Saltz S, Backonja M, Stanton-Hicks M. Complex regional pain syndrome: are there distinct subtypes and sequential stages of the syndrome? Pain 2002;95:119-124

[43] Birklein F, Küinzel W, Sieweke N. Despite clinical similarities there are significant differences between acute limb trauma and complex regional pain syndrome I (CRPS I). Pain 2001;93:165-171

[44] Simone DA, Ngeow JY, Putterman GJ, LaMotte RH. Hyperalgesia to heat after intradermal injection of capsaicin. Brain Res 1987;418:201-203

[45] Kilo S, Schmelz M, Koltzenburg M, Handwerker HO. Different patterns of hyperalgesia induced by experimental inflammation in human skin. Brain 1994;117:385-396

[46] Schmelz M, Michael K, Weidner C, Schmidt R, Torebjörk HE, Handwerker HO.Which nerve fibers mediate the axon reflex flare in human skin? Neuroreport 2000;11:645-648

[47] Uceyler N, Eberle T, Rolke R, Birklein F, Sommer C. Differential expression patterns of cytokines in complex regional pain syndrome. Pain 2007;132:195-205

[48] Oprée A, Kress M. Involvement of the proinfLa-mmatory cytokines tumor necrosis factor-alpha, IL-1 beta, and IL-6 but not IL-8 in the development of heat hyperalgesia: effects on heat-evoked calcitonin gene-related peptide release from rat skin. J Neurosci 2000;20:6289-6293

[49] Roberts WJ. A hypothesis on the physiological basis for causalgia and related pains. Pain 1986;24:297-311

[50] Campbell JN, Meyer RA, Raja SN. Painful sequelae of nerve injury. Proceedings of the Fifth World Congress on Pain. 1988:135-143

[51] Mackinnon SE. Reflex sympathetic dystrophy: clarifying the diagnostic dilemma. Diagnosis 1988; 5: 143-154

[52] Amadio PC, Mackinnon SE, Merritt WH, Brody GS, Terzis JK. Reflex sympathetic dystrophy syndrome: consensus report of an ad hoc committee of the American Association for Hand Surgery on the definition of reflex sympathetic dystrophy syndrome. Plast Reconstr Surg 1991;87:371-375

[53] Birklein F, Riedl B, Claus D, Neundörfer B. Pattern of autonomic dysfunction in time course of complex regional pain syndrome. Clin Auton Res 1998;8:79-85

[54] Birklein F, Riedl B, Neundörfer B, Handwerker HO.

Sympathetic vasoconstrictor reflex pattern in patients with complex regional pain syndrome. Pain 1998;75:93-100

［55］Holzer P. Neurogenic vasodilatation and plasma leakage in the skin. Gen Pharmacol 1998;30:5-11

［56］Wallin BG. Neural control of human skin blood flow. J Auton Nerv Syst 1990;30:185-190

［57］Gibbs GF, Drummond PD, Finch PM, Phillips JK. Unravelling the pathophysiology of complex regional pain syndrome: focus on sympathetically maintained pain. Clin Exp Pharmacol Physiol 2008; 35:717-724Review

［58］King T, Ossipov MH, Vanderah TW, Porreca F, Lai J. Is paradoxical pain induced by sustained opioid exposure an underlying mechanism of opioid antinociceptive tolerance? Neurosignals 2005;14: 194-205

［59］Marinus J, Moseley GL, Birklein F, Baron R, Maihöfner C, Kingery WS, van Hilten JJ. Clinical features and pathophysiology of complex regional pain syndro- me. Lancet Neurol. 2011;10(7):637-648

［60］Vanderah TW, Suenaga NM, Ossipov MH, Malan TP, Lai J, Porreca F. Tonic descending facilitation from the rostral ventromedial medulla mediates opioidinduced abnormal pain and antinociceptive tolerance. J Neurosci 2001;21:279-286

［61］Maihöfner C, Handwerker HO, Neundörfer B, Birklein F. Patterns of cortical reorganization in complex regional pain syndrome. Neurology 2003;61:1707-1715

［62］Schwenkreis P, Janssen F, Rommel O, et al. Bilateral motor cortex disinhibition in complex regional pain syndrome (CRPS) type I of the hand. Neurology 2003;61:515-519

［63］Harden RN, Bruehl S, Stanos S, et al. Prospective examination of pain-related and psychological predictors of CRPS-like phenomena following total knee arthroplasty: a preliminary study. Pain 2003;106:393-400

［64］Bruehl S, Husfeldt B, Lubenow TR, Nath H, Ivankovich AD. Psychological differences between reflex sympathetic dystrophy and non-RSD chronic pain patients. Pain 1996; 67:107-114

［65］Harden RN, Bruehl S, Galer BS, et al. Complex regional pain syndrome: are the IASP diagnostic criteria valid and sufficiently comprehensive? Pain 1999;83:211-219

［66］Allen G, Galer BS, Schwartz L. Epidemiology of complex regional pain syndrome: a retrospective chart review of 134 patients. Pain 1999;80:539-544

［67］Sandroni P, Benrud-Larson LM, Mcclelland RL, Low PA. Complex regional pain syndrome type I: incidence and prevalence in Olmsted county, a populationbased study. Pain 2003; 103:199-207

［68］Bennett GJ, Harden RN. Questions concerning the incidence and prevalence of complex regional pain syndrome type I (RSD). Pain. 2003;106:209-210

［69］Sharma A, Agarwal S, Broatch J, Raja SN. A web-based cross-sectional epidemiological survey of complex regional pain syndrome. Reg Anesth Pain Med.2009;34(2): 110-115

［70］Bruehl S, Harden RN, Galer BS, et al. International Association for the Study of Pain. External validation of IASP diagnostic criteria for Complex Regional Pain Syndrome and proposed research diagnostic criteria. Pain 1999;81:147-154

［71］Harden RN, Bruehl S, Stanton-Hicks M, Wilson PR. Proposed new diagnostic criteria for complex regional pain syndrome. Pain Med 2007;8:326-331

［72］Harden RN, Bruehl S, Perez RS, et al. Validation of proposed diagnostic criteria(the "Budapest Criteria") for complex regional pain syndrome. Pain 2010; 150:268-274

［73］Birklein F, Riedl B, Sieweke N, Weber M, Neundörfer B. Neurological findings in complex regional pain syndromes-analysis of 145 cases. Acta Neurol Scand 2000; 101:262-269

［74］Birklein F, Riedl B, Claus D, Neundörfer B, Handwerker HO. Cutaneous norepinephrine application in complex regional pain syndrome. Eur J Pain 1997;1:123-132

［75］Jankovic J, Van der Linden C. Dystonia and tremor induced by peripheral trauma: predisposing factors. J Neurol Neurosurg Psychiatry 1988;51:1512-1519

［76］Deuschl G, Blumberg H, Lücking CH. Tremor in reflex sympathetic dystrophy. Arch Neurol1991; 48:1247-1252

［77］Schwartzman RJ, McLellan TL. Reflex sympathetic dystrophy. A review. Arch Neurol 1987;44:555-561

［78］Bonica JJ. Causalgia and other reflex sympathetic dystrophies. In: Bonica JJ,editor. Management of Pain, 2nd ed. Philadelphia, PA: Lea and Feibiger, 1990.pp. 220-243

［79］Schürmann M, Zaspel J, Löhr P, et al. Imaging in early posttraumatic complex regional pain syndrome: a comparison of diagnostic methods. J Pain 2007;23: 449-457

［80］Lee GW, Weeks PM. The role of bone scintigraphy in diagnosing reflex sympathetic dystrophy. J Hand Surg Am 1995;20:458-463Review

［81］Mackinnon SE, Holder LE. The use of three-phase radionuclide bone scanning in the diagnosis of reflex sympathetic dystrophy. J Hand Surg Am 1984;9:556-563

［82］Schiepers C. Clinical value of dynamic bone and vascular scintigraphy in diagnosing reflex sympathetic dystrophy of the upper extremity. Hand Clin 1997;13:423-429

［83］Pankaj A, Kotwal PP, Mittal R, Deepak KK, Bal CS. Diagnosis of post-traumatic complex regional pain syndrome of the hand: current role of sympathetic skin response and three-phase bone scintigraphy. J Orthop Surg (Hong Kong) 2006;14:284-290

［84］Park SG, Hyun JK, Lee SJ, Jeon JY. Quantitative evaluation of very acute stage of complex regional pain syndrome after stroke using three-phase bone scintigraphy. Nucl Med Commun 2007;28:766-770

［85］Nishida Y, Saito Y, Yokota T, Kanda T, Mizusawa H. Skeletal muscle MRI in complex regional pain syndrome. Intern Med 2009;48:209-212

［86］Sintzoff S, Sintzoff S, Stallenberg B, Matos C. Imaging in reflex sympathetic dystrophy. Hand Clin 1997;13:431-442Review

［87］Crozier F, Champsaur P, Pham T, et al. Magnetic resonance imaging in reflex sympathetic dystrophy syndrome of the foot. Joint Bone Spine 2003;70:503- 508

［88］Bickerstaff DR, Kanis JA. Algodystrophy: an under-recognized complication of minor trauma. Br J Rheumatol 1994;33:240-248

[89] Frykman G. Fracture of the distal radius including sequelae-shoulder-hand-finger syndrome, disturbance in the distal radio-ulnar joint and impairment of nerve function. A clinical and experimental study. Acta Orthop Scand 1967 Suppl108:108-,3

[90] Lidström A. Fractures of the distal end of the radius. A clinical and statistical study of end results. Acta Orthop Scand Suppl 1959;41:1-118

[91] Field J, Protheroe DL, Atkins RM. Algodystrophy after Colles fractures is associated with secondary tightness of casts. J Bone Joint Surg Br 1994;76:901- 905

[92] Zyluk A. Complex regional pain syndrome type I. Risk factors, prevention and risk of recurrence. J Hand Surg [Br] 2004;29:334-337Review

[93] Zollinger PE, Tuinebreijer WE, Kreis RW, Breederveld RS. Effect of vitamin C on frequency of reflex sympathetic dystrophy in wrist fractures: a randomised trial. Lancet 1999;354:2025-2028

[94] Cazeneuve JF, Leborgne JM, Kermad K, Hassan Y. [Vitamin C and prevention of reflex sympathetic dystrophy following surgical management of distal radius fractures] Acta Orthop Belg 2002;68: 481-484French.

[95] Zollinger PE, Tuinebreijer WE, Breederveld RS, Kreis RW. Can vitamin C prevent complex regional pain syndrome in patients with wrist fractures? A randomized, controlled, multicenter dose-response study. J Bone Joint Surg Am 2007;89:1424-1431

[96] Albazaz R, Wong YT, Homer-Vanniasinkam S. Complex regional pain syndrome: a review. Ann Vasc Surg 2008;22: 297-306Review

[97] Veldman PH, Goris RJ. Multiple reflex sympathetic dystrophy. Which patients are at risk for developing a recurrence of reflex sympathetic dystrophy in the same or another limb. Pain 1996;64:463-466

[98] Dellon AL, Andonian E, Rosson GD. Lower extremity complex regional pain syndrome: long-term outcome after surgical treatment of peripheral pain generators J Foot Ankle Surg 2010;49:33-6

[99] Memiç D, Turan A, Karamanlioğlu B, Pamukçu Z, Kurt I. Adding dexmedetomidine to lidocaine for intravenous regional anesthesia. Anesth Analg 2004;98:835-840

[100] Kol IO, Ozturk H, Kaygusuz K, Gursoy S, Comert B, Mimaroglu C. Addition of dexmedetomidine or lornoxicam to prilocaine in intravenous regional anaesthesia for hand or forearm surgery: a randomized controlled study. Clin Drug Investig 2009;29:121-129

[101] Mizrak A, Gul R, Erkutlu I, Alptekin M, Oner U. Premedication With Dexmedetomidine Alone or Together With 0.5% Lidocaine for IVRA. J Surg Res 2009

[102] Tran de QH, Duong S, Bertini P, Finlayson RJ. Treatment of complex redional paini syndrome: a review of the evidence. Can J. Anaesth. 2010;57: 149-166

[103] Van Hilten BJ, van de Beek WJ, Hoff JI, voormolen JH, Delhaas EM. Intrathecal baclofen for the treatment of dystonia in patients with reflex sympathetic dystophy. N Engl J Med. 2000;343:625-630

[104] Christensen K, Jensen EM, Noer I. The reflex dystrophy syndrome response to treatment with systemic corticosteroids. Acta Chir Scand 1982;148: 653-655

[105] Braus DF, Krauss JK, Strobel J. The shoulder-hand syndrome after stroke: a prospective clinical trial. Ann Neurol 1994;36:728-733

[106] Adami S, Fossaluzza V, Gatti D, Fracassi E, Braga V. Bisphosphonate therapy of reflex sympathetic dystrophy syndrome. Ann Rheum Dis 1997;56:201-204

[107] Varenna M, Zucchi F, Ghiringhelli D, et al. Intravenous clodronate in the treatment of reflex sympathetic dystrophy syndrome. A randomized, double blind, placebo controlled study. J Rheumatol 2000;27:1477-1483

[108] Zuurmond WW, Langendijk PN, Bezemer PD, Brink HE, de Lange JJ, van loenen AC. Treatment of acute reflex sympathetic dystrophy with DMSO 50% in a fatty cream. Acta Anaesthesiol Scand 1996;40:364-367

[109] Perez RS, Zuurmond WW, Bezemer PD, et al. The treatment of complex regional pain syndrome type I with free radical scavengers: a randomized controlled study. Pain 2003;102:297-307

[110] Perez RS, Kwakkel G, Zuurmond WW, de Lange JJ. Treatment of reflex sympathetic dystrophy (CRPS type 1): a research synthesis of 21 randomized clinical trials. J Pain Symptom Manage 2001;21: 511-526

[111] Rho RH, Brewer RP, Lamer TJ, Wilson PR. Complex regional pain syndrome. Mayo Clin Proc 2002;77:174-180

[112] Chua NHL, Vissers KC, Sluijter ME. Pulsed radiofrequency treatment in interventional pain management: mechanisms and potential indications-a review. Acta Neurochir (Wien) 2011; 153:763-771

[113] Sluka KA. The neurobiology of pain and foundations for electrical stimulation. In, Clinical Electrophysiology. Robinson AJ, Snyder-Mackder L, eds. Philadelphia: Lippincott Williams & Wilkins;2008:107-149

[114] Radhakrishnan R, Sluka KA. Deep tissue afferents, but not cutaneous afferents, mediate transcutaneous electrical nerve stimulation-Induced antihyperalgesia. J Pain 2005;6:673-680

[115] DeSantana JM, Walsh DM, Vance C, Rakel BA, Sluka KA. Effectiveness of transcutaneous electrical nerve stimulation for treatment of hyperalgesia and pain. Curr Rheumatol Rep 2008;10:492-499Review

[116] Walsh DM, Howe TE, Johnson MI, Sluka KA. Transcutaneous electrical nerve stimulation for acute pain. Cochrane Database Syst Rev 2009: CD006142Review

[117] Somers DL, Clemente FR. Transcutaneous electrical nerve stimulation for the management of neuropathic pain: the effects of frequency and electrode position on prevention of allodynia in a rat model of complex regional pain syndrome type II. Phys Ther 2006;86:698-709

[118] Wilder RT, Berde CB, Wolohan M, Vieyra MA, Masek BJ, Micheli LJ. Reflex sympathetic dystrophy in children. Clinical characteristics and follow-up of seventy patients. J Bone Joint Surg Am 1992;74:910-919

[119] Hassenbusch SJ, Stanton-Hicks M, Schoppa D, Walsh

JG, Covington EC. Longterm results of peripheral nerve stimulation for reflex sympathetic dystrophy. J Neurosurg 1996;84:415-423

［120］Ghai B, Dureja GP. Complex regional pain syndrome: a review. J Postgrad Med 2004; 50: 300-307Review

［121］Mobbs RJ, Nair S, Blum P. Peripheral nerve stimulation for the treatment of chronic pain. J Clin Neurosci 2007; 14:216-221, discussion 222-223

［122］Bittar RG, Teddy PJ. Peripheral neuromodulation for pain. J Clin Neurosci 2009; 16:1259-1261

［123］Kemler MA, Barendse GA, van Kleef M, et al. Spinal cord stimulation in patients with chronic reflex sympathetic dystrophy. N Engl J Med 2000; 343:618-624

［124］Kemler MA, De Vet HC, Barendse GA, Van Den Wildenberg FA, Van Kleef M. The effect of spinal cord stimulation in patients with chronic reflex sympathetic dystrophy: two years' follow-up of the randomized controlled trial. Ann Neurol 2004;55:13-18

［125］Olsson GL, Meyerson BA, Linderoth B. Spinal cord stimulation in adolescents with complex regional pain syndrome type I (CRPS-I). Eur J Pain 2008;12:53-59

［126］Cruccu G, Aziz TZ, Garcia-Larrea L, et al. EFNS guidelines on neurostimulation therapy for neuropathic pain. Eur J Neurol 2007;14:952-970

［127］Lee AW, Pilitsis JG. Spinal cord stimulation: indications and outcomes. Neurosurg Focus 2006;21:E3Review

［128］Kemler MA, Furnée CA. Economic evaluation of spinal cord stimulation for chronic reflex sympathetic dystrophy. Neurology 2002;59:1203-1209

［129］Kemler MA, de Vet HC, Barendse GA, van den Wildenberg FA, van Kleef M. Effect of spinal cord stimulation for chronic complex regional pain syndrome Type I: five-year final follow-up of patients in a randomized controlled trial. J Neurosurg 2008; 108:292-298

［130］Turner-Stokes L Reflex sympathetic dystrophy-a complex regional pain syndrome. Disabil Rehabil 2002;24: 939-947 Review

［131］Devor M, Tal M. Nerve resection for the treatment of chronic neuropathic pain. Pain. 2014 [in press]

［132］Watson P, Mackinnon SE, Dostrovsky J, Bennett G, Farran P, Carlson T. Nerve resection, crush and re-location relieve complex regional pain syndrome type II: a case report. Pain. 2014;[epub before print]

［133］Apkarian AV, Baliki MN, Farmer MA. Predicting transition to chronic pain. Curr Opin Neurol 2013;26:360-367

［134］Babbedge RC, Sopher AJ, Gentry CT, Hood VC, Cambell EA, Urban L. In vitro characterization of a peripheral afferent pathway of the rat after chronic sciatic nerve section. J Neurophysiol. 1996;76:3169-3177

［135］Flor H, Nikolajsen L, Staehelin JT. Phantom limb pain: a case of maladaptive CNS plasticity? Nat Rev Neurosci. 2006;7:873-881

［136］Kalso E. Prevention of chronicity. In: Jensen TS, Turner JA, Wiesenfeld-Hallin ZH, eds. Proceedings of the 8th World Congress on Pain: Progress in Pain Research and Management. Seattle: IASP Press. 1997;215-230

［137］Liu CN, Wall PD< Ben-Dor E, Michaelis M, Amir R, Devor M. Tactile allodynia in the absence of C-fiber activation: altered firing properties of DRG neurons following spinal nerve injury. Pain. 2000;85:503-521

［138］Stanton-Hicks MD, Burton AW, Bruehl SP, et al. An updated interdisciplinary clinical pathway for CRPS: report of an expert panel. Pain Pract 2002;2:1-16